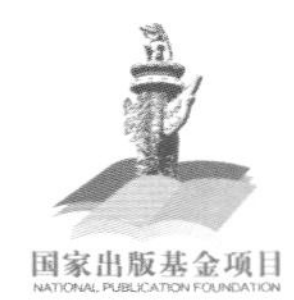

Minimally Invasive Surgical Oncology

State-of-the-Art Cancer Management

微创肿瘤外科学

肿瘤外科治疗新进展

主　编　〔美〕罗纳德·马泰奥蒂　斯坦利·W.艾希礼

主　译　蔡建强　赫　捷

副主译　马建辉　徐震纲　高树庚　赵东兵

天津出版传媒集团

天津科技翻译出版有限公司

著作权合同登记号:图字:02-2014-392

图书在版编目(CIP)数据

微创肿瘤外科学:肿瘤外科治疗新进展/(美)罗纳德·马泰奥蒂(Ronald Matteotti),(美)斯坦利·W.艾希礼(Stanley W. Ashley)主编;蔡建强等译.—天津:天津科技翻译出版有限公司,2016.11

书名原文:Minimally Invasive Surgical Oncology:State-of-the-Art Cancer Management

ISBN 978-7-5433-3654-4

Ⅰ.①微… Ⅱ.①罗… ②斯… ③蔡 Ⅲ.①肿瘤学-外科学 Ⅳ.①R730.56

中国版本图书馆CIP数据核字(2016)第268651号

授权单位:Springer-Verlag GmbH
出　　版:天津科技翻译出版有限公司
出 版 人:刘 庆
地　　址:天津市南开区白堤路244号
邮政编码:300192
电　　话:(022)87894896
传　　真:(022)87895650
网　　址:www.tsttpc.com
印　　刷:山东鸿君杰文化发展有限公司
发　　行:全国新华书店
版本记录:889×1194　16开本　36印张　1100千字
　　　　　2016年11月第1版　2016年11月第1次印刷
　　　　　定价:218.00元

(如发现印装问题,可与出版社调换)

主译简介

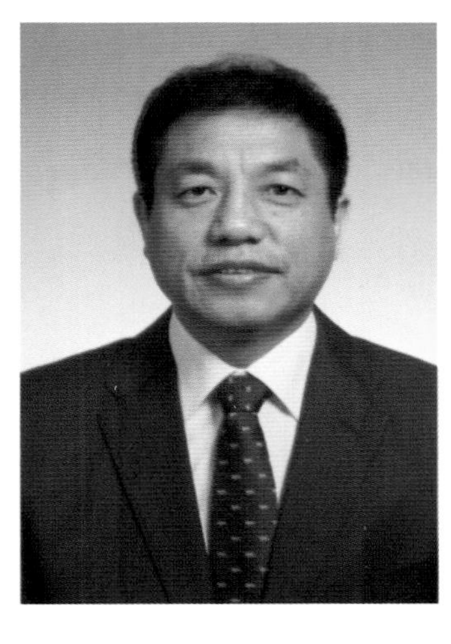

蔡建强
主任医师，博士生导师
中国医学科学院肿瘤医院副院长
北京，中国

蔡建强教授，主任医师、博士生导师，中国医学科学院肿瘤医院副院长，享受政府特殊津贴。从医30年以来，蔡建强教授致力于腹部肿瘤尤其是肝脏肿瘤的综合治疗以及相关转化医学研究，取得了丰硕成果。作为课题负责人或主要成员，承担国家科技重大专项等国家级课题5项、省部级课题3项，在*Nature Genetics*等国内外重要学术期刊发表论文70余篇。荣获国家科技进步奖二等奖、上海市科技进步奖一等奖、北京市科技进步奖二等奖、中华医学会科技进步奖三等奖和华夏医疗保健国际交流促进科技奖一等奖等各级奖励。

蔡建强教授还担任了众多学术职务，任中华医学会外科专业委员会委员、中国医疗保健国际交流促进会肝癌分会副主任委员兼秘书长、中国医疗保健国际交流促进会结直肠癌肝转移专家委员会主任委员、中国医疗保健国际交流促进会神经内分泌肿瘤分会荣誉主任委员，中国抗癌协会软组织肉瘤分会副主任委员、中国抗癌协会肝癌专业委员会常务委员、中国医师协会外科医师分会肿瘤外科医师委员会副主任委员、中国医师协会肿瘤防治规范化培训常务委员、中国医师协会普外专家委员会委员、中华医学会北京分会外科专业委员会副主任委员、中华医学会北京分会肿瘤专业委员会副主任委员、中华医学会肿瘤学分会肝癌学组委员、吴阶平医学基金会肝病医学部肝病介入学组副主任委员、世界中医药学会联合会络病专业委员会副会长、北京医师协会外科医师分会理事、卫生部医药卫生科技发展研究中心微创外科手术培训基地首席专家等重要学术职位。同时还担任《肝癌电子杂志》主编，《中华外科杂志》《中华肝胆外科杂志》《中华普通外科杂志》《中华外科手术学杂志》《中国肿瘤外科》《柳叶刀中文版》《中国综合临床》《中国临床医师》等杂志编委。

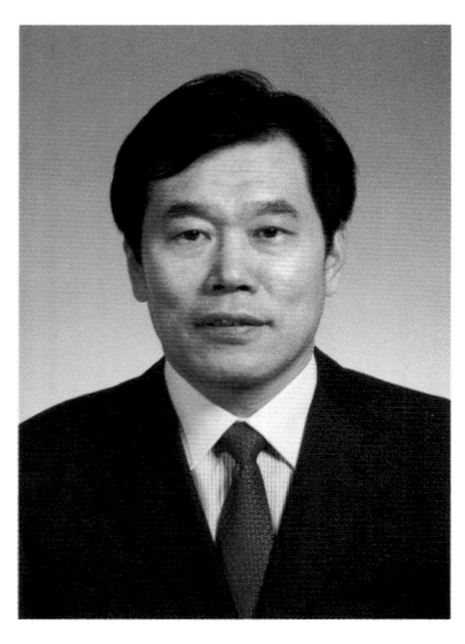

赫　捷
主任医师，博士生导师
中国科学院院士
中国国家癌症中心主任
中国医学科学院肿瘤医院院长
北京，中国

赫捷院士长期致力于肺癌、食管癌的外科临床诊治及研究，在临床、基础及转化医学研究中取得了显著成果，在 *CA: A Cancer Journal for Clinicians*、*Nature Genetics* 等国际高水平杂志上发表论文百余篇；主持多项 863、科技支撑计划、卫生行业专项等课题，以第一完成人获国家科技进步奖一等奖等多项国家和省部级科技奖励。主编《食管癌》《食管癌规范化诊治指南》，以及医学专业规划教材《肿瘤学》和《临床肿瘤学》等多部著作。

赫捷院士现任中国临床肿瘤学会副理事长、中国抗癌协会食管癌专业委员会名誉主任委员、中华医学会胸心血管外科学分会侯任主任委员、中国医师协会胸外科分会侯任会长、中国医院协会肿瘤医院管理分会主任委员，以及《中华肿瘤杂志》《中国肿瘤》主编等。

译者名单

主　译　蔡建强　赫　捷

副主译　马建辉　徐震纲　高树庚　赵东兵

译校者　（按姓氏汉语拼音排序）

毕新刚　毕新宇　蔡建强　陈　晓　高树庚　郭　威
郭春光　赫　捷　黄　振　李　宁　李　鹏　李　原
李萍萍　李仁达　李智宇　李梓桐　马建辉　茅　锐
倪　松　王　健　王　攀　徐　泉　徐震纲　杨震林
张业繁　赵东兵　赵建军　赵自然　钟宇新　周海涛
周健国

主编简介

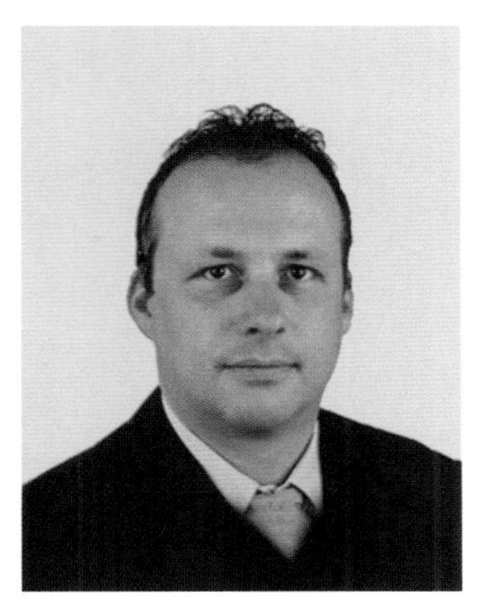

罗纳德·马泰奥蒂
(Ronald Matteotti)
肿瘤外科学和微创外科学专家
费城,美国

罗纳德·马泰奥蒂,医学博士,毕业于列支敦士登 Gymnasium Vaduz 大学及瑞士巴塞尔大学医学院。他在普通外科完成了住院医师规范化培训,然后进入瑞士苏黎世大学 Kreisspital Männedorf 医院外科,并负责建立微创外科病房。2003 年,他加入了盖纳(Gagner)教授在纽约西奈山医院和康奈尔大学威尔医学院的微创外科团队并进行了两年研究,之后他在波士顿大学完成了"Surgical Innovation and Advanced Laparoscopy fellow"的腹腔镜博士后培训。由于看到美国有发展机会,他在克利夫兰的凯斯西储大学又一次完成了住院医师规范化培训。之后他到费城的福克斯蔡斯癌症中心进行肿瘤外科工作至今。马泰奥蒂医生拥有普通外科、胃肠外科和创伤外科多个专业的行医资质。主要研究方向为肝胆疾病和胃肠肿瘤,特别是以微创方法治疗胃和结直肠恶性肿瘤。他在西奈山医院以及在福克斯蔡斯癌症中心的研究包括败血症模型中行腹腔镜手术的病理生理改变,以及肝细胞肝癌的治疗新靶点。他在微创外科方面著作颇丰,并且是开放性获取期刊《外科创新与研究年鉴》的创始编辑,目前是主编。他是多个专业学会特别是胃肠内镜医师学术委员会(SAGES)的会员。

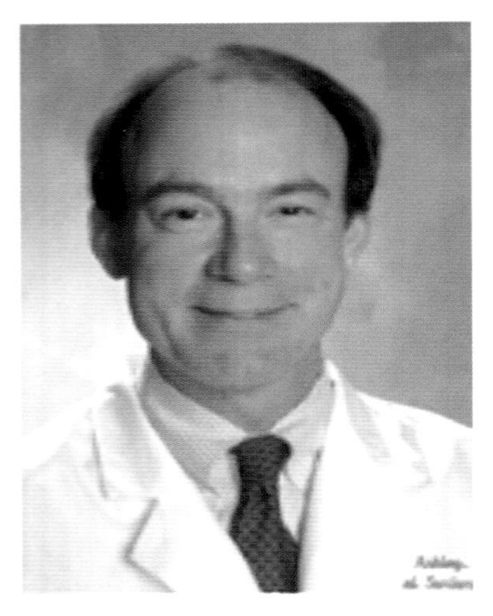

斯坦利·W.艾希礼
(Stanley W. Ashley)
Frank Sawyer 学者，外科副主任
哈佛医学院布莱根妇女医院
波士顿，美国

斯坦利·W.艾希礼，医学博士，毕业于欧柏林大学和康奈尔大学医学院。他在华盛顿大学圣路易斯医院完成了普通外科住院医师规范化培训，之后在那里工作。在加州大学洛杉矶分校工作 7 年后，自 1997 年至今一直在哈佛医学院布莱根妇女医院工作。他现在是 Frank Sawyer 学者并且任外科副主任。还担任哈佛 Vanguard 医学会普通外科住院医师实习期的计划主管。艾希礼主要研究方向为胰腺疾病和炎症性肠病。他的多项关于小肠和胰腺疾病病理生理学的研究获得了美国退伍军人管理局和美国国立卫生研究院的资助，发表作品 250 余篇。他担任多家期刊如《胃肠外科杂志》《美国外科医师协会杂志》《当今外科问题》《美国外科医师协会外科》的编委。他曾担任过美国外科学会的主任，在 2010—2012 年分别担任副主席和主席，也是消化道外科学会的成员。

中文版前言

微创外科在肿瘤外科发展中曾出现过争议,但随着社会经济文化的发展,人们对肿瘤治疗不仅要求疗效,而且要求减小创伤,增加美观。既往有学者认为微创与肿瘤彻底切除相矛盾,但随着科技水平的进步和外科手术器械的不断改进,以及外科专家们不懈的努力探索,微创技术在肿瘤外科中得到了广泛应用,不仅达到甚至超越传统肿瘤外科手术对肿瘤的根治性治疗效果,加之其具有创伤小、恢复快、美观等优点,在短短10余年中已经几乎推广涵盖了所有肿瘤外科传统手术,尤其是欧美先进国家,不仅是现代微创外科的发起者,也是当今微创外科不断进步的领跑者。

我国在20世纪90年代开始真正行现代意义的微创外科手术,之后在全国范围内得到了极大的发展。在很多先进的肿瘤外科单位中微创手术数量已超过传统手术,但由于各地发展不均衡,在微创手术实践过程中缺乏规范的指导,致使微创手术的开展出现走弯路,甚至夭折的情况。

中国医学科学院肿瘤医院目前同时承担着国家癌症中心的职责,为了使我国肿瘤外科尽快缩小同欧美先进国家的差距,更规范地推广微创外科在肿瘤外科中应用的技术和理念,我们组织肿瘤外科中青年医生和专家翻译了由美国费城的福克斯蔡斯癌症中心罗纳德·马泰奥蒂和哈佛医学院斯坦利·W.艾希礼两位教授主编,汇集微创肿瘤外科领域多名专家共同撰写的《微创肿瘤外科学——肿瘤外科治疗新进展》一书。

本书图文并茂,详细介绍了各种微创肿瘤外科手术适应证、手术步骤、围术期处理等。本书还配有大量照片和图表,显示了当今微创肿瘤外科的最高水平。对于我国开展微创技术的肿瘤外科临床医生来说,这是一本不可多得的参考书。

参与本书翻译工作的译者多是临床一线的医生,在紧张、繁忙的临床工作之余,为本书的翻译付出了大量的心血与智慧。谨此表示感谢。

由于译者水平有限,译稿中难免存在错误,望各位读者指正。

希望国内同行能在此书中获益,这将是对我们工作的最大肯定。

2016年8月 于北京

致所有因癌症来我院治疗的患者：

希望有新的科学发现、先进的治疗方法和技术，进一步提高你们的生活质量。

感谢我的祖母 Margarether Matteotti，我的父辈 Werner 和 Mary 在我的一生中所给予的大力支持。

我要特别感谢 Springer Verlag 出版公司的 Stephanie Benko 和 Gabriele Schroeder，是他们全程支持了本书的出版。

罗纳德·马泰奥蒂

序言一

——肿瘤外科开放手术领军人物的观点

人们一定很惊奇一位开放手术界专家会被邀请写有关微创肿瘤外科专业书籍的序言。我怀着忐忑不安的心情接受了这份邀请，以为会为一本古板正式的专业书写序言。最后发现是书名误导了我，它不是一部技术专著，而是一部以疾病诊治为中心的侧重于微创外科治疗技术理念的专著。

总体来说，该书内容全面，包括从外科发展史到医学研究、医学机器人，再到免疫反应的方方面面。全书以器官为叙述主线，作者们不仅解答了微创外科是什么，更重要的是展望了微创外科将来的发展方向。多年来我在从事肿瘤外科治疗工作中，一直秉承将肿瘤看成全身疾病，而非单个器官系统的疾病，现看到本书在推崇微创外科的同时不忘强调疾病的发病机制、诊断评估及综合治疗理念，我为之振奋。作为一名在CT或MRI广泛应用之前就开始执业的临床外科医生，我在思考我们如何把这些技术天衣无缝地结合在一起并应用到患者的治疗中。当代肿瘤外科医生将围绕这一领域开展工作，令我深受鼓舞。

肿瘤外科的发展趋势现在已较明朗。肿瘤外科医生勇敢地开创了经自然腔道的手术。近年来，除了相对于经阴道分娩剖宫产手术增加外，外科手术正在逐步地从大切口到小切口再向经自然腔道手术转化。尽管关于微创手术和开放手术孰优孰劣的争论还在继续，但是较为肯定的是，微创技术与行大切口的开放手术相比能较好地避免切口疝的发生。微创外科作为一项治疗技术手段，不能改变疾病本身的进程，也不能违反肿瘤外科治疗的基本原则，这也正是本书的出发点。

对于不仅要求切除病灶而且还需要后续重建的难度更高的手术，如胰十二指肠切除术，微创技术尚未得到广泛应用并不奇怪。事实上，目前在胰腺手术中微创治疗主要还是用于手术难度相对低的病例。在更具挑战性的病例中，一个典型例子是对肥胖患者行子宫并双附件切除术，行微创手术较开放手术能显著降低围术期死亡率。在一些疾病中，微创治疗的指征尚未明确。当我被问及微创治疗对甲状腺疾病及甲状旁腺疾病治疗的影响时，我承认其切口更小且患者平均住院时间缩短。但是，我还控制术前及术中辅助检查的次数，我主刀治疗的患者围术期死亡率及手术成功率未显著改变。

我们应该欢迎这部著作的问世，其主要阐述了微创外科技术，但是仍然着眼于疾病的总体治疗原则，以期提高治疗的总体效果。

我对于我个人使用微创技术治疗恶性疾病是否能达到我行开放手术类似的效果仍然抱谨慎但乐观的态度。我通常不操作子宫切除术，但经常进行胰体尾切除术。在遇到需要中转开腹的情况时，尽快开腹[1]。对于甲状腺切除术，我通常不行经双侧腋窝–乳房途径的机器人辅助甲状腺切除术[2]。采用颈部小切口不会比我现在做的效果更差，却可以有效降低淋巴水肿的风险。

同时，对于肉瘤来说，微创技术对于切除15kg重的腹膜后软组织肉瘤仍显不足。相信随着相关研究的深入，微创外科的缺陷将被逐渐克服。最后，祝贺本书的作者和编辑们完成了这一伟大著作！

默里·F.布伦南教授，医学博士
(Prof. Murray F. Brennan, M.D.)
纪念斯隆–凯瑟琳癌症中心

参考文献

1. Jayaraman, S., Gonen, M., Brennan, M.F., D'Angelica, M.I., DeMatteo, R.P., Fong, Y., et al.: Laparoscopic distal pancreatectomy: evolution of a technique at a single institution. J. Am. Coll. Surg. 211(4), 503–509 (2010)
2. Lee, K.E., Koo do, H., Kim, S.J., Lee, J., Park, K.S., Oh, S.K., et al.: Outcomes of 109 patients with papillary thyroid carcinoma who underwent robotic total thyroidectomy with central node dissection via the bilateral axillo-breast approach. Surgery. 148 (6), 1207–1213 (2010)

序言二

——微创外科领域领军人物的观点

大家公认自从20世纪80年代以来腹腔镜对整个外科学科的发展产生了深远的影响。在很多方面,正如克里斯滕森(Christensen)在其《创新者的窘境》一书中所说,这些影响是革命性的,其彻底改变了临床医生处理和治疗患者的方法。从最初用于胆囊切除术和阑尾切除术,到现在腹腔镜已经渗透到了外科的各个领域,微创外科对患者的治疗起到了较大的影响。随着微创治疗的不断发展,为了降低对患者的损害,近年来经自然腔道和单孔腹腔镜手术也得到了越来越多的应用。而且随着高清摄像系统及机器人外科的应用,微创外科的某些方面已超出了早期人们的预期。很多外科疾病的治疗中传统开腹手术已在很大程度上次于腔镜手术,开腹往往在腔镜手术不能实行时才使用。永远不能认为外科手术是能彻底战胜疾病的方法,而应该将其看成是在我们专业领域内治愈或姑息治疗疾病的一种方式。

关于肿瘤患者的CO_2气腹腹腔镜手术更易造成伤口复发和肿瘤种植转移的担心,近来被一些临床试验包括随机对照研究所反驳。而且,已有Ⅰ级证据表明开腹手术与腔镜手术的肿瘤治疗治愈率相当,在大肠癌中更为肯定。在过去的10~15年内,腹腔镜外科的主要进展恰恰在实体肿瘤治疗方面。感谢本书的两位主编,罗纳德·马泰奥蒂和斯坦利·W.艾希礼,召集了微创肿瘤外科领域顶尖专家撰写本书,为我们提供了微创外科各个方面丰富的知识。本书前10章主要概述了微创外科治疗及技术进展,后面各章节阐述了微创肿瘤外科治疗在普通外科、内分泌外科、妇科、胸外科及泌尿外科中的应用。据我所知,尚无其他书籍涵盖如此丰富详尽的信息。

阿尔弗雷德·库斯切里教授,爵士

(Prof. Sir Alfred Cuschieri)

爱丁堡皇家学会会员

敦提大学医学科学与技术学院

前　言

《微创肿瘤外科学——肿瘤外科治疗新进展》一书全面介绍了微创外科在肿瘤治疗中的应用。本书分为两部分,第一部分为肿瘤微创外科的概述,从历史发展到肿瘤学研究,还包含住院医师培训以及肿瘤基础研究,如免疫学及其对老年肿瘤患者预后的影响。第二部分分为25章,以器官为主线,几乎涵盖了微创肿瘤外科在各器官系统疾病治疗的方方面面,每一章节的末尾都有一个关于本章主题内容的"快速参考"。随书DVD光盘提供了专家对各自专业领域的独到见解。

随着微创外科技术以及关于肿瘤的免疫学及病理生理学研究的迅猛发展,微创治疗得到了越来越广泛的应用。在过去的20年间,微创外科几乎进入了外科的各个领域。尽管如此,针对肿瘤的治疗我们还相对保守,在相当长一段时间内,很多人仍持有只有传统开放手术才能根治肿瘤的观点。

目前尚没有关于微创肿瘤外科的系统的学术专著问世,仅有相关的图谱、个案集以及一些随机研究,其中结直肠癌的研究相对较多。关于患者接受微创治疗达到最大临床获益的指征,目前尚不明确。本书主要目的在于使临床医生更好地理解微创肿瘤外科以及在肿瘤个体化治疗中如何使用微创治疗,加深理解肿瘤多学科综合治疗。

本书给读者提供了学科顶尖专家的思想见解,书中对主要手术方式进行了描述,但又不同于传统外科图谱。非手术治疗、发展趋势以及替代治疗方法等也在"快速参考"中进行了介绍。我们希望本书的结构体系能帮助读者了解微创肿瘤外科学科的特点,使微创外科在肿瘤治疗中的地位得到进一步巩固,并开启微创肿瘤外科研究的新篇章。

罗纳德·马泰奥蒂
斯坦利·W.艾希礼

引　言

“切口越小，外科医生在选择合适病例、使用合适治疗方法时需花费的精力越多。”

罗纳德·马泰奥蒂

2010年

“手术越清洁、创伤越小，患者经历的痛苦越少，术后恢复将更平稳，伤口愈合将更佳，患者关于治疗的不良记忆也更少。”

洛德·莫伊尼汉

1920年

目　录

视频目录

第 19 章　腹腔镜直肠癌手术

腹腔镜直肠癌手术

短片 19.1　经肛内镜微创手术

短片 19.2　低位直肠前切除术及结肠肛管吻合术

短片 19.3　腹腔镜腹会阴联合切除术——结肠部

短片 19.4　腹腔镜腹会阴联合切除术——会阴部

第 21 章　肝脏:非解剖性切除

腹腔镜肝切除术:非解剖性切除

第 23 章　胆囊和肝外胆道系统肿瘤

腹腔镜胆囊癌手术

第 24 章　脾:血液疾病

1. 手助腹腔镜脾切除术

2. 腹腔镜巨脾切除术:前后入路和悬吊技术

第 26 章　甲状旁腺肿瘤

电视辅助下微创性甲状旁腺切除术

第 27 章　胰腺癌:肿瘤分期及胰体尾切除术

腹腔镜胰体尾切除术

第 29 章　肾上腺癌

腹腔镜左侧肾上腺切除术——经侧腹入路

第 30 章　妇科恶性肿瘤的微创治疗

机器人辅助卵巢移位术及卵巢癌治疗前外科分期

机器人根治性子宫切除术

第 31 章　肾癌

微创肾脏手术

第 35 章　胸腔内恶性肿瘤的微创治疗

VATS 肺叶切除——左肺

第 1 篇
总　论

第 1 章

微创外科——先驱者们

George Berci，Masanobu Hagiike

G. Berci (✉) and M. Hagiike
Department of Surgery, Cedars-Sinai Medical Center,
8700 Beverly Boulevard, Los Angeles, CA 90048, USA
e-mail: bercig@cshs.org

1.1 引言

认识先驱者们如何创造一个理念，了解这背后的动力，以及他们是在怎样的环境下将理论性的概念转化为实际可行的功能部件，总是一件非常令人感兴趣的事情。有时我们会惊讶于一个独特的解决办法是如此简单，为何别人都没有看到这明显的答案。而其他一些时候，我们会惊讶于发明者的天才，他们能在没有各行业顶尖专家协助或者没有电脑、微缩胶片或网络等可供搜集数据的困境下，完成这项能够完美运行的如此精巧的设计。在世纪之交或者更早时期所取得的发现，对个人能力的要求更高，因为那时候大部分的先驱者都是单兵作战。也许那个时候唯一的优势就是人们有足够的时间来思考。那时没有申请截止日期，也没有基础工作要求。如果缺乏心情或不在状态，发明者会把草图或草案放在一边等感兴趣的时候再进行。

“战时无法律”的理念不仅仅适用于战争状况，任何高压力或持续紧张的时候都适用，这其中就包括创造性工作。现在创造性工作比以前困难多了，因为只有那些“有重要意义”或者已有基础工作的想法才会得到支持。

1.2 内镜的定义和发展

“内镜”(endoscopy)一词来源于希腊语，意为“内检查”。这一意思后来演化为通过在身体上穿孔建立通道与外界相通并放置器械，检查深在的空腔脏器的内部情况。在希波克拉底时代就提到过窥器，穿孔和显示深部器官是最先要解决的问题。

如果按照发展阶段来划分内镜发展历程的话，那么毫无疑问是围绕以下问题进行探索：

- 如何照亮深部?
- 如何穿孔，如何探查深部器官？
- 设计什么样的器械能够将内部器官的影像传递到人眼(望远镜)？
- 进一步发展，如何在直视下进行组织取样或其他更复杂的操作？
- 如果看到了有意义的情况，如何记录发现？

1.3 光源

Bozzini(1806)认识到为便于观察更深部的脏器，需要有直接光源。他把蜡烛放在一个有反射面的管状容器内。根据脏器的形状、大小和深度，放置不同的固定式或可拆卸式空管。光线被反射到管内[1]。Bozzini 之前的时代，用镜子反射太阳光来照亮。法国外科医生 Desormeaux(1867)描述了用开放式管子来检查泌尿生殖道，他采用一种乙醇和松节油的混合物作为改进后的光源。采用带有反射面的聚光透镜将增强后的照明导入连接光源的管内。毫无疑问，这会增强管子末端的照度，但是燃烧的火焰会发热，而且整个装置非常笨重[2]。

1.4 开放式管道

1870 年，外科医生 Kussmaul 非常幸运，因为那个时代没有医疗事故保险，因此他能够将一个硬质的管子通过口腔和咽部插入食管。如他所述，第一例患者是一名职业吞剑表演者[3]。

Kussmaul 最初感兴趣的是取出食管异物，后来想到可以用此来检查这一管状器官内部的病变。开放式管道系统由于其大小、患者痛苦、并发症和照明困难等原因在推广上存在先天不足，因此并没有太多追随者。

1.5 望远镜

1.5.1 Galileo Galilei

意大利天文学家和物理学家 Galileo Galilei 首先描述了望远镜。在制作第一个成品的时候他遇到了非常大的困难,只能将远处物体放大 3 倍。后来他将放大能力提高到 32 倍。借此他能够观察木星的卫星、金星的相位和太阳黑子,但不幸的是,他在 1633 年受到审判并被迫收回发现,最终在软禁中去世[4]。

1.5.2 Maximilian Frederick Nitze

医用望远镜的发明者是一名德国全科医生 Maximilian Frederick Nitze,他对膀胱的病理非常感兴趣。他毕生致力于泌尿病学研究。他设计了一个带有小型光学设备的管子,将器官内部也就是膀胱内部的影像传输到体外。他发明的膀胱镜开创了内镜学和泌尿外科学的新篇章。考虑到男性尿道的解剖特点,他发明了一个装置以方便插入,这就是尖端弯曲部。那时他用电池加热铂丝照明。由于发热效应,这一"灯泡"必须用水来冷却(图 1.1)。在末端装上棱镜成了一个望远镜,以获得直角视野。这是 1879 年的成就[5]。令人高兴的是几年之后,在爱迪生发明电灯泡后,小型灯泡出现,庞大的水冷式铂丝照明系统被最小型的电灯泡取代。这也使得仪器的尖端部分可以进一步缩小,后来更是可以穿过一根小管子,通过它放置导管进入输尿管。由于前列腺肥大的缘故,膀胱结石非常常见。另一应用领域是肿瘤学,膀胱肿瘤。几年之后的世纪之交,凭借其奇思妙想,他又设计并制作出了照相膀胱镜。他在仪器的末端连上一个可旋转的圆盘,并插入微型胶片盘。虽然会导致灯泡轻度过热(曝光时间 3~5 秒),但他终于可以在困难条件下获得照片了。世纪之交,他出版了一本泌尿膀胱病理学图谱。这可能是第一次用内镜记录肿瘤疾病病变。

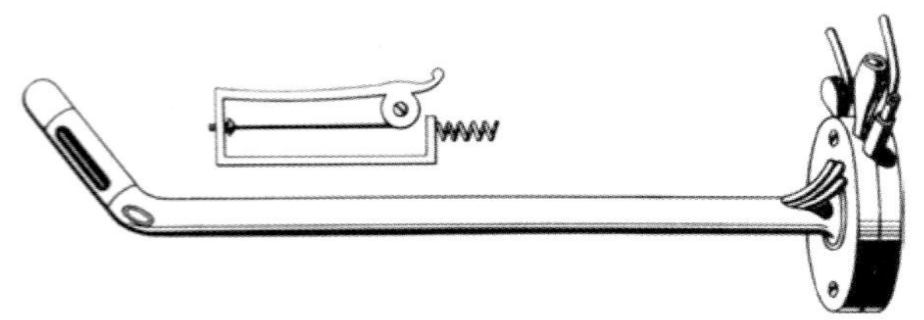

图 1.1 Nitze 发明的第一个医用望远镜采用铂丝灯泡:用电池加热发光,必须用水冷却。尖端部分弯曲,内置灯泡。通过下方的小窗口提供 90°视角的视野。几年后铂丝灯泡被体积更小的爱迪生灯丝灯泡所取代。

Nitze 的工作得到了一名出色的光学家(来自柏林的 Beneche)和一名优秀的仪器制作者(来自维也纳的 Leiter)的帮助,他们在没有计算机或其他先进技术工具的帮助下设计了第一台膀胱镜。

1.5.3 Johann Mikulicz

1881 年,外科医生 Johann Mikulicz 引入了胃镜,它应用了膀胱镜的原理并加以延长。通过一个活动接头将仪器连接在一起。接头直径 13mm,长 650mm,硬质末梢部分呈 150°角。他还发明了一个保护套,可以在放置仪器时保护观察目标器官,放置到位后可取出保护套。Mikulicz 建议患者检查前一天禁食,操作前用水洗胃。患者取侧卧位,吹入空气以扩张胃腔。术前注射吗啡。他描述了胃的三种生理表现:蠕动、呼吸作用和传导主动脉波动[6]。

1.5.4 Theodor Rosenheim 和 Rudolf Schindler

1896 年,Rosenheim 报道了 20 例成功的胃镜检查,提到了"盲点"的存在。其中 1 例怀疑存在恶性病变[7]。

Schindler 介绍了一种半可弯式胃镜,长 77cm,可弯曲部分直径 12mm,但是固定部分直径只有 8.5mm。采用电灯泡照明，可以提供侧向视野。这一系统的镜片超过 48 个。他在多个章节中报道了贲门和幽门前胃癌，并详尽阐述了皮革胃的胃镜诊断。他还描述了转移性病灶，编写了第一本用作肿瘤病理学教材的内镜图谱。后期的型号中还加入了一个可以用作组织取样的管道[8]。

1.5.5 Fritz Lange 和 C.A. Meltzing

外科医生 Lange 和 Meltzing 博士对胃的内镜诊断产生了兴趣。经过多年的艰苦工作，他们在 1898 年设计了一种名为“照相胃镜”的外径 11mm 的可弯式橡胶管。装置中没有可视观察部分，但是长 20mm 的固定部分内除了照明电灯泡外还放置了一个 5mm 宽的胶卷，可以插入到可弯曲“照相胃镜”的橡胶管内。有一个小管道用于充气吹起胃腔。患者禁食并用盐水洗胃后置入装置。推出灯泡，每曝光一次胶卷就被拉进管状胶卷盒。每例患者能曝光 50 次，耗时 10~15 分钟。在那么早的年代就已经有了用于肿瘤诊断的照相胃镜很令人称奇，在那之后 70 余年，这一技术才重新获得应用并进一步发展[9]。

1.6 腹腔的内镜检查：腹视镜、腹膜镜或腹腔镜

1.6.1 Christian Jacobeus（1910）

1910 年，瑞典外科医生 Christian Jacobeus 发表了一项很有趣的报道，他探查了腹腔的肿瘤情况。在早期的病例中，他聪明地选择了有腹水的患者，这样无需气腹就可以应用 Nitze 的膀胱镜设备。他描述了结核和肝转移瘤的表现。之后他利用室内空气形成气腹，并检查腹腔特别是肝脏表面的情况。他还对胸腔镜产生了兴趣[10]。

1.6.2 George Kelling（1923）

Nitze 发明的望远镜主要用于膀胱检查，在他之后的 1923 年，外科医生 George Kelling 报道了吹入空气形成气腹，应用穿刺套管和采用膀胱镜光学部分制作的望远镜。操作需要镇静和局部麻醉。Kelling 主要想借此压迫腹部脏器尤其是胃和十二指肠，以达到止血的作用。此后他没有再报道更大宗的病例[11]。

1.6.3 Heinz Kalk（1929）

胃肠病学家 Kalk 改进了腹腔镜技术，他用新望远镜替代了 Nitze 膀胱镜，将视角从 90°改为 135°，称之为前斜式[12]。他还介绍了使用双层套管技术做组织采样。1951 年，他发表了基于 2000 例患者的专著，所有患者无一死亡。他对肝脏疾病产生了浓厚的兴趣，开展了活检术，但是所用的止血方式是非常原始的凝血技术。他还提到肝脏的原发和继发肿瘤，指出这一微创操作方式是非常准确的诊断和分期方法[13]。

1.6.4 John Ruddock（1934）

美国心脏病学家 John Ruddock 对腹膜镜检产生了兴趣，1934 年他在太平洋沿岸外科协会上汇报了 200 例患者的初始经验。1957 年，他发表了超过 5000 例的腹腔镜检查经验，其中有 8 例小肠穿孔，1 例死于肝脏活检后出血。他诊断了多例转移性癌病例[14]。

1.6.5 Swierenga J.，Michael J. Mack，Mark J. Krasna（1974—1994）

Swierenga（1974）发展了胸腔镜纵隔肿瘤诊断技术，并开展了 200 例胸腔镜检查。大多数病例获得了阳性诊断[15]。Mark 和 Krasna 发表了以肿瘤

为主的胸腔镜手术图谱[16]。

还有很多人尝试诊断腹腔和胸腔内病变，但是 Nitze 系统的局限性一直未能得到改进，这限制了其广泛应用。

1.7 照明

小型灯丝灯泡通过电阻器发光，照明一直是个大问题。如果光照不足，我们会让护士“调大一些”。这会导致灯泡烧毁，必须撤出仪器，更换灯泡后再放入，在做膀胱镜或支气管镜检查时这种操作对患者来说不是件易事。1930 年，妇科医生 Lamm 取得了重大突破，他将纤维线捆绑成束(10~20μm)，可以弯曲且可以传输光线。这就意味着他可以采用更大的外置光源，即便在非直线的时候都能将光线传输到远端(图 1.2)。直到 1950 年这一现象才被用于内镜检查[17]。现在不管是硬质还是可弯曲内镜都采用光纤，这极大方便了照明。光线在介质中传播会有损失，在内镜光纤中损失也非常明显，但是外置光源仍大大改善了内镜的可操作性。

另一个突破为光源本身。灯丝灯泡和聚光镜及反光镜的组合会产生大量的热量。灯泡随后被石英玻璃弧灯取代，后者能够在大大降低热量的情况下提供足够的色温合适的光线。

但是这种光源体积巨大，操作时必须放在一个不锈钢罩内。最后，在 1975 年测试并发布了放置在防爆陶瓷内的 1 英寸(1 英寸=2.54cm)大小的小型氙气弧灯[18]。直到现在，内镜制造商依然采用同样的光源。其优势在于色彩和温度合适、强度高、体积小、安全及使用方便。对于任何内镜检查，光源都是至关重要的。

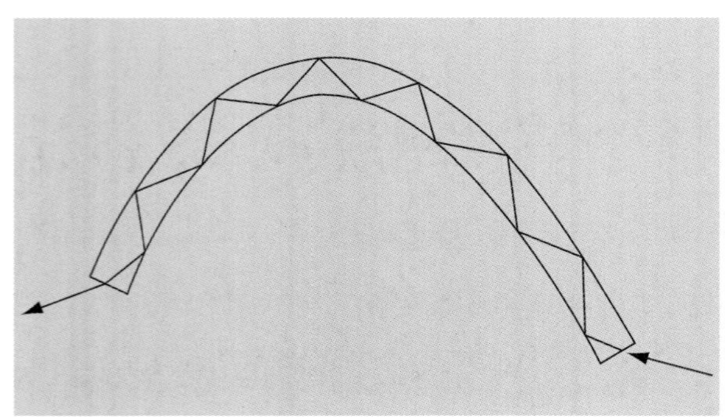

图 1.2 弯曲纤维束传递光线的原理：Heinrich Lamm 在 1930 年发表。30 年后利用这一原理将末端的灯泡改为外置光源和可弯曲光线。

1.8 影像传输

真正的飞跃是在影像传输方面。硬质镜时代(望远镜)几十年时间内用的都是 Nitze 的系统，它较之前有进步，但光损失依然很严重(90%以上)。问题在于末端影像质量差，难以记录和复制。伦敦的物理学家 Harold Hopkins (后来成为英国雷丁大学物理教授)贡献了两项重要发明。

- 1955 年，他公布了一个用纤维微观精妙组合后做成的影像传输系统(图 1.3)。这一系统开创了现代胃镜、结肠镜、支气管镜、内镜逆行胆胰管造影(ERCP)和其他可弯曲设备的新时代。没有它的帮助，上下消化道、肝外胆道和胰腺恶性疾病的诊断将大大受挫[19]。
- 另一个飞跃是 Hopkins 棒状棱镜(硬质)系统，它开启了诊断和治疗性诊断操作的新前景[20](图 1.4)。

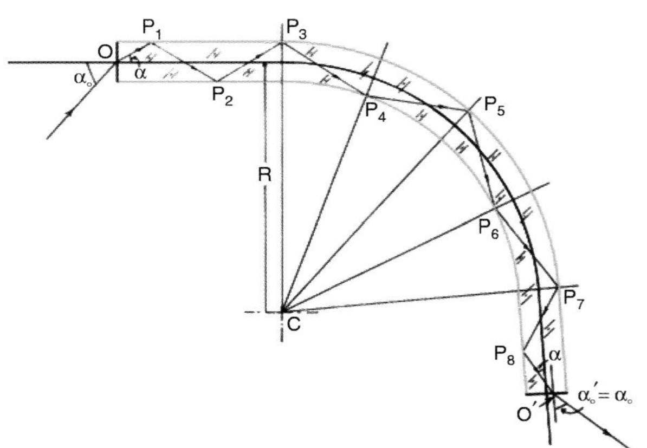

图 1.3 可弯曲纤维传递图像的基本原理：6~10μm 的纤维线成束而不是困扎的话，就可以传递图像。下一代的可弯曲纤维内镜就是基于这一原理开发的。

总之,Hopkins的两大发明——影像曲线传播和新的硬质影像导引系统，开创了内镜诊断和肿瘤性疾病治疗的新篇章。

1958年和1963年,Hirschowitz公布了他用内镜探查食管、胃和十二指肠的结果,其中他还尝试了组织取样的可行性。现在这一检查方式在上消化道恶性肿瘤早期诊断和分期中起重要作用[21,22]。

1962年,Ikeda等应用了可弯曲式支气管镜。这一新设备能够看到支气管树，并且可在直视下活检。这对于胸部肿瘤专家诊断和进行肺部肿瘤分期有巨大帮助[23]。

1973年,Wolff和Shinya进行了可弯曲结肠镜检查。他们指出,结肠息肉无需探查腹腔,可直接摘除。大量的患者因而避免了不必要的开腹。这成为结肠恶性肿瘤诊断、评估和分期的重要工具[24]。

上消化道成像应用几年之后，侧视野可弯曲设备被用来探查肝外胆道系统和胰管[25,26]。进一步的改良主要是改善画面质量和发明新的设备开展治疗。

Hopkins发明的棒状棱镜系统取代了应用近百年的Nitze系统。他用玻璃棒替代之前的空气间隔,提高了亮度和影像分辨率,这对内镜观察至关重要;同时提高了对比度,从而提高了对炎性病灶和小病变的分辨能力(图1.5和图1.6)。

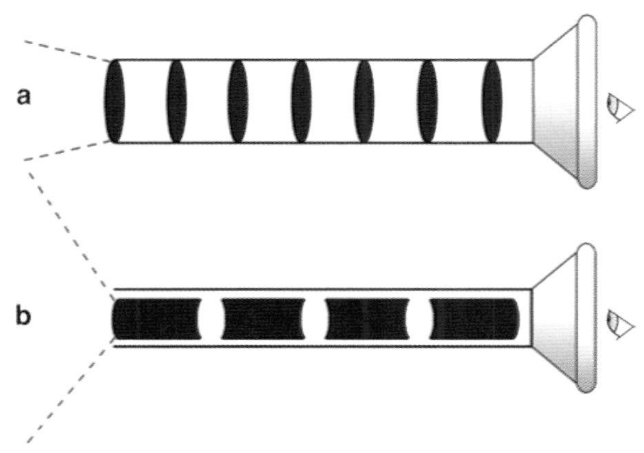

图1.4 望远镜原理图:(a)经典的Nitze设计(轻微改进)。小片光学透镜之间是空气间隔，由于光线被大量吸收,图像晦暗。这种镜子视角狭窄,操作困难。(b)空气间隔被玻璃棒取代。效果:图像更亮,更清晰,更大,视角更广,转向更方便,直径更小。

Nitze如能看到Hopkins在1969年公布的膀胱检查和直肠检查结果一定会感到高兴与自豪[27]。它对于膀胱移行细胞癌的诊治有重要帮助，以前用老的系统视野差，准确活检或去除细小病灶存在困难,且有膀胱穿透的风险。

随后开展了大量的腹腔镜探查腹腔的研究。这一技术刚出现时就已经显示出它在肿瘤诊断和分期方面的重要性。妇科医生是早期最先认识并高度评价腹腔镜作用的专家[28]。令人意外的是,普外科医生花了几十年时间才认识到大量的开腹诊断性手术是可以避免的[29,30]。最后,它在肿瘤外科学领域占据了重要地位。毫无疑问,完美的画面、精致

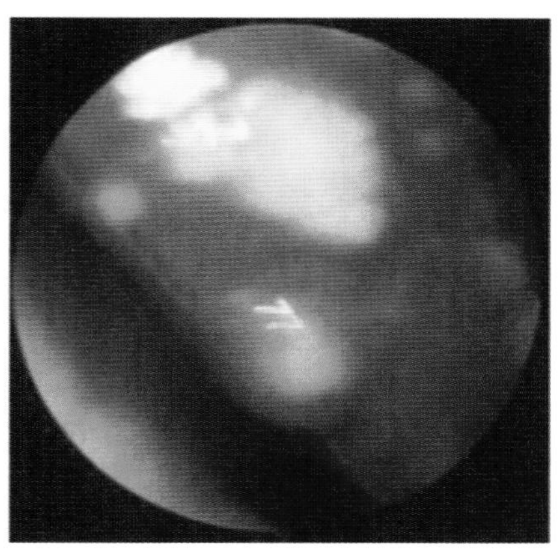

图1.5 作者(GB)1959年用老式望远镜:肝右叶转移瘤腹腔镜照片。

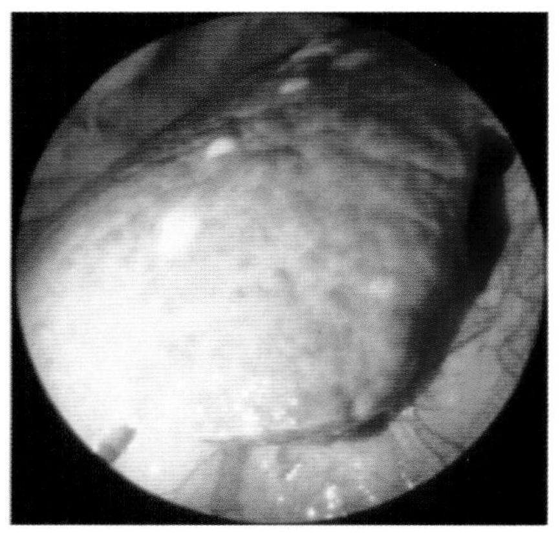

图1.6 Hopkins棒状棱镜系统:肝左叶及转移瘤的腹腔镜照片。

的细节和能够记录图像,使它最终被广泛接受。胸腔镜被用来探查肺癌,与纵隔镜一起合用有助于分期和判断肿物能否在胸腔镜下切除[15,16]。

总之,内镜探查给患者带来了巨大的益处,能够缩短住院时间,缓解术后不适,加速功能恢复。这是基于患者需求的手术方式。

1.9 从图像到电视

50 多年前,法国的一个内镜团队发现改进图像记录方式有重要意义。使用 Nitze 的光学系统,需要有更强的光线才能获得照片或电视图像。因此他们制造了 2mm 的硬质石英棒,其透光能力非常强(比我们现在用的还强)。小型的 15W 投影机灯泡放置在风冷式外罩中,它发出的光线经过棱镜和聚光镜组进入石英棒及体内。当时已生产出高质量的 16mm 电影摄影机。不过这套光传输系统只能连接在硬质望远镜上。由于易损坏,操作时必须非常小心。它所拍摄的精彩病理图像引起了广泛关注[31]。当时的电视还处于早期阶段。1956 年,Soulas[32]用约 68kg 重的正析摄像管摄影机拍摄了肺内部的支气管镜电视图像(图 1.7)。这在当时更多的是表演性质,但它准确预示了这样的场面:单眼看目镜,单手持镜,只有另外一只手空闲才可以进行操作。另一个不足之处是无法合作协助。显然如果能够做出更小、更好的电视摄影机,则可以从合适的距离通过大屏幕观察,这样就能解决上述问题。由于上述原因,Montreynaud 采用了一个重约 9kg 的光导摄像管摄影机[31]。我在墨尔本大学外科学系的研究团队设计和制作了第一部小型内镜电视摄影机:直径 45mm,长 120mm,重 350g(12 盎司)(图 1.8)。然而由于图像是单色或者黑白的,多数人并不认同[33]。当时我们就认识到电视是将来内镜操作成功的关键。Hopkins 棒状棱镜系统提供了光透射器,可以透过更多的光线获得更好的图像,给未来的发展带来了希望。我们用电荷耦合设备(CCD)替代了光导摄像管摄影机,它可以做得越来越小和越来越灵敏。那些年电视技术成为内镜操作的核心技术。毫无疑问,如果没有电视,我们就无法开展更复杂的腹腔镜操作,如子宫

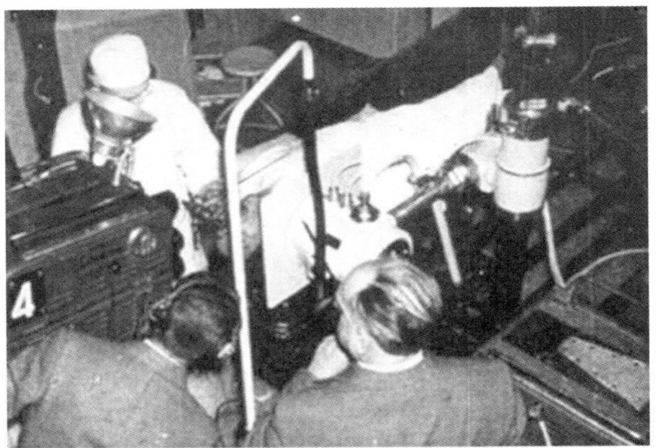

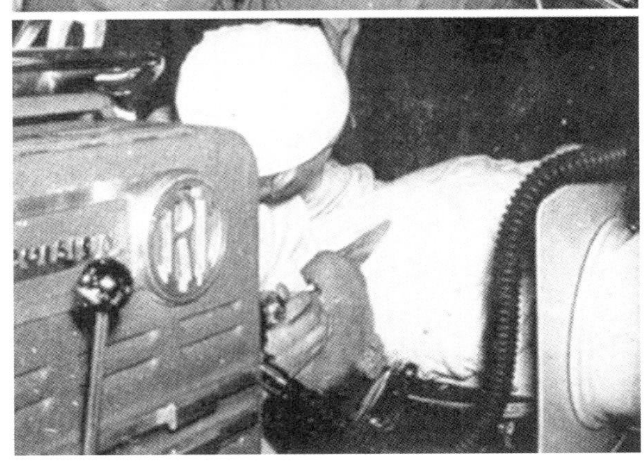

图 1.7 1956 年,Soulas 用电视摄影机完成的第一例电视支气管镜:正析摄像管、黑白显示器,重达 68kg。

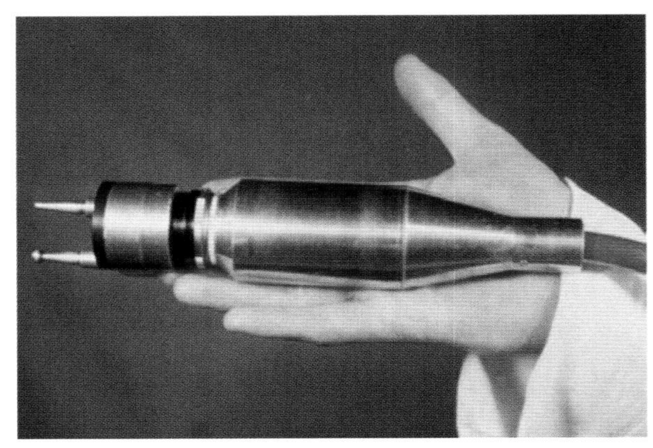

图 1.8 第一个小型化的内镜用光导摄像管电视摄影机(1962),直径 45mm,长 120mm,重 350g,单色显示。

切除、结肠切除、前列腺切除、肝叶切除等。通过清楚的放大图像观察，就可以有人从旁协助，而且给教学带来了很大的便利。另外，整个手术组包括洗手护士在内都能看到手术进展情况，随时知道需要什么器械。记录的作用也不能低估，几十年前最开始的时候是用 16mm 电影摄影机，继而用 VHS 录影带，现在使用 DVD，除记录恶性肿瘤病灶外还有重要的教学价值[34]。最近远端芯片技术的使用改善了画质。将来主要是 CCD 技术的进步尤其是 C-Mos 的发展。

高清电视（HDTV）还在初创阶段，但是将来随着记录、优化和显示技术的进步，可以更容易地获得更高的分辨率、更大的放大倍率和更好的色彩表现，从而在影像观察中扮演更重要的角色，这可以给肿瘤疾病的内镜诊断和治疗带来很大帮助。

有了这些发明所带来的进步，内镜在肿瘤患者诊治中的地位更为重要了。技术的飞速发展预示在不久的将来我们也许会进入超聚焦显微内镜时代，届时可能开展精确的组织学检查，甚至可能针对单个的恶性细胞开展治疗。

从 Nitze 和他的追随者们加入到早期内镜时代以来，我们已经走过了漫长的发展道路。

（黄振 译 蔡建强 校）

参考文献

1. Bozzini, P.H.: Lichtleiter, eine Erfindung zur Anschauung innerer Teile und Krankheiten. J. Prak. Heilk. **24**, 107 (1806)
2. Desormeaux, A.J.: Endoscope and its application to the diagnosis and treatment of the genitor-urinary passages. Chicago. Med. J. **24**, 177–194 (1867)
3. Kussmaul, J.: Uber Magenspiegelung. Verh Naturforschenden Ges. Freiburg. **5**, 112 (1870)
4. Morgenstern, L.: A tale of two telescopes: far in and far out. Surg. Innov. **14**(1), 7–8 (2007)
5. Nitze, M.: Beobachtungs and Untersuchungsmethode fur Harnrohre Harnblase und Rectum. Wien. Med. Wochenschr. **24**, 651 (1879)
6. McCallum, R.W., Berci, G.: Laparoscopy in hepatic disease. Gastroint. Endosc. **23**, 20–24 (1976)
7. Rosenheim, T.: Uber gastroskopie. Klin. Wochenschr. **13**, 275 (1896)
8. Schindler, R.: Gastroscopy with a flexible gastroscope. Am. J. Digest. Dis. Nutr. **2**, 656 (1936)
9. Lange, F.: Meltzing: Die Photography des Mageninnern. Münch. Med. Wochenschr. **50**, 1585 (1898)
10. Jacobaeus, H.C.: Ueber die Moglichkeit die Zystoskopie bei Untersuchung seroser Hohlungen anzuwenden. Münch. Med. Wochenschr. **57**, 2090–2092 (1910)
11. Kelling, G.: Zur Colioskopie. Arch. Klin. Chir. **126**, 226–229 (1923)
12. Kalk, H.: Erfahrungen mit der Laparoskopie. Z. Klin. Med. **111**, 303–348 (1929)
13. Kalk, H., Bruhl, W.: Leitfaden der Laparoskopie und Gastroskopie. Stuttgart, Thieme (1951)
14. Ruddock, J.C.: Peritoneoscopy: a critical clinical review. Surg. Clin. North Am. **37**, 1249 (1957)
15. Swierenga, J.: Thoracoscopy, Chap. 52. In: Berci, G. (ed.) Endoscopy. Appleton-Century-Crofts, New York (1976)
16. Mack, M.J., Krasna, M.J.: Thorascopic Surgery. Quality Medical Publishing, St. Louis (1994)
17. Lamm, H.: Biegsame optische Geraete. Z. Instr. **50**, 579 (1930)
18. Olson, V.: Light sources, Chap. 3. In: Berci, G. (ed.) Endoscopy, pp. 64–69. Appleton-Century-Crofts, New York (1976)
19. Hopkins, H.H., Kapany, N.S.: A flexible fiberscope, using static scanning. Nature **173**, 39–41 (1954)
20. Hopkins, H.H.: Optical principles of the endoscope, Chap. 1. In: Berci, G. (ed.) Endoscopy, pp. 3–27. Appleton-Century-Crofts, New York (1976)
21. Hirschowitz, B.I.: A fibre optic flexible oesophago-gastroscope. Lancet **2**, 338 (1963)
22. Hirschowitz, B.I., Curtis, L.E., Peters, C.W., Pollard, H.M.: Demonstration of a new gastroscope: "the fiberscope" Gastroenterology **35**, 50 (1958)
23. Ikeda, S., Yanai, N., Ishikawa, S.: Flexible bronchofiberscope. Keio J. Med. **17**, 1 (1968)
24. Wolff, W.I., Shinya, H.: A new approach to colonic polyps. Ann. Surg. **178**, 367 (1973)
25. Oi, I., Kobayashi, S., Kondo, T.: Endoscopic pancreatocholangiography. Endoscopy **2**, 103 (1970)
26. Oi, I., Takemoto, T., Nakayama, K.: "Fiberduodenoscopy" – early diagnosis of cancer of the papilla of Vater. Surgery **67**, 561 (1970)
27. Berci, G., Kont, L.A.: A new optical endoscope with special reference to cystoscopy. Br. J. Urol. **41**, 564–571 (1969)
28. Reich, H., McGlynn, F., Wilkie, W.: Laparoscopic management of stage I ovarian cancer. J. Reprod. Med. **35**, 601–605 (1990)
29. Berci, G.: Laparoscopy in oncology, Chap. 4. In: Surgical oncology Arnold, New York (2002)
30. Mikulicz, J.: Uber Gastroskopie und Osophagoskopie. Wien. Med. Presse. **45**, 1405 (1881)
31. Montreynaud, J.M., Bruneau, Y., Jomain, J.: Traite Pratique de Photography et de Cinematography Medicales. Montel, Paris (1960)
32. Soulas, A.: Televised bronchoscopy. Presse Méd. **64**, 97 (1956)
33. Berci, G., Davids, J.: Endoscopy and television. Br. Med. J. **1**, 1610 (1962)
34. Berci, G., Schwaitzberg, D.: The importance of understanding the basics of imaging in the era of high tech endoscopy. Logic, reality and utopia Part II. Surg. Endosc. **16**, 1518–1523 (2002)

第 2 章

微创肿瘤外科的发展及其对外科住院医师培训的影响

Adrian E. Park，Tommy H. Lee

A.E. Park (✉) and T.H. Lee
Department of Surgery, University of Maryland Medical Center, 22 South Greene Street – Room S4B14, Baltimore, MD 21201-1595, USA
e-mail: apark@smail.umaryland.edu

2.1 引言

回顾以往，非常令人诧异为何有关微创肿瘤外科发展的记载会如此之少。以后的历史在谈及微创外科对患者治疗和医疗经济的影响时，很可能会与抗生素在外科的使用相提并论。

正如我们经常在美国大众媒体上提及的那样，第一波“婴儿潮”出生的约 7900 万人到 2011 年时已 65 岁，可以享受医疗保险和医疗服务[1]。想象一下，没有微创技术的发展，也没有微创外科治疗，将会是怎样一个场景。在目前医疗保险资金危机和医院床位不足的情况下，如果胆囊切除术依然需要住院 4~6 天、术后恢复 4~6 周，食管裂孔疝修复需要住院 7~10 天、术后恢复 6~8 周，即便不考虑随后新增加的退休人员，就现有的这些患者都无法纳入到医疗体系中来。微创外科的出现从很多方面来说是幸运的巧合。

从真正成型到现在，微创手术不过 20 余年历史。虽然有人认为 100 多年前腹腔镜就已出现[2]并在某种程度上开始应用，但如大部分读者所熟知的那样，真正给微创手术带来革命性进展的是 1987 年 Phillip Mouret 开展的腹腔镜胆囊切除术(LC)[3]。也有人认为 Muhe 在 1985 年就实施了第一例真正意义上的微创胆囊切除术[4]。

在北美沿岸，这些令人瞩目的操作直到 1988 年才见诸报道。虽然许多外科医生马上被新技术的前景所吸引，但外科“高层”和“学院派外科”还是将微创手术视为另类，认为应予以抛弃。因此 LC 最初是社区或私人诊所的外科医生在学习和操作。不久患者了解到了 LC，并且一致反对这一操作。

在主流外科界推广该项新技术或新方法的方式与传统操作方式迥然不同。外科治疗或训练的进步是不是能或只能在医学中心开展并不是本章要讨论的问题；不过 LC 在北美推广时缺乏有效的、深思熟虑的、多方协调的监管确实给它带来了许多预期的问题。

十几年前 Fineberg 指出，“技术的传播速度由其成本–收益证据所决定，这一点至关重要”[5]。公平地说，LC 在美国广泛开展的时候并没有这方面的证据。从历史上来看，医学院外科中心发展出来的新技术或新方法是建立在机构审查委员会忠于职守的严格监管下所取得的基础研究知识和早期临床工作的基础之上的。此外，这些新技术的传授或训练是在严格的住院医师培训或岗位培训中完成的，这里有师徒式的监管模式。

这种研究和训练模式却在 LC 在美国推广时遇到了挫折，因为任何一方都不愿意见到其推广。被称为“早期应用者”[6]的私人诊所外科医生则既没有资源也没有时间去制订全方位的训练方案。而大部分医学院外科高层将 LC 和微创外科视为“过时的时尚”，他们既没有掌握也没有在训练或推广的早期就介入这一领域[6]。

2.2 训练、监管和指导的必要性

因此，短期内引发了大量接受 LC 或其他微创手术技术培训的需求。据估计，在 1990—1992 年间，美国约有 15 000 名普通外科医生接受了 LC 训练[2]。这类训练大部分没有任何正规监管，或者是只通过没有资质审核的“短期培训”甚至动物实验开展的。可以预见，伴随而来的是出现了手术意外的高峰和胆总管损伤率的增加[7]。不久人们就认识到没有正规指导的“周末”或短期培训对开展这些新技术来说不是理想的培训方式。Rogers 等人[8]对这种外科培训方式的不足做了详尽的描述。但是有证据表明，如果在这种短期培训中加入严格、有计划的监督和指导，外科医生也能够将腹腔镜新技术安全地应用到临床实践中[9]。尽管如此，仍有一些问题值得考虑，比如谁来资助这一需要大量工作的进程？监督或指导能否远程进行？如何确认培训的可靠性和发放执照？许多问题的答案依然不明确。

2.3 美国外科住院医师培训中的腹腔镜能力培训

医学院外科中心终于认可了这一外科新型领域，开始迎头赶上。显然，传授和培训微创外科技术的最佳方案是外科住院医师培训计划。不过这不能满足大量未能在住院医师阶段学习腹腔镜技术的外科医生的需求。微创外科技术进入北美十余年后，Park 等人开展了一项面向微创和外科教育负责人的全国性调查，以明确微创外科技术住院医师培训进展如何[10]。结果显示美国住院医师培训（13 种腹腔镜操作）未能满足专家期望的微创外科手术操作能力所需求的培训量。5 年后的 2007 年，住院医师平均操作量[11]依然未达到2006 年微创外科业内人士投票所定的必须量[12]。事实上，住院医师除了 LC 的操作量超过需求量外（2007 年住院总医师平均完成 103.1 例，2006 年微创外科专业人员认可的例数为 35.6 例），其他所有操作远低于专业人员自己所认可的必须训练数。即便像胃底折叠术这种腹腔镜基本操作都是如此——2007 年住院总医师平均完成 4.6 例，而 2006 年预期的标准例数是 22 例。这些研究最后的结论提议，制订国家级的微创外科技术课程，建立和招募微创外科专家组来培训住院医师，并指出有必要通过模拟手术等新方法、新技巧将培训延伸到手术室外，以弥补微创外科住院医师培训的不足。

2.4 专科医师委员会和高级微创外科继续教育

幸运的是，在接下来的几年中，如本章所述，在微创培训方面取得了长足的进步。腹腔镜培训的大部分内容被强制性加入了住院医师训练中，随之出现了专科医师委员会（FC），它致力于结束胃肠道外科（GI）和微创外科继续教育的混乱局面。FC 的出现是一个重要且显著的进步。越来越多的普外科住院医师要求接受专业训练以获得足够的微创外科经历和经验，一系列标准化、规范化和认证工作随之开展[13]。在这些工作促进下出现的专科医师委员会是掌握话语权的几个外科协会共同合作的结果，它们是美国胃肠道和内镜外科医师协会（SAGES）、消化道外科学会（SSAT）、美国肝胆胰学会（AHPBA）以及美国代谢和肥胖外科学会（ASMBS）。目前，估计有 1/4 的普外科住院医师申请 FC 管理下的胃肠道/微创外科专科医师职位[11,14]。这也间接说明美国住院医师培训依然未能弥补微创外科培训的不足；否则不会有那么多的住院医师“用脚投票”。

2.5 基础和高级住院医师腹腔镜培训指南的出现

从积极的角度来看，必须认识到面对技术的快速进步和方法的不断改进，全国范围内都在努力规范并改进外科培训。这些努力不仅给外科住院医师带来好处，也使临床外科医师获益。当然最终的益处是改善了患者的安全和治疗效果。在这些努力中，资源和工作集中在几个值得重点关注的方面：标准化课程的设置、评估外科水平/能力的客观指标的设定、训练转化，以及模拟训练在外科培训中的作用。这也将是本章其他部分要重点介绍的内容。

1998 年，SAGES 住院医师教育委员会发布了住院医师基础和高级腹腔镜培训指南（2009 年修订）。为了协助培训负责人制订课程计划，这些指南建议从几项基本技术开始训练。进手术室前可以通过使用外科训练器、动物模型、虚拟训练器，或者技能实验室中的其他模拟训练来熟练掌握这些技术，后者是比较推荐的学习模式[15]。模拟训练同时具备客观指标和训练迁移而成为微创外科培训的入门技术，并日益成为最主要工具，因而获得普遍关注[16]。

2.6 模拟训练

2.6.1 总体概况

刚接触腹腔镜技术时，主要的障碍来自于深度感觉的缺失、支点效应以及对于新器材的不适应。显然，第一次面对这些挑战时不应该面对活生生的患者，而且技术的掌握不应该在手术室，而应该在不会危及患者安全的场合中进行。

20 世纪 90 年代中期，模拟技术是腹腔镜训练的有力工具和未来手术室发展的基石这一观点逐渐得到认可[17-19]。虽然还有少数反对意见，但毋庸置疑的是模拟技术将成为未来教育的重要组成部分。关于哪种模拟器最合适以及如何在训练中安排仍存在疑问。

大部分模拟器和训练模式可以分为三大类：

- 虚拟训练器
- 箱式或机械式训练器
- 生物模型

用动物模型训练可以让受训者在给患者做手术之前就接触到活体组织。不过很少有地方能有完备的实验室或充足的预算将动物模型列为训练课程的常规组成部分。此外，常规使用活体动物训练技术也存在一定的伦理问题。例如，大不列颠自从 1876 年颁布防止虐待动物法案以来，100 多年内都禁止在活体动物上开展外科操作。

2.6.2 可靠性和有效性

虽然外科训练计划越来越依赖机械式训练器和虚拟训练器，然而有关训练器有效性的研究仍受到限制。证明一个训练器的有效程度需要明确与之相关的测验和客观指标的可靠性。可靠性指的是每次测验结果的一致性能达到什么程度。有效性是这之后的一个步骤，但被大部分外科论著忽视了。简而言之，有效性是指能否真实体现它要检测的目标。这种评估从深度和广度上可以进一步细分为十几个亚类。

2.6.2.1 表面有效性

表面有效性是指一项测验看起来是否达到了它所宣称的目标，这是一项基本的、主观的评价。

2.6.2.2 内容有效性

内容有效性是指测验的内容是否能体现它所宣称的检测目标。一项测验如果能够在设置、程序、参与者均不同的情况下仍保持稳定的结果，则具备了外部有效性。并行有效性、构建有效性和预测有效性这三种效度通过不同的方面来反映参与者的实际能力。

2.6.2.3 并行和构建有效性

并行有效性是指一项测验能够反映受试者在测验当时的实际能力水平；构建有效性是指一项测验能够将受试者按不同水平区分开来。预测有效性是指测试结果和现实世界真实表现之间的关系，它反映的是测试的有用性，这是最为重要同时也是最难判定因而很少提及的一个指标。

2.6.3 机械式或箱式训练器

一系列从简单到复杂的实体对象被用来进行微创外科必要基本技能的模拟学习，称为机械式训练器(图 2.1)。另外一个训练此类技能的常用方式是使用一个包括手术室常见器械的训练箱。这些训练器形式各异，但基本内容是一样的：封闭的

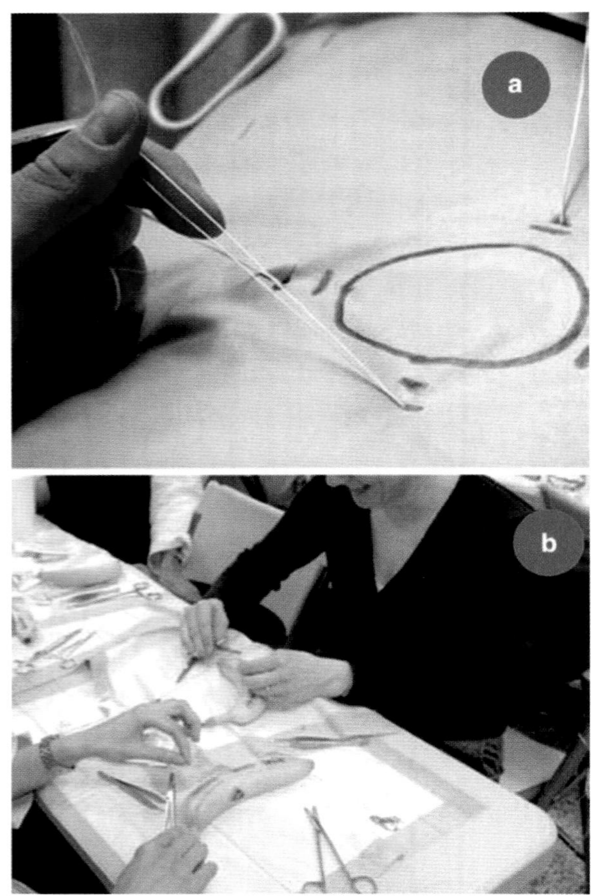

图 2.1 机械式模型的两个例子：(a) 用腹部模型训练全层缝合技术。(b)学生们用香蕉练习开放缝合。

箱体内放置完成特定技能或任务所需的器械、摄像系统以及光源。最简单、最便宜的训练器由一个塑料箱或纸板箱、摄像头和电脑显示器组成[20-22]。高级的训练器则由真正的腹腔镜器械、光纤光源和显示器组成(图 2.2)。模拟器训练的内容可以从简单的直线移动腹腔镜器械到模拟复杂的手术操作。

2.6.3.1 可靠性和有效性

箱式训练器的可靠性和有效性是临床教学中一个常见问题。外科教学中最早的有效性评估标准之一是外科技术通用量表(OSATS)。OSATS 最初应用于开放手术，外科医师考核人员利用按任务分项的评分表打分并给出一个全球分级。它的可靠性和

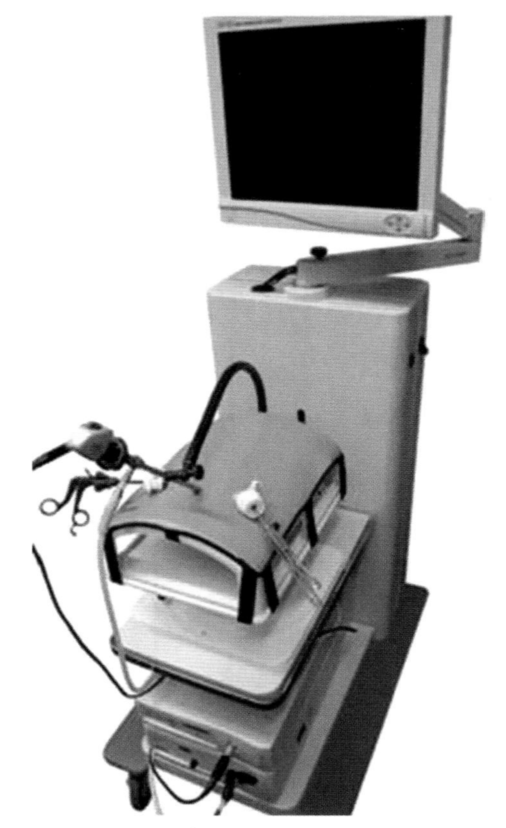

图 2.2 符合人体工程学设计的 Park 训练平台和训练箱(圣何塞，美国)。

有效性在 1996 年得到确认[23]。OSATS 和其他一些用操作相关评分表来评价的量表系统已成为评价外科训练的常用工具[24,25]。

2.6.3.2 McGill 腹腔镜技能无生命训练和评价系统(MISTELS)

McGill 腹腔镜技能无生命训练和评价系统(MISTELS)是用箱式训练器来进行腹腔镜手术学习的最佳方式，目前也是构成腹腔镜外科基本技能(FLS)训练和评价系统的基础(图 2.3)。MISTELS 可以在训练箱内操作和熟悉 5 项腹腔镜基本练习，并按照精确度和效率(时间)打分。MISTELS 的有效性已经在多个层面上得到确认。1998 年，两项应用 MISTELS 的研究证实了其构建有效性[26]，并在后续研究中得到了确认[27]。证实 MISTELS 的构建有效性和并行有效性的研究[28-32]也为评价预测有效性和表

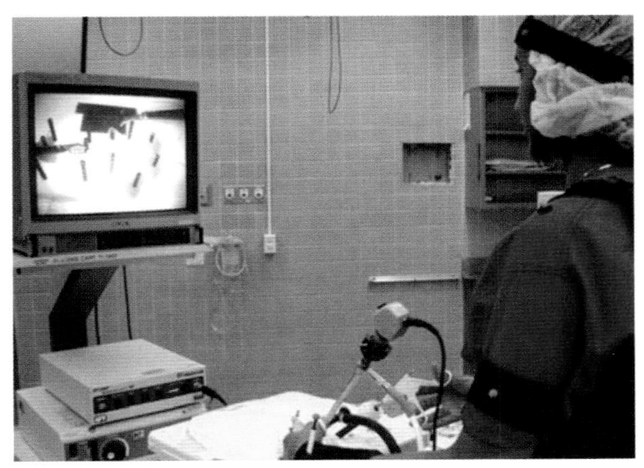

图 2.3 在传统箱式腹腔镜训练器中进行 FLS 操作。

面有效性提供了证据[33]。最后，MISTELS 的可靠性得到了确认[34]。

2.6.3.3 箱式训练器的局限性

箱式训练器和虚拟训练器在基本技能训练方面的作用类似，但前者更便宜(图 2.4)。不过箱式训练器需要一些运行成本，因为会用到耗材并且需要维护。箱式训练器内操作的复杂性受到一定限制，因为切割、钳夹或缝合等操作会破坏模型，大多数情况下只能一次性使用。只能一次性使用和不能开展复杂操作限制了高成本箱式训练器的使用。不过采用便宜耗材、反复使用和开展一些简单操作，可以降低箱式训练器的总体成本，使之成为有用的工具。

2.6.4 虚拟现实模拟

随着计算机技术的进步，虚拟现实模拟训练成为可能。即便与最简单的生物系统相比，汽车和飞机等人造器械也可以模仿得很精确。车辆驾驶的虚拟训练真实度日益提高，而绝大部分手术的虚拟模拟仍很粗糙。最初的虚拟手术模拟器缺乏触觉反馈或很有限，这类模拟器现在还很常见。基于 Immersion 医学公司(盖瑟斯堡，美国)虚拟腹腔镜接入硬件平台的 MIST-VR 系统 (Mentice，哥

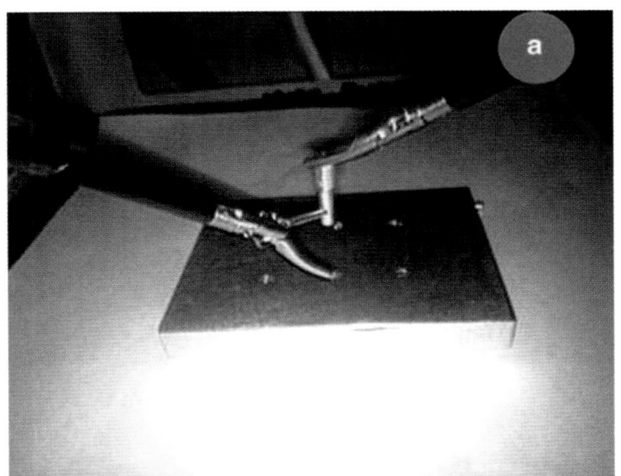

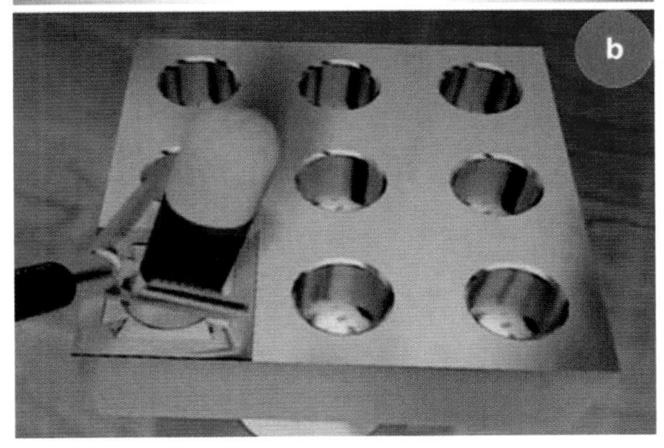

图 2.4 在(a)训练箱和(b)虚拟模拟器中进行的同一个腹腔镜基本技能操作。

德堡，瑞典)是这种模拟器最早一批中的一个，可能也是最广为人知的。虚拟腹腔镜接入系统目前还在为多个模拟器提供平台，如 LapSim 系统(Surgical Science，哥德堡，瑞典)。Aggarwal 等人[35]最近在一项研究中对其进行了评估，证实它在多种难度的基本技能熟练课程中能够缩短腹腔镜操作的学习曲线，在猪的胆囊切除术中更为明显。

2.6.4.1 虚拟现实模拟器的局限与挑战

随着影像质量越来越接近照片效果(图 2.5)，虚拟现实模拟器的视觉效果已经与真实情况相差无几，但是给使用者提供触觉反馈的技术相对落后。目前的触觉反馈还不能很好地反映真实解剖情况[36]。创造真实化虚拟环境的挑战包括组织特性的模拟、出血和烟雾流体效果的渲染，以及患

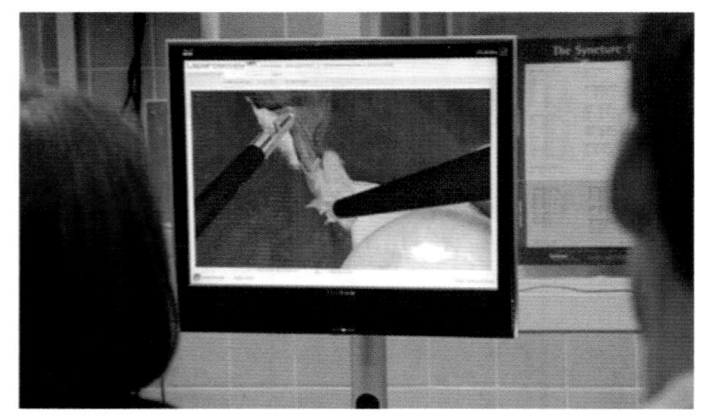

图 2.5 学生在虚拟训练器上进行胆囊切除术的截屏。

者的生理状况、人员和装备等手术环境的模拟[37]。此外，虽然技术的进步令人振奋，但支持虚拟现实模拟器的科学证据依然不足。由于这一原因，尽管虚拟现实模拟器的前景可观，然而目前还没有大规模进入主流外科教学课程。

2.6.4.2 虚拟现实模拟器和箱式模拟器的比较，以及它们对临床的影响

不管各种类或各型号的模拟器评价如何（正面的或相反的），最终的评价标准都是应用于掌握腹腔镜或其他外科技能时的有效性和顺利性。目前没有一种训练器明显优于其他种类。Sutherland 等人[38]最近开展了一项比较各种外科模拟器的系统性回顾研究，包括虚拟模拟器、视频模拟器（可完成简单任务的箱式模拟器）和模型模拟器（带解剖学模型的箱式训练器），结果显示没有一种方法能够全面超过其他方法。不过他们的研究还存在局限性，因为现有的文献异质性太大。尽管如此，在这其中也可以看到一些差异。虚拟训练比不训练和标准训练要好，虽然与后者相比有时并不明显。与视频模拟器训练（用箱式训练器完成一些简单任务）相比，虚拟模拟器的优势和劣势都不明显。令人意外的是，视频模拟训练并不优于不训练或标准训练。这种异质性很可能是因为目前应用的模拟器和训练标准种类繁多。与此类似，模型模拟也存在相互矛盾的结果。在腹腔镜训练中还没有“金标准”，因此，研究中比较的方法是随机选择的。还没有研究能够在模拟训练和患者获益间建立联系。以后评估教学作用必须用能否提供客观评价指标和模拟训练技能能否转化为手术室所用来评判。

2.7 客观指标

如果有客观指标，就能为评价受训者熟练程度、能力以及所掌握技能的持久性提供保障。从十余年前开始，对这一问题的兴趣和研究不断扩展，促进了可靠客观指标的改进。已有两个有点类似的电脑控制的客观评价工具可用于衡量。

2.7.1 ICSAD 和 ADEPT

- 帝国学院外科评价设备（ICSAD）
- 邓迪高级内镜技能测试仪（ADEPT）[39-42]

ICSAD 收集的评价数据主要是外科医生完成基本外科操作或实际操作的时间以及手移动的距离。尽管还存在争议，但是 ICSAD 将外科操作过程中手的移动量作为客观定量评价指标[43]。其他评价系统还有蓝龙以及后续的红龙系统，它们除了采集器械移动距离外还加入了腹腔镜操作中外科医生手的扭矩和力量[44,45]。

2.7.2 手术室技能评估——GOALS

用 Vassiliou 等人[46]提出的全球腹腔镜技能手术评估（GOALS）量表可以在手术室里可靠又不唐突地评价技能。GOALS 最初是为了评估胆囊切除术而设计的，包括 5 项全球评价量表、10 项任务列表和 2 项视觉模拟评分（1 项能力，1 项难度）。GOALS 能够成功地将新手和有经验的外科医生区分开来[47]，并且可以应用于其他腹腔镜操作。

2.8 训练转化

训练转化的意思是掌握了一项技能对掌握其他技能尤其是更困难的技能是否有帮助。在微创手术教学中，训练转化要关注两个问题。第一个是开腹手术的技能能否转化为腹腔镜技能。Figert 等人[48]发现住院医师开腹手术数量和腹腔镜缝合水平之间没有相关性。这更突出了专门针对腹腔镜技能进行培训的重要性。

在评价不同模拟器作用时，训练转化是一个重要方面。将模拟器练习和可转化为手术室实际使用的技能联系在一起的研究已有稳步增加，但远未达到令人满意的程度。在箱式训练器（图 2.6）和虚拟训练模拟器[37,49–52]中均开展了训练转化研究。这些研究的终点各异，从活体动物模型到真人手术。这也反映出缺少一个一致性的评价标准或技术，这是有待解决的另一问题。

2.9 工作时间限制

医学领域的工作时间限制在全球范围内都日益引起重视。美国的外科训练目前被限制在每周 80 小时。虽然关于这一问题的文献持续增加，但是每周超过 80 小时的工作时间对于患者的治疗并没有可测量的影响[53]。但是人们也担心训练教育会受到 80 小时限制的不利影响。实际临床工作的减少更突显模拟训练作为替代方法的重要性。住院医师仍然只能在每周 80 小时的工作时间以外利用自己的时间进行模拟训练。Boyd 等人[54]进行了一项住院医师模拟器训练调查，发现大部分住院医师认为这种培训必须是强制性的（不过持这一观点的人在中低级住院医师中占 75%，而高级住院医师中仅占 27%）。此外，低级住院医师将模拟训练当作掌握新技能的最佳途径，而高级住院医师更愿意接受指导。

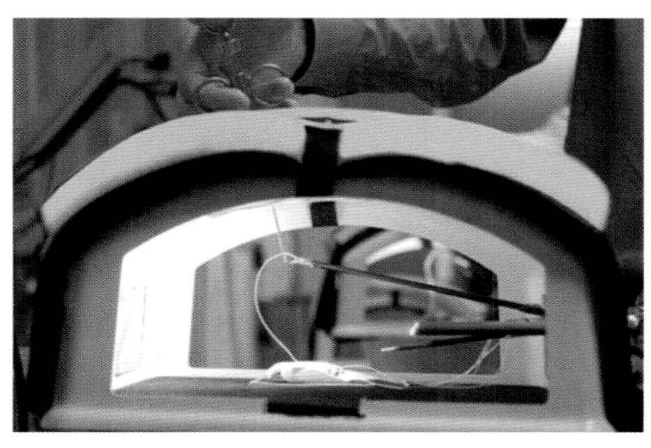

图 2.6　旨在促进穿线技术转化为手术室应用的模拟训练实例。

2.10 成本考量

外科训练需要花费金钱、空间和时间。需要有资金购买模拟器，需要有空间进行训练和练习，外科导师必须抽出时间来指导受训者。大量的证据表明，要获得手术室外的腹腔镜训练效果，就需要有更大的支持，要投入更多的教育资源。每种模拟器都有不同的优缺点，因此训练者最好每种都能接触到。不过若条件有限，也可以通过创造性地节约使用材料有效完成腹腔镜基本技能的模拟训练。事实上，现在研究最多的是低端模拟器（相对便宜）。成本低廉使这些模拟器便于购买、易于用在大部分训练计划中。Berg 等人[55]计算得出，如采用实验室自有、零售店购买和企业捐赠的材料组装模拟器进行腹腔镜训练的话，每名住院医师一年的费用是 982 美元。Adrales 等人[56]进行了类似的研究，他们用便宜材料来制作解剖模型，比如用松紧带模拟血管，用裙衬替代疝气补片等。镜子也被当作摄像机和显示器的便宜替代品[57]。

2.11 模拟训练的作用和相关性

模拟训练成功与否取决于住院医师自身，特

别是他们是否信任其教育作用和未来相关性，是否相信在住院医师训练期间掌握的技能能够应用于手术室。这种信任和信念对住院医师是否有足够的动力非常关键，因为很多人必须占用自己的时间来进行模拟器练习。如果从来没有机会在手术室内做缝合操作的话，那么几乎不会有住院医师认识到在训练箱内练习腹腔镜缝合的作用。由于时间宝贵，大部分住院医师需要在手术室中进行训练和练习，这样才能认识到在模拟训练上花费时间是值得的。

2.12 认知能力

在微创外科中，治疗决策的确定从接触患者的时候就开始了，一直延续至确诊、选择手术或其他治疗方式并实施的整个过程中。在手术室做手术的过程中，外科医生需要快速做出很多决策，包括是否转为开腹手术等。必须合理地游离和确认操作组织与解剖平面。虽然现在已有越来越多的工具可传授实际手术技巧（大部分模拟训练都是基于那些完成实际腹腔镜操作所需要的基础手眼协调能力而设计的），但手术远非简单的技术能力。因此，有人指出只有技能训练和认知训练同步进行，学习才能达到最佳效果[42]。不过外科训练中关于决策的认知多不为人重视；它们几乎都是通过治疗患者这一单一途径获得的。在这种情况下，幸运的是通过上级专家的监督把对患者的危害降到了最低，他们会在对患者产生不良影响之前纠正不合理或错误的决定。临床讨论和手术室中的及时反馈是纠正错误的两种常见方法。必须记住，要在实际接触临床之前或之外尽可能学习更多的知识，这对训练者是非常有益的，可以让他们在与患者共处时做得更好。

关于决策的教育问题，目前的模拟器受到自身设计的限制，还只着眼于“怎么做”，而非“为什么这么做”。Adrales 等人[56]在模拟手术操作中强调了“为什么”这么决策，其中训练者需要自己决定如何处理组织等问题。可以相信总有一天虚拟模拟器能够更好地将实际手术中需要决策的不确定性引入训练中来，并且能够模拟更多的手术操作。不过现在虚拟训练模型的仿真程度还不能充分显示外科决策需要的那些细致和微妙的线索。

2.12.1 马里兰虚拟患者(MVP)

已经研发出的新型高水平模拟器可指导临床决策，即认知模型。这类模拟器模拟了与疾病表现和治疗有关的临床途径。马里兰虚拟患者(MVP)就是其中一个例子，它引入了能促进训练者决策培养的专家意见。MVP 模拟了患者的疾病状态，可以让使用者试着诊断和进行操作[58]。MVP 的核心是一个以独特的本体为基础建立的引擎，这个本体把医学知识组织为可由计算机评估的格式。一个用自然语言编写的人工智能用户界面创造出能直观感受的现实效果，只不过需要通过显示器和键盘才能体验。这一模拟器可以和其他模拟器组合，创造出更大、更完善的模拟效果。例如，若与虚拟训练器相结合，不但可以诊断和治疗患者，还可以给患者做模拟手术。

2.13 腹腔镜训练：现状和展望

住院医师训练中的可用器材和训练操作差别很大，可能在时间和费用方面存在局限性。最近 Kapadia 等人[59]和 Gould[60]调查发现，80%~90%的训练计划拥有技能实验室。这一数据反映了全国范围内培训计划的现状。不过解读他们的发现时要注意这些数据都是由自愿受访者自行上报的，他们对于“技能实验室”的定义没有统一的认识。尽管如此，这些研究依然反映出对于训练专用实验室的重视和资源投入。

另外一项有意义的工作是持续努力地建立

教学和模拟训练标准。美国外科医师学会(ACS)和外科培训指导学会(APDS)正在联合制订国家级住院医师外科培训标准课程。Scott 和 Dunnington 最近发表了有关这一计划的介绍[61]。这一课程可分为三个阶段。

• 第一阶段:着重训练从无菌操作到器械吻合的基本技能

• 第二阶段:着重训练手术操作(正在制订当中)

• 第三阶段:着重训练团队配合(正在制订当中)

这一课程有望成为一个全面的综合体,它在技能培训之外还包括了判断能力的教学和评估。

通过这一章的内容,希望大家认识到微创外科的出现不但给外科治疗带来了革命性进步,还开创了外科培训和住院医师培训的新时代。外科模拟训练、外科能力客观评价标准,以及结合了两者的外科标准课程,毫无疑问是微创外科给外科住院医师培训所带来的冲击。未来,外科医师培训和与之相关的外科研究仍然是努力的重点。

(黄振 译 蔡建强 校)

参考文献

1. Cauchon, D.: Senior benefit costs up 24%: ‘health care crisis’ leads to 8-year rise. USA Today, pp. 1A–2A (February 14, 2008)
2. Soper, N.J., Brunt, L.M., Kerbl, K.: Laparoscopic general surgery. N. Engl. J. Med. **330**, 409–419 (1994)
3. Cuschieri, A., Dubois, F., Mouiel, J., et al.: The European experience with laparoscopic cholecystectomy. Am. J. Surg. **161**, 385–387 (1991)
4. Harrell, A.G., Heniford, B.T.: Minimally invasive abdominal surgery: lux et veritas past, present, future. Am. J. Surg. **190**, 239–243 (2005)
5. Cuschieri, A.: Whither minimal access surgery: tribulations and expectations. Am. J. Surg. **169**, 9–19 (1995)
6. Rogers, E.M.: Diffusions of Innovations, 5th edn. Free Press, New York (2003)
7. The Southern Surgeons Club: A prospective analysis of 1518 laparoscopic cholecystectomies. N. Engl. J. Med. **324**, 1073–1078 (1991)
8. Rogers, D.A., Elstein, A.S., Bordage, G.: Improving continuing medical education for surgical techniques: applying the lessons learned in the first decade of minimal access surgery. Ann. Surg. **233**, 159–166 (2001)
9. Heniford, B.T., Backus, C.L., Matthews, B.D., et al.: Optimal teaching environment for laparoscopic splenectomy. Am. J. Surg. **181**, 226–230 (2001)
10. Park, A., Witzke, D., Donnelly, M.: Ongoing deficits in resident training for minimally invasive surgery. J. Gastrointest. Surg. **6**, 501–509 (2002)
11. Department of Applications and Data Analysis: General surgery case logs: national data report. Accreditation Council for Graduate Medical Education. http://www.acgme.org/acWebsite/RRC_440/reports/GSNatData0607.pdf (2007). Accessed 05 Nov 2010
12. Park, A., Kavic, S.M., Lee, T.H., et al.: Minimally invasive surgery: the evolution of fellowship. Surgery **142**, 505–513 (2007)
13. Swanstrom, L.L., Park, A., Arregui, M., et al.: Bringing order to the chaos: developing a matching process for minimally invasive and gastrointestinal postgraduate fellowships. Ann. Surg. **243**, 431–435 (2006)
14. The Fellowship Council Newsletter: Latest accreditation & match statistics. Fellowship Council. https://fellowshipcouncil.org/documents/FC_news_fall07_web.pdf (2007). Accessed 05 Nov 2010
15. Resident Education Committee: SAGES curriculum outline for resident education. Society of American Gastrointestinal and Endoscopic Surgeons. www.sages.org/publications/publication-pdf.php?id=28 (2009). Accessed 05 Nov 2010
16. Segan, R.D., Park, A.E.: Training competent minimal access surgeons: review of tools, metrics, and techniques across the spectrum of technology. In: Szabo, Z., Coburg, A.J., Savalgi, R.S., et al. (eds.) Surgical Technology International XIII, pp. 25–32. Universal Medical Press, San Francisco (2004)
17. Ota, D., Loftin, B., Saito, T., et al.: Virtual reality in surgical education. Comput. Biol. Med. **25**, 127–137 (1995)
18. Satava, R.M.: Medical applications of virtual reality. J. Med. Syst. **19**, 275–280 (1995)
19. Satava, R.M.: Virtual reality, telesurgery, and the new world order of medicine. J. Image Guid. Surg. **1**, 12–16 (1995)
20. Beatty, J.D.: How to build an inexpensive laparoscopic webcam-based trainer. BJU Int. **96**, 679–682 (2005)
21. Chung, S.Y., Landsittel, D., Chon, C.H., et al.: Laparoscopic skills training using a webcam trainer. J. Urol. **173**, 180–183 (2005)
22. Pokorny, M.R., McLaren, S.L.: Inexpensive home-made laparoscopic trainer and camera. ANZ J. Surg. **74**, 691–693 (2004)
23. Reznick, R.R., Regehr, G., MacRae, H., et al.: Testing technical skill via an innovative “bench station” examination. Am. J. Surg. **172**, 226–230 (1996)
24. Martin, J.A., Regehr, G., Macrae, H., et al.: Objective Structured Assessment of Technical Skill (OSATS) for surgical residents. Br. J. Surg. **84**, 273–278 (1997)
25. Szalay, D., MacRae, H., Regehr, G., et al.: Using operative outcome to assess technical skill. Am. J. Surg. **180**, 234–237 (2000)
26. Derossis, A.M., Fried, G.M., Abrahamowicz, M., et al.: Development of a model for evaluation and training of laparoscopic skills. Am. J. Surg. **175**, 482–487 (1998)
27. Derossis, A.M., Bothwell, J., Sigman, H.H., et al.: The effect of practice on performance in a laparoscopic simulator. Surg. Endosc. **12**, 1117–1120 (1998)
28. Derossis, A.M., Antoniuk, M., Fried, G.M.: Evaluation of laparoscopic skills: a 2-year follow-up during residency training. Can. J. Surg. **42**, 293–296 (1999)

29. Feldman, L.S., Hagarty, S.E., Ghitulescu, G., et al.: Relationship between objective assessment of technical skills and subjective in-training evaluations in surgical residents. J. Am. Coll. Surg. **198**, 105–110 (2004)
30. Fried, G.M., Derossis, A.M., Bothwell, J., et al.: Comparison of laparoscopic performance in vivo with performance measured in a laparoscopic simulator. Surg. Endosc. **13**, 1077–1081 (1999)
31. Ghitulescu, G.A., Derossis, A.M., Feldman, L.S., et al.: A model for evaluation of laparoscopic skills: is there correlation to level of training? Surg. Endosc. **15**(Supp 1), S127 (2001)
32. Ghitulescu, G.A., Derossis, A.M., Stanbridge, D., et al.: A model for evaluation of laparoscopic skills: is there external validity? Surg. Endosc. **15**(Supp 1), S128 (2001)
33. Fried, G.M., Feldman, L.S., Vassiliou, M.C., et al.: Proving the value of simulation in laparoscopic surgery. Ann. Surg. **240**, 518–528 (2004)
34. Vassiliou, M.C., Ghitulescu, G.A., Feldman, L.S., et al.: The MISTELS program to measure technical skill in laparoscopic surgery. Evidence for reliability. Surg. Endosc. **20**, 744–747 (2006)
35. Aggarwal, R., Ward, J., Balasundaram, I., et al.: Proving the effectiveness of virtual reality simulation for training in laparoscopic surgery. Ann. Surg. **246**, 771–779 (2007)
36. Picod, G., Jambon, A.C., Vinatier, D., et al.: What can the operator actually feel when performing a laparoscopy? Surg. Endosc. **19**, 95–100 (2005)
37. Seymour, N.E., Rotnes, J.S.: Challenges to the development of complex virtual reality surgical simulations. Surg. Endosc. **20**, 1774–1777 (2006)
38. Sutherland, L.M., Middleton, P.F., Anthony, A., et al.: Surgical simulation – a systematic review. Ann. Surg. **243**, 291–300 (2006)
39. Hanna, G.B., Cuschieri, A.: Influence of the optical axis-to target view angle on endoscopic task performance. Surg. Endosc. **13**, 371–375 (1999)
40. Hanna, G.B., Drew, T., Clinch, P., et al.: A microprocessor controlled psychomotor tester for minimal access surgery. Surg. Endosc. **10**, 965–969 (1996)
41. Hanna, G.B., Drew, T., Clinch, P., et al.: Computer-controlled endoscopic performance assessment system. Surg. Endosc. **12**, 997–1000 (1998)
42. Poulin, E.C., Gagne, J.P., Boushey, R.P.: Advanced laparoscopic skills acquisition: the case of laparoscopic colorectal surgery. Surg. Clin. N. Am. **86**, 987–1004 (2006)
43. Lee, G., Lee, T., Dexter, D., et al.: Methodological infrastructure in surgical ergonomics: a review of tasks, models, and measurement systems. Surg. Innov. **14**, 153–167 (2007)
44. Brown, J.D., Rosen, J., Chang, L., et al.: Quantifying surgeon grasping mechanics in laparoscopy using the Blue DRAGON system. Stud. Health Technol. Inform. **98**, 34–36 (2004)
45. Gunther, S., Rosen, J., Hannaford, B., et al.: The red DRAGON: a multi-modality system for simulation and training in minimally invasive surgery. Stud. Health Technol. Inform. **125**, 149–54 (2007)
46. Vassiliou, M.C., Feldman, L.S., Andrew, C.G., et al.: A global assessment tool for evaluation of intraoperative laparoscopic skills. Am. J. Surg. **190**, 107–113 (2005)
47. Vassiliou, M.C., Feldman, L.S., Fraser, S.A., et al.: Evaluating intraoperative laparoscopic skill: direct observation versus blinded videotaped performances. Surg. Innov. **14**, 211–216 (2007)
48. Figert, P.L., Park, A.E., Witzke, D.B., et al.: Transfer of training in acquiring laparoscopic skills. J. Am. Coll. Surg. **193**, 533–537 (2001)
49. Hyltander, A., Liljegren, E., Rhodin, P.H., et al.: The transfer of basic skills learned in a laparoscopic simulator to the operating room. Surg. Endosc. **16**, 1324–1328 (2002)
50. Korndorffer, J.R., Dunne, J.B., Sierra, R., et al.: Simulator training for laparoscopic suturing using performance goals translates to the operating room. J. Am. Coll. Surg. **201**, 23–29 (2005)
51. Stefanidis, D., Korndorffer, J.R., Markley, S., et al.: Closing the gap in operative performance between novices and experts: does harder mean better for laparoscopic simulator training? J. Am. Coll. Surg. **205**, 307–313 (2007)
52. Youngblood, P.L., Srivastava, S., Curet, M., et al.: Comparison of training on two laparoscopic simulators and assessment of skills transfer to surgical performance. J. Am. Coll. Surg. **200**, 547–551 (2005)
53. Haluck, R.S., Marshall, R.L., Krummel, T.M., et al.: Are surgery training programs ready for virtual reality? a survey of program directors in general surgery. J. Am. Coll. Surg. **193**, 660–665 (2001)
54. Boyd, B.K., Olivier, J., Salameh, J.R.: Surgical residents' perception of simulation training. Am. Surg. **72**, 521–524 (2006)
55. Berg, D.A., Milner, R.E., Fisher, C.A., et al.: A cost-effective approach to establishing a surgical skills laboratory. Surgery **142**, 712–721 (2007)
56. Adrales, G.L., Chu, U.B., Witzke, D.B., et al.: Evaluating minimally invasive surgery training using low-cost mechanical simulations. Surg. Endosc. **17**, 580–585 (2003)
57. Bruynzeel, H., de Bruin, A.F.J., Bonjer, H.J.: Desktop simulator: key to universal training? Surg. Endosc. **21**, 1637–1640 (2007)
58. Jarrell, B., Nirenburg, S., McShane, M., et al.: An interactive, cognitive simulation of gastroesophageal reflux disease. Stud. Health Technol. Inform. **125**, 194–199 (2007)
59. Kapadia, M.R., DaRosa, D.A., MacRae, H.M., et al.: Current assessment and future directions of surgical skills laboratories. J. Surg. Educ. **64**, 260–265 (2007)
60. Gould, J.C.: Building a laparoscopic surgical skills training laboratory: resources and support. JSLS **10**, 293–296 (2006)
61. Scott, D.J., Dunnington, G.L.: The new ACS/APDS skills curriculum: moving the learning curve out of the operating room. J. Gastrointest. Surg. **12**, 213–221 (2008)

第 3 章

肿瘤外科学腹腔镜和研究:现状与未来趋势

Dominic. King, Henry Lee, Lord Ara Darzi

D. King, H. Lee, and L.A. Darzi (✉)
Department of Surgery and Cancer, Imperial College London,
Praed Street, London, W2 1NY, UK
e-mail: a.darzi@imperial.ac.uk

3.1 引言

微创外科(MIS)是自20世纪90年代以来外科技术最重要的进步[1]。一般认为MIS是相关技术成熟之后才出现的[2]。促进这一进程的技术有：

- 能提供高分辨率视频图像的电荷耦合器件(CCD)
- 能够改善术野视线的高强度氙气和卤素光源
- 专为内镜操作设计的手持式器械[3]

现在MIS已经应用于外科所有领域，在外科专业知识和技术进步相结合下取得了长足的发展[4]。胆囊切除术是第一个为外科界广泛接受的腹腔镜术式，此后腹腔镜手术的先驱者们进行了更为大胆的尝试，特别是在肿瘤外科学领域。

出色的MIS需要有经验的外科医生和合适的设备设施。腹腔镜外科的发展受到许多技术因素的限制，包括体腔内移动自由度小、二维视野和手术器械缺乏触觉反馈。外科医生通过锻炼自己的技能最大限度地适应了这些不足，然而最近几年技术上有了持续的进步。随着器械可用性的提高，腹腔镜套管的尺寸已经较之前缩小了，手术组织的图像也更为清晰。MIS代表的是技术依赖型外科手术的一个全新领域，它未来的发展也会取决于技术和设备的进步[2]。

在Cuschieri看来，MIS的发展可以分为三大类：

- 易用性技术
- 可行性技术
- 附加技术

易用性技术能提高操作的效能并降低其难度。这类技术的例子有超声解剖系统和电阻依赖的双极电凝。可行性技术使操作能得以开展，而这些操作如果没有相应的设备或器械则几乎无法完成。例如，结肠手术中的内镜缝合器、肥胖手术中的可调节捆扎带。附加技术虽不必需，但能改善操作的效果。附加技术如达·芬奇系统(Intuitive Surgical，加利福尼亚，美国)，可以提高手术的精确性。

虽然过去20年间外科领域取得了令人瞩目的进步，然而Satava等评论员依然认为它们仅仅是我们即将进入的“生物智能时代”的序幕[5]。MIS的未来将在已完成工作的基础上进一步追求技术的进步，以改善手术技术和手术效果，降低围术期并发症发生率。

3.2 设备技术与研究

MIS要求器械“在杆子末端操作”，以便外科医生安全、有效地完成手术。传统的MIS器械仅仅是比相应的开腹手术器械更窄、更纤细。MIS杆状器械需要具备人体工程学把手、高功能性和设备尖端额外的活动度[6]。腹腔镜器械的发展是为了满足完成更复杂操作的需要。传统器械现在都被专用器械取代了，后者操作更好、更安全，组织牵拉更有效，并且解剖功能多样化。这一领域进步的典型例子包括能够开展体内吻合的体内缝合装置，以及无需结扎就能止血的超声刀。

MIS新器械必须满足一些基本要求，如足够坚固、安全以及能耐受必要的消毒。一般来说，MIS器械由三个功能组件构成：把手、连杆内的力量传递装置和组织操作机构。为改进现有装置，在复杂机械结构和小型液动装置两个方面均开展了研究[7]。

3.2.1 现有MIS器械的问题

目前大部分腹腔镜器械都是固定式的，无法在特定情况下为术者提供足够的活动度。腹腔镜设备一般被限制在四个自由度(DOF)：点、咬合、旋转和伸缩，以及设备本身的活动（共5个自由度）。它们缺乏腕部的伸缩和倾斜功能[8]。穿刺套管的存在限制了平移运动，并成为一个力矩的支点，产生了一个支轴效应。因此，器械两端每个动作的运动方向都是相反的，腹腔外向上移动反映到腹腔内就变成向下移动。大部分腹腔镜器械的杠杆效应也可引起动作幅度的缩放。二维(2D)系统、缺乏触觉反馈和人体工程学设计差，也将导致术者难以进行诸如缝合这类复杂的操作[9]。

3.2.2 MIS 器械的发展

MIS 工具的改进使得器械更纤细、更小。用于 MIS 的器械必须具备多种功能，而且应用模块化设计以避免频繁更换。微创手术经常需要取出一个器械再重新插入另一个器械。模块化和多功能设备能避免这一步骤。一种能够在连接杆内完成六种尖端设备更换的器械可以明显缩短手术时间[10]。

微机电系统(MEMS)技术是采用影印或蚀刻等集成电路(IC)加工技术在硅晶片上加工机械结构的微加工技术。MEMS 装置可以纳入传感、启动和微电子等多种功能。这些功能应用于器械可以做出高性能、多功能的微创医疗器械[11]。

新一代腹腔镜器械已经实现尖端完成精确动作。这使外科医生能够在条件受限制的位置开展复杂的外科操作。非临床研究显示经验丰富的外科医生能够将传统器械上的技能转化到精确腹腔镜器械上[12]。

为了克服辅助操作的局限和缺点，还研制了其他一些器械，术者可以不受腹壁腹腔镜套管穿刺点的限制将动作作用到目标点上。一种磁力回缩钳已经应用于动物模型，它利用两块磁铁间的吸力，将一块放在腹腔内，另一块放在腹壁外。这一设备无需在腹部放置连杆，可以为术者提供非常好的内镜视野。同时也减少了腹腔镜穿刺套管的数量[13]。

3.2.3 组织处理和吻合器械

在肿瘤外科中，大部分复杂手术和操作都要用缝合技术进行组织处理和吻合。MIS 的人体工程学设计受限、自由度少和二维影像使得缝合成为对外科医生要求较高的一项操作[14]。20 世纪 70 年代机械式缝合器应用于开放手术，并成为许多外科手术的常规操作。MIS 在复杂肿瘤外科手术中的地位很大程度上归功于缝合和钉合技术的进步[15]。

复杂微创手术某些时候还会用到手工缝合。它被认为是最复杂的操作之一，需要专门训练。缝针、缝线和持针器的改进已经弥补了一些操作上的困难。为微创外科专门设计的缝合器械有 Endo-Stitch(Tyco，马萨诸塞州，美国)[16]。机器人系统也能给复杂的人工缝合吻合带来巨大便利[17]。

MIS 中用到的自动缝合技术是基于开放手术发展改良的，有圆形端-端吻合器和内镜用直线切割闭合器两种。最近在胃肠道吻合中也开始尝试加压吻合器。它是将吻合处两端肠壁压迫到一起，使两段肠腔相通。加压吻合器以前就应用过，在许多试验和临床研究中其效率和安全性均较好，但是因为费用和使用不方便等原因被钉式吻合器取代[18]。镍钛诺(镍钛海军军械实验室)发明于 20 世纪 60 年代，含有等量的金属镍和钛，被用于制造多种支架和移植物。它具有形状记忆和高强弹性等特性。镍钛诺制作成某种形状后，只要保持或高于核心温度就会一直维持这种形状。温度降低时，可以改变成其他形状。一旦回升到稳定温度，能马上恢复到初始形状。镍钛诺的这一特性使其成为新的加压吻合器的理想材料，尼泰医疗技术有限公司(内坦亚，以色列)重新利用这一概念设计了新式端-端吻合器 CAR 27(腔内加压吻合环)。这是一种无缝合的吻合方式。FDA 已经批准加压吻合器应用于开放手术和腔镜手术[19]，临床研究证实其效果良好[20,21]。以后的研究可能证明它可以作为现有缝合和钉合吻合器的补充，甚至有可能替代后者(图 3.1)。

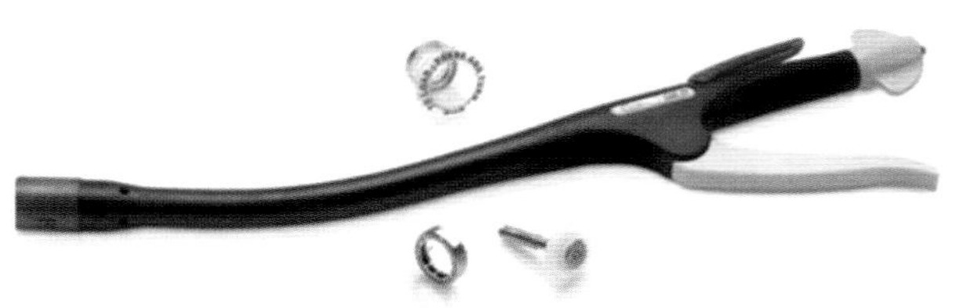

图 3.1 CAR 27 加压式吻合系统：加压环、砧板、激发器和环仓。(With permission by NiTi™ Surgical Solutions)

3.2.4 止血器械

MIS 能否用于越来越复杂的操作，取决于止血技术的发展[22]。腹腔镜手术对止血的要求远高于开放手术。在微创手术中，高质量的图像对于手术安全性和有效性非常重要，即便是微小的出血都有可能严重影响手术视野，给手术质量和安全性带来不利影响。与开放手术相同，为了减少围术期出血风险，选择患者和做准备是必不可少的。最简单的止血方式是压迫，可以用吸引器末端或腹腔镜海绵棒压迫止血。复杂一点的止血方法分为物理方法、热能方法和组织密封剂。

3.2.4.1 机械止血法

MIS 中缝合依然是有效的止血方法。内镜下触觉反馈缺乏和自由度受限使得缝合难度大且费时，对经验不足的外科医生更是如此。能够简化体内打结操作的器械有 Endostitch （US Surgical，康涅狄格州，美国）和 Endoloops(Ethicon，新泽西州，美国)。其他机械止血法包括钛夹，方便使用，可满足体内缝合止血的需求；高分子聚合物血管夹，与钛夹相比多了一个自锁功能，可以防止滑动。内镜下血管切割吻合器具备闭合和切割双重功能，可以用来控制大血管束组织出血。机器人系统可通过增加 DOF 和 3D 视野等辅助功能协助完成复杂的内镜下缝合。实验结果显示使用 7 个 DOF 系统时机器人缝合在时间、安全性和流畅性方面均优于传统的腹腔镜缝合，不过还需要在将来的临床研究中验证[14]。目前成本高和安装时间长是限制机器人手术广泛推广的主要不利因素[23]。

3.2.4.2 热能止血方法

热能方法能够快速有效止血。单极电凝可以连接在电钩和电剪等不同器械上，但是加热结痂是其不利因素，这会损伤邻近组织。氩气刀也是一种单极电灼烧设备，通过喷射氩气流止血。Tissuelink 无血解剖刀(Tissuelink，新罕布什尔州，美国)利用慢速盐水滴传递单极射频能量，进行钝性分离、止血和凝血操作。

双极电凝通过流过钳子尖端的电流起作用，与单极电凝相比更为安全，可减少对邻近组织的损伤。Ligasure(Valleylab，科罗拉多州，美国)通过在血管上施加高电流低电压产生双极灼烧效果而持续止血，有效凝血血管直径可达 7mm[24]。超声刀(爱惜康内镜外科公司，辛辛那提市，美国)通过高频超声波使蛋白质变性致血管内凝血，从而同时起到凝结和切割组织的效果。几名专家的研究结果表明 Ligasure 可以封闭血管，并且强度优于超声刀，与机械夹相近[25]。另一些研究则认为超声刀更快、热损伤更小，而且握持优于 Ligasure[26]。两种设备各有优缺点，而且和外科许多方面一样，术者的偏好会起很大作用。

3.2.4.3 组织密封剂

组织密封剂由人或动物的血液或组织的提取物制作而成，主要有明胶基质(FloSeal，百特公司)、纤维蛋白胶(Crosseel，强生公司)和纤维蛋白凝血酶混合物(Tachosil，百特公司)。这些产品可以在腹腔镜下使用，效果已经在腹腔镜前列腺切除[27]和血管外科手术[28]等多个外科领域得到验证。

3.2.4.4 激光

激光用于止血的实验已经在开展[29]。微创外科中也开始应用激光止血。二氧化碳和钕:钇铝石榴石（Nd:YAG）激光器在不同程度上评价有效。钬:YAG 激光能有效实现肾实质无血分离[30]。

3.2.5 NOTES 和器械发展

外科界新技术和科技的发展使微创外科更为“微创”。重点是缩小穿刺套管尺寸和减少其数目，经自然腔道内镜手术(NOTES)更是完全取消了经皮穿刺套管。进一步减少创伤的动力来自于美容和降低并发症发生率的需求。单孔腹腔镜手术(LESS)也称为单切口腹腔镜手术(SILS)或经脐单孔手术(OPUS),是通过一个进入体内的穿刺孔进行手术。这是器械设计进步和技术改良的成果,例如,在一个大的套管或几个相邻的小套管内放入带关节或可弯曲的器械进行操作[31]。新型腹腔镜套管也已面市(Quadport, Advanced Surgical Concepts,威克洛,爱尔兰)。新式器械如腹腔镜进针器(Cambridge Endo)和内镜剪(Cambridge Endo)等虽然通过一个单孔相互紧邻,但仍能三角式操作。为NOTES和LESS设计的器械给技术带来了革新,并且同样能应用于普通腹腔镜手术(图3.2)。内镜器械的发展可使内镜进一步用于肿瘤外科治疗。内镜黏膜下切除术(ESD)可以完整切除胃肠道黏膜内肿瘤。新式的内镜下手术刀是一种能够喷水的短细针,被称为“水针”,在小规模试验中显示其并发症少,效果良好[32]。

3.3 设备技术与研究

新技术和新设备可以改善微创外科效果。然而无法用一个章节甚至一本书来完整讲述研究者们为推动MIS进步所做的努力,因为不断有新的创新和改进出现。最近对MIS影响较大的是手助腹腔镜手术的发展和消融技术在肿瘤外科中的应用。

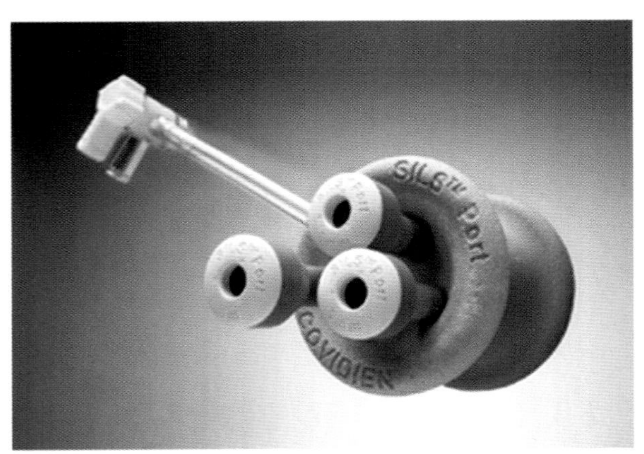

图3.2 SILS穿刺套管(Covidien,马萨诸塞州,美国)是腹腔镜手术多种器械合一的套管。(With Permission by Covidien ©, Mansfield, MA, USA)

3.3.1 手助腹腔镜手术(HALS)

手助腹腔镜手术是通过一个腹壁小切口将手或前臂伸入腹腔内,同时保持气腹。这样就可以像开腹手术那样用手来触诊器官或肿瘤、无损地翻转器官、牵拉组织、辨别血管、沿组织平面钝性分离,以及手指压迫止血等。一些支持者们认为它与全腹腔镜操作相比更易学习和操作,同时因为减少了腹腔镜套管和器械,费用上也更为经济[33]。

早期HALS的手助器并不十分成功,因为它们对手部活动的限制很大并且影响气腹。几年后这些器械的技术得到了显著改进,能够让术者通过一个相对较小的切口将手伸入腹腔,同时保持足够的气腹压力。这有利于更好地显露、牵拉以及移除标本[34]。HALS的优势除了能克服传统腹腔镜的一些缺点外,还能缩短学习曲线。最近的回顾性分析研究对比了结肠癌手术中HALS与开腹和微创手术的作用。结果表明,HALS可以替代传统腹腔镜手术,其手术时间缩短和中转开腹率降低,而并发症发生率和住院时间并没有增加[35]。一项比较HALS和开腹手术的回顾性分析显示,与开腹手术相比,HALS具有腹腔镜手术的优点又减少了其缺点(手术时间更短、中转率更低和学习曲线更平)[36]。

3.3.2 组织消融

肿瘤消融是一种将肿瘤在原位破坏的治疗方式。热消融疗法用于治疗良性和恶性肿瘤已经很多年了。热消融可破坏无法手术切除的肿瘤细胞。热消融有两种方式:一种是将组织加热到60℃以上使蛋白质变性,另一种是将肿瘤冷冻至-40℃以下形成细胞间结晶。产热的方法有高强度聚焦超声[37]、射频[38]、微波[39]和激光热疗[40]。热消融技术的关键在于在可接受的时间内形成一个清晰的消融边界,并且防止周围组织受损伤。

3.3.2.1 射频消融(RFA)

射频消融(RFA)可能是最常用的热消融技术。它采用高频交流电产生温度差,通过放置在组织内的电极使周围区域发生凝固性坏死和组织脱水。射频消融可以采用经皮、开腹或腹腔镜等多种方式。所有消融技术都要面对的一个问题是如何按照预期精确地加热目标区域。虽然影像技术已经有了很大进步,但是某些部位的病灶依然很难经皮治疗。腹腔镜消融能够更好地定位经皮难以消融的病灶,并且创伤要比开腹手术小,已被证明是一种可靠的治疗选择[41]。不过,腹腔镜消融还是受到操作空间有限以及缺乏专用设备等限制。最初的工作已经显示了良好的效果,需要有一套专门的器械以进一步提高有效性[42]。这方面技术的进步和临床经验的积累有望改善患者治疗效果。

3.3.2.2 高强度聚焦超声(HIFU)

超声聚焦无需皮肤切口,是恶性肿瘤治疗的一种有效手段。影像技术的巨大进步使得这一技术重新引起了人们的兴趣。超声和 MRI 都能用于高强度聚焦超声(HIFU)治疗各阶段的引导。HIFU 用足够强度的超声升高聚焦区域的温度。这能在不损伤周围组织的情况下消融目标组织。HIFU 治疗可以是姑息性的,也可以是根治性的。临床上应用的 HIFU 设备有体外和经直肠两种,后者用于治疗前列腺癌[43]。体外设备有使用 MRI 引导的 ExAblate 2000(InSightec-TxSonics Ltd,海法,以色列)和使用超声引导的 JC 型 HIFU 系统(海扶科技有限公司,重庆,中国)。MRI 引导的 HIFU 设备已用于治疗乳腺肿瘤和子宫平滑肌瘤,超声引导的 HIFU 设备已用于各种实体恶性肿瘤的治疗[44]。和许多手术一样,HIFU 是一种局部消融技术,需要和化疗、放疗等其他治疗方式相配合。将 HIFU 作为常规治疗方式还需要开展更大规模的前瞻性随机临床研究。

3.3.2.3 微波消融

微波消融是新近出现的一种治疗不可切除肝癌的方法,通过超声或 CT 等影像手段引导。微波消融通过一个微波凝固器产生微波能量并传输到穿入肿瘤内部的针尖电极,从而产生凝固性坏死。早期的微波消融由于坏死区域小而应用有限。因为软组织坏死需要的温度高,难以形成大面积坏死。一种新型的尖端冷却电极可能会扩展这一技术在 MIS 中的应用范围[45]。

与传统热消融相比,一种新型的可注射的钠钾合金发热剂在体内实验和体外实验中均可实现定位及组织不可逆的热消融损伤,虽然还处于研究的早期阶段,然而早期结果已经提示其可能在恶性肿瘤的治疗中起一定作用[46]。

3.3.2.4 冷冻消融术

冷冻消融或者冷却热消融是一种老方法,是最早出现的消融技术之一,广泛应用于肝脏肿瘤的治疗。冷冻消融的原理是细胞直接损伤和微血管损伤。肝脏肿瘤的冷冻消融通常采用液氮或氩气,并根据肿瘤的体积和位置决定冷冻探针的数量、大小和位置。传统的冷冻手术需要开腹进行,而冷冻探针可以经皮或腹腔镜下放置[47]。目前还缺乏完善的长期生存数据,没有比较冷冻消融与其他消融方式的结果[47]。

目前,还没有这种消融方式在恶性肿瘤中应用的明确结论[48]。将来包括影像技术在内的技术进步也许能使这种技术真正给患者的治疗提供帮助。

3.4 影像技术与研究

影像技术的进步已经改变了外科医生的手术

方式。微创手术中视野的呈现需要理想的影像捕捉、处理和显示。三维(3D)腹腔镜、微型高分辨率数码摄像头和高清显示器等技术进步给微创手术带来了巨大革新。

3.4.1 光源

20世纪50年代出现了内镜技术的两大标志性发明:棒状透镜系统和光纤传输系统[49,50]。之后硬式内镜的光源和结构几乎没有变化。现有的内镜照明系统存在诸多不足，光纤界面的不匹配会造成光线削减和产热现象。此外,弧光灯照明的视野光照不均一，光束的光照强度从中心向四周衰减,造成四周较暗而中心区域过度曝光。发光二极管(LED)是固态半导体,可以将电能转化为光线形式的电磁能。高功率白色LED已经面市,售价不足10美元,寿命长达10 000小时。LED已经用于胶囊内镜[51]及手术室顶灯照明系统。与现有弧光灯系统相比，新设计的用固定在钢管前端的白色LED组成的LED内镜照明系统视野均一、闪烁少、视觉效果更好[52]。

3.4.2 影像传输

影像传输最主要的革命性变化是数码传输取代了光学传输。微创外科最先应用的影像技术是模拟影像,这一技术需要不同的单元将物体信息转化为视频显示器上的图像。数码技术不需要这些处理过程就能直接将影像传输到显示器上。最新的高清显示器能够提高细节表现力、改善视觉效果,使术者的手术视野显得比开腹手术更近。芯片摄像机的小型化也意味着可以将它们放置于内镜尖端,而不必再使用传统的棒状透镜或光纤系统。

对比高清(HD)腹腔镜和标清(SD)腹腔镜显示效果的研究相对较少。一项研究对比了奥林巴斯SD 10mm零度腹腔镜(Olympus Surgical & Industrial America Inc, 宾夕法尼亚州,美国)和奥林巴斯HD 10mm零度腹腔镜。奥林巴斯HD腹腔镜用电耦合装置替代了原先的摄像头。结果发现HD腹腔镜的图像分辨率优于SD腹腔镜，失真更小,视野更深。在色彩还原和灰度区分上二者没有明显区别[53]。HD影像还可以帮助提高手术能力[54]。

与标清腹腔镜相比，高清腹腔镜能更好地显示拍摄对象的特征,因此有助于鉴别解剖结构、精细分离和增强操作时的三维空间感觉。分辨率更高的显示器、更好的光源和3D系统将影像提升到超越直视的水平。

3.4.3 影像引导手术

影像引导手术会对手术方式产生革命性影响，将在微创肿瘤外科中发挥重要作用。超声(US)、CT和磁共振成像(MRI)的图像与影像技术相结合，用于制订手术计划、确定切除目标或界限、引导腹腔镜器械。目前一些较为先进的系统已经能够给外科医生提供三维“路线图”,将患者的解剖图示与手术操作过程实时结合。

影像引导手术(IGS)包括几个步骤:术前影像获取、术中实时显像(可更新数据)和术后影像评估。神经外科已经开展了很多这方面的工作[55],其他很多领域目前还在研究当中。

术前患者影像数据配准方式可分为基于点、基于面和基于体积几种[56]。确定器械位置的追踪技术有机械式、电磁式、光学式和声学式。现在微创手术术中实时影像受到腹腔镜或内镜视野的限制。应用US、CT和MRI等图像的术前配准影像的困难在于如何用新的方式在术中展现。

使用术中超声可弥补微创手术的一些固有缺陷,如缺乏触觉反馈和视野受限。Fukuda首先在腹腔镜探查手术中应用腹腔镜超声探查肝脏[57],CT和MRI也可用于微创手术,但是超声技术的发展以及其便携性和低成本使其获得了更多关注。超声在微创手术中的应用包括协助明确解剖结构和探查肝脏转移病灶[58,59]。2D和3D超声与导航技术结合可以提高腹腔镜手术的定位,并且使界面显示更为人性化。导航技术能够解决术中的定位问题，使 2D 超声影像按照患者和术者的方位实时调整[60,61]。采用更先进的快速算法和合成技术可以将术中超声图像和术前 CT 或 MRI 图像实时合成显示。

和任何其他手术一样，安全性是 IGS 最重要的方面。不能将 IGS 的手术对象视作一成不变的，认为手术时组织的形态和术前检查一样。实际手术操作时必须考虑数据配准后以及手术中的任何动态变化情况。目前最重要的方式就是实时超声[62]。

这一领域未来的发展包括高效的患者信息配准系统，现在配准方式繁琐、费时费力。多模式显示系统的发展要求进一步完善影像融合技术。手术操作中解剖位置随时在变化，这一系统可以帮助术者更好地认清解剖结构，避免损伤血管等重要结构[63]。

3.4.4 放大内镜

放大内镜已经用于识别黏膜和黏膜血管的微小结构，尤其是胃肠道黏膜，可以避免传统微创手术中的多点活检或盲目活检。通过放大图像，放大内镜可以更好地显示黏膜细节。染色内镜的原理是用特殊造影剂更好地显示黏膜特征[64]。不同染色内镜所用的染色剂工作原理各不相同。亚甲蓝能被细胞吸收，而靛洋红积聚在细胞间陷凹中[65]。

共聚焦显微内镜(CEM)是影像技术的新进展之一，它将共聚焦激光显微镜装入可弯曲内镜的尖端。CEM 可实现 1000 倍的放大倍率，其高分辨率可以实现实时组织学检查或"活检"[66]。显微内镜开启了快速组织检查和血管分析的大门。虽然其他技术如自体荧光显像等能改善黏膜病灶的显示[67]，但发现和确认细胞异型性还需依赖活检。

CEM 可以实现不同深度黏膜的高分辨率横断面显像[68]，已用于小肠黏膜不典型增生和癌症的早期发现。初期在内镜工作孔中插入共聚焦微探针以获取黏膜动态影像，图像效果并不令人满意。目前临床胃肠病学使用的主要 CEM 系统是由宾得(东京，日本)和 Optiscan(维多利亚，澳大利亚)联合开发的，共聚焦图像和内镜图像可以同时生成，噪点少，分辨率高。这一系统是在传统可弯曲内镜的尖端装入共聚焦荧光显微镜。CEM 检查需要用对比剂来获得高对比度图像(图 3.3)。

CEM 检查胃肠道的操作方式和传统内镜类似。要想熟练操作，除了要求足够的操作经验，还需要有丰富的组织学和病理学知识来做出正确诊断，这需要专门训练。CEM 在 Barrett 食管[69]和早期胃癌[70]的检出方面已经显现了优势。

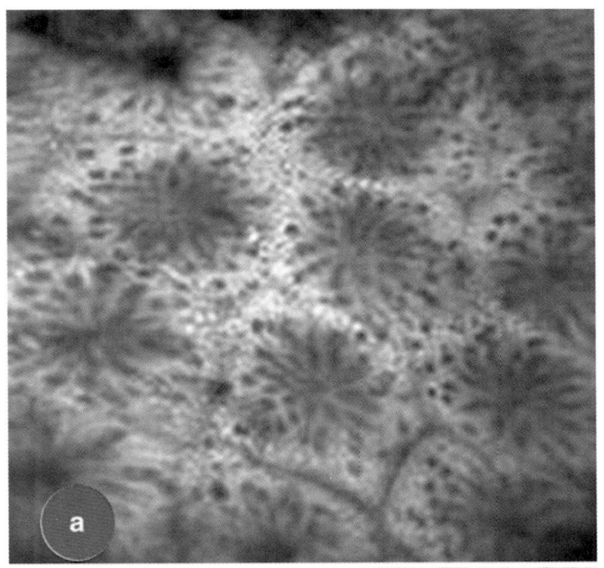

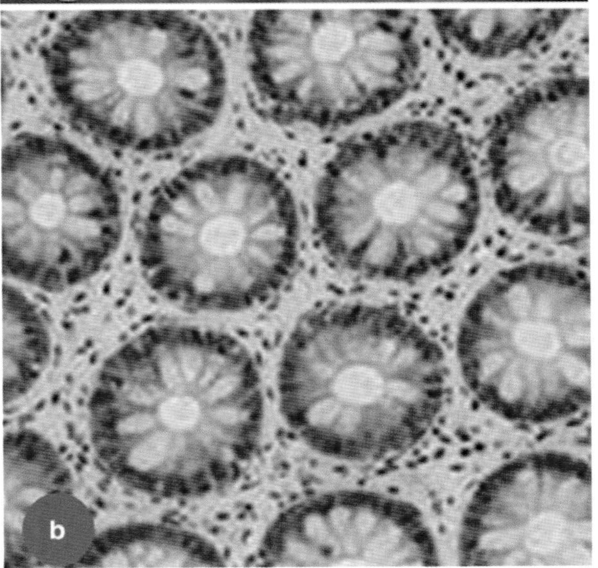

图 3.3　(a)Optiscan 共聚焦内镜显微镜显示结肠黏膜表面清晰且排列有序的隐窝。(b)相应的活检图像。(With Permission by Optiscan™, Victoria, Australia)

CEM是一项非常有前景的光学技术，在胃肠道肿瘤一站式内镜手术中发挥着关键性作用。CEM在腹腔镜手术等其他微创手术中也起一定作用，如肿瘤分期等。以后可能会常规先用CEM行可疑区域的组织学检查，随后用内镜黏膜下切除或其他微创治疗方式处理确诊病灶。随着CEM技术的广泛应用，需要在技术上再做一些改进。操作人员的培训也同样重要。

3.4.5 腹腔镜手术中的头戴式显示器

在过去20年间，内镜手术的图像显示技术没有太大变化，常见方式是在框架式结构顶端放置一台显示器。腹腔镜手术的难度在于二维显示、缺乏方向感及深度感。另一个难度是依赖一个摄像头，只有头顶上方的一个或两个显示器，不符合人体工程学，会影响手眼协调，导致图像细节丢失甚至颈部拉伤[71]。现有技术无法在明亮光线下显像，MIS手术需要调暗环境，这会给循环系统带来额外问题。

头戴式显示器(HMD)的目镜使术者免于眼盯着固定式显示器，更符合人体工程学[71]，并且可在明亮环境中显示图像[72]。以前的HMD系统因体积大、佩戴不舒服和影像质量差而影响了使用。最近，影像质量有了很大提升，而且系统的舒适性和便携性也有了改进。HMD在许多方面能弥补外科领域传统显示器的不足。研究发现与传统置顶式显示器相比，高质量HMD有助于提高内镜下表现[73]。视频图像与档案图像融合技术的进步[74]，以及实时图像质量的提高[75]，也给HMD的发展创造了条件。

3.5 机器人、触觉反馈及远程手术技术

3.5.1 机器人

1996年，随着Computer Motion公司(加利福尼亚州，美国)AESOP系统的面市，机器人第一次进入外科界。这一系统可以在微创手术中自动控制腹腔镜摄像头的位置，在这一领域引起了震动。机器人辅助手术的作用在微创外科领域不断扩大，这也被达·芬奇机器人手术系统的广泛应用所证明，截至2008年5月，这一系统已销售超过867套[76]。

微创手术中使用腹腔镜器械的难点在于缺乏开腹手术中腕关节那样的自由度。腹腔镜器械无法像开腹手术那样自由地上下或左右活动。为克服微创手术器械的操作困难，出现了各种操作器。除了少部分机器人外，这些操作器大部分是由人直接操作而非电脑程序控制。术者(主动者)发起动作，操作器(被动者)执行动作。无论操作器采用何种技术，最关键的是安全和有效，并且安装和使用不能太麻烦。

机器人辅助或者定位系统已经在手术室使用。手术中助手所站的位置有时会影响到术者，而且助手本身的位置也可能不舒服、操作不便，从而影响到整体配合[77]。机器人辅助具有很多传统助手所没有的优势，能提供更自由的空间，术者可以按自己的方式控制操作。使用这一系统需要手术室和程序配合好，安装必须快速方便。AESOP(内镜自动定位系统；Computer Motion，加利福尼亚州，美国)是首个应用于临床的视野定位系统，它可以直接安装在手术台上，用脚踏或声控开关控制。ENDOASSIST系统(Prosurgics，布拉克内尔，英国)是放置在手术台旁的机械臂，用脚踏和术者头部运动控制，通过头戴式传感器追踪。

达·芬奇系统(Intuitive Surgical，加利福尼亚州，美国)使用机器人技术远程操作。作为一种操作器，达·芬奇系统可以理解为是腹腔镜器械的复杂远程控制装置。达·芬奇系统由三个主要部分组成。第一部分是控制台，术者可以舒服地坐在后面远程控制整套系统。控制台可以放在手术室内或室外的任一地方。第二部分是内视系统，用两个摄

像头和两个光源合成 3D 图像。手术视野可以放大 6~10 倍。3D 视图和高清分辨率可以提供优良的视觉反馈。患者床旁机械臂是第三部分。连接在机械臂上的内镜腕关节器械 DOF 与人手相近。该系统更为灵敏、灵活，具有动作校正和震动过滤功能，并且可用作远程手术。机器人手术系统理论上能克服腹腔镜手术的大部分缺点，已广泛应用于许多操作，将来有望开展更为复杂的手术（图 3.4）。

根治性前列腺切除术是泌尿外科领域发展最快的机器人手术术式，在北美的许多中心已经成为标准术式[8]。根治性肾脏切除术[78]和结肠切除术[79]等其他一些肿瘤手术也已开始使用机器人手术。

和任何技术革新一样，机器人手术也受到了一些质疑，主要是必要性、实用性和可承受性。在不久的将来，机器人系统会越来越小，使用越来越方便，逐渐被整合进现代手术室系统中。2007 年，一个兼容了 MRI 的机器人应用于神经外科[80]，以后会有更多的影像技术融合到机器人系统中。

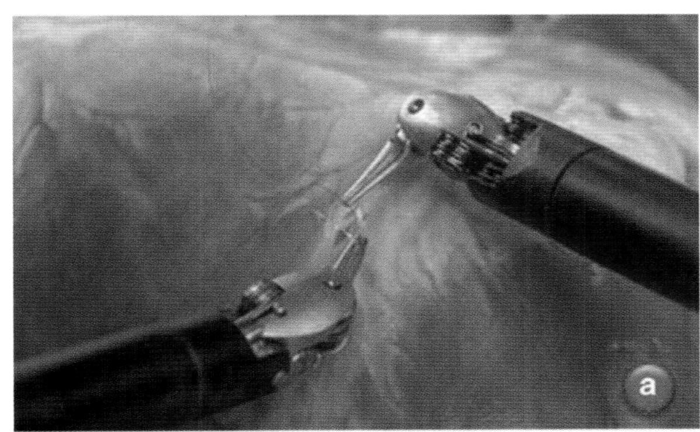

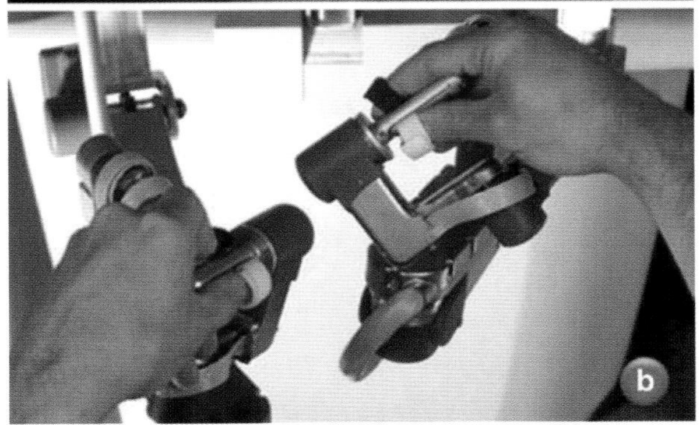

图 3.4　达·芬奇系统：(a)操作者视野。(b)手控。(With Permission by Intuitive Surgical, Inc. Sunnyvale, CA, USA)

3.5.2 微创手术中触觉反馈的发展

MIS 因为缺乏感知而给术者带来了操作上的困难，这会增加失误和并发症发生率[81]。通过腹腔镜或内镜间接观察组织以及使用长器械操作削弱了深度感和触觉反馈，干扰了手眼协调[34]。在开放手术中触觉始终保留（虽然手套会有不利影响），术者可以相应调整力量以减少对组织的损伤。腹腔镜器械虽然能提供一定程度上的触觉反馈，可以反映操作对象的质地、形状和一致性，但是因为是非直接接触、存在套管的摩擦和动作的缩放效应而被大大削弱了[34]。在传统腹腔镜中，术者能感受到少量的触觉反馈，随着经验的积累可以更好地理解触觉反馈[82]。MIS 中的触觉信息反馈可以帮助术者更好地控制和使用力量，这可以通过改进机械装置或增加额外信息反馈（感知替代）来实现。感知替代用传感器测量到达组织的力量，然后用触觉、听觉或视觉显示的方式反馈给术者[83]。这方面的研究显示声音[84]、触觉[85]和视觉反馈[86]的器械都有望应用。在 MIRS 中，反馈的提供可能会更为简单，因为有电子系统连接术者（主动者）和器械（被动者），可以通过它加入补偿机制。触觉反馈的提供复杂且昂贵，目前还不能普遍应用[87]；不过至少在实验中已经显示可以提高操作精确性、减少失误[88]。

3.5.3 远程医疗

远程医疗指远距离地视诊、检查和实施治疗措施。远程医疗可以给欠发达的偏远地区提供专业服务，提高医生水平。已经有生动的演示展示了外科医生不在患者身边时如何进行手术，不过远程医疗还应包括远程指导、远程监督和远程咨询等更多内容。

使用现有的机器人系统，外科医生和患者之

间的距离一般为5~10m。增强版的主-从控制系统可以提供更有力、更新的功能[89]。远程手术的定义是通过通信线路开展远距离机器人手术。最早的远程手术是2001年9月纽约的外科医生给远在法国的患者做胆囊切除术[90]。接着加拿大开展了第一例远程机器人手术[91]。远程手术有利于推广外科先进技术，为偏远社区提供医疗服务，减少专科医疗费用；不过其被接受程度远不如其他微创治疗模式。远程手术需要传输如视频、音频信号以及编码术者动作的数字信号，这些需要占用非常大的带宽。延时或者时滞即在动作实际发生和被术者感受到之间存在时间差，这是限制这一技术推广的另一个重要原因。要想让患者和医生都能放心接受，可靠性和安全性是必须要克服的技术障碍。

3.6 人体工程学和手术室技术

绝大多数微创手术都是在为传统开放手术设计的手术室中进行的。新设备经常被放在手术室四周不方便的地方，给患者和手术室人员带来潜在的机械、电子和生物风险。

希波克拉底曾经写道，外科医生必须坐在舒服的地方，在明亮的光线下工作[92]。许多手术室由于缺乏资金或设计不周的缘故运行欠佳。医学的发展和新技术的全面应用使得在手术室中的操作越来越复杂。手术室中的工作对手术室人员的体力和精神的要求都很高，手术室不仅要考虑性价比还要符合人体工程学要求，这点非常重要。普通手术室的设计和配置并不适合微创手术，后者需要专门设计的手术室。有关手术室设计和功能配置已经有专著发表[93]。

手术室的设计要遵循多种要求，如手术、麻醉、卫生、工程学和建筑学等。有必要采用集成化系统以符合MIS的要求，并使患者获益。向外科医生征集改进手术室的意见时，我们得到各种各样的反馈[94]。问题主要集中在设备差、员工缺乏新设备培训和手术室设计者与使用者之间缺乏交流等方面。在设计新手术室时，有时可能会忽视一些重要方面，建议事先设计一个清单以确保成功的手术室所必需的元素都能得以实现[95]。

未来的手术室必须满足操作和技术方面的进步。手术和介入操作越来越多地需要影像引导或实时影像以定位病变或指导治疗。因此，手术室需要能容纳CT和MRI等影像系统。

3.6.1 微创手术中术者的舒适性

在改善术者舒适性方面需要从智能设计和人体工程学设计考虑。大部分手术室内，术者不得不把手放在很别扭的位置才能操作器械，有时还需要用到脚踏，造成两脚不能同时站立。标准人体工程学教科书上可以看到大量有关工作姿势、灯光强度、信息设计和管理结构方面的建议[96]。

改善术者舒适性可以从技术方面寻求解决办法。例如，有报道在长时间手术中，因为消耗体力和精神压力大以及不符合人体工程学的工作环境，术者会产生热相关不适。一种能够缓解热压力的高效舒适的冷却背心应运而生。初步结果显示它可以带来降低坐率和平均皮温等生理益处，从而提高术者舒适感[97]。

3.6.2 手术界面

手术室中真正的手术团队被局限在无菌区域内。微创手术所必需的设备如摄像头和照明装置以及手术台分别有不同的使用界面，有时难以够到，而且经常在暗处。为了克服这些不足，人们发明了整体式手术室系统，将所有的电子设备整合在一起通向中央控制单元。

这类中央控制系统的设置由手术团队中的某个医生或者无菌区外的医生来调整。已经商业化的系统有HERMES（Computer Motion，加利福尼亚洲，美国）和 EndoALPHA（Olympus，东京，日本）。这类系统中许多还纳入了额外功能，如从医院网络调取影像资料，以及使用电话会议系统进行远程指导等。声音激活和控制是未来手术室设计的一个方向。

3.7 无瘢痕手术和技术进步

可弯曲内镜下手术治疗引起了人们越来越广泛的兴趣。总的来说，这类手术的主要目的是不在体外留下瘢痕。主要例子有：恶性梗阻内镜下支架置入术，息肉等胃肠道病变的内镜治疗，消化道末端病变经肛内镜显微手术（TEMS），经自然腔道内镜手术（NOTES）[98]。已经使用这一技术成功开展了经胃胆囊切除术和阑尾切除术。打开一个正常脏器治疗腹部病变有利与否存在正反两方面意见。必须要在尽早恢复、改善美观与污染风险大、缺乏术中控制并发症能力之间找到合适的平衡点。微创领域未来的研究经常会是兴趣推动研究。NOTES 是一个全新的区域，推动了多学科团队去发展更新的技术。即便 NOTES 及相关操作不能获得更广泛的应用，技术的发展也会转化为新式设备给其他微创方式带来推动作用。

快速参考

1.手术的进步和技术的发展使微创手术进入了肿瘤外科学所有领域。

2.易用性技术提高了微创手术效能和性能，降低了其难度。

3.新一代的腹腔镜器械灵活性更大，可以让术者在更复杂的区域进行操作。

4.经自然腔道内镜手术（NOTES）和单切口腹腔镜手术（SILS）需要开展更多的研究并进一步完善。

5.手术野的显露效果在逐步改善，三维（3D）腹腔镜和高清数字摄像机的小型化取得了可喜的进步。

6.机器人系统越来越小，使用越来越方便，有望进入更多的现代手术室。

（黄振 译　蔡建强 校）

参考文献

1. Darzi, A., Mackay, S.: Recent advances in minimal access surgery. BMJ **324**, 31–34 (2002)
2. Cuschieri, A.: Laparoscopic surgery: current status, issues and future developments. Surgeon **3**, 125–130, 132–133, 135–138 (2005)
3. Mack, M.J.: Minimally invasive and robotic surgery. JAMA **285**, 568–572 (2001)
4. Jones, S.B., Jones, D.B.: Surgical aspects and future developments of laparoscopy. Anesthesiol. Clin. N. Am. **19**, 107–124 (2001)
5. Satava, R.M.: Information age technologies for surgeons: overview. World J. Surg. **25**, 1408–1411 (2001)
6. Disch, A., Lutze, T., Schauer, D., et al.: Innovative polymer-based shaft instruments for minimally invasive surgery. Minim. Invasive Ther. Allied Technol. **17**, 275–284 (2008)
7. de Volder, M., Piers, J., Reynaerts, A., et al.: A novel hydraulic microactuator sealed by surface tension. Senors Actuat. A **123**, 547–554 (2005)
8. Rassweiler, J., Hruza, M., Teber, D., et al.: Laparoscopic and robotic assisted radical prostatectomy–critical analysis of the results. Eur. Urol. **49**, 612–624 (2006)
9. Rassweiler, J., Safi, K.C., Subotic, S., et al.: Robotics and telesurgery–an update on their position in laparoscopic radical prostatectomy. Minim. Invasive Ther. Allied Technol. **14**, 109–122 (2005)
10. Miller, D.J., Nelson, C.A., Oleynikov, D.: Shortened OR time and decreased patient risk through use of a modular surgical instrument with artificial intelligence. Surg. Endosc. **23**(5), 1099–105 (2009)
11. Haga, Y., Matsunaga, T., Makishi, W., et al.: Minimally invasive diagnostics and treatment using micro/nano machining. Minim. Invasive Ther. Allied Technol. **15**, 218–225 (2006)
12. Martinec, D.V., Gatta, P., Zheng, B., et al.: The trade-off between flexibility and maneuverability: task performance with articulating laparoscopic instruments. Surg. Endosc. **21**, 1223–1232 (2009)
13. Kume, M., Miyazawa, H., Abe, F., et al.: A newly designed magnet-retracting forceps for laparoscopic cholecystectomy in a swine model. Minim. Invasive Ther. Allied Technol. **17**, 251–254 (2008)
14. Kenngott, H.G., Muller-Stich, B.P., Reiter, M.A., et al.: Robotic suturing: technique and benefit in advanced laparoscopic surgery. Minim. Invasive Ther. Allied Technol. **17**, 160–167 (2008)
15. Lirici, M.M.: How advances in tissue approximation technology and technique influence progress in minimally invasive therapy. Minim. Invasive Ther. Allied Technol. **17**, 149–150 (2008)
16. Dorsey, J.H., Rese, T.C., Zucker, K.A.: Laparoscopic sutur-

ing and knot tying. In: Zucker, K. (ed.) Surgical laparoscopy. Lippincott Williams & Williams, Philadelphia (2001)
17. Arvidsson: Anastomotic devices for minimally invasive surgery. Minim. Invasive Ther. Allied Technol. **13**, 32–35 (2004)
18. Ravitch, M.M., Rivarola, A.: Enteroanastomosis with an automatic instrument. Surgery **59**, 270–277 (1966)
19. Szold, A.: New concepts for a compression anastomosis: superelastic clips and rings. Minim. Invasive Ther. Allied Technol. **17**, 168–171 (2008)
20. Nudelman, I., Fuko, V., Waserberg, N., et al.: Colonic anastomosis performed with a memory-shaped device. Am. J. Surg. **190**, 434–438 (2005)
21. Kopelman, D., Lelcuk, S., Sayfan, J., et al.: End-to-end compression anastomosis of the rectum: a pig model. World J. Surg. **31**, 532–537 (2007)
22. Lattouf, J.B., Beri, A., Klinger, C.H., et al.: Practical hints for hemostasis in laparoscopic surgery. Minim. Invasive Ther. Allied Technol. **16**, 45–51 (2007)
23. Hanly, E.J., Talamini, M.A.: Robotic abdominal surgery. Am. J. Surg. **188**, 19S–26S (2004)
24. Constant, D.L., Florman, S.S., Mendez, F., et al.: Use of the LigaSure vessel sealing device in laparoscopic living-donor nephrectomy. Transplantation **78**, 1661–1664 (2004)
25. Kennedy, J.S., Buysse, S.P., Lawes, K.R.: Recent innovations in bipolar electrosurgery. Minim. Invasive Ther. Allied Technol. **8**, 95–99 (1999)
26. Landman, J., Kerbl, K., Rehman, J., et al.: Evaluation of a vessel sealing system, bipolar electrosurgery, harmonic scalpel, titanium clips, endoscopic gastrointestinal anastomosis vascular staples and sutures for arterial and venous ligation in a porcine model. J. Urol. **169**, 697–700 (2003)
27. Ahlering, T.E., Eichel, L., Chou, D., et al.: Feasibility study for robotic radical prostatectomy cautery-free neurovascular bundle preservation. Urology **65**, 994–997 (2005)
28. Pupka, A., Rucinski, A., Pawlowski, S., et al.: Use of mesh fibrous dressing covered with fibrin glue (TachoComb) in hemostasis after vascular anastomoses in the groin. Polim. Med. **34**, 47–51 (2004)
29. Lotan, Y., Gettman, M.T., Ogan, K., et al.: Clinical use of the holmium: YAG laser in laparoscopic partial nephrectomy. J. Endourol. **16**, 289–292 (2002)
30. Lotan, Y., Gettman, M.T., Lindberg, G., et al.: Laparoscopic partial nephrectomy using holmium laser in a porcine model. JSLS **8**, 51–55 (2004)
31. Kommu, S.S., Rane, A.: Devices for laparoendoscopic single-site surgery in urology. Expert Rev. Med. Devices **6**, 95–103 (2009)
32. Fujishiro, M., Kodashima, S., Goto, O., et al.: Technical feasibility of endoscopic submucosal dissection of gastrointestinal epithelial neoplasms with a splash-needle. Surg. Laparosc. Endosc. Percutan. Tech. **18**, 592–597 (2008)
33. Darzi, A.: Hand-assisted laparoscopic colorectal surgery. Semin. Laparosc. Surg. **8**, 153–160 (2001)
34. van der Westebring, P.E.P., Goossens, R.H., Jakimowicz, J.J., et al.: Haptics in minimally invasive surgery – a review. Minim. Invasive Ther. Allied Technol. **17**, 3–16 (2008)
35. Aalbers, A.G., Biere, S.S., van Berge Henegouwen, M.I., et al.: Hand-assisted or laparoscopic-assisted approach in colorectal surgery: a systematic review and meta-analysis. Surg. Endosc. **22**, 1769–1780 (2008)
36. Aalbers, A.G., Doeksen, A., Van Berge Henegouwen, M.I., et al.: Hand-assisted laparoscopic versus open approach in colorectal surgery: a systematic review. Colorectal Dis. **12**(4), 287–295 (2009)
37. Curiel, L., Chavrier, F., Souchon, R., et al.: 1.5-D high intensity focused ultrasound array for non-invasive prostate cancer surgery. IEEE Trans. Ultrason. Ferroelectr. Freq. Control **49**, 231–242 (2002)
38. McGhana, J.P., Dodd 3rd, G.D.: Radiofrequency ablation of the liver: current status. AJR Am. J. Roentgenol. **176**, 3–16 (2001)
39. Sterzer, F.: Microwave medical device. IEEE Microwave Mag. **3**, 65–70 (2002)
40. Orth, K., Russ, D., Durr, J., et al.: Thermo-controlled device for inducing deep coagulation in the liver with the Nd:YAG laser. Lasers Surg. Med. **20**, 149–156 (1997)
41. Tait, I.S., Yong, S.M., Cuschieri, S.A.: Laparoscopic in situ ablation of liver cancer with cryotherapy and radiofrequency ablation. Br. J. Surg. **89**, 1613–1619 (2002)
42. Raggi, M.C., Schneider, A., Hartl, F., et al.: A family of new instruments for laparoscopic radiofrequency ablation of malignant liver lesions. Minim. Invasive Ther. Allied Technol. **15**, 42–47 (2006)
43. Chaussy, C., Thuroff, S., Rebillard, X., et al.: Technology insight: high-intensity focused ultrasound for urologic cancers. Nat. Clin. Pract. Urol. **2**, 191–198 (2005)
44. Wu, F.: Extracorporeal high intensity focused ultrasound in the treatment of patients with solid malignancy. Minim. Invasive Ther. Allied Technol. **15**, 26–35 (2006)
45. Zhang, X., Zhou, L., Chen, B., et al.: Microwave ablation with cooled-tip electrode for liver cancer: an analysis of 160 cases. Minim. Invasive Ther. Allied Technol. **17**, 303–307 (2008)
46. Rao, W., Liu, J.: Injectable liquid alkali alloy based-tumor thermal ablation therapy. Minim. Invasive Ther. Allied Technol. **18**, 30–35 (2009)
47. Mala, T.: Cryoablation of liver tumors – a review of mechanisms, techniques and clinical outcome. Minim. Invasive Ther. Allied Technol. **15**, 9–17 (2006)
48. Fosse, E.: Thermal ablation of benign and malignant tumors. Minim. Invasive Ther. Allied Technol. **15**, 2–3 (2006)
49. Hopkins, H.H., Kapany, N.S.: A flexible fibrescope, using static scanning. Nature **173**, 39–41 (1954)
50. Hopkins, H.H., Berci, G.: Optical principle of the endoscope. In: Hopkins, H.H. (ed.) Endoscopy. Appleton-Century-Crofts, New York (1976)
51. Iddan, G., Meron, G., Glukhovsky, A., et al.: Wireless capsule endoscopy. Nature **405**, 417 (2000)
52. Lee, A.C., Elson, D.S., Neil, M.A., et al.: Solid-state semiconductors are better alternatives to arc-lamps for efficient and uniform illumination in minimal access surgery. Surg. Endosc. **23**, 518–526 (2009)
53. Pierre, S.A., Ferrandino, M.N., Simmons, W.N., et al.: High definition laparoscopy: objective assessment of performance characteristics and comparison with standard laparoscopy. J. Endourol. **23**, 523–528 (2009)
54. Hagiike, M., Phillips, E.H., Berci, G.: Performance differences in laparoscopic surgical skills between true high-definition and three-chip CCD video systems. Surg. Endosc. **21**, 1849–1854 (2007)
55. Gronningsaeter, A., Kleven, A., Ommedal, S., et al.: SonoWand, an ultrasound-based neuronavigation system. Neurosurgery **47**, 1373–1379 (2000). discussion 1379-80
56. Maintz, J.B., Viergever, M.A.: A survey of medical image registration. Med. Image Anal. **2**, 1–36 (1998)
57. Fukuda, M., Mima, F., Nakano, Y.: Studies in echolaparoscopy. Scan. J. Gastroenterol. **17**(Supplement 78), 186 (1982)
58. Jakimowicz, J.J.: Intraoperative ultrasonography in open and laparoscopic abdominal surgery: an overview. Surg. Endosc. **20**(Suppl 2), S425–S435 (2006)
59. Patel, A.C., Arregui, M.E.: Current status of laparoscopic ultrasound. Surg. Technol. Int. **15**, 23–31 (2006)

60. Unsgaard, G., Gronningsaeter, A., Ommedal, S., et al.: Brain operations guided by real-time two-dimensional ultrasound: new possibilities as a result of improved image quality. Neurosurgery **51**, 402–411 (2002). discussion 411-2
61. Ellsmere, J., Stoll, J., Rattner, D., et al.: A navigation system for augmenting laparoscopic ultrasound. Lect. Notes Comput. Sci. **2879**, 184–191 (2003)
62. Lange, N., Becker, C.D., Montet, X.: Molecular imaging in a (pre-) clinical context. Acta Gastroenterol. Belg. **71**, 308–317 (2008)
63. Solberg, O.V., Lango, T., Tangen, G.A., et al.: Navigated ultrasound in laparoscopic surgery. Minim. Invasive Ther. Allied Technol. **18**, 36–53 (2009)
64. Wong Kee Song, L.M., Adler, D.G., Chand, B., et al.: Chromoendoscopy. Gastrointest. Endosc. **66**, 639–649 (2007)
65. Boeriu, A.M., Dobru, D.E., Mocan, S.: Magnifying endoscopy and chromoendoscopy of the upper gastrointestinal tract. J. Gastrointestin. Liver Dis. **18**, 109–113 (2009)
66. Nguyen, N.Q., Leong, R.W.: Current application of confocal endomicroscopy in gastrointestinal disorders. J. Gastroenterol. Hepatol. **23**, 1483–1491 (2008)
67. Mayinger, B.: Endoscopic fluorescence spectroscopic imaging in the gastrointestinal tract. Gastrointest. Endosc. Clin. N. Am. **14**, 487–505 (2004). viii-ix
68. Hoffman, A., Goetz, M., Vieth, M., et al.: Confocal laser endomicroscopy: technical status and current indications. Endoscopy **38**, 1275–1283 (2006)
69. Kiesslich, R., Gossner, L., Goetz, M., et al.: In vivo histology of Barrett's esophagus and associated neoplasia by confocal laser endomicroscopy. Clin. Gastroenterol. Hepatol. **4**, 979–987 (2006)
70. Kitabatake, S., Niwa, Y., Miyahara, R., et al.: Confocal endomicroscopy for the diagnosis of gastric cancer in vivo. Endoscopy **38**, 1110–1114 (2006)
71. Hanna, G., Cuschieri, A.: Image display technology and image processing. World J. Surg. **25**, 1419–1427 (2001)
72. Hua, H., Gao, C.: Design of a bright polarized head-mounted projection display. Appl. Opt. **46**, 2600–2610 (2007)
73. Prendergast CJ, Ryder BA, Abodeely A, et al (2008) Surgical performance with head-mounted displays in laparoscopic surgery. J. Laparoendosc. Adv. Surg. Tech. A **19**(Suppl 1), S237–S240 (2009)
74. Caversaccio, F.: Computer assistance for intraoperative navigation in ENT surgery. Minim. Invasive Ther. Allied Technol. **12**, 36–51 (2003)
75. Marescaux, J., Rubino, F., Arenas, M., et al.: Augmented-reality-assisted laparoscopic adrenalectomy. JAMA **292**, 2214–2215 (2004)
76. Schreuder, H.W., Verheijen, R.H.: Robotic surgery. BJOG **116**, 198–213 (2009)
77. Deinhardt: Manipulators and integrated OR systems - requirements and solutions. Minim. Invasive Ther. Allied Technol. **12**, 284–292 (2003)
78. Klingler, D.W., Hemstreet, G.P., Balaji, K.C.: Feasibility of robotic radical nephrectomy – initial results of single-institution pilot study. Urology **65**, 1086–1089 (2005)
79. Rawlings, A.L., Woodland, J.H., Vegunta, R.K., et al.: Robotic versus laparoscopic colectomy. Surg. Endosc. **21**, 1701–1708 (2007)
80. Sutherland, G.R., Latour, I., Greer, A.D., et al.: An image-guided magnetic resonance-compatible surgical robot. Neurosurgery **62**, 286–292 (2008). discussion 292-3
81. Wentink, Dankelman, Stassen: Human reliability and training in minimally invasive surgery. Minim. Invasive Ther. Allied Technol. **12**, 129–135 (2003)
82. Bholat, O.S., Haluck, R.S., Murray, W.B., et al.: Tactile feedback is present during minimally invasive surgery. J. Am. Coll. Surg. **189**, 349–355 (1999)
83. Wall, S.A., Brewster, S.: Sensory substitution using tactile pin arrays: human factors, technology and applications. Signal Process. **86**, 3674–3695 (2006)
84. Prasad, S.K., Kitagawa, M., Fischer, G.S., et al.: A modular 2-Dof force-sensing instrument for laparoscopic surgery. In: Ellis, R.E., Peters, T.M. (eds.) Lecture notes in computer science. Springer Berlin, Heidelberg (2003)
85. Schostek, S., Ho, C.N., Kalanovic, D., et al.: Artificial tactile sensing in minimally invasive surgery – a new technical approach. Minim. Invasive Ther. Allied Technol. **15**, 296–304 (2006)
86. Ottermo, M.V., Ovstedal, M., Lango, T., et al.: The role of tactile feedback in laparoscopic surgery. Surg. Laparosc. Endosc. Percutan. Tech. **16**, 390–400 (2006)
87. Sim, H.G., Yip, S.K., Cheng, C.W.: Equipment and technology in surgical robotics. World J. Urol. **24**, 128–135 (2006)
88. Wagner, C.R., Stylopoulos, N., Howe, R.D.: The role of force feedback in surgery: analysis of blunt dissection. Proceedings – 10th symposium on haptic interfaces for virtual environment and teleoperator systems. HAPTICS **2002**, 68–74 (2002)
89. Rayman, R., Croome, K., Galbraith, N., et al.: Robotic telesurgery: a real-world comparison of ground- and satellite-based internet performance. Int. J. Med. Robot. **3**, 111–116 (2007)
90. Marescaux, J., Leroy, J., Gagner, M., et al.: Transatlantic robot-assisted telesurgery. Nature **413**, 379–380 (2001)
91. Anvari, M., McKinley, C., Stein, H.: Establishment of the world's first telerobotic remote surgical service: for provision of advanced laparoscopic surgery in a rural community. Ann. Surg. **241**, 460–464 (2005)
92. Hippocrates.:The genuine works of Hippocrates; tr. from the Greek, with a preliminary discourse and annotations, 1st edn. W Wood, New York (1886)
93. Johnson, I.D.A., Hunter, A.R.: The design and utilization of operating theatres, 1st edn. Edward Arnold, London (1984)
94. Patkin: What surgeons want in operating rooms. Minim. Invasive Ther. Allied Technol. **12**, 256–262 (2003)
95. Patkin: A checklist for components of operating room suites. Minim. Invasive Ther. Allied Technol. **12**, 263–267 (2003)
96. Salvendy, G. (ed.): Handbook of human factors, 1st edn. New York, Wiley (1987)
97. Lango, T., Nesbakken, R., Faerevik, H., et al.: Cooling vest for improving surgeons' thermal comfort: a multidisciplinary design project. Minim. Invasive Ther. Allied Technol. **18**, 1–10 (2009)
98. Lirici, M.M., Arezzo, A.: Surgery without scars: the new frontier of minimally invasive surgery? Controversies, concerns and expectations in advanced operative endoscopy. Minim. Invasive Ther. Allied Technol. **15**, 323–324 (2006)

第 4 章

腹腔镜及其他先进外科技术的道德与伦理问题

Richard M. Satava

R.M. Satava
Department of Surgery, University of Washington Medical Center, 1959 N.E. Pacific St., BB430, Box 356410, Seattle, WA 98195-6410, USA
e-mail: rsatava@u.washington.edu

4.1 引言

19 世纪末外科的黄金年代迎来了现代外科的开端,它根植于工业化时代,与化学、生物学、药理学和工程学等学科或技术一起发展,并很快从机械时代过渡到电子时代。医学领域其他门类如无菌操作、麻醉、抗生素、组织学、病理学和仪器制造等各个方面的多学科协作,不仅确保了手术的安全性,还使其超越了以往其他非手术治疗措施。麻醉学克服了疼痛和患者不适,抗生素和消炎药压制了菌血症,组织学检查可以做出准确诊断,生理学检查保证了术后常规随诊,所有这些都大幅度提高了患者安全性。人类是否有权切开上帝的造物成果这一伦理道德问题随着科技的进步已经不复存在了。在工业化时代 100 多年的历史当中,外科领域一直在进步但是幅度较小,没有出现能动摇外科根基或会引发大量伦理问题的重大变革,这种情况一直延续到信息化时代。

4.2 外科医生与患者的分离

老式内镜技术加上视频技术,在 20 世纪末迈出了微创外科(MIS)的第一步。这是一次真正意义上的革命,因为外科医生第一次无需面对患者而仅通过一个小孔就完成了手术,他们现在要面对的是视频监视器(显示的是摄像头收集的信息,而不是直视器官看到的画面)。紧接着到来的是第二次革命——不接触患者——机器人手术:外科医生不仅不用看患者,连手部动作也是转化为电子信号远程传递给器械(末端效应器),由后者来进行切割、缝合等各种操作。外科医生成为了"信息管理者"。其他各种方式迅速涌现,如近期的经自然腔道内镜手术(NOTES)和单切口腹腔镜手术(SILS),还有更多新技术在酝酿当中,如细胞内手术(基因手术)、再生(人工器官)手术、无创能量手术(如放射手术和其他影像引导手术)、假死(代替麻醉)和光谱分析(代替组织学检查)等。

每一项重大进展除了引发经济问题和患者安全担忧外,还都引发了一系列复杂的道德和伦理问题。在此之前,绝大部分哲学或神学问题都是围绕患者个人的,如接受器官移植者"拒绝心肺复苏"等,然而新兴的技术则超越了个人范畴影响到了全国范围所有人口,甚至于整个人类。

4.3 腹腔镜手术——新时代开端

20 世纪 80 年代末,腹腔镜手术引入美国,而在欧洲大陆已经开始推广。然而它刚被引入美国时进入的不是学院,而是一些私营机构,因为前者对此持激烈的反对态度(仅有个别例外)。腹腔镜胆囊切除术的优势非常明显,包括减轻疼痛、缩短住院时间以及快速恢复工作或日常活动。有史以来第一次,患者自己要求用某种手术方式手术。善于抓住机会的外科医生随之开始"经营"新术式,使用"激光手术"等时髦的名词,虽然昂贵的激光并非比标准的电凝更好。由于患者的压力,保险公司不得不为新术式赔付,尽管它比传统的胆囊切除术花费更高。

患者有没有权要求用某种有潜在巨大好处但是安全性或有效性未经科学严格证实的手术方式手术?

面对患者的要求外科医生应该怎么做——直接拒绝手术,还是解释风险后继续冒险手术?

医学界对此做出了回应,开展了大量的回顾性分析和前瞻性研究。最初的结果[1]证实了腹腔镜胆囊切除的有效性(优于或等于开腹胆囊切除术),但也发现并发症发生率、发病率、死亡率都有所上升。分析显示危及患者安全的主要原因在于缺乏标准的课程和有指导的培训。为满足这一需求，一项新技术应运而生：模拟手术。

4.3.1 外科技术通用量表(OSATS)

Reznick 等人[2] 制订的外科技术通用量表(OSATS)，建立了标准化的外科技术评价方法。不管是 Fried 等人[3]简单的高性价比的腹腔镜外科学基础(FLS)手术培训，还是 Seymour 等人[4]更为复杂的虚拟现实(VR)"手术模拟器"，都能显著降低并发症发生率，使腹腔镜手术和开腹手术在患者安全性方面处于同一水平。幸运的是，随着新技术和新设备的发展以及市场的激烈竞争，腹腔镜手术的成本有了大幅度下降。随着住院时间的大幅缩短(其中包括住院当天手术比率升高)，腹腔镜手术的总体花费甚至已经低于开腹手术。然而胆囊切除术的成功刺激了外科医生将微创手术扩展到了几乎每一个外科领域，从而在新技术的"学习曲线"阶段再次出现患者安全性降低的情况。因有先前的经验教训可供借鉴，先行者们很快就开发出严格的培训和评估系统，把对患者安全的影响降到了最低。对患者安全和权益的保护遇到了另一个障碍——动物实验受到了抗议。用动物实验来确保患者安全的方法受阻，对训练新外科医生产生了很大的不利影响，不过这也意外地促进了模拟手术的发展。

4.3.2 加德纳新技术成熟曲线

下面是典型的"加德纳新技术成熟曲线"[5]——最初是期望膨胀的技术萌芽期，因期望未得到满足(发生意外后果)而进入泡沫破裂期，最终经严格的科学验证(稳步爬升的光明期)，新技术被广泛接受和安全应用(图 4.1、表 4.1 和表 4.2)。

一旦腹腔镜手术成熟，则会出现新的问题。随着安全性得到确认，手术疼痛和不适得到大幅下降，腹腔镜手术的适应证被大大放宽，以至于几乎所有右上腹疼痛都行腹腔镜胆囊切除术，然而最

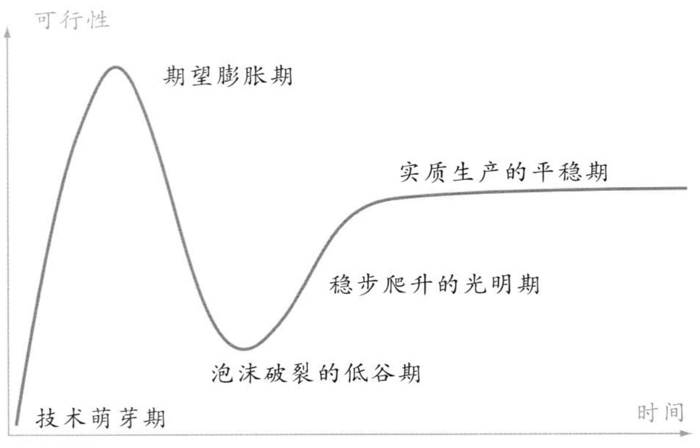

图 4.1 加德纳新技术成熟曲线。

后的诊断却为结石性胆囊炎。这种影响也扩展到了其他领域。由于患者的不适感降低，因而活体供肾手术率不断增加——也许其他器官也一样。这种手术合理的情况通常是在家庭成员间进行，然而利用贫困人群让他们进入这一新兴"市场"的趋势正在增大。有人可能会赞扬这种活体供器官的人道主义精神，但是更应该关注这些赚钱和剥削的行为。

表 4.1 六种能力

2001 年医学研究生教育认证委员会(ACGME)和美国医学专业委员会(ABMS)共同制订	
Ⅰ	知识
Ⅱ	患者护理
Ⅲ	人际沟通能力
Ⅳ	专业性
Ⅴ	基于实践的学习和提高
Ⅵ	基于系统的实践

表 4.2 标准课程——建议模式

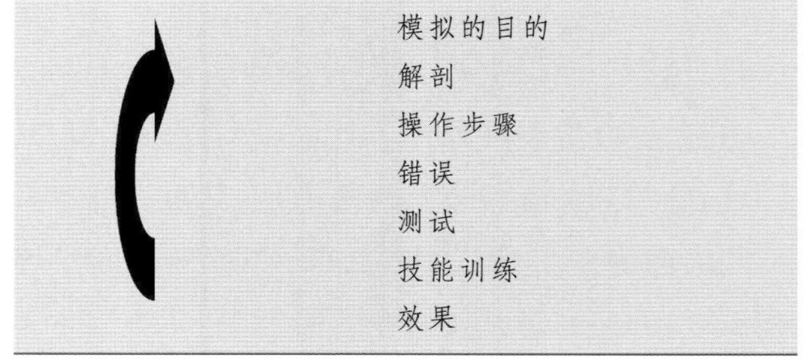

标准课程
模拟的目的
解剖
操作步骤
错误
测试
技能训练
效果

4.4 机器人手术——临床实践的第二大进展

紧随着腹腔镜手术而来的是机器人微创手术。由于有了腹腔镜手术的发展经验，机器人手术的推广更加慎重、严格。与之前一样，它给某些术式带来的好处非常明显，短期内质量显著提高；不过对于某些术式，这种质量的提高并没有带来总体治疗效果的改善。但是还是产生了新的影响——费用。每套腹腔镜系统成本约 10 万美元，每例手术花费几千美元；而机器人系统成本每套超过 150 万美元，且每年需要几十万美元维护，每例手术仅一次性器械就花费几千美元，总费用比腹腔镜手术高很多。

质量小幅度改善，长期获益存疑，而费用大幅度增加是否值得？

从另一个角度来看，拥有“最新技术”能提升“市场价值”，可以带来可观的经济效益。不过大部分外科医生不仅要仔细衡量手术质量，还要关注外科学发展和住院医师教育（医学中心）的重要性，而一些“企业家”只关心技术本身。这当中存在一个巨大难题——如何确定一项推广中的新技术有真实的科学价值能使患者获益（特别是它的进步还比较细微时），还是出于利益驱动或自我陶醉而推广和腹腔镜胆囊切除术一样，患者确实会因为得知了机器人手术的好处而去专门的外科医生或医院就医。在竞争激烈的医疗市场，医院应不应该尽力去提供最好的服务，哪怕它所带来的质量提升非常有限？

下一代机器人系统在提升表现的同时能降低费用。一直以来都有这样的顾虑：“机器人会不会接管手术”或者“机器人失控了会怎么样”。问题有一定道理，但是发生的可能性微乎其微，截至目前已经进行了超过 100 000 例机器人手术，还没有 1 例出现问题。美国食品与药品监督管理局（FDA）和生产厂商做了大量工作来确保安全。机器人系统在建造时加入了信息冗余、容错机制、故障弱化和其他安全保障措施，以确保不出现机械故障。当然，即便有再多的安全措施，仍然有出错的可能性。

有必要因为存在百万分之一的出错可能性就剥夺医疗科技获得重大进步的机会吗？

没有一个系统是等做到万无一失了才使用的（以腹腔镜手术为例，出现过许多机械问题导致的并发症，如器械成拱形后绝缘破坏、未能察觉的肠道意外损伤，甚至死亡）。我们对机器人手术系统可靠性的要求应该高于其他系统吗？新技术被证明在较长的时间内其安全性优于原有金标准后，有没有必要因为潜在的危害而剥夺患者使用新技术的权利？在研究、发展和应用等阶段已有许多被广泛认可的步骤（包括 FDA 批准的），可以最大限度地保障患者的安全，其中还有一些新技术尚未获得 FDA 批准，还在实验室或早期临床研究阶段，会在后面提及。

4.5 NOTES、SPA 和射波刀——从实验室到临床

前面提到的腹腔镜和机器人手术的安全性都是可靠的，都是经过实践检验并得到 FDA 认可的。还有其他一些研发中的新技术尚未得到 FDA 批准，需要更多临床试验来证明它的安全性和有效性。NOTES 和单孔技术（SPA）是两种新技术，对两者存有不同的争议。NOTES 最主要的问题是安全性——在胃肠道（或其他自然腔道）上开孔并发症风险大且手术时间长。仅仅是为了避免腹部瘢痕，这种做法是否值得？理由是否充分？术后不适和（或）住院时间能否缩减到现在标准的腹腔镜手术的水平，如果能做到这点，那么它所带来的微小改进与手术风险的显著增加相比是否值得？正在开展的临床试验要确认其安全性和有效性，这是科技进

步必须要经过的步骤，并且受到严格的监督和管理。然而，问题是在没有非常明确的迹象表明肯定能优于现有技术时开展这一新技术研究的理由是否充分。这是一个比较牵强的问题，因为它是建立在两个假设上的：①我们无法做得比现在更好；②在研究期间，我们无法取得预料之外的进步来使患者获益。因为我们无法保证结果，也许(并不确定)会弊大于利，那么该放弃这项新技术的研究吗？

另一项正在进行临床研究的新技术是射波刀：一种治疗肿瘤的X线技术(质子束)。最近的进展是可以把质子束控制得更精确，仅使肿瘤组织接受最大致死剂量照射，而其他组织接受的照射剂量降至最低，由于没有真正的切割，因而几乎没有痛苦。现在这一技术还非常昂贵，适用于无法手术切除的肿瘤。但是，将射波刀与效果肯定的手术治疗方式比较时发现难以决策，尤其是当治疗效果相当时。当无痛且无切口的治疗方式效果也肯定时，外科医生是否应该给患者做手术，哪怕是痛苦轻微、伤口很小的手术？成本问题再次成为主要因素。有成本低、痛苦很小、效果相当的治疗方式时，还要选择极其昂贵的治疗方式吗？为了治疗或治愈疾病而让患者承受较少痛苦是否合理？这些问题(机器人手术也有)在目前医保资金危机的情况下显得尤为突出。

4.6 微型机器人、基因手术、组织工程学及其他

前面所述的是有关已经在应用或者正在进行严格临床试验的技术的道德与伦理问题。还在实验室研究阶段的“有前景”的技术相关问题更多，它们可能会对文明产生革命性的冲击，其副作用也更为复杂。

4.6.1 微型机器人

下一代机器人变得越来越小——小型机器人、微型机器人可以进入身体，从体外操控[6]。目前正在使用的一种是胶囊内镜——胶囊中装入微型照相机，吞下后被动地通过胃肠道，拍摄黏膜表面照片，等同于内镜。现在正在研究更新型的，它可以接受外部控制，配有显微控制器可以开展活检或治疗。问题随之而来——是否可以预先把它们放入体内“休眠”，以备将来需要的时候启用？等它们小到可以注射进血管时，能否在显微水平进行操控?如果可以的话，将来会不会有无数迷你机器人在我们的血液中循环？安装起搏器、假肢及其他容易更换的大的人造物件是一回事；放置许许多多可能无法彻底清除的小东西就是另外一回事了——它们会不会产生无法接受的安全隐患？

4.6.2 细胞内手术

在微型机器人功能完善、安全问题解决之后，会出现更高级别的微型化手术——细胞内手术。使用飞秒级(超快速，脉冲)的激光，可以切开细胞膜，用光学镊子、磁性纳米探针操控线粒体、高尔基体甚至细胞核内部结构来给单个细胞器做手术。最近在苏格兰邓迪开展的研究[7]显示可以在单个染色体上“手术”。这是第一次外科手术式的基因工程操作，去掉了某段基因，并用非病毒转染的方式直接插入目标基因。改变可引起严重身体疾病的基因物质在道德上似乎是可以接受的，但如果改变“情绪障碍”呢？现在已经开始实践的是“救世主宝宝”——如果一名患儿先天有可治疗的基因缺陷(如vonWillebrands病、苯丙酮尿症或其他更严重的疾病)，可以通过基因工程创造出另外一个肯定正常的孩子，从他体内提取一些正常细胞来治疗“缺陷”孩子。父母是否有权不生育第二个孩子，继续养育有缺陷的孩子却不给予他治愈的机会？这种情况政府是否有权以第一个孩子的权利及健康保障系统可观的经济负担为由介入，要求父母生育第二个孩子呢？更有争议性的问题是，如果治疗目的基因操纵是可以接受的，那么改造正常人使之超出人类极限是否也可以接受？转基

因(将一个物种的基因转入另一个物种)操作是基因工程研究的普遍做法。响尾蛇用红外视觉寻找猎物,雀鸟利用紫外线寻找花朵,人类也有类似的基因片段,只不过没有被完全激活。用上述方法改变患儿基因,使他们能够在夜间看到东西,使他们具备超越常人的能力,这样做是否道德?应该由谁来决定哪些改变可行,哪些人可以接受改变(只是那些有能力支付费用的人)?在可能出现意外后果的情况下,最初的临床研究应该如何开展?冒着无法预见的可怕后果——这种后果可能和沙利度胺畸形儿一样甚至更严重——去强化一个完全健康的正常人,这样做是否符合伦理?

4.6.3 组织工程学和再生

组织工程学更为宏观,争议较少,包括人造器官和损伤部分修复再生等。在组织工程学中,合成生长膀胱的临床试验已经获得成功:使用患者自己的干细胞和可吸收结构架,合成生长膀胱,植入体内后无需免疫抑制,5 年随访内膀胱功能正常[8]。实验室中,几乎所有正在进行动物实验的器官和组织都已生长成功(脑组织除外)。未来,可能所有的器官都能更换,而且不会有排斥反应,因为人体不会排斥自身的干细胞。更换正常人造器官可能不存在伦理问题,但如果人体内大部分器官和组织都被假体和(或)人造器官取代了——超过 95% 是人造的,那么还能称其为“人”吗?

如何界定某个人属于“人类”?

4.6.4 假死

最近有关冬眠和假死的研究发现,北极地松鼠不是因为寒冷而冬眠,而是将自己封闭[9]。现在还不清楚具体的刺激源是什么(光线、食物短缺等);但已经了解到,信号分子从下丘脑散布到全身细胞,在线粒体膜水平阻断氧气摄取,从而“封闭”所有代谢活动。给老鼠注射硫化氢可以诱发类似现象[10]。注入硫化氢后,代谢水平降低至无法测量的水平——心跳停止,心电图平坦,呼吸中止,体温降至环境温度,脑电图检测不到脑活动——符合死亡的所有生理标准。但是给药 6 小时后,氧供恢复,老鼠苏醒,可以自己穿过迷宫去觅食,提示脑组织未受损伤。目前正在用更大一些的动物开展类似实验。如果实验能获得成功,则可以成为理想的麻醉方式——患者不能活动、切割时不会出血、不会感觉到疼痛,但是又不是死亡。手术结束后,和系统重启一样重新激活代谢通路。这一方式应用于手术没有太多争议,主要的道德问题是能否开展长达几年的长期假死。经常提及的道德和伦理问题是:能否把疾病晚期患者置于假死状态等待新的治愈方式出现?有没有可能让成千上万的人一起等待?未来数年之后他们醒来了会发生什么(心理,行为)?

我们的星球已经有太多的人需要喂养,是否还要让人类超过“自然”生命周期继续生存?

4.7 结论——终极道德和伦理问题

显然技术进步的速度已经超过了对道德和伦理问题做出反应的速度。医学界有责任参与到讨论、管理、立法中去(如果有必要的话),以找出合理的解决方式,而把这些问题完全推给律师或政客等非医疗专业人士是不合适的,我们必须提供专业的建议和咨询。终极道德伦理问题首先由生物医学伦理委员会主席 Francis Fukuyama 提出,后来在他的《我们的后人类未来》一书中再次提及。

我们星球上第一次出现了如此强大的物种,它们能按照自己的时间和意愿控制自己的进化——即智人。

在人类之后我们应该创造什么样的物种?

(黄振　译　蔡建强　校)

参考文献

1. The Southern Surgeons Club: A prospective analysis of 1518 laparoscopic cholecystectomies. N. Engl. J. Med. **324**, 1073–1078 (1991)
2. Resnick, R., Regehr, G., MacRae, H., Martin, J., McCulloch, W.: Testing technical skill via an innovative bench station examination. Am. J. Surg. **173**, 226–230 (1997)
3. Derossis, A.M., Fried, G.M., Abrahamowicz, M., Sigman, H.H., Barkun, J.S., Meakins, J.L.: Development of a model of evaluation and training of laparoscopic skills. Am. J. Surg. **175**, 482–487 (1998)
4. Seymour, N.E., Gallagher, A.G., Roman, S.A., O'Brien, M.K., Bansal, V.K., Andersen, D., Satava, R.M.: Virtual reality training improves operating room performance: results of a randomized, double-blinded study. Ann. Surg. **236**, 458–464 (2002)
5. Feen, J.: Understanding Gartner's Hype Cycles, 2007, Gartner Research, ID Number: G00144727 (2007)
6. Shah, B.C., Buettner, S.L., Lehman, A.C., Farritor, S.M., Oleynikov, D.: Miniature in vivo robotics and novel robotic surgical platforms. Urol. Clin. North Am. **36**(2), 251–263 (2009 May)
7. Konig, K., Riemann, I., Fischer, P., Halbhuber, K.G.: Intracellular nanosurgery with near infrared femtosecond laser pulses. Cell Mol Biol (Noisy-le-grand) **45**(2), 195–201 (1999 Mar)
8. Atala, A.: Advances in tissue and organ replacement. Curr. Stem Cell Res. Ther. **3**, 21–31 (2008)
9. Blackstone, E., Morrison, M., Roth, M.B.: H2S induces a suspended animation-like state in mice. Science **308**(5721), 518 (2005 Apr 22)
10. Fukuyama, F.: Our Posthuman Future. Picador, New York (2003)

第 5 章

肿瘤外科中机器人的应用

Scott J. Belsley

S.J. Belsley
Department of Robotic Surgery, St. Luke's – Roosevelt Hospital Center, Columbia College of Physicians and Surgeons, 425 West 59th Street, Suite 7B, New York, NY 10014, USA
e-mail: sjb47@columbia.edu

5.1 引言

肿瘤外科领域机器人的应用非常广泛，涉及从系统生物学到肿瘤易感基因突变原因的检测等各个方面。机器人可用于基因测序、协助诊断和开发新型化疗药物，以及在虚拟环境下测试这些药物等。机器人在基因检测和系统生物学方面的平行发展导致蛋白质化学向蛋白质组学过渡，后者进一步演化为蛋白质三维结构分析、结构基因组学和基因操控。

机器人在肿瘤外科的诊断阶段也得到了广泛应用。机器人控制的多角度自动化终端器械在不同治疗方式中发挥着作用，包括化疗药物的开发、机器人近距离治疗、自动立体定向调强放疗，以及更为传统、更为热门的达·芬奇机器人。达·芬奇机器人在肿瘤外科中的应用将在后面做简要介绍。

达·芬奇机器人是一种主从操作系统，刚进入市场时并没有明确的适用范围。这一设备在提高腕关节灵活度和改善视觉效果方面的实际作用还有待进一步证实。

5.2 肿瘤运算法

有关机器人的定义有很多。Intuitive 公司为肿瘤外科提供了一种融合视觉和触觉反馈系统的外科手术操作台，能够提高终端器械的精确性和准确程度。Intuitive 设备的终端器械是通过钢琴线控制的金属腹腔镜器械。即便最简单的腹腔镜器械也采用了腕关节技术，机器人腕关节器械的优势不仅仅是提高了弯曲程度，而且能够通过计算机算法过滤小幅震颤，并且提供和操作台视野相同的多维操作空间。

本章的主旨是将 Intuitive 机器人视作能够提供三维操作空间并且能够让术者与其互动的计算机平台，而不是简单的关节式操作器械或三维显示仪器。其中实体视觉是最基础的一步计算，为视觉覆盖、免疫荧光的应用和先进的触觉的复杂结合提供了基础。除颤算法和其中的过滤算法代表了又一种计算水平，它为未来的自动化计算提供了更先进的编程路径。

达·芬奇系统的计算机大脑能够通过组合图片形成立体影像来创造和识别多维空间；再用操作语言来实现三维视觉空间内其他信息之间的互动。为说明这一抽象概念，讨论机器人在肿瘤方面的应用时有必要引入人工智能的基本理论，如动态程序设计的数学原理、隐马尔科夫模型，以及能够预测海量基因组作用的先进算法。

5.3 关系数据库和基因异常搜索算法

从某种程度上说，与传统的肿瘤外科机器人应用相比，蛋白质组学和结构基因组学可能过于抽象。不过机器人和计算机自动化技术最先应用于基因组数据库构建。机器人算法和自动化技术可以识别肿瘤靶点，并从基因转录水平发展到蛋白质生物化学水平，包括在活体细胞中注入外来物质并进一步开发临床应用。

Hagler 是最先在电脑上描绘蛋白质三级结构的先驱者之一[1]，这一发现被认为是研究蛋白质化学和结构基因组学交互影响的开端，最终发展为基因组操控。

借助计算机的强大运算能力可以开展大规模的测序项目，从单途径的数据分析发展为动态的网状计算机系统，从而可以开展诸如转录矩阵的复杂计算。蛋白质化学随之发展为蛋白质组学[2]。计算机通过整合不同来源的各种信息构建模型，有助于更好地理解三维结构。生物信息分析包括结构队列、同源结构模型和蛋白质功能分析等。

计算机学习可以用单机版的分析软件，也可

以用基于互联网的搜索引擎[3]。交互式系统可以实现相关资源数据库入口的整合[4]。软件包可以进行不同条件的基因筛选和微阵列芯片结果的分析[5]。检测和解释基因-基因交互作用的弹性系统可以形成信息理论来解释单核苷酸多肽。异位显性的构造归纳是计算机学习分类的一个例子[6]。

5.4 人工智能

以往蛋白质组学主要用于探索发现，现在已经投入大量的努力来将蛋白质组学技术应用于临床。反相蛋白质阵列为定量测定蛋白质表达水平和蛋白质面板激活状态提供了崭新的方法[7]。

计算机服务器用数学算法来形成预测[8]。网状散播的自主物质使基因组比对和蛋白质同源性推理高效和高通量[9]。信息理论的发展有助于解释基因-基因交互作用[6]。

包括有微小调节作用的 RNA（被称为 micro-RNA)在内的基因调节剂使用灵敏的隐马尔科夫模型进行鉴别[10]。用有关代谢途径数据库进行的计算机智能分析,可以预测新测序蛋白质的假设代谢途径和可能作用[11]。通过计算机模拟,将多样的外显率和环境危险因素联系起来,模拟时应用多对数模型以避免逻辑回归和多因素维数降低的限制[12]。

5.5 癌细胞的自动识别

随着我们对基因复杂性的认识,机器人自动化技术凭借其更精确的动作控制可以在 DNA 检测中发挥作用。机器人辅助的显微镜能够检查多焦平面的荧光原位杂交图像。其敏感性可以达到在血液的不到 1 个毫米级上皮细胞内鉴别 DNA 序列[13]。

高密度 DNA 阵列通过以 100~300mm 的间隔自动放置 1ng 标本,以测量基因表达水平,同时以平行和定量方式区分 RNA 和 DNA 的复杂混合物[14]。

5.6 从蛋白质化学到蛋白质组学及结构基因组学的演变

数据库可用于索引和搜索。机器学习算法可用于基因组分析，以及识别异位显性的多态性和统计区域。这些算法最终可协助蛋白质组学技术实现临床应用。计算机技术是结构分析、功能注释及预测等生物功能研究的最有力工具。

过去 DNA 杂交都是在实验室中人工完成的；现在自动化已经超越了机器人操作水平,实现了计算机模拟化。DNA 微阵列利用打印在微芯片上的高密度 cDNA 文库来批量检测基因[15]。当用于斑马鱼胚胎的显微注射时,具有三个自由度的机动自主显微操纵器展示了大规模筛选生物分子的可行性[16]。

机器人技术在蛋白质晶体学中广泛应用,从蛋白质克隆、过表达、纯化、结晶、数据收集、结构解决方案、细化、验证到数据管理的每个阶段都具有巨大的影响，所有这些过程变得或多或少自动化,人为干预显著减少[17]。

本章未介绍的纳米机器人，目前更适合用于递送 RNAi 治疗剂的可降解阳离子聚合物。其他复杂的输送系统如碳纳米管、金纳米管和纳米颗粒可能会重新定义机器人肿瘤学应用范围[18]。

5.7 肿瘤定位的增强现实显像

机器人辅助系统的引入在理论上可以增强器械操作的精确性和准确性。主-从机器人的主从结合进展是一系列为推进以下技术而设计的立体定向活检机器人技术：

- 针吸活检
- 引导射频消融
- 近距离放射治疗

用多角度二维图像信息数据合成三维目标显

然需要机器人自动技术的参与。

为解决腹腔镜超声检查时位置移动和探头压力不稳定带来的问题,设计了达·芬奇画布。在达·芬奇系统的一个机械臂上安装一个固定式腹腔镜超声探头。这一装置不仅为超声提供了一个稳定的平台,还能视频跟踪探头的动作,校准、识别和显示二维及三维图像[19]。

在目前开发阶段中,当仅有一次穿刺机会时,该超声引导的机器人系统比手动穿刺明显更准确。当可多次穿刺时,精度的提高程度下降。这种下降也可在需要补偿心跳和呼吸效应的体内实验中看到[20]。增强现实的可视化和触觉反馈系统使用协作控制,旨在促进:

- 准确计划进针轨迹
- 计划轨迹的调整
- 运动补偿
- 克服针头偏转

具有六自由度力传感器的机器人臂与超声体模已经证明了其作用[21]。

用图像引导的机器人系统测量啮齿动物肿瘤异种移植物中的氧压，是融合独特数据源的一个例子。正电子发射断层摄影(PET)图像上可见肿瘤移植物中由肿瘤缺氧引导的间质探针穿刺后的基准标记。机器融合表明,生理探针测量和图像体积像素值的逐点比较可作为验证分子靶向放射性示踪剂的方法[22]。

早期的技术允许视觉覆盖；然而，图像的配准是非常依赖计算机的。其他挑战包括组织变形,以及需要不断地重新校准视觉信息与影像学结果。将超声和计算机断层扫描(CT)结合系统用于靶向和随后的牛肝的射频消融中，证明了这种有限但准确的融合成像的潜力。进行成像和模拟消融的最佳条件是患者暂停运动和呼吸[23]。

5.8 约束和触觉的动态激活

融入放射诊断影像数据只是一种虚拟增强现实显像技术。达·芬奇系统的震颤过滤和按比例动作调节功能(例如,机器上的精细设置)是一种高级触觉反馈功能。未来的组织导航系统会将组织结构通过某种方式和术前数据相结合,在影像引导下进行手术导航,使解剖时的附带损伤降到最低[24]。

将单自由度 MRI 引导针吸系统和触觉反馈系统相结合,可用于乳腺癌的射频消融治疗。这一系统可使操作者在检查室外通过连续 MRI 图像进行远程操作，实验人员通过视觉和触觉反馈数据分辨健康组织和肿瘤组织[25]。

一种通过感觉替代呈现信息、直观的增强现实系统已经被开发和评估。增强现实系统包括力感知仪器、运动工具跟踪器和图形显示工具,将移动仪器尖端顶部的力水平用视觉表示[26]。触觉信息从移动仪器顶部力量到视觉转换突出了触觉转换的难度，即以容易理解的方式将触觉信息返回给操作者。

5.9 识别困难

增强现实技术理论上可以用于腹腔镜和机器人手术的术前计划,以及指导手术解剖,提高其准确性。容易识别的器官是那些相对固定、边界清楚的器官。标记识别系统通常包含两个步骤,通过单一图像特点生成假设,然后识别与验证。假设阶段最精确的方式是用矢量方法测定光照下和部分遮挡时的细微变化[27]。

在具有明确边界的器官如肾脏解剖中，增强现实覆盖可能使用迭代最近点和基于图像的表面追踪技术[28]。这种非侵入性的身体表面的生理标记也已经被描述用于胃肠道、肝胆和胰外科中[29]。

机器人手术中的实时跟踪可以用来在三维空间自动定位和控制机器人手术臂[30]。机器视觉方法中展示了帧速率和对准精度以及潜在的临床效用，将 CT 或 MRI 影像和人体影像对应动态结合可以指导手术[31]。已经表明,移动臂上的术中锥束 CT 在尸体的头颈部手术中有实时引导作用[32]。

5.10 动脉靶标的重建

虽然血管重建还没有应用于肿瘤模式，但是用于肿瘤解剖有很大的潜力。它的优势在于可使外科医生通过环境的红外定位器和立体头盔直视患者的解剖结构。将套管放置于最佳位置，充分暴露脾动脉瘤上方的切除点，保留胃短血管和其他平行血管的血供[33]。最佳动脉靶标的选择也可由冠脉旁路移植模型展示。增强现实和应用对齐算法的设计用于记录内镜图像上发现的任何血管分支。把这些记录的信息与标志信息比较，寻找与局部冠状动脉树的相容性[34]。

增强现实和肿瘤跟踪技术具有挑战性。虽然其固定点可以通过各种不同的系统选择而不是外部放置基准标记，但是图像重建的真正挑战仍然是在手术过程中跟踪组织变形的能力。虽然重建相对固定的血管已经取得成功，但是显示比较模糊的器官，如手术中小肠一直在蠕动，还任重道远。

5.11 肿瘤跟踪与运动补偿

目前光学跟踪系统更精准的概念和临床应用正用于立体定向放射治疗[35]。举例来说，呼吸门控与基准的基础呼吸运动跟踪机器人放射外科系统是一种更先进的基准跟踪系统的先驱[36]。

将一个几何学上理想的剂量传递到移动的肿瘤所需的算法，可以分为需要跟踪肿瘤和需要实时光束适应两种[37]。适应肿瘤跟踪系统允许实时肿瘤跟踪用于补偿预测肺的轨迹[38]。多种光束能量的调强放射治疗能够产生非常适形的剂量分布。准确的同剂量体积可提供适形的靶体积覆盖，并避免正常结构损伤[39]。

5.12 机器人立体定向放射外科

立体定向放射外科手术是一种相对新颖的治疗方式，它利用一个安装在机械臂上的直线加速器传递高剂量的辐射，精确度可达亚毫米级别。与机器人和腹腔镜的最低限度创伤相比，立体定向放射外科手术是无创的，目前其创伤降低到了放射肿瘤学家认可的范围之下。由于1995年超声刀的出现，外科医生们欣然接受能量输送设备。不同于单切口腹腔镜手术（SILS）和经自然腔道内镜手术（NOTES），这种模式真正代表无瘢痕手术。射波刀是从伽玛刀放射治疗发展而来的，伽玛刀放射治疗能达到亚毫米级别的精度但只适用于脑部病变。

虽然这项技术代表了传统医学直线加速器的发展，但是它的应用仍局限于发展的早期阶段。治疗困难的极高危患者可选择这种方式来降低风险，虽然其获益尚未得到证实。

机器人立体定向放射外科手术适用于复发的妇科恶性肿瘤以及受此前手术、化疗和放疗限制的其他癌症病例[40]。射波刀通过立体定向放射技术治疗局部复发鼻咽癌[41]。对葡萄膜黑色素瘤患者，图像引导的机器人放射外科手术可以作为一个可行、安全和舒适的治疗选择[42]。

专有的运动补偿软件包变得越来越普遍。还有采用不同的方法基准地对基础呼吸门控进行补偿的系统。将外部标记与诊断的X线图像相结合，可使机器人手臂移动时光束始终保持对准目标[43]。在临床实践中，如果需要严格地限制剂量，那么使用拆分体积治疗计划是又一个优势[44]。

虽然缺乏长期数据，但是计算机精度应用到能量疗法表示这个领域具有巨大的临床潜力。在短期内，机器人放射手术因其典型的低分割特点，其临床结果将同假设相仿[45]。

5.13 机器人近距离放射治疗

机器人近距离放射治疗采用机器人技术，部署留置能量治疗，因此是一种主从式手术机器人和立体定向放射外科手术的混合技术。基于影像学成像的粒子的放置是一个有潜力的自动化领域。

机器人辅助前列腺近距离放射治疗系统综合记录经直肠超声获得的数据，并与食品和药物管理局(FDA)批准的商业治疗计划系统相结合。该设备改进了手动模板指导系统的前端定位误差[46]。另一个使用 MRI 引导基准图像坐标校准的装置，允许交互式目标规划生成，并产生快速更新注册的二维图像[47]。

第四代胸部近距离放射治疗机器人通过机器援助和粒子喷射器植入了改进的电磁导航和超声图像引导[48]。达·芬奇机器人的关节装置的优点是可以减少患病肺的实质损伤，在医疗损害的患者亚肺叶切除后，机器人手术植入的种子放置操作就成为可能的选择[49]。

5.14 达·芬奇 ™ 系统治疗肿瘤的趋势

机器人技术各项功能的引进也是错综复杂的。随着仪器精准度的提高，高难度的技术和复杂流程得以付诸实践，然而对于市场来说则需要大批量的生产，并且尽量减少故障发生率。

机器人系统能够为外科手术提供一个稳定的平台。稳定平台的重要性绝对不容忽视。从纯技术角度来讲，这个平台使得主刀医生具有越来越强的独立性，而不需要助手的协助。这个平台也是以辅助外科医生手术为宗旨，最终联合其他技术促进影像学的显示。

5.14.1 在泌尿外科的应用

5.14.1.1 机器人前列腺切除术

前列腺切除术是一个能够用来评价肿瘤的不同治疗方式的良好平台。前列腺癌不仅发病率高，并且可供选择的治疗方式也多种多样，包括从手术、放疗、冷冻疗法到实验性治疗等诸多方法[50,51]。目前，机器人前列腺切除术仅被用于治疗临床和影像评估没有远处转移的局限性病灶(cT2 期或更低)。机器人前列腺切除术的禁忌证相对较少，主要包括严重的出血倾向，以及无法承受麻醉的心肺功能异常[52]。

机器人前列腺切除术和腔镜下手术均能缩短患者的住院天数，减少膀胱颈/尿道的阻塞率，而腹腔镜前列腺切除术与开放手术具有类似的术后并发症发生率和再次治疗率[53]。但是对于术后疼痛来说，机器人手术及腔镜手术并未比开腹手术显示出明确的优势[54,55]。

然而，由于缺乏前瞻性的临床研究，评估不同手段治疗局限性前列腺癌的优劣仍比较困难。除了由于应用机器人技术的热情以外，目前还没有大型的随机对照研究来评估短程放疗、冷冻疗法、机器人前列腺癌根治术以及光子束、调强适形放疗之间的差异[56]。

机器人平台可能会通过改进手术技术来获得更好的疗效。在保护前列腺周筋膜方面机器人技术很有潜力。从组织学来讲，这层筋膜由神经血管束组成，最好能够保留，然而腔镜手术和开放手术则很难做到。可见机器人技术具有很大的潜力[57]。然而另外的研究者则未发现机器人手术保留双侧神经有多大益处[58]。虽然现在还急需要对评估技术标准、并发症及机器人手术的学习曲线进行规范化[59]，但是目前始终有趋势认为机器人手术较腔镜手术带来越来越多的益处，并且该技术也成功地降低了微创技术的学习曲线[60]。

在比较狭窄的骨盆中，达·芬奇机器人最好摆放至前列腺的对面。在泌尿外科手术中采用达·芬奇机器人辅助腔镜手术被作为一个平台，两种技术的融合促进了外科医生的技术技能的提高，从而提高了术后的疗效[61]。微创技术与开放手术相比主要的劣势在于丧失了视觉和触觉，影响了对肿瘤分期的评估，而这方面可能会被未来技术的发展所弥补[62]。

5.14.1.2 机器人肾癌切除术

虽然目前尚没有长期预后的数据，但是早期的经验显示机器人肾部分切除术的效果比较确切。这项技术还有待进一步发展，以成为传统腔镜手术以外的另一种选择[63]。目前尚没有文章提出机器人技术处理肾癌能够带来明确的益处[64]。除非一些技术，诸如肿瘤视觉重建或血管显影技术获得发展，否则机器人辅助保留肾单位的肾部分切除术很难比腔镜手术带来更多的好处。

5.14.2 机器人妇科手术

机器人妇科手术得到了越来越多的认可并且支持其有效性的文章数量还在不断增加，这些文献显示，与开腹手术和常规的腔镜手术相比，机器人手术不仅安全有效，而且能够取得更好的预后[65]。这些机构发现机器人系统的引入不仅明确地改变了治疗方式的选择和预后[66]，并且改变为这种有效且安全的治疗方式仅需要相对较短的一段时间[67]。

腹腔镜胆囊切除术的引进迅速推广了这项技术[68]，主要是由于其降低了对术者和患者的要求。然而这项技术进步却并未节省医疗保健资源，而是引起了其消耗的增加[69]。目前机器人妇科手术的开展也出现了类似的现象，就像当初采用腹腔镜对子宫内膜癌进行分期被认可一样，机器人妇科手术的适应证也在扩展，很多外科医生都表示在未来的一年中打算多做些机器人辅助的手术[70]。

机器人妇科手术与其他领域一样，其优势主要在于能够更方便地实现微创化，而实际上一些经验丰富的微创外科医生无论是否采用机器人技术都能够取得相似的良好疗效[71]。

5.14.3 机器人技术在颅底手术和耳鼻喉科的应用

对于喉部外科，机器人技术可能能够克服很多喉内操作的局限[72]。操作困难及骨性颅底和颅内操作难度大是经口咽机器人手术的主要局限。用于治疗颈部转移灶的经口咽颈清扫术目前很少采用机器人技术[73]。早期的应用常常需要联合其他方法来加强中线和前颅底的评估[74]。另一个需要解决的问题是内镜治疗后发生脑脊液漏，这种并发症的发生率是开放手术的 10 倍[75]。

机器人内镜下甲状腺切除术采用无气体、经腋窝入路进行双侧甲状腺切除及同侧淋巴结清扫术，这种技术对于适合的甲状腺良、恶性肿瘤患者来说是一种安全有效的治疗方法[76,77]。通过双侧腋窝-乳晕入路(BABA)也可以取得相似的效果，其美容结果及减轻术后疼痛的效果还需要进一步加强[78]。传统的开放甲状腺切除术手术用时更短，但是机器人手术可能能够减轻术后颈部的肿胀不适症状[79]。目前机器人甲状腺手术患者较开放手术患者住院时间更长，但是随着术者经验的增加，这种情况会有所改善[80]。

难以确切保护对侧的喉返神经，而且其好处有限使得机器人技术在这方面的发展除了在亚洲以外比较缓慢。不过随着人们对这项技术越来越了解，相信还是会有很多患者青睐机器人手术的[81]。

5.14.4 在胸科手术的应用

5.14.4.1 机器人胸腺切除术及纵隔肿瘤切除术

上纵隔中有很多容易损害的血管和神经，通过常规的胸腔镜难以处理。机器人系统的良好操作性可能会成为扩大胸腺切除伴选择性纵隔淋巴结清扫的一种合适治疗手段[82]。机器人技术可能会比胸腔镜手术更好地完整切除胸腺和胸腺周围脂肪，并且可能适合早期、低级别胸腺瘤的切除[83]。有经验的专家能够通过胸腔镜取得类似的结果[84]。后纵隔肿瘤主要为神经源性肿瘤，常常与后纵隔骨骼关系紧密。虽然有采用机器人技术切除后纵隔肿瘤的报道[85,86],但是这种技术的推广显然还需要更多的认可。

5.14.4.2 机器人肺癌切除术

技术的进步使得机器人技术在肺癌治疗中越来越常见。机器人近距离放疗碘-125 的放置由放射肿瘤学家和外科医生在手术室中共同完成,能够使病灶得到一个精确的放疗剂量。这是肺小叶切除后降低复发率的一种可行方法，相信随着科技的进步其效果还会不断改善[49]。肺癌的机器人肺叶切除加纵隔淋巴结清扫的并发症发生率和淋巴结清扫中位数与其他方式相当。术后中位住院时间将随着经验的提高而改善[87]。

5.14.4.3 机器人食管切除术

在经裂孔食管切除术中，这种更加微创的手段并未改善预后。与三切口食管切除术相比,机器人技术并没有获得预期的恢复快等优势，同时期内需要内镜下扩张的概率还在增加[88]。由于围术期并发症高发(部分由于患者的既往并发症),机器人微创食管切除术还存在着争议。

早期的数据显示即使在诱导治疗和腹部手术后,机器人手术仍然有助于扩大的三切口食管-淋巴结清扫术。机器人手术与其他方法具有相当的并发症发生率，但是其可能能够降低术后 ICU 的入住率[89]。从肿瘤学角度看,机器人食管切除术治疗食管癌是可以接受的[90],但是其与其他方式不存在区别这一点还需要进一步研究[91]。

5.14.5 在普通外科的应用

5.14.5.1 机器人胃部手术

对于胃癌患者来说，机器人辅助胃切除加淋巴结清扫术是一种安全有效的方法[92]。淋巴结清扫的程度以及术后的发病率与其他术式相当。预期失血量和住院时间均显著少于腹腔镜手术或开腹手术[93]。

机器人技术使得术者可以安全地进行不规则的胃切除术,用以治疗特殊部位的病灶,比如胃食管交界处或幽门,并且能够保留相应的结构功能[94]。

日本率先开展了内镜下黏膜切除术，该种术式开始主要用于治疗早期胃癌，但是目前已经扩展为可以治疗很多其他早期的胃肠病灶，比如结直肠腺瘤等癌前病变[95,96]。机器人技术也许能够在这个领域发挥更大的作用。

5.14.5.2 机器人大肠手术

机器人结直肠切除术是一种安全可靠的治疗手段,虽然目前尚缺乏明确的证据支持[97]。机器人直肠前切除术的中转率明显低于传统腹腔镜手术[98]。

机器人辅助全结肠系膜切除术采用达·芬奇系统能够提高视觉感受并且使骨盆中的操作更加灵活。经验丰富的术者采用机器人系统治疗直肠癌十分安全，并且其复发率和生存率可以达到与其他手术方式相同的效果[99,100]。

结肠癌肝转移同期切除术被认为是一种有效的治愈性手术。一项初步研究显示机器人辅助有助于肝切除,并且使更多患者从微创手术中获益[101]。

5.14.5.3 机器人实体瘤切除术

采用机器人技术能够完成胰十二指肠切除术[102]。机器人辅助腹腔镜胰腺中段切除及胰胃吻合术是一种治疗胰颈或近端胰腺良性肿瘤的微创手段[103]。其并发症发生率和死亡率与开腹手术相当,但却具有一般微创手术的典型优势[104]。

从单纯的技术角度来看,在一些有丰富经验的机器人中心，机器人肾上腺切除术无论从预后、可行性还是花费方面看都是一种可以接受的术式[105]。

5.15 结论

机器人在发现肿瘤相关基因组靶点中发挥作用,其应用包括 DNA 在微芯片印记、自动机器人显微镜和用于分类和鉴定多态性的机器学习方法。未来还可以直接操纵胚胎细胞,并更精确传递 RNAi 的系统。

机器人在肿瘤外科许多亚专业都显示了其价值。技术的改进使其更适合于较少接受微创手术训练的外科医生。对于不适应腹腔镜的医生,机器人可能更易于上手。

机器人在盆腔手术中的使用,如泌尿科和妇科手术以及全直肠切除术,可使达·芬奇系统的当前益处——增加可视化和关节运动仪器——最大化。但需要较大操作区域(如胸腔镜和普通外科手术)的手术,则无法发挥达·芬奇系统最主要的优点。这些部位的外科操作受到暴露、去除标本和触觉丧失的限制,能量设备和闭合设备发展的滞后也限制了机器人在这些区域中的应用。

肿瘤手术一般在患者进行多次影像学检查和详尽的其他检查后才进行。目前外科医生需要将多个信息源整合为一个手术计划。术中决策是基于对这些信息的追溯和利用。达·芬奇设备作为计算机平台具有明显的潜力,以实时合并多个来源的患者数据。更强大的可视处理器和处理叠加信息的技术将进一步提高外科的精度和准确度,并减少正常组织的损伤。

随着技术的不断发展,在肿瘤手术中机器人应用的分类将愈加模糊。若将需要微芯片作为控制中介的任何技术均归为机器人肿瘤手术,那么机器人肿瘤手术在未来的普及将是必然。其短期效用将取决于其融合多个信息源并向术者提供现实增强的能力。

(茅锐 译 毕新宇 校)

参考文献

1. Hagler, A.T., Honig, B.: On the formation of protein tertiary structure on a computer. Proc. Natl. Acad. Sci. USA **75**(2), 554–558 (1978)
2. Patterson, S.D., Aebersold, R.H.: Proteomics: the first decade and beyond. Nat. Genet. **33**(Suppl), 311–323 (2003)
3. Wilkins, M.R., et al.: Protein identification and analysis tools in the ExPASy server. Methods Mol. Biol. **112**, 531–552 (1999)
4. Gasteiger, E., et al.: ExPASy: The proteomics server for in-depth protein knowledge and analysis. Nucleic Acids Res. **31**(13), 3784–3788 (2003)
5. Smedley, D., et al.: BioMart–biological queries made easy. BMC Genomics **10**, 22 (2009)
6. Moore, J.H., et al.: A flexible computational framework for detecting, characterizing, and interpreting statistical patterns of epistasis in genetic studies of human disease susceptibility. J. Theor. Biol. **241**(2), 252–261 (2006)
7. Ornstein, D.K., Petricoin III, E.F.: Proteomics to diagnose human tumors and provide prognostic information. Oncology (Williston Park) **18**(4), 521–529 (2004). discussion 529-32
8. Pal, D., Eisenberg, D.: Inference of protein function from protein structure. Structure **13**(1), 121–130 (2005)
9. Severin, J., et al.: eHive: an artificial intelligence workflow system for genomic analysis. BMC Bioinform. **11**(1), 240 (2010)
10. Agarwal, S., et al.: Prediction of novel precursor miRNAs using a context-sensitive hidden Markov model (CSHMM). BMC Bioinform. **11**(Suppl 1), S29 (2010)
11. Dale, J.M., Popescu, L., Karp, P.D.: Machine learning methods for metabolic pathway prediction. BMC Bioinform. **11**, 15 (2010)
12. Amato, R., et al.: A novel approach to simulate gene-environment interactions in complex diseases. BMC Bioinform. **11**, 8 (2010)
13. Ntouroupi, T.G., et al.: Detection of circulating tumour cells in peripheral blood with an automated scanning fluorescence microscope. Br. J. Cancer **99**(5), 789–795 (2008)
14. Lockhart, D.J., Winzeler, E.A.: Genomics, gene expression and DNA arrays. Nature **405**(6788), 827–836 (2000)
15. Schena, M., et al.: Quantitative monitoring of gene expression patterns with a complementary DNA microarray. Science **270**(5235), 467–470 (1995)
16. Wang, W., et al.: A fully automated robotic system for microinjection of zebrafish embryos. PLoS ONE **2**(9), e862 (2007)
17. Manjasetty, B.A., et al.: Automated technologies and novel techniques to accelerate protein crystallography for structural genomics. Proteomics **8**(4), 612–625 (2008)
18. Higuchi, Y., Kawakami, S., Hashida, M.: Strategies for in vivo delivery of siRNAs: recent progress. BioDrugs **24**(3), 195–205 (2010)
19. Leven, J., et al.: DaVinci canvas: a telerobotic surgical system with integrated, robot-assisted, laparoscopic ultrasound capability. Med. Image Comput. Comput. Assist. Interv. **8**(Pt 1), 811–818 (2005)
20. Boctor, E.M., et al.: Three-dimensional ultrasound-guided robotic needle placement: an experimental evaluation. Int. J. Med. Robot. **4**(2), 180–191 (2008)
21. Freschi, C., et al.: Ultrasound guided robotic biopsy using augmented reality and human-robot cooperative control. Conf. Proc. IEEE. Eng. Med. Biol. Soc. **2009**, 5110–5113 (2009)
22. Chang, J., et al.: A robotic system for 18 F-FMISO PET-guided intratumoral pO2 measurements. Med. Phys. **36**(11), 5301–5309 (2009)
23. Crocetti, L., et al.: Targeting liver lesions for radiofrequency ablation: an experimental feasibility study using a CT-US fusion imaging system. Invest. Radiol. **43**(1), 33–39 (2008)
24. Lee, S.L., et al.: From medical images to minimally invasive intervention: computer assistance for robotic surgery. Comput. Med. Imaging Graph. **34**(1), 33–45 (2010)
25. Kokes, R., et al.: Towards a teleoperated needle driver robot with haptic feedback for RFA of breast tumors under con-

tinuous MRI. Med. Image Anal. **13**(3), 445–455 (2009)
26. Akinbiyi, T., et al.: Dynamic augmented reality for sensory substitution in robot-assisted surgical systems. Conf. Proc. IEEE Eng. Med. Biol. Soc. **1**, 567–570 (2006)
27. Fiala, M.: Designing highly reliable fiducial markers. IEEE Trans. Pattern Anal. Mach. Intell. **32**(7), 1317–1324 (2010)
28. Su, L.M., et al.: Augmented reality during robot-assisted laparoscopic partial nephrectomy: toward real-time 3D-CT to stereoscopic video registration. Urology **73**(4), 896–900 (2009)
29. Sugimoto, M., et al.: Image overlay navigation by markerless surface registration in gastrointestinal, hepatobiliary and pancreatic surgery. J. Hepatobiliary Pancreat. Surg. (2009)
30. Marescaux, J., Solerc, L.: Image-guided robotic surgery. Semin. Laparosc. Surg. **11**(2), 113–122 (2004)
31. Ferrari, V., et al.: A 3-D mixed-reality system for stereoscopic visualization of medical dataset. IEEE Trans. Biomed. Eng. **56**(11), 2627–2633 (2009)
32. Daly, M.J., et al.: Intraoperative cone-beam CT for guidance of head and neck surgery: Assessment of dose and image quality using a C-arm prototype. Med. Phys. **33**(10), 3767–3780 (2006)
33. Pietrabissa, A., et al.: Mixed reality for robotic treatment of a splenic artery aneurysm. Surg. Endosc. **24**(5), 1204 (2010)
34. Falk, V., et al.: Cardio navigation: planning, simulation, and augmented reality in robotic assisted endoscopic bypass grafting. Ann. Thorac. Surg. **79**(6), 2040–2047 (2005)
35. Wagner, T.H., et al.: Optical tracking technology in stereotactic radiation therapy. Med. Dosim. **32**(2), 111–120 (2007)
36. Afthinos, J.N., et al.: What technical barriers exist for real-time fluoroscopic and video image overlay in robotic surgery? Int. J. Med. Robot. **4**(4), 368–372 (2008)
37. Sawant, A., et al.: Toward submillimeter accuracy in the management of intrafraction motion: the integration of real-time internal position monitoring and multileaf collimator target tracking. Int. J. Radiat. Oncol. Biol. Phys. **74**(2), 575–582 (2009)
38. Wilbert, J., et al.: Tumor tracking and motion compensation with an adaptive tumor tracking system (ATTS): system description and prototype testing. Med. Phys. **35**(9), 3911–3921 (2008)
39. Purdy, J.A.: From new frontiers to new standards of practice: advances in radiotherapy planning and delivery. Front. Radiat. Ther. Oncol. **40**, 18–39 (2007)
40. Kunos, C., et al.: Stereotactic body radiosurgery for pelvic relapse of gynecologic malignancies. Technol. Cancer Res. Treat. **8**(5), 393–400 (2009)
41. Seo, Y., et al.: Robotic system-based fractionated stereotactic radiotherapy in locally recurrent nasopharyngeal carcinoma. Radiother. Oncol. **93**(3), 570–574 (2009)
42. Muacevic, A., et al.: Development of a streamlined, non-invasive robotic radiosurgery method for treatment of uveal melanoma. Technol. Cancer Res. Treat. **7**(5), 369–374 (2008)
43. Ozhasoglu, C., et al.: Synchrony–cyberknife respiratory compensation technology. Med. Dosim. **33**(2), 117–123 (2008)
44. Sahgal, A., et al.: Split-volume treatment planning of multiple consecutive vertebral body metastases for cyberknife image-guided robotic radiosurgery. Med. Dosim. **33**(3), 175–179 (2008)
45. Nijdam, W., et al.: Robotic radiosurgery vs. brachytherapy as a boost to intensity modulated radiotherapy for tonsillar fossa and soft palate tumors: the clinical and economic impact of an emerging technology. Technol. Cancer Res. Treat. **6**(6), 611–620 (2007)
46. Fichtinger, G., et al.: Robotic assistance for ultrasound-guided prostate brachytherapy. Med. Image Anal. **12**(5), 535–545 (2008)
47. Tokuda, J., et al.: Integrated navigation and control software system for MRI-guided robotic prostate interventions. Comput. Med. Imaging Graph. **34**(1), 3–8 (2010)
48. Lin, A.W., et al.: Electromagnetic navigation improves minimally invasive robot-assisted lung brachytherapy. Comput. Aided Surg. **13**(2), 114–123 (2008)
49. Blasberg, J.D., et al.: Robotic brachytherapy and sublobar resection for T1 non-small cell lung cancer in high-risk patients. Ann. Thorac. Surg. **89**(2), 360–367 (2010)
50. Barry, M.J.: The prostate cancer treatment bazaar: comment on "Physician visits prior to treatment for clinically localized prostate cancer". Arch. Intern. Med. **170**(5), 450–452 (2010)
51. Jang, T.L., et al.: Physician visits prior to treatment for clinically localized prostate cancer. Arch. Intern. Med. **170**(5), 440–450 (2010)
52. Bivalacqua, T.J., Pierorazio, P.M., Su, L.M.: Open, laparoscopic and robotic radical prostatectomy: optimizing the surgical approach. Surg. Oncol. **18**(3), 233–241 (2009)
53. Lowrance, W.T., et al.: Comparative effectiveness of prostate cancer surgical treatments: a population based analysis of postoperative outcomes. J. Urol. **183**(4), 1366–1372 (2010)
54. Webster, T.M., et al.: Robotic assisted laparoscopic radical prostatectomy versus retropubic radical prostatectomy: a prospective assessment of postoperative pain. J. Urol. **174**(3), 912–914 (2005). discussion 914
55. Smith Jr., J.A., et al.: A comparison of the incidence and location of positive surgical margins in robotic assisted laparoscopic radical prostatectomy and open retropubic radical prostatectomy. J. Urol. **178**(6), 2385–2389 (2007). discussion 2389-90
56. Wilt, T.J., et al.: Systematic review: comparative effectiveness and harms of treatments for clinically localized prostate cancer. Ann. Intern. Med. **148**(6), 435–448 (2008)
57. Menon, M., et al.: Vattikuti Institute prostatectomy: contemporary technique and analysis of results. Eur. Urol. **51**(3), 648–657 (2007). discussion 657-8
58. Hakimi, A.A., et al.: Direct comparison of surgical and functional outcomes of robotic-assisted versus pure laparoscopic radical prostatectomy: single-surgeon experience. Urology **73**(1), 119–123 (2009)
59. Murphy, D.G., et al.: Downsides of robot-assisted laparoscopic radical prostatectomy: limitations and complications. Eur. Urol. (2009)
60. Finkelstein, J., et al.: Open versus laparoscopic versus robot-assisted laparoscopic prostatectomy: the European and US experience. Rev. Urol. **12**(1), 35–43 (2010)
61. Pow-Sang, J.: Pure and robotic-assisted laparoscopic radical prostatectomy: technology and techniques merge to improve outcomes. Expert Rev. Anticancer Ther. **8**(1), 15–19 (2008)
62. Nelson, J.B.: Debate: open radical prostatectomy vs. laparoscopic vs. robotic. Urol. Oncol. **25**(6), 490–493 (2007)
63. Shapiro, E., et al.: The role of nephron-sparing robotic surgery in the management of renal malignancy. Curr. Opin. Urol. **19**(1), 76–80 (2009)
64. Murphy, D., Dasgupta, P.: Robotic approaches to renal cancer. Curr. Opin. Urol. **17**(5), 327–330 (2007)
65. Mendivil, A., Holloway, R.W., Boggess, J.F.: Emergence of robotic assisted surgery in gynecologic oncology: American perspective. Gynecol. Oncol. **114**(2 Suppl), S24–S31 (2009)

66. Hoekstra, A.V., et al.: The impact of robotics on practice management of endometrial cancer: transitioning from traditional surgery. Int. J. Med. Robot. **5**(4), 392–397 (2009)
67. Peiretti, M., et al.: Robotic surgery: changing the surgical approach for endometrial cancer in a referral cancer center. J. Minim. Invasive Gynecol. **16**(4), 427–431 (2009)
68. Orlando III, R., et al.: Laparoscopic cholecystectomy. A statewide experience. The Connecticut Laparoscopic Cholecystectomy Registry. Arch. Surg. **128**(5), 494–498 (1993)
69. Legorreta, A.P., et al.: Increased cholecystectomy rate after the introduction of laparoscopic cholecystectomy. JAMA **270**(12), 1429–1432 (1993)
70. Mabrouk, M., et al.: Trends in laparoscopic and robotic surgery among gynecologic oncologists: a survey update. Gynecol. Oncol. **112**(3), 501–505 (2009)
71. Cho, J.E., Nezhat, F.R.: Robotics and gynecologic oncology: review of the literature. J. Minim. Invasive Gynecol. **16**(6), 669–681 (2009)
72. Hillel, A.T., et al.: Applications of robotics for laryngeal surgery. Otolaryngol. Clin. North Am. **41**(4), 781–791 (2008). vii
73. O'Malley Jr., B.W., Weinstein, G.S.: Robotic skull base surgery: preclinical investigations to human clinical application. Arch. Otolaryngol. Head Neck Surg. **133**(12), 1215–1219 (2007)
74. O'Malley Jr., B.W., Weinstein, G.S.: Robotic anterior and midline skull base surgery: preclinical investigations. Int. J. Radiat. Oncol. Biol. Phys. **69**(2 Suppl), S125–S128 (2007)
75. Snyderman, C.H., et al.: Endoscopic skull base surgery: principles of endonasal oncological surgery. J. Surg. Oncol. **97**(8), 658–664 (2008)
76. Kang, S.W., et al.: Robotic thyroid surgery using a gasless, transaxillary approach and the da Vinci S system: the operative outcomes of 338 consecutive patients. Surgery **146**(6), 1048–1055 (2009)
77. Kang, S.W., et al.: Robot-assisted endoscopic surgery for thyroid cancer: experience with the first 100 patients. Surg. Endosc. **23**(11), 2399–2406 (2009)
78. Lee, K.E., Rao, J., Youn, Y.K.: Endoscopic thyroidectomy with the da Vinci robot system using the bilateral axillary breast approach (BABA) technique: our initial experience. Surg. Laparosc. Endosc. Percutan. Tech. **19**(3), e71–e75 (2009)
79. Lee, J., et al.: Differences in postoperative outcomes, function, and cosmesis: open versus robotic thyroidectomy. Surg. Endosc. (2010)
80. Miccoli, P., et al.: Minimally invasive video-assisted thyroidectomy: five years of experience. J. Am. Coll. Surg. 199(2), 243–248 (2004)
81. Goh, H.K., Ng, Y.H., Teo, D.T.: Minimally invasive surgery for head and neck cancer. Lancet Oncol. 11(3), 281–286 (2010)
82. Savitt, M.A., et al.: Application of robotic-assisted techniques to the surgical evaluation and treatment of the anterior mediastinum. Ann. Thorac. Surg. 79(2), 450–455 (2005). discussion 455
83. Al-Mufarrej, F., et al.: From Jacobeaus to the da Vinci: thoracoscopic applications of the robot. Surg. Laparosc. Endosc. Percutan. Tech. 20(1), 1–9 (2010)
84. Augustin, F., et al.: Video-assisted thoracoscopic surgery versus robotic-assisted thoracoscopic surgery thymectomy. Ann. Thorac. Surg. 85(2), S768–S771 (2008)
85. Meehan, J.J., Sandler, A.D.: Robotic resection of mediastinal masses in children. J. Laparoendosc. Adv. Surg. Tech. A **18**(1), 114–119 (2008)
86. Bodner, J., et al.: Early experience with robot-assisted surgery for mediastinal masses. Ann. Thorac. Surg. **78**(1), 259–265 (2004). discussion 265-6
87. Veronesi, G., et al.: Four-arm robotic lobectomy for the treatment of early-stage lung cancer. J. Thorac. Cardiovasc. Surg. **140**(1), 19–25 (2009)
88. Chang, A.C., et al.: Outcomes after transhiatal and transthoracic esophagectomy for cancer. Ann. Thorac. Surg. **85**(2), 424–429 (2008)
89. Kernstine, K.H., et al.: The first series of completely robotic esophagectomies with three-field lymphadenectomy: initial experience. Surg. Endosc. **21**(12), 2285–2292 (2007)
90. Boone, J., et al.: Robot-assisted thoracoscopic oesophagectomy for cancer. Br. J. Surg. **96**(8), 878–886 (2009)
91. Watson, T.J.: Robotic esophagectomy: is it an advance and what is the future? Ann. Thorac. Surg. **85**(2), S757–S759 (2008)
92. Song, J., et al.: Robot-assisted gastrectomy with lymph node dissection for gastric cancer: lessons learned from an initial 100 consecutive procedures. Ann. Surg. **249**(6), 927–932 (2009)
93. Kim, M.C., Heo, G.U., Jung, G.J.: Robotic gastrectomy for gastric cancer: surgical techniques and clinical merits. Surg. Endosc. **24**(3), 610–615 (2010)
94. Buchs, N.C., et al.: Robot-assisted oncologic resection for large gastric gastrointestinal stromal tumor: a preliminary case series. J. Laparoendosc. Adv. Surg. Tech. A **20**(5), 411–415 (2010)
95. Puli, S.R., et al.: Meta-analysis and systematic review of colorectal endoscopic mucosal resection. World J. Gastroenterol. **15**(34), 4273–4277 (2009)
96. Jameel, J.K., et al.: Endoscopic mucosal resection (EMR) in the management of large colo-rectal polyps. Colorectal Dis. **8**(6), 497–500 (2006)
97. Zimmern, A., et al.: Robotic colon and rectal surgery: a series of 131 cases. World J Surg. **34**(8), 1954–1958 (2010)
98. Patriti, A., et al.: Short- and medium-term outcome of robot-assisted and traditional laparoscopic rectal resection. JSLS **13**(2), 176–183 (2009)
99. Baek, J.H., et al.: Oncologic outcomes of robotic-assisted total mesorectal excision for the treatment of rectal cancer. Ann. Surg. **251**(5), 882–886 (2010)
100. Pigazzi, A., et al.: Multicentric study on robotic tumor-specific mesorectal excision for the treatment of rectal cancer. Ann. Surg. Oncol. **17**(6), 1614–1620 (2010)
101. Patriti, A., et al.: Laparoscopic and robot-assisted one-stage resection of colorectal cancer with synchronous liver metastases: a pilot study. J. Hepatobiliary Pancreat. Surg. **16**(4), 450–457 (2009)
102. Narula, V.K., Mikami, D.J., Melvin, W.S.: Robotic and laparoscopic pancreaticoduodenectomy: a hybrid approach. Pancreas **39**(2), 160–164 (2010)
103. Giulianotti, P.C., et al.: Robot-assisted laparoscopic middle pancreatectomy. J. Laparoendosc. Adv. Surg. Tech. A **20**(2), 135–139 (2010)
104. Giulianotti, P.C., et al.: Robot-assisted laparoscopic pancreatic surgery: single-surgeon experience. Surg. Endosc. **24**(7), 1646–1657 (2010)
105. Hyams, E.S., Stifelman, M.D.: The role of robotics for adrenal pathology. Curr. Opin. Urol. **19**(1), 89–96 (2009)

第 6 章
腹腔镜与恶性肿瘤——概况

Shigeru Tsunoda, Glyn G. Jamieson

S. Tsunoda and G.G. Jamieson (✉)
Department of Surgery, The University of Adelaide,
Royal Adelaide Hospital, Adelaide, SA 5000, Australia
e-mail: Chris.batesbrownsword@adelaide.edu.au

6.1 引言

与开腹手术相比，腹腔镜手术术后疼痛更轻，肠道功能恢复更快，住院及制动时间更短，并且更加美观。因此，腹腔镜不仅是一种有效的治疗方法，同时也是探查腹部恶性肿瘤的重要手段。然而，作为诊断方法，腹腔镜探查仍是一种有创的检查，只有在其他无创的影像学检查无能为力时才采用。作为治疗手段，腹腔镜优势在于手术损伤最小，但是在选择时还要考虑到肿瘤学外科治疗原则，另外也需与传统手术效果进行严格的比较。

支持者和反对者对腹腔镜在恶性肿瘤诊治中的作用看法各异。

应根据临床的实际需要来选择是否采用腹腔镜，而不能因为其潜在的优势或对新技术的热情而选择。当然，开展腹腔镜手术也不应被那些习惯于传统手术、不愿接受新技术的惯性思维所阻碍。

6.2 腹腔镜在癌症诊治中的总体应用

6.2.1 采用腹腔镜根治性治疗癌症

腹部恶性肿瘤的治疗方法取决于肿瘤的部位、病变分期、组织学类型以及患者的年龄、自身疾病等因素。除小肠外，胃肠道的浅表肿瘤均适合采用内镜下黏膜切除术(EMR)[1,2]或息肉切除术。对于大多数腹部的实性肿瘤，其标准的治疗方法为手术切除全部或部分脏器，而出现远处转移或局部侵犯周围结构的肿瘤则无法手术。因此，腹腔镜手术有可能治疗所有的外科患者。另外，腹腔镜技术通常可以提供极好的视野，因此有经验的医生可能使操作肿瘤的程度降到最低[3]。实际上，在很多医院腹腔镜手术已经成为切除不大的结直肠癌的首选，同时腹腔镜胃切除术[4-6]和腹腔镜(联合胸腔镜)食管切除术[7]的病例报道也越来越多。未来，这些方法可能会成为治疗标准。关于腹腔镜手术治疗肝细胞癌[8]、胰腺癌[9-11]和小肠肿瘤[12]也均有报道。然而对于腹腔镜胰十二指肠切除术治疗胰头部导管癌和胆管癌的报道并未显示这项技术的优势[9,10]。虽然腹腔镜胆囊切除术已经成为胆囊良性疾病治疗的金标准，但是由于穿刺孔处癌转移率较高，腹腔镜胆囊切除术并不是治疗胆囊癌的首选[13]。腹腔镜下射频治疗也常用来治疗肝脏肿瘤[14]。

6.2.2 采用腹腔镜姑息性治疗癌症

在姑息治疗方面，腹腔镜胃空肠吻合术可用于治疗发生梗阻的远端胃癌或引起十二指肠梗阻的胰头癌。与开腹手术相比，腹腔镜手术对患者免疫功能的影响更小，并发症更少，胃肠功能恢复也更快[15]。腹腔镜胆道改道术是治疗无法切除的胰腺癌的一个好选择[16,17]。腹腔镜技术尤其适用于术前分期，能够明确那些不可切除的病灶[18]。除了必须具有相应的腔镜手术经验以外，采用腹腔镜进行姑息治疗本身几乎没有争议。

6.2.3 采用腹腔镜治疗肿瘤扩散

对于播散的肿瘤而言，目前已经有采用腹腔镜腹膜内化疗或热灌注化疗治疗来自胃癌[19,20]、结肠癌[19]和卵巢癌[19]腹膜播散灶的报道。虽然这些治疗对于控制恶性腹水效果显著[19]，但是其对患者预后生存的获益尚不明确[20]。目前，针对不可切除或复发病灶的标准治疗仍然是全身化疗、放疗或是同步放化疗，同时给予对症支持治疗。对于免疫疗法，目前尚无明确证据支持其作为规范治疗，但是已经有几项随机对照研究发现针对结肠癌患者有效的免疫治疗还是很有潜力的[21]。然而，至今仅有一项有关通过腔镜进行局部免疫治疗的报道[22]，因此目前我们只能认为这种技术是实验性质的。

6.3 腹腔镜诊治恶性肿瘤——特别关注

6.3.1 气腹

大多数腹腔镜手术均需在前腹壁和腹腔内脏之间建立气腹，气腹通常采用 CO_2 气体，压力保持在 10~12mmHg（1mmHg=0.133kPa）。对于肥胖患者，可能需要更高的腹内压来提高较厚的腹壁。有较明确的研究结果显示对于健康患者保持腹内压在 14mmHg 及以下是安全的[23]。

建立气腹后，横膈下区域的回心静脉可能会受压，横膈被压向上提升可能引起肺部相对的压缩。因此，如果患者伴有严重的心肺功能异常，可能无法耐受气腹引起的这种压力变化。由于以上原因，需要建立气腹的腹腔镜手术对于休克患者是禁忌的，这时可以考虑采用无气体腹腔镜手术。但是一项关于腹腔镜胆囊切除术的随机对照研究显示无气体腹腔镜手术由于工作区域较小、视野受限而手术耗时更长，因此这种技术可能更适合于有心肺疾病的高危患者[24]。欧洲内镜外科协会针对腹腔镜手术如何建立、维持气腹推出了相应的循证医学指南[23]。

6.3.2 对免疫系统的影响

针对免疫系统的影响方面，有研究表明腹腔镜手术术后患者的免疫反应有衰减现象[25]。动物实验明确显示气腹会损害细胞免疫应答[26]和体液免疫应答[27]。已经有多项随机临床试验比较了腹腔镜手术和开腹手术对人体免疫系统的影响，结果显示腹腔镜对全身、细胞[28]以及体液[29]免疫应答均会引起明显的反应，并会抑制腹膜内细胞介导的免疫反应[30]。与开腹手术相比，腹腔镜手术所引起的全身免疫反应更小，但是也有一些研究显示两者并无明显差别[29,31,32]。综上所述，有明确的证据显示腹腔镜手术能够影响患者的免疫应答，但是从另一方面来讲，并没有证据认为其对患者的临床预后有任何重要影响[33]。

6.3.3 穿刺孔转移

腹腔镜手术在 20 世纪 90 年代早期飞速发展，已经被广泛应用于各种腹部手术之中，也包括恶性肿瘤的治疗。但是一项关于 14 例腹腔镜结肠切除术患者中出现 3 例(21%)伤口复发的报道[34]将人们的目光集中在了腹腔镜治疗实体瘤的问题上。实际上，已经有很多关于腹腔镜手术中出现肿瘤种植报道，其中包括穿刺孔转移、复发以及腹腔播散[35]。也有病例报道发现腹腔镜术后出现了快速的肿瘤腹膜播散[36]。腹腔镜手术中的灌注气体对于肿瘤细胞的侵袭性有着重要的影响，并且促进了肿瘤生长，这也被认为是恶性肿瘤腹腔镜手术术后出现穿刺孔转移的原因之一[37-41]。有实验结果佐证了这一点。将结肠腺癌细胞系暴露于 CO_2 或氦气的气腹中将增强肿瘤细胞的侵袭性，这种效果可以被一种基质金属蛋白酶抑制剂减弱[42]。在体外，胰腺癌细胞系的侵袭能力也能被氦气或 CO_2 的气腹增强，这与白明胶酶活性增强相关[43]。在一项小鼠模型的研究中，与氦气气腹相比，采用空气、CO_2 或 N_2O 气腹的小鼠出现穿刺孔转移灶的概率更高[44]。在啮齿类动物腹腔镜实验中，腹腔出血也显示能促进肿瘤的转移[45]。

目前关于是否是雾化的肿瘤细胞在穿刺孔旁或经穿刺孔(即所谓的烟囱效应)发生播散的证据尚存在争议。实验室结果显示，气体能够从套管周围散出的那些穿刺孔部位更容易出现转移灶[46,47]。但是其他包括人体胰腺癌在内的体外和体内研究则无法证实这种发现[48,49]。表 6.1 列出了腹腔镜引起肿瘤进展的机制[50]。

虽然一项国际研究认为，对于开腹手术切口

表 6.1　腹腔镜有可能促进肿瘤进展的原理[50]

原理	可能的机制	推荐的保护措施
气腹	可能造成肿瘤细胞播散	"无气"腹腔镜技术
触觉反馈的丧失	未能发现转移灶	手辅助方式
肿瘤过大	• 外科经验不足	• 专业训练
操控性	• 患者选择不佳	• 采用手辅助方式
免疫反应	• 气腹时间过长造成的直接干燥效应 • CO_2 对于腹膜巨噬细胞的毒性	采用加湿器或采用氦气气腹
"烟囱效应"	带瘤气体从穿刺孔周围散出导致伤口处肿瘤种植	• 与肌肉分离的穿刺套管 • 垂直置入穿刺套管 • 通过缝合固定穿刺套管
"搅动效应"	带瘤冲洗液从穿刺孔周围散出导致伤口处肿瘤种植	• 在冲洗液溢出前将其吸出 • 闭合穿刺孔
淋巴结清扫不足	腹腔镜淋巴结清扫困难	目前存在的证据并不支持这种说法

转移远比想象的常见[51]，但是多项大型单中心研究显示其发生率在腹腔镜和开腹手术中无明显差别[52,53]。肿瘤破裂的患者毫无疑问更容易发生腹膜播散，而术者经验不足、勉强进行腹腔镜手术并且取出标本时未能被妥善保护的患者则更容易发生这种情况[54]。与传统手术相比，经验丰富的术者进行腹腔镜下结直肠癌手术治疗结肠癌并不会增加肿瘤腹膜种植的风险[55]（表 6.2）。然而，胆囊癌患者进行腹腔镜胆囊切除术术后则有较高的概率发生穿刺孔复发[56]（表 6.3）。由于穿刺孔复发率较高，腹腔镜胆囊切除术并不适合进行术前诊断或治疗疑似胆囊癌患者[13]。另外，在瑞典的一项针对 270 例胆囊癌患者的回顾性研究中 [57]，210 例患者进行了开腹手术，60 例进行了腹腔镜胆囊切除术。12 例开腹手术患者（12.5%）和 9 例腹腔镜手术患者（15%）出现了切口或穿刺孔复发，结果显示复发的原因很大程度上是由于疾病本身，而不是手术方式。

实际上，伤口复发与肿瘤的生物学性质、分期及术中肿瘤处理的程度密切相关[58,59]。针对腹腔镜技术引起穿刺孔复发的批评尚缺乏证据，有待进

表 6.2　结直肠癌腹腔镜手术治疗：穿刺部位复发率

	年份	肿瘤部位	例数	穿刺部位复发率
Lacy 等[93]	2002	结肠	111	0.9%
COST 研究团队[94]	2004	结肠	435	0.5%
Leung 等[68]	2004	直肠–乙状结肠	203	0
Kaiser 等[70]	2004	结肠	29	0

表 6.3　胆囊癌：腹腔镜胆囊癌根治术后穿刺部位复发率

	年份	研究设计	例数	穿刺部位复发率
Schaeff 等[95]	1998	回顾性、全国性	409	17.1%
Lundberg 等[96]	1999	回顾性、全国性	55	16%
Paolucci 等[97]	2001	回顾性、全国性	174	14%
Wakai 等[98]	2002	回顾性	28	10.1%

一步的研究。

6.4 不同应用的诊治效果

6.4.1 腹腔镜技术应用于胃癌

病例研究显示腹腔镜辅助远端胃大部切除术的效果与开腹手术类似，虽然其并发症发生率较高，有报道显示其吻合口瘘的发生率高达14%[60,61]。行腹腔镜手术的患者，术后疼痛更轻，呼吸功能影响更小，胃肠道功能恢复更快，可以更早地下地活动，并且术后住院时间更短[62-64]。然而也有研究认为这些优点是以手术时间更长、淋巴结清扫区域更小为代价的[65]。一项前瞻性随机试验[66]报道采用腹腔镜胃次全切除术治疗远端胃癌是一种安全可行的手术术式，其短期和长期预后均与开腹手术类似，并且具有出血少、较快恢复饮食以及较早出院的优势。对于早期胃癌，最近一项日本的多中心回顾性研究报道了1294例仅进行腹腔镜手术的早期胃癌患者的预后，全部患者均未出现术中死亡，其中仅有6例患者出现了复发[67]。

6.4.2 腹腔镜技术应用于结直肠癌

腹腔镜手术已经被广泛应用于结直肠癌的治疗中，所以有很多的证据证明腹腔镜手术的效果等同于或优于开腹手术。对于直肠-乙状结肠交界癌进行腹腔镜手术的5年生存率[68]、复发率、复发类型[69]及短期结果[70-72]均与传统的开腹手术相当。最近，一项涉及3项随机对照试验的荟萃分析再次证实了腹腔镜辅助结肠癌切除术的安全性与开腹手术相当[73]。另一项荟萃分析显示腹腔镜手术治疗直肠癌的效果与开腹手术相当[74]。

6.4.3 腹腔镜技术应用于肝脏肿瘤

关于肝脏肿瘤，一项涉及了165例腹腔镜肝切除治疗肝脏良、恶性肿瘤的荟萃分析显示腹腔镜手术患者术中出血更少，术后恢复更快，尤其是切缘情况与开腹手术相近[75]。因此，在选择适宜的患者并由经验丰富的术者实施的前提下，腹腔镜手术可以作为一种安全可行的手术术式[75]。

目前还没有关于腹腔镜治疗食管癌或胰腺癌的优势和劣势的随机对照研究报道。

6.5 腹腔镜分期

腹腔镜探查是一种能够有效发现腹腔内肿瘤局部侵犯和(或)播散转移情况的诊断方法。然而，在进行腹腔镜探查前还需对其优势与潜在的风险进行权衡。如果经评估患者可进行根治性手术，那么术前分期就没有必要了。但是，随着不可手术切除的病例越来越多，准确的分期则十分重要，患者也将根据分期而接受不同的治疗。

从前，由于传统影像学检查结果可能会低估疾病分期，因此“开关腹”的开腹探查手术并不少见。现在，随着技术的发展和经验的提升，通过CT、MRI、超声以及^{18}F-FDG-PET对患者进行影像学评估，开腹探查已经很少见到。然而，仍偶有报道在开腹探查中发现了无法检测到的较小的肝转移灶或腹腔种植灶。已经证明腹腔镜探查分期有助于制订治疗方案，并且能够发现放射检查检测不到的肝脏和腹膜转移灶。

尽管已经证明与开腹手术相比，腹腔镜手术是一种损伤更小的术式，但是在气腹、穿孔处转移以及预后等情况的研究更清楚前，腹腔镜手术不应随意应用。诊断性腹腔镜探查已经取代了用于器官切除的开腹手术中的腹腔探查。如果腹腔镜探查发现患者无法手术根治，转而进行非手术治疗的话，那么这将更合理地分配医疗资源，也使患者获得更充分的准备并避免不必要的手术损伤。然而，如果无论情况如何(包括出现小的肝脏、腹膜或淋巴结转移)，治疗方案中都包括手术切除的话,那么这时术前分期则显得没有必要了。即使在开展腹腔镜探查分期的肿瘤中心,也会出现“开关腹”开腹探查的情况[76]。腹腔镜探查可能会遗漏肝实质深部的病灶,而这些病灶通常可以通过触诊发现。腹腔镜超声能够更好地弥补腹腔镜探查的触觉敏感性不足,发现深在的病灶[77]。在一些肿瘤中心,已经证实腹腔镜超声有利于评估淋巴结和局部浸润情况,并且有助于为胰腺癌和壶腹周围肿瘤患者制订治疗方案[78,79]。在一些肿瘤中心,常规进行腹腔镜超声进一步优化了腹腔镜分期的结果,进而减少了不必要的开腹手术,提高了手术切除率并且能够更好地进行姑息性治疗[80,81]。然而,在其他中心,目前仅通过 CT 和体外超声进行分期即可达到 96%的准确率,因此可能并不十分需要这种有创的检查[82,83]。

随着传统影像学技术的发展,采用腹腔镜探查腹腔内隐匿性转移灶显得并不十分必要了。例如,通过现代影像学技术能够判断胰腺癌局部侵犯的情况,而这点是决定能否手术的关键因素,也是术前腹腔镜探查最为困难的方面[78,83]。另外,在评估胰腺癌和胆管癌局部侵犯情况时,彩色多普勒超声等损伤更小的检查手段也较腹腔镜更为有效,可能更加有助于制订诊疗计划[84]。

在腹腔镜探查中进行腹膜活检及细胞学检查已经得到了大家的公认,这样不仅有助于诊断,而且能够为推测预后提供依据[85]。腹腔镜腹膜冲洗[86,87]甚至能够进行分子诊断,从而为预后提供更多信息[86]。有研究人员提出了“扩大腹腔镜探查”[88],其不仅包括探查,还包括解剖、腔镜超声、腹腔灌洗及活检。研究显示这项技术改变了高达 40%的患者的治疗方案[88-90]。然而,目前尚没有强有力的证据支持这种个体化的治疗方案。例如,对于胃癌来说,腹膜冲洗的技术风险已经使我们难以准确理解其结果了。虽然腹膜冲洗细胞学阳性提示预后不良[91],这种情况是否应被视为手术禁忌还尚无定论。在某些情况下,这种信息可能有助于进行治疗决策,但是其总体的影响尚待论证。

随着腹腔镜探查的开展和传统影像学技术的发展,我们需要不断权衡这些诊断工具的利弊。由于其有创的特点,对于某些特定的病例,腹腔镜探查还是有其他检查手段无法比拟的优势。腹腔镜探查能够发现其他检查无法探及的极小癌灶,随着其他诊断方法经验技巧积累所带来的准确性的提高,各个中心应独自决定其腹腔镜探查分期的意义。我们的想法是腹腔镜探查分期适用于那些怀疑有腹腔内转移灶又不适合进行姑息性开腹手术的患者。随着腹腔镜手术治疗腹腔恶性肿瘤技术的不断发展,其术前诊断分期的作用也可能得到进一步应用。

6.6 未来展望

腹腔镜技术引领了外科技术的一个新的浪潮。在未来,很有可能出现该技术的发展和更新,从而使腹腔镜手术在治疗腹部恶性肿瘤中发挥更大的作用。实际上,遥控机器人技术 Zeus 和达·芬奇外科系统已经逐渐以机器人设备取代了术者的双手,并由术者完全操控。肠切除和远端胰腺切除术等“计算机辅助”腹腔镜胃肠道手术被证明是安全有效的(在手术时间和术后恢复方面)[92]。这种技术比较昂贵,并且应用时耗时较多。同时,需要进一步观察这种技术是否能为恶性肿瘤患者提供更简单安全的吻合以及更好的淋巴结清扫。因此,目前将其作为常规手术还比较困难。

然而,必须意识到我们谈论的只是一种技术。有一些即使开腹手术也难以解决的问题,如淋巴结清扫,只会使腹腔镜技术治疗腹部恶性肿瘤的作用更难评估,也正因如此,在这个领域才更需要随机对照临床研究。

快速参考

1.为特定的肿瘤问题定义明确的适应证。

2.只选择适合的患者进行腹腔镜诊治。

3.保持腹内压越低越好，必须低于14mmHg。

4.在腹壁固定穿刺套管以避免气体泄漏。

5."不接触技术"是关键！越少处理肿瘤越好。

6.在有视野前，避免移动钳子。

7.永远准确地确定肿瘤。不能牺牲肿瘤切缘。

8.如果穿刺孔处出现转移，应将其切除。

9.如果无创的影像学检查无法解决问题，可采用腹腔镜探查分期。

10.尽可能地让患者入组随机临床试验。

（张业繁 译　周健国 校）

参考文献

1. Inoue, H.: Treatment of esophageal and gastric tumors. Endoscopy **33**, 119–125 (2001)
2. Williams, C.B., Saunders, B.P., Talbot, I.C.: Endoscopic management of polypoid early colon cancer. World J. Surg. **24**, 1047–1051 (2000)
3. Yahchouchy-Chouillard, E., Etienne, J.C., Fagniez, P.L., Adam, R., Fingerhut, A.: A new "No-touch" technique for the laparoscopic treatment of gastric stromal tumors. Surg. Endosc. **16**, 962–964 (2002)
4. Chau, C.H., Siu, W.T., Li, M.K.: Hand-assisted d2 subtotal gastrectomy for carcinoma of stomach. Surg. Laparosc. Endosc. Percutan. Tech. **12**, 268–272 (2002)
5. Reyes, C.D., Weber, K.J., Gagner, M., Divino, C.M.: Laparoscopic vs open gastrectomy. A retrospective review. Surg. Endosc. **15**, 928–931 (2001)
6. Tanimura, S., Higashino, M., Fukunaga, Y., Osugi, H.: Laparoscopic gastrectomy with regional lymph node dissection for upper gastric cancer. Gastric Cancer **6**, 64–68 (2003)
7. Okushiba, S., Ohno, K., Itoh, K., Ohkashiwa, H., Omi, M., Satou, K., Kawarada, Y., Morikawa, T., Kondo, S., Katoh, H.: Hand-assisted endoscopic esophagectomy for esophageal cancer. Surg. Today **33**, 158–161 (2003)
8. Descottes, B., Lachachi, F., Sodji, M., Valleix, D., Durand-Fontanier, S., Pech de Laclause, B., Grousseau, D.: Early experience with laparoscopic approach for solid liver tumors: initial 16 cases. Ann. Surg. **232**, 641–645 (2000)
9. Gagner, M., Pomp, A.: Laparoscopic pancreatic resection: is it worthwhile? J. Gastrointest. Surg. **1**, 20–25 (1997). discussion 25-26
10. Cuschieri, A.: Laparoscopic pancreatic resections. Semin. Laparosc. Surg. **3**, 15–20 (1996)
11. Cuschieri, A.: Laparoscopic surgery of the pancreas. J. R. Coll. Surg. Edinb. **39**, 178–184 (1994)
12. Ehrmantraut, W., Sardi, A.: Laparoscopy-assisted small bowel resection. Am. Surg. **63**, 996–1001 (1997)
13. Sikora, S.S., Singh, R.K.: Surgical strategies in patients with gallbladder cancer: nihilism to optimism. J. Surg. Oncol. **93**, 670–681 (2006)
14. Santambrogio, R., Podda, M., Zuin, M., Bertolini, E., Bruno, S., Cornalba, G.P., Costa, M., Montorsi, M.: Safety and efficacy of laparoscopic radiofrequency ablation of hepatocellular carcinoma in patients with liver cirrhosis. Surg. Endosc. **17**, 1826–1832 (2003)
15. Choi, Y.B.: Laparoscopic gatrojejunostomy for palliation of gastric outlet obstruction in unresectable gastric cancer. Surg. Endosc. **16**, 1620–1626 (2002)
16. Scott-Conner, C.E.: Laparoscopic biliary bypass for inoperable pancreatic cancer. Semin. Laparosc. Surg. **5**, 185–188 (1998)
17. Charukhchyan, S.A., Lucas, G.W.: Lesser sac endoscopy and laparoscopy in pancreatic carcinoma definitive diagnosis, staging and palliation. Am. Surg. **64**, 809–814 (1998). discussion 814-806
18. Croce, E., Olmi, S., Azzola, M., Russo, R., Golia, M.: Surgical palliation in pancreatic head carcinoma and gastric cancer: the role of laparoscopy. Hepatol. Gastroenterol. **46**, 2606–2611 (1999)
19. Garofalo, A., Valle, M., Garcia, J., Sugarbaker, P.H.: Laparoscopic intraperitoneal hyperthermic chemotherapy for palliation of debilitating malignant ascites. Eur. J. Surg. Oncol. **32**, 682–685 (2006)
20. Ikeguchi, M., Matsumoto, S., Yoshioka, S., Murakami, D., Kanaji, S., Ohro, S., Yamaguchi, K., Saito, H., Tatebe, S., Kondo, A., Tsujitani, S., Kaibara, N.: Laparoscopic-assisted intraperitoneal chemotherapy for patients with scirrhous gastric cancer. Chemotherapy **51**, 15–20 (2005)
21. Mosolits, S., Ullenhag, G., Mellstedt, H.: Therapeutic vaccination in patients with gastrointestinal malignancies. A review of immunological and clinical results. Ann. Oncol. **16**, 847–862 (2005)
22. Maraveyas, A., Snook, D., Hird, V., Kosmas, C., Meares, C.F., Lambert, H.E., Epenetos, A.A.: Pharmacokinetics and toxicity of an yttrium-90-citc-dtpa-hmfg1 radioimmunoconjugate for intraperitoneal radioimmunotherapy of ovarian cancer. Cancer **73**, 1067–1075 (1994)
23. Neudecker, J., Sauerland, S., Neugebauer, E., Bergamaschi, R., Bonjer, H.J., Cuschieri, A., Fuchs, K.H., Jacobi, C., Jansen, F.W., Koivusalo, A.M., Lacy, A., McMahon, M.J., Millat, B., Schwenk, W.: The European association for endoscopic surgery clinical practice guideline on the pneumoperitoneum for laparoscopic surgery. Surg. Endosc. **16**, 1121–1143 (2002)
24. Uen, Y.H., Liang, A.I., Lee, H.H.: Randomized comparison of conventional carbon dioxide insufflation and abdominal wall lifting for laparoscopic cholecystectomy. J. Laparoendosc. Adv. Surg. Tech. **12**, 7–14 (2002)
25. Hartley, J.E., Mehigan, B.J., Monson, J.R.: Alterations in the immune system and tumor growth in laparoscopy. Surg. Endosc. **15**, 305–313 (2001)
26. Gitzelmann, C.A., Mendoza-Sagaon, M., Talamini, M.A., Ahmad, S.A., Pegoli Jr., W., Paidas, C.N.: Cell-mediated immune response is better preserved by laparoscopy than laparotomy. Surgery **127**, 65–71 (2000)
27. Iwanaka, T., Arkovitz, M.S., Arya, G., Ziegler, M.M.: Evaluation of operative stress and peritoneal macrophage function in minimally invasive operations. J. Am. Coll. Surg. **184**, 357–363 (1997)

28. Leung, K.L., Lai, P.B., Ho, R.L., Meng, W.C., Yiu, R.Y., Lee, J.F., Lau, W.Y.: Systemic cytokine response after laparoscopic-assisted resection of rectosigmoid carcinoma: A prospective randomized trial. Ann. Surg. **231**, 506–511 (2000)
29. Perttila, J., Salo, M., Ovaska, J., Gronroos, J., Lavonius, M., Katila, a., Lahteenmaki, M., Pulkki, K.: Immune response after laparoscopic and conventional nissen fundoplication. Eur. J. Surg. Acta Chirurgica **165**, 21–28 (1999)
30. Gupta, A., Watson, D.I.: Effect of laparoscopy on immune function. Br. J. Surg. **88**, 1296–1306 (2001)
31. Hewitt, P.M., Ip, S.M., Kwok, S.P., Somers, S.S., Li, K., Leung, K.L., Lau, W.Y., Li, A.K.: Laparoscopic-assisted vs. Open surgery for colorectal cancer: comparative study of immune effects. Dis. Colon Rectum **41**, 901–909 (1998)
32. Squirrell, D.M., Majeed, A.W., Troy, G., Peacock, J.E., Nicholl, J.P., Johnson, A.G.: A randomized, prospective, blinded comparison of postoperative pain, metabolic response, and perceived health after laparoscopic and small incision cholecystectomy. Surgery **123**, 485–495 (1998)
33. Urbach, D.R., Swanstrom, L.L., Hansen, P.D.: The effect of laparoscopy on survival in pancreatic cancer. Arch. Surg. **137**, 191–199 (2002)
34. Berends, F.J., Kazemier, G., Bonjer, H.J., Lange, J.F.: Subcutaneous metastases after laparoscopic colectomy. Lancet **344**, 58 (1994)
35. Bouvy, N.D., Marquet, R.L., Jeekel, H., Bonjer, H.J.: Impact of gas(less) laparoscopy and laparotomy on peritoneal tumor growth and abdominal wall metastases. Ann. Surg. **224**, 694–700 (1996). discussion 700-691
36. Gave, A.A., Hopkins, M.A.: Laparoscopy and unsuspected intra-abdominal malignancy with rapid peritoneal spread. Surg. Endosc. **15**, 518 (2001)
37. Bouvy, N.D., Marquet, R.L., Jeekel, J., Bonjer, H.J.: Laparoscopic surgery is associated with less tumour growth stimulation than conventional surgery: an experimental study. Br. J. Surg. **84**, 358–361 (1997)
38. Ishida, H., Murata, N., Yamada, H., Nomura, T., Shimomura, K., Fujioka, M., Idezuki, Y.: Influence of trocar placement and co(2) pneumoperitoneum on port site metastasis following laparoscopic tumor surgery. Surg. Endosc. **14**, 193–197 (2000)
39. Wu, J.S., Jones, D.B., Guo, L.W., Brasfield, E.B., Ruiz, M.B., Connett, J.M., Fleshman, J.W.: Effects of pneumoperitoneum on tumor implantation with decreasing tumor inoculum. Dis. Colon Rectum **41**, 141–146 (1998)
40. Le Moine, M.C., Navarro, F., Burgel, J.S., Pellegrin, A., Khiari, A.R., Pourquier, D., Fabre, J.M., Domergue, J.: Experimental assessment of the risk of tumor recurrence after laparoscopic surgery. Surgery **123**, 427–431 (1998)
41. Volz, J., Volz-Koster, S., Kanis, S., Klee, D., Ahlert, C., Melchert, F.: Modulation of tumor-induced lethality after pneumoperitoneum in a mouse model. Cancer **89**, 262–266 (2000)
42. Ridgway, P.F., Smith, A., Ziprin, P., Jones, T.L., Paraskeva, P.A., Peck, D.H., Darzi, A.W.: Pneumoperitoneum augmented tumor invasiveness is abolished by matrix metalloproteinase blockade. Surg. Endosc. **16**, 533–536 (2002)
43. Ridgway, P.F., Ziprin, P., Jones, T.L., Paraskeva, P.A., Peck, D.H., Darzl, A.W.: Laparoscopic staging of pancreatic tumors induces increased invasive capacity in vitro. Surg. Endosc. **17**, 306–310 (2003)
44. Neuhaus, S.J., Watson, D.I., Ellis, T., Rowland, R., Rofe, A.M., Pike, G.K., Mathew, G., Jamieson, G.G.: Wound metastasis after laparoscopy with different insufflation gases. Surgery **123**, 579–583 (1998)
45. Neuhaus, S.J., Ellis, T., Jamieson, G.G., Watson, D.I.: Experimental study of the effect of intraperitoneal heparin on tumour implantation following laparoscopy. Br. J. Surg. **86**, 400–404 (1999)
46. Reilly, W.T., Nelson, H., Schroeder, G., Wieand, H.S., Bolton, J., O'Connell, M.J.: Wound recurrence following conventional treatment of colorectal cancer. A rare but perhaps underestimated problem. Dis. Colon Rectum **39**, 200–207 (1996)
47. Tseng, L.N., Berends, F.J., Wittich, P., Bouvy, N.D., Marquet, R.L., Kazemier, G., Bonjer, H.J.: Port-site metastases. Impact of local tissue trauma and gas leakage. Surg. Endosc. **12**, 1377–1380 (1998)
48. Whelan, R.L., Sellers, G.J., Allendorf, J.D., Laird, D., Bessler, M.D., Nowygrod, R., Treat, M.R.: Trocar site recurrence is unlikely to result from aerosolization of tumor cells. Dis. Colon Rectum **39**, S7–S13 (1996)
49. Reymond, M.A., Wittekind, C., Jung, A., Hohenberger, W., Kirchner, T., Kockerling, F.: The incidence of port-site metastases might be reduced. Surg. Endosc. **11**, 902–906 (1997)
50. Kooby, D.A.: Laparoscopic surgery for cancer: historical, theoretical, and technical considerations. Oncology (Williston Park, NY) 20:917–927 (2006) discussion 927-918, 931-912
51. Paolucci, V., Schaeff, B., Schneider, M., Gutt, C.: Tumor seeding following laparoscopy: international survey. World J. Surg. **23**, 989–995 (1999). discussion 996-987
52. Shoup, M., Brennan, M.F., Karpeh, M.S., Gillern, S.M., McMahon, R.L., Conlon, K.C.: Port site metastasis after diagnostic laparoscopy for upper gastrointestinal tract malignancies: an uncommon entity. Ann. Surg. Oncol. **9**, 632–636 (2002)
53. Pearlstone, D.B., Feig, B.W., Mansfield, P.F.: Port site recurrences after laparoscopy for malignant disease. Semin. Surg. Oncol. **16**, 307–312 (1999)
54. Mayer, C., Miller, D.M., Ehlen, T.G.: Peritoneal implantation of squamous cell carcinoma following rupture of a dermoid cyst during laparoscopic removal. Gynecol. Oncol. **84**, 180–183 (2002)
55. Kim, S.H., Milsom, J.W., Gramlich, T.L., Toddy, S.M., Shore, G.I., Okuda, J., Fazio, V.W.: Does laparoscopic vs. Conventional surgery increase exfoliated cancer cells in the peritoneal cavity during resection of colorectal cancer? Dis. Colon Rectum **41**, 971–978 (1998)
56. Steinert, R., Nestler, G., Sagynaliev, E., Muller, J., Lippert, H., Reymond, M.A.: Laparoscopic cholecystectomy and gallbladder cancer. J. Surg. Oncol. **93**, 682–689 (2006)
57. Lundberg, O., Kristoffersson, A.: Open versus laparoscopic cholecystectomy for gallbladder carcinoma. J. Patobiliary-pancreatic Surg. **8**, 525–529 (2001)
58. Pearlstone, D.B., Mansfield, P.F., Curley, S.A., Kumparatana, M., Cook, P., Feig, B.W.: Laparoscopy in 533 patients with abdominal malignancy. Surgery **125**, 67–72 (1999)
59. Wang, P.H., Yuan, C.C., Lin, G., Ng, H.T., Chao, H.T.: Risk factors contributing to early occurrence of port site metastases of laparoscopic surgery for malignancy. Gynecol. Oncol. **72**, 38–44 (1999)
60. Fujiwara, M., Kodera, Y., Kasai, Y., Kanyama, Y., Hibi, K., Ito, K., Akiyama, S., Nakao, a.: Laparoscopy-assisted distal gastrectomy with systemic lymph node dissection for early gastric carcinoma: a review of 43 cases. J. Am. Coll. Surg. **196**, 75–81 (2003)

61. Ballesta Lopez, C., Ruggiero, R., Poves, I., Bettonica, C., Procaccini, E.: The contribution of laparoscopy to the treatment of gastric cancer. Surg. Endosc. **16**, 616–619 (2002)
62. Shimizu, S., Uchiyama, A., Mizumoto, K., Morisaki, T., Nakamura, K., Shimura, H., Tanaka, M.: Laparoscopically assisted distal gastrectomy for early gastric cancer: is it superior to open surgery? Surg. Endosc. **14**, 27–31 (2000)
63. Kitano, S., Shiraishi, N., Fujii, K., Yasuda, K., Inomata, M., Adachi, Y.: A randomized controlled trial comparing open vs laparoscopy-assisted distal gastrectomy for the treatment of early gastric cancer: an interim report. Surgery **131**, S306–S311 (2002)
64. Adachi, Y., Shiraishi, N., Shiromizu, A., Bandoh, T., Aramaki, M., Kitano, S.: Laparoscopy-assisted billroth i gastrectomy compared with conventional open gastrectomy. Arch. Surg. **135**, 806–810 (2000)
65. Mochiki, E., Nakabayashi, T., Kamimura, H., Haga, N., Asao, T., Kuwano, H.: Gastrointestinal recovery and outcome after laparoscopy-assisted versus conventional open distal gastrectomy for early gastric cancer. World J. Surg. **26**, 1145–1149 (2002)
66. Huscher, C.G., Mingoli, A., Sgarzini, G., Sansonetti, A., Di Paola, M., Recher, A., Ponzano, C.: Laparoscopic versus open subtotal gastrectomy for distal gastric cancer: Five-year results of a randomized prospective trial. Ann. Surg. **241**, 232–237 (2005)
67. Kitano, S., Shiraishi, N., Uyama, I., Sugihara, K., Tanigawa, N.: A multicenter study on oncologic outcome of laparoscopic gastrectomy for early cancer in Japan. Ann. Surg. **245**, 68–72 (2007)
68. Leung, K.L., Kwok, S.P., Lam, S.C., Lee, J.F., Yiu, R.Y., Ng, S.S., Lai, P.B., Lau, W.Y.: Laparoscopic resection of rectosigmoid carcinoma: prospective randomised trial. Lancet **363**, 1187–1192 (2004)
69. Liang, J.T., Huang, K.C., Lai, H.S., Lee, P.H., Jeng, Y.M.: Oncologic results of laparoscopic versus conventional open surgery for stage ii or iii left-sided colon cancers: a randomized controlled trial. Ann. Surg. Oncol. **14**, 109–117 (2007)
70. Kaiser, A.M., Kang, J.C., Chan, L.S., Vukasin, P., Beart Jr., R.W.: Laparoscopic-assisted vs. open colectomy for colon cancer: a prospective randomized trial. J. Laparoendosc. Adv. Surg. Tech. **14**, 329–334 (2004)
71. Wu, F.P., Sietses, C., von Blomberg, B.M., van Leeuwen, P.A., Meijer, S., Cuesta, M.A.: Systemic and peritoneal inflammatory response after laparoscopic or conventional colon resection in cancer patients: a prospective, randomized trial. Dis. Colon Rectum **46**, 147–155 (2003)
72. Veldkamp, R., Kuhry, E., Hop, W.C., Jeekel, J., Kazemier, G., Bonjer, H.J., Haglind, E., Pahlman, L., Cuesta, M.A., Msika, S., Morino, M., Lacy, A.M.: Laparoscopic surgery versus open surgery for colon cancer: short-term outcomes of a randomised trial. Lancet Oncol. **6**, 477–484 (2005)
73. Bonjer, H.J., Hop, W.C., Nelson, H., Sargent, D.J., Lacy, A.M., Castells, A., Guillou, P.J., Thorpe, H., Brown, J., Delgado, S., Kuhrij, E., Haglind, E., Pahlman, L.: Laparoscopically assisted vs open colectomy for colon cancer: a meta-analysis. Arch. Surg. **142**, 298–303 (2007)
74. Aziz, O., Constantinides, V., Tekkis, P.P., Athanasiou, T., Purkayastha, S., Paraskeva, P., Darzi, A.W., Heriot, A.G.: Laparoscopic versus open surgery for rectal cancer: a meta-analysis. Ann. Surg. Oncol. **13**, 413–424 (2006)
75. Simillis, C., Constantinides, V.A., Tekkis, P.P., Darzi, A., Lovegrove, R., Jiao, L., Antoniou, A.: Laparoscopic versus open hepatic resections for benign and malignant neoplasms – a meta-analysis. Surgery **141**, 203–211 (2007)
76. Bhalla, R., Formella, L., Kerrigan, D.D.: Need for staging laparoscopy in patients with gastric cancer. Br. J. Surg. **87**, 362–373 (2000)
77. Hunerbein, M., Rau, B., Schlag, P.M.: Laparoscopy and laparoscopic ultrasound for staging of upper gastrointestinal tumours. Eur. J. Surg. Oncol. **21**, 50–55 (1995)
78. John, T.G., Wright, A., Allan, P.L., Redhead, D.N., Paterson-Brown, S., Carter, D.C., Garden, O.J.: Laparoscopy with laparoscopic ultrasonography in the TNM staging of pancreatic carcinoma. World J. Surg. **23**, 870–881 (1999)
79. Murugiah, M., Paterson-Brown, S., Windsor, J.A., Miles, W.F., Garden, O.J.: Early experience of laparoscopic ultrasonography in the management of pancreatic carcinoma. Surg. Endosc. **7**, 177–181 (1993)
80. Goudas, L.A., Brams, D.M., Birkett, D.H.: The use of laparoscopic ultrasonography in staging abdominal malignancy. Semin. Laparosc. Surg. **7**, 78–86 (2000)
81. Goletti, O., Buccianti, P., Chiarugi, M., Pieri, L., Sbragia, P., Cavina, E.: Laparoscopic sonography in screening metastases from gastrointestinal cancer: comparative accuracy with traditional procedures. Surg. Laparosc. Endosc. **5**, 176–182 (1995)
82. Bottger, T., Engelman, R., Seifert, J.K., Low, R., Junginger, T.: Preoperative diagnostics in pancreatic carcinoma: would less be better? Langenbecks Arch. Surg. **383**, 243–248 (1998)
83. Bottger, T.C., Boddin, J., Duber, C., Heintz, A., Kuchle, R., Junginger, T.: Diagnosing and staging of pancreatic carcinoma – what is necessary? Oncology **55**, 122–129 (1998)
84. Smits, N.J., Reeders, J.W.: Imaging and staging of biliopancreatic malignancy: role of ultrasound. Ann. Oncol. **10**(Suppl 4), 20–24 (1999)
85. Hayes, N., Wayman, J., Wadehra, V., Scott, D.J., Raimes, S.A., Griffin, S.M.: Peritoneal cytology in the surgical evaluation of gastric carcinoma. Br. J. Cancer **79**, 520–524 (1999)
86. Fujiwara, Y., Takiguchi, S., Mori, T., Yasuda, T., Yano, M., Monden, M.: The introduction of preoperative staging laparoscopy and molecular diagnosis of peritoneal lavages for the treatment of advanced gastric cancer. Gan to kagaku ryoho **29**, 2279–2281 (2002)
87. Iwasaki, Y., Arai, K., Kimura, Y., Takahashi, K., Ohue, M., Yamaguchi, T.: Preoperative diagnostic laparoscopy with local anesthesia and lavage telomerase activity for advanced gastric cancer. Gan to kagaku ryoho **29**, 2275–2278 (2002)
88. Feussner, H., Omote, K., Fink, U., Walker, S.J., Siewert, J.R.: Pretherapeutic laparoscopic staging in advanced gastric carcinoma. Endoscopy **31**, 342–347 (1999)
89. Hunerbein, M., Rau, B., Hohenberger, P., Schlag, P.M.: The role of staging laparoscopy for multimodal therapy of gastrointestinal cancer. Surg. Endosc. **12**, 921–925 (1998)
90. Asencio, F., Aguilo, J., Salvador, J.L., Villar, A., De la Morena, E., Ahamad, M., Escrig, J., Puche, J., Viciano, V., Sanmiguel, G., Ruiz, J.: Video-laparoscopic staging of gastric cancer. A prospective multicenter comparison with non-invasive techniques. Surg. Endosc. **11**, 1153–1158 (1997)
91. Ribeiro Jr., U., Safatle-Ribeiro, A.V., Zilberstein, B., Mucerino, D., Yagi, O.K., Bresciani, C.C., Jacob, C.E., Iryia, K., Gama-Rodrigues, J.: Does the intraoperative peritoneal lavage cytology add prognostic information in patients with potentially curative gastric resection? J. Gastrointest. Surg. **10**, 170–176 (2006). discussion 176-177
92. Talamini, M.A., Chapman, S., Horgan, S., Melvin, W.S.: A prospective analysis of 211 robotic-assisted surgical procedures. Surg. Endosc. **17**, 1521–1524 (2003)

93. Lacy, A.M., Garcia-Valdecasas, J.C., Delgado, S., Castells, A., Taura, P., Pique, J.M., Visa, J.: Laparoscopy-assisted colectomy versus open colectomy for treatment of non-metastatic colon cancer: a randomised trial. Lancet **359**, 2224–2229 (2002)
94. The clinical outcomes of surgical therapy study group: a comparison of laparoscopically assisted and open colectomy for colon cancer. N Engl J. Med. **350**, 2050–2059 (2004)
95. Schaeff, B., Paolucci, V., Thomopoulos, J.: Port site recurrences after laparoscopic surgery. A review. Dig. Surg. **15**, 124–134 (1998)
96. Lundberg, O., Kristoffersson, A.: Port site metastases from gallbladder cancer after laparoscopic cholecystectomy. Results of a swedish survey and review of published reports. Eur. J. Surg. Acta Chirurgica **165**, 215–222 (1999)
97. Paolucci, V.: Port site recurrences after laparoscopic cholecystectomy. J. Patobiliary Pancreatic Surg. **8**, 535–543 (2001)
98. Wakai, T., Shirai, Y., Hatakeyama, K.: Radical second resection provides survival benefit for patients with t2 gallbladder carcinoma first discovered after laparoscopic cholecystectomy. World J. Surg. **26**, 867–871 (2002)

第 7 章
腹腔镜与免疫功能

Michael J. Grieco，Richard Larry Whelan

M.J. Grieco and R.L. Whelan (✉)
Department of Surgery, St. Luke's Roosevelt Hospital,
425 West 59th Street, St. Luke's Roosevelt Hospital Suite 7B,
New York, NY 10019, USA
e-mail: dr.michael.grieco@gmail.com; rwhelan@chpnet.org

7.1 引言

很久以来人们一直怀疑手术会影响免疫系统。在腹腔镜手术出现之前,开腹手术被认为短期内会抑制先天性和获得性免疫系统。微创手术的发展吸引了许多研究来明确腹腔镜方法对生理和免疫功能的影响。这要求重新认识开腹手术,并将两种方法进行比较。而且,第一次有可能评估开腹手术引起的腹壁和腹腔内损伤对免疫短期抑制的作用。这些研究除了提供 CO_2 气腹环境下微创手术相关数据外,也使我们对开腹手术围术期免疫功能有了更好的认识。有确切证据显示,除了一些免疫数据和功能上的变化外,与相应的开腹手术相比,腹腔镜手术能显著降低术后免疫功能抑制。需要指出的是,在开腹手术和腹腔镜手术之间存在很多有差别的指标,手术引起指标改变的持续时间较短。而且,免疫功能变化的临床意义无论是个体还是总体都不明确。不能产生迟发型超敏反应(DTH)的免疫缺陷患者的感染率和并发症发生率均较高,但是无充足数据表明免疫正常患者的相对的手术相关免疫抑制期是重要的。最后,虽然免疫系统在肿瘤手术中究竟起了什么样的作用还存在争议,但是很多人认为降低手术引起的免疫抑制有利于肿瘤治疗。

目前已开展了很多动物和人体实验。在小鼠和大鼠上进行的大部分研究都是单独评价 CO_2 气腹的影响,但也有一些研究联合进行了阑尾切除、胃切除、脾切除或其他一些相对较小的腹腔内手术。需要注意的是,除了在腹壁上放置穿刺套管会造成损伤外,在评价腹腔镜操作时更重要的是要考虑 CO_2 气腹对局部和全身的生理作用。研究方法包括简单的血液细胞因子水平检测到血液中免疫细胞收集的体外检测等各种方式。细胞因子由不同免疫细胞产生,可影响免疫功能并反映不同免疫细胞的功能状况。循环 T 细胞、单核细胞、自然杀伤细胞和中性粒细胞可以从血液中分离后在体外培养,直接研究其功能和状况。腹腔内也可分离出单核细胞。值得注意的是,除了免疫功能相关血液细胞因子的变化外,手术也会引起许多循环蛋白质发生变化。最近的研究表明,最重要的手术相关变化也许包括参与血管生成的蛋白质的变化。已经有研究比较了 CO_2 气腹和开腹手术后肿瘤的生长、进展、凋亡和增殖速度。目前还很难判断哪些手术相关变化(免疫相关还是其他)是造成大部分术后早期研究报道的肿瘤生长加快的罪魁祸首。

在微创相关文献中,大部分免疫或生理学研究比较的是同类开腹和腹腔镜手术后血液中一种或几种蛋白质水平的变化情况。其中研究最多的是胆囊切除术,其次是结肠切除术、Nissen 胃底折叠术和胃旁路手术。也开展了肾切除术和疝修补术研究。

7.2 激素免疫——细胞因子

7.2.1 炎症级联反应

包括烧伤、感染和恶性疾病在内的所有创伤都会激发炎症反应,产生炎症介质,某些情况会产生细胞和体液免疫反应。手术针对的主要是手术伤口发生炎症反应,有可能会溢出到血管,引起继发的全身反应的患者。手术后血液中的许多细胞因子、急性期反应物和蛋白质水平会发生短暂变化。通常来说,手术越广泛,组织损伤越多,反应越大。除了介导局部和全身炎症反应外,这些细胞因子还会调动巨噬细胞,促进伤口修复。钝伤和烧伤时,血浆 IL-6、CRP 和 TNF 的水平会上升,感染发生率高与其相关。由于存在这种关系,一些人认为如果某种情况下(如术后)血液中这些蛋白水平升高的话,意味着免疫系统功能下降或受损。因此细胞因子和急性期蛋白水平上升虽然与免疫反应不直接相关,也能反映出其变化。已有很多研究分析了这些血浆细胞因子和急性期蛋白单独以及共同的作用。

必须着重指出开腹手术后血液急性期蛋白水平上升时间仅为1~5天。而且，虽然开腹和腹腔镜手术后某些血液蛋白质水平会有显著差别，但是这种差别的持续时间通常很短。大部分发生在术后1~6小时，许多情况下术后第二天(POD 2)就检测不到差异了[1-3]。

7.2.2 C反应蛋白(CRP)

C反应蛋白(CRP)是烧伤、感染、创伤和手术后肝脏产生的一种蛋白，也是研究最多的一种急性反应期蛋白。CRP可以刺激中性粒细胞和巨噬细胞的吞噬作用。大多数研究发现开腹胆囊切除术后CRP的水平要高于腹腔镜胆囊切除术[4-11]。有趣的是，一项研究比较了小切口5~7cm的开腹胆囊切除术和传统腹腔镜手术，结果发现术后血液中CRP水平相同。这些研究结果提示CRP升高与腹壁损伤程度成正比。一些研究还发现腹腔镜结直肠切除患者的CRP水平要高于开腹手术患者[12-15]。在一项研究中，开腹和腹腔镜结肠切除术后CRP均上升；而腹腔镜手术后其下降至正常水平的速度更快[16]。腹腔镜Nissen胃底折叠术[17]和胃旁路手术后[18]也发现早期CRP升高。有趣的是，腹腔镜和开腹疝修补术后患者的CRP水平无差异[19]。

7.2.3 白介素-6(IL-6)

白介素-6(IL-6)是一种炎症相关的多功能细胞因子。它由包括T细胞和巨噬细胞在内的多种细胞受创伤后分泌。IL-6可以影响CRP等其他急性期蛋白的生成。血浆IL-6水平在开腹大手术后升高，被认为是衡量手术压力的一个指标[20,21]。大多数比较腹腔镜和开腹胆囊切除术(8/11)的研究都表明腹腔镜组的IL-6水平要显著低于开腹组[7-9,11,22-29]。许多结肠切除术研究发现，腹腔镜辅助切除术后IL-6的上升幅度要低于开腹结肠切除术；不过这种差别持续时间较短，一般只有在术后的前24~36小时内能观察得到[1,13,30-35]。而在其他一些比较腹腔镜结肠切除术和开腹手术的研究中，IL-6的水平没有差别。这些研究存在一个缺陷，即只检测了术后晚期的样本[36-38]。一项针对胃旁路手术的随机研究发现，腹腔镜手术组术后1、2和3天的IL-6上升幅度更大[18]。

7.2.4 肿瘤坏死因子α(TNF-α)/白介素-1(IL-1)

肿瘤坏死因子α(TNF-α)和白介素-1(IL-1)是单核细胞与巨噬细胞单独或协同产生的细胞介质。它们能够引起发热，促进炎症反应。此外，还能促进细胞凋亡和抑制肿瘤生长。术前血浆内TNF-α水平很低，难以开展研究。遗憾的是文献中缺乏这两种细胞因子的数据。一项小型的随机研究比较了腹腔镜胆囊切除术和小切口开腹手术术后12小时TNF-α水平，未发现有明显差别[7]。前面提到的胃旁路手术随机研究中，两组术后1~3天的TNF-α水平增高没有显著差异。猪的Nissen胃底折叠术研究结果发现开腹手术组血浆TNF-α水平要高于腹腔镜组[39]。一项以啮齿动物为研究对象的实验用腹腔内注射粪便的方式诱发腹膜炎，开腹手术组TNF-α水平高于CO_2气腹腹腔镜组，不过没达到显著性差异[40]。在一项前瞻性研究中，开腹胆囊切除组患者的IL-1水平显著高于腹腔镜组[41]。这些研究还不足以对这两项指标得出确切的结论。

7.3 细胞免疫

7.3.1 T细胞功能

7.3.1.1 迟发型超敏反应(DTH)

DTH的三个阶段

迟发型超敏反应（DTH）是一种Ⅳ型超敏反

应，其检测可以间接反映免疫系统的多个方面。这种免疫反应是 T 细胞功能的直接体现。DTH 反应可分为三个主要阶段：

- 识别阶段
- 活化阶段
- 效应阶段

识别阶段中，外来抗原加工后被抗原呈递细胞单核细胞或树突细胞呈递给相应的 $CD4^+$记忆 T 细胞。活化阶段中，被激活的 $CD4^+$细胞增殖并分泌细胞因子。效应阶段中，巨噬细胞和其他效应细胞聚集于注射部位，随之发生纤维素沉积、水肿和硬结形成。要想在注射部位形成硬痂愈合，以上三个主要阶段缺一不可。结核菌素皮肤实验是最常见的 DTH 检测手段。流行性腮腺炎和假丝酵母菌 DTH 检测常用来检查对抗原无 DTH 反应的免疫活性低下患者。通过术前术后应用相同的抗原进行几种 DTH 检测来评价术后免疫功能水平已有数十年历史。具体做法是比较术前和术后免疫反应的位置和大小范围。已有结果表明免疫活性患者接受开腹大手术后的前 6~9 天内DTH 的范围较小，甚至无反应[42,43]。

7.3.1.2 动物实验中的 DTH

毫不意外，在动物和人体上已开展了一系列 DTH 检查，以比较开腹手术和腹腔镜手术后免疫功能水平。小动物研究显示开腹手术或开腹盲肠手术术后 DTH 比 CO_2 气腹或腹腔镜盲肠切除术轻微[44,45]。在另一项小鼠研究中，腹部切口的长度和术后 DTH 面积相关[46]。而另一项小鼠研究显示，与开腹相比，CO_2 气腹能更好地保留 DTH 的能力，更好地防止术后免疫相关肿瘤的发生[47]。

7.3.1.3 DTH 临床研究

在实际临床操作中，分别检测开腹胆囊切除术和腹腔镜胆囊切除术术前、POD 1 及 POD 6 的 DTH，开腹手术组 POD 1 的平均值最低。腹腔镜组 DTH 没有明显变化[24]。一项前瞻性研究对比了微创和开腹结直肠切除术术前、术后即时和 POD 3 对一组抗原 DTH 的程度。开腹手术组术后的两次检测结果较术前均明显降低，而腹腔镜结肠切除术组变化不明显[48]。一项小规模随机药物研究用类似的方法检测了 59 例患者围术期粒细胞–巨噬细胞集落刺激因子（GMCSF）的作用。GMCSF 组和对照组 POD 1 和 POD 3 的 DTH 面积无显著差别[49]。

7.3.1.4 DTH 的临床意义

这些有关 DTH 的动物和人体研究结果表明，与同等开腹手术相比，微创手术中细胞介导的免疫抑制更轻。到目前为止，腹腔镜手术后细胞介导免疫功能保存更好，但这对于免疫功能正常的患者有何种临床意义尚不明确。不过，腹腔镜手术尤其是结肠切除术后伤口感染率低、总体并发症少，可能提示微创手术后免疫功能保存更好[25,50]。需要指出的是，术前确诊免疫缺陷有重要的临床意义；免疫缺陷的肿瘤患者术后菌血症发生率、肿瘤复发率和围术期死亡率增加[51–54]。因此，应尽可能减小手术创伤，避免进一步抑制免疫系统。

7.3.2 系统性单核细胞功能

7.3.2.1 作用机制和 HLA-DR

单核巨噬细胞源于骨髓的单核细胞，分布于血液中，离开循环系统后分化为组织巨噬细胞。单核细胞或巨噬细胞吞噬病原体后，其体内的抗原被降解成为多肽片段，与人白细胞抗原 DR（HLA-DR）一起被呈递到细胞表面供淋巴细胞识别。单核细胞或巨噬细胞表面表达 HLA-DR（一种Ⅱ类主要组织相容性分子，MHC-Ⅱ）对于成功呈递至 T 淋巴细胞至关重要，只有这样才能激活 T 细胞。

单核细胞通过处理和呈递抗原在细胞免疫中

起重要作用。因此,在比较传统手术和腹腔镜手术时不可避免地评估了单核细胞和巨噬细胞。

7.3.2.2 临床研究中单核细胞功能

择期手术和外伤后的短期结果与循环单核细胞表达 HLA-DR 的比率直接相关[55-57]。单核细胞 HLA-DR 表达比率降低导致破坏病原体能力降低,临床感染率上升[58]。一项研究发现,与术前相比,开腹胆囊切除术 POD 1 的循环单核细胞 HLA-DR 表达显著降低,但 POD 6 并不明显;而在腹腔镜手术中,其与基线水平没有明显差别[24]。另一项胆囊切除术研究发现,开腹手术组和腹腔镜手术组 POD 1 的单核细胞 HLA-DR 表达均明显下降。开腹手术组下降的幅度更大一些,不过没有提供两组比较的 *P* 值[59]。一项比较癌症患者开腹和腹腔镜结直肠癌切除术的随机研究发现，开腹手术组某一时间点(POD 4)血液单核细胞 HLA-DR 表达呈显著降低;而在腹腔镜手术患者中没有类似发现[1]。另一项比较肝胆和结直肠疾病开腹手术和腹腔镜手术的研究表明，开腹手术 POD 2 到 POD 8 血液单核细胞 HLA-DR 表达显著降低，但在腹腔镜手术后没有变化[60]。因此,开腹手术和腹腔镜手术后单核细胞 HLA-DR 表达无明确临床意义的短暂降低主要发生在胆囊切除术和结直肠切除术后。

7.3.2.3 动物研究中单核细胞功能

Watson 等人研究了小鼠的单核细胞功能,实验小鼠被随机分成四组：对照组、CO_2 气腹腹腔镜组、空气灌注腹腔镜组和开腹组[61]。收集术后 24 小时四组的单核细胞，比较其吞噬白色念珠菌的能力。研究结果表明,与对照组或 CO_2 组相比,开腹手术组和空气灌注腹腔镜组吞噬白色念珠菌的能力显著下降。这一实验还研究了循环单核细胞和腹膜上膜激活复合物 1(MAC-1)(CD11b/CD18)的表达,该复合物是一种重要的白细胞 β2 整合素黏附分子。它有促进白细胞黏附和从血液中渗出等多种功能。Watson 等人在研究中发现,与对照组或 CO_2 气腹组相比，开腹手术组 MAC-1 的表达水平显著下降。

7.3.3 自然杀伤细胞活性

7.3.3.1 作用机制

自然杀伤(NK)细胞也称作 NK–大颗粒淋巴细胞(NK-LGL),是先天免疫系统中非常重要的组成部分。NK 细胞是一大类没有 B 细胞或 T 细胞标记但是能够杀伤被病毒感染的人体细胞或某些肿瘤细胞的大颗粒淋巴细胞的总称。NK 细胞能够杀死缺乏 MHC Ⅰ类分子的细胞,这是细胞识别“自我”的标志。NK 细胞通过细胞质穿孔素颗粒起到杀伤作用,后者能在靶细胞上穿孔;此外还能通过颗粒酶(一种丝氨酸蛋白酶)诱导靶细胞凋亡。激活的 NK 细胞产生干扰素(IFN)-γ 吸引白细胞(趋药性),刺激单核细胞等多种细胞的生长、成熟和分化。肿瘤切除后可能会出现肿瘤细胞血管内播散,而 NK 细胞则是一道非常重要的防线。

7.3.3.2 自然杀伤细胞和动物研究

一项在啮齿动物中进行的研究比较了以下几组术后 24 小时的 NK 细胞活性：

1. 单纯气腹
2. 腹腔镜解剖腹膜后间隙，探查主动脉和下腔静脉
3. 使用开腹手术做以上操作
4. 无手术操作的对照组

气腹组和对照组的 NK 细胞活性没有变化。与对照组相比,开腹组和腹腔镜解剖腹膜后间隙组的 NK 细胞毒性显著下降。开腹组和腹腔镜组无区别[62]。一项小鼠研究比较了开腹和腹腔镜肿瘤切除后肺转移灶的进展速度,结果发现两组术后转

移灶数目明均增加，但是开腹组肺转移灶数目明显多于腹腔镜组。收集术后不同时间点血液中的 NK 细胞，体外检测其功能。开腹组小鼠的 NK 活性在 POD 1、POD 7 和 POD 14 显著降低，而腹腔镜组 NK 细胞活性仅在 POD 1 和 POD 14 降低[63]。

另一项小鼠研究使用肝和肺转移模型比较腹腔镜手术和开腹手术后 NK 细胞和淋巴因子激活的杀伤(LAK)细胞的功能。淋巴因子激活的杀伤(LAK) 细胞是白介素–2 激活的细胞毒性细胞，能够杀伤肿瘤细胞。开腹手术和一些腹腔镜手术后，肿瘤生长较快，NK 和 LAK 细胞活性被抑制。开腹手术组 NK 和 LAK 细胞功能受抑制程度比腹腔镜组更重[64]。

7.3.3.3 自然杀伤细胞和临床研究

一项非随机研究比较了 21 例腹腔镜胆囊切除术患者和 13 例开腹胆囊切除术患者术前和 POD 1 的血样。两组 NK 细胞毒性均有统计学意义的小幅度降低[65]。另一项非随机研究纳入 70 例患者，比较腹腔镜和开腹结直肠切除的影响。两组患者术后 NK 细胞总数下降相当[35]。与此类似，一项纳入 40 例结肠癌患者的随机研究显示两组术后 NK 细胞毒性没有差别[66]。一项针对开腹手术的研究报道 NK 细胞术后受损，而且提示 NK 细胞功能是这种变化的主要原因，而非 NK 细胞数目减少[67]。

7.3.4 淋巴细胞

淋巴细胞的概念囊括了从 NK 细胞、T 细胞到 B 细胞的一大类免疫细胞。收集术前和术后血液中的淋巴细胞进行体外增殖是评价手术前后淋巴细胞增殖能力的常用方法。同时也比较手术前后淋巴细胞的数目。一项小鼠研究比较了单独麻醉、气腹或单纯开腹手术，发现仅开腹组术后 24 小时淋巴细胞增殖能力显著下降[65]。一项类似的非随机研究纳入 34 例患者，比较腹腔镜和开腹胆囊切除术，发现仅开腹手术组 POD 1 淋巴细胞增殖能力显著下降[65]。与此相反，一项更精确的结肠切除术随机研究(n=79)比较了总淋巴细胞计数后又发现开腹组和腹腔镜组术后计数均有所下降[16]。

7.3.4.1 白细胞分化抗原或 CD 标记

淋巴细胞表面分泌的分子（被称为白细胞分化抗原或 CD 标记），可以分为 T 辅助细胞(CD4)、细胞毒性 T 细胞(CD8)和其他 T 细胞亚群。可以分别测定术前术后不同 T 细胞亚群的数目并加以比较。一致认为和单纯麻醉相比，手术能降低 CD4/CD8 比值[68]。一项比较腹腔镜胆囊切除术和小切口开腹胆囊切除术的随机研究发现，不开腹的手术 CD4/CD8 比值降低幅度更小[69]。在前面提到过的结肠切除术随机研究中，腹腔镜组 POD 1 的 CD4/CD8 比值显著高于开腹手术组(P=0.01)[16]。与此类似，在一项对比开腹结肠切除术和腹腔镜辅助结肠切除术的回顾性研究中，两组 CD4/CD8 比值较术前均有所下降，但腹腔镜组的术后比值要显著高于开腹手术组[70]。不过，有另外四项结肠切除术研究认为，这一参数在开腹手术和腹腔镜手术之间没有差别[1,36–38]。一项纳入 20 例患者的随机前瞻性研究比较了腹腔镜和开腹 Nissen 胃底折叠术，发现两者 CD4/CD8 比值平均值没有差别[71]。

7.3.4.2 T 辅助细胞 1(Th1)和 T 辅助细胞 2(Th2)

一些研究人员通过测量和比较 T 辅助细胞 1(Th1)和 T 辅助细胞 2(Th2)各自分泌的主要细胞因子间接分析了这两大 T 辅助细胞亚群的比值。Th1 细胞产生的 IL-2 和 IFN-γ 可激活巨噬细胞，而 TNF-α 则是介导细胞免疫对抗细胞间微生物的关键因子。Th1 细胞在 DTH 中也扮演了关键角色。Th2 细胞促进激素免疫功能，产生 IL-4、IL-5、IL-10 和 IL-13，后者可刺激 B 细胞产生抗体。外伤、烧伤和出血性休克时 Th1 类细胞因子的产生减少，而

Th2类细胞因子的产生增加。

手术压力导致Th1/Th2比值降低，提示细胞介导的免疫下调，抗体介导的免疫上调[59]。开腹手术后Th1/Th2比值大幅下降，而腹腔镜手术后其下降幅度要小得多。这主要是Th1功能下降引起的。不过两组间的这种差异持续时间不到24小时[30]。一项比较腹腔镜辅助远端胃大部切除术(LADG)和开腹手术(ODG)的临床研究发现，LADG术后Th1的功能保持得更好[72]。一项纳入43例患者的人体研究通过测量外周血单核细胞(PBMC)植物血细胞凝集素诱导的IFN-γ分泌和测量单核细胞HLA-DR分泌来测定Th1功能，发现开腹胆囊切除术后Th1功能下降[59]。另一项胆囊切除术研究发现，开腹手术后的前24小时内促炎细胞因子和Th1类细胞因子水平降低：IFN-γ下降48.3%，TNF-α下降36.6%，IL-2下降36.8%。T细胞的产生在POD 1显著下降[73]。这些变化的临床意义尚不明确。

7.3.4.3 CD31表面标记/PECAM1

从循环进入组织的T细胞一般参与免疫应答，在细胞表面会表达CD31标记，也称作PECAM1[74]。抑制或阻断CD31可阻止T细胞经内皮转移[75]。我们实验室的一项研究发现，开腹结直肠切除术后在POD 1和POD 3表达CD31($CD3^{+}CD31^{+}$)的T细胞的百分数较术前降低。腹腔镜手术同一时间点的数值与基线相比没有显著降低。值得注意的是，$CD31^{+}$ T细胞的百分数和腹部切口长度呈反比关系，提示术后CD31的表达与腹壁损伤程度相关[76]。和许多其他免疫参数的短时变化一样，CD31表达短暂降低的临床意义并不明确。

7.3.4.4 基因表达和mRNA

比较开腹手术、CO_2气腹和单纯麻醉前后T细胞基因表达的小鼠实验发现了比较有意思的结果。手术后12小时和24小时采集小鼠脾脏T细胞，用微阵列芯片分析mRNA。研究目的是明确手术是否会导致基因表达的变化。小鼠基因微阵列芯片包含22 000~34 000个基因。与术后12小时麻醉对照组(AC)相比，单纯开腹组398个基因发生改变，气腹组116个基因发生改变。术后24小时两个手术组之间的差别不再显著，开腹组157个基因变化，气腹组132个基因变化。两种手术之后大部分的基因上调，仅少部分为下调。因此，术后12小时开腹手术基因表达的改变比CO_2气腹显著，而到24小时两种方法的差别则不那么显著了[77]。

7.4 腹膜免疫

腹部手术对腹膜内的免疫功能有何影响？

腹腔灌洗可以发现中等量(<2000/mL)的巨噬细胞，它们是腹腔内最主要的免疫细胞[78]。巨噬细胞通过表达MHC抗原介导T细胞特异性反应的活化和放大。它们还能在体外或体内直接杀伤肿瘤细胞[79]。巨噬细胞也能吞噬、产生和释放许多细胞因子和细胞毒性分子。可能会影响腹膜巨噬细胞功能的手术相关因素有：

- 腹壁切口长度
- 器官处理
- CO_2气腹
- 腹内压增高
- 腹内温度降低
- 干燥
- 细菌暴露

外伤刺激后，腹膜(间皮)的肥大细胞分泌组胺增强血管通透性，使补体和调理素进入腹腔。因此术后收集的腹腔液体可表现出补体介导的抗菌活性。

只有少量研究比较了开腹和腹腔镜手术后腹膜巨噬细胞的功能，其中大部分为动物研究，这些研究的结果令人困惑且难以解释。可用来评价围术期巨噬细胞功能的标记物有MHCⅡ表达、体内体外氧化亚氮产生量、过氧化氢、氧自由基以及 IL-6 和 TNF-α 等细胞因子。也开展了评估术后细菌或其他病原体清除率的体内实验。两项快速回顾腹膜巨噬细胞对感染反应的研究，可以解释为何开腹和腹腔镜的对比研究开展起来比较困难。

小鼠腹膜炎模型显示腹膜巨噬细胞 TNF-α 和 IL-1 β mRNA 表达量在盲肠穿孔结扎 6 小时后分别上升 2.5 倍和 2 倍，且持续升高 24 小时[80]。在老鼠模型中，缺氧和腹膜注射内毒素均能引起 TNF-α 产出量显著上升，前列腺素 E2(PGE2)和氧化亚氮产出量显著下降[81]。激活后不是导致所有细胞因子产出量均匀上升，而是有选择地促进了某些因子的生成。此外，不同的刺激会引发巨噬细胞不同的反应。在手术相关研究中，困难在于确定预期术后获益。我们设想保留术前反应且不出现腹腔内感染，应该是理想的预期结果。

大量动物实验证实体内腹膜巨噬细胞在脂多糖(LPS)刺激下分泌 TNF-α 和 IL-6。在腹腔镜、手助或开放式肾切除术术后 24 小时内选择三个观察时间点。开放手术组巨噬细胞分泌 IL-6 和 TNF-α 的水平要高于腹腔镜组和手助组[82]。后两组之间没有差别。

West 等人评估了小鼠腹膜巨噬细胞在体外接受 LPS 刺激或在 CO_2、空气中孵化后产生 TNF-α 和 IL-1 的能力。CO_2 孵化的巨噬细胞分泌 TNF-α 和 IL-1 的量显著降低[83]。Iwanaka 等人比较了老鼠在开腹手术、CO_2 气腹和无气体悬吊术后腹膜巨噬细胞产生 TNF-α 和氧化亚氮的水平。开腹手术组术后 24 小时这些蛋白的产出量显著高于对照组。微创组没有观察到明显的增加。另外一项老鼠实验研究发现，开腹手术、小切口开腹手术和 CO_2 腹腔镜术后循环单核细胞均向腹腔内迁移。不过开腹手术组腹膜巨噬细胞比其他两组能产生更多的氧化亚氮[84]。

第四项啮齿动物研究在腹腔镜和开腹盲肠切除术外又加入了一个 AC 组。术后 24 小时收集腹膜巨噬细胞，体外刺激后测定 TNF-α 和 H_2O_2 水平。此外还检测腹膜巨噬细胞表面 MHC Ⅱ 类蛋白(啮齿动物 HLA-DR 类似物)的分泌水平。开腹组释放的 TNF-α 显著高于其他两组。开腹组腹膜巨噬细胞刺激后产生的 H_2O_2 显著少于腹腔镜组或 AC 组。最后，开腹组巨噬细胞表达的 MHC Ⅱ 类蛋白明显少于其他两组。在腹腔镜组和 AC 组之间比较这三项指标，没有明显差别。这些结果表明，在某些方面，开腹手术刺激腹膜巨噬细胞但抑制了其他功能。能够得出的结论是，从 AC 组结果来看，腹腔镜方法能更好地保存基线巨噬细胞功能。

最后一项啮齿动物研究评价了老鼠在开腹手术和 CO_2 吹入后清除腹膜内大肠杆菌的能力。术后 8 小时，CO_2 气腹组的大肠杆菌数量显著多于开腹组或对照组[85]。虽然在研究中没有进行评估，但是可以推测细菌是由腹膜巨噬细胞清除的。

这些结果提示，用产生 TNF-α、IL-1 和氧化亚氮的能力来评估，开腹手术后腹膜巨噬细胞更容易被激活。而且它们清除腹膜内细菌的能力增强。腹腔镜手术中 CO_2 气腹可能会抑制腹膜巨噬细胞的功能。不过，开腹手术组释放 H_2O_2 和表面表达 MHC Ⅱ 类蛋白的能力下降，因此开腹手术在某些方面又是抑制性的。这些变化的临床意义并不明确。到目前为止，并没有观察到开腹和腹腔镜结肠切除术术后在腹膜内感染方面存在显著差异。

7.5 麻醉及其对免疫应答的影响

大多数开腹手术和腹腔镜手术都是在全身麻醉下进行的。虽然组织损伤是术后生理变化的主要原因，但是麻醉的类型也会影响很多免疫指标。例如，麻醉过程中常用的一些药物，如非甾体类抗炎药、磷酸二酯酶抑制剂和阿片类药物等，都会对围术期血液中细胞因子水平产生影响[86]。一项有关异丙酚和芬太尼的研究发现，给药 20 分钟后血液中 TNF-α、IL-1 β 和 IFN-γ 水平显著上升。这一研究还报道给药后循环淋巴细胞数目会有变化;T细胞和B细胞百分数显著上升，而NK细胞百分数显著下降[87]。一项小型随机研究测试并比较了接受选择性子宫切除的非恶性疾病女性在吸入异氟烷和氧化亚氮与静脉注射阿芬太尼和异丙酚之后IL-1β、IL-6、皮质醇和催乳素水平的差别。研究结果提示静脉注射阿芬太尼和异丙酚组术后的IL-6和皮质醇水平低于异氟烷和氧化亚氮组。两种麻醉方法之间催乳素和IL-1β水平没有差异[88]。

7.6 CO_2 气腹及其对免疫系统的影响

虽然动物实验和人体实验中已使用了各种不同的气体，但是目前全世界范围内广泛使用的气体依然是 CO_2。CO_2 气腹除了有其他一些作用和效果外,还会影响免疫系统。

一项小鼠研究测试了 CO_2 气腹、空气气腹和开腹手术后腹膜巨噬细胞、血液单核细胞和中性粒细胞的活性。与 CO_2 气腹组相比,空气气腹组和开腹手术组腹膜巨噬细胞释放的TNF-α和过氧化物明显更多，巨噬细胞吞噬白色念珠菌的能力更弱。在空气气腹组和开腹手术组可观察到LPS由肠道迁移到腹腔和系统循环，而在 CO_2 气腹组无此现象[61]。Gutt等人在小鼠实验中用碳清除率测试法（一种成熟的评价巨噬细胞吞噬能力的检测方法）比较开腹胃底折叠术、CO_2 气腹腹腔镜胃底折叠术和无气体胃底折叠术。无气体组巨噬细胞吞噬能力受抑制最小（$t_{1/2}$=12.86min),CO_2 腹腔镜组受抑制程度中等($t_{1/2}$=16.1min)。碳清除率受影响最大的是开腹手术组($t_{1/2}$=21.91min)[89]。虽然有相当多的研究证实腹壁悬吊方法由于避免了 CO_2 气腹,对生理影响最小,但是该方法在临床上并没有得到广泛应用。由于显露效果不佳,且悬吊装置笨重、昂贵,需要分别切口,因此,虽然 CO_2 气腹有明显的缺点,它仍然是首选的气腹方式。

7.7 氦气和氩气替代 CO_2 气腹

氩气、氧化亚氮和氦气都充当过气腹气体。与 CO_2 相反,氦气和氩气无法被吸收,因而不会产生高碳酸血症和酸中毒。氧化亚氮因其有可燃性和成本高而没有被广泛应用。氦气虽然某些方面优于 CO_2,但也没有被广泛应用。比较上述几种气体的啮齿动物研究表明，氦气或空气灌注不改变血pH值,不会像 CO_2 气腹那样产生腹膜巨噬细胞抑制现象。CO_2 灌注时腹腔内pH值降低可能是导致巨噬细胞功能改变的原因,或者至少是部分原因。一项小鼠研究通过检测清除腹膜内单核细胞增多性李斯特菌的能力比较了开腹手术和氦气、CO_2 气腹。开腹手术组和 CO_2 灌注组清除细菌的能力显著低于氦气气腹组[90]。如前所述,虽然氦气在动物实验中具有一定优势,但没有用于临床。

7.8 手术和肿瘤抵抗

我们研究组在C3H/Hej小鼠皮下注射免疫原性乳腺癌细胞比较开腹手术、CO_2 气腹和单独麻醉对照组,结果显示存在显著差异,开腹手术后肿瘤的发生发展比 CO_2 气腹更快[91]。而 CO_2 气腹组肿瘤的发生发展又要快于麻醉对照组。使用其他肿瘤细胞系和不同的肿瘤模型也观察到了类似的结果[47]。一项小鼠研究比较了开腹手术、CO_2 气腹和单独麻醉组肺转移灶情况，发现从AC、CO_2 气腹到开腹手术,肺表面转移病灶依次增加[92]。比较开腹和腹腔镜盲肠手术的小鼠研究也得出了类似的结论。开腹手术后肿瘤细胞增殖增加、凋亡减少[93]。

小鼠研究中肿瘤生长增加是否是手术导致的免疫抑制所致?

我们研究组开展的一项小鼠研究提示手术相

关免疫抑制是其原因之一。在正常免疫性和免疫缺陷性裸鼠皮下注射肿瘤细胞，并比较开腹手术和 CO_2 气腹术后肿瘤的生长速度。开腹手术免疫正常小鼠的肿瘤较大，开腹手术组和 CO_2 气腹组之间没有显著差异。这提示开腹手术中细胞介导的免疫抑制没有导致术后肿瘤生长加速。

在人体中，没有数据显示手术相关免疫抑制会导致免疫正常的患者肿瘤生长加快。

7.9 血管生成相关血浆蛋白水平的变化

最近研究发现一些在血管生成中起重要作用的血浆蛋白水平术后出现变化,虽然与免疫功能无直接关系,但值得关注。血管生成对伤口愈合和肿瘤生长均有重要意义。血液内大部分蛋白如果术后有变化的话一般 1 周内就恢复正常，与此不同的是,腹腔镜结肠切除术(LACR)后血管内皮生长因子(VEGF)、血管生成素 2(Ang2)、胎盘生长因子(PIGF)和可溶性血管细胞黏附分子(VCAM)的血浆水平均显著升高并持续 2~4 周[11,82-84]。VEGF 在新生血管形成早期起重要作用，而 Ang2 和 PIGF 是促进 VEGF 介导的血管生成的重要调节因子[67]。此外，微创结直肠切除术后 2~3 周，血浆在体外刺激内皮细胞增殖、迁移和侵袭的能力显著强于术前血浆[56]。这种促血管生成系统蛋白浓度的变化可能和伤口愈合有关。这些结果提示肿瘤根治性切除术后潜在的微小病灶或活性肿瘤细胞在术后 1 个月内加速生长或形成远处转移的风险最大。虽然不直接相关，但是早期短暂的免疫抑制可能和相对持续时间更长的促血管生成血浆成分的变化协同作用,共同促进了术后 1 个月内肿瘤的发展。

7.10 结论

评价腹腔内局部免疫功能时，在小动物模型中 CO_2 气腹会导致巨噬细胞功能发生不利变化。开腹术后收集的巨噬细胞在体外更容易被激活。然而，也有一些研究显示开腹手术也会对巨噬细胞功能产生不利影响,如降低 MHC Ⅱ类蛋白表达和减少 H_2O_2 生成。这些结果提示行腹腔镜手术的患者更容易腹腔内感染。不过临床上并没有在大宗结肠切除随机研究中发现腹腔内脓肿或吻合口瘘发生率增加，这些基础研究的发现究竟有多大的临床意义还存疑。

总的来说，从系统性反应（血液蛋白水平、DTH 等)来看,CO_2 气腹和腹腔镜操作比开腹操作的影响更小、持续时间更短。

动物实验中发现的更好地保存免疫功能有何临床意义?

目前还没有结论性的证据表明保存得更好的免疫功能可带来更好的临床获益,但是有一些间接的数据可以支持这一假说。最近的一篇综述指出，腹腔镜手术的伤口感染率低于开腹手术:胆囊切除术(1.1%比 4%)、阑尾切除术(2%比 8%)、结直肠切除术(5%比 9.5%)、脾切除术(1.5%比 10%)[14]。一篇结肠切除文献的 Cochrane 系统评价显示腹腔镜术后伤口感染率显著低于开腹手术[60]。结肠切除的荟萃分析在伤口感染方面也得出了相同结论[61]。腹腔镜术后尿路感染的发生率较低:胆囊切除术(0.7%比 2%)、结直肠切除术(0.6%比 3%)、脾切除术(1%比 8%)。肺部感染方面结果也一样:胆囊切除术（1.5%比 5%)、阑尾切除术（0.3%比 3%)、结直肠切除术(4%比 9%)、脾切除术(10%比 15%)。值得注意的是,腹腔镜阑尾切除术后腹腔内脓肿形成率更高[14]。虽然结论还不是很充分,但这些结果支持免疫功能的保存可以降低术后感染发生率。

(赵宏 译　毕新宇 校)

参考文献

1. Ordemann, J., Jacobi, C.A., Schwenk, W., et al.: Cellular and humoral inflammatory response after laparoscopic and conventional colorectal resections. Surg. Endosc. **15**(6), 600–608 (2001)
2. Schietroma, M., Carlei, F., Mownah, A., et al.: Changes in the blood coagulation, fibrinolysis, and cytokine profile during laparoscopic and open cholecystectomy. Surg. Endosc. **18**(7), 1090–1096 (2004)
3. Wu, F.P., Sietses, C., von Blomberg, B.M., et al.: Systemic and peritoneal inflammatory response after laparoscopic or conventional colon resection in cancer patients: a prospective, randomized trial. Dis. Colon Rectum **46**(2), 147–155 (2003)
4. Bolufer, J.M., Delgado, F., Blanes, F., et al.: Injury in laparoscopic surgery. Surg. Laparosc. Endosc. **5**, 318–323 (1995)
5. Bruce, D.M., Smith, M., Walker, C.B., et al.: Minimal access surgery for cholelithiasis induces an attenuated acute phase response. Am. J. Surg. **178**(3), 232–234 (1999)
6. Dionigi, R., Dominioni, L., Benevento, A., et al.: Effects of surgical trauma of laparoscopic vs. open cholecystectomy. Hepatogastroenterology **41**(5), 471–476 (1994)
7. Grande, M., Tucci, G.F., Adorisio, O., et al.: Systemic acute phase response alter laparoscopic and open cholecystectomy. Surg. Endosc. **16**, 313–316 (2002)
8. Jakeways, M.S., Mitchell, V., Hashim, I.A., et al.: Metabolic and inflammatory responses after open or laparoscopic cholecystectomy. Br. J. Surg. **81**(1), 127–131 (1994)
9. Joris, J., Cigarini, I., Legrand, M., et al.: Metabolic and respiratory changes after cholecystectomy performed via laparotomy or laparoscopy. Br. J. Anaesth. **69**(4), 341–345 (1992)
10. Schietroma, M., Carlei, F., Cappelli, S., et al.: Effects of cholecystectomy (laparoscopic versus open) on PMN-elastase. Hepatogastroenterology **54**(74), 342–345 (2007)
11. Targarona, E.M., Pons, M.J., Balagué, C., et al.: Acute phase is the only significantly reduced component of the injury response after laparoscopic cholecystectomy. World J. Surg. **20**(5), 528–533 (1996)
12. Delgado, S., Lacy, A.M., Filella, X., et al.: Acute phase response in laparoscopic and open colectomy in colon cancer: randomized study. Dis. Colon Rectum **44**(5), 638–646 (2001)
13. Hildebrandt, U., Kessler, K., Plusczyk, T., et al.: Comparison of surgical stress between laparoscopic and open colonic resections. Surg. Endosc. **17**(2), 242–246 (2003)
14. Schwenk, W., Jacobi, C., Mansmann, U., et al.: Inflammatory response after laparoscopic and conventional colorectal resections - results of a prospective randomized trial. Langenbecks Arch. Surg. **385**(1), 2–9 (2000)
15. Targarona, E.M., Gracia, E., Garriga, J., et al.: Prospective randomized trial comparing conventional laparoscopic colectomy with hand-assisted laparoscopic colectomy: applicability, immediate clinical outcome, inflammatory response, and cost. Surg. Endosc. **16**(2), 234–239 (2002)
16. Braga, M., Vignali, A., Zuliani, W., et al.: Metabolic and functional results after laparoscopic colorectal surgery. Dis. Colon Rectum **45**(8), 1070–1077 (2002)
17. Sietses, C., Wiezer, M.J., Eijsbouts, Q.A., et al.: A prospective randomized study of the systemic immune response after laparoscopic and conventional Nissen fundoplication. Surgery **126**(1), 5–9 (1999)
18. Nguyen, N.T., Goldman, C.D., Ho, H.S., et al.: Systemic stress response after laparoscopic and open gastric bypass. J. Am. Coll. Surg. **194**(5), 557–566 (2002)
19. Hill, A.D., Banwell, P.E., Darzi, A., et al.: Inflammatory markers following laparoscopic and open hernia repair. Surg. Endosc. **9**(6), 695–698 (1995)
20. Baigrie, R.J., Lamont, P.M., Kwiatkowski, D., et al.: Systemic cytokine response after major surgery. Br. J. Surg. **79**, 757–760 (1992)
21. Cruickshank, A.M., Fraser, W.D., Burns, H.J., et al.: Response of serum interleukin-6 in patients undergoing elective surgery of varying severity. Clin. Sci. **79**, 161–165 (1990)
22. Berggren, U., Gordh, T., Grama, D., et al.: Laparoscopic versus open cholecystectomy: hospitalization, sick leave, analgesia, and trauma responses. Br. J. Surg. **81**, 1362 (1994)
23. Goodale, R.L., Beebe, D.S., McNevin, M.P., et al.: Hemodynamic, respiratory, and metabolic effects of laparoscopic cholecystectomy. Am. J. Surg. **166**, 533–537 (1993)
24. Kloosterman, T., von Blomberg, B.M., Borgstein, P., et al.: Unimpaired immune functions after laparoscopic cholecystectomy. Surgery **115**(4), 424–428 (1994)
25. Kuhry, E., Schwenk, W., Gaupset, R., et al.: Long-term outcome of laparoscopic surgery for colorectal cancer: a cochrane systematic review of randomised controlled trials. Cancer Treat. Rev. **34**(6), 498–504 (2008)
26. Maruszynski, M., Pojda, Z.: Interleukin 6(IL-6) levels in the monitoring of surgical trauma. A comparison of serum IL-6 concentration in patients treated by cholecystectomy via laparotomy or laparoscopy. Surg. Endosc. **9**, 882–885 (1995)
27. McMahon, A.J., O'Dwyer, P.J., Cruickshank, D.: Comparison of metabolic responses to laparoscopic and mini-laparotomy cholecystectomy. Br. J. Surg. **80**, 1255 (1993)
28. Ueo, H., Honda, M., Adachi, M.: et al Minimal increase in serum interleukin-6 levels during laparoscopic cholecystectomy. Am. J. Surg. **168**, 358–360 (1994)
29. Vander Velpen, G., Penninckx, F., Kerremans, R., et al.: Interleukin 6 and coagulation fibrinolysis fluctuation after laparoscopic and conventional cholecystectomy. Surg. Endosc. **8**, 1216 (1994)
30. Carter, J.J., Whelan, R.L.: The immunologic consequences of laparoscopy in oncology. Surg. Oncol. Clin. N. Am. **10**(3), 655–677 (2001)
31. Harmon, G.D., Senagore, A.J., Kilbride, M.J., et al.: Interleukin-6 response to laparoscopic and open colectomy. Dis. Colon Rectum **37**(8), 754–759 (1994)
32. Kirman, I., Poltaratskaia, N., Cekic, V., et al.: Depletion of circulating insulin-like growth factor binding protein 3 after open surgery is associated with high interleukin-6 levels. Dis. Colon Rectum **47**(6), 911–917 (2004)
33. Leung, K.L., Lai, P.B., Ho, R.L., et al.: Systemic cytokine response after laparoscopic-assisted resection of rectosigmoid carcinoma: a prospective randomized trial. Ann. Surg. **231**(4), 506–511 (2000)
34. Nishiguchi, K., Okuda, J., Toyoda, M., et al.: Comparative evaluation of surgical stress of laparoscopic and open surgeries for colorectal carcinoma. Dis. Colon Rectum **44**(2), 223–230 (2001)
35. Wichmann, M.W., Huttl, T.P., Winter, H., et al.: Immunological effects of laparoscopic vs open colorectal surgery. Arch. Surg. **140**, 692–697 (2005)
36. Hewitt, P.M., Ip, S.M., Kwok, S.P., et al.: Laparoscopic-assisted vs. open surgery for colorectal cancer: comparative study of immune effects. Dis. Colon Rectum **41**(7), 901–909 (1998)
37. Mehigan, B.J., Hartley, J.E., Drew, P.J., et al.: Changes in T cell subsets, interleukin-6 and C-reactive protein after laparoscopic and open colorectal resection for malignancy. Surg. Endosc. **15**(11), 1289–1293 (2001)
38. Tang, C.L., Eu, K.W., Tai, B.C., et al.: Randomized clinical

trial of the effect of open versus laparoscopically assisted colectomy on systemic immunity in patients with colorectal cancer. Br. J. Surg. **88**(6), 801–807 (2001)
39. Collet, D., Vitale, G.C., Reynolds, M., et al.: Peritoneal host defenses are less impaired by laparoscopy than by open operation. Surg. Endosc. **9**(10), 1059–1064 (1995)
40. Jacobi, C.A., Ordemann, J., Zieren, H.U., et al.: Increased systemic inflammation after laparotomy vs. laparoscopy in an animal model of peritonitis. Arch. Surg. **133**(3), 258–262 (1998)
41. Glaser, F., Sannwald, G.A., Buhr, H.J., et al.: General stress response to conventional and laparoscopic cholecystectomy. Ann. Surg. **221**(4), 372–380 (1995)
42. Hammer, J.H., Nielsen, H.J., Moesgaard, F., et al.: Duration of postoperative immunosuppression assessed by repeated delayed type hypersensitivity skin tests. Eur. Surg. Res. **24**(3), 133–137 (1992)
43. Lennard, T.W., Shenton, B.K., Borzotta, A., et al.: The influence of surgical operations on components of the human immune system. Br. J. Surg. **10**, 771–776 (1995)
44. Allendorf, J.D., Bessler, M., Whelan, R.L., et al.: Better preservation of immune function after laparoscopic-assisted versus open bowel resection in a murine model. Dis. Colon Rectum **39**, 67–72 (1996)
45. Trokel, M.J., Bessler, M., Treat, M.R., et al.: Preservation of immune response after laparoscopy. Surg. Endosc. **8**, 1385–1387 (1994). discussion 1387–1388
46. Allendorf, J.D., Bessler, M., Whelan, R.L., et al.: Postoperative immune function varies inversely with the degree of surgical trauma in a murine model. Surg. Endosc. **11**(5), 427–430 (1997)
47. Gitzelmann, C.A., Mendoza-Sagaon, M., Talamini, M.A., et al.: Cell-mediated immune response is better preserved by laparoscopy than laparotomy. Surgery **127**(1), 65–71 (2000)
48. Whelan, R.L., Franklin, M., Holubar, S.D., et al.: Postoperative cell mediated immune response is better preserved after laparoscopic vs open colorectal resection in humans. Surg. Endosc. **17**(6), 972–978 (2003)
49. Kirman, I., Belizon, A., Balik, E., et al.: Perioperative sargramostim (recombinant human GM-CSF) induces an increase in the level of soluble VEGFR1 in colon cancer patients undergoing minimally invasive surgery. Eur. J. Surg. Oncol. **33**, 1169–1176 (2007)
50. Tjandra, J.J., Chan, M.K.: Systematic review on the short-term outcome of laparoscopic resection for colon and rectosigmoid cancer. Colorectal Dis. **8**(5), 375–388 (2006)
51. Eilber, F.R., Morton, D.L.: Impaired immunologic reactivity and recurrence following cancer surgery. Cancer **25**(2), 362–367 (1970)
52. Christou, N.V., Meakins, J.L., Gordon, J., et al.: The delayed hypersensitivity response and host resistance in surgical patients. 20 years later. Ann. Surg. **222**(4), 534–546 (1995)
53. Christou, N.V., Tellado-Rodriguez, J., Chartrand, L., et al.: Estimating mortality risk in preoperative patients using immunologic, nutritional and acute-phase response variables. Ann. Surg. **210**(1), 69–77 (1989)
54. Pietsch, J.B., Meakins, J.L.: Davis & Geck surgical essay. The delayed hypersensitivity response: clinical application in surgery. Can. J. Surg. **20**(1), 15–21 (1977)
55. Appel, S.H., Wellhausen, S.R., Montgomery, R., et al.: Experimental and clinical significance of endotoxin-dependent HLA-DR expression on monocytes. J. Surg. Res. **47**(1), 39–44 (1989)
56. Faist, E., Mewes, A., Strasser, T., et al.: Alteration of monocyte function following major injury. Arch. Surg. **123**(3), 287–292 (1988)
57. Hershman, M.J., Cheadle, W.G., Wellhausen, S.R., et al.: Monocyte HLA-DR antigen expression characterizes clinical outcome in the trauma patient. Br. J. Surg. **77**(2), 204–207 (1990)
58. Cheadle, W.G., Hershman, M.J., Wellhausen, S.R., et al.: HLA-DR antigen expression on peripheral blood monocytes correlates with surgical infection. Am. J. Surg. **161**(6), 639–645 (1991)
59. Decker, D., Schondorf, M., Bidlingmaier, F., et al.: Surgical stress induces a shift in the type-1/type-2 T-helper cell balance, suggesting down-regulation of cell-mediated and up-regulation of antibody-mediated immunity commensurate to the trauma. Surgery **119**(3), 316–325 (1996)
60. Bolla, G., Tuzzato, G.: Immunologic postoperative competence after laparoscopy versus laparotomy. Surg. Endosc. **17**(8), 1247–1250 (2003). Epub 2003 June 13
61. Watson, R.W., Redmond, H.P., McCarthy, J., et al.: Exposure of the peritoneal cavity to air regulates early inflammatory responses to surgery in a murine model. Br. J. Surg. **82**(8), 1060–1065 (1995)
62. Sandoval, B.A., Robinson, A.V., Sulaiman, T.T., et al.: Open versus laparoscopic surgery: a comparison of natural antitumoral cellular immunity in a small animal model. Am. Surg. **62**(8), 625–630 (1996). discussion 630-1
63. Da Costa, M.L., Redmond, P., Bouchier-Hayes, D.J.: The effect of laparotomy and laparoscopy on the establishment of spontaneous tumor metastases. Surgery **124**(3), 516–525 (1998)
64. Da Costa, M.L., Redmond, H.P., Bouchier-Hayes, D.J.: Taurolidine improves survival by abrogating the accelerated development and proliferation of solid tumors and development of organ metastases from circulating tumor cells released following surgery. J. Surg. Res. **101**(2), 111–119 (2001)
65. Griffith, J.P., Everitt, N.J., Lancaster, F., et al.: Influence of laparoscopic and conventional cholecystectomy upon cell-mediated immunity. Br. J. Surg. **82**(5), 677–680 (1995)
66. Leung, K.L., Tsang, K.S., Ng, M.H., et al.: Lymphocyte subsets and natural killer cell cytotoxicity after laparoscopically assisted resection of rectosigmoid carcinom. Surg. Endosc. **17**(8), 1305–1310 (2003)
67. Pollock, R.E., Lotzová, E., Stanford, S.D.: Mechanism of surgical stress impairment of human perioperative natural killer cell cytotoxicity. Arch. Surg. **126**(3), 338–342 (1991)
68. Ogawa, K., Hirai, M., Katsube, T., et al.: Suppression of cellular immunity by surgical stress. Surgery **127**(3), 329–336 (2000)
69. Walker, C.B., Bruce, D.M., Heys, S.D., et al.: Minimal modulation of lymphocyte and natural killer cell subsets following minimal access surgery. Am. J. Surg. **177**(1), 48–54 (1999)
70. Liang, J.T., Shieh, M.J., Chen, C.N., et al.: Prospective evaluation of laparoscopy-assisted colectomy versus laparotomy with resection for management of complex polyps of the sigmoid colon. World J. Surg. **26**(3), 377–383 (2002)
71. Perttilä, J., Salo, M., Ovaska, J., et al.: Immune response after laparoscopic and conventional Nissen fundoplication. Eur. J. Surg. **165**(1), 21–28 (1999)
72. Fujii, K., Sonoda, K., Izumi, K., et al.: T lymphocyte subsets and Th1/Th2 balance after laparoscopy-assisted distal gastrectomy. Surg. Endosc. **17**(9), 1440–1444 (2003)
73. Brune, I.B., Wilke, W., Hensler, T., et al.: Downregulation of T helper type 1 immune responseand altered pro-inflammatory and anti-inflammatory T cell cytokine balance followingconventional but not laparoscopic surgery. Am. J. Surg. **177**(1), 55–60 (1999)
74. Brezinschek, R.I., Oppenheimer-Marks, N., Lipsky, P.E.:

Activated T cells acquire endothelial cell surface determinants during transendothelial migration. J. Immunol. **162**(3), 1677–1684 (1999)
75. Qing, Z., Sandor, M., Radvany, Z., et al.: Inhibition of antigen-specific T cell trafficking into the central nervous system via blocking PECAM1/CD31 molecule. J. Neuropathol. Exp. Neurol. **60**(8), 798–807 (2001)
76. Kirman, I., Cekic, V., Poltaratskaia, N., et al.: The percentage of CD31+ T cells decreases after open but not laparoscopic surgery. Surg. Endosc. **17**(5), 754–757 (2003)
77. Sylla, P., Nihalani, A., Whelan, R.L.: Microarray analysis of the differential effects of open and laparoscopic surgery on murine splenic T-cells. Surgery **139**(1), 92–103 (2006)
78. van Furth, R., Raeburn, J.A., van Zwet, T.I.: Characteristics of human mononuclear phagocytes. Blood **54**, 485–500 (1979)
79. Drysdale, B.E., Agarwal, S., Shin, H.S.: Macrophage-mediated tumoricidal activity: mechanisms of activation and cytotoxicity. Prog. Allergy **40**, 111–161 (1988)
80. McMasters, K.M., Cheadle, W.G.: Regulation of macrophage TNF alpha, IL-1 beta, and Ia (I-A alpha) mRNA expression during peritonitis is site dependent. J. Surg. Res. **54**(5), 426–430 (1993)
81. Arya, G., Garcia, V.F.: Hypoxia/reoxygenation affects endotoxin tolerance. J. Surg. Res. **59**(1), 13–16 (1995)
82. Novitsky, Y.W., Czerniach, D.R., Kaban, G.K., et al.: Immunologic effects of hand-assisted surgery on peritoneal macrophages: comparison to open and standard laparoscopic approaches. Surgery **139**(1), 39–45 (2006)
83. West, M.A., Hackam, D.J., Baker, J., et al.: Mechanism of decreased in vitro murine macrophage cytokine release after exposure to carbon dioxide: relevance to laparoscopic surgery. Ann. Surg. **226**(2), 179–190 (1997)
84. Jesch, N.K., Kuebler, J.F., Nguyen, H., et al.: Laparoscopy vc minilaparotoomy and full laparotomoy preserves circulatory but not peritoneal and pulmonary immune responses. J. Pediatr. Surg. **41**(6), 1085–1092 (2006)
85. Sare, M., Yesilada, O., Gürel, M., et al.: Effects of C02 insufflation on bacterial growth in rats with Escherichia coli-induced experimental peritonitis. Surg. Laparosc. Endosc. **7**(1), 38–41 (1997)
86. McBride, W.T., Armstrong, M.A., McBride, S.J.: Immunomodulation: an important concept in modern anaesthesia. Anaesthesia **51**(5), 465–473 (1996)
87. Brand, J.M., Frohn, C., Luhm, J., et al.: Early alterations in the number of circulating lymphocyte subpopulations and enhanced proinflammatory immune response during opioid-based general anesthesia. Shock **20**(3), 213–217 (2003)
88. Crozier, T.A., Müller, J.E., Quittkat, D., et al.: Effect of anaesthesia on the cytokine responses to abdominal surgery. Br. J. Anaesth. **72**(3), 280–285 (1994)
89. Gutt, C.N., Heinz, P., Kaps, W., et al.: The phagocytosis activity during conventional and laparoscopic operations in the rat. A preliminary study. Surg. Endosc. **11**(9), 899–901 (1997)
90. Chekan, E.G., Nataraj, C., Clary, E.M., et al.: Intraperitoneal immunity and pneumoperitoneum. Surg. Endosc. **13**(11), 1135–1138 (1999)
91. Allendorf, J.D., Bessler, M., Kayton, M.L., et al.: Increased tumor establishment and growth after laparotomy vs laparoscopy in a murine model. Arch. Surg. **130**(6), 649–653 (1995)
92. Shiromizu, A., Suematsu, T., Yamaguchi, K., et al.: Effect of laparotomy and laparoscopy on the establishment of lung metastasis in a murine model. Surgery **128**(5), 799–805 (2000)
93. Lee, S.W., Gleason, N., Blanco, I., Asi, Z.K., et al.: Higher colon cancer tumor proliferative index and lower tumor cell death rate in mice undergoing laparotomy versus insufflation. Surg. Endosc. **16**(1), 36–39 (2002)
94. Belizon, A., Balik, E., Horst, P., et al.: Persistent elevation of plasma vascular endothelial growth factor levels during the first month after minimally invasive colorectal resection. Surg. Endosc. **22**(2), 287–297 (2008)
95. Shantha Kumara, H.M.C., Yan, X., Herath, A.C.: Plasma soluble Vascular Adhesion Molecule-1 levels are persistently elevated during the first month after colorectal cancer resection. Accepted for presentation at SAGES WCES 12th Mtg (2010)
96. Shantha Kumara, H.M.C., Yan, X., Feingold, D.: Plasma Levels of Placental Growth Factor (PLGF), a proangiogenic protein, are elevated for 3 weeks after minimally invasive colorectal cancer resection. Accepted for presentation at SAGES WCES 12th Mtg (2010)
97. Shantha Kumara, H.M.C., Hoffman, A., Kim, I.Y., et al.: Colorectal resection, both open and laparoscopic-assisted, in patients with benign indications is associated with proangiogenic changes in plasma angiopoietin 1 and 2 levels. Surg. Endosc. **23**(2), 409–415 (2009)
98. Neufeld, G., Cohen, T., Gengrinovitch, S., et al.: Vascular endothelial growth factor (VEGF) and its receptors. FASEB J. **13**(1), 9–22 (1999)
99. Kumara, H.M., Feingold, D., Kalady, M., et al.: Colorectal resection is associated with persistent proangiogenic plasma protein changes: postoperative plasma stimulates in vitro endothelial cell growth, migration, and invasion. Ann. Surg. **249**(6), 973–977 (2009)
100. Boni, L., Benevento, A., Rovera, F., et al.: Infective complications in laparoscopic surgery. Surg. Infect. (Larchmt) **7**(Suppl 2), S109–S111 (2006)

第 8 章

气腹及其对恶性肿瘤的影响

Alan T. Lefor, Atsushi Shimizu

A.T. Lefor(✉) and A. Shimizu
Department of Surgery, Center for Graduate Medical Education, Jichi Medical University, 3311-1 Yakushiji, Shimotsuke City, Tochigi, 329-0498, Japan
e-mail: alefor@jichi.ac.jp; ashimizu@jichi.ac.jp

8.1 引言

在过去 20 年间，腹腔镜成为普通外科领域许多疾病诊断和治疗的有力工具。在某些情况下，腹腔镜已经迅速成为治疗金标准，使开腹手术成为第二选择。其中最典型的例子是腹腔镜胆囊切除术，使患者住院时间大幅度缩短，改善了术后不适并快速恢复工作。

腹腔镜手术逐渐扩展到了恶性肿瘤包括诊断、分期、治疗、监测和姑息治疗在内的各个方面。腹腔镜在肿瘤诊断方面的应用早期主要是视诊。肉眼看到腹腔内肿块，对于其恶性可能性有一个主观的判断。腹腔镜活检手术钳可用于组织学检查诊断恶性肿瘤。现在腹腔镜超声引导下活检技术可以对肝脏等实体器官深部的肿物进行探查和活检。诊断明确后，腹腔镜分期可以判断不可切除性，这会大大改变治疗决策。最开始腹腔镜检查用于淋巴瘤的分期，现在在发现转移病灶避免腹壁大切口方面发挥重要作用。对于可切除病灶，已开展了从脾切除到复杂胰十二指肠切除在内的各种大手术。肿瘤切除后，可以通过腹腔镜在直视下监测肿瘤进展，及时明确扩散病灶。对于无法切除或者晚期病例，可以在腹腔镜下开展姑息手术，例如，缓解小肠梗阻或行旁路手术等。

最开始的热情消退后，由于各种原因恶性肿瘤腹腔镜手术的开展慢了下来；这一历史是手术心理学研究的范畴。直到不久以前，美国主要是妇科医生在使用腹腔镜。1978 年报道了第一例穿刺孔肿瘤复发，这是 1 例接受腹腔镜诊断手术的卵巢癌患者[1]。20 世纪 80 年代末期，普外科医生开始使用腹腔镜后，开展了许多新的术式，到 20 世纪 90 年代早期，一些外科医生开始常规开展腹腔镜结肠切除术，以给患者带来和腹腔镜胆囊切除术一样的效果。1993 年，报道了几例腹腔镜结肠癌切除术后套管穿刺孔肿瘤转移的病例。这些报道使得肿瘤患者腹腔镜手术大幅度下滑。外科界因此开展了许多实验室研究，以明确穿刺孔转移率。也开展了有关开腹手术伤口复发率临床研究，这方面同样缺乏足够的数据。这些结果促成了一系列设计严谨的前瞻性随机多中心临床研究，以探索腹腔镜手术在肿瘤患者特别是结肠癌患者治疗中的作用。

1904 年，Halstead 说过“医院、手术室和病房应该是实验室，而且是最高级别的实验室。经验告诉我们，凡是这样实行的地方，不仅能够提供更好的医学教育、开展更好的医学研究，还能给患者带来最大的福利。内外科教师们应努力去实现它。”腹腔镜结肠癌手术正是在这一精神的鼓舞下发展的，临床医生发现一个临床现象，对此加以研究，再将新技术及明确获益的客观数据应用于临床。

本章首先将回顾一些气腹对恶性肿瘤患者全身作用的证据。接着回顾气腹对恶性肿瘤细胞的作用，包括体内和体外研究两方面。回顾曾经被用作气腹的气体成分和压力，随后是专门针对穿刺孔转移的实验室和临床研究。最后，回顾防止穿刺孔转移相关技术的文献。从历史发展角度来说，针对穿刺孔转移的临床和基础研究直接导致了气腹对恶性肿瘤影响的临床和基础研究。

8.2 气腹对患者整体的影响

要认识腹腔镜和气腹对恶性肿瘤的影响，必须先了解其对患者全身生理改变的影响。

8.2.1 深静脉血栓、肺栓塞和高凝状态

在许多研究中可以看到腹腔镜手术后发生深静脉血栓。众所周知，恶性肿瘤患者通常处于高凝状态。两者结合更引发了对恶性肿瘤患者腹腔镜手术会增加风险的担忧。对腹腔镜胆囊切除术患者的研究表明会出现血液淤滞的情况[2]。其他人的

研究也证实了这一点，他们发现气腹后股动脉血流速度减慢、股静脉扩张[3]。这些发现是血液淤滞的结果，气腹导致股静脉血流速度减缓。Ido 使用彩色多普勒超声进一步证实了这些结果[4]。

腹腔镜手术后肺栓塞发生率已有报道。487 例腹腔镜胆囊切除术患者的回顾性分析发现，2 例患者尽管采用了肝素治疗还是出现了有临床表现的肺栓塞[3]。另一项 200 例患者的回顾性分析显示有 1%的临床肺栓塞发生率[5]。腹腔镜结肠癌切除术 CLASSIC 研究[6]中报道了 DVT 和(或)肺栓塞的数据，但是在 COST[7]或 COLOR 研究[8]中未见报道。在 CLASSIC 研究中开腹手术组有 2 例深静脉血栓形成(2%)，腹腔镜组 1 例(1%)，两组间没有显著性差异(P>0.05)。

结果显示虽然创伤很小，腹腔镜胆囊切除术会引发高凝状态[9]。气腹的建立会引起精氨酸加压素释放[10]。有假设认为加压素和血小板的相互作用可能是气腹患者出现高凝状态的部分原因[9]。Caprini 检测了腹腔镜胆囊切除术后高凝性和 DVT 发生情况，发现高凝性显著提高[11]。基于这些发现，建议外科医生尽可能降低头高位和腹腔内压力，以尽可能减少这些患者出现高凝相关并发症的风险[9]。

8.2.2 系统性免疫

尽管腹腔镜手术后局部腹膜炎症反应降低，全身免疫活性保存得要比开腹手术好。一些研究显示开腹胆囊切除术后患者 CD4 和 CD8 细胞计数明显下降，另外一些研究则发现 T 细胞亚群分布改变[12]。Vallina 和 Velasco 检测了 11 例腹腔镜胆囊切除术后患者外周淋巴细胞水平，发现 CD4/CD8 比值短暂降低，CD4 和 CD8 细胞计数没有明显变化，在术后 1 周内恢复到术前水平[13]。在一项败血症迟发型超敏反应研究中，正常迟发型超敏反应患者死亡率为 2.9%，而免疫缺陷患者死亡率高达 20.9%[14]。在比较开腹手术和腹腔镜手术的动物和人体前瞻性研究中，开腹手术组迟发型超敏反应下降持续时间显著延长；由此推论腹腔镜手术后细胞介导的免疫反应保持得更好[15]。在动物实验中，开腹手术后腹壁接种肿瘤生长速度明显比腹腔镜术后快。

气腹对细胞免疫的作用前面已有论述，结果是 C 反应蛋白和 IL-6 的释放比开腹手术少。对巨噬细胞功能的影响意味着对腹腔内局部细胞免疫有抑制[16]。气腹对免疫的作用与不需要 CO_2 灌注的电视辅助胸腔镜手术(VATS)形成了鲜明对比。后者在免疫功能方面要优于 CO_2 气腹腹腔镜手术[16]。最近的研究显示，腹腔镜结肠癌切除术后的白细胞计数回归正常水平要比开腹手术早，开腹手术 HLA-DR 表达降低幅度比腹腔镜手术更大[16]。不过这些发现的临床意义尚不明确，还需要进一步研究明确。

虽然与开腹手术相比腹腔镜手术后系统免疫的一些指标更优，在腹膜内细胞水平上却表现得不明显[17]。局部免疫环境似乎受到气体选择和压力的调节。巨噬细胞 TNF-α 产生的减少可能会影响它清除腹腔镜手术污染细胞的能力[17]。这些研究再次强调，虽然从一些指标上看腹腔镜手术在维持系统免疫方面优于开腹手术，但其临床意义并不明确。

8.2.3 中枢神经系统

有关腹腔镜对中枢神经系统影响的资料多数来自猪模型。在一项颅内压传导的研究中，CO_2、氦气和氧化亚氮升高颅内压的幅度相同[18]。颅内压的升高与酸碱平衡没有关联，是气腹导致腹内压升高的继发反应。脑室-腹膜分流患者的小规模回顾性研究显示发病率很低，但对于有颅内疾病的患者还是建议谨慎操作[19]。

8.2.4 心脏影响

随着人口年龄的增长，伴有心脏疾病的老年

患者接受肿瘤手术不再罕见。有必要充分了解腹腔镜手术对心血管系统的影响，以避免发生严重并发症。已经有各种有创或无创的设备来协助记录其对人体的影响。在一项结肠癌腹腔镜结肠切除术中，血流动力学的研究中，用动脉导管、肺动脉导管和经食管超声心动图监控患者[20]。平均动脉压、中心静脉压、平均肺动脉压、肺毛细血管楔压和系统血管阻力均显著升高。心脏指数和射血分数明显下降，而心率相对没有明显变化。为了解其生理意义，Giebler 等人在猪模型上研究了腹膜内和腹膜后腹腔镜[21]。他们发现，腹膜内组的髂静脉和下腔静脉存在明显的压力梯度，而腹膜后组没有这种情况。同时，腹膜内组的气道压力上升。心功能降低可能是静脉回心血量减少和胸腔内压力升高的直接后果。

8.2.5 肺功能影响

在通常的临床环境中，肺是一个顺应性良好的器官。通过操作呼吸机，麻醉师能够预防出现酸碱失衡，并将二氧化碳分压（pCO_2）维持在正常范围。为明确其对损伤肺脏的影响，使用了猪的成人呼吸窘迫综合征模型[22]。诱发出成人呼吸窘迫综合征后，动物被分成两组：一组接受腹腔镜手术，另一组接受传统的开腹手术。与开腹组相比，腹腔镜组肺的顺应性显著下降，pCO_2 高，且出现酸中毒。虽然成人呼吸窘迫综合征动物腹腔镜后肺功能紊乱，但总体的心肺功能保存较好。

8.2.6 内脏功能影响

使用不同的气体灌注均会使内脏器官血流减少。减少的幅度可能会很大，可以超过 30%。一般缺血程度都是中等，表现为尿量减少，但是极个别情况也曾观察到小肠严重缺血。导致血流减少的因素很多，包括血管直接受压和神经反射通路受影响等。

8.3 气腹对恶性肿瘤细胞的影响：体外研究

腹腔镜术后疼痛更轻、愈合更快、腹腔内粘连更少，很容易被归因于小切口以及避免了几个小时的伤口牵拉。然而接受腹腔镜脾切除的患者为了取出标本必须再开一个大切口，疼痛同样轻得多。腹腔镜带来的益处部分可能与充入腹壁的 CO_2 气体有关。West 等人研究了不同气体对小鼠腹膜巨噬细胞内 pH 值的影响，发现气体与脂多糖激发的炎症因子释放之间的联系[23]。腹膜巨噬细胞用空气、氦气或 CO_2 分别孵化 2 小时，测定其对肿瘤坏死因子（TNF）水平、白介素-1 水平和细胞溶质 pH 值的影响。孵化在 CO_2 中的巨噬细胞产生 TNF 和白介素-1 明显少于空气或氦气孵化。另外，暴露在 CO_2 中会使细胞溶质明显酸化。这些作者认为 CO_2 充入引起的细胞酸化是腹腔镜手术后局部炎症反应降低的主要原因。

在另外一项研究中，从志愿者身上收集的腹膜巨噬细胞暴露在与腹腔镜相同压力的 CO_2 中，并且用氦气作为对照[24]。这一模型显示腹腔内多形核白细胞功能降低，证据是过氧化物的生成减少。同时，腹膜巨噬细胞分泌 TNF-α 和白介素-1 减少，线粒体脱氢酶的活性在 CO_2 暴露 12 小时后显著降低。CO_2 也与腹腔镜后炎症反应及疼痛减轻有关。在一项比较腹腔镜和传统结肠切除术的随机临床研究中，Wu 等人测量了结肠切除术后恶性肿瘤患者的白介素-6、白介素-8 和 TNF-α 的水平[25]。腹腔镜组的血浆白介素-6 和白介素-8水平显著降低，而两组均测不到 TNF-α。这些结果再次证实了前面临床研究中提到过的急性期系统性反应。

腹腔镜手术中常见的一个生理变化是腹腔内容物暴露在高压中。Gutt 等人将两组人体肿瘤细胞系分别暴露在 0mmHg、6mmHg 和 12mmHg CO_2 压力中[26]。随着压力的增加，结肠癌细胞增殖显著加快，而 CO_2 中的胰腺癌细胞增殖速度和环境压力没有关系。

在一项体外研究中，环境压力增加会促进肿瘤与基质蛋白的黏附；加入 α_1-整合蛋白亚体的抗体能削弱这一作用[27]。除了改变肿瘤的生物学特点使之更容易黏附和侵犯组织，压力升高还能对间皮细胞的防御功能产生不利影响，降低其对肿瘤生长的抵抗作用。小鼠腹腔镜手术一个小时后，电子显微镜可以观察到腹膜表面间皮细胞回缩[28]。12 个小时后细胞间的裂隙进一步加大，暴露出了基底膜。肿瘤灌洗过的小鼠腹膜表面迅速覆盖上一层恶性细胞，形成腹腔内广泛转移，和人体腹腔镜后肿瘤转移的情况类似。在无压力腹腔镜手术对照组中，肿瘤细胞在完好的间皮细胞表面停留很久才有零散的浸润。肿瘤继续生长局限在穿刺孔和下腹部，与开腹手术中见到的转移模式类似。压力的影响是多方面的：

- 刺激肿瘤细胞长得更大
- 使肿瘤细胞相互间连接更紧密
- 促使肿瘤细胞更快地渗透

这不仅导致腹膜防御功能受损，还能解释腹腔镜术后早期肿瘤扩散。

基质金属蛋白(MMP)在肿瘤细胞侵袭中起非常重要的作用，可能与转移的发生相关。MMP 的抑制剂已经开始临床研究。一项体外研究评估了人体结肠腺癌细胞系暴露在 CO_2 或氦气中，可以模拟腹腔镜手术条件后 MMP 表达和肿瘤细胞穿透人工基底膜能力的变化[29]。这一研究显示，暴露在 CO_2 和氦气中的细胞表达 MMP 的能力显著高于对照组，其中暴露在 CO_2 中的细胞表达能力又显著高于暴露在氦气中的细胞。在细胞侵袭能力检测中也见到了类似结果。而且，加入 MMP 抑制剂后，增强的侵袭能力被完全抵消，回到对照组水平。因此，作者们推论腹腔镜环境可能会促进患者恶性肿瘤细胞的扩散。他们推测最大的原因可能是低氧。

在体外模拟腹腔镜手术环境研究了肿瘤细胞和间质细胞的黏附能力[30]。间质细胞在体外暴露于类似气腹的压力和条件中后，肿瘤细胞系和间质细胞间的黏附明显增加。这一变化和间质细胞 ICAM-1 的分泌相平行。用抗体抑制 ICAM-1 表达后肿瘤细胞黏附减弱。这些研究可能揭示了气腹对肿瘤细胞起作用的潜在分子机制，处于这种环境中的分子可能是临床上穿刺孔转移的原因。

8.4 气腹对恶性肿瘤细胞的作用：体内研究

有说法认为气体充入本身就能通过把活性肿瘤细胞压入循环系统，定位到创伤部位（如穿刺孔）形成转移病灶，从而导致穿刺孔转移。在一项体内研究中，动物腹腔内注入肿瘤细胞然后分成三组：腹部切口对照组、背部切口气体充入组和单纯背部切口组[31]。处死后检查，背部切口组背部的肿瘤种植率为 0，而对照组中线切口肿瘤种植率为 42%。三组腹腔内肿瘤分布类似。这一研究提示气腹不会造成腹腔内活性肿瘤细胞血行伤口种植转移。

在一个体内模型中，老鼠在 0mmHg、4mmHg 或 16mmHg 压力下接受腹腔镜手术[32]。腹腔内注射结肠腺癌细胞系，气腹保持 60 分钟。第 11 天，处死老鼠检查肿瘤量。气腹压力大的老鼠肿瘤总量也大。在类似的研究中，其他研究者发现老鼠肿瘤转移病灶增加。

穿刺孔转移病理机制的一个争议点在于转移灶到底是气腹本身还是肿瘤手术操作导致的。一项研究采用仓鼠肿瘤模型，将已有网膜肿瘤的老鼠随机分为四组(肿瘤切半、压碎、剥离和切除)，然后在有气腹或无气腹的情况下取出腹腔外[33]。结果显示是否有气腹对伤口种植转移没有影响，因此研究者们推论腹腔镜套管位置的转移是由于操作过程中肿瘤细胞溢出而与气腹没有关系。

在兔子模型中研究了腹腔镜手术过程中气腹对门静脉内肿瘤细胞的影响[34]。建立气腹或开腹前在门静脉中注射肿瘤细胞。第 17 天处死动物统计肝脏上的病灶。在这一模型中，气腹组动物病灶数显著多于开腹组($P<0.01$)。

黏附分子在转移灶形成中起到了重要作用，开展了相应的体内实验来验证前面所述体外研究。在小鼠模型中，肿瘤细胞通过脾脏注射，将小鼠分成三组：CO_2 气腹组、开腹组和麻醉组[35]。7 天后测量肝脏的肿瘤负荷，气腹组的肿瘤量明显多于其他两组。在一个平行实验中，CO_2 气腹组肝脏 ICAM-1 和 TNF-α 的表达量显著升高。在肿瘤播散过程中还有其他一些分子在起作用。在一项裸鼠模型研究中，在盲肠上种植人结肠腺癌细胞，然后分别接受开腹组、CO_2 气腹组或麻醉组[36]。结果显示开腹组手术后腹膜肿瘤播散显著多于CO_2 气腹组或麻醉组。开腹组肿瘤 E-cadherin mRNA 表达下降。整合素和 CD44 可能也参与了这一复杂过程。在小鼠穿刺孔转移模型中，在有透明质酸的情况下抗整合素抗体和抗 CD44 抗体能减少穿刺孔转移的数目和重量[37]。这些发现的意义还需要进一步研究验证。

在小鼠模型中研究了腹腔镜手术对肺转移形成的作用[38]。单纯麻醉、开腹盲肠切除或腹腔镜盲肠切除后，小鼠尾静脉注射肿瘤细胞，统计肺转移结节数量。实验发现开腹手术组肺转移结节明显多于腹腔镜组，作者们认为可能是开腹手术对免疫的抑制作用要强于腹腔镜手术。

8.5 气体的影响：成分与压力——体外和体内研究

腹腔镜的常规程序之一是充入 CO_2 气体。在组织培养试验中，CO_2(与氦气和空气比较)能使卵巢癌细胞生长加快 52%；然而在体内研究中，CO_2 对肿瘤生长和转移没有影响[39]。通过 1cm 的腹壁切口给盲肠壁种植 200 万活性肿瘤细胞[39]。2 周后，小鼠被随机分为腹腔镜组和开腹组。腹腔镜组使用标准 5mm 套管，腹腔内充入 30 分钟的 CO_2。开腹组切开 4cm 的正中切口，开放 30 分钟。第二次手术后 4 周，行大体检查和组织学检查。两组肝转移、肺转移、淋巴结转移、切口/穿刺孔转移以及盲肠肿瘤重量之间没有显著差异。这一研究的诟病在于实验动物接受了两次手术，会对结果和结论产生不利影响。由于体外和体内研究存在大量矛盾，CO_2 对肿瘤细胞的作用以及形成转移病灶的能力仍然未知。

在一项有关肿瘤黏附和生长的研究中，小鼠移行细胞癌细胞系暴露在从 0~15mmHg 气压的 CO_2 中，浓度为 5%~15%[40]。实验显示 CO_2 充入后会导致肿瘤细胞黏附能力显著下降，前 24 小时细胞生长、凋亡和坏死加速，随后稳定下降。CO_2 浓度大于 5%时，只能在前 48 小时抑制肿瘤生长。吹气压力对抑制肿瘤生长的作用大于 CO_2 浓度。由此得出结论，CO_2 对移行细胞癌有毒性作用，能够抑制肿瘤细胞黏附和生长。

另一项移行细胞癌研究使用体外模型，充入三种不同压力（0mmHg、10mmHg 和 15mmHg)的 CO_2 组、N_2 组或 He 组后测定肿瘤细胞的黏附能力和生长速度[40]。研究者们发现 CO_2 组肿瘤细胞黏附率最低，N_2 组最高。压力越高，CO_2 和 He 组黏附率越低，而 N_2 组越高。CO_2 和 N_2 组前 24 小时肿瘤细胞增殖加速随后又减速，而 N_2 组在所有压力下增殖都加速。He 组凋亡和坏死均高于 CO_2 组和 N_2 组。总之，研究者们认为气体的类型和压力对细胞黏附和肿瘤生长均有显著影响。

小鼠模型中注射肝细胞癌后用开腹手术，或者空气、CO_2 或氦气腹腔镜切除肿瘤[41]。对照组仅行麻醉。使用氦气腹腔镜切除组的肿瘤复发率显著低于空气或 CO_2 组。他们还得出结论，暴露于室内空气(开腹手术)会刺激肿瘤复发和转移。

一项小鼠模型比较了无气体腹腔镜、开腹手术和 CO_2 气腹对人工诱导肝转移瘤生长的作用[42]。门静脉注射结肠癌细胞系诱导出肝转移后，将动物分为四组(CO_2气腹组、开腹组、无气体腹腔镜组和对照组)。14天后测量肝脏肿瘤负荷。开腹手术和CO_2气腹促进了肿瘤生长,而无气腹腹腔镜的肿瘤生长速度与对照组类似。作者们推论无气腹腹腔镜能比开腹或CO_2气腹更好地保护宿主防御能力。同一实验室进行另一项类似的研究,使用放射性标记的肿瘤细胞在相同的模型上比较吹气压力的影响。他们发现,与低压力(5mmHg和10mmHg)和对照组相比,高吹气压力(15mmHg)会使更多的肿瘤细胞堆积于肝脏。

有关腹腔镜环境下肿瘤细胞生理改变的争论涉及多个方面。腹腔镜手术中,腹腔内容物包括恶性细胞都暴露于失衡状态中。有关这些变化的研究大部分是在动物模型中进行的,对于哪些动物和肿瘤模型最能代表人体生物学存在争议。而且,对于现有研究的分析显示结果受很多因素影响,很难归结为单一作用的影响。目前大多数临床腹腔镜手术都是使用10~15mmHg的二氧化碳气腹。

8.6 关于气腹对肿瘤细胞影响的临床研究

在一项研究中36例行腹腔镜结肠癌切除患者和45例行传统开腹切除患者使用术中腹膜灌洗[43]。灌洗时机是刚进腹时和关腹前。在CO_2气体中没有发现恶性细胞。两组第一次灌洗的细胞学阳性率均为33%,而第二次灌洗阳性率腹腔镜组为8.33%,开腹组为11.1%。因此,这一研究中气腹不会造成肿瘤播散或种植。

在人体研究中,在标准腹腔镜胆囊切除术过程中注射到胆囊床的放射性标记红细胞会转移到穿刺点,尽管取出标本时已经用了保护袋[44]。无气腹腹腔镜组穿刺点位置没有发现放射性。Ikramuddin在良性或恶性疾病腹腔镜手术时用盐水液体分离器过滤气腹流出气体。良性组检出了正常间皮细胞,而15例恶性患者中有2例检出了大量恶性细胞[45]。这2例患者在首次腹腔镜手术时出现了肿瘤扩散,其中1例发展为穿刺孔转移。气腹和肿瘤负荷程度是穿刺孔转移的两个独立因素。

8.7 穿刺孔转移:实验室研究

8.7.1 肿瘤细胞的雾化

穿刺孔转移发生原理的一个理论是气腹的持续气流把雾化的肿瘤细胞种植到了穿刺孔上。Hewett等人使用猪的体内模型,把放射性标记的肿瘤细胞接种到腹膜内。γ闪烁照相机的观察结果显示,气腹动物体内肿瘤细胞能更快地布满全腹腔[46]。在后续更为复杂的实验中,Hewett的研究小组把放射性标记的人结肠癌细胞注射进猪的腹腔。置入套管建立气腹。2小时后去除套管,切下穿刺孔组织进行检查[47]。这一实验研究了两个变量的作用:肿瘤负荷和吹气压力。吹气压力分别为0mmHg、4mmHg、8mmHg和12mmHg。随着肿瘤负荷的增加(细胞数大于2.5×10^6),穿刺孔上开始检出肿瘤。实验的第二部分,随着吹气压力的提高,穿刺孔上检出的肿瘤逐渐减少。术中用腹腔镜器械操作肿瘤被认为是增加肿瘤播散的一个原因,试验发现确实能增加穿刺孔转移的机会[48]。这一研究显示:

- 气腹导致雾化
- 肿瘤操作导致雾化
- 肿瘤负荷本身是导致穿刺孔转移的重要因素。人体内大量的肿瘤才能导致穿刺孔复发目前并不明确。

8.7.2 腹壁创伤的影响

其他一些研究者认为腹壁创伤是促进穿刺孔复发的一个因素。在一项应用扫描电子显微镜的研究中,把肿瘤细胞注射到老鼠的腹腔,放置穿刺套管,进行20分钟的腹腔镜操作[49]。分别在第0、3和8天处死老鼠,用电子显微镜检查穿刺孔。第0天,腹腔镜操作后立即检查,穿刺孔处腹膜被撕开，腹膜下组织外露，在下方受损的组织中可以观察到炎症细胞与肿瘤细胞。第 3 天，腹膜伤口被再生的不成熟的间皮细胞覆盖，其中散在分布恶性细胞。腹膜下表面和肌肉缺损被肉芽组织替代。第 8 天，在穿刺孔受损的肌肉层内可以见显微镜下肿瘤小结节，由大量肿瘤细胞组成，被一层间皮细胞完整覆盖。损伤部位周围的腹膜完好无损。不管是穿刺套管反复插入还是挤压引起的组织损伤，都能为肿瘤附着、侵袭和生长提供介质。

肿瘤细胞雾化可能与穿刺孔复发灶的形成有关，但实验结果并不一致。一个老鼠体内研究模型将配对的老鼠用塑料管相互连接，其中一只老鼠的腹腔内注射肿瘤接种然后充入 CO_2，气体通过连接管进入另一只老鼠体内[50]。研究人员发现只有注射大量肿瘤接种的老鼠肿瘤生长才会受限，推断雾化不是穿刺孔肿瘤复发灶形成的主要原因。

8.7.3 伤口缝合类型

一项实验研究还评价了不同伤口缝合方式对伤口肿瘤复发的影响。使用小鼠模型长出肿瘤后再移植到腹腔内，分为对照组和 60 分钟 CO_2 气腹组[51]。伤口用不同的方式缝合：仅皮肤缝合、皮肤/筋膜缝合和皮肤/筋膜/腹膜缝合。对于同样的缝合方式，有气腹或无气腹在肿瘤移植方面没有区别。但是皮肤缝合组移植肿瘤的生长速度要比三层缝合组快。这些数据提示气腹对穿刺孔复发速度没有影响，而伤口缝合方式有影响。

8.7.4 套管放置

在一项评价套管影响的实验中，将兔子分为三组：CO_2 气腹下置入 9 个套管、单独置入 9 个套管，以及 9 个腹壁切口的对照组[52]。腹腔内注射肿瘤细胞 3 天后进行上述操作。气腹组和单独置入套管组的伤口种植率类似，均高于对照组，不过缺乏统计学意义（P=0.06）。研究提示套管可能是发生穿刺孔转移的因素之一，而气腹可能不是。

8.7.5 套管材料

Brundell 等人研究了不同套管材料以及腹腔镜中取出更换套管对肿瘤的影响[53]。金属套管吸附肿瘤细胞的能力显著强于塑料套管。而取出更换套管比始终用同一套管更容易使肿瘤细胞堆积在伤口处。因此，他们建议使用塑料套管并且在术中不予更换。

8.7.6 免疫抑制理论

另外一些研究者针对穿刺孔转移提出了免疫抑制的理论。腹腔镜确实会引起局部腹膜炎性反应变化，但是对于这些变化究竟有何意义尚未取得一致意见。全身性的生理和免疫变化在 8.2 一节中已有论述。

表 8.1 简要列出了穿刺孔转移可能的一些原因。这些因素确切的临床意义目前还不完全清楚。

8.8 穿刺孔转移：临床研究

一旦发现有穿刺孔转移的现象，研究人员应了解其真实发病率。早期几个小规模的病例分析指出穿刺孔转移率高达 21%，不过在给腹腔镜方法下结

表 8.1　腹腔镜手术中肿瘤细胞播散：可能的原因

肿瘤细胞播散的原因
CO_2 气体对恶性细胞的副作用
• 促进生长
• 增强细胞与周围组织的黏附
充入气体使细胞播散
操作和器械使肿瘤溢出
肿瘤在取物口溢出
气腹的免疫抑制作用
过多接触肿瘤
肿瘤分期

论之前，应先明确开腹手术的伤口复发率[54]。Hughes 等人分析了 1603 例结肠癌患者的资料，发现总的复发率为 0.8%。其中 11 例切口复发，5 例引流口复发[55]。Reilly 等人分析了 1711 例开腹手术，发现复发率为 0.6%[56]。综合这些大宗回顾性分析，开腹结肠癌手术后伤口复发率不足 1%。

腹腔镜结直肠癌术后穿刺孔复发的早期报道令人沮丧；不过后来的报道显示这种复发并不是常见现象。美国结直肠外科医师协会腹腔镜注册的 480 例病例结果显示，穿刺孔复发率为 1.1%[57]。2001 年，Zmora 和 Weiss 完成了一项腹腔镜结直肠癌切除的荟萃分析，仅纳入超过 50 例患者的研究[58]。这是为了排除还处于学习阶段的初级外科医生的病例报道。在总共 1737 例患者中，他们发现 17 例穿刺孔转移（0.6%）。遗憾的是，许多早期研究中都是非前瞻和非随机的，而且随访时间较短。尽管存在这些局限，研究结果和前瞻性随机研究类似。Lacy 等人发表了 219 例患者的前瞻性随机临床研究结果，发现 106 例行结肠切除术的患者仅 1 例发生穿刺孔转移[59]。大宗病例分析显示上消化道恶性肿瘤腹腔镜术后穿刺孔转移率同样很低。在一项总共置入了 4299 个套管的前瞻性研究中，0.79%的穿刺孔在术后 15 天至17 个月出现转移[60]。有报道显示开腹手术后伤口转移率为 0.86%。在穿刺孔转移或伤口转移的患者中，大多数初次就诊时已为晚期，研究者们据此认为穿刺孔转移或伤口转移是晚期肿瘤的标志。胆囊癌是上消化道恶性肿瘤的一种特殊类型，穿刺孔转移的风险始终很高。一项跨国研究调查了 117 840 例按良性病变行胆囊切除的病例，结果发现 409 例胆囊癌，其中 70 例发生伤口转移（17.1%）[61]。

更大宗的分析穿刺孔转移与初诊时肿瘤晚期有关；不过也有许多早期肿瘤在术后较短时间内复发的病例。早期肿瘤患者如 Ⅰ 期结肠癌，一旦出现这种情况就意味着肿瘤扩展和预后不良。

关于穿刺孔转移率，最重要的临床数据来源于三个最近公布结果的前瞻性随机临床研究。这些数据的重要性部分在于研究设计时就考虑到了结肠癌腹腔镜切除和穿刺孔转移。这三个研究分别是 COST 研究[7]、COLOR 研究[6]和 CLASSIC 研究[8]。CLASSIC 和 COLOR 研究的最终数据还没公布，但由于其设计和开展出色必须要提及。COST 研究中穿刺孔转移率与荟萃分析中提到的不足 1%无明显区别（P=0.50），并与结肠癌开腹手术接近[62]（表 8.2）。

有作者专门分析了泌尿系统手术的穿刺孔复发率[63]。总共分析了 9 个临床或实验研究。他们总结了多个相关的流行病学因素，包括疾病的自然行为、宿主免疫状况、局部伤口因素、腹腔镜操作相关因素（如肿瘤细胞雾化、气体类型、吹气、放气等）以及医生和手术团队的技能等。

8.9 穿刺孔转移：预防

对于我们还不确切认识其原因的现象，很难制订科学的预防措施。在预防穿刺孔转移上就遇到了这样的问题。不过一些研究人员还是想办法尽可能制订了一些合理的最佳评估措施。在“快速参考”中列出了一些降低这些风险的方法。其中许

表 8.2 腹腔镜对结直肠癌的影响：多中心临床研究

	患者（n）	腹腔镜切除	开腹手术
		n（# 伤口复发）	n（# 伤口复发）
COST 研究[1]	863	435(2)	428(1)
COLOR 研究[8]	1082	536(未知)	546(未知)
CLASSIC 研究[6]	737	484(未知)	253(未知)

多都属于基本外科处理，也进一步强调了基本外科处理措施的重要性。将参考列在这里是为了方便以后进一步借鉴研究，而不是作者们根据经验做出的最终选择。大部分作者倾向于外科技术是导致这一问题的最主要因素。

认识到穿刺孔转移的问题后，一些研究人员尝试去解决可能导致穿刺孔转移的因素。一个简单的变化是取出标本时使用塑料袋；不过雾化的细胞还是会黏附到穿刺孔或套管上。为了消除气腹的影响，建议进行无气体腹腔镜操作，但仍有穿刺孔转移发生。将气腹气体更换为氦气或其他气体的研究结果存在相互矛盾之处。Wu 等人尝试切除切口周围组织，但仍没有完全消除穿刺孔转移[64]。而且，切除穿刺孔会扩大切口，削弱了腹腔镜手术的最大优点——小切口。

Tsivian 和 Sidi 仔细分析了 9 例泌尿系统恶性肿瘤术后穿刺孔复发的病例，推荐采用以下策略预防穿刺孔复发[63]：

- 手术组充分的技术准备
- 合并腹水时避免腹腔镜操作
- 固定套管
- 防止气体渗漏
- 最小肿瘤接触
- 谨防肿瘤破碎
- 使用保护袋取出肿瘤
- 聚维酮碘冲洗器械、套管和伤口
- ≥10mm 的伤口逐层缝合

Curet 强调了外科医生和手术组训练和经验的重要性[1]。减少肿瘤接触是其中的重要内容。手术技术差是穿刺孔转移最大的风险因素，必须加以避免。必须保护取物口，避免肿瘤直接种植。对于经验欠缺的外科医生同样要提出忠告。这一回顾性分析也强调了血管高位结扎等基本外科操作的重要性。Jacobi 等人分析了大量旨在降低穿刺孔转移率的研究[65]。但是对于临床上应该采用哪种措施他们没做推荐。局部药物的使用已经开展了一些研究。在一个老鼠模型中，研究者们建立 CO_2 气腹后在穿刺孔位置局部使用奥沙利铂[66]。他们发现，与对照组（68%）相比，治疗组（37%）的穿刺孔复发率有下降趋势，但是还没有显著的统计学意义（P=0.1）。这一研究显示在用动物模型研究这一重要临床现象时存在一定困难。在仓鼠胰腺癌模型中，给动物注射胰腺癌细胞后建立 CO_2 气腹[67]。最后，用盐水、奥曲肽或甲双二嗪灌洗腹腔。结果显示甲双二嗪或奥曲肽灌洗组肝转移的数量少于盐水组。甲双二嗪组没有出现穿刺孔转移，而盐水组（36.8%）和奥曲肽组（37.5%）均发现穿刺孔转移。这种新方法有待进一步研究。

Bali 及其同事们对预防穿刺孔转移的方法进行了全面的综述[68]。他们报道了 320 例腹腔镜结直肠癌切除病例 8 年的结果，平均随访时间 54 个月。在这组病例中没有发现穿刺孔转移。研究回顾了 CO_2 气腹、肿瘤切除以及切除后处理过程可能带来的影响。他们建议常规采用以下 6 个步骤：

- 套管固定
- 最小肿瘤接触
- 高位血管结扎
- 术中用 5%聚维酮碘进行结肠镜管腔内灌洗
- 使用袋子取出标本
- 用抗肿瘤溶液（聚维酮碘）灌洗腹腔和穿刺孔

这一回顾性分析结果给出了一组合理的建议，可能有助于减少穿刺孔转移发生率。

8.10 结论

腹腔镜是 20 世纪 80 年代末期引起关注的一项新技术。由于视频影像、光学和设备的进步，它得到了广泛应用。先行者们已将这一技术应用到包括诊断、分期、治疗和姑息在内的肿瘤外科学所有领域。腹腔镜手术会对患者产生多方面的影响，其中一些对于肿瘤患者的治疗尤为重要。为评价这些影响开展了大量的实验室和临床研究，其重要性不言而喻。因为有文献指出可能会增加肿瘤复发风险，腹腔镜手术在肿瘤方面的大规模应用暂停了一段时间。经过精心设计的临床研究，现在我们清楚了穿刺孔转移的风险和开腹手术相差无几，都小于 1%。目前尚不清楚穿刺孔转移的确切机制，可能是包括手术技术、肿瘤细胞生物学、宿主生物学和气腹在内多因素共同作用的结果。进一步研究可能会揭示其真正原因，目前根据现有知识制订的推荐方法也能对穿刺孔转移起到一定预防作用。

1994 年，在文献中多项报道了穿刺孔转移之后不久，发表了题为“肿瘤腹腔镜手术的未来”的专刊。在这期专刊中，Wexner 提出了一个非常重要的观点[69]：

假设患者可以在门诊进行腹腔镜结肠切除术，没有疼痛，没有切口，没有肠梗阻，能马上回去工作。在这种理想状况下，最为重要的问题是“患者会愿意以治愈和长期生存为代价换取短期快速恢复吗？”回答肯定是“不”。外科学界必须坚持用科学的方法通过前瞻性随机临床研究来回答肿瘤根治性的问题……我们必须以谨慎和挑剔的热情来使用腹腔镜方法根治性治疗（结直肠）恶性肿瘤，真正实现希波克拉底誓言中最重要的部分：不伤害为要。

这些 1994 年发表的观点在现在依然成立，研究者们需要进一步研究气腹和腹腔镜对恶性细胞的作用，更重要的是，研究其对患者的作用。

（赵宏 译 毕新宇 校）

快速参考

减少穿刺孔转移的干预措施

干预措施	参考文献
使用氦气、氮气或室内空气 有套管时避免气腹突然消失或者漏气	[1],[50],[63],[68]
避免过多接触肿瘤	[1],[63],[68]
肿瘤取出时使用防护（塑料袋）	[1],[63],[68]
用肿瘤灭活溶液冲洗腹腔	[1], [68]
有腹水时避免腹腔镜手术	[63]
固定套管	[1], [63], [68], [53]
聚维酮碘冲洗器械、套管和伤口	[1],[63],[68]

参考文献

1. Curet, M.J.: Port site metastases. Am. J. Surg. **187**(6), 705–712 (2004)
2. Beebe, D.S., McNevin, M.P., Crain, J.M., et al.: Evidence of venous stasis after abdominal insufflation for laparoscopic cholecystectomy. Surg. Gynecol. Obstet. **176**, 443–447 (1993)
3. Jorgensen, J.O., Lalak, N.J., North, L., et al.: Venous stasis during laparoscopic cholecystectomy. Surg. Laparosc. Endosc. Percutan. Tech. **4**, 128–133 (1994)
4. Ido, K., Suzuki, T., Kimura, K., et al.: Lower extremity venous stasis during laparoscopic cholecystectomy as assessed using color Doppler ultrasound. Surg. Endosc. **9**, 310–313 (1995)
5. Mayol, J., Vincent-Hamlin, E., Sarmiento, J.M., et al.: Pulmonary embolism following laparoscopic cholecystectomy: report of two cases and review of the literature. Surg. Endosc. **8**, 214–217 (1994)
6. Guillou, P.J., Quirke, P., Thorpe, H., et al.: Short term endpoints of conventional versus laparoscopic assisted surgery in patients with colorectal cancer (MRC CLASSIC trial): muticentre randomized controlled trial. Lancet **365**, 1718–1726 (2005)
7. COST study group: a comparison of laparoscopically assisted and open colectomy for coloncancer. NEJM **350**, 2050–2059 (2004)
8. COLOR Study Group: Laparoscopic surgery versus open surgery for colon cancer: short-term outcomes of a randomized trial. Lancet Oncol. **6**, 477–484 (2005)
9. Jakub, J., Greene, F.L.: Pneumoperitoneum in cancer. In: Rosenthal, R., Friedman, R.L., Phillips, E.H. (eds.) The pathophysiology of pneumo-peritoneum. Springer, New York (1998)
10. Punnnonen, R., Viinamaki, O.: Vasopressin release during laparoscopy: role of increased intra-abdominal pressure. Lancet **1**, 175–6 (1982)
11. Caprini, J.A., Arcelus, J.I., Laubach, M., et al.: Postoperative hypercoagulability and deep venous thrombosis after laparoscopic cholecystectomy. Surg. Endosc. **9**, 304–309 (1995)
12. Hansborough, J.F., Bender, E.M., Zapata-Sirvent, R., et al.: Altered helper and suppressor lymphocyte populations in surgical patients: a measure of postoperative immunosuppression. Am. J. Surg. **148**, 303 (1984)
13. Vallina, V.L., Velasco, J.M.: The influence of laparoscopy on lymphocyte subpopulations in the surgical patient. Surg. Endosc. **10**, 481 (1996)

14. Christou, N.V., Meakins, J.L., Gordon, J., et al.: The delayed hypersensitivity response and host resistance in surgical patients 20 years later. Ann. Surg. **222**, 534 (1995)
15. Allendorf, J.D., Bessler, M., Whelan, R.L., et al.: Better preservation of immune function after laparoscopic assisted vs open bowel resection in a murine model. Dis. Colon Rectum **39**, 67 (1996)
16. Ng, C.S.H., Whelan, R.L., lacy, A.M., Yim, A.P.C.: Is minimal access surgery for cancer associated with immunologic benefits? World J. Surg. **29**, 975–981 (2005)
17. Gupta, A., Watson, D.I.: Effect of laparoscopy on immune function. Br. J. Surg. **88**(10), 1296–1306 (2001)
18. Schob, O.M., Allen, D.C., Benzel, E.: A comparison of the pathophysiologic effects of carbon dioxide, nitrous oxide, and helium pneumoperitoneum on intracranial pressure. Am. J. Surg. **172**, 248 (1996)
19. Jackman, S.V., Weingart, J.D., Kinsman, S.L., et al.: Laparoscopic surgery in patients with ventriculoperitoneal shunts: safety and monitoring. J. Urol. **164**, 1352 (2000)
20. Harris, S.N., Ballantyne, G.H., Luther, M.A., et al.: Alterations of cardiovascular performance during laparoscopic colectomy: a combined hemodynamic and echocardiographic analysis. Anesth. Analg. **83**, 482 (1996)
21. Giebler, R.M., Kabatnik, M., Stegan, B.H., et al.: Retroperitoneal and intraperitoneal CO_2 insufflation have markedly different cardiovascular effects. J. Surg. Res. **68**, 153 (1997)
22. Greif, W.M., Forse, A.: Cardiopulmonary effects of the laparoscopic pneumoperitoneum in a porcine model of ARDS. Am. J. Surg. **177**, 216 (1999)
23. West, M.A., Hackam, D.J., Baker, J., et al.: Mechanism of decreased in vitro murine macrophage cytokine release after exposure to carbon dioxide. Ann. Surg. **226**, 179 (1997)
24. Kopernik, G., Avinoach, E., Grossman, Y., et al.: The effect of a high partial pressure of carbon dioxide environment on metabolism and immune functions of human peritoneal cells – relevance to carbon dioxide pneumoperitoneum. Am. J. Obstet. Gynecol. **179**, 1503 (1998)
25. Wu, F., Sietses, C., Blomberg, B., et al.: Systemic and peritoneal inflammatory response after laparoscopic or conventional colon resection in cancer patients. Dis. Colon Rectum **46**, 147 (2003)
26. Gutt, N.C., Kim, Z.G., Hollander, D., et al.: CO_2 environment influences the growth of cultured human cancer cells dependent on insufflation pressure. Surg. Endosc. **15**, 314 (2001)
27. Basson, M.D., Yu, C.F., Herden-Kirchoff, O., et al.: Effects of increased ambient pressure on colon cancer cell adhesion. J. Cell. Biochem. **78**, 47 (2000)
28. Volz, J., Koster, S., Spacek, Z., et al.: The influence of pneumoperitoneum used in laparoscopic surgery on an intraabdominal tumor growth. Cancer **86**, 770 (1999)
29. Paraskeva, P.A., Ridgway, P.F., Jones, T., Smith, A., Peck, D.H., Darzi, A.W.: Laparoscopic environmental changes during surgery enhance the invasive potential of tumours. Tumour Biol. **26**(2), 94–102 (2005)
30. Ziprin, P., Ridgway, P.F., Peck, D.H., Darzi, A.W.: Laparoscopic enhancement of tumour cell binding to the peritoneum is inhibited by anti-intercellular adhesion molecule-1 monoclonal antibody. Surg. Endosc. **17**(11), 1812–1817 (2003)
31. Hofstetter, W., Ortega, A., Chiang, M., Brown, B., Paik, P., Youn, P., Beart, R.W.: Abdominal insufflation does not cause hematogenous spread of colon cancer. J. Laparoendosc. Adv. Surg. Tech. A **10**(1), 1–4 (2000)
32. Witich, P., Steyerber, E.W., Simons, S.H., et al.: Intraperitoneal tumor growth is influenced by pressure of carbon dioxide pneumoperitoneum. Surg. Endosc. **14**, 817 (2000)
33. Halpin, V.J., Underwood, R.A., Ye, D., Cooper, D.H., Wright, M., Hickerson, S.M., Connett, W.C., Connett, J.M., Fleshman, J.W.: Pneumoperitoneum does not influence trocar site implantation during tumor manipulation in a solid tumor model. Surg. Endosc. **19**(12), 1636–1640 (2005)
34. Ishida, H., Murata, N., Yamada, H., Nakada, H., Takeuchi, I., Shimomura, K., Fujioka, M., Idezuki, Y.: Pneumoperitoneum with carbon dioxide enhances liver metastases of cancer cells implanted into the portal vein in rabbits. Surg. Endosc. **14**(3), 239–242 (2000)
35. Izumi, K., Ishikawa, K., Tojigamori, M., Matsui, Y., Shiraishi, N., Kitano, S.: Liver metastasis and ICAM-1 mRNA expression in the liver after carbon dioxide pneumoperitoneum in a murine model. Surg. Endosc. **19**(8), 1049–1054 (2005). Epub 2005 May 12
36. Takeuchi, H., Inomata, M., Fujii, K., Ishibashi, S., Shiraishi, N., Kitano, S.: Increased peritoneal dissemination after laparotomy versus pneumoperitoneum in a mouse cecal cancer model. Surg. Endosc. **18**(12), 1795–1799 (2004). Epub 2004 Oct 26
37. Hirabayashi, Y., Yamaguchi, K., Shiraishi, N., Adachi, Y., Saiki, I., Kitano, S.: Port-site metastasis after CO_2 pneumoperitoneum: role of adhesion molecules and prevention with antiadhesion molecules. Surg. Endosc. **18**(7), 1113–1117 (2004)
38. Carter, J.J., Feingold, D.L., Kirman, I., Oh, A., Wildbrett, P., Asi, Z., Fowler, R., Huang, E., Whelan, R.L.: Laparoscopic-assisted cecectomy is associated with decreased formation of postoperative pulmonary metastases compared with open cecectomy in a murine model. Surgery **134**(3), 432–436 (2003)
39. Lecuru, F., Agostini, A., Camatte, S., et al.: Impact of pneumoperitoneum on tumor growth. Surg. Endosc. **16**, 1170 (2002)
40. Tan, B.J.: Is carbon dioxide insufflation safe for laparoscopic surgery? A model to assess the effects of carbon dioxide on transitional-cell carcinoma growth, apoptosis, and necrosis. J. Endourol. **20**(11), 965–969 (2006)
41. Schmeding, M., Schwalbach, P., Reinshagen, S., Autschbach, F., Benner, A., Kuntz, C.: Helium pneumoperitoneum reduces tumor recurrence after curative laparoscopic liver resection in rats in a tumor-bearing small animal model. Surg. Endosc. **17**(6), 951–959 (2003)
42. Ishida, H., Hashimoto, D., Takeuchi, I., Yokoyama, M., Okita, T., Hoshino, T.: Liver metastases are less established after gasless laparoscopy than after carbon dioxide pneumoperitoneum and laparotomy in a mouse model. Surg. Endosc. **16**(1), 193–196 (2002)
43. Jingli, C., Rong, C., Rubai, X.: Influence of colorectal laparoscopic surgery on dissemination and seeding of tumor cells. Surg. Endosc. **20**(11), 1759–1761 (2006)
44. Cavina, E., Goletti, O., Molea, N., et al.: Trocar site tumor recurrences: may pneumoperitoneum be responsible? Surg. Endosc. **12**, 1294 (1998)
45. Ikramuddin, S., Lucas, J., Ellison, C., et al.: Detection of aerosolized cells during carbon dioxide laparoscopy. J. Gastrointest. Surg. **2**, 580 (1998)
46. Hewett, P.J., Texler, M.L., Anderson, D., et al.: In vivo real time analysis of intraperitoneal radiolabeled tumor cell movement during laparoscopy. Dis. Colon Rectum **42**, 868 (1999)
47. Brundell, S.M., Tucker, K., Brown, B., et al.: Variables in the spread of tumor cells to trocars and port sites during operative laparoscopy. Surg. Endosc. **16**, 1413 (2002)

48. Mathew, G., Watson, D.I., Rofe, A.M., et al.: Wound metastases following laparoscopic and open surgery for abdominal cancer. Br. J. Surg. **83**, 1087 (1996)
49. Hirabayashi, Y., Yamaguchi, K., Shiraishi, N., et al.: Development of port site metastasis after pneumoperitoneum: a scanning electron microscopy study. Surg. Endosc. **16**, 864 (2002)
50. Wittich, Ph, Marquet, R.L., Kazemeier, G., Bonjer, H.J.: Port site metastases after CO_2 laparoscopy: is aerosolization of tumor cells a pivotal factor? Surg. Endosc. **14**, 189–192 (2000)
51. Burns, J.M., Matthews, B.D., Pollinger, H.S., Mostafa, G., Joels, C.S., Austin, C.E., Kercher, K.W., Norton, H.J., Heniford, B.T.: Effect of carbon dioxide pneumoperitoneum and wound closure technique on port site tumor implantation in a rat model. Surg. Endosc. **19**(3), 441–447 (2005)
52. Ishida, H., Murata, N., Yamada, H., et al.: Influence of trocar placement and CO_2 pneumoperitoneum on port site metastasis following laparoscopic tumor surgery. Surg. Endosc. **14**, 193–197 (2000)
53. Brundell, S., Tsopelas, C., Chatterton, B., et al.: Effect of port composition on tumor cell adherence. Dis. Colon Rectum **46**, 637 (2003)
54. Berends, F.J., Kazemier, G., Bonjer, H.J., et al.: Subcutaneous metastases after laparoscopic colectomy. Lancet **344**, 58 (1994)
55. Hughes, E.S., McDermontt, F.T., Poligless, A.L., et al.: Tumor recurrence in the abdominal wall scar tissue after large bowel cancer surgery. Dis. Colon Rectum **26**, 571 (1983)
56. Reilly, W.T., Nelson, H., Schroeder, G., et al.: Wound recurrence following conventional treatment of colorectal cancer. A rare but perhaps underestimated problem. Dis. Colon Rectum **39**, 200 (1996)
57. Vukasin, P., Ortega, A.E., Greene, F.L., et al.: Wound recurrence following laparoscopic colon cancer resection: results of the American society of colon and rectal surgeons laparoscopic registry. Dis. Colon Rectum **39**, S20 (1996)
58. Zmora, O., Weiss, E.: Trocar site recurrence in laparoscopic surgery for colorectal cancer, myth or real concern? Surg. Oncol. Clin. N. Am. **10**, 625 (2001)
59. Lacy, A.M., Garcia-Valdecasas, J.C., Delgado, S., et al.: Laparoscopy assisted colectomy versus open colectomy for treatment of non-metastatic colon cancer: a randomised trial. Lancet **359**, 2224 (2002)
60. Shoup, M., Brennan, M.F., Karpeh, M.S., et al.: Port site metastasis after diagnostic laparoscopy for upper gastrointestinal tract malignancies: an uncommon entity. Ann. Surg. Oncol. **9**, 632 (2002)
61. Paolucci, V., Schaeff, B., Schneider, M., et al.: Tumor seeding following laparoscopy: international survey. World J. Surg. **23**, 989 (1999)
62. Cera, S.M., Wexner, S.D.: Minimally invasive treatment of colon cancer. Cancer J. **11**, 26–35 (2005)
63. Tsivian, A., Sidi, A.A.: Port site metastases in urological laparoscopic surgery. J. Urol. **169**, 1213–1218 (2003)
64. Wu, J.S., Guo, L.W., Ruiz, M.B., et al.: Excision of trocar sites reduces tumor implantation in an animal model. Dis. Colon Rectum **41**, 1107 (1998)
65. Jacobi, C.A., Bonjer, H.J., Puttick, M.I., et al.: Oncologic implications of laparoscopic and open surgery. Surg. Endosc. **16**, 441–445 (2002)
66. Tai, Y.S., Abente, F.C., Assalia, A., Ueda, K., Gagner, M.: Topical treatment with oxaliplatin for the prevention of port-site metastases in laparoscopic surgery for colorectal cancer. JSLS **10**(2), 160–165 (2006)
67. Wenger, F.A., Kilian, M., Braumann, C., et al.: Effects of taurolidine and octreotide on port site and liver metastases after laparoscopy in an animal model of pancreatic cancer. Clin. Exp. Metastasis **19**, 169–173 (2002)
68. Balli, J.E., Franklin, M.E., Almeida, J.A., et al.: How to prevent port-site metastases in laparoscopic colorectal surgery. Surg. Endosc. **14**, 1034–1036 (2000)
69. Wexner, S., Cohen, C.: Laparoscopic colectomy for malignancy: advantages and limitations. In: Wexner, S.D. (ed.) The future of laparoscopy in oncology. Surg. Oncol. Clin. N. Am. **3**, 637–643 (1994)

第 9 章 腹腔镜手术在老年患者中的应用

Michael Ujiki, Nathaniel Soper

M. Ujiki
Pritzker School of Medicine, University of Chicago, NorthShore University HealthSystem, 2650 Ridge Ave, Evanston, IL 60201, USA
e-mail: mujiki@northshore.org

N. Soper (✉)
Departement of Surgery, Northwestern University Feinberg School of Medicine, 251 E. Huron St, Galter 3-150, Chicago, IL 60611, USA
e-mail: nsoper@nmh.org

9.1 引言

现在，对于腹腔镜手术的发展与开展可以说是一个很好的时代。人口在不断老龄化，按目前的趋势预测，到 2050 年将有 31%的人口年龄超过 65 岁[1]。高龄人群会给医疗产业带来诸多方面的挑战。有人预测总体医疗支出将变为现在的 3 倍，并几乎占国内生产总值(GDP)的 10%[2]。由于高龄是术后并发症及住院天数的独立影响因子[3]，因此老年患者也是外科医生的一项难题。与年轻患者相比，老年患者更容易伴有慢性疾病、心肺疾病，并且身体储备更差，因此更难承受手术和术后并发症的打击。另外，术后疼痛和制动将使老年患者更容易出现下肢静脉血栓、肺炎等术后并发症(表 9.1)。

然而，幸运的是，随着科学技术的进步、培训的普及以及对腹腔镜影响生理功能的进一步认识，腹腔镜微创手术的适应证将进一步放宽。多项研究证明，微创技术有助于减轻术后疼痛，进而减少术后镇痛药物的应用，加快术后下床活动，使患者尽早通气排便。基于微创手术目前已被证实的优势，其在老年患者中的广泛应用可能能够减少或抵消其对健康产业带来的经济压力。由于肿瘤主要发生于老年人，因此对于肿瘤外科医生，腹腔镜手术的意义则更加重要。

9.2 年龄与肿瘤

近期的人口统计学研究显示，由于平均寿命的延长及出生率的降低，在工业化国家中高龄人群比例持续增长[5]。1960—1994 年间，年龄超过 85 岁的人口增长了 274%[6]。至 2050 年，男性的平均寿命预期为 86.4 岁，而女性为 92.3 岁[1]。有人预测平均寿命达到 65 岁需要 17 年，而达到 85 岁则只需 6 年[7]。预测显示，截至 2050 年，美国人口将超过 41 600 万，其中 400 万超过 100 岁，3000 万超过 85 岁，接近 9700 万超过 65 岁[1]。

女性一生中发生恶性肿瘤的概率为 38%，而男性为 45%[8]。至少 50%的恶性肿瘤发生于 65 岁以上的患者[9]。预测认为，至 2050 年，85 岁以上的肿瘤患者将增加 3 倍[10]。虽然在 1973—1999 年间，心脏相关疾病的死亡率有所下降，但是肿瘤相关的死亡率则增加了 5%以上，并且有人认为肿瘤将很快成为首要的死亡原因[11]。肿瘤是一种老年疾病，因此随着社会老龄化加剧，外科医生将面临越来越多的老年癌症患者。

表 9.1　美国 2050 年人口规划

年龄结构	预计人口(万人)
美国总人口	41 600
大于 65 岁	9700
大于 85 岁	3000
大于 100 岁	400

9.3 肝脏恶性肿瘤的微创治疗

包括接受过微创技术培训在内的外科医生，只有对年龄、对身体功能的影响有了更深的理解，才能进行更加恰如其分的外科治疗。总体来说，年龄增长主要引起身体储备功能的降低，而储备功能正是患者应对手术、化疗或放疗等应激的能力[12]。这种储备功能的持续减少还将在恶性肿瘤的影响下进一步加剧，并且直接影响到肿瘤治疗方式的选择。另外，65 岁以上的恶性肿瘤患者很少不存在并发症，其最常见的是高血压、糖尿病、动脉粥样硬化、慢性阻塞性肺疾病以及骨关节炎[13-15]。

9.3.1 心血管

80 岁以上患者术后死亡的首要原因是心肌梗死[16]。超过一半的术后并发症或术后死亡与心血管系统相关[17]。其中的一个原因是心血管系统疾病在老年人中非常常见。冠状动脉血管的内膜增生与年龄显著相关[18,19]。同时年龄增加也会影响心脏传导系统，典型的表现为纤维化、钙化以及窦房起搏细胞数量的减少[20]。钙离子超负荷的阈值降低可同时减低心律失常发生的阈值，而心律失常是术后(特别是胸科手术)常见的一种并发症[21]。β肾上腺素反应性减低将限制应激期间可获得的最大心率数[22]。左右心室心肌细胞的持续减少以及代偿性的体积增加将引起心肌壁增厚、硬度增加，并减低心肌的依从性[23]。即使术前收缩功能正常的老年患者，也会逐渐失去增加心脏输出的能力，并更加依赖于前负荷。然而，心脏储备功能减低，并且心肌收缩性减低导致其克服后负荷的能力受损，最终导致充血性心衰风险的增加[24,25]。

9.3.2 肺部

由于年龄增加将对肺力学、呼吸肌、换气功能以及肺部血管产生影响，老年患者常伴有呼吸储备功能的减低。横膈强度的降低、肋间软骨的钙化以及肋间肌肉的萎缩将引起胸壁僵硬、胸壁弹性收缩以及呼吸肌强度的减弱[26-29]。这些将表现为用力呼气量和通气量的减少，以及功能残气量的增加。70岁的患者可用于气体交换的肺部表面积将减少15%[30]。同时，由于年龄的增加，肺泡基底膜的增厚还将进一步引起弥散功能的减弱[31]。以上改变的结果则是通气-灌注功能失衡，以及机体对血液气体水平改变的反应减弱[32]。气道保护性反射敏感性的减弱则使原本呼吸功能已经不良的老年患者更易出现误吸情况。最后，纤毛功能减弱联合以上的功能衰弱，进一步加大了老年患者出现肺不张及术后肺感染的风险。

9.3.3 肾脏

50岁之后即出现肾脏皮质的减少，到70岁时，超过一半的肾单位将消失[33,34]。由于肾小管的退化，老年患者重吸收和分泌电解质的功能也随之减弱[35,36]。因此与年轻患者相比，老年患者更容易出现电解质紊乱和酸碱失衡。肾小球毛细血管随着年龄的增加而减少，导致40岁后肾小球滤过率以每年1mL/min的速度减少[37,38]。因此，老年患者过滤的储备功能较低，浓缩尿液能力减弱，更容易受缺血或肾毒性物质的影响，进而引起肾衰竭。最后，由于随着年龄增长，近肾小管产生肾素减少，机体对醛固酮的反应也将减弱。

9.3.4 胃肠

由于运动复合波的延长、传导速度减慢以及餐后状态的延长，肠道蠕动能力会随着年龄的增加而减弱[40]。即使在胃肠道的最近端，由于协调反应失调引起的异常蠕动也会引起吞咽困难和误吸。在营养吸收方面，60岁以上老年患者的小肠黏膜绒毛密度将减少，进而引起营养吸收的表面积减小[41]。因此，对于伴有肿瘤及手术引起的高代谢状态的老年患者，发生营养不良的危险非常之高。另外，50岁之后肝脏的体积稳步减少，很可能难以负担高代谢状态下需要的合成和代谢功能[42,43]。

9.3.5 内分泌

对于女性来说，随着年龄的增加，雌激素的分泌会明显下降，而其对心脏的保护作用也将减弱[44]。对于男性来说，睾酮的水平会随着年龄增加而减少，从而引起贫血、肌肉萎缩以及骨质疏松[44]。目前已经有报道指出甲状腺功能会随着年龄增长而减弱[45]。肾上腺的应激功能会随着年龄增长而减弱，从而引起调节脉搏、血压、pH值以及血氧能力的减弱[44]。作为对手术患者影响最大的内分泌功能——糖耐量也会出现进行性的受损[46]。有研究表明，与50岁的患者相比，80岁以上的患者中有45%出现糖耐量受损[47]。这种差别可能是由更强的胰岛素抵抗引起，而不是胰岛素分泌的减少[48]。

9.3.6 免疫系统

免疫功能会随着年龄增长而降低，其特征表现为 T 细胞介导免疫的受损和易发生感染[49]。机体对 IL-2 的反应以及自然杀伤细胞的活性都有所下降，这些是老年癌症患者的主要免疫系统改变[50]。外科创伤也能够引起免疫功能的改变，但是有人发现微创手术能够减少对免疫功能的影响[51]。

9.3.7 骨骼肌肉

总体来讲，机体脂肪分布和肌肉含量的改变能够影响患者对药物治疗的反应，尤其是麻醉药物[52]。老年患者全身水含量降低将导致用于水溶性药物分布的体液体积减小。当同时伴有肾清除率减少时，则会出现水溶性、非去极化的肌松药物水平增高，持续时间延长。同样，随着年龄增加，机体总脂肪含量增加，并且脂溶性药物分布增加，将导致其作用延长[53]。

9.3.8 神经系统

有数据显示，伴有认知功能低下的老年患者预后会更差[54]。多项研究表明，随着年龄增长，脑皮质会发生进行性萎缩，其导致痴呆及术后更易出现精神异常[55-57]。因此，由于腔镜手术术中麻醉药用药量较少，这将更有利于老年患者。与年轻患者相比，老年患者可能更不耐受麻醉药物的潜在副作用，比如缺氧、高碳酸血症或低血压。老年患者也更容易受低温的影响，因为寒冷刺激可引起血管强烈的收缩[58]。最后，老年患者大脑循环和氧气消耗的减少，进一步增加了发生脑血管意外的风险[59-61]（表 9.2）。

9.4 特定老年癌症患者进行微创治疗

曾经有争论认为对于老年癌症患者不应进行潜在治愈性的治疗，即使肿瘤在早期就得到了诊断[11,62]。然而有研究显示，采用相同的治疗方法，老年患者能够获得与年轻患者相同的受益[63,64]。对于无法治愈的老年肿瘤患者来说，与单纯的支持治疗相比，手术治疗也能给患者带来更好的预后和生活质量[65-67]。基层内科和外科医生会在推荐老年患者进行手术方面有所犹豫，主要是因为他们害怕这些老年患者围术期出现相关并发症，并严重影响其生活质量。幸运的是，目前微创技术能够减少并发症的发生率和死亡率，并维持术后良好的生活质量。使用微创技术治疗潜在可切除的恶性肿瘤病灶，其合理性目前尚存在争议，已经有很多的研究在探讨这个问题了。

表 9.2　老年患者的生理变化

	老年患者的生理变化
心血管	↑冠脉内膜增生，↑起搏系统纤维化，↓心律不齐阈值，↓β 肾上腺受体反应性，↓心室壁顺应性，↑充血性心力衰竭的风险
肺部	↓用力呼气量，↓肺活量，↑功能性残气量，↓气体交换的表面积，↓气道保护性反射
肾	↑皮质组织减少，↓重吸收/分泌能力，↓肾小球毛细血管数量，↑对缺血或肾毒性物质的敏感性
胃肠	↓肠动力，↓吸收能力
内分泌	↓雌激素/睾酮，↓甲状腺功能，↓肾上腺反应性，↓糖耐量
免疫系统	↓T 细胞介导的免疫反应，↓对 IL-2 的反应
肌肉骨骼系统	↓身体总水量，↑身体总脂肪
神经系统	↑皮质萎缩，↓谵妄阈值，↓大脑循环

9.4.1 肺癌

在西方国家,肺癌是65岁以上人群恶性肿瘤致死的首要因素[68]。对于老年患者,电视(视频)辅助胸腔镜手术(VATS)能够在不影响肿瘤完整切除原则的条件下,减少恢复时间,降低并发症发生率[69-71]。一项配对的对照研究比较了VATS和传统开胸手术治疗70岁以上老年患者早期肿瘤的效果,结果显示微创治疗组的患者并发症的发生率更低,程度也更轻,并且其住院时间也有缩短[72]。即使对于80岁以上的老年患者,VATS也能够获得更少的并发症发生率、死亡率和更高的生存率[73,74]。

9.4.2 食管癌

食管癌是老年人高发的一种肿瘤,对于年龄大于70岁的人群,其发病率稳步增高[75]。已经有研究显示,对于食管癌来说,年龄并不是限制手术治疗的一个因素,因为其各年龄段的并发症发生率、死亡率和生存时间大体相似[75-77]。而进一步的研究显示,微创技术能够使老年患者更加受益。Luketich及其同事最近总结了其进行微创食管切除术的经验,结果显示对于75岁以上的老年食管癌患者,并未出现围术期死亡,其并发症发生率尚可接受,并且住院时间有所缩短[78]。

9.4.3 胃癌

胃癌在年轻人中并不常见,主要集中在70岁左右的人群[79]。由于年轻人和老年人的预后相似,因此手术治疗的选择并不受年龄因素的影响[80]。Singh及其同事报道其手术治疗75岁以上老年患者的经验显示,与开腹手术相比,微创技术同样能够保证肿瘤切除的完整性,并且具有更好的安全性和经济性[81]。同样,日本的一个团队在一项对照青年患者和老年患者使用腹腔镜手术效果的研究中也发现,虽然老年患者术后并发症发生率显著增高,但是其总体5年生存率与年轻人并没有区别[82]。

9.4.4 结直肠癌

旨在研究腹腔镜结肠切除术与开腹手术区别的COST(外科治疗的临床效果)研究可能是目前在恶性肿瘤接受腹腔镜治疗研究中的设计最为合理的一个了[83]。虽然该项研究中并未单独列出老年患者,但是它是目前唯一的一项前瞻性随机对照试验,能够证明在结肠癌治疗方面,腹腔镜手术并不差于开腹手术。

另外一些关于腹腔镜手术治疗老年结肠癌患者的研究则显示,该技术能够缩短术后恢复饮食的时间、减少住院时间并减少并发症发病率[84,85]。Law的团队对比了70岁以上的老年患者接受腹腔镜结肠切除术和开腹手术的效果,其中腔镜组65例,开腹组89例。虽然两组患者术前的情况基本一致,但是腔镜组患者术后并发症更少,肠道功能恢复更快并且住院时间也更短[85]。Person及其同事在老年患者和青年患者中对比了腹腔镜结肠切除术和开腹手术,结果显示,与开腹手术相比,老年患者接受腹腔镜手术能够明显缩短住院时间,并且并发症发生率也更低,这提示腹腔镜手术的选择并不受年龄因素的限制[86](表9.3)。

表9.3 微创手术的优势

微创方式	优势
电视(视频)辅助腹腔镜手术(VATS)	并发症严重程度,住院天数
微创食管切除术	住院天数
微创胃切除术	并发症严重程度,住院天数
微创结肠切除术	肠梗阻,住院天数,并发症发生率

9.5 老年患者的外科治疗

9.5.1 术前准备

9.5.1.1 老年癌症患者的术前评估(PACE)

无论年龄大小，微创肿瘤外科医生必须首先确保提供合理的肿瘤治疗方案。需要根据每位老年患者的情况制订个体化的治疗方案，而最开始则需要对外科风险进行评估。目前已经有多种工具用来量化患者的患病程度和总体健康情况，而PACE(老年癌症患者的术前评估)就是其中应用前景非常好的一项工具，其主要用于评估老年肿瘤患者是否适合行外科治疗，已经有研究肯定了PACE 的可行性和实用性[87,88]。PACE 也采用了一些已得到验证的工具，比如简易智能状态量表、日常生活能力评分、美国麻醉医师协会的身体状态评分和 ECOG-PS。验证实验目前仍在进行中，但是在基线水平时应当个体化评估危险因素，并向患者详细交代情况。

9.5.1.2 术后支持治疗

之后，微创肿瘤外科医生则需要评估患者术后的支持系统。老年患者不仅容易存在独立生活困难的情况，而且已经丧偶或丧失其他家庭成员的情况也很常见。因此可以推断如果术后没有良好的支持保障体系，那么患者的预后一定会受到影响。术后良好的支持，比如康复训练、专业护理以及家庭看护，才能让老年患者有更多时间，以更好的方式来进行术后恢复。

9.5.1.3 药物治疗

许多术后的药物治疗最好在术前就能够考虑到，比如，很多造口师能够在手术前对患者和外科医生进行宣教和建议。进行胰腺切除的患者如果能够在术前就咨询内分泌医生，那么就能对其术后出现的糖尿病进行更好的准备。最后，为了满足越来越多老年患者的需要，老年病学应该得到越来越广泛的应用。术前向老年病学医生咨询将有助于改善术后的护理。

9.5.1.4 辅助/新辅助治疗及其毒性

任何肿瘤外科医生一定熟知其他治疗方式的毒性反应。比如，对于 1 例接受了新辅助治疗的结直肠癌肝转移的患者，采用微创技术进行肝切除术并不能减少残肝因化疗毒性引起的并发症。

9.5.1.5 预先存在的疾病与处理

老年肿瘤患者务必在术前保持最好的身体状态。向营养学专家咨询将有助于改善患者的营养情况，进而使患者获得更好的外科治疗效果。评估免疫情况、宣教戒烟也能够起到积极的作用。对于老年患者，在术前给予适当的脱水治疗比较常见，因此在术前、术中和术后注意观察患者的水化情况非常重要。术前对合并症的检查(比如心肺功能)不仅能够评估手术风险，而且有助于决定何种治疗能够在术前将患者机体情况改善到最佳。

9.5.2 术中处理

在麻醉前，应当时刻记住，老年患者机体的整体储备功能均有所减低。因此，预防误吸、脱水或液体过剩等不良事件对于取得良好预后十分重要。在开展腹腔镜手术的初期，气腹对机体的影响一直存在争议，因此有人认为高龄是腹腔镜手术的一个禁忌证。幸运的是，我们现在通过设计合理的研究得到了足够的经验和知识，充分理解了气腹对机体的影响，并且知晓了如何避免其直接的并发症。气腹对肺部的影响包括功能残气量的减少、肺顺应性的减低、气道峰压的增加、高碳酸血症以及酸血症。大多数患者并不会受到显著的影响，然而由于很多老年患者伴有肺部的并发症并且肺储备功能减低，因此老年患者可能并不能像年轻患者那样耐受这些影响。调节分钟通气量和呼气末峰压通常能够避免这些不良影响。

气腹还能影响心脏的前负荷、后负荷和心脏的收缩性。总体来说,由于腹内压增高的机械性压迫,静脉回流血量会减少,进而产生一种类似于充血性心力衰竭的状态。这种情况下,很容易会将少尿误以为是由于容量不足引起的,给患者补充液体,进而导致液体过剩。

9.5.3 术后处理

微创外科医生不应当像经历大的开放手术后那样处理患者。在较大的开放手术后,大量液体补充非常必要,但是腔镜手术术中液体损失较少并且应激反应较轻，术后第 3 间隙的液体较少。我们已经讨论过增加老年患者后负荷所带来的不良后果。然而同时,老年患者肾滤过功能较差,因此对液体平衡不稳定时引起的缺血或肾毒性物质更加敏感。需要注意那些存在潜在肾毒性的药物,并尽快恢复基线水平时的用药,从而获得机体内环境的稳定。由于老年患者的肋间肌和膈肌力量均已减弱,因此肺部洁净则显得更为重要。幸运的是,腹部肌肉能够弥补以上肌肉功能的缺损，而且腔镜手术术后较开腹手术术后,这种补偿作用更为明显。任何大型手术术后,老年患者都容易出现电解质紊乱,医生应当严密监测并调整电解质,避免出现心律失常、肠梗阻和呼吸衰竭等并发症。老年患者通常会存在糖耐量受损,因此严格的血糖控制有利于患者的预后。术后应尽快下地运动,并有必要进行专业的肢体训练和咨询。能够早期下床运动已经是微创手术最显而易见的优势了。

9.5.3.1 辅助治疗的作用

大多数恶性肿瘤患者都需要接受多种治疗方式。老年患者与年轻患者一样,能够从辅助治疗中获益,肿瘤外科医生应该提供合适的治疗方式,因为年龄并不是放化疗并发症的危险因素。老年患者的机体改变需要既不影响治疗效果、又能减少机体毒性的治疗方式。因此,这时则需要减少药物的剂量或毒性的药物,造血生长因子也可能有用。微创技术的另一项优势在于更少的并发症和更快的恢复时间，这意味着更多的患者能够及时接受辅助治疗。

最后，外科医生应该向基层医生宣教手术治疗的效果，从而打消其认为老年患者进行潜在治愈性手术非常危险的疑虑[89]。很多基层医生并未参加过微创手术的训练，因此也许并不知道其对老年患者带来的益处。

9.6 未来展望

随着探讨术后并发症发生率和死亡率的临床研究接近尾声，今后一定会有越来越多的老年患者能够成功地接受潜在治愈性的手术治疗。微创技术已经在所有实体器官肿瘤的治疗中开展起来。虽然目前尚没有临床研究报道微创技术在肝胆老年患者中开展的情况，但是相信在不久的将来，相应的报道将会出现,并且给我们带来腔镜下应用射频消融治疗肝脏肿瘤的振奋人心的消息。采用内镜技术治疗早期的食管癌患者(包括内镜下黏膜切除术或射频消融术)可能被证明与传统手术具有相同的效果,并且并发症发生率显著降低。经肛门内镜手术治疗早期肿瘤已经取得了良好的结果,并且其长期预后可能与经腹或经会阴开放手术相似,而并发症发生率则明显减少。新近流行的经自然孔道技术得到了广泛的关注,其应用于治疗恶性肿瘤可能是未来的一个发展趋势。对于辅助治疗来说,今后可能会开展更多的涉及老年患者的临床试验，通过这些研究，肿瘤医师将了解如何为老年患者选择最适合的治疗方法。最后，相关的研究将会继续探讨恶性肿瘤的病理生理机制，从而为患者带来更早的治疗和更安全的方式。

快速参考

1.了解老年患者的生理变化。
2.在术前对每位患者评估其术后危险因素。
3.在术前评估术后支持系统。
4.对每位患者，在术前进行相关检查来评估基线时的功能情况。
5.基于以上，在术前将患者状态调整到最佳。
 - 营养
 - 心肺功能
 - 免疫状态

6.了解气腹的生理作用，及其对老年患者的影响。
7.合理进行围术期补液。
8.老年患者术前合理用药。
9.对于辅助治疗，记住老年患者与年轻患者会获得相同的受益。
10.向基层医生宣教手术治疗的效果。

（张业繁 译 赵建军 校）

参考文献

1. Day, J.C.: Population projections of United States, age, sex, race, and Hispanic origin: 1995–2050. In: Series P25-1130 US Government printing office, Washington, DC (1996)
2. Lee, R., Miller, T.: An approach to forecasting health expenditures, with application to the US medicare system. Health Serv. Res. **37**, 1365–1386 (2002)
3. Polanczyk, C.A., Marcantonlo, E., Goldman, L., et al.: Impact of age on perioperative complications and length of stay in patients undergoing noncardiac surgery. Ann. Intern. Med. **134**, 637–643 (2001)
4. Simmonds, M.A.: Cancer statistics, 2003: further decrease in mortality rate, increase in persons living with cancer. CA Cancer J. Clin. **53**, 4 (2003)
5. Ramesh, H., Jain, S., Audisio, R.A.: Implications of aging in surgical oncology. Cancer J. **11**, 488–494 (2005)
6. Bureau of the census. Sixty-five Plus in the United States: Statistical Brief 95. Available at: http://www.census.gov/apsd/www/statbrief/sb95_8.pdf
7. Historical statistics of the United States: Washington DC: US dept of commerce, bureau of the census, national center for health statistics, department of health and human services (2000)
8. Jemal, A., Murray, T., Samuels, A., et al.: Cancer statistics. CA Cancer J. Clin. **53**, 5–26 (2003)
9. Yancik, R.: Population aging and cancer: a cross-national concern. Cancer J. **11**, 437–441 (2005)
10. Lowenfels, A.: Improving outcomes of major abdominal surgery in elderly patients. 91st American college of surgeons (2005)
11. Monson, K., Litvak, D.A., Bold, R.J.: Surgery in the aged population: surgical oncology. Arch. Surg. **138**, 1061–1067 (2003)
12. Evers, B.M., Townsend Jr., C.M., Thompson, J.C.: Organ physiology of aging. Surg. Clin. North Am. **74**, 23–39 (1994)
13. Yancik, R., Havlik, R.J., Wesley, M.N., et al.: Cancer and comorbidity in older patients: a descriptive profile. Ann. Epidemiol. **6**, 399–412 (1996)
14. Yancik, R., Ganz, P.A., Varricchio, C.G., Conley, B.: Perspectives on comorbidity and cancer in older patients: approaches to expand the knowledge base. J. Clin. Oncol. **19**, 1147–1151 (2001)
15. Ogle, K.S., Swanson, G.M., Woods, N., et al.: Cancer and comorbidity: redefining chronic diseases. Cancer **88**, 653–663 (2000)
16. Djokovic, J.L., Hedley-Whyte, J.: Prediction of outcome of surgery and anesthesia in patients over 80. JAMA **242**, 2301–2306 (1979)
17. Gerson, M.C., Hurst, J.M., Hertzberg, V.S., et al.: Prediction of cardiac and pulmonary complications related to elective abdominal and non-cardiac thoracic surgery in geriatric patients. Am. J. Med. **88**, 101–107 (1990)
18. Lidman, D.: Histopathology of human extremital arteries throughout life: including measurements of cystolic pressures in ankle and arm. Acta Chir. Scand. **148**, 575–580 (1982)
19. Banks, J., Booth, F.V., MacKay, E.H.: The physical properties of human pulmonary arteries and veins. Clin. Sci. Mol. Med. **55**, 477–484 (1978)
20. Bharati, S., Lev, M.: Pathologic changes of the conduction system with aging. Cardiol. Elder. **2**, 152–160 (1994)
21. Hano, O., Bogdanov, K.Y., Sakai, M., et al.: Reduced threshold for myocardial cell calcium intolerance in the rat heart with aging. Am. J. Physiol. **269**(suppl 5, pt 2), H1607–H1612 (1995)
22. Lakatta, E.G.: Cardiovascular reserve capacity in healthy older humans. Aging **6**, 213–223 (1994)
23. Olivetti, G., Melissari, M., Capasso, J.M., et al.: Cardiomyopathy of the aging human heart: myocyte loss and reactive cellular hypertrophy. Circ. Res. **68**, 1560–1568 (1991)
24. Fleg, J.L., O'Connor, F., Gerstenblith, G., et al.: Impact of age on the cardiovascular response to dynamic upright exercise in healthy men and women. J. Appl. Physiol. **78**, 890–900 (1995)
25. Martinez-Selles, M., Garcia Robles, J.A., Prieto, L., et al.: Heart failure in the elderly: age-related differences in clinical profile and mortality. Int. J. Cardiol. **102**, 55–60 (2005)
26. Turner, J.M., Mead, J., Wohl, M.E.: Elasticity of human

lungs in relation to age. J. Appl. Physiol. **25**, 664–671 (1968)
27. Knudson, R.J., Lebowitz, M.D., Holberg, C.J., et al.: Changes in the normal maximal expiratory flow-volume curve with growth and aging. Am. Rev. Respir. Dis. **127**, 725–734 (1983)
28. Polkey, M.I., et al.: The contractile properties of the elderly human diaphragm. Am. J. Respir. Crit. Care Med. **155**(5), 1560–1564 (1997)
29. Tolep, K., Kelsen, S.G.: Effect of aging on respiratory skeletal muscles. Clin. Chest Med. **14**, 363–378 (1993)
30. Thurlbeck, W.M., Angus, G.E.: Growth and aging of the normal human lung. Chest **67**(2 suppl), 3S–6S (1975)
31. D'Errico, A., Scarani, P., Colosimo, E., et al.: Changes in the alveolar connective tissue of the ageing lung: an immunohistochemical study. Virchows Arch. A Pathol. Anat. Histopathol. **415**, 137–144 (1989)
32. Sorbini, C.A., Grassi, V., Solinas, E., et al.: Arterial oxygen tension in relation to age in healthy subjects. Respiration **25**, 3–13 (1968)
33. Zawada Jr., E.T., Horning, J.R., Salem, A.G.: Renal fluid electrolyte and acid base problems during surgery in the elderly. In: Katlic, M.R. (ed.) Geriatric surgery. Urban & Scwarzenberg, Baltimore (1990)
34. Dunnill, M.S., Halley, W.: Some observations on the quantitative anatomy of the kidney. J. Pathol. **110**, 113–121 (1973)
35. Epstein, M.: Renal physiologic changes with age. Colo: PSG Publishing, Littleton (1985)
36. Lubran, M.M.: Renal function in the elderly. Ann. Clin. Lab. Sci. **25**, 122–133 (1995)
37. Brenner, B.M., Meyer, T.W., Hostetter, T.H.: Dietary protein intake and the progressive nature of kidney disease: the role of hemodynamically mediated glomerular injury in the pathogenesis of progressive glomerular sclerosis in aging, renal ablation, and intrinsic renal disease. N Engl. J. Med. **307**, 652–659 (1982)
38. Ryan, J., Zawada, E.: Renal function and fluid and electrolyte balance. Springer, Inc., New York (2001)
39. Weidmann, P., De Myttenaere-Bursztein, S., Maxwell, M.H., et al.: Effect on aging on plasma rennin and aldosterone in normal man. Kidney Int. **8**, 325–333 (1975)
40. Huseby, E., Engedal, K.: The patterns of motility are maintained in the human small intestine throughout the process of aging. Scand. J. Gastroenterol. **27**, 397–404 (1992)
41. Adkins, R.B., Marshall, B.A.: Anatomic and physiologic aspects of aging. In: Adkins, R.B., Scott, H.W. (eds.) Surgical care for the elderly. Lippincott-Raven Publishers, Philadelphia (1998)
42. Salem, S.A., Rajjayabun, P., Shepard, A.M., et al.: Reduced induction of drug metabolism in the elderly. Age Ageing **7**, 68–73 (1978)
43. Koruda, M.J., Sheldon, G.F.: Surgery in the aged. Adv. Surg. **24**, 293–331 (1991)
44. Aalami, O.O., Fang, T.D., Song, H.M., et al.: Physiological features of aging persons. Arch. Surg. **138**, 1068–1076 (2003)
45. Sirota, D.K.: Thyroid function and dysfunction in the elderly: a brief review. Mt. Sinai J. Med. **47**, 126–131 (1980)
46. Perry, H.M.: The endocrinology of aging. Clin. Chem. **45**, 1369–1376 (1999)
47. McConnell, J.G., Buchanan, K.D., Ardill, J., et al.: Glucose tolerance in the elderly: the role of insulin and its receptor. Eur. J. Clin. Invest. **12**, 55–61 (1982)
48. Barbieri, M., Rizzo, M.R., Manzella, D., et al.: Age-related insulin resistance: is it an obligatory finding? The lesson from healthy centenarians. Diabetes Metab. Res. Rev. **17**, 19–26 (2001)
49. Effros, R.B.: Ageing and the immune system. Novartis Found. Symp. **235**, 130–149 (2001)
50. Naliboff, B.D., Benton, D., Solomon, F., et al.: Immunological changes in young and old adults during brief laboratory stress. Psychosom. Med. **53**, 121–132 (1991)
51. Sylla, P., Kirman, I., Whelan, R.L.: Immunological advantages of advanced laparoscopy. Surg. Clin. N. Am. **85**, 1–18 (2005)
52. McLesky, C.H.: Anesthesia for the geriatric patient. In: Barash, P.G., Cullen, F., Stoelting, R.K. (eds.) Clinical anaesthesia. JB Lippincott, Philadelphia (1992)
53. Buxbaum, J.L., Schwartz, A.J.: Perianesthetic considerations for the elderly patient. Surg. Clin. North Am. **74**, 41–58 (1994)
54. Goodwin, J.S., Samet, J.M., Hunt, W.C.: Determinants of survival in older cancer patients. J. Natl. Cancer. Inst. **88**, 1031–1038 (1996)
55. Coffey, C.E., Lucke, J.F., Saxton, J.A., et al.: Sex differences in brain aging: a quantitative magnetic resonance imaging study. Arch. Neurol. **55**, 169–179 (1998)
56. Coffey, C.E., Saxton, J.A., Ratcliff, G., et al.: Relation of education to brain size in normal aging: implications for the reserve hypothesis. Neurology **53**, 189–196 (1999)
57. Long, D.M.: Aging in the nervous system. Neurosurgery **17**, 348–354 (1985)
58. Smolander, J.: Effect of cold exposure on older humans. Int. J. Sports Med. **23**, 86–92 (2002)
59. Yamaguchi, T., Kanno, I., Uemura, K.: Reduction in regional cerebral metabolic rate of oxygen during human aging. Stroke **17**, 1220–1228 (1986)
60. Dastur, D.: Cerebral blood flow and metabolism in normal human aging, pathologic aging, and senile dementia. J. Cereb. Blood Flow Metab. **5**, 1–9 (1985)
61. Fazekas, J., Alivan, R., Bessman, A.: Cerebral physiology of the aged. Am. J. Med. Sci. **223**, 245–257 (1952)
62. Audisio, R.A., Bozzetti, F., Gennari, R., et al.: Surgical management of elderly cancer patients: recommendations of SIOG surgical task force. Eur. J. Cancer **40**, 926–938 (2004)
63. Sargent, D.J., Goldberg, R.M., Jacobson, S.D., et al.: A pooled analysis of adjuvant chemotherapy for resected colon cancer in elderly patients. N Engl. J. Med. **345**, 1091–1097 (2001)
64. Neugut, A.I., Fleischauer, A.T., Sundararajan, V., et al.: Use of adjuvant chemotherapy and radiation therapy for rectal cancer among the elderly: a population-based study. J. Clin. Oncol. **20**, 2643–2650 (2002)
65. Langer, C.J.: Elderly patients with lung cancer: biases and evidence. Curr. Treat. Options Oncol. **3**, 85–102 (2002)
66. Honecker, F., Kohne, C.H., Bokemeyer, C.: Colorectal cancer in the elderly: is palliative chemotherapy of value? Drugs Aging **20**, 1–11 (2003)
67. Fata, F., Mirza, A., Craig, G., et al.: Efficacy and toxicity of adjuvant chemotherapy in elderly patients with colon carcinoma: a 10-year experience of the Geisinger medical center. Cancer **94**, 1931–1938 (2002)
68. Cangemi, V., Volpino, P., D'Andrea, N., et al.: Lung cancer surgery in elderly patients. Tumori **82**, 237–241 (1996)
69. Jaklitsch, M.T., Pappas, E.A., Bueno, R.: Thoracoscopic surgery in elderly lung cancer patients. Crit. Rev. Oncol. Hematol. **49**, 165–171 (2004)
70. Kirby, T.J., Mack, M.J., Landreneau, R.J., et al.: Lobectomy-video-assisted thoracic surgery versus muscle-sparing thoracotomy: a randomized trial. J. Thorac. Cardiovasc. Surg. **109**, 997–1002 (1995)
71. McKenna Jr., R.J., Wolf, R.K., Brenner, M., et al.: Is lobec-

tomy by video-assisted thoracic surgery an adequate cancer operation? Ann. Thorac. Surg. **66**, 1903–1908 (1998)
72. Cattaneo, S.M., Park, B.J., Wilton, A.S., et al.: Use of video-assisted thoracic surgery for lobectomy in the elderly results in fewer complications. Ann. Thorac. Surg. **85**, 231–235 (2008)
73. Mun, M., Kohno, T.: Video-assisted thoracic surgery for clinical stage I lung cancer in octogenarians. Ann. Thorac. Surg. **85**, 406–411 (2008)
74. Koren, J.P., Bocage, J.P., Geis, W.P., et al.: Major thoracic surgery in octogenarians: the video-assisted thoracic surgery (VATS) approach. Surg. Endosc. **17**, 632–635 (2003)
75. Thomas, P., Doddli, C., Neville, P., et al.: Esophageal cancer in the elderly. Eur. J. Cardiothorac. Surg. **10**, 941–946 (1996)
76. Ellis Jr., F.H., Williamson, W.A., Heatley, G.J.: Cancer of the esophagus and cardia: does age influence treatment selection and surgical outcomes? J. Am. Coll. Surg. **187**, 345–351 (1998)
77. Alexiou, C., Beggs, D., Salama, F.D., et al.: Surgery for oesophageal cancer in elderly patients: view from Nottingham. J. Thorac. Cardiovasc. Surg. **116**, 545–553 (1998)
78. Perry, Y., Fernando, H.C., Buenaventura, P.O.: Minimally invasive esophagectomy in the elderly. JSLS **6**, 299–304 (2002)
79. Young, J.L., Percy, C.L., Aj, A.: Surveillance, epidemiology, and end results: incidence and mortality data 1973–1977. US printing office 66 (1981)
80. Saidi, R.F., Bell, J.L., Dudrick, P.S.: Surgical resection of gastric cancer in elderly patients: is there a difference in outcome. J. Surg. Res. **118**, 15–20 (2004)
81. Singh, K.K., et al.: Laparoscopic gastrectomy for gastric cancer: early experience among the elderly. Surg. Endosc. **22**(4), 1002–1007 (2008)
82. Mochiki, E., Ohno, T., Kamiyama, Y., et al.: Laparoscopy-assisted gastrectomy for early gastric cancer in young and elderly patients. World J. Surg. **29**, 1585–1591 (2005)
83. Fleshman, J., Sargent, D.J., Green, E., et al.: Laparoscopic colectomy for cancer is not inferior to open surgery ased on 5-year data from the COST study group trial. Ann. Surg. **246**, 655–664 (2007)
84. Stewart, B.T., Stitz, R.W., Lumley, J.W.: Laparoscopically assisted colorectal surgery in the elderly. Br. J. Surg. **86**, 938–941 (1999)
85. Law, W.L., Chu, K.W., Tung, P.H.: Laparoscopic colorectal resection: a safe option for elderly patients. J. Am. Coll. Surg. **195**, 768–773 (2002)
86. Person B, Cera SM, Sands DR, et al (2007) Do elderly patients benefit from laparoscopic colorectal surgery? Surg Endosc 24:epub ahead of print
87. Riccardo, A.A., Roberto, G., Koki, S., et al.: Preoperative assessment of cancer in elderly patients: a pilot study. Supp. Cancer Ther. **1**, 55–60 (2003)
88. Ramesh, H.S., Pope, D., Gennari, R., et al.: Optimising surgical management of elderly cancer patients. World J. Surg. Oncol. **3**, 17–31 (2005)
89. Weber, D.M.: Laparoscopic surgery: an excellent approach in elderly patients. Arch. Surg. **138**, 1083–1088 (2003)

第 10 章

经腔手术：能否用于恶性肿瘤

Patricia Sylla，David W. Rattner

P. Sylla and D.W. Rattner (✉)
Department of Surgery, Massachusetts General Hospital,
15 Parkman Street, WACC 460, Boston, MA 02114, USA
e-mail: psylla@partners.org; drattner@partners.org

10.1 引言

经皮、内镜或血管内的微创操作改变了很多恶性肿瘤的治疗模式。经自然腔道内镜手术(NOTES)是用脏腹膜切口和可弯曲内镜在腹腔内或胸腔内进行操作的手术方式。NOTES 看上去切实可行,有关 NOTES 的临床经验正在快速积累。虽然有关 NOTES 应用于肿瘤的研究较少,但根据已发表的人类和猪相关的研究数据,NOTES 可能在肿瘤患者治疗的多个领域得到应用,如诊断性腹腔镜检、胸腔镜检、纵隔镜检、淋巴结切除、胃空肠短路、实体器官切除和小肠切除等。除了这种可能性外,目前几乎没有数据支持 NOTES 等于乃至优于现有手术方式的结论。在给 NOTES 在肿瘤方面的应用下定论之前还需要更多的数据和临床经验。

10.2 微创技术领域

动态影像的进步和技术创新使得经皮、内镜和血管内操作取代了越来越多的创伤性手术操作。这些微创操作降低了许多治疗措施的并发症,通常在清醒麻醉下非卧床状态就能完成。在肿瘤领域,微创技术尤为有益,特别是组织学诊断和肿瘤分期方面,最近又开始用于早期恶性肿瘤的手术治疗。NOTES 能否像过去 20 年间的腹腔镜和胸腔镜那样带来那么大的冲击,是一个值得关注且令人激动的话题。

内镜检查、内镜治疗和复杂腹腔镜技术的突破是放射学、内镜学和手术学多学科共同进步的结果,使得复杂的诊断和治疗操作能够通过更小的切口、穿刺点甚至完全无伤口进行。内镜经腔道进入腹腔虽然不是全新的概念,但可能是技术进步的下一个台阶,终极目标在于完全取消皮肤切口。

10.3 NOTES:进步还是革命

传统的内镜手术如经皮内镜下胃造瘘术(PEG)和内镜经胃胰腺假性囊肿引流术等需要在内脏器官上穿孔。在这些操作中,用管道或支架撑开贯穿孔用作治疗,一般不需要关闭。这些操作从技术上来说归类于经腔道或经内脏腹腔内操作,真正的 NOTES 是指用贯穿孔作为通路使用可弯曲内镜进行操作。自 1902 年面世以来,经阴道腹膜镜一直作为盆腔病理检查方式。以往如果内镜操作过程中出现胃肠道(GI)穿孔,则需要开腹修补。21 世纪初,有报道描述了用内镜下夹闭法成功修补 1 例括约肌切开后十二指肠穿孔[1]和内镜夹子及大网膜覆盖联合修补 7 例胃壁赘生物内镜下黏膜切除术后胃壁全层穿孔的病例[2]。除了这些报道外,妇科文献还报道了几组混合经阴道手术。妇科专家联合应用后穹隆镜和腹腔镜协助牵拉和解剖腹盆腔组织,以及取出标本[3]。最近,又有报道在猪身上联合应用腹腔镜和经阴道内镜开展肾切除等其他操作[4]。2004 年开始,经腔内镜逐渐成为进入体腔的基本入路开展从诊断到治疗的一系列操作。Kalloo 等人描述了在活体和非活体猪模型上用经胃内镜进入腹腔进行肝脏活检的操作过程[5]。之后不久,Rao 和 Reddy 通过经胃阑尾切除术和输卵管结扎术展示了 NOTES 在人体的可行性和治疗作用。NOTES 随后被用来专指穿过脏腹膜用内镜进行手术操作(图 10.1)。随后,胃肠学家和外科医生对此的热情如同早年对腹腔镜一样。与开腹和腹腔镜操作相比,经腔操作能够消除伤口感染和切口疝,同时获得美容效果,减轻皮肤切口带来的术后疼痛。NOTES 其他的潜在好处还有在肥胖症患者中更容易进入腹腔内器官,更直接接触腹膜后器官,从而避免额外的软组织和腹部解剖。另外,如果能够完全在内镜下完成的话,NOTES 理论上能够在清醒麻醉非卧床下进行,可以大大缩

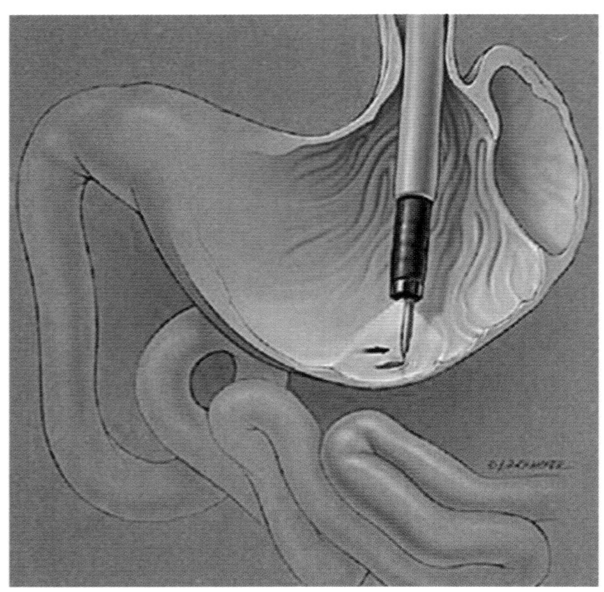

图 10.1 运用置入针刀的纤维内镜，通过胃进入腹腔，以完成胃造瘘术。(Reprinted from[26],p.6. with permission by Elsevier)

短住院时间、减少住院相关并发症和费用。

10.4 经自然腔道手术评估与研究协会(NOSCAR)

为了防止安全性和有效性未经大范围验证的新技术过早应用，美国胃肠道内镜协会和美国胃肠道与内镜医师协会的专家组建了经自然腔道手术评估与研究协会（NOSCAR），致力于NOTES相关研究的监管，确保基于实验室和临床研究的标准操作指南能够保证患者安全(www.noscar.org)。正如NOSCAR 2006年白皮书所指出，为了实现这一目标，在NOTES能够常规地并安全地应用于人体之前必须先克服几个挑战(表10.1)[6]。在这些挑战中，在内镜下安全、快捷和可靠地切开及关闭通向体腔的孔道是最困难和最关键的一步。其他挑战包括预防感染、处理并发症、空间定向和研制内镜下缝合解剖器械及多任务平台(表10.1)[6]。

过去3年中发表了超过30个NOTES相关研究，其中大部分是个案报道和不同操作方式的小规模可行性及短期疗效病例分析，另外一些文章则重点关注新型内镜设备的研制和测试（表10.2）。

表 10.1 NOTES 临床应用潜在的障碍[6]

进入腹腔
胃肠道的闭合
感染的预防
缝合器械的发展
吻合(非缝合)装置的发展
空间定位
完成操作的多任务平台的发展
腹腔内出血的控制
生理性意外事件
其他供应商的培训

10.5 NOTES:动物模型和人体应用经验

NOTES用到的自然腔道包括经食管、经胃、经结肠、经直肠、经膀胱和经阴道等，其中研究最多的是经胃途径。最开始NOTES到达的体腔是腹腔，用于胸腔和纵隔的诊断和治疗也在开展积极的研究。大部分NOTES研究都是在活体或非活体猪模型上进行的，也有少部分尸体研究。除了Rao和Reddy尚未发表的经胃阑尾切除和输卵管切除外，人体相关研究只有4个病例报道和两组病例分析(表10.3)。其中包括了2例腹腔镜辅助的经阴道胆囊切除术，1例经胃腹膜镜检和1例经膀胱腹膜镜检(表10.3)。在截至目前最大宗的两组病例分析中，Hazey等人前瞻性对比了经胃腹膜镜检活检或不活检与标准诊断性腹腔镜在胰腺癌可切除性评估中的作用[38]。Tsin等人发表了100例腹腔镜和后穹隆镜联合行阑尾切除术、胆囊切除术、卵巢切除术、输卵管切除术、卵巢囊肿切除术和肌瘤切除术的回顾性分析结果[3]。

表 10.2　已发表的动物 NOTES 研究(不包括尸体研究)

NOTES 操作名称	研究者	途径	例数，生存	内镜名称	造口的闭合	其他	并发症
腹腔镜检查	Kallo[5]	TG	12,5	SCUE	夹子	肝脏活检术	微小脓肿(2)
	Lima[7]	TVe	3,3	5mm 输尿管镜	不关(导尿管)		无
	Rentschler[8]	TG	1,0	腔内机器人	内镜夹，圈套器		无
	Kantsevoy[9]	TG	12,0	SCUE	不关		无
	Onders[10]	TG	8,0	SCUE	不关(PEG)	活检术，LOA	无
	Fong[11]	TC	0,6	DCUE	夹子，圈套器，原型		无
	Wilhelm[12]	TC	3,5	SCUE,TEM,直肠镜	荷包缝合，直线切割闭合器		无
胸腔镜检查	Lima[13]	TVe	0,6	5mm 输尿管镜	不管(胸管)		无
纵隔镜检查	Sumiyama[14]	TE	0,4	带有 EMR 帽的 SCUE	黏膜夹	SEMF	胸膜损伤
淋巴结切除术	Fritscher-Ravens[15]	TG,EUS	6,0	SC 超声内镜	缝合器		不彻底(2/6)
胃空肠吻合术	Kantsevoy[16]	TG	0,2	SCUE	N/A		无
	Kantsevoy[17]	TG	11,0	结肠镜	N/A		无
	Bergstrom[18]	TG	6,6	DCUE	N/A		无
胃部分切除术	Kantsevoy[19]	TG	4,0	DCUE	不关		无
胆囊切除术	Park[20]	TG,+/− lap	8,8	DCUE×2	腔镜下缝合	胆囊-胃造瘘术	无
	Pai[21]	TC	0,5	乙状结肠镜，DCUE	圈套器，内镜夹		败血症(1)
	Scott[22]	TVa	4,0	SCUE,MAGS	缝合		不彻底(2/4)
	Sumiyama[23]	TG	0,6	带有 EMR 帽的 DCUE	夹子，组织锚(关闭黏膜层)		死亡(2)，败血症(2)
	Rolanda[24]	TG,TVe	7,0	5mm 输尿管镜，DCUE	不关		出血(1)，胆漏(1)
脾切除术	Kantsevoy[25]	TG	6,0	DCUE	不关		无
胰体尾切除术	Matthes[26]	TG	6,0	DCUE	夹子		出血
	Ryou[27]	TC,TVa	3,2	乙状结肠镜，DCUE，R 镜	圈套器(结肠)，阴道不关	CO_2(气腹针)	无
肾切除术	Gettman[4]	TVa,lap	4,2	纤维膀胱镜	缝合		无
	Clayman[28]	TVa,lap	1,0	DCUE，多腔输送平台	不关		无
输卵管结扎术	Jagannath[29]	TG	0,5	DCUE	不关		无
子宫次全切除术	Merrifield[30]	TG	0,5	SCUE,DCUE	内镜夹	腹膜镜检术	败血症(1)，脓肿(1)
卵巢切除术	Wagh[31]	TG	3,3	DCUE	内镜夹		无
输卵管切除术	Wagh[32]	TG	0,6	SCUE,DCUE	内镜夹		无
膈肌起搏，刺激	Onders[33]	TG	4,0	SCUE	不关(PEG)		无
	Hu[34]	TG	2,0	DCUE	内镜夹	CO_2(气腹针)，	无
疝修补术	Fong[35]	TG	3,2	DCUE	圈套器，内镜夹	Mesh 固定	无

SCUE，单通道内镜；DCUE，双通道内镜；SEMF，带一个黏膜瓣的黏膜下层内镜；EMR，内镜下黏膜切除；MAGS，磁锚定导引系统；LOA，粘连溶解；lap，腹腔镜辅助；EUS，内镜超声辅助；TG，经胃；TE，经食管；TVa，经阴道；TVe，经膀胱

表 10.3 已发表的临床 NOTES 研究

NOTES 操作名称	研究者	途径	N	内镜名称	肠造口术的关闭	其他	并发症
腹腔镜检查	Marks[36]	TG	1	SCUE	不关(PEG)	PEG 救援	无
	Gettman[37]	TVe	1	输尿管镜	缝合关闭		无
	Hazey[38]	TG	10	SCUE	不关	Lap 腹腔镜	待分期胰腺癌(1)
胆囊切除术	Bessler[39]	TVa,lap	1	缝合关闭	缝合关闭		无
	Marescaux[40]	TVa,lap	1	缝合关闭	缝合关闭		无
阑尾切除术	Tsin[3]	Culdo 腔镜	100	缝合关闭	缝合关闭	肝脏活检	药物热(1)
子宫肌瘤切除术		TVa,lap				胆囊切除术	
卵巢切除术		TVa,lap					
输卵管切除术							

SCUE,单通道内镜;DCUE,双通道内镜;lap,腹腔镜辅助;PEG,经皮内镜胃造瘘;TG,经胃;TVa,经阴道;TVe,经膀胱

目前有关 NOTES 可行性、安全性和短期疗效的数据依然比较零散,由此得出结论 NOTES 尚未成熟(表 10.2)。一些拥有丰富内镜操作经验和先进实验室研究能力的团队已经能够将实验室结果应用于临床,但依然只有少量 NOTES 操作可在严格筛选的患者中进行(表 10.3)。NOTES 的广泛应用受到了许多困难的限制, 其中大部分已列在 NOSCAR 的白皮书中。限制 NOTES 大规模应用的主要困难是缺乏完成操作所必需的专用设备。现在还很难预测哪项 NOTES 操作最具备临床应用潜力,可以确定的是 NOTES 能给肿瘤治疗带来许多可能的好处。

10.6 NOTES 和肿瘤

与开腹手术、腹腔镜手术或其他手术方式相比,NOTES 的优势体现在减轻术后疼痛、缩短恢复时间、减少术后伤口感染和伤口疝,以及减少手术带来的总体创伤。减少手术创伤可能会给肿瘤患者带来明显的免疫获益。许多研究显示,开腹手术比 CO_2 气腹和单独麻醉更易促进肿瘤发生发展[41-44]。在小鼠模型中,开腹手术后肿瘤细胞增殖增加、凋亡减少[45]。这些现象可能的机制是开腹手术抑制了细胞介导的免疫功能[46]。虽然还没有 NOTES 与免疫功能关系的研究见诸报道, 但这已经是研究的热门领域。NOTES 避免了皮肤切口,可能能够更好地保存细胞介导免疫和改善总体免疫功能。

截至目前,仅发表了一项关于 NOTES 应用于肿瘤患者实用性的临床研究[38]。考虑到 NOTES 临床经验有限, 需要在了解实用性前先仔细评估这些操作的可行性和安全性,要想明确 NOTES 对肿瘤患者的潜在影响必须积累更多的数据。已发表的关于几个特定操作的 NOTES 数据显示其在肿瘤治疗中具有潜在的应用价值。因此,仔细分析这些研究的技术、评估、预后和并发症数据有助于找出更好、更适合以及更可能会对肿瘤患者外科治疗带来冲击的术式。

10.7 NOTES:目前应用状况

10.7.1 腹膜镜检查

2004 年,Kalloo 等人描述了在猪身上进行的经胃内镜腹膜探查并行肝活检术,12 只急性实验,5 只活体实验[5]。操作中用针刀电烧切开胃壁,穿入导丝, 用球囊撑开胃切口后将可弯曲内镜伸入腹腔。术后 14 天尸检发现腹腔内微小脓肿[5]。后续 2 只猪的研究证实了经胃内镜进入腹腔的可行性,

且具有良好的视野,能够开展活检操作。在这些报道中,胃的切口要么像急性实验中那样保持敞开,要么用内镜夹子夹闭,或者放置PEG管[10]。经胃内镜入路是经腔道腹膜镜或其他NOTES手术最常用的入路,但是其广泛应用受到了一些因素的限制,其中最重要的是缺乏可重复的安全的胃壁切口关闭方式。为了解决内镜操作和定位的问题,在猪急性实验中试用了经胃食管胃十二指肠镜操作下的腔内手术机器人行腹膜镜检查。探查腹腔后,机器人回收入胃,胃壁切口用内镜套圈和夹子夹闭,没有明显并发症[8]。

研究中也尝试了其他一些入路。两项研究分别报道了3只猪急性实验和11只猪生存实验中应用经结肠内镜腹膜镜检的情况[11,12]。两项研究都成功采用了经结肠前壁切口的入路,使用[12]或不使用[11]经肛门内镜手术的直肠镜作为套管,经结肠壁采用直接穿刺[11]或者人工腹水辅助下置入双腔内镜[12]。结肠切口的关闭采用内镜夹、内镜套圈、新型闭合器[11],或直线切割闭合器[12],在10天或14天的生存期中所有动物预后良好。在3个急性实验和5个14天生存试验中尝试了对猪行经膀胱腹膜镜检和肝脏活检,研究采用了膀胱镜和5.5mm套管[7]。膀胱切口保持敞开并置管造瘘4天,无明显并发症发生[7]。虽然各种经腔方式研究中实验动物数量都较少,且缺乏长期随访数据,但也提示NOTES内镜在猪的生存模型中是可行的且预后良好。

近期的3项研究报道了共12例患者的NOTES腹膜镜检[36-38]。两项研究采用了经胃入路[36,38],一项研究采用了经膀胱入路[37]。其中1例经胃内镜腹膜镜检神经损伤的患者是在重症监护室床旁完成的,经胃的穿刺管保留3天后拔除[36]。在内镜直视下通过预先准备的胃切口置入PEG管,无并发症发生。非计划的经膀胱腹膜镜检也有报道,1例拟行机器人前列腺切除的患者尝试在术前在腹腔镜直视下置入耻骨上导尿管[37]。膀胱切开后置入可弯曲输尿管镜进入腹腔。虽然没能放入耻骨上导尿管,但这一方法能够提供很好的腹腔视野,并且无明显并发症[37]。最近,在第一组使用NOTES治疗恶性疾病的病例报道中,Hazey等人比较了采用单腔诊断胃镜行经胃内镜腹膜镜检和标准诊断腹腔镜在评价胰腺癌可切除性方面的差异[38]。10例患者在经胃内镜腹膜镜检后再行诊断性腹腔镜检查,部分行内镜下的组织活检。根据检查结果来决定行切除手术或姑息性治疗,比较两组情况。作者在文中指出了这一设计的诸多局限性[38]。通过腹壁穿刺点置入腹腔镜,在腹腔镜直视下打通胃壁通路确保胃前壁穿刺的安全性,这和纯粹的NOTES相比有所不同。此外,胃壁的穿刺口无需关闭,因为如行Whipple术远端胃大部就被切除了,如行姑息性手术也可用其做胃肠吻合[38]。NOTES所需时间是腹腔镜操作的2倍(24.8分钟比12.3分钟),两种操作都在全麻下完成。不过两种检查结果之间存在高度相关性,据此结果行切除和姑息性手术的分别为9例和10例[38]。由于空间定向困难,4例患者未能完整探查腹腔各个象限,2例患者腹膜可疑病灶活检未成功,不过这些不足并未影响最后的分期结果。有意思的是,作者们发现胃前壁胃镜视野比标准腹腔镜视野更好[38]。

除了上述报道的在有选择的患者中成功进行的经膀胱和经胃腹膜镜检外,阴道后壁切开的后穹隆镜检查早在1902年就由Von Ott成功实施,可以检查盆腔和腹腔器官[47]。随着20世纪60年代纤维光学后穹隆镜的应用,可弯曲式后穹隆镜成为盆腔病理检查和治疗的重要手段[48]。应用范围包括腹膜镜检、活检、输卵管结扎和子宫内膜异位切除等[48]。最近又开始尝试腹腔镜和后穹隆镜联合,开展更多的复杂操作[49]。现在的后穹隆镜通过阴道后壁切口进入后穹隆腔隙,置入套管和可弯曲内镜,术后采用或不采用腹腔镜直视辅助关闭切口[49]。Tsin等人报道了7年间开展的100例腹腔镜和经阴道联合盆腔腹腔操作病例,未发生手术并发症[49]。不过与腹腔镜相比,单纯后穹隆镜由于视野所限,可能带来子宫穿孔或小肠穿孔等并发症[48]。虽然这是一项成功的操作方式,但依然需要做出改进以确保安全性。

尽管经阴道入路需要腹腔镜辅助、经胃入路翻转后空间定位困难且需要关闭胃切口，经器官腹膜镜检依然是安全有效且有大发展空间的微创操作。如果能够很好地解决胃切口和结肠切口关闭的问题，这一方法的另一潜在优势是有可能在可移动设备上进行或麻醉后在床旁操作，能够用于胰腺癌或其他恶性肿瘤患者的门诊分期诊断，也可以用于难以耐受重大创伤的重症患者。这不仅可以避免局部进展患者或重症患者接受不必要的手术或全麻，同时还有利于减少术后疼痛、缩短恢复时间、减少住院费用和减少接受辅助治疗的等待时间。

10.7.2 胸腔镜和纵隔镜

胸腔镜已经成为许多胸腔良性病变的主要治疗手段。电视(视频)辅助胸腔镜手术(VATS)现在已经是肺部和胸膜良性病变的标准操作方式。回顾性[50]和随机对照研究[51,52]显示，与开胸手术相比，胸腔镜应用于肺结节[52]、复发性气胸[50]和肺活检[51]，能够减轻术后疼痛、减少呼吸功能障碍和缩短住院时间。虽然在肺的良性病变处理和活检中胸腔镜已经是标准操作方式，但VATS应用于肺癌还有一定争议。胸腔镜依然需要多个胸壁切口，存在术后切口疼痛的并发症，还有穿刺套管相关并发症如肋间神经炎、穿刺点肺疝、横膈或肺实质损伤、肝脏破裂、空气渗漏和中转开胸等[53]。在恶性疾病中使用NOTES胸腔操作有诸多优点，特别是在肺癌的诊断和分期以及转移性病灶的评估和病理诊断方面更为突出。一个研究小组在6项猪存活实验中探索了经腔道内镜胸腔镜的可行性和效果[13]。用膀胱镜在膀胱顶部穿孔，通过导丝和套管将5mm输尿管镜置入腹腔。在膈肌切开一个小口，用输尿管镜进行经横膈胸腔镜检和肺活检，操作过程中用CO_2维持气胸。所有动物均顺利完成操作并且在15天的生存时间中没有出现并发症[13]。这一研究显示了经膀胱胸腔入路的一些优点，比如相对无菌，通过一个腔道同时到达腹腔和胸腔，视线良好，以及切口无须严密缝合就愈合良好等。此外，因为内镜靠近纵隔和心包，这一操作方式可能在心包渗漏和恶性胸水的治疗方法中发挥作用。另外一组研究人员尝试了经食管入路进入后纵隔的操作方式，先用内镜掀起黏膜，打开一个长约10cm的黏膜下通道，再用EMR切开固有肌层进入后纵隔[14]。在3项猪的生存实验中，研究人员报道能够很好地显示迷走神经干、降主动脉和后纵隔结构，黏膜穿刺点采用钳夹的方式闭合，在14天的生存期中预后良好[14]。这些通过膀胱或其他腔道进入胸腔或纵隔的早期研究显示，NOTES可能在纵隔淋巴结肺门淋巴结活检、恶性渗漏液引流、胸膜固定、肺楔形切除以及其他复杂操作或清醒镇静状态下床旁操作方面发挥作用。

10.7.3 淋巴结活检

多项研究结果已经证实了肺门和纵隔淋巴结经食管超声内镜(EUS)引导下细针抽吸(FNA)和经支气管针吸活检在判断肺癌分期[54]或纵隔脓肿血肿引流方面的安全性和有效性[55]。几项研究表明，EUS-FNA在判断肺癌患者后纵隔淋巴结性质方面准确性和预测价值要优于PET和CT [56-58]。NOTES的治疗优势还在于能够取出一定数量的淋巴结或完整切除一枚淋巴结，而不是仅仅取样活检判断分期。近期的一项猪急性研究采用EUS引导下经胃内镜淋巴结切除技术定位、穿刺、固定和切除了一枚目标淋巴结，术后内镜下缝合胃切口。6只动物中2只成功完成所有操作[15]。同一组研究人员最近在2项猪急性实验和7项猪长期生存实验中采用内镜超声选择合适的食管穿刺点完成经食管内镜纵隔镜操作。除了纵隔镜外，还进行了内镜下纵隔淋巴结切除、心肌盐水注射和心包开窗等操作，在6周的生存期中无明显并发症发生[59]。虽然是初步实验，但这些研究提示经食管入路可用于肺癌分期，并可在其他心胸疾病的诊断和治疗中发挥作用。虽然 NOTES 用于腹部淋巴结切除缺乏更新的实验和临床数据，但是之前发表的合并或不合并肝穿刺的腹膜镜检研究显示，腹腔镜或超声内镜辅助的内镜下腹腔、盆腔和腹膜后淋巴结切除可以通过不同的自然腔道来完成。

10.7.4 胃空肠吻合

胃肠道吻合是良性恶性病变切除术后或梗阻肠道短路术后重建肠道连续性的关键步骤。体内的缝合或器械吻合可以在腹腔镜或腹腔镜辅助下小切口完成，但是还是会有切口疼痛以及伤口感染和穿刺点疝的风险。NOTES 下的内镜吻合术可以防止伤口相关并发症，而且用于治疗无法切除的胃、十二指肠或胰腺恶性肿瘤引起的胃流出道梗阻(GOO)时，可以减少开腹大手术所带来的并发症、改善晚期肿瘤患者生活质量和营养状况。

GOO 的肠道支架和梗阻性黄疸的胆道支架已经成为无法手术切除胰腺癌患者的一线姑息性治疗手段，并发症发生率要少于手术短路和化疗。虽然手术胃空肠吻合还是 GOO 姑息性治疗的标准方法，应用于肿瘤患者时并发症发生率和死亡率都相对要高一些。无法手术切除胃癌患者发生 GOO 时采用腹腔镜胃空肠吻合术相对来说创伤更小、疼痛更轻、住院时间更短，能更快恢复正常活动[60,61]。然而与开腹手术相比，腹腔镜胃空肠吻合在并发症发生率方面并没有显著降低[60,62]。内镜下自扩张金属支架(SEMS)置入的应用越来越广泛，特别是预期寿命较短、手术风险较大的终末期肿瘤患者。此外，SEMS 可以在清醒麻醉下完成，几项研究均表明 SEMS 的操作时间更短，恢复经口饮食更快[63,64]，住院时间更短[62]。不过不同研究中支架置入的成功率有所差异，从 77.3%[64]到 92%[65]不等。在生存时间较长的患者当中，支架置入后再次梗阻的发生率要高于开腹胃空肠吻合者[62]。针对 SEMS、开腹和腹腔镜胃空肠吻合术在治疗晚期肿瘤患者 GOO 中的局限性，内镜和经腔道胃空肠吻合术理论上可以缓解皮肤切口带来的疼痛和内镜移动再梗阻等不足。

共有 3 项猪的动物实验研究，包括 17 只急性试验和 8 只生存实验，成功开展了经内镜胃空肠吻合术。通过胃镜穿透胃壁到达空肠，抓起一段空肠肠管，通过胃壁切口将其拉入胃腔，使用新式缝合器械将其固定在胃壁上(图 10.2)[16,18]。这一操作虽然获得了成功，但是局限性在于用于胃空肠吻合的空肠肠管是随机选择的[16,18]。在后续一项使用了 11 只实验动物的研究中，采用紫外透射光源和荧光内镜相配合的方式克服了以上缺陷，选取特定肠管进行吻合[17]。这些研究提示猪的经胃胃空肠吻合是可行且安全的。随着内镜下缝合和钉合器械、透射光源和其他内镜标记方法等专用器械的发展，可以开展更多的姑息性手术甚至肿瘤的切除手术。

10.7.5 动物模型中实体器官的切除

截至目前，在猪的研究中，已经采用 NOTES 方式切除了脾脏、远端胰腺、肾脏、胆囊、子宫和卵巢等器官(表 10.1)。在所有这些器官当中，只有胆囊切除已经应用于人体。虽然还没有应用于恶性疾病的报道，但是理论上来说所有这些操作都有用于肿瘤的可能性。

10.7.5.1 脾切除

在一项急性试验中，使用内镜经胃入路探查上腹部，翻转内镜找到脾脏，使用内镜套圈和夹子结扎脾脏血管，以 NOTES 方式切除了 6 只猪的脾脏[25]。随后扩大胃壁切口，取出脾脏标本，胃壁切口未关闭[25]。这一操作方式可能无法直接应用于人类。人类的脾脏切除相对复杂，必须使用闭合器或其他装置确保脾脏血管彻底止血。

10.7.5.2 远端胰腺切除

3 项急性试验和 2 项生存试验使用经结肠入路

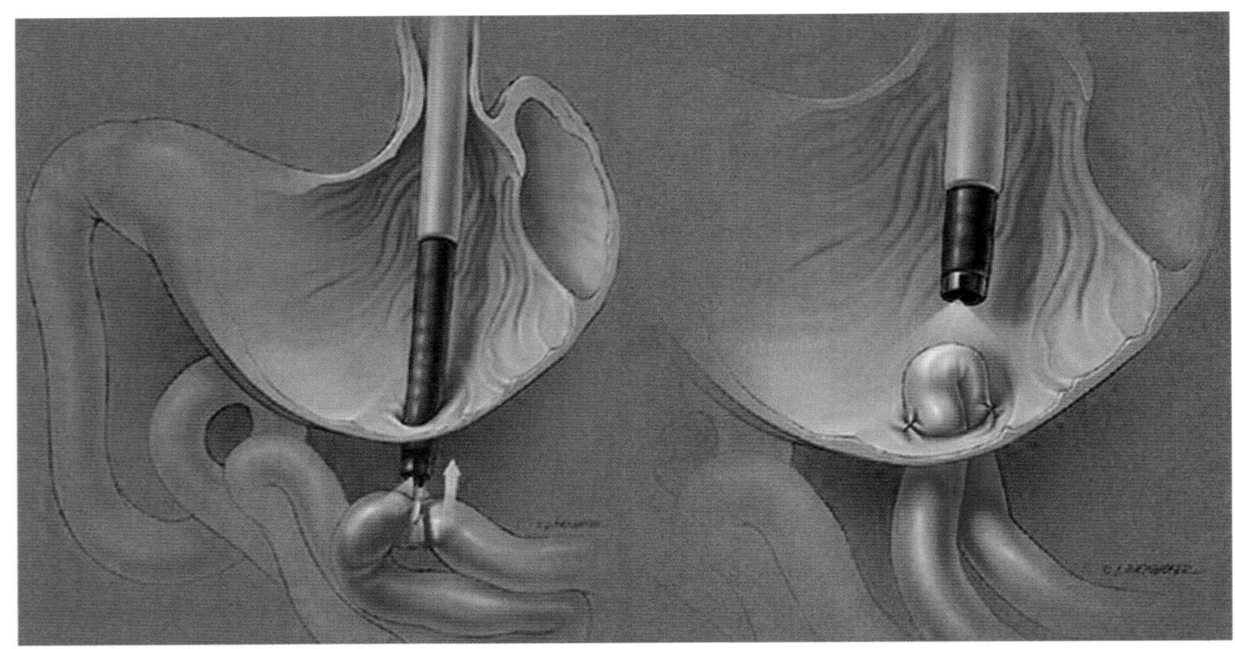

图 10.2 通过内镜钳抓住小肠袢，为行胃空肠吻合做准备。(Reprinted from[26],p.6. with permission by Elsevier)

和经阴道辅助电脑直线切割器切除了远端胰腺[27]。结肠前壁的切口用内镜套圈关闭，阴道切口未闭。双操作切口方式切实可行，操作过程中试验动物取俯卧位，在 14 天的生存期中无术后并发症发生[27]。正如前面提到的脾切除术一样，要想把这一操作方式应用于人体还需进行多项改进。联合直肠与阴道入路会增加直肠阴道瘘的风险。另一改进技术采用右侧卧位。经胃切除远端胰腺后，用内镜套圈闭合胰腺残端，用内镜夹闭合胃壁切口[26]。除了 1 例动物因脾脏撕裂出血 250mL 外，其他没有发生并发症[26]。两项研究的作者都强调了经腔内镜入路在切除远端胰腺时的优点。俯卧位经阴道或者侧卧位经胃入路都能非常好地显示胰腺，切除远端胰腺时无需分离解剖大网膜和脾周韧带[26,27]。

10.7.5.3 肾脏切除

在 6 项急性研究中进行了经胃和经膀胱双重入路 NOTES 肾切除术[66]。双内镜入路可以改善解剖和牵开的灵活性，以便更好完成操作。虽然必须用超声和血管夹相配合才能结扎肾脏血管确保止血彻底，但这一模型能够很好地显示腹膜后组织结构，左侧和右侧肾脏切除均可应用。其最主要的局限性在于标本的取出[66]。

10.7.5.4 部分子宫切除、输卵管切除和卵巢切除

5 只猪的生存实验研究了经胃部分子宫切除术，实验使用内镜套圈和息肉勒除器进行牵拉和切除，使用内镜夹关闭胃壁切口[30]。术后有 1 只动物因为胃壁切口关闭不全出现脓肿。Wagh 在 3 项急性研究和 9 项生存研究中进行了输卵管切除和卵巢切除，用内镜夹夹闭胃壁切口，无并发症发生[31,32]。这些研究再次展示了 NOTES 下行气管或部分气管切除的可行性，以及彻底完全闭合切口的重要性。

10.7.5.5 结论

总之，这些在猪身上进行的 NOTES 器官切除实验证实了单重或双重经腔入路在从输卵管

切除到远端胰腺切除和肾脏切除等各种复杂程度的手术中的可行性。研究内镜闭合器、缝合器和粉碎器等新型内镜操作器械对于安全完成手术和取出标本至关重要。这些操作都有应用恶性疾病的可能性，但需要收集更多的实验和临床数据。

除在猪和人体上均已开展的经阴道胆囊切除术以外,其他有可能应用于恶性疾病的 NOTES 手术方式还有前述的腹腔镜协助的经阴道子宫切除、卵巢切除、输卵管切除(表 10.2)[3]。这些操作用到了 3 个 3mm 腹壁腹腔镜套管,一个 12mm 阴道套管,联合操作以确保充气、内镜视野、牵拉、切除、粉碎和标本取出,操作过程顺利完成,无手术并发症[3]。

10.7.6 肠道切除

目前还没有肠道切除的实验或临床数据,最近发表的在 3 具尸体上进行的可行性研究探讨了用 TEM 行乙状结肠切除的可行性[67]。常规的 TEM 操作方式是 4cm 宽的直肠镜和光学放大镜及摄像头连接,吹入 CO_2 建立气腹,然后再置入细长的解剖器械。自 1982 年问世以来,TEM 用于腺瘤、肠管狭窄、类癌和 T1 直肠癌患者因位置或大小原因无法采用内镜或经肛切除时的直肠黏膜切除或全层切除。在这一初期研究中,TEM 切开直肠壁全层进入底前间隙,同时用直肠镜作为辅助和牵引,环形切除乙状结肠及其系膜[67]。解剖器械的长度限制了近端乙状结肠的切除范围。结肠游离后标本经肛取出,用环形吻合器行结肠和直肠吻合。考虑到标本和系膜的完整性，这一研究结果提示这一方法可能能够替代开腹或腹腔镜乙状结肠切除，它能很好地处理血管，切除足够的肠管，以及进行吻合。在考虑用于结肠癌切除时,还需要积累足够的生存数据[67]。

10.8 NOTES 最佳入路

10.8.1 经胃途径

根据现有的数据，经腔手术采用何种入路最佳并不明确。自从引入 NOTES 以来,因其操作相对简便,腹腔内污染的风险相对较小,经胃内镜一直是最常用的经腔途径。实验中限制经胃 NOTES 广泛应用的最主要因素是胃壁切口关闭困难。有限的经验中介绍了胃造瘘管[10]、内镜夹联合或不联合套圈[30]、新式内镜缝合及闭合装置[20,68,69]、直线闭合器[70]或不关闭切口[29]等各种方式。除了合并严重基础疾病的患者或者已经有胃造瘘可以用 PEG 管微创闭合 NOTES 切口的患者外，在人体上进行腹腔内或胸腔内缝合前需要接受大量的实验室培训。现在所有 NOTES 操作必须在机构审查委员会(IRB)监督下进行。经胃入路其他的困难之处在于缺乏稳定的内镜操作平面,以及内镜反折观察上腹部时空间定位困难等。

10.8.2 经膀胱途径

经膀胱途径相对无菌且无需关闭切口，能克服胃壁切口关闭困难的缺点。不过经膀胱进入腹腔或胸腔只能采用 5.5mm 的内镜，不足以容纳开展复杂操作所需的各种器械[13]。

10.8.3 经食管途径

采用或不采用黏膜下内镜及黏膜掀开的经食管途径是另一种可选择的方式，它只需关闭黏膜层[14,59]。在研究模型中成功地用其进入后纵隔[14,59]。不过这一入路用于心胸检查的局限很大，而且会大大增加纵隔感染的风险。

10.8.4 经阴道途径

最近报道了在几例女性患者中成功进行的经阴道 NOTES 胆囊切除术，辅助用了一个或多个腹腔镜穿刺口[39,40]。经阴道途径具有相对安全避免周边器官损伤和细菌感染的优势，而且切口关闭相对容易操作。这一方式的局限性也很明显，只能应用于女性患者，并且是否会出现性交障碍等远期影响并不明确。而且目前为止进行的经阴道 NOTES 操作都有腹腔镜或其他经腔途径辅助[27]。

10.8.5 经结肠途径

经结肠途径仅有少数几篇报道，主要是因为担心由此引发腹腔感染。在几篇报道中提及的经结肠腹膜镜检（N=11）[11,12]和胆囊切除术（N=5）[24]提到了 1 只动物术后因切口关闭不全发生腹膜炎（9%）。

10.8.6 双重入路

最后，近期又开展了双重入路的研究以避免复杂操作中腹腔镜辅助，改善内镜视野以及提供更好的牵拉效果。经阴道和经结肠双重入路用于内镜下远端胰腺切除术，其中结肠入路用于解剖，阴道入路用于胰腺的切断闭合[27]。经胃和经膀胱联合内镜入路用于 7 只胆囊切除[21]和 6 只肾切除[66]猪急性试验。这一操作方式变换穿刺口位置后就可以用于左侧和右侧肾门的解剖和器官的牵拉。

10.8.7 结论

总之，每种经腔途径都有各自的优点和不足之处，如果恶性肿瘤等复杂手术要采用单纯 NOTES 来完成的话，多重入路可能是更好的选择。实体器官切除实验提示在经腔入路恶性肿瘤 NOTES 手术中要注意几点：标本的取出方法、内镜标本袋和粉碎装置的使用。

10.9 最后提示

自从经胃腹膜镜检的提出和 2004 年第一例经胃内镜阑尾切除的临床报道，NOTES 就引起了胃肠病学专家和外科医生的广泛兴趣，开展大量的研究来评估其应用于众多外科手术的可行性和效果。大部分实验研究都是个案报道或只有短期生存分析的系列报道。与开腹和腹腔镜手术相比，NOTES 具有无皮肤切口的明显优势，但是在优化经腔途径、关闭切口和发展新型专用器械方面还需积累更多经验，以更好地开展 NOTES 操作，预防和处理 NOTES 并发症。NOSCAR 强调了对 NOTES 缺乏实验数据和临床数据的担忧，要求其在 IRB 的严格监管下开展。已发表的 5 项研究介绍了有选择地开展 NOTES 操作的经验，其中一项重点介绍了在评价胰腺癌可切除性方面 NOTES 比腹腔镜的优越之处。基于这些研究结果和其他实验结果及临床经验，NOTES 可以用于众多复杂操作并且具有应用于恶性肿瘤切除的可能性。在明确 NOTES 用于恶性肿瘤的可行性和安全性之前，还需要在实验肿瘤模型中积累更多的长期生存经验和临床数据。

（陈晓 译　毕新宇 校）

参考文献

1. Baron, T.H., Gostout, C.J., Herman, L., et al.: Hemoclip repair of a sphincterotomy-induced duodenal perforation. Gastrointest. Endosc. **52**, 566–568 (2000)
2. Tsunada, S., Ogata, S., Ohyama, T., et al.: Endoscopic closure of perforations caused by EMR in the stomach by application of metallic clips. Gastrointest. Endosc. **57**, 948–951 (2003)
3. Tsin, D.A., Columbero, L.T., Lambeck, J., et al.: Minilaparoscopy-assisted natural orifice surgery. JSLS **11**,

24–29 (2007)
4. Gettman, M.T., Lotan, Y., Napper, C.A., et al.: Transvaginal laparoscopic nephrectomy: development and feasibility in the porcine model. Urology **59**, 446–450 (2002)
5. Kalloo, A.N., Singh, V.K., Jagannath, S.B., et al.: Flexible transgastric peritoneoscopy: a novel approach to diagnostic and therapeutic interventions in the peritoneal cavity. Gastrointest. Endosc. **60**, 114–117 (2004)
6. Rattner, D., Kalloo, A., ASGE/SAGES Working Group: ASGE/SAGES Working Group on natural orifice transluminal endoscopic surgery. Surg. Endosc. **20**, 329–333 (2005)
7. Lima, E., Rolanda, C., Pogo, J.M., et al.: Transvesical endoscopic peritoneoscopy: a novel 5 mm port for intra-abdominal scarless surgery. J. Urol. **176**, 802–805 (2006)
8. Rentschler, M.E., Dumpert, J., Platt, S.R., et al.: Natural orifice surgery with an endoluminal mobile robot. Surg. Endosc. **21**, 1212–1215 (2007)
9. Kantsevoy, S.V., Jagannath, S.B., Niiyama, H., et al.: A novel safe approach to the peritoneal cavity for per-oral transgastric endoscopic procedures. Gastrointest. Endosc. **65**, 497–500 (2007)
10. Onders, R.P., McGee, M.F., Marks, J., et al.: Natural orifice transluminal endoscopic surgery (NOTES) as a diagnostic tool in the intensive care unit. Surg. Endosc. **21**, 681–683 (2007)
11. Fong, D.G., Pai, R.D., Thompson, C.C., et al.: Transcolonic endoscopic abdominal exploration: a NOTES survival study in a porcine model. Gastrointest. Endosc. **65**, 312–318 (2007)
12. Wilhelm, D., Meining, A., von Delius, S., et al.: An innovative, safe and sterile sigmoid access (ISSA) for NOTES. Endoscopy **39**, 401–406 (2007)
13. Lima, E., Henriques-Coelho, T., Rolanda, C., et al.: Transvesical thoracoscopy: a natural orifice Transluminal endoscopic approach for thoracic surgery. Surg. Endosc. **21**, 854–858 (2007)
14. Sumiyama, K., Gostout, C.J., Rajan, E., et al.: Transesophageal mediastinoscopy by submucosal endoscopy with mucosal flap safety valve technique. Gastrointest. Endosc. **65**, 679–683 (2007)
15. Fritscher-Ravens, A., Mosse, C.A., Ikeda, K., et al.: Endoscopic transgastric lymphadenectomy by using EUS for selection and guidance. Gastrointest. Endosc. **63**, 302–306 (2006)
16. Kantsevoy, S.V., Jagannath, S.B., Niiyama, H., et al.: Endoscopic gastrojejunostomy with survival in a porcine model. Gastrointest. Endosc. **62**, 287–292 (2005)
17. Kantsevoy, S.V., Niiyama, H., Jagannath, S.B., et al.: The endoscopic transilluminator: an endoscopic device for identification of the proximal jejunum for transgastric endoscopic gastrojejunostomy. Gastrointest. Endosc. **63**, 1055–1058 (2006)
18. Bergstrom, M., Ikeda, K., Swain, P., et al.: Transgastric anastomosis by using flexible endoscopy in a porcine model (with video). Gastrointest. Endosc. **63**, 307–312 (2006)
19. Kantsevoy, S.V., Hu, B., Jagannath, S.B., et al.: Technical feasibility of endoscopic gastric reduction: a pilot study in a porcine model. Gastrointest. Endosc. **65**, 510–513 (2007)
20. Park, P.O., Bergstrom, M., Ikeda, K., et al.: Experimental studies of transgastric gallbladder surgery: cholecystectomy and cholecystogastric anastomosis (videos). Gastrointest. Endosc. **61**, 601–606 (2005)
21. Pai, R.D., Fong, D.G., Bundga, M.E., et al.: Transcolonic endoscopic cholecystectomy: a NOTES survival study in a porcine model (with video). Gastrointest. Endosc. **64**, 428–434 (2006)
22. Scott, D.J., Tang, S.J., Fernandez, R., et al.: Completely transvaginal NOTES cholecystectomy using magnetically anchored instruments. Surg. Endosc. **21**, 2308–2316 (2007)
23. Sumiyama, K., Gostout, C.J., Rajan, E., et al.: Transgastric cholecystectomy: transgastric accessibility to the gallbladder improved with the SEMF method and a novel multibending therapeutic endoscope. Gastrointest. Endosc. **65**, 1028–1034 (2007)
24. Rolanda, C., Lima, E., Pego, J.M., et al.: Third-generation cholecystectomy by natural orifices: transgastric and transvesical combined approach (with video). Gastrointest. Endosc. **65**, 111–117 (2007)
25. Kantsevoy, S.V., Jagannath, S.B., Vaughn, C.A., et al.: Transgastric endoscopic splenectomy. Surg. Endosc. **20**, 522–525 (2006)
26. Matthes, K., Yusuf, T.E., Willingham, F.F., et al.: Feasibility of endoscopic transgastric distal pancreatectomy in a porcine animal model. Gastrointest. Endosc. **66**, 762–766 (2007)
27. Ryou, M., Fong, D.G., Pai, R.D., et al.: Dual-port distal pancreatectomy using a prototype endoscope and endoscopic stapler: a natural orifice transluminal endoscopic surgery (NOTES) survival study in a porcine model. Endoscopy **39**, 881–887 (2007)
28. Clayman, R.V., Box, G.N., Abraham, J.B., et al.: Rapid communication: transvaginal single-port NOTES nephrectomy: initial laboratory experience. J. Endourol. **21**, 640–644 (2007)
29. Jagannath, S.B., Kantsevoy, S.V., Vaughn, C.A., et al.: Peroral transgastric endoscopic ligation of fallopian tubes with long-term survival in a porcine model. Gastrointest. Endosc. **61**, 449–453 (2005)
30. Merrifield, B.F., Wagh, M.S., Thompson, C.C.: Peroral transgastric organ resection: a feasibility study in pigs. Gastrointest. Endosc. **63**, 693–697 (2006)
31. Wagh, M.S., Merrifield, B.F., Thompson, C.C.: Endoscopic transgastric abdominal exploration and organ resection: initial experience in a porcine model. Clin. Gastroenterol. Hepatol. **3**, 892–896 (2005)
32. Wagh, M.S., Merrifield, B.F., Thompson, C.C.: Survival studies after endoscopic transgastric oophorectomy and tubectomy in a porcine model. Gastrointest. Endosc. **63**, 473–478 (2006)
33. Onders, R., McGee, M.F., Marks, J., et al.: Diaphragm pacing with natural orifice transluminal endoscopic surgery: potential for difficult-to-wean intensive care unit patients. Surg. Endosc. **21**, 475–479 (2007)
34. Hu, B., Kalloo, A.N., Chung, S.S., et al.: Peroral transgastric endoscopic primary repair of a ventral hernia in a porcine model. Endoscopy **39**, 390–393 (2007)
35. Fong, D.G., Ryou, M., Pai, R.D., et al.: Transcolonic ventral wall hernia mesh fixation in a porcine model. Endoscopy **39**, 865–869 (2007)
36. Marks, J.M., Ponsky, J.L., Pearl, J.P., et al.: PEG "rescue": a practical NOTES technique. Surg. Endosc. **21**, 816–819 (2007)
37. Gettman, M.T., Blute, M.L.: Transvesical peritoneoscopy: initial clinical evaluation of the bladder as a portal for natural orifice Transluminal endoscopic surgery. Mayo Clin. Proc. **82**, 843–845 (2007)
38. Hazey, J.W., Narula, V.K., Renton, D.B., et al.: Natural-orifice transgastric endoscopic peritoneoscopy in humans: initial clinical trial. Surg. Endosc. **22**, 16–20 (2008)
39. Bessler, M., Stevens, P.D., Milone, L., et al.: Transvaginal laparoscopically assisted endoscopic cholecystectomy: a

hybrid approach to natural orifice surgery. Gastrointest. Endosc. **66**, 1243–1245 (2007)
40. Marescaux, J., Dallemagne, B., Perretta, S., et al.: Surgery without scars: report of transluminal cholecystectomy in a human being. Arch. Surg. **142**, 823–826 (2007)
41. Allendorf, J.D., Bessler, M., Kayton, M.L., et al.: Increased tumor establishment and growth after laparotomy vs laparoscopy in a murine model. Arch. Surg. **130**, 649–653 (1995)
42. Lee, S.W., Southall, J.C., Allendorf, J.D., et al.: Tumor proliferative index is higher in mice undergoing laparotomy vs. CO2 pneumoperitoneum. Dis. Colon Rectum **42**, 477–481 (1999)
43. Shiromizu, A., Suematsu, T., Yamaguchi, K., et al.: Effect of laparotomy and laparoscopy on the establishment of lung metastasis in a murine model. Surgery **128**, 799–805 (2000)
44. Southall, J.C., Lee, S.W., Allendorf, J.D., et al.: Colon adenocarcinoma and B-16 melanoma grow larger following laparotomy vs. pneumoperitoneum in a murine model. Dis. Colon Rectum **41**, 564–569 (1998)
45. Lee, S.W., Gleason, N., Blanco, I., et al.: Higher colon cancer tumor proliferative index and lower tumor cell death rate in mice undergoing laparotomy versus insufflation. Surg. Endosc. **16**, 36–39 (2002)
46. Allendorf, J.D., Bessler, M., Horvath, K.D., et al.: Increased tumor establishment and growth after open vs laparoscopic surgery in mice may be related to differences in postoperative T-cell function. Surg. Endosc. **13**, 233–235 (1999)
47. Von Ott, D.: Die Beleuchtung der Bauchhohle (Ventroskopie) als Mehode bei Vaginaler Coeliotomie. Abl. Gynakol. **231**, 817–823 (1902)
48. Paulson, J.D., Ross, J.W., El-Sahwi, S.: Development of flexible culdoscopy. J. Am. Assoc. Gynecol. Laparosc. **6**, 487–490 (1999)
49. Da, T., Columbero, L.T., Mahmood, D., et al.: Operative culdolaparoscopy: a new approach combining operative culdoscopy and minilaparoscopy. J. Am. Assoc. Gynecol. Laparosc. **8**, 438–441 (2001)
50. Waller, D.A., Forty, J., Morritt, G.N.: Video-assisted thoracoscopic surgery versus thoracotomy for spontaneous pneumothorax. Ann. Thorac. Surg. **58**, 372–376 (1994)
51. Ayed, A.K., Raghunathan, R.: Thoracoscopy versus open lung biopsy in the diagnosis of interstitial lung disease: a randomized controlled trial. J. R. Coll. Surg. Edinb. **45**, 159–163 (2000)
52. Santambrogio, L., Nosotti, M., Bellaviti, N., et al.: Videothoracoscopy versus thoracotomy for the diagnosis of the indeterminate solitary pulmonary nodule. Ann. Thorac. Surg. **59**, 868–870 (1995)
53. Solaini, L., Prusciano, F., Bagioni, P. et al.: Video-assisted thoracic surgery (VATS) of the lung. Analysis of intraoperative and postoperative complications over 15 years and review of the literature. Surg. Endosc. **22**, 298–310 (2008)
54. Larsen, S.S., Vilmann, P., Krasnik, M., et al.: Endoscopic ultrasound guided biopsy performed routinely in lung cancer staging spares futile thoracotomies: preliminary results from a randomised clinical trial. Lung Cancer **49**, 377–385 (2005)
55. Fritscher-Ravens, A., Sriram, P.V., Pothman, W.P., et al.: Bedside endosonography and endosonography-guided fine-needle aspiration in critically ill patients: a way out of the deadlock? Endoscopy **32**, 425–427 (2000)
56. Eloubeidi, M.A., Cerfolio, R.J., Chen, V.K., et al.: Endoscopic ultrasound-guided fine needle aspiration of mediastinal lymph node in patients with suspected lung cancer after positron emission tomography and computed tomography scans. Ann. Thorac. Surg. **79**, 263–268 (2005)
57. Fernandez-Esparrach, G., Gines, A., Belda, J., et al.: Transesophageal ultrasound-guided fine needle aspiration improves mediastinal staging in patients with non-small cell lung cancer and normal mediastinum on computed tomography. Lung Cancer **54**, 35–40 (2006)
58. Fritscher-Ravens, A., Bohuslavizki, K.H., Brandt, L., et al.: Mediastinal lymph node involvement in potentially resectable lung cancer: comparison of CT, positron emission tomography, and endoscopic ultrasonography with and without fine-needle aspiration. Chest **123**, 442–451 (2003)
59. Fritscher-Ravens, A., Patel, K., Ghanbari, A., et al.: Natural orifice transluminal endoscopic surgery (NOTES) in the mediastinum: long-term survival animal experiments in transesophageal access, including minor surgical procedures. Endoscopy **39**, 870–875 (2007)
60. Al-Rashedy, M., Dadibhai, M., Shareif, A., et al.: Laparoscopic gastric bypass for gastric outlet obstruction is associated with smoother, faster recovery and shorter hospital stay compared with open surgery. J. Hepatobiliary Pancreat. Surg. **12**, 474–478 (2005)
61. Choi, Y.B.: Laparoscopic gatrojejunostomy for palliation of gastric outlet obstruction in unresectable gastric cancer. Surg. Endosc. **16**, 1620–1626 (2002)
62. Jeurnink, S.M., van Eijck, C.H., Steyerberg, E.W., et al.: Stent versus gastrojejunostomy for the palliation of gastric outlet obstruction: a systematic review. BMC Gastroenterol. **7**, 18 (2007)
63. Del Piano, M., Ballare, M., Montino, F., et al.: Endoscopy or surgery for malignant GI outlet obstruction ? Gastrointest. Endosc. **61**, 421–426 (2005)
64. Maetani, I., Akatsuka, S., Ikeda, M., et al.: Self-expandable metallic stent placement for palliation in gastric outlet obstructions caused by gastric cancer: a comparison with surgical gastrojejunostomy. J. Gastroenterol. **40**, 932–937 (2005)
65. Mosler, P., Mergener, K.D., Brandabur, J.J., et al.: Palliation of gastric outlet obstruction and proximal small bowel obstruction with self-expandable metal stents: a single center series. J. Clin. Gastroenterol. **39**, 124–128 (2005)
66. Lima, E., Rolanda, C., Pego, J.M., et al.: Third-generation nephrectomy by natural orifice transluminal endoscopic surgery. J. Urol. **178**, 2648–2654 (2007)
67. Whiteford, M.H., Denk, P.M., Swanstrom, L.L.: Feasibility of radical sigmoid colectomy performed as natural orifice Transluminal endoscopic surgery (NOTES) using transanal endoscopic microsurgery. Surg. Endosc. **21**, 1870–1874 (2007)
68. McGee, M.F., Marks, J.M., Onders, R.P., et al.: Complete endoscopic closure of gastrostomy after natural orifice transluminal endoscopic surgery using the NDO plicator. Surg. Endosc. **22**, 214–220 (2008)
69. Mellinger, J.D., MacFadyen, B.V., Kozarek, R.A., et al.: Initial experience with a novel endoscopic device allowing intragastric manipulation and placation. Surg. Endosc. **21**, 1002–1005 (2007)
70. Magno, P., Giday, S.A., Dray, X., et al.: A new stapler-based full-thickness transgastric access closure: results from an animal pilot trial. Endoscopy **39**, 876–880 (2007)

第 2 篇

食管癌和胃食管交界处癌

第 11 章

食管癌和胃食管交界处癌：两腔入路

Christopher R. Morse, Omar Awais, James D. Luketich

C.R. Morse
Division of Thoracic Surgery Massachusetts General Hospital/Harvard Medical School 55 Fruit St., Boston, MA 02114, USA

O. Awais and J.D. Luketich (✉)
Division of Thoracic and Foregut Surgery, Heart, Lung and Esophageal Surgery Institute, Department of Cardiothoracic Surgery, University of Pittsburgh Medical Center Health System, UPMC Cancer Centers, UPMC Presbyterian, Digestive Disorders Center,
200 Lothrop Street, Pittsburgh, PA, USA
e-mail: luketichjd@upmc.edu

11.1 引言

在美国，食管癌的发病率每年以 10%的速度增长[1]。每年大约 15 000 人被诊断为食管癌，平均约 14 000 人因食管癌死亡[2]。因为食管癌有早期转移的趋势，再诊断时常处于进展期，在近 30 年内生存率提高很有限，范围为 6%~15%[2-4]。食管癌的病理类型中，食管鳞癌与食管腺癌合计占 95%。20 世纪大部分时间内，食管鳞癌占到食管癌病理的绝大多数，而食管腺癌被认为极端罕见。然而过去 20 年间，西方国家的食管腺癌发病率极大提高，成为美国食管癌中最常见的病理类型[5,6]。两类食管癌的易感因素不同，吸烟、饮酒是食管鳞癌的主要易感因素，而 Barrett 食管、肥胖以及可能包括的胃食管反流病（GERD）是食管腺癌的易感因素，但两者的治疗策略是相似的[7]。

11.2 食管的解剖

食管包括颈段、胸段、腹段，行经后纵隔，穿过膈的食管裂孔与胃连接，在走行路径上与前、后迷走神经干伴行。食管是肌肉构成的管道，长约 25cm，缺少浆膜层，内壁为鳞状上皮，在胸腔内下降过程中，经条纹状肌肉移行成为平滑肌。食管的血供分节段，节段间重叠部分有限，而淋巴管丰富，包括壁内、壁外、透壁淋巴管，可导致早期局限型食管癌进展快速播散为转移癌。

11.3 最常见的切除术式

外科手术切除仍是可切除食管癌的主要手术方式，经食管裂孔食管癌切除术以及 Ivor Lewis 食管胃切除术是两类最常见的术式。

经食管裂孔食管癌切除术的主要步骤包括：

- 腹正中线切口
- 经食管裂孔钝性分离胸段食管
- 胃上提
- 颈段食管吻合

Ivor Lewis 食管胃切除术的主要步骤包括：

- 上腹正中切口
- 游离并制作管状胃
- 右胸切开，分离并切除胸段食管
- 构造胸内食管胃吻合

食管裂孔食管癌切除术与 Ivor Lewis 食管胃切除术都是复杂手术，在经验丰富的中心内，病死率与死亡率达到了可观的 6%~7%[8]。而且在全国范围内，食管切除术的死亡率在大手术量中心约为 8%，而在低手术量的中心可达 23%[9]。

11.4 腹腔镜在食管癌中的作用

腹腔镜已经成为诸如反流病、贲门失弛缓等食管良性疾病的标准治疗方法。这一转变得益于微创手术与常规手术相比，可以达到同等效果，并能减轻疼痛，更早恢复工作生活。而开放手术仍然是食管癌的标准治疗，因为考虑到担心微创手术在淋巴结清扫以及完全切除方面尚未能做到与常规手术一样彻底，并且对病死率可能没有正向的帮助。

然而，我们仍然认为微创食管切除术（MIE）与开放手术相比，有更低的病死率与死亡率[10]。肺炎与肺功能衰竭这两种并发症在食管切除术中更多见，其中肺癌发生者有 20%的死亡率。避免同时进行开腹与开胸手术可能使上述并发症降低。尽管尚未有随机临床试验报道，但根据我们及另一些人的经验，微创食管切除术与食管切除术相比，食管切除术后相关并发症及病死率更低。

11.5 食管手术微创技术的进展

微创食管癌切除术在最初阶段是由胸腔镜下食管游离与右侧开胸手术相结合构成的混合手术[11,12]。然而，胸腔镜下游离食管仍然需要腹部正中切口，进行胃上提、构造管状胃以及颈段食管吻合术。另一种混合食管切除手术由腹腔镜下构造管状胃，然后进行右侧开胸切除胸段食管并构造胸段食管吻合[13,14]。这两类混合手术应用了微创技术，但仍然需要进行开胸或开腹操作。

1995 年，Depaula 描述了在 48 例终末期 Chagas 病继发巨大食管症患者进行腹腔镜下经食管裂孔食管切除术。这一过程由腹腔镜下构造管状胃，然后在腹腔镜下通过食管裂孔游离纵隔食管，最后经颈部切口进行胃食管吻合。仅有 2 例患者进行了开放式食管切除术[15]。2 年后，Swanstrom 描述了 9 例小肿瘤、良性狭窄以及 Barrett 食管患者进行微创经食管裂孔食管切除术的案例[16]。1998 年，Luketich 等报道结合胸腔镜与腹腔镜切除食管的案例[17]。我们早期的技术是经胸腔镜游离食管，然后经腹腔镜构造管状胃、胃上提、颈部食管吻合（表 11.1）。1999 年，Watson 等报道了微创下进行 Ivor Lewis 手术的方法，经腹腔镜构造管状胃，继而经胸腔镜行食管切除，并进行胸内食管吻合术[22]（表 11.2）。

微创 Ivor Lewis 手术的优点是避免了颈部切口，因此降低了喉返神经损伤的可能性。早期阶段，我们的手术是混合手术，由腹腔镜与右胸小切口组成。随着我们经验的增长，我们开始进行完全微创的手术。我们已经完成了接近 250 例微创 Ivor Lewis 食管切除术。手术细节与三切口的方式类似，除了由腹腔镜进行食管游离，继以右电视（视频）辅助胸腔镜手术（VATS）。

11.6 食管癌的非手术治疗

对于浅表食管癌与高度不典型增生（HGD），标准治疗是食管切除术[26,27]。然而，将经内镜的光动力治疗（PDT）与内镜黏膜切除作为高度不典型增生与浅表癌的确定手术已经越来越流行。这些技术仅对于淋巴结转移可能性低的患者适用。光动力治疗是在内镜下给病变部位注射光敏试剂然后暴露于适当波长的光源下诱导细胞死亡。少数经光动力治疗的患者（伴或不伴内镜下黏膜切除）已可以达到长时间肿瘤控制，但经验尚有限[28,29]。内镜下黏膜切除的患者，对肿瘤上皮进行了切除而非剥脱。对于内膜切除术治疗浅表食管癌的有效性仍然在探索之中。尽管尚无随机临床试验结果，但在适当选择的患者中，内膜切除术与食管癌手术的效果相当，而并发症更少。而有时内膜切除术与光动力治疗可联合应用，治疗较大的病灶[26,30]。

近期，两项随机临床试验直接比较了单用放化疗与放化疗后手术的效果[31,32]。两项研究未能发现食管切除术可以改善生存时间，不过两项研究都发现手术可改善肿瘤的局部控制。值得注意的是，两项研究的病理类型绝大多数或全部由食管鳞癌组成。仔细研究发现，这些研究表明患者在放化疗后接受食管切除术，肿瘤局部控制效果更好而生存治疗相似。因此，手术治疗仍然是临床可切除食管癌的推荐治疗方式，特别是食管腺癌，而非手术治疗的支持数据很少。

11.7 食管癌的分期

11.7.1 无创分期模式

微创食管癌切除术患者的术前评估与开放手

表 11.1　胸腔镜与腹腔镜食管切除术加颈部吻合：部分病例系列结局统计

	年份	*n*	平均手术时间(min)	中位住院时间(d)	30 天死亡率(%)	瘘发生率(%)	转化率(%)
Watson 等[18]	2000	7	265[a]	12	0	28.5	14.3
Nguyen 等[19]	2003	46	350	8	4.3	4.3	2.2
Luketich 等[10]	2003	222	–	7	1.4	11.7	7.2
Collins 等[20]	2006	25	350	9	4	12	8
Leibman 等[21]	2006	25	330[a]	11	0	8	8

[a] 中位数

表 11.2　胸腔镜与腹腔镜 Ivor Lewis 食管切除术：部分病例系列结局统计

	年份	*n*	平均手术时间(min)	中位住院时间(d)	30 天死亡率(%)	瘘发生率(%)	转化率(%)
Watson 等[22]	1999	2	255	10	0	0	0
Nguyen 等[23]	2001	1	450	8	0	0	0
Kunisaki 等[24]	2004	15	544	29.6	0	13.3	–
Bizekis 等[25][a]	2006	35	–	7	6	6	2

[a] 15 例用迷你胸廓切开术患者单独分析

术患者没有区别，主要内容包括患者肿瘤是否可切除与患者的心肺功能能否耐受手术。我中心的食管癌分期内容主要包括：

- 上消化道内镜
- 超声内镜
- CT
- PET

上消化道内镜要观察肿瘤的近端与远端，可据此制订手术切除方式，该操作通常在术前于手术室内进行。超声内镜的主要优势在于可以发现肿瘤侵袭食管壁的深度。T3 或 N1 的患者通常于术前进行诱导化疗。CT 影像可以确定腹腔有无肿大淋巴结。肿大淋巴结局限于腹腔干者，不妨碍食管切除术，且对于术前诱导效果好。最后，PET 扫描与 CT 结合，主要用于排除造成手术禁忌的远处转移。我们没有发现 PET 在识别食管周围淋巴结病变中有显著作用，因为在原发肿瘤的刺激下，这些淋巴结的意义常不明确。

11.7.2 有创分期——腹腔镜

我中心常用的最终确诊分期方法是腹腔镜。典型情形是，患者在放置输注滴管进行静脉诱导化疗时进行腹腔镜检查。我们发现腹腔镜是发现在 CT 上不易观察到的腹部肝转移与网膜转移的简单安全的方式。此外，腹部肿大淋巴结可经腹腔镜评估并经活检确诊。对于此类患者，在新辅助化疗的基础上可辅以额外的放疗。腹腔镜检查通常在 30 分钟内完成，患者可当天出院。

11.8 其他术前情况

有重度吸烟史的患者应在术前评估肺功能。此外，大多数局部进展期的患者会在确诊前有某种程度的吞咽困难与体重下降。吞咽困难常在诱导化疗后缓解。若吞咽困难明显，我们会在腹腔镜分期检查时放置空肠造口置管，尽管这在我中心还不是常规操作。我们强烈不建议准备行手术的患者放置食管支架或行经皮胃造口置管。在上述情形下，仍然会行食管切除术，而上述操作会使已经很有难度的手术变得更加复杂。

11.9 食管癌的手术管理

11.9.1 腹部解剖

11.9.1.1 患者体位与手术台上内镜

开始时患者处于仰卧位，并进行双腔气管插管。我们在手术台上行内镜评估肿瘤位置与范围，包括近端与远端(远至胃贲门)。同时,评估是否适合做管状胃。如果肿瘤与术前评估结果表明适宜手术,则开始进行手术的腹腔镜部分。

11.9.1.2 手术室布置与套管放置

术者位于患者右侧,助手位于左侧。游离胃需要腹部五孔切口,通常需要 4 个 5mm 的套管与一个 10~12mm 的套管。镜头于脐上部正中线左侧置入,通常 5mm 套管即可。在镜头的镜像对侧,正中线右侧平镜头水平，放置一个 10~12mm 套管,用于置入缝合器。工作孔用 5mm 的套管,位于肋下区,右侧两个,左侧一个。若有必要,可加入第 6 个套管辅助牵拉与构建管状胃。第一个孔用开放方式放置,剩余则可直视下放置(图 11.1)。

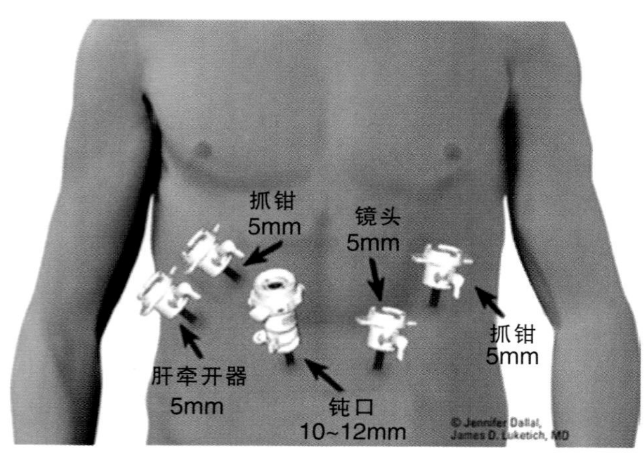

图 11.1 微创食管切除术——两腔入路：腹部解剖的操作孔放置。

11.9.1.3 诊断性腹腔镜与可切除性判断

在观察肝脏与腹膜表面除外转移后，打开肝胃网膜孔。找到胃左血管根部,检查腹腔淋巴结。若有肿大腹腔淋巴结可疑转移，切除并送冰冻病理。若腹腔淋巴结未见异常或冰冻病理结果为阴性,继续手术。

11.9.1.4 游离胃底

解剖游离右膈脚,游离食管侧面。沿前、上面继续解剖食管,游离至食管裂孔前部。继续向左游离左膈脚以游离胃底。注意在腹腔镜手术结束前尽量不要完全分离膈食管韧带,以维持气腹状态。通过完成右膈脚下部解剖,制造好食管后窗后,将注意力回到胃结肠网膜。

11.9.1.5 游离胃大弯

小心牵拉胃窦,在大网膜上制造一个空间窗,以触及小网膜囊,同时注意保留胃网膜血管。沿胃大弯解剖胃,直至到达胃网膜拱。胃短血管可由超声刀（Ultrasonix, Hamonic scalpel）或 Ligasure™ 器(Valleylab)完成。有时,可用血管夹处理大的胃短血管。

11.9.1.6 胃后解剖

胃大弯游离后,将胃底转向患者右肩方向,暴露胃后连接。解剖游离,直至显露胃左动静脉。胃后连接也向食管裂孔方向分离，完全游离胃底与远端食管。

11.9.1.7 游离胃窦

游离胃至幽门-胃窦区时务必仔细解剖。损伤胃网膜拱或胃十二指肠动脉会使管状胃无法使用。窦后与十二指肠周围有显著的连接需分离，以使管状胃有足够的长度以伸入胸腔。当转移至胸内吻合时，我们注意到广泛的 Kocher 操作并无必要。幽门到达右膈脚而没有张力时，可认为游离是充分的。

11.9.1.8 解剖胃左动静脉

一旦胃游离完成，胃左动静脉用腔内切割闭合器（USSC，诺沃克市，加利福尼亚州）分离。通过胃小弯接近血管根部以分离。注意，将血管根部完全与淋巴结分离开，并清扫所有淋巴结。一旦血管根部切断，远端食管、胃底、胃窦应完全分离。

11.9.1.9 制作管状胃

管状胃在进行幽门成形与放置空肠营养管之前完成。这一顺序使得管状胃在被拉入胸腔前应确定是否有生机。制作管状胃的第一步是在胃小弯处击发吻合钉，注意不要在胃窦处击发。右锁骨中线处的 10/12mm 孔换成 15mm 孔，以放置 4.8mm 的腔内切割闭合器。在右下腹放置额外的 12mm 孔以辅助构造管状胃。在此步骤中，特别注意第一助手沿胃大弯的尖部抓住胃底，轻柔地向脾侧牵拉，而第二把抓钳置于胃窦，稍施加向下牵拉力。这两个动作使得胃受到轻微牵拉，使吻合钉可以呈直线。吻合钉需与胃网膜拱平行。开始时，使用 4.8mm 钉，在胃窦处分开胃，使得管状胃宽度在 5~6mm（图 11.2）。

我们早期的经验表明，当管状胃只有 3~4mm 宽时，胃尖坏死与吻合口瘘的可能性有显著的提高。

11.9.1.10 胃窦与胃底分开

一旦胃窦被断开，右锁骨中线孔换回 10/12mm 孔，胃底由 3.5mm 高的钉仓断开。在断开胃底时，调整抓钳的方向，使胃再度伸展。若考虑肿瘤有任何侵及幽门的可能，则应在这个区域留下更大的切缘。在吻合钉区域再度加强缝合不是常规操作。胃右血管可以保留（图 11.3）。

11.9.1.11 幽门成形术——Heineke-Mikulicz

接下来进行幽门成形术。在幽门前、后保留固定缝线（图 11.4）。当幽门被展开时，在超声引导下进行幽门全层肌肉切开（图 11.5）。幽门成形用 Heineke-Mikulicz 方式关闭，用自动缝合器（USSC，诺沃克市，加利福尼亚州）进行间断缝合（图 11.6 和图 11.7）。通常需要 3 或 4 针。在腹部

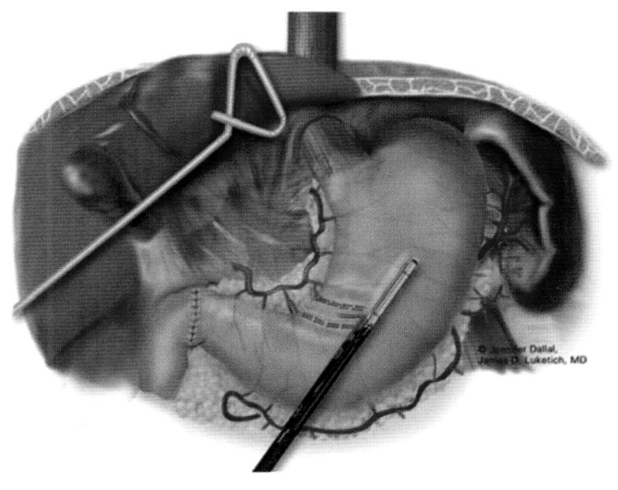

图 11.2　微创食管切除术——两腔入路：制作管状胃-切断胃窦。

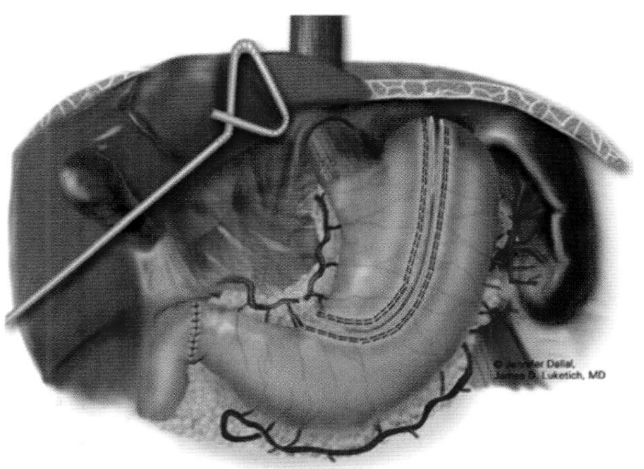

图 11.3　微创食管切除术——两腔入路：制作管状胃-切断胃底。

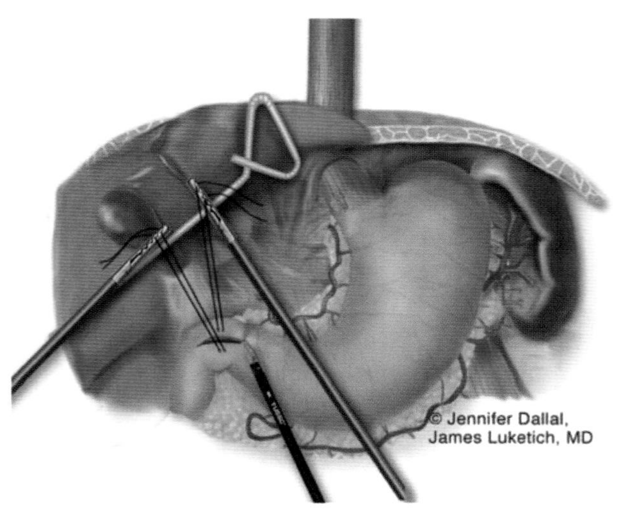

图 11.4 微创食管切除术——两腔入路：幽门成形术，用超声手术刀在保留缝线之间打开幽门。

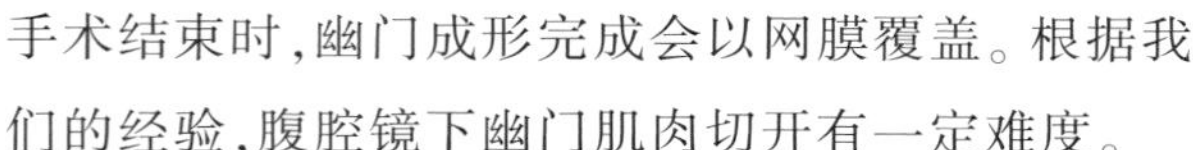

手术结束时，幽门成形完成会以网膜覆盖。根据我们的经验，腹腔镜下幽门肌肉切开有一定难度。

11.9.1.12 放置空肠营养管

用导管盒中的针在左上腹放置 5 号或 7 号空肠营养管(Compat Biosystems, 明尼阿波利斯，明尼苏达州)。将横结肠向上或向头侧翻开，容易找到 Treitz 韧带。使用自动缝合器，选择 30~40cm 长的一段空肠，牵拉至腹壁。在右下腹额外放置的孔将

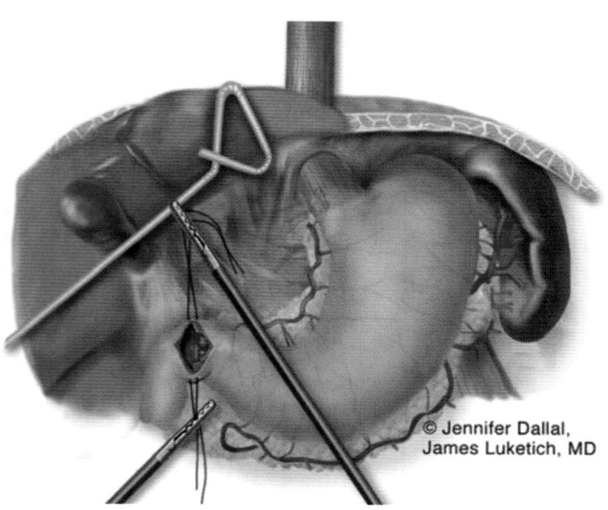

图 11.5 微创食管切除术——两腔入路：完成胃窦肌层切开。

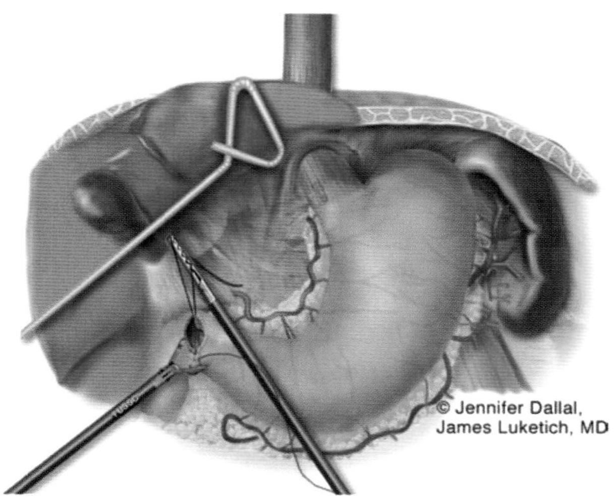

图 11.6 微创食管切除术——两腔入路：Heineke-Mikulicz 法用 Endo-Stitch 器完成幽门成形术。

辅助完成此步。在腹腔镜视野下，针头与随后的导丝将放入空肠。检查导管是否放置完好，可经针头向空肠内注射空气，若空肠扩张则确定放置良好。包绕营养管的空肠随后用额外几针固定至腹壁上。

11.9.1.13 保持管状胃的旋转

最后用自动缝合器将管状胃上部与上部残端之间缝合固定(图 11.8)。这一缝合将使得管状胃

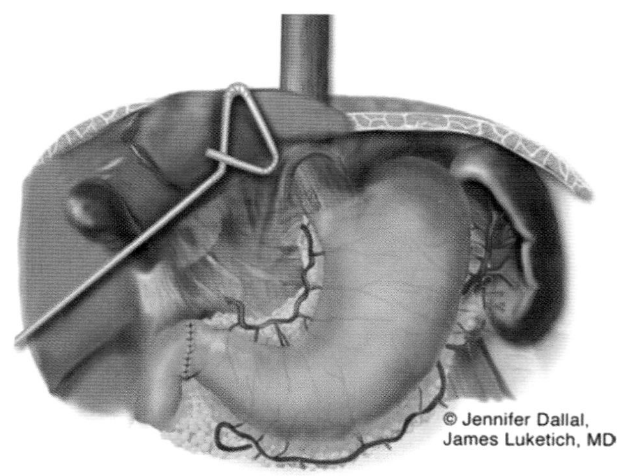

图 11.7 微创食管切除术——两腔入路：完成 Heineke-Mikulicz 幽门成形术。

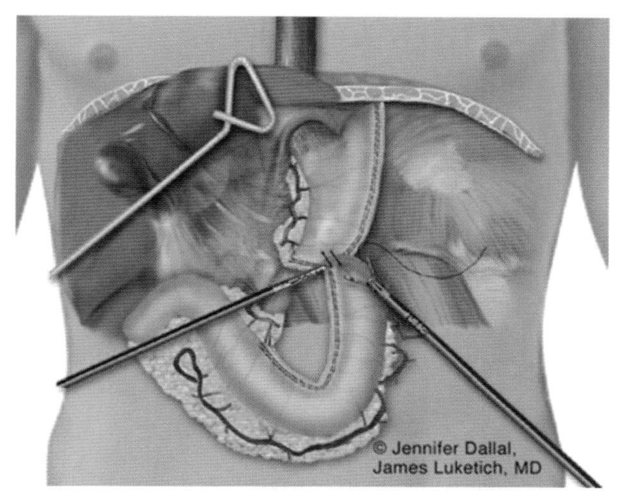

图 11.8 微创食管切除术——两腔入路:保留胃右血管,准备行管状胃上提。

被拉入胸腔时处在正确的旋转方位上。腹腔镜手术部分以切开膈食管膜为结束。同时评估膈脚是否需要加强针,放置管状胃疝入胸腔。

11.9.2 胸部解剖

11.9.2.1 手术间布置及套管放置

患者转为侧卧位以完成胸腔镜游离食管以及胸内食管吻合。术者站于患者手术台右侧面对患者背部, 助手站于手术台左侧。胸腔镜共需 5 个孔,10mm 的镜头孔放置于第七或第八肋间, 腋中线前方。10mm 的工作孔位于第八或第九肋间,腋后线背部,这个孔通常用于术者右手。于腋前线上第四或第五肋间放置 10mm 的孔, 用于以扇形牵拉器拉开前方的肺组织,显露食管。于肩甲尖部前方放置 5mm 的孔,用于牵拉。最后,腋前线第六肋置一孔,用于放置吸引器以及完成吻合(图 11.9)。

11.9.2.2 膈的牵开

第一步是通过膈中心腱放置一根缝线用于牵开,然后这根线在前胸壁、膈水平通过 1mm 切口牵出胸壁外。用这根缝线向下牵拉膈,使得胃食管吻合可以显露。

11.9.2.3 内侧解剖与游离隆突下淋巴团

解剖胸部由切断下肺韧带开始。切断下肺韧带时,要注意直接到达心包膜,因为它标志了解剖的内侧面。将下肺静脉牵至前方,并沿心包膜游离隆突下淋巴结。在游离隆突下淋巴结时,右主支气管的管壁膜有风险,务必清晰显露。在完成解剖隆突下区后,应显露左主支气管,隆突下区剩余组织与食管残端在随后清除。

11.9.2.4 解剖奇静脉

胸膜经常沿肺门在奇静脉水平打开。壁层胸膜在奇静脉上部打开。在完成周围解剖后,用腔内切割闭合器切断奇静脉。

11.9.2.5 外侧解剖与胸导管

将注意力转移到覆盖食管的外侧胸膜上。小心打开胸膜,防止损伤到覆于主动脉上的胸导管。我们并不常规随食管残端切除胸导管。任何怀疑是胸导管分支或主动脉食管血管者, 都应在钳夹后用超声刀切断。外侧解剖的范围从奇静脉至胃食管交界,解剖深度至外侧胸膜返折处。有时在肿

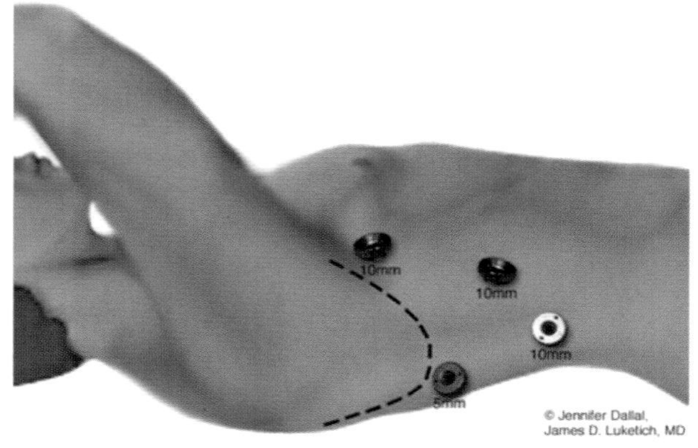

图 11.9 微创食管切除术——两腔入路:胸部解剖胸腔镜孔放置。

瘤组织较大时,需进入胸膜返折。

11.9.2.6 管状胃的防止与完整解剖

在食管内侧与外侧游离时，残端与管状胃同时拉入胸腔。需要特别注意,管状胃需要保持通过胸壁缝线,应随时保持正确的方位。在残端与管状胃之间剪短,并向前向上牵拉残端。持续向后下完成解剖,将食管游离于外侧胸膜。如前所述,隆突淋巴结应与残端一起保留。当食管解剖至奇静脉水平时,常规切断左迷走神经,将解剖面移至食管壁。这有助于防止喉返神经损伤。一般不常规清扫奇静脉以上的淋巴结。

11.9.3 胃食管端-侧吻合

当食管完全游离时,下部及外侧的胸腔镜孔增大至 3cm,放置保护器。在肿瘤相应的水平用内镜组织剪横断食管。通过保护器从孔移出残端,送病理评估切缘。将 28mm EEA 钉的砧座放置于食管近端,用荷包线固定。第二个荷包线置于砧座远端,将任何黏膜缺陷都缝入缝线圈。然后将管状胃拉至胸尖部，用超声刀沿缝线打开管状胃尖部。EEA 钉枪通过下部扩张的孔,经后方至管状胃内。尖端突出管状胃，沿胃大弯连接砧座（图 11.10)。

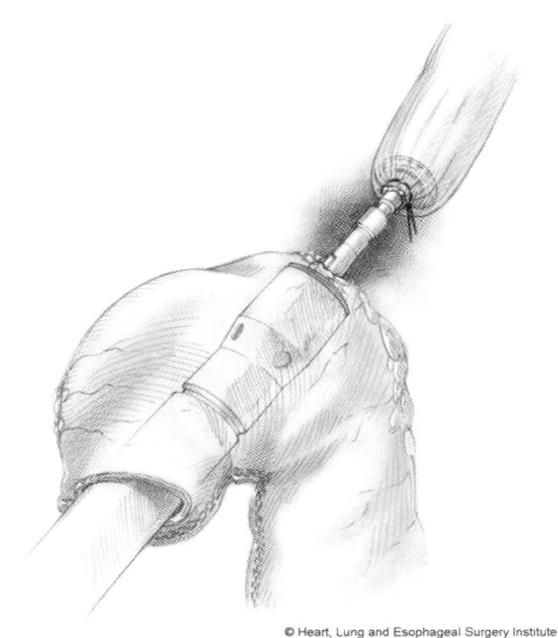

图 11.10 微创食管切除术——两腔入路:胃食管端-侧吻合。

行吻合前，仔细确定能够留在胸腔内的管状胃。在微创手术吻合时,常见错误是将过多的胃留在胸腔内。过多的管状胃可在膈上形成乙状的弯折,可能导致显著的胃排空障碍。此外,保证胃的方位正确在这个过程中是极为重要的。现在将钉尖端与砧座结合并击发，制成环状胃食管端-侧吻合。理想情况下,吻合口应在靠近奇静脉的水平。经过钉切开的胃,用节段线性腔内切割闭合器关闭。

11.9.4 放置引流和缝合切口

于右半侧胸腔放置一个 28F 胸腔引流管,吻合口处置一真空伤口(Jackson-Pratt, JP)引流管。单纯间断缝合导管与右侧膈肌脚之间的潜在腔隙,以避免延迟性疝。我们会常规应用长效镇痛药进行肋间神经阻滞来进行术后镇痛。术后保留鼻胃管一根，胃管过吻合口，胃管口置于膈肌水平。所有切口皮下均用 4-0 可吸收线进行连续缝合。筋膜缺损则用 2-0 PDS 线进行缝合。在应用支气管镜确定右侧主支气管膜性气管内壁完整后,多数患者在手术室拔管。

11.9.5 术后管理

术后患者常规于 ICU 观察 12~24 小时，恢复良好者转回常规病房。术后第 2 天开始经胃管进食,术后第 3 天使进食量增加至目标值。术后第 4 或 5 天进行钡餐造影。如果造影结果显示无钡餐外漏,我们会拔除胸引管,并嘱患者开始饮清水,每小时最多可喝 1~2 盎司(1 盎司≈28g)。患者常规于术后第 5~6 天出院。在出院前,我们会稍退真空伤口引流管。术后 2 周,患者于门诊进行随诊。

11.10 结论

微创 Ivor Lewis 食管切除术要求术者在腹腔镜以及胸腔镜方面均有娴熟的技术。多个单中心研究报告显示这一术式的安全性、可行性和术后生存率与传统食管切除术术式均相似。而这一术式又有以下优势：术后疼痛轻，肺部并发症少，患者住院时间短，这些优势使得这一术式十分吸引人。目前正在进行多中心的研究(ECOG 2202)以进一步评价这一术式进行食管切除的潜在优势。

11.11 未来展望

随着目前肿瘤学家再次开始对于仅用放化疗治疗肿瘤产生兴趣，食管切除术的术式必须进一步改良。正如前文所述，两篇近期关于食管鳞状细胞癌的文章均对此有所支持。而且在近期的指南中，美国国家综合癌症网络(NCCN)认为单纯放化疗可以作为食管切除以外的另一种治疗选择。面对这些挑战，食管手术医生有责任改善传统术式，以减少死亡率，提高存活率，缩短住院时间。而随着微创食管切除术的出现，我们正在实现以上的目标。

随着我们继续不断突破极限，目前仍处在"婴儿"阶段的机器人手术未来也会进一步提高我们进行食管切除术的精确度。我们现在的活动自由度不断增加，有能力在相对受限的工作空间内进行手术，VATS 的人体工程学困难正在逐渐消失[33]。虽然关于机器人食管切除术的早期研究报告显示这种术式的手术时间更长，但我们已经应用机器人技术进行了 Ivor Lewis[34]以及经裂孔[35]入路的食管切除术。随着我们经验的增长，机器人食管切除术的可行性还需进一步研究论证。

快速参考

1. 术前评估包括：
   - CT
   - 超声内镜
   - PET
   - 术中内镜评价肿瘤侵及范围
2. 构造管状胃需要：
   - 小心保留胃网膜动脉
   - 在游离胃过程中一定不能损伤胃网膜拱
3. 充分游离胃及幽门非常必要，这样才能保证管状胃长度足够。幽门在充分游离后应当达右侧膈肌脚水平。
4. 在切断胃左动脉、胃左静脉前，应当分离并清扫所有腹腔淋巴结。
5. 在连接管状胃与食管残端时，保证管状胃方向适当非常重要，不能使其在进入胸腔时有扭曲。
6. 胸腔内分离范围包括：
   - 心包膜
   - 对侧胸膜
   - 主动脉和胸导管
   - 我们在移除残端食管时不常规切除胸导管
7. 在奇静脉以上部位进行分离时，要直接紧贴食管壁操作，以免损伤喉返神经，这一点非常重要。
8. 在进行食管胃吻合时，不要将过多的管状胃拉入胸腔，否则这将导致胸部胃过多，从而相应地引起明显症状。
9. 不常规放置硬膜外导管，而是在完成胸部部分手术后进行肋间神经阻滞。
10. 术后第 2 天开始经胃管进食，术后第 4~5 天进行钡餐造影，而后开始经口进食。

(李梓桐 译　赫捷 李宁 校)

参考文献

1. Jemal, A., et al.: Cancer statistics, 2003. CA Cancer J. Clin. **53**(1), 5–26 (2003)
2. Jemal, A., et al.: Cancer statistics, 2007. CA Cancer J. Clin. **57**(1), 43–66 (2007)
3. Eloubeidi, M.A., et al.: Temporal trends (1973-1997) in survival of patients with esophageal adenocarcinoma in the United States: a glimmer of hope? Am. J. Gastroenterol. **98**(7), 1627–1633 (2003)
4. Enzinger, P.C., Mayer, R.J.: Esophageal cancer. N. Engl. J. Med. **349**(23), 2241–2252 (2003)
5. Daly, J.M., Karnell, L.H., Menck, H.R.: National Cancer Data Base report on esophageal carcinoma. Cancer **78**(8), 1820–1828 (1996)
6. Younes, M., et al.: Incidence and survival trends of esophageal carcinoma in the United States: racial and gender differences by histological type. Scand. J. Gastroenterol. **37**(12), 1359–1365 (2002)
7. Engel, L.S., et al.: Population attributable risks of esophageal and gastric cancers. J. Natl. Cancer Inst. **95**(18), 1404–1413 (2003)
8. Kelsen, D.P., et al.: Chemotherapy followed by surgery compared with surgery alone for localized esophageal cancer. N. Engl. J. Med. **339**(27), 1979–1984 (1998)
9. Birkmeyer, J.D., et al.: Hospital volume and surgical mortality in the United States. N. Engl. J. Med. **346**(15), 1128–1137 (2002)
10. Luketich, J.D., Rivera, M.A., et al.: Minimally invasive esophagectomy: outcomes in 222 patients. Ann. Surg. **238**, 486–495 (2003)
11. Cuschieri, A., Shimi, S., Banting, S.: Endoscopic oesophagectomy through a right thoracoscopic approach. J. R. Coll. Surg. Edinb. **37**(1), 7–11 (1992)
12. Collard, J.M., et al.: En bloc and standard esophagectomies by thoracoscopy. Ann. Thorac. Surg. **56**(3), 675–679 (1993)
13. Jagot, P., et al.: Laparoscopic mobilization of the stomach for oesophageal replacement. Br. J. Surg. **83**(4), 540–542 (1996)
14. Bonavina, L., et al.: A laparoscopy-assisted surgical approach to esophageal carcinoma. J. Surg. Res. **117**(1), 52–57 (2004)
15. DePaula, A.L., et al.: Laparoscopic transhiatal esophagectomy with esophagogastroplasty. Surg. Laparosc. Endosc. **5**(1), 1–5 (1995)
16. Swanstrom, L.L., Hansen, P.: Laparoscopic total esophagectomy. Arch. Surg. **132**(9), 943–947 (1997). discussion 947-9
17. Luketich, J.D., et al.: Minimally invasive approach to esophagectomy. JSLS **2**(3), 243–247 (1998)
18. Watson, D.I., Jamieson, G.G., Devitt, P.G.: Endoscopic cervico-thoraco-abdominal esophagectomy. J. Am. Coll. Surg. **190**(3), 372–378 (2000)
19. Nguyen, N.T., et al.: Thoracoscopic and laparoscopic esophagectomy for benign and malignant disease: lessons learned from 46 consecutive procedures. J. Am. Coll. Surg. **197**(6), 902–913 (2003)
20. Collins, G., et al.: Experience with minimally invasive esophagectomy. Surg. Endosc. **20**(2), 298–301 (2006)
21. Leibman, S., et al.: Minimally invasive esophagectomy: short- and long-term outcomes. Surg. Endosc. **20**(3), 428–433 (2006)
22. Watson, D.I., Davies, N., Jamieson, G.G.: Totally endoscopic Ivor Lewis esophagectomy. Surg. Endosc. **13**(3), 293–297 (1999)
23. Nguyen, N.T., et al.: Minimally invasive Ivor Lewis esophagectomy. Ann. Thorac. Surg. **72**(2), 593–596 (2001)
24. Kunisaki, C., et al.: Video-assisted thoracoscopic esophagectomy with a voice-controlled robot: the AESOP system. Surg. Laparosc. Endosc. Percutan. Tech. **14**(6), 323–327 (2004)
25. Bizekis, C., et al.: Initial experience with minimally invasive Ivor Lewis esophagectomy. Ann. Thorac. Surg. **82**(2), 402–406 (2006). discussion 406–7
26. Fujita, H., et al.: Optimum treatment strategy for superficial esophageal cancer: endoscopic mucosal resection versus radical esophagectomy. World J. Surg. **25**(4), 424–431 (2001)
27. Westerterp, M., et al.: Outcome of surgical treatment for early adenocarcinoma of the esophagus or gastro-esophageal junction. Virchows Arch. **446**(5), 497–504 (2005)
28. Pech, O., et al.: Long-term results of photodynamic therapy with 5-aminolevulinic acid for superficial Barrett's cancer and high-grade intraepithelial neoplasia. Gastrointest. Endosc. **62**(1), 24–30 (2005)
29. Overholt, B.F., Panjehpour, M., Halberg, D.L.: Photodynamic therapy for Barrett's esophagus with dysplasia and/or early stage carcinoma: long-term results. Gastrointest. Endosc. **58**(2), 183–188 (2003)
30. Peters, F.P., et al.: Endoscopic treatment of high-grade dysplasia and early stage cancer in Barrett's esophagus. Gastrointest. Endosc. **61**(4), 506–514 (2005)
31. Stahl, M., et al.: Chemoradiation with and without surgery in patients with locally advanced squamous cell carcinoma of the esophagus. J. Clin. Oncol. **23**(10), 2310–2317 (2005)
32. Bedenne, L., et al.: Chemoradiation followed by surgery compared with chemoradiation alone in squamous cancer of the esophagus: FFCD 9102. J. Clin. Oncol. **25**(10), 1160–1168 (2007)
33. Bodner, J., Wykypiel, H., et al.: First experience with the da Vinci trademark operating robot in thoracic surgery. Eur. J. Cardiothorac. Surg. **25**, 844–851 (2004)
34. Melvin, W., Needleman, B., et al.: Computer enhanced robotic telesurgery: initial experience in foregut surgery. Surg. Endosc. **16**, 1790–1792 (2002)
35. Horgan, S., Berger, R., et al.: Robotic-assisted minimally invasive transhiatal esophagectomy. Am. Surg. **69**, 624–669 (2003)

第 12 章

食管癌和胃食管交界处癌：经膈入路

Lee Swanstrom，Michael Ujiki

L. Swanstrom (✉) and M. Ujiki
Division of Gastrointestinal and Minimally Invasive Surgery, Department of Surgery, University of Oregon Health Sciences, 1040 North West 22nd Avenue Suite 560, Portland, OR 97210, USA
e-mail: lswanstrom@aol.com; mujiki@northshore.org

12.1 引言

食管癌和癌前病变的患者数正以极快的速率增长，而食管癌及癌前病变的治疗方案选择也以近似的速率经历着变革。与此同时，对根治手术的推荐普遍越来越少，这在很大程度上源于根治手术的极低治愈率、高发病率、高死亡率以及手术成功患者极差的生活质量。在众多机构中，除非有并发症出现，否则外科医生并不会参与大部分食管癌患者的治疗。讽刺的是，尽管化疗与放疗技术在进步，但外科手术仍然是唯一明确的治愈侵袭性肿瘤的方法。同样讽刺的是，手术技术与术后护理的改进，加之术中操作的体积容量的运动，均使得食管切除术的死亡率显著下降，也就是说大大提高了 5 年生存率。据报道，根治性食管大块切除术的系列生存率达到了 50%，同样包括了手术的多模式治疗的 5 年生存率超过了 25%。

12.2 为什么选择微创食管切除术

由于有观念认为微创食管切除术可以改善疾病状态并保障术后生活质量，同时仍符合根治切除的肿瘤学原则，所以关于考虑采用微创手术来治疗食管癌的讨论越来越多。在文献中也的确有越来越多的证据表明，微创食管切除术(MIE)不仅安全而且不影响切除肿瘤的效果。然而抛开缩短住院时间这个优势，却鲜有文献能真正证明微创食管切除术对于患者生活质量有所提升。尽管如此，心理干预的影响不容小觑，而患者们考虑手术时也无一例外地倾向于创伤更小的手术方式。站在一个外科医生的立场看，若能给患者提供一个更好的切除方式，那么在患者考虑食管癌手术治疗时势必成为这种方法的一个竞争优势。在某些医疗机构，绝大部分的食管癌患者并没有接受外科治疗，而这种现象并不罕见。这是因为接诊的内科医生普遍认为开放入路的食管切除术会得到比死亡还糟糕的结局。而这些内科医生也经常会倾向于向患者提出腹腔镜干预的办法，因为在他们心目中，腹腔镜并不是真正意义上的外科手术。在治疗癌前病变或早期癌症患者时，以上的争论就显得至关重要了，因为这一人群年龄更低、预后更好，而极端的创伤性治疗却可能给其带来毁灭性的打击。

12.3 食管切除：选择何种手术方式

由于食管手术的不同手术方式都有其各自的优劣之处，所以手术方式的选择仍有分歧。尽管经膈入路切除用于治疗 Barrett 食管或高度不典型增生以及黏膜内病变已被广泛接受，但其用于治疗更高恶变程度的食管癌却仍有争议。虽然历经数十年的研究和经验累积，这个问题仍然没有答案，因为流行病学研究显示并没有一个手术方式比另外一个手术方式表现出显著的预后优势，而且一些选定的案例分析还表明扩大的切除可能会带来一些预后的益处。包括我们在内的绝大多数中心，会为患者“量体裁衣”般地制订个性化的手术方式。对于早期患者、远端病变或高危的患者，腹腔镜经膈入路就是绝佳选择，其益处包括更少的术中出血和术后损伤以及更短的住院时间。

12.4 文献综述：经膈入路的新生

尽管在过去的几十年间技术上有了许多进展，但食管切除术仍然是最具挑战性的外科手术之一。食管切除术后的发病率与死亡率也是常规手术中最高的几个之一。借助微创技术的革新，我们有望降低上述比例。一些研究也确实证明了这一情况,但问题是:哪种微创技术会有最好的肿瘤学获益呢[1]?

腹腔镜经膈入路最早在 1995 年由 DePaula 引入，此后许多小型回顾性综述均证明了这种方式是安全、可行、有效的,且不违背肿瘤学原则[2-6]。总体而言，这些研究显示这种术式的死亡率为 0~5.1%,发病率为 25%~30%,并且可以清除足够多的淋巴结。然而从技术上说,有限的操作空间的确会使纵隔淋巴结的清扫更具有挑战性，理论上也可能导致错误的分期以及不恰当的新辅助化疗方案。基于这些事实,一些经验丰富的食管外科医生放弃了经膈入路而选择微创经胸入路[7]。但另一方面,经膈入路对于年老、营养不良以及有肺部并发症的患者有如下优势:

- 无需复位
- 无需行选择性器官插管
- 更少的手术时间
- 更少的肺部并发症
- 更少的手术创伤

总的说来，所有对比开放性经膈入路与经胸入路的研究都未能得到两者在生存率上孰优孰劣的结论。Chang 等人从美国流行病监督及最终结果数据库(SEER)中选取 800 例患者进行研究后发现,经膈食管切除术(6.7%)比经胸入路(13.1%)有更低的术后死亡率[8],但两者生存率无显著差异。Connors 及其同事利用国家住院样本数据库对比了 17 000 例患者的结局后发现两种术式在术后发病率及死亡率上无显著差异[9]。但他们却发现更大的手术量(>10 台/年)会使得患者的术后结局更好,无论其采用的是哪种术式。一项通过国家手术质量改进计划(NSQUIP)招募了 945 例患者的前瞻性研究也显示两种手术方式在术后发病率及死亡率上没有差异[10]。在唯一的一项前瞻性随机研究中,220 例患者被随机分组，其中经膈入路组有更低的术后发病率，此外尽管有趋势显示经胸入路组可以获得更长的术后生存期，但两组的生存率并没有显著差异[11]。

目前虽还未有对比微创经膈入路与经胸入路的前瞻性随机对照研究得以发表，但还是存在一些最近的回顾性对照研究。Dapri 等通过对比经膈入路与俯卧位微创三孔法，发现两者在并发症及生存率方面均相近[12]。若与腹腔镜胃游离手术及开胸手术相比,经膈微创手术的术时、术后重症监护时间、住院时间均更短且生存率也不落下风[13]。Bottge 及其同事对比了三种微创技术(经膈入路、胸腔镜及腹腔镜游离/胸廓切开术)后发现三者发病率、死亡率及清除淋巴结数均无显著差异[14]。就在这些争论持续的时候，经膈入路技术的进化也在进行中。Jobe 等近期发表了他们在翻转技术上的研究成果,他们发现这项技术是安全有效的。与此同时，其他研究人员也在研究机器人技术在纵隔部位解剖切除方面可能的益处[15,16]。虽然上述两种技术看起来都很有前景，但已经累积了更多经验并有着更好技术的经膈入路势必会改良为一项充满挑战却令人满意的技术。

12.5 食管癌的手术治疗

12.5.1 PORTLAND 式

术前全面的评估是极其必要的。因为这项手术相当于一次生理上的打击，所以患者需要处于一个最佳的身体状态。我们将常规执行两阶段的手术过程:

- 阶段一——分期腹腔镜操作
  - –D2 淋巴结清扫
  - –胃左动脉分离
  - –侵袭性肿瘤行空肠造口术放置喂养管
- 阶段二——切除病变部位

如果患者因为肿瘤或新辅助治疗处于营养不良的状态，那么上述的手术方式使得他们在接受病灶切除前有一段时间可以补充营养。

12.5.1.1 阶段一——分期腹腔镜操作

患者体位和套管放置

患者取仰卧位，上肢收拢于体侧。我们常规使用一套共 5 个套管，其中 1 个规格 1mm，其余 4 个规格 5mm，它们的位置选取和之后进行的切除阶段是一致的。接着探测所有腹膜面，若有任何可疑的损伤即时取活检送检。若怀疑肝脏损伤，则可行腹腔镜下超声检查。若无明显的食管外病变的证据，操作重点将转移到正式的淋巴结清扫（图 12.1）。

淋巴结切除和胃左动脉分离

肝左叶被无损伤牵开器提起的同时，术者助手将胃牵引至患者左侧。接着肝胃韧带被广泛切除，范围从肝门到右侧膈脚。从胆总管开始，位于：

- 门静脉
- 下腔静脉
- 肝总动脉之间的淋巴组织被搜集后用超声刀切除。最终切除的范围通常包括了腹腔干淋巴结团。切除这些后将显露出胃左动脉（图 12.2）

我们出于两个原因使用了内镜血管吻合器来分离胃左动脉。

- 去除腹腔干淋巴结团
- 诱导缺血，作为胃管的预处理

所有的淋巴结团均标记后，用非渗性的取物袋取出。

腹腔镜喂养用空肠造口术

现在我们的重点转移到饲管的放置上。在患者右侧的端口中用一个来设置 5mm 的镜头。找到屈氏韧带后，顺着探查 30cm 就可以找到空肠。在目标肠袢的系膜对侧缘用可吸收缝线缝合，之后进一步缝合至前侧腹壁。接着在目标肠袢处补充缝合三处，以在前侧腹壁间形成一块 2cm × 2cm 的区域。在最后一次缝合打结前，我们需要经皮放置一根 Seldinger 针于肠管内，并注入空气以证实穿刺针已置入到腔内。置入导丝后，沿导丝放入 12F 扩张器及剥脱鞘（图 12.3）。此时结扎最后一次缝合，将肠壁牢固地缝合在壁腹膜上。插入 12F 扩张器后剥离剥脱鞘，饲管就牢固地缝合在了需要的部位。第二天患者即可出院，如有需要次日即可管饲。下一步治疗的时间将由病理结果

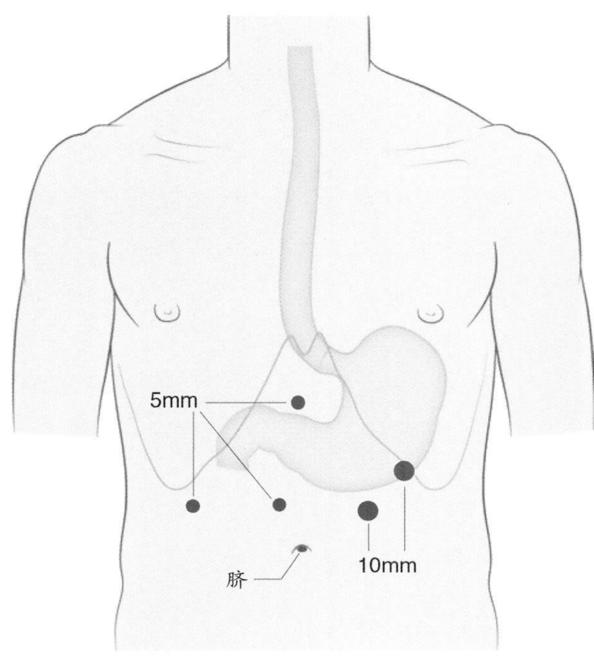

图 12.1 微创食管切除术——经膈入路：端口布局。(Drawing by Hippmann GbR, Schwarzenbruck, Germany)

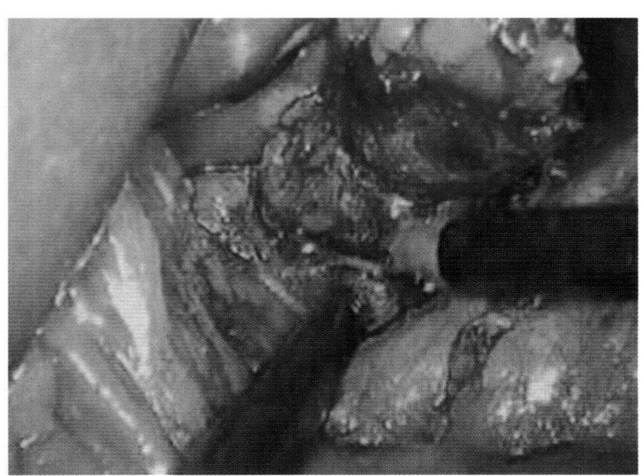

图 12.2 微创食管切除术——经膈入路：显露腹腔干旁淋巴结和胃左动脉。

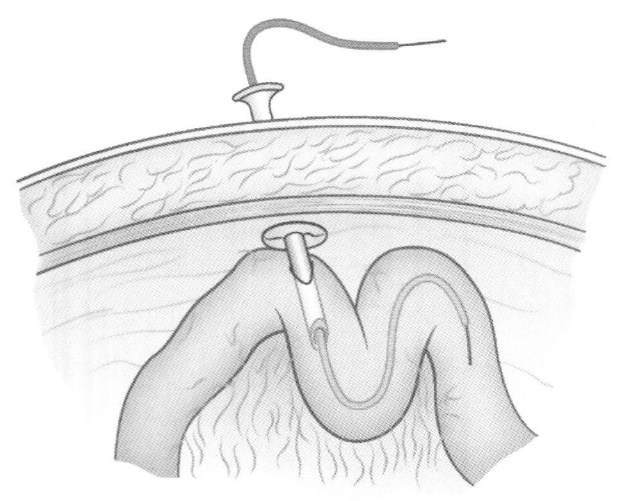

图 12.3 微创食管切除术——经膈入路：腹腔镜置入空肠饲管。(Drawing by Hippmann GbR, Schwarzenbruck, Germany)

决定。

- 若淋巴结转移则进行放化疗
- 若淋巴结未侵袭则初步切除

12.5.1.2 阶段二——食管切除术

腹腔镜经膈食管切除术(LTE)是一个 4~8 小时的手术，所以低体温和深静脉血栓的预防以及适当的有创性监测是至关重要的。为了节约时间和预防疲劳，第二个手术团队将施行胃颈部切除及吻合。有经验的麻醉师以及专注的护理团队将确保手术有最好的预后。

患者体位和套管放置

患者两腿分开躺在手术台上，踏板则用来支撑患者处于头高脚低位时的身体重量。左上肢内收并垫护具，右上肢则处于外展状态，而头则偏向右侧，这样更利于之后的胃颈部吻合。端口的分布则与分期腹腔镜操作时一致，包括一个 10mm 的镜头端口、一个 12mm 的上腹部端口以及 3 个 5mm 端口。若分期不是分开做的话，那就可以此时来完成。

游离胃大弯侧及胃小弯侧

肝左叶由无损伤设备向前牵引，之后则固定在平顶固定器上。胃大弯的游离从胃窦部起始，向头端逐渐游离(图 12.4)。在分离时一定要远离大网膜弓，尤其是血管不易显露的肥胖患者。若对于大网膜弓的定位有疑问，应当使用腹腔镜下多普勒超声来帮助定位，否则贸然操作一旦损伤大网膜弓，后果将是灾难性的。超声刀或双极闭合器在这步切除的操作中是很好使用的。为避免紧抓血管根部或胃大弯侧的胃壁，改为采用钝性回缩分离。分离一直向头端延续直至显露出左侧膈脚。而在远端，我们也持续分离至十二指肠，并分离开横结肠使得十二指肠得以松解。若有需要可行内侧十二指肠游离(柯赫尔处置)。接下来，抓住幽门处并抬起。胃小弯侧的游离切除应直至右侧膈脚。当广泛分离肝胃韧带至暴露出右侧膈脚，胃小弯侧就游离完成了。若之前未分离胃左动脉，此时可分离。

12.6 管状胃成形

将一个装有 3.8mm 绿色钉仓的内镜切割闭合器插入上腹部的端口。第一下操作就垂直于大弯侧并横穿胃窦部。接着沿平行于胃大弯的方向持

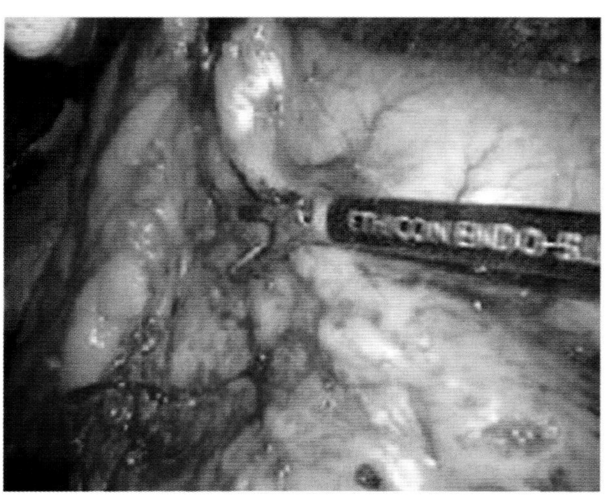

图 12.4 微创食管切除术——经膈入路：游离胃大弯侧。

续操作，制造出一个 3cm 的管道样结构，该结构由之前谨慎操作保存下来的大网膜弓上的动脉供血。管道应在离肿瘤远端 5cm 处终止以保证边缘的安全。

12.6.1 经膈下纵隔切除

环绕膈食管膜一圈切除后可进入纵隔。接着纵隔的切除就沿着纵隔胸膜、主动脉、心包膜以及奇静脉上下的顺序进行，切除时切记连同完整的淋巴组织一起切除。

12.6.2 胃颈部及上纵隔切除

这部分切除由第二手术团队同时进行。做一横领式切口后，游离胸锁乳突肌将之向外侧牵拉。分离食管后，放置一烟卷式引流管在其周围。向远端持续环状切开，在较远处可分离出迷走神经干。使用长弯钳夹持润湿的海绵以分离上纵隔。分离中必须谨慎操作以防损伤气管膜部。使用腹腔镜在纵隔内观察辅助，海绵棒分离可以保证安全。

12.6.3 标本取出

当上下均已完成游离且颈段食管在下颈部横断后，标本可以通过颈部或者上腹部的小切口取出。在任何情况下，为了防止切口污染和肿瘤播散，标本应当放置在密封的回收袋中。

12.6.4 翻转取出标本手法

对于极远端和早期的肿瘤，由于翻转取出标本手法快速有效，我们倾向于使用它来完成上方的游离。这是通过在颈段吻合处的食管切开位置放置鼻胃管来完成的，鼻胃管会放置到远端离断胃的位置，通过重壁缝合安全固定在胃上。把近端胃固定在原位，慢而稳地往回拉鼻胃管，使得胃叠盖到食管里。当标本从食管切开的位置取出的时候，逐渐回收翻转整个食管。如果需要的话，使用超长腹腔镜等设备来分离食管周围任何阻碍回拉的粘连(图 12.5)。

12.7 拉起管状胃

当标本去除后，将会从颈部到腹腔放置一个 20F 的胸管。管状胃通过缝合在胸管一端而与之相连。由于拉起的管状胃会穿过纵隔，所以必须注意不能有任何的扭曲以及对血管蒂产生破坏。理想的情况是，管状胃的长度足以允许做一个近端切口，并可以在膈下约 2cm 做一管道化的胃管。

12.8 颈部吻合

可以通过传统方法来完成，即吻合器或手吻。如果管状胃的长度有富余，我们倾向于使用功能性的边对边钉合吻合。如果管状胃比较短或者位

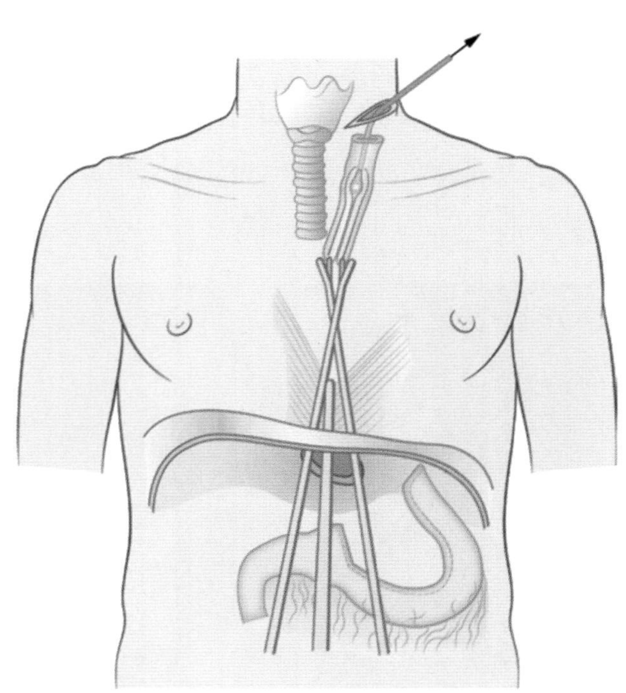

图 12.5　微创食管切除术——经膈入路：翻转取出标本手法。(Drawing by Hippmann GbR，Schwarzenbruck，Germany)

于颈部太深，而不能使其一端拉出来做适当的钉合吻合，我们会毫不犹豫地做一个单层的手吻(图 12.6)。在完成吻合前将鼻胃管放置在胃囊里；在逐层缝合伤口时，留置一条关闭的引流管紧邻着食管。

12.9 胃底折叠

在腹腔中，膈是处于松散的闭合状态，而且如果可能的话，通过折叠胃窦到膈角的 Dor 前胃底折叠是一个抗反流的机制。此时可以做一个十二指肠造瘘，如果之前没做的话。清洗腹腔，然后通过之前任意孔的位置放置一条关闭的引流管（图 12.7）。

12.10 术后管理

术后方面，如果患者存在严重的并发症将送到 ICU 继续观察，其他情况则转送到普通外科病房。引流需要密切监测并且引流液每天都需要检测淀粉酶。如果淀粉酶增高，则进行上消化道造影检查。留置鼻胃管 3 天后，进行常规的上消化道造影，如果结果正常，开始进食。出院前拔除引流管。

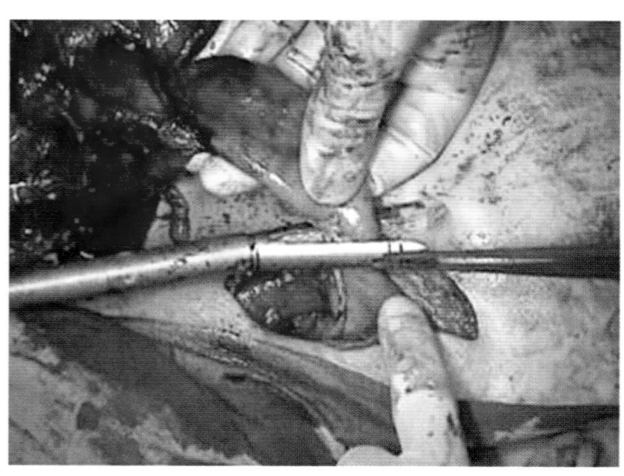

图 12.6 微创食管切除术——经膈入路：颈部吻合双钉合技术。

出院后 2 周，患者的饮食以糊状食物为主。在术后 2 天开始经空肠造瘘管喂养，患者在回家后 2~4 周进行补充夜间喂养。

12.11 未来展望

微创食管癌治疗已成为稳定持续的热点。大多数治疗方式是以内镜为基础的，可灵活结合胸腹腔镜。这些额外治疗方式可能替代许多传统的开放式手术操作(表 12.1)。

12.11.1 腹腔镜分期：是或否

在疾病分期评估可切除性方面，腹腔镜和(或)胸腔镜已展现出高度准确性。在大多数规模较大的癌症中心已经采用这种方式，但能否为门诊患者进行这样的单独操作或作为常规进行的确定性

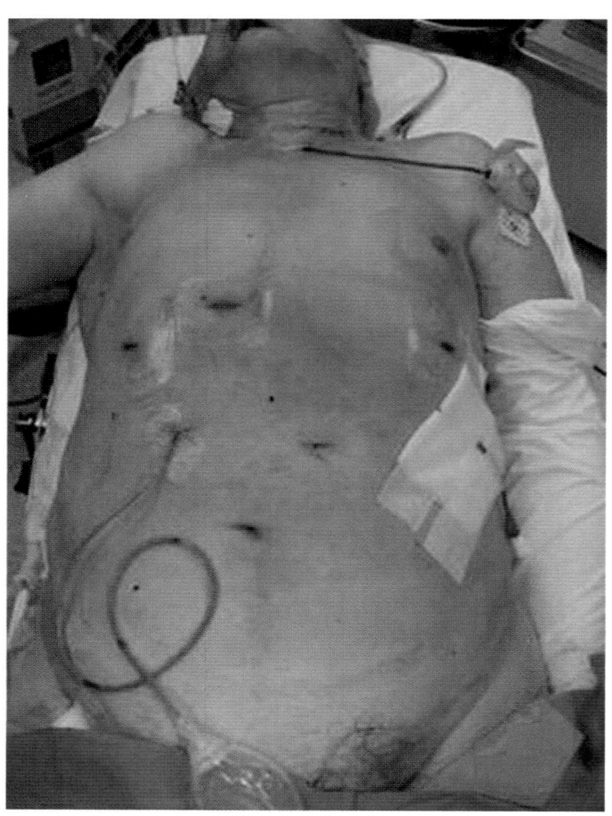

图 12.7 微创食管切除术——经膈入路：1 例完成的腹腔镜经膈入路的食管切除术。

表 12.1 食管恶性疾病：外科操作的进化

	开放手术	可选的微创手术
Barrett 食管	经膈食管切除术	腹腔镜下食管切除术 内镜下黏膜切除术 射频消融
早期癌（原位癌–T1 期）	食管切除术	腹腔镜下食管切除术 内镜下黏膜切除术
患者分期	剖腹探查开胸探查	内镜超声 PET-CT 腹腔镜探查 胸腔镜探查
侵袭性癌	全食管切除	必选放化疗 腹腔镜下切除 胸腔镜下切除
4 期癌	姑息性开放切除	支架置入术 光动力治疗 微创切除

操作的一部分仍不确定，并且这主要是由机构政策和外科医生的喜好决定。

12.11.2 早期肿瘤和 Barrett食管的腔内治疗

对于局限于黏膜表面的早期肿瘤和 Barrett 食管这一类疾病的治疗，传统的外科切除方式可能会被替代。由于难以应用且疗效不一的副作用，消融治疗如光动力治疗和内镜热疗无法得到广泛应用。导管射频消融对 Barrett 食管的治疗已被证实简单可靠，随着它的应用，形势在快速改变（图 12.8）。

如果长期的研究证实了完全消融和遗传下调的初步结果，那么在大多数情况下，这种方式可能会消除使用食管切除术治疗 Barrett 食管的需求。对于 Barrett 食管结节或原位癌的治疗更具争议性，因为这些患者存在精确分期困难、消融效果降低以及可能的食管肿瘤已经扩散等情况。而在视食管切除术为“金标准”的今天，如果高分辨率超声没有显示深层侵犯或淋巴结转移，黏膜下剥离术和消融等局部治疗治疗方式在逐渐替代根治性手术治疗。随着影像分期技术的提高和作为风险分析的遗传标记成熟，内镜治疗无疑会有更多的应用。如果对非常早期的癌症进行食管切除术，外科医生必须选择最无创的方式。虽然迄今为止没有得到广泛执行，但腹腔镜迷走神经保留的食管切除术可能是为患者提供最佳的术后生活质量的方式。

对于真正的浸润性癌，规范的食管切除术仍然是那些能耐受手术创伤者最好的治疗方法。由于较小的并发症发生率，明确的放化疗相对于手术成为越来越受欢迎的选择，不过这些只是姑息性治疗。面临的挑战是使用内镜来达到开放手术

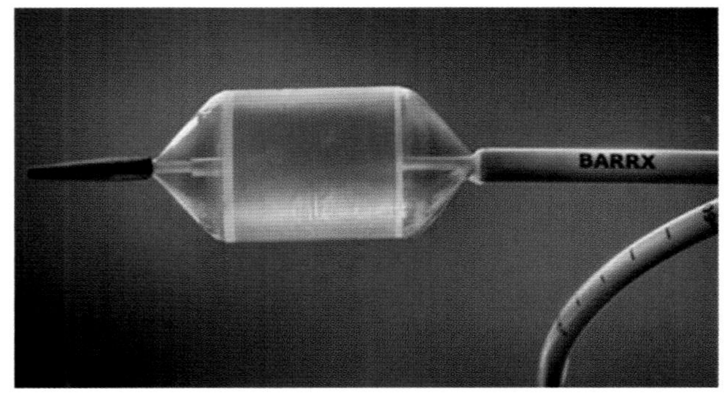

图 12.8 微创食管切除术——经膈入路：Barrett 食管的射频消融导管。（With permission by Barxx Medical, Sunnyvale, CA, USA）

操作最好的结果。这在大肠癌中已被证实是可能的,但还需教育、毅力和实验证据。目前,整块切除可能是最权威的癌症治疗。可以使用腹腔镜和胸腔镜进行正式的淋巴结清扫，但目前没有广泛实践。使用腹腔镜经膈入路进行整块淋巴结清扫实际上是可能的,但尚未得到证实。在证实前,腹腔镜经膈入路切除是非常早期远端癌最好的保留治疗方式。

快速参考

1. 患者体位
   - 双腿分开
   - 由于手术操作时间较长，应保证很好的垫护
   - 30°反向特伦德伦伯卧位达到最大暴露
2. 套管放置
   - 端口应该放低,略高于脐
   - 超长(45cm)设备的运用来游离胃大弯/十二指肠及膈上和经膈的分离
3. "非接触式"技术

   应在整个过程尽可能多地应用。特别是用于胃替代的大弯血管蒂和胃的区域，不应该直接钳夹和钝性分离。
4. 十二指肠游离,或柯赫尔处置

   直至幽门可以掌握且右膈脚容易达到。
5. 淋巴结切除术

   D2清扫常规进行(除非在腹腔镜以前做的分期)。肝门、腔静脉旁、腹腔节淋巴结作为一个单独的包被切除。腹腔镜期间进行下纵隔淋巴结清扫的也可以。这些淋巴结与食管左侧相连!
6. 胃左动脉
   - 最好从胃下方游离,助手向上缩胃
   - 最好从胃小弯分离,使用装有白色钉仓的切割闭合器
7. 管状胃制作
   - 从胃大弯开始，使用绿色钉仓的连续发射。从胃上方的入口进行第一次发射,垂直穿过胃窦
   - 胃缩小管(3cm)较适合长期应用
   - 不常规加缝钉线
8. 纵隔游离
   - 这是最繁琐和困难的部分
   - 通过颈部切口海绵棒完成上部游离
   - 通过反转近端胃到食管穿过颈部去除远端和小的肿瘤
9. 颈部吻合
   - 可手缝或钉
   - 两个技术之间的泄漏率相似
   - 如果可能的话,进行Orranger双吻合技术
10. 幽门成形术

    易导致术后胆汁反流等不适，故并不常规进行。

然而,就像保留幽门的Whipple手术一样,患者必须接受一段时间内胃排空延迟,在分期或一期手术时我们常加做一个空肠造瘘术。

(赵自然 译　赫捷 李宁 校)

参考文献

1. Nguyen, N.T., Follette, D.M., Lemoine, P.H., Roberts, P.F., Goodnight, J.E.: Minimally invasive IVOR Lewis esophagectomy. Ann. Thorac. Surg. **72**, 593–596 (2001)
2. DePaula, A.L., Hashiba, K., Ferreira, E.A., DePaula, R.A., Grecco, E.: Laparoscopic transhiatal esophagectomy with esophagogastroplasty. Surg. Laparosc. Endosc. **5**, 1–5 (1995)
3. Swanstrom, L., Hansen, P.: Laparoscopic total esophagectomy. Arch. Surg. **132**, 943–949 (1997)
4. Avital, S., Zundel, N., Szomstein, S., Rosenthal, R.: Laparosocpic Transhiatal esophagectomy for esophageal cancer. Am. J. Surg. **190**(1), 69–74 (2005)
5. Tinoco, R., El-Kadre, L., Tinoco, A., Rios, R., Sueth, D., Pena, F.: Laparoscopic transhiatal esophagectomy: outcomes. Surg. Endosc. **21**(8), 1284–1287 (2007)
6. Sanders, G., Borie, F., Hussin, E., Blanc, P.M., Di Mauro, G., Claus, C., Millat, B.: Minimally invasive Transhiatal esophagectomy: lessons learned. Surg. Endosc. **21**, 1190–1193 (2007)
7. Luketich, J.D., Alveolo-Rivera, M., Buenaventura, P.O., Christie, N.A., McCaughan, J.S., Litle, V.R., Schauer, P.R., Close, J.M., Fernando, H.C.: Minimally invasive esophagectomy: outcomes in 222 patients. Ann. Surg. **238**, 486–495 (2003)
8. Chang, A.C., Ji, H., Birkmeyer, N.J., et al.: Outcomes after Transhiatal and transthoracic esophagectomy for cancer. Ann. Thorac. Surg. **85**, 424–429 (2008)
9. Connors, R.C., Reuben, B.C., Neumayer, L.A., Bull, D.A.: Comparing outcomes after transthoracic and Transhiatal esophagectomy: a 5-year prospective cohort of 17, 395 patients. J. Am. Coll. Surg. **205**(6), 735–740 (2007)
10. Rentz, J., Bull, D.A., Harpole, D., et al.: Transthoracic versus Transhiatal esophagectomy: a prospective study of 945 patients. J. Thorac. Cardiovasc. Surg. **125**, 1114–1120 (2003)
11. Hulscher, J.B., Van Sandick, J.W., De Boer, A.G., et al.: Extended transthoracic resection compared with limited Transhiatal resection for adenocarcinoma of the esophagus. N. Engl. J. Med. **347**, 1662–1669 (2002)
12. Dapri, G., Himpens, J., Cadiere, G.B.: Minimally invasive esophagectomy for cancer: laparoscopic Transhiatal procedure or thoracoscopy in prone position followed by laparoscopy. Surg. Endosc. **22**(4), 1060–1069 (2008). 2007 epub Dec 11
13. Benzoni, E., Terrosu, G., Bresadola, V., Uzzau, A., Intini, S., Noce, L., Cedolini, C., Bresadola, F., DeAnna, D.: A comparative study of the transhiatal laparoscopic approach versus laparoscopic gastric mobilisation and right open transthoracic esophagectomy for esophageal cancer management. J. Gastrointest. Liver Dis. **16**(4), 395–401 (2007)
14. Bottger, T., Terzic, A., Muller, M., Rodehurst, A.: Minimally invasive Transhiatal and transthoracic esophagectomy. Surg. Endosc. **21**, 1695–1700 (2007)
15. Jobe, B.A., Kim, C.Y., Minjarez, R.C., et al.: Simplifying minimally invasive Transhiatal esophagectomy with the inversion approach. Arch. Surg. **141**, 857–866 (2006)
16. Galvani, C.A., Gorodner, M.V., Moser, F., Jacobsen, G., Chretien, C., Espat, N.J., Donahue, P., Horgan, S.: Robotically assisted laparoscopic transhiatal esophagectomy. Surg. Endosc. **22**, 188–195 (2008)

第 3 篇

胃　癌

第 13 章

腹腔镜远端胃切除术

Mutter Didier, O.A. Burckhardt, Perretta Silvana

M. Didier(✉), O.A. Burckhardt, and P. Silvana
Digestive and Endocrine Surgery, IRCAD-EITS Institute,
University Hospital Strasbourg, 1 Place de l'Hôpital,
67091 Strasbourg, France
e-mail: didier.mutter@ircad.fr

13.1 引言

开放式胃切除术加 D2 淋巴结清扫是目前治疗进展期胃癌的标准术式。由于腹腔镜下行 D2 淋巴结清扫难度较大，腹腔镜手术在胃癌治疗中尚未广泛应用。然而除手术时间较长之外[1]，在经历一段明显的学习曲线并熟练掌握腹腔镜胃切除术后，由经验丰富的手术团队进行腹腔镜胃切除术可以给胃癌患者带来更好的手术疗效及预后[2]。

13.2 腹腔镜远端胃切除术适应证

腹腔镜远端胃切除术适用于病理证实的胃腺癌。腹腔镜远端胃切除术及 D2 淋巴结清扫适用于分期为 T1N1 和 T2N0 的胃癌患者[3]。腹腔镜远端胃切除术同样适用于胃间质瘤的治疗，而无需进行 D2 淋巴结清扫[4]。

13.3 淋巴结清扫及日版分级

日本胃癌分期将淋巴结进行逐站编号（图 13.1），淋巴结切除需遵照此经典路径进行规范清扫。1~6 为胃周淋巴结，第二站淋巴结包括 7、8a、9、11p、12a 及 14。上述淋巴结分别分布于胃左动脉、肝总动脉、腹腔干、脾动脉近端 1/2、肝固有动脉及肠系膜上静脉表面[5]。

13.4 前哨淋巴结标记

多名学者已证实前哨淋巴结标记可用于腹腔镜远端胃癌根治术中[5]，并具有良好的易用性及准确性。术前于胃镜下向病灶周围黏膜下注射 2mL

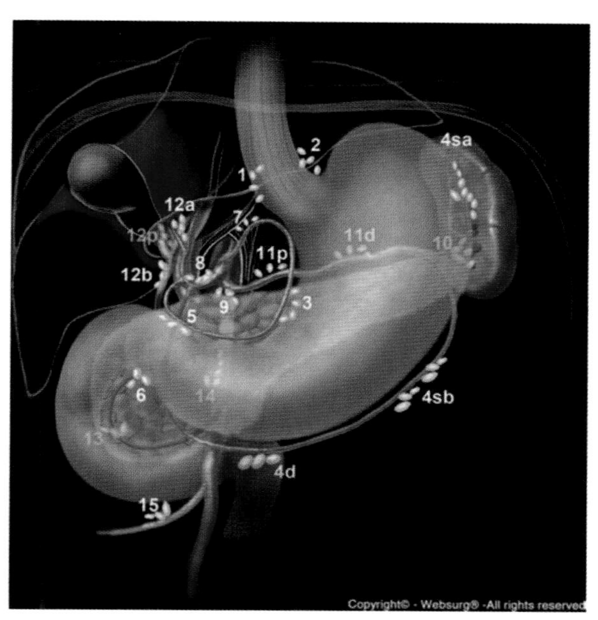

图 13.1 淋巴结分站（根据日本胃癌分级）。

放射性同位素或 2%亚甲蓝，5~10 分钟后蓝染的淋巴结为前哨淋巴结。该技术可能成为判断早期胃癌淋巴结转移的有效诊断方式。但该方法尚未在进展期胃癌中得到证实[5]。

13.5 手术操作

13.5.1 患者体位

手术需要在全身麻醉及气管插管下完成。术前放置鼻胃管行胃肠减压。患者取分腿及 10°~20°头高位。左臂用于麻醉，无需捆绑[6, 7]。术者立于患者双腿间，两名助手分别位于患者一边。最后，需要两台显示器供助手观看手术图像（图 13.2）。

13.5.2 手术器械

胃癌手术需要无损伤抓钳，连接有单、双极电凝的电钩及电剪，冲洗和吸引器及手术完成后用于取出标本的取物袋。血管夹用于止血。分离操作

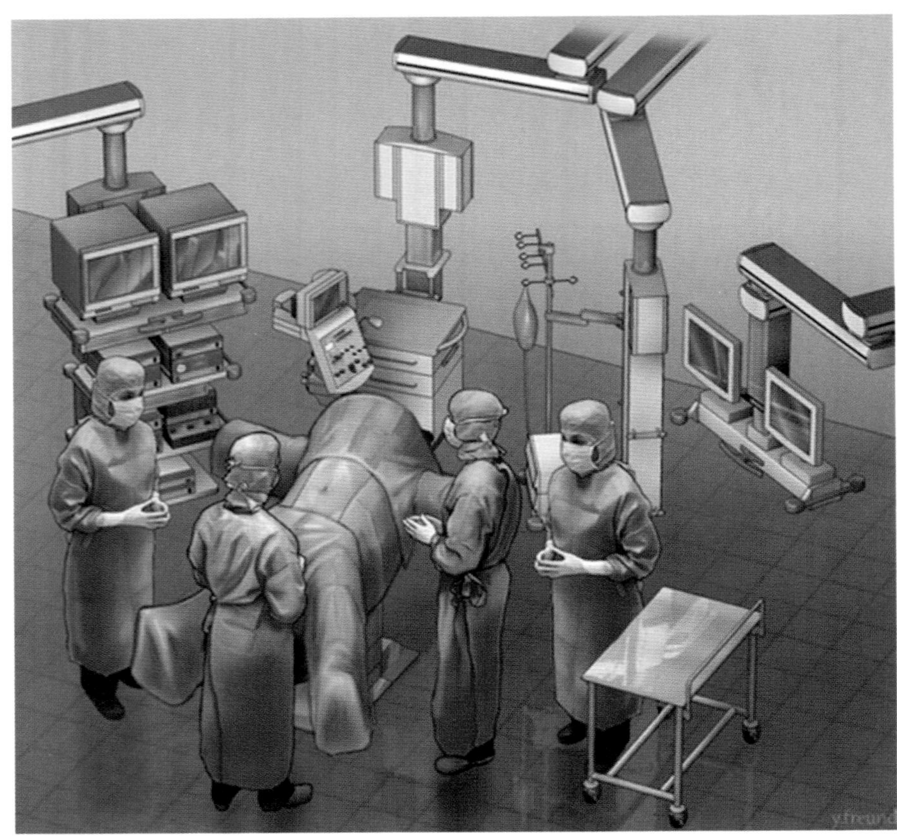

图 13.2 手术室布置及术者站位。

可使用超声刀(Autosonix™-Covidien)或自动双极电凝系统(Ligasure™-Covidien)。上述设备可明显缩短手术时间。直线闭合器用于胃、十二指肠的离断和吻合。缝针及持针器用于缝合切开的肠管。

13.5.3 套管放置

整个操作一般需要放置5个套管，摆位呈半圆形。第一个12mm套管经脐放置,以放置血管夹及闭合器,并由此建立气腹,压力设定为12mmHg。主套管放置完成后,剩余的可直视下放置。沿双侧锁骨中线于主套管上方2cm分别放置2个10mm套管,左侧肋弓下缘与锁骨中心交界处放置一个5mm套管。必要时可在剑突下放置第5个套管(图13.3)。

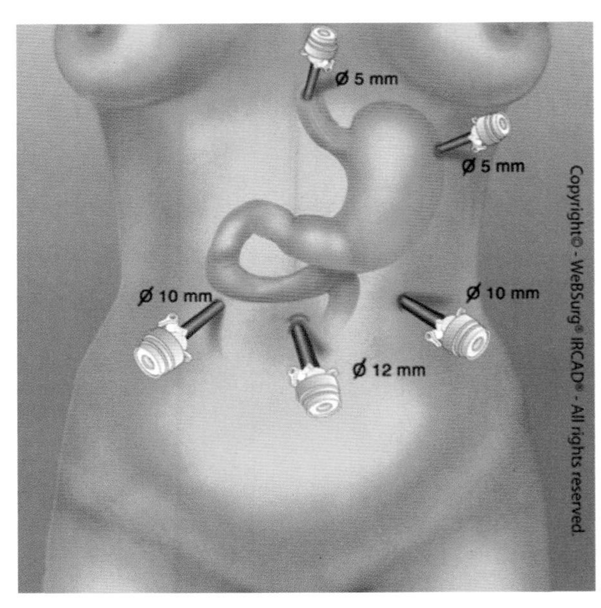

图 13.3 套管位置。

13.6 远端胃切除术步骤

13.6.1 第一步:腹腔镜探查

通过探查明确是否适合进行腹腔镜手术,需满足如下条件:

- 无明显腹腔粘连
- 暴露充分
- 除外肿瘤远处转移

确定切除范围后，使用血管夹或表浅电灼标记出手术区域。

13.6.2 第二步

- 游离胃

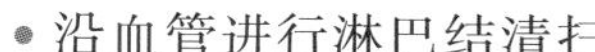

- 沿血管进行淋巴结清扫
- 游离十二指肠

胃的游离从切开胃结肠韧带开始。抓钳经由左肋弓下操作孔进入,将网膜置于术野。距离胃网膜血管 3cm 处切开胃结肠韧带，以确保切除所有沿胃网膜血管分布的淋巴结、4d 及 4sb 淋巴结附着于标本。分离应自右向左逐步进行(短片 13.1 和短片 13.2)。可使用超声刀或 Ligasure 进行分离。直至暴露出脾下极的胃网膜左血管。可使用 Ligasure 烧灼或以血管夹结扎以表示对 4sb 淋巴结的清扫。然后由左向右继续分离至幽门,显露并结扎胃网膜右动静脉，完成第 6 组幽门下淋巴结的清扫(短片 13.3 和短片 13.4)。游离的关键在于胃的显露。充分向上牵拉可提供足够张力以辨认胃网

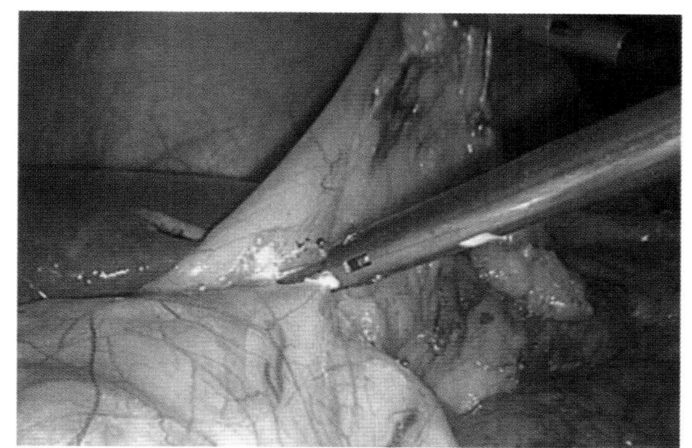

短片 13.1 切开胃结肠韧带(例 1)。

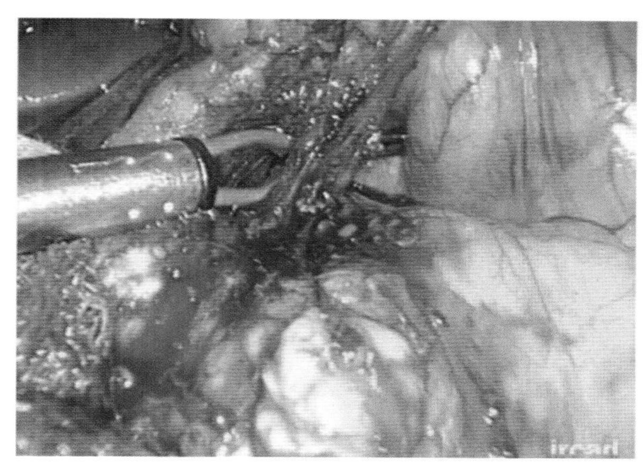

短片 13.3 解剖胃网膜右血管及近端十二指肠下方(例 1)。

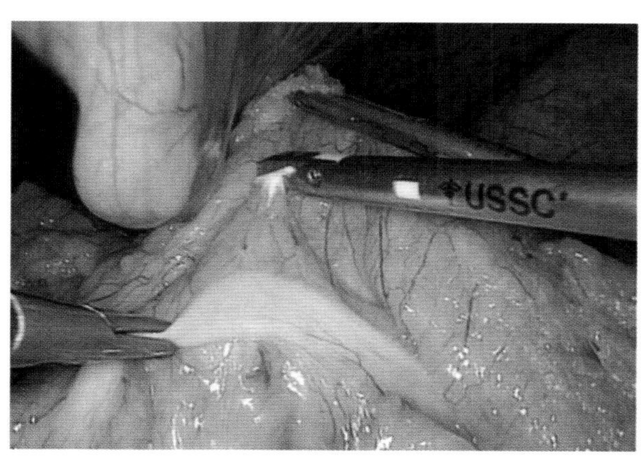

短片 13.2 切开胃结肠韧带(例 2)。

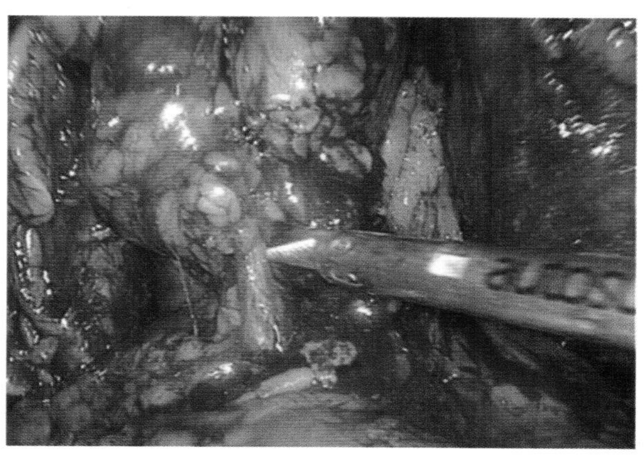

短片 13.4 解剖胃网膜右血管(例 2)。

膜血管。肥胖患者的操作难度更大，并可能出现难以控制的出血，有时需中转开腹(短片 13.5)。理论上此时双极电凝可能奏效，但有时也可能需要超声刀作为备用。胃网膜右血管的离断标志着幽门及十二指肠近端自后壁游离。

对肝胃韧带及肝十二指肠韧带进行解剖后可见到起源于肝总动脉的肝固有动脉。位于肝固有动脉左侧的 12a 淋巴结清扫于暴露血管时完成(短片 13.6 和短片 13.7)。上述结构的充分暴露需要使用无损伤钳牵拉肝左叶，通常经由左肋下或上腹部套管入路。在找到胃右动脉并充分解剖后，完成幽门上即第 5 站淋巴结的清扫。然后自后方入路，即幽门后从血管根部用血管夹结扎(短片 13.8)。

充分游离十二指肠前壁及后壁，自左脐旁置入直线切割缝合器(短片 13.9 和短片 13.10)，使用蓝色钉仓自幽门远端 0.5cm 处切断十二指肠球部后，将离断后的胃远端牵向头侧，以暴露肝固有动脉。向脾动脉干方向进行第 8 组淋巴结的清扫(短片 13.11)。

充分辨认腹腔干、肝总动脉、脾动脉起源以避免误伤血管造成出血。充分游离胃左静脉并用血管夹结扎后离断。

13.6.3 第三步：进一步分离胃左动脉

游离胃左动脉并清扫第 7 组淋巴结，同时清扫腹腔干周围的第 9 组淋巴结。分离时需注意由胃左动脉后方向腹腔干淋巴结走行的迷走神经分

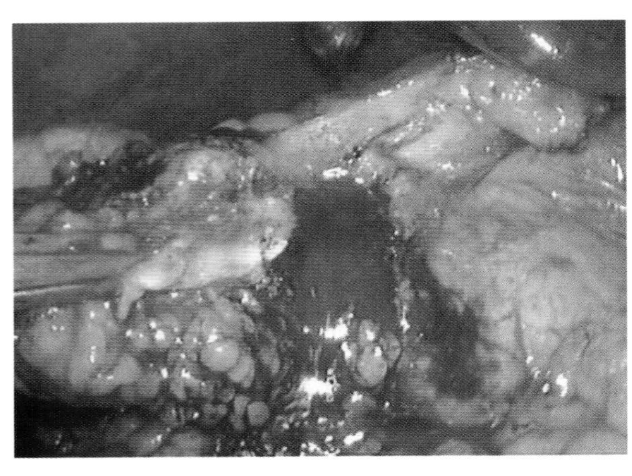

短片 13.5 误伤胃网膜右血管。

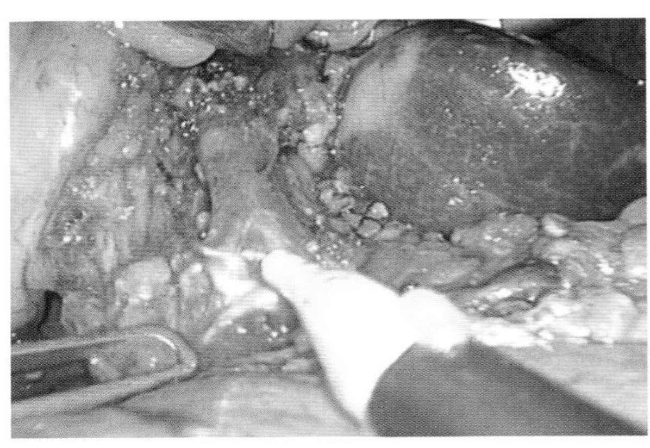

短片 13.7 切开肝胃韧带至肝固有动脉附近(例 1)。

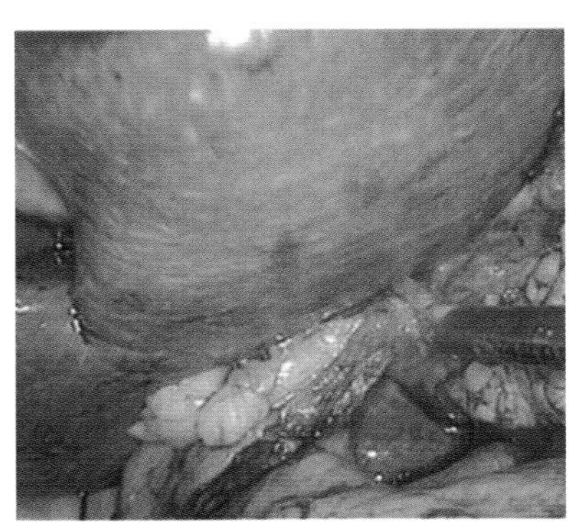

短片 13.6 切开肝胃韧带至肝固有动脉附近(例 2)。

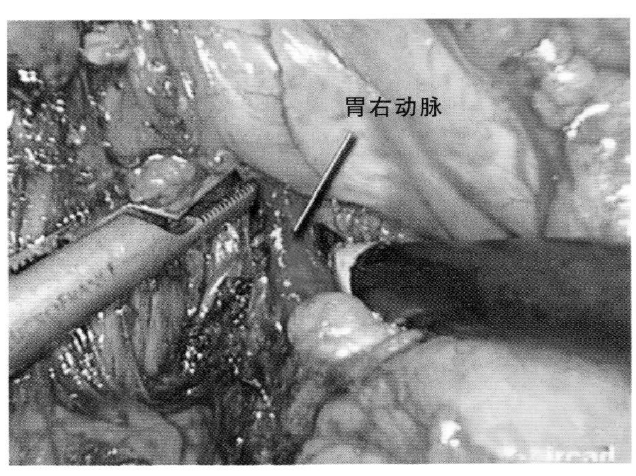

短片 13.8 解剖胃右动脉。

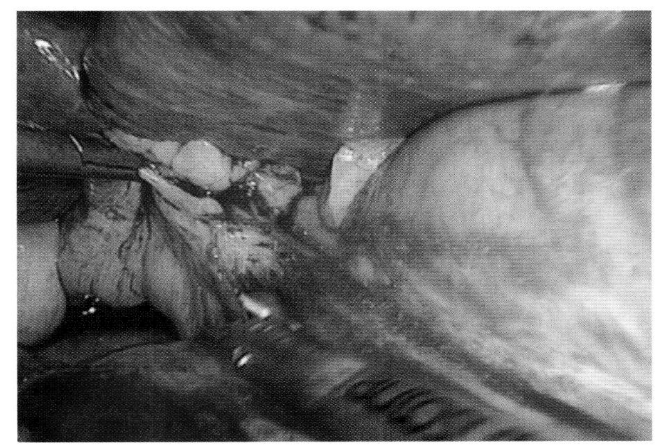

短片 13.9 自后方游离并离断十二指肠(例 2)。

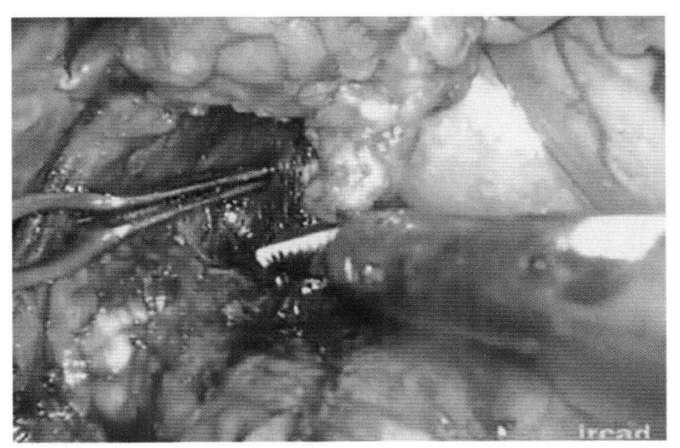

短片 13.10 自后方游离并离断十二指肠(例 1)。

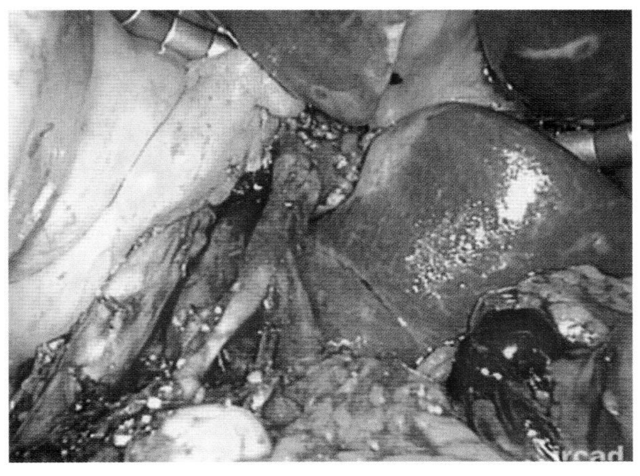

短片 13.11 解剖肝固有动脉。

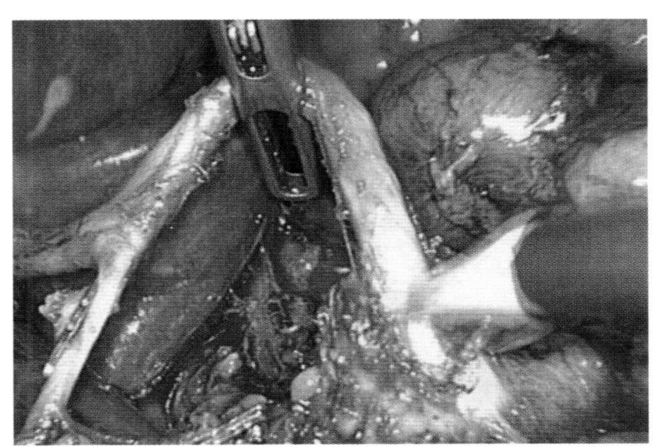

短片 13.12 清扫第 7、8、9 组淋巴结。

支(短片 13.12)。由血管夹之间离断胃左动脉后,充分游离小网膜以便清扫贲门右侧淋巴结(第 1 组)和胃小弯侧第 3 组淋巴结。此时已完成胃的游离,并可准备离断。自左右肋弓下用抓钳显露标本,左脐旁置入切割闭合器,通常需 2~3 个 60mm 绿色钉仓(短片 13.13)。

此时已完成胃及胃周淋巴结的“整块切除”。将标本放入取物袋内置于左上腹腔,待手术完成后经由小切口取出。

13.6.4 第四步:胃空肠吻合

13.6.4.1 吻合方式

- 结肠前吻合
- 经结肠系膜吻合
- 腹腔内吻合
- 腹腔外吻合

笔者在全腔镜下进行吻合。也可以经由 5~6cm 开腹小切口将标本取出进行吻合。通常普遍采用腹腔镜下吻合,小切口开腹取出标本的方法。绝大多数术者选择较为容易的结肠前吻合[7]。笔者更倾向于难度较大的经结肠系膜吻合。吻合前先将胃壁与前腹壁进行 2 针缝合以提拉(短片 13.14)。具体操作方法是,用一针直针缝线将胃壁全层悬挂于腹壁并拉紧。第二针悬吊胃的另一端以充分显露胃后壁。另外也可用 3 针缝线在结肠系膜裂孔处将胃悬吊为树桩样,充分暴露以利吻合(短片 13.15)。

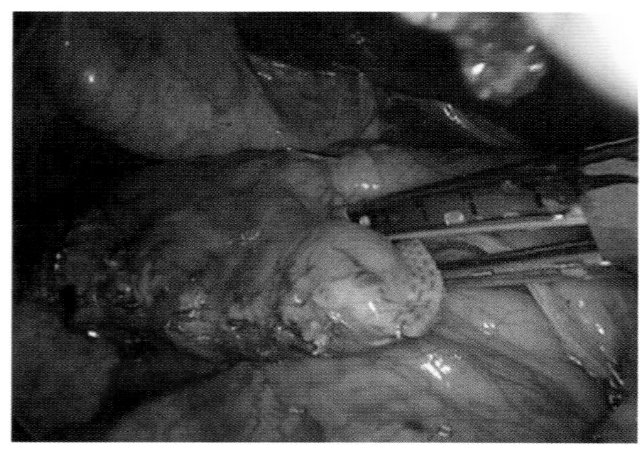

短片 13.13　离断胃。

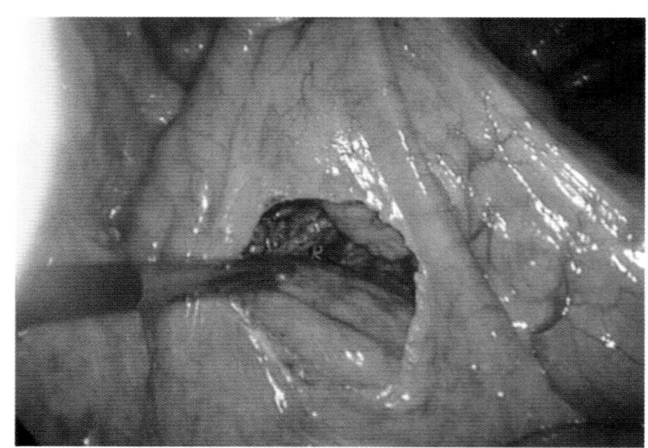

短片 13.15　经结肠系膜入路显露胃。

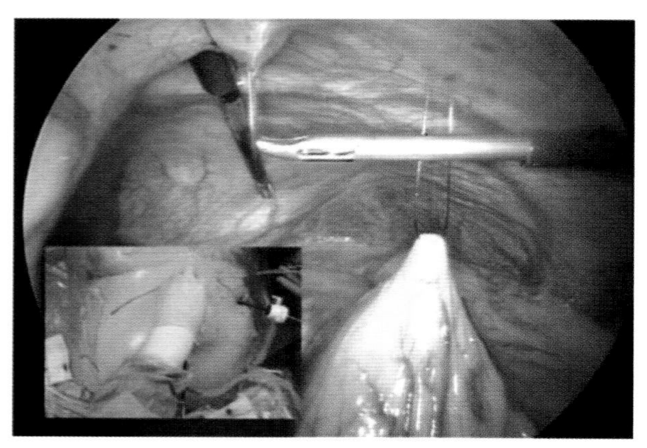

短片 13.14　经腹腔悬吊胃以便充分暴露。

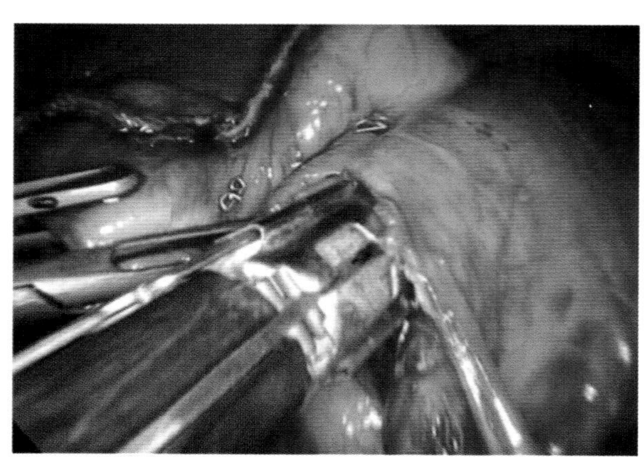

短片 13.16　胃空肠吻合，缝合系膜裂孔，取出标本(例 1)。

13.6.4.2 建立吻合

笔者将镜头放置于结肠下区域。找到距屈氏韧带 40cm 处的小肠并用剪刀切开，自闭合线左侧切开胃。自脐旁孔置入直线切割器，吻合器头部夹住小肠和胃做逆向蠕动吻合，需使用 2 个 45mm 蓝色钉仓(短片 13.16 和短片 13.17)。使用连续缝合关闭肠道切开处以及系膜裂孔 (Polysorb 2/0-Covidien)。必要时，可通过胃管注入亚甲蓝或术中胃镜检查吻合质量。

标本最终由脐部扩大切口或耻骨弓上切口取出。术后管理同开腹手术。

13.7 效果及并发症

腹腔镜远端胃切除术适用于肿瘤位于远端 2/3 胃的患者。手术平均时间 2~4 小时。腹腔镜胃手术并未增加出血风险，因此术后死亡率并未升高。既往文献报道的术中并发症多因操作不当造成，如结肠穿孔、肝损伤及脾撕裂伤等[8]。

当腹腔镜下分离安全性不足或存在无法控制的出血时需中转开腹，中转率约为 5%。

迟发并发症同开腹手术无异，如腹腔内出血。

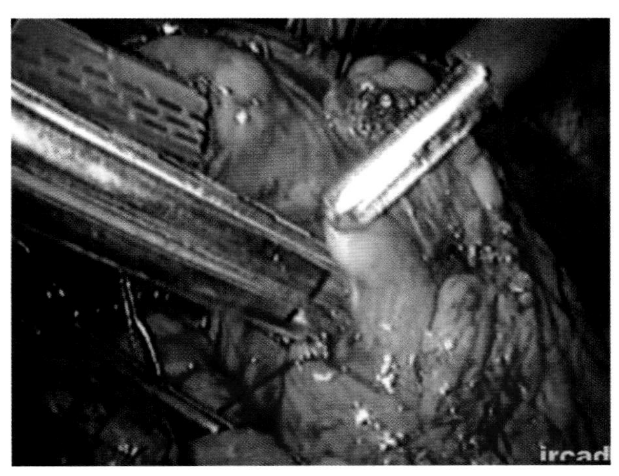

短片 13.17 胃空肠吻合(例 2)。

最为棘手的并发症是十二指肠残端瘘，在引流通畅的情况下通常可保守治疗。

远期并发症主要包括输出袢梗阻，胃动力紊乱引起的摄入不足、反流等。大多数可通过饮食调整改善症状,极少数情况需要手术介入。

远期并发症主要是胃溃疡引起的残胃癌,即手术 5 年后原发于残胃的肿瘤。残胃癌手术难度大,预后尚不明确。

13.8 结论

腹腔镜下远端胃大部切除及 D2 淋巴结清扫已有完善的操作规程,在肿瘤治疗效果上与传统手术并无差异。在腹腔镜技术成熟、经验丰富的团队中开展时安全性也可以保障。许多手术团队提倡开展机器人手术[9]。机器人能够完成手术操作,但在预后上并未显示出显著优势。此外一些专家还提倡开展经阴道的 NOTES 手术。尽管此类手术具有良好前景,但复杂的操作仍成为开展的最大障碍[10]。

快速参考

1. 患者呈分腿位，术者位于患者两腿之间。
2. 器械
   - 必备无损伤钳
   - 自动双极电凝系统(如 Ligasure™)可缩短操作时间并确切止血
   - 使用直线切割缝合器完成离断胃(60mm 绿色钉仓)、十二指肠(45mm 蓝色钉仓)及吻合(45mm 蓝色钉仓)
3. 先行腹腔镜探查除外 T4 期病变。
4. 早期胃癌可进行前哨淋巴结标记。
5. 游离胃并清扫淋巴结
   - 从分离胃结肠韧带开始,沿胃网膜血管弓分离脾下极
   - 自左及右分离至幽门。切断胃网膜血管以进一步清扫幽门周围淋巴结
   - 反向牵拉肝左叶,清扫淋巴结至肝总动脉左侧
   - 根部结扎胃右动脉
6. 使用 45mm 蓝色钉仓直线切割缝合器离断十二指肠。
7. 注意寻找腹腔干及肝总动脉、脾动脉根部，避免误伤出血。
   - 结扎胃左静脉
   - 清扫腹腔干周围淋巴结
   - 结扎胃左动脉
8. 使用 60mm 绿色钉仓直线切割缝合器离断胃。
9. 标本置于取物袋。
10. 开始逆向蠕动吻合
    - 剪开小肠
    - 自闭合线左侧剪开胃
    - 使用 2 个 45mm 蓝色钉仓直线切割缝合器行胃肠吻合
    - 连续缝合(Polysorb 2-0)置入钉仓的肠切口
    - 关闭肠系膜裂孔
11. 经脐或耻骨弓上切口取出标本。

(李鹏 译 赵东兵 校)

参考文献

1. Miura, S., Kodera, Y., Fujiwara, M., Ito, S., Mochizuki, Y., Yamamura, Y., Hibi, K., Ito, K., Akiyama, S., Nakao, A.: Laparoscopy-assisted distal gastrectomy with systemic lymph node dissection: a critical reappraisal from the viewpoint of lymph node retrieval. J. Am. Coll. Surg. **198**, 933–938 (2004)
2. Lee, S.I., Choi, Y.S., Park, D.J., Kim, H.H., Yang, H.K., Kim, M.C.: Comparative study of laparoscopy-assisted distal gastrectomy and open distal gastrectomy. J. Am. Coll. Surg. **202**, 874–880 (2006)
3. Tokunaga, M., Hiki, N., Fukunaga, T., Nohara, K., Katayama, H., Akashi, Y., Ohyama, S., Yamaguchi, T.: Laparoscopy-assisted distal gastrectomy with D2 lymph node dissection following standardization – a preliminary study. J. Gastrointest. Surg. **13**, 1058–1063 (2009)
4. Silberhumer, G.R., Hufschmid, M., Wrba, F., Gyoeri, G., Schoppmann, S., Tribl, B., Wenzl, E., Prager, G., Laengle, F., Zacherl, J.: Surgery for gastrointestinal stromal tumors of the stomach. J. Gastrointest. Surg. **13**(7), 1213–1219 (2009)
5. Orsenigo, E., Tomajer, V., Di Palo, S., Albarello, L., Doglioni, C., Masci, E., Viale, E., Staudacher, C.: Sentinel node mapping during laparoscopic distal gastrectomy for gastric cancer. Surg. Endosc. **22**, 118–121 (2008)
6. Mayers, T.M., Orebaugh, M.G.: Totally laparoscopic Billroth I gastrectomy. J. Am. Coll. Surg. **186**, 100–103 (1998)
7. Seshadri, P.A., Mamazza, J., Poulin, E.C., Schlachta, C.M.: Technique for laparoscopic gastric surgery. Surg. Laparosc. Endosc. Percutan. Tech. **9**, 248–252 (1999)
8. Bo, T., Zhihong, P., Peiwu, Y., Feng, Q., Ziqiang, W., Yan, S., Yongliang, Z., Huaxin, L.: General complications following laparoscopic-assisted gastrectomy and analysis of techniques to manage them. Surg. Endosc. **23**(8), 1860–1865 (2009)
9. Song, J., Kang, W.H., Oh, S.J., Hyung, W.J., Choi, S.H., Noh, S.H.: Role of robotic gastrectomy using da Vinci system compared with laparoscopic gastrectomy: initial experience of 20 consecutive cases. Surg. Endosc. **23**, 1204–1211 (2009)
10. Nakajima, K., Nishida, T., Takahashi, T., Souma, Y., Hara, J., Yamada, T., Yoshio, T., Tsutsui, T., Yokoi, T., Mori, M., Doki, Y.: Partial gastrectomy using natural orifice translumenal endoscopic surgery (NOTES) for gastric submucosal tumors: early experience in humans. Surg. Endosc. Apr 9 (2009)

第 14 章
腹腔镜全胃切除术

Seigo Kitano, Norio Shiraishi, Koji Kawaguchi, Kazuhiro Yasuda

S. Kitano(✉), N. Shiraishi, K. Kawaguchi, and K. Yasuda
Department of Surgery I, Oita University Faculty of Medicine,
Oita 879-5593, Japan
e-mail: kitano@oita-med.ac.jp

14.1 引言

随着近年来胃癌诊断技术的发展及大规模普查在日本的开展，早期胃癌的发病率有所上升，占全部胃癌的半数以上。早期胃癌的微创外科治疗已经得到认可，包括腹腔镜及内窥镜手术[1-3]。

日本于 1991 年首次报道腹腔镜辅助远端胃切除术(LADG)治疗早期胃癌[4]。此后，外科医生致力于建立规范化和安全的腹腔镜辅助远端胃癌根治术式，并进一步明确 LADG 用于治疗早期胃癌的可行性和疗效。接受 LADG 治疗的患者在亚洲激增，许多研究也已证实 LADG 治疗早期胃癌疗效与开腹手术无异。LADG 在全球成为治疗早期胃癌的另一个选择。

随着手术器械和腹腔镜胃切除术的发展以及日益增多的证据体现出该术式的优势，腹腔镜胃切除术的指征向两个方向进一步扩展。LADG+淋巴结扩大清扫用于治疗局限于胃壁无周围淋巴结转移的进展期胃癌[5,6]。腹腔镜辅助全胃切除术及腹腔镜辅助近端胃切除术开始用于治疗早期近端胃癌[7]。

本章着力于阐述腹腔镜辅助全胃切除术的指征、技术要点及现状。

14.2 适应证

胃切除术及淋巴结清扫方式需根据肿瘤位置和大小决定。术前经由口服钡餐造影及胃镜确定肿瘤位置、大小及深度。术前检查完善后才能决定使用何种术式切除肿瘤。

腹腔镜辅助全胃切除术适用于近端切缘位于上 1/3 部分胃的肿瘤。该位置肿瘤不仅包括近端胃癌，同时也有进展期癌。由于技术难度及尚未明确的疗效，LATG 适应证目前局限于早期及浸润肌层无明确周围淋巴结转移的胃癌。

早期胃癌包括：

- 局限于上 1/3 胃的肿瘤
- 横向浸润的肿瘤

早期胃癌发生淋巴结转移概率较低：局限于黏膜层发生淋巴结转移概率为 2%~5%，浸润黏膜下层时升高至 15%~20%。内镜下黏膜切除(EMR)及内镜黏膜下切除术(ESD)在亚洲国家广泛开展。ESD 适用于局限于黏膜层分化良好的腺癌，或直径小于 3cm 轻微浸润黏膜下层的高分化腺癌，并除外血管浸润[2]。当早期胃癌直径较大或浸润较深，EMR 及 ESD 难以进行根治切除时，可行 LATG。

多篇文献曾报道关于上 1/3 胃进展期肿瘤的淋巴结转移情况。对于肉眼未见浆膜浸润或淋巴结转移的患者，镜下发现淋巴结转移的概率较低。当进行 LATG 时，需清扫胃周淋巴结和肝固有动脉旁淋巴结。因此 LATG 可根治性切除早期或浸润固有肌层的近端胃癌。

14.3 手术技巧

14.3.1 患者体位

患者于手术台上呈 10°头高脚低位。放置胃管、尿管并麻醉后，固定患者双腿。术者站于患者右侧，扶镜手位于患者两腿间。一助位于患者左侧，二助位于术者左侧(图 14.1)。

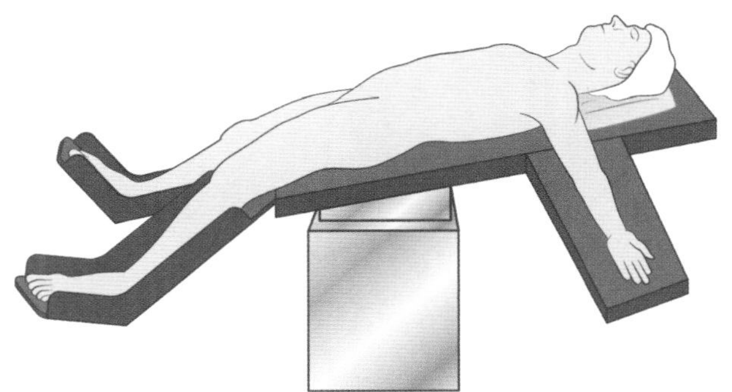

图 14.1 腹腔镜全胃切除术患者体位。(Drawing by Hippmann GbR. Schwarzenbruck，Germany)

14.3.2 套管放置

于脐下 1cm 做纵形切口置入 Hassan 套管。所有套管于直视下放置。利用二氧化碳建立人工气腹,压力 10mmHg。于镜头套管上方脐两侧放入 2 个 10mm 操作孔。一助使用的 10mm 套管于左侧腹放置。另外,可放置一个 5mm 辅助套管于右上腹,有时主刀或二助可能会用到(图 14.2)。

14.3.3 解剖大网膜及胃脾韧带

在腹腔镜直视下使用内镜超声凝固剪(LCS)从胃中部附近切开大网膜和胃结肠韧带,一直分离至脾下极。在此过程中助手应提拉大网膜或胃结肠韧带以暴露术野。胃网膜左血管可于脾下极找到。用超声刀在血管夹中间离断血管,注意轻柔操作,然后切断脾胃韧带。注意此处应避免脾损伤和出血(图 14.4)。

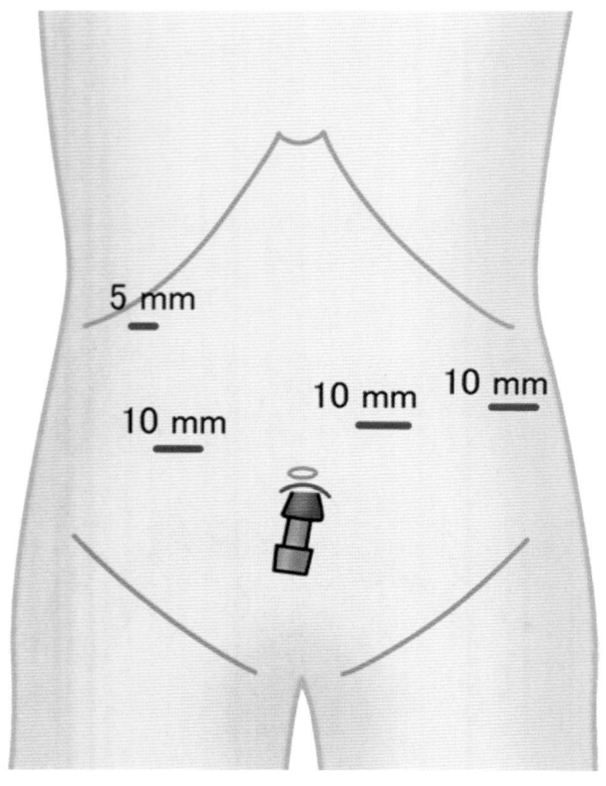

图 14.2 腹腔镜全胃切除术套管摆位。

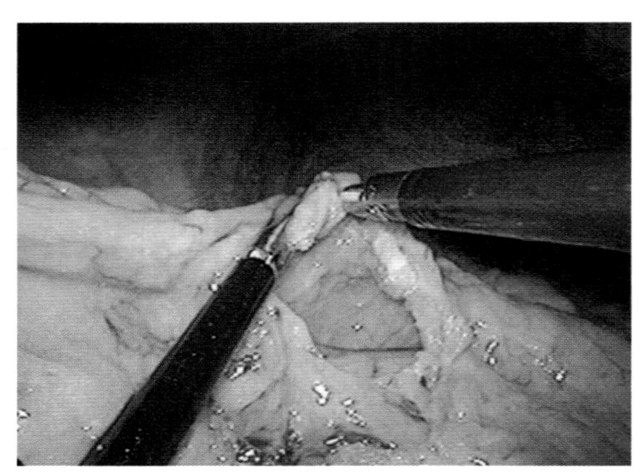

图 14.3 游离大网膜。

14.3.4 结扎胃网膜右血管

继续向幽门下切开大网膜和胃结肠韧带。自幽门下区域逐层切开大网膜和胃结肠韧带,显露胰头表面。自胰头表面找到胃网膜右静脉后结扎离断。助手向头侧提拉胃窦,清晰暴露胰头及胃十二指肠动脉。自根部用血管夹结扎胃网膜右动脉并以超声刀电凝(图 14.5)。大网膜侧及幽门下淋巴结清扫完毕。

14.3.5 解剖小网膜并结扎胃右血管

二助用蛇形牵开器挡开肝左叶。自肝十二指

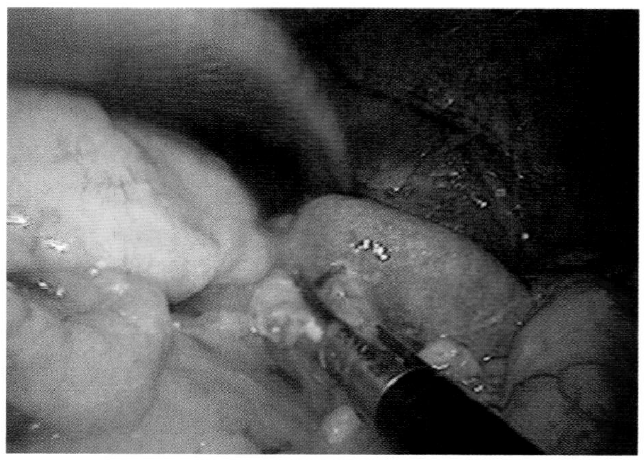

图 14.4 切开脾胃韧带。

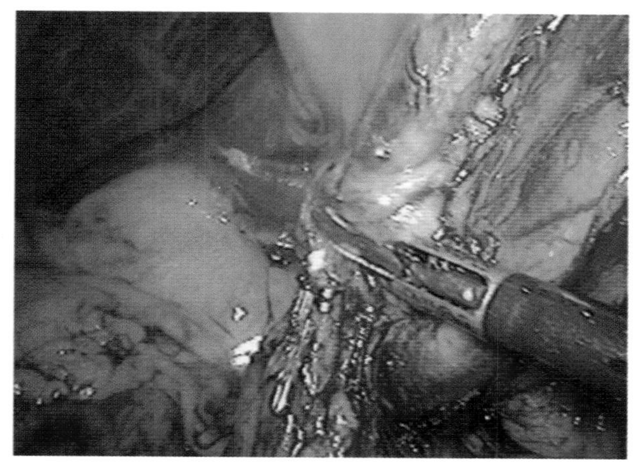

图 14.5 解剖胃网膜右动脉。

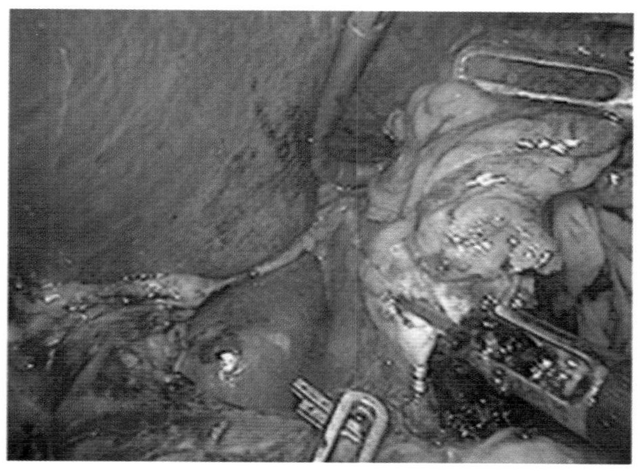

图 14.6 解剖胃左动脉。

肠韧带左侧向胃食管结合部右侧切开小网膜。一助游离并提拉胃右血管。显露十二指肠球部上方的血管平面，沿胃右血管修剪小网膜，以利于辨认血管根部。结扎胃右血管并用超声刀电凝。此时完成幽门上淋巴结清扫。

14.3.6 横断十二指肠

Roux-en-Y 吻合是 LATG 及常规全胃切除术最常用的吻合方式。助手将胃窦向头侧牵拉并充分骨骼化十二指肠球部。离断最好全程在“冷刀”下进行，以避免误伤十二指肠。笔者使用直线切割缝合器在十二指肠球部进行横断。在此过程中，一定要预防闭合口出血，并注意不要误伤周围组织，如肝十二指肠韧带和肝脏。

14.3.7 结扎胃左血管

一助以抓钳牵开胰胃韧带以充分显露胃左血管，修剪右侧膈肌脚及胰腺前表面的腹膜。此时胃左血管已明确暴露，自根部分离并结扎、离断。超声刀清扫胃左动脉周围淋巴结(图 14.6)。

14.3.8 肝总动脉旁淋巴结清扫

助手向下推挤胰腺，术者向上提起包括淋巴结在内的结缔组织以充分暴露术野。纵向切开胰腺前表面周围腹膜，使用超声刀清扫肝总动脉旁淋巴结。

14.3.9 结扎胃后动脉及离断食管

胃后血管根部起自脾动脉，切断胃膈肌韧带后向上提起远端胃以充分显露，并予以结扎离断。清扫胃与膈肌脚之间的结缔组织，并用超声刀切断迷走神经前后支。充分骨骼化腹段食管后，用直线切割缝合器横断食管。闭合口近端需位于胃食管结合部上方以确保贲门在离断范围内(图 14.7)。

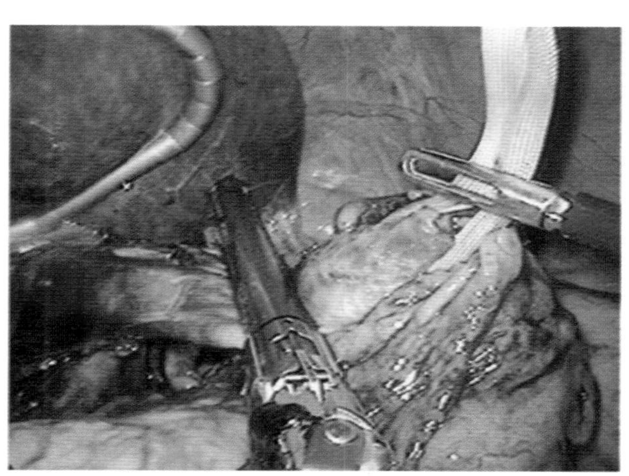

图 14.7 离断食管。

14.3.10 小切口开腹，Roux-en-Y + Braun 吻合重建消化道

上腹正中 5cm 小切口开腹，置入切口保护器。从切口取出整个切除标本，包括胃及胃周淋巴结。提出部分小肠，自屈氏韧带 40cm 处用直线切割缝合器切断空肠，并在腹腔外行肠空肠端-端吻合（Y 形吻合术）。

14.3.11 食管空肠吻合

重建气腹，使用直线切割缝合器从后壁行食管空肠侧-侧吻合（图 14.8）。肠管切开处在腹腔镜下手工缝合以防吻合口狭窄。

14.3.12 冲洗、放置引流、关腹

大量温盐水冲洗腹腔，检查术野充分止血后，于食管空肠吻合口处放置负压引流，常规方式缝合腹壁（图 14.9）。

14.4 日本 LATG 现状

自 1992 年起，日本内镜外科学会（JSES）每 2 年开展一次全国内镜手术调查。尽管 LATG 尚不如 LADG 普及，但在日本呈逐年上升趋势。根据 JSES 第十次调查报告（2010）显示，全国自 1991—2009 年共完成 35 000 台腹腔镜胃癌切除术。其中包括 423 家医院完成的 26 033（75%）台 LADG 和 260 家医疗机构完成的 3216（9%）台 LATG（图 14.10）。与 LADG 相关的，80 家（19%）医疗机构行胃周淋巴结清扫（D1，D1+α），335 家（79%）医疗机构行扩大淋巴结清扫（D1+β，D2）（图 14.11）。

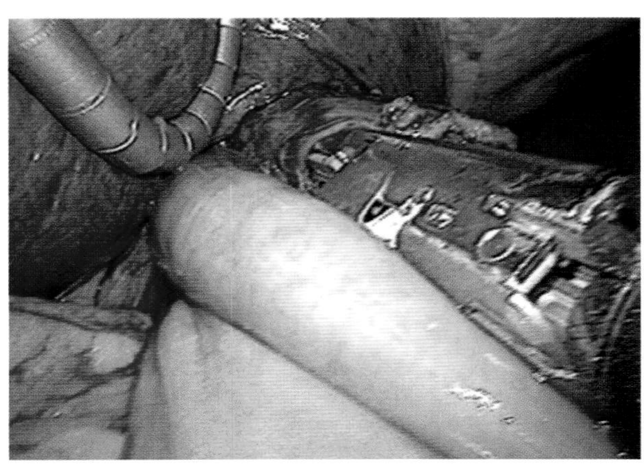

图 14.8 使用直线切割器行食管空肠吻合，作为吻合口后壁。

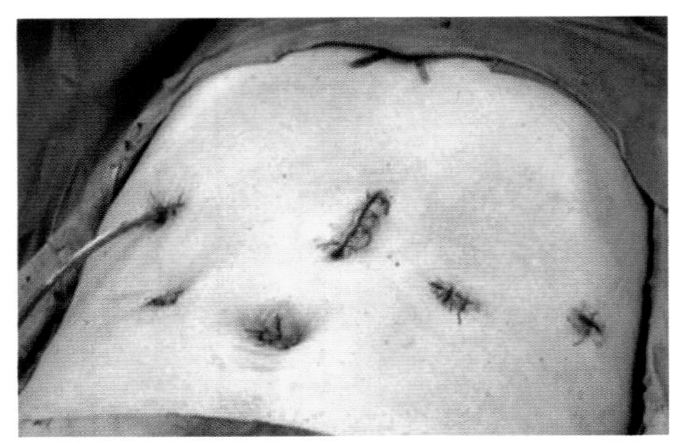

图 14.9 腹腔镜全胃切除术的体表切口。

14.5 并发症及技术难题

14.5.1 LADG 和 LATG 的术中、术后并发症

根据国立 JSES 调查，术中及术后并发症情况见表 14.1。LATG 术后并发症从第 6 次调查的 51.3%明显降至第 10 次调查的 21.8%，已和 LADG 相当。最常见的术后并发症是吻合口瘘及吻合口狭窄。LATG 术中并发症发生率仍高于 LADG。最常见的术中并发症是出血和其他器官损伤。

14.5.2 LATG 胃食管吻合口重建方式

目前针对于 LATG 消化道重建的报道较少，

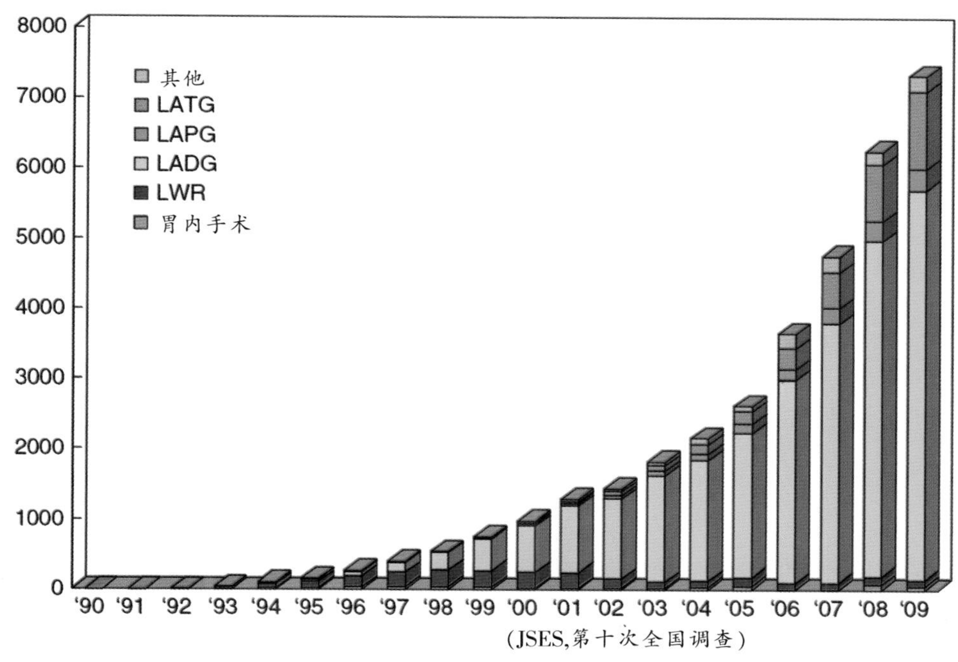

图 14.10　日本近 20 年腹腔镜胃癌手术量变化(基于日本内镜外科学会 2010 年第十次全国调查结果)。

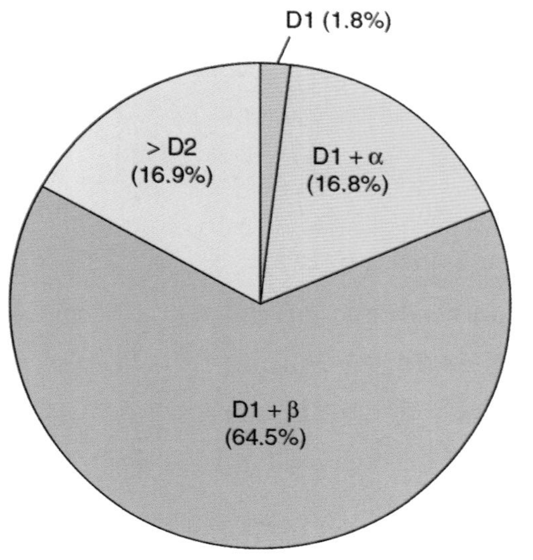

图 14.11　腹腔镜全胃切除术淋巴结清扫情况（基于日本内镜外科学会 2010 年第十次全国调查结果)。

重建方式主要包括：

- Roux-en-Y 法
- 间置空肠法
- 间置空肠储袋法

经典的食管空肠吻合的术后并发症发生率最高。因此出现了许多改良食管空肠吻合以减少 LATG 术后并发症的发生(图 14.12)。经典食管空肠吻合需使用环形吻合器或直线闭合器。如使用吻合器需行小切口开腹。通常在腹腔镜下使用直线闭合器行食管空肠侧–侧吻合有以下两种方法：

- 逆向蠕动食管空肠侧–侧吻合
- 顺向蠕动食管空肠侧–侧吻合

表 14.1　LADG/LATG 术后相关并发症发生率(日本内镜外科协会，第十次全国普查，2010)

	普查次数(年)	第六次(2002)	第七次(2004)	第八次(2006)	第九次(2008)	第十次(2010)
腹腔镜远端胃	术中并发症	2.9%	3.5%	1.6%	1.7%	1.1%
切除术	术后并发症	15.5%	14.3%	10.9%	8.2%	7.5%
腹腔镜全胃	术中并发症	0%	0.8%	2.5%	2.7%	2.7%
切除术	术后并发症	51.3%	28.9%	7.1%	17.8%	21.8%

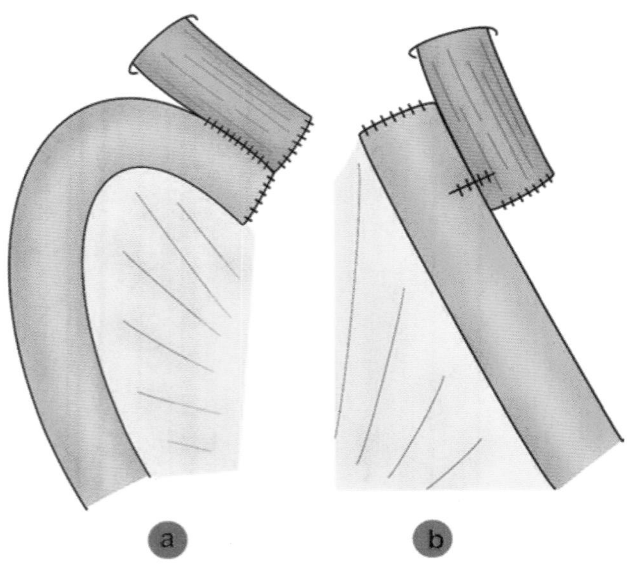

图 14.12 食管空肠吻合的两种不同方式。(a)逆向蠕动方向食管空肠侧-侧吻合 。(b)同向蠕动方向食管空肠侧-侧吻合。

目前仍不明确何种吻合方式能够减少患者术后并发症并提高患者术后生活质量。

14.6 LATG 术后疗效评估

截至目前,只有少数关于 LATG 术后疗效的报道。Tanimura 等对 72 例 LATG 术后患者资料进行分析,认为针对 T1 及 T2 期胃癌,LATG 具有良好的安全性和适应证。Usui 等进行的病例对照研究表明,LATG 适用于早期胃癌患者,并且相对于开腹手术,术后恢复更为迅速。但仍需要更多临床研究以进一步明确 LATG 的安全性和疗效。

14.7 结论

自 1991 年开始使用腹腔镜技术(包括 LADG 及 LATG)治疗早期胃癌以来,LADG 在一些亚洲国家已成为治疗早期胃癌的标准术式。由于技术难度较大,且符合手术指征的早期胃癌相对较少,LATG 尚未广泛普及。随着腹腔镜手术技术的发展,腹腔镜胃切除术手术指征进一步扩展至进展期胃癌,因此 LATG 的应用明显增多。未来尚需开展如下工作:

- 建立 LATG 规范化操作流程
- 开展微创肿瘤治疗,明确 LATG 优势
- 评估 LATG 的肿瘤疗效

快速参考

1. 患者置于分腿头高位,术者位于患者右方。
2. 使用 5 个套管:1 个 Hassan 套管,3 个 10mm 套管以及 1 个 5mm 套管。
3. 血管解剖
   - 打开大网膜及胃结肠韧带,显露位于脾下极的胃网膜血管,使用血管夹结扎
   - 显露胃网膜右动脉并从根部结扎。沿大弯侧向幽门下方清扫淋巴结
   - 打开小网膜,自十二指肠球部上游离胃右血管
4. 直线闭合器横断十二指肠。
5. 清扫肝总动脉旁淋巴结
   - 向下推挤胰腺
   - 提起胰腺前表面淋巴结群
6. 向头侧牵拉胃,找到胃后血管从根部结扎。
7. 清扫腹段食管周围结缔组织,使用直线闭合器横断食管。确保切除范围包括整个胃食管连接部。切断迷走神经前后支。
8. 上腹正中 5cm 小切口开腹,切口保护器保护切口,取出标本。
9. 重建消化道
   - 于腹腔外距屈氏韧带 40cm 处行空肠空肠端-侧吻合
   - 重建气腹,腹腔内行食管空肠侧-侧吻合

   —后壁:直线闭合器

   —前壁:腹腔镜下手工缝合
10. 行逆向蠕动吻合

食管空肠吻合处放置负压引流管。

(李鹏 译 赵东兵 校)

参考文献

1. Shiraishi, N., Yasuda, K., Kitano, S.: Laparoscopic gastrectomy with lymph node dissection for gastric cancer. Gastric Cancer **9**, 167–176 (2006)
2. Ono, H., Kondo, H., Gotoda, T., et al.: Endoscopic mucosal resection for treatment of early gastric cancer. Gut **48**, 225–229 (2001)
3. Shiraishi, N., Adachi, Y., Kitano, S., et al.: Indication for and outcome of laparoscopy-assisted Billroth-I gastrectomy. Br. J. Surg. **86**, 541–544 (1999)
4. Kitano, S., Iso, Y., Moriyama, M., et al.: Laparoscopy-assisted Billroth I gastrectomy. Surg. Laparosc. Endosc. **4**, 146–148 (1994)
5. Tanimura, S., Higashino, M., Fukunaga, Y., et al.: Laparoscopic distal gastrectomy with regional lymph node dissection for gastric cancer. Surg. Endosc. **19**, 1177–1181 (2005)
6. Uyama, I., Sugioka, A., Fujita, J., et al.: Laparoscopic total gastrectomy with distal pancreatosplenectomy and D2 lymphadenectomy for advanced gastric cancer. Gastric Cancer **2**, 230–234 (1999)
7. Tanimura, S., Higashino, M., Fukunaga, Y., et al.: Laparoscopic gastrectomy with regional lymph node dissection for upper gastric cancer. Gastric Cancer **6**, 64–68 (2003)
8. Yasuda, K., Shiraishi, N., Suematsu, T., et al.: Rate of detection of lymph node metastasis is correlated with the depth of submucosal invasion in early stage gastric carcinoma. Cancer **85**, 2119–2123 (1999)
9. Ono, H., Kondo, H., Gotoda, T., et al.: Endoscopic mucosal resection for treatment of early gastric cancer. Gut **48**, 225–229 (2001)
10. Katai, H., Sano, T., Fukugawa, T., et al.: Prospective study of proximal gastrectomy for early gastric cancer in the upper third of the stomach. Br. J. Surg. **90**, 850–853 (2003)
11. Kitamura, K., Yamaguchi, T., Nishida, S., et al.: The operative indications for proximal gastrectomy in patients with gastric cancer in the upper third of the stomach. Surg. Today **27**, 993–998 (1997)
12. Mochiki, E., Kamimura, H., Haga, N., et al.: The technique of laparoscopically assisted total gastrectomy with jejunal interposition for early gastric cancer. Surg. Endosc. **16**, 540–544 (2001)
13. Omori, T., Nakajima, K., Endo, S., et al.: Laparoscopy assisted total gastrectomy with jejunal pouch interposition. Surg. Endosc. **20**, 1497–1500 (2006)
14. Tanimura, S., Higashi, M., Fukunaga, Y., et al.: Laparoscopic gastrectomy with regional lymph node dissection for upper gastric cancer. Br. J. Surg. **94**, 204–207 (2006)
15. Usui, S., Yoshida, T., Ito, K., et al.: Laparoscopy-assisted total gastrectomy for early gastric cancer: comparison with conventional open total gastrectomy. Surg. Laparosc. Endosc. Percutan. Tech. **15**(6), 309–314 (2005)

第 15 章
早期胃癌的内镜下治疗

Brain J.Dunkin，Rohan Joseph

B.J. Dunkin (✉) and R. Joseph
Department of Surgery, Methodist Institute for Technology, Innovation and Education (MITIE), 6550 Fannin Street, SM 1661A, Houston, TX 77030, USA
e-mail: bjdunkin@tmhs.org

15.1 引言

胃癌是全世界及日本死亡率第二的恶性肿瘤。同时中美、南美等国及前苏联胃癌死亡率也较高。所幸美国胃癌死亡率自 60 年来呈明显下降趋势。20 世纪 40 年代时胃癌是美国死亡率第三的恶性肿瘤。而到 2007 年,胃癌的死亡率已降至第七,发病率降至第十四[1]。

由于胃癌的高发病率,日本通过开展全国普查以早期检出病变。自 1983 年,日本就开始对 40 岁以上群体进行上消化道造影普查[2]。从而使早期及可治疗的胃癌检出率明显升高。早期胃癌定义为局限于黏膜及黏膜下层,无论有否淋巴结转移的病变[3]。由于开展普查,早期胃癌在日本的检出率自 20 世纪 60 年代的 10%上升至如今的 60%[4]。

由于胃癌在美国发病率低,开展普查获益并不如日本。因此胃癌在美国诊断时多为进展期,治疗手段有限且预后较差。即便如此,早期胃癌仍占全美胃癌的 10%。如果对高危人群及时进行内镜检查,检出率可能会进一步升高。

15.2 胃癌的高危因素

胃癌的主要高危因素包括:

- 恶性贫血
- 胃溃疡
- 慢性萎缩性胃炎
- 胃上皮肠化生
- 既往接受过如下手术
  - –迷走神经切断术
  - –胃部分切除
  - –胃肠吻合术

另外,所有 40 岁以上消化不良的患者均应考虑胃镜检查。此人群中检出胃癌的概率约为 2%[5]。

15.3 早期胃癌内镜治疗的合理性

常规治疗早期胃癌的方式是胃切除术及周围淋巴结清扫。日本及欧洲报道 5 年生存率均为 90%以上[6]。对手术切除标本及远期预后的回顾性分析表明,早期胃癌发生淋巴结转移的概率极低[7]。因此,日本学者认为内镜治疗可能成为微创治疗早期胃癌的新方式。1973 年,Deyhel 等首次报道了结肠镜下无蒂息肉切除[8]。1984 年,该技术进一步发展为内镜下黏膜切除(EMR),即“剥脱活检术”[9]。剥脱活检能够切取更为完整的黏膜标本,以便更精确地对胃癌进行分期并指导治疗。EMR 可用于治疗早期胃癌,但一次切除的病变无法超过 20mm。较大的病变只能逐次切除,并可导致切缘不净,使局部复发率升高[4]。EMR 的上述局限性使得内镜黏膜下切除(ESD)应运而生。该技术首先报道于 2000 年,即使用新设备从黏膜下完整切除标本[4]。

15.4 早期胃癌内镜治疗患者的选择

15.4.1 内镜下分期

为了严格把握早期胃癌内镜下治疗的指征,日本提出了一套非常详尽的分期方式。日本及国际胃癌协会建议在内镜及病理报告上要精确描述早期胃癌病变[10]。内镜报告必须包含病变个数、大小及部位。另外,病变肉眼所见形态应按照图 15.1 描述[10]。

15.4.1.1 内镜下染色技术

建议对内镜下所见的异常黏膜区域进行染色标记,即色素内镜检查技术。最常用于胃及结肠的染料是 0.5%~1%靛蓝溶液。由于能够相对单纯地描述病变范围和特征，内镜染色技术和高倍放大图像结合能够更清楚细致地反应胃黏膜状态，并可能增强内镜下切除的完整性[7]。

15.4.1.2 超声内镜

影像学技术已应用于区分早期胃癌和进展期胃癌。Kwee 等对超声内镜评估胃癌浸润深度精确性的相关文献进行了系统回顾[11]。但由于各研究中入组患者的异质性、超声内镜技术差异等原因，无法精确地评价超声内镜能否有效区分黏膜内和更深层次的肿瘤。

15.4.1.3 虚拟胃镜

已有研究评估计算机三维成像技术的虚拟胃镜用于胃癌诊断的精确性。但结果与超声内镜类似，早期研究中入组病变的异质性强，相对于超声内镜并未显示出更好的精确性[12]。

15.4.2 病理分期

内镜下切除的黏膜应固定于一个平整的软板，精确记录病变大小、形状、位置，而后使用甲醛固定，并以 2mm 间隔进行病理切片后，记录如下信息：

- 组织学类型
- 病变最大直径
- 是否存在如下因素
  - 溃疡
  - 淋巴管浸润
  - 血管浸润

如果垂直切缘无肿瘤残存，应按照图 15.2[7]示例描述浸润深度。黏膜下浸润深度要求精确到微米（sm1<500μm，sm2≥500μm）。

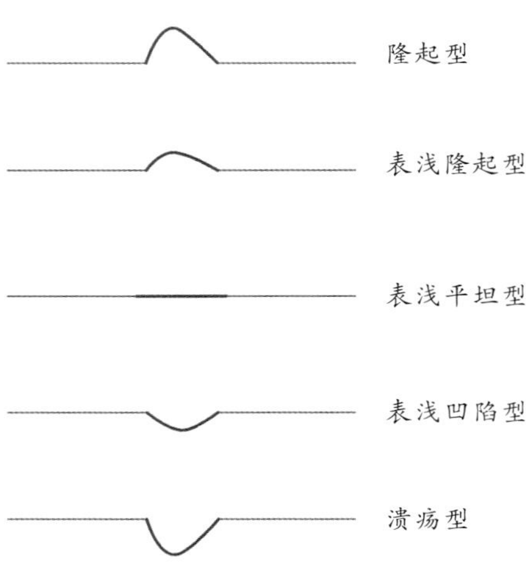

图 15.1 早期胃癌的大体分型。

15.5 早期胃癌内镜治疗指征

15.5.1 标准指征

在 ESD 技术问世之前，日本胃癌协会（JGCA）于 1998 年提出早期胃癌内镜治疗规范[3]：

- 高分化或中分化腺癌
- 病变局限于黏膜层
- 病变最大径<20mm
- 内镜下未见溃疡

按上述标准进行治疗后淋巴结转移概率仅为 0.36%[13]。

15.5.2 扩大指征

尽管早期胃癌淋巴结转移概率很低，上述严格标准使许多早期胃癌患者不得不进行手术治疗。2000 年，Gotoda 等对接受外科手术治疗的 3016 例黏膜内癌和 2249 例黏膜下癌进行对照研究，发现淋巴管或血管侵犯是提示淋巴结转移的最重要因素[14]。基于上述结论，早期胃癌内镜治疗指征得以扩展。日本胃癌协会于 2004 年出版的指南中接受该指南，但建议仅在临床试验中开展[15]。

早期胃癌内镜治疗的扩大指征包括：

1. 无血管或淋巴管浸润的高、中分化腺癌（表

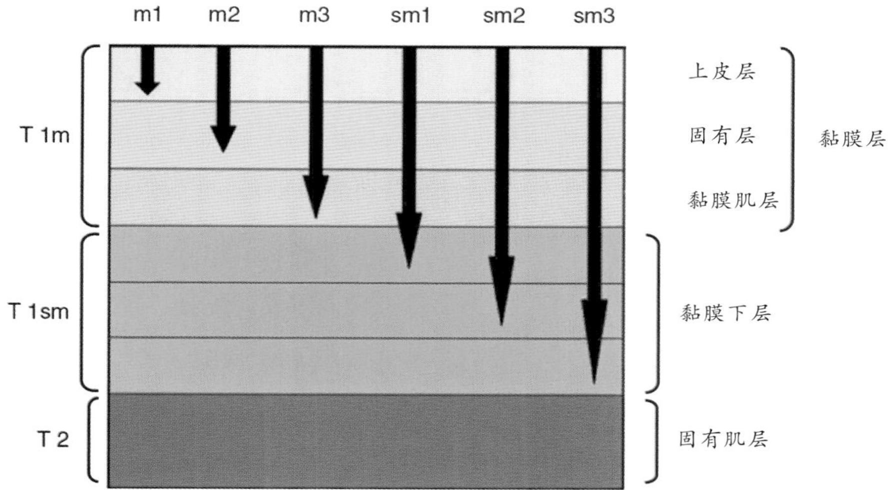

图 15.2 早期胃癌病理分期;m1,局限于黏膜上皮层;m2,浸润黏膜固有层;m3,浸润黏膜肌层;sm1,浸润黏膜下层上 1/3;sm2,浸润至黏膜下层中 1/3;sm3,浸润至黏膜下层下 1/3。

15.1)

- 黏膜内(m1,m2,m3)或微小浸润的黏膜下(sm1<500μm)癌,无溃疡形成
  - 任意大小
  - 预计可行整块切除
- 黏膜内(m1,m2,m3)或微小浸润的黏膜下(sm1<500μm)癌,有溃疡形成
  - 直径≤3cm
  - 预计可行整块切除

2. 无血管或淋巴管浸润的未分化腺癌(表 15.2)

- 黏膜内(m1,m2,m3)或微小浸润的黏膜下(sm1<500μm)癌,无溃疡形成
  - 直径≤2cm
  - 预计可行整块切除

上述扩大指征仍在继续完善。如 Ishikawa 等认为任何浸润黏膜下的胃癌均应手术治疗，伴有溃疡的病变直径小于 20mm 时可考虑内镜切除[16]。

由于内镜治疗完成后才能明确分期,因此在对病变进行切除活检前应充分告知患者:内镜切除是否完全,是否需要外科手术补救由病理报告决定。

再次强调，早期胃癌首次内镜治疗的目标是

表 15.1 早期胃癌内镜切除扩大指征。无淋巴或血管浸润的高分化腺癌

浸润深度	溃疡	直径	治疗方式
黏膜(m1,m2,m3)或黏膜下层(sm1<500μm)[a]	无	任意	胃镜下治疗,尽可能保证整体切除
黏膜(m1,m2,m3)或黏膜下层(sm1<500μm)[a]	有	≤3cm	胃镜下治疗,尽可能保证整体切除
黏膜(m1,m2,m3)或黏膜下层(sm1<500μm)[a]	有	>3cm	外科手术

[a]见图 15.2 中定义

表 15.2 早期胃癌内镜切除扩大指征。无淋巴或血管浸润的低分化腺癌

浸润深度	溃疡	直径	治疗方式
黏膜(m1,m2,m3)或黏膜下层(sm1<500μm)[a]	无	≤2cm	胃镜下治疗,尽可能保证整体切除
黏膜(m1,m2,m3)或黏膜下层(sm1<500μm)[a]	有	>2cm	外科手术

[a]见图 15.2 中定义

整块根治切除。Oda 等发现 ESD 相比于 EMR，根治切除率及术后 3 年无复发生存率更高（73.6%比 61.1%，97.6%比 92.5%）[4]。作者认为，ESD 治疗效果更好与整块切除及病理切缘阴性相关。Takanaka 等验证了该结论[17]。

15.6 早期胃癌内镜切除技术

15.6.1 内镜下黏膜切除(EMR)

EMR 主要有以下两种方式：

- 无吸引技术（提起切除）
- 吸引技术（吸引切除）

两种方法首先都需要标记计划切缘。可在内镜下用小电套圈对病变周围进行烧灼标记（图 15.3）。

15.6.1.1 无吸引技术(提起切除术)

1984 年，Tada 等描述了最原始的内镜剥脱活检术，即提起切除术（图 15.4）[18]。首先通过注射盐

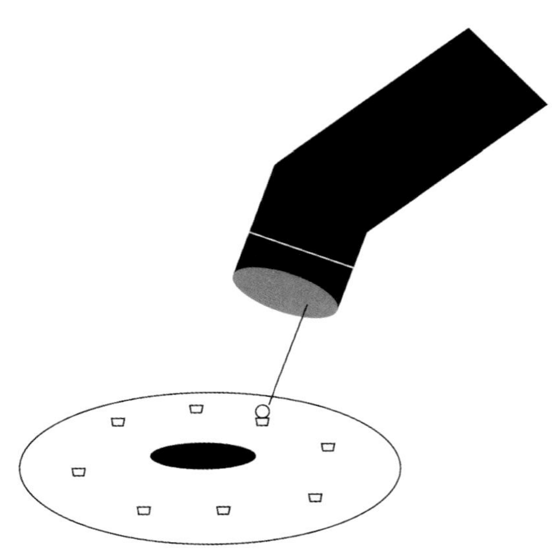

图 15.3 内镜下电圈标记切除范围。

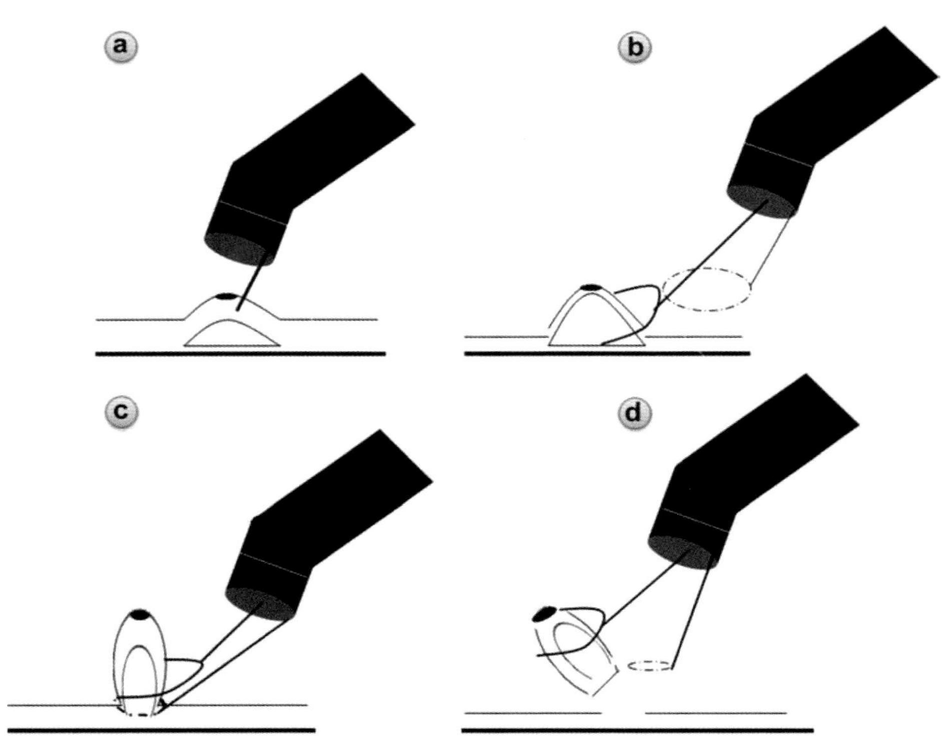

图 15.4 内镜下黏膜切除：提起切除术。(a)黏膜下层注射以抬高黏膜。(b)将镊子穿过套圈，提起病变。(c)在病变根部收紧套圈。(d)电烧切除病变。

水使病变与黏膜下层分离，以减少穿孔风险。随后发现注射其他溶液效果更好：肾上腺素可减少出血；注射高渗盐水(3.75%氯化钠)、20%葡萄糖或透明质酸盐形成的水囊更好；将 0.004%靛蓝加入注射液中对黏膜下层进行染色有助于判断切除深度。黏膜下注射也可用于判断病变是否适合进行内镜治疗。注射后病变未抬高提示浸润黏膜下层，是 EMR 的相对禁忌证[7]。

提起切除术需在双钳道胃镜下进行。注射水囊后，用啮齿钳穿过息肉切除套圈并提起病变，将套圈推至病变底部后切除。上述操作经简化后可在单钳道内镜下完成，即注射水囊后直接用套圈切除病变。

15.6.1.2 吸引技术(吸引切除术)

此方法是将病变吸引至内镜尾端放置的透明帽中，将其与固有肌层分离并进行切除，可不进行黏膜下水囊注射。最常用的是在内镜末端放置透明帽(EMR-C)或套扎带(EMR-L)。使用透明帽法(图 15.5)时，镜头末端放置透明帽以形成吸引黏膜的空腔。黏膜下注射水囊抬高病变后，放置一新月形套圈于透明帽较远端内边缘，将病变吸引至透明帽内，自基底部用套圈扎紧，将套住的“息肉”推出透明帽后用单极电灼切除。EMR 使用的透明帽有多种尺寸和性质，最大直径约 18mm。

当使用套扎法切除时(图 15.6)无需行黏膜下注射。该方法使用结扎带对病变处黏膜进行套扎形成息肉样。而后自结扎带上方或下方切除套扎组织(图 15.7 和图 15.8)。

使用上述两种方法进行整块切除时，对病变直径有限制要求。能够整块切除的最大直径不超过 20mm。如果需要多次切除，最好能够在初次切除时完成，否则当瘢痕组织形成后再行黏膜下注

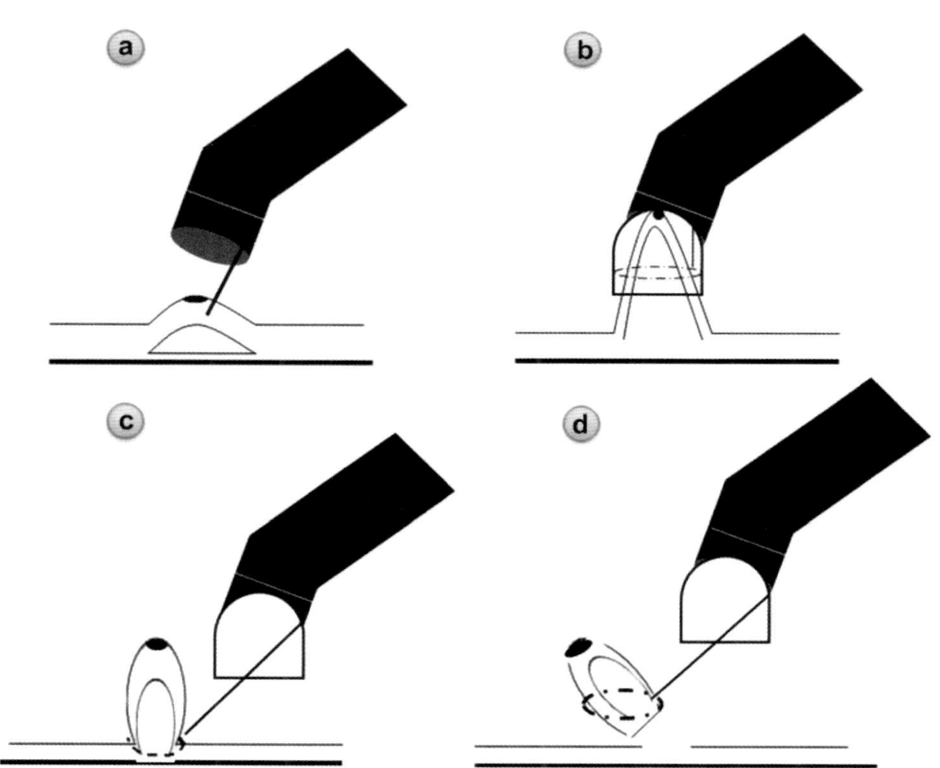

图 15.5 内镜下黏膜切除：透明帽吸引法 (EMR-C)。(a)黏膜下层注射以抬高黏膜。(b)将病变吸引于透明帽内，并穿过套圈 。(c)在病变根部收紧套圈。(d)电烧切除病变。

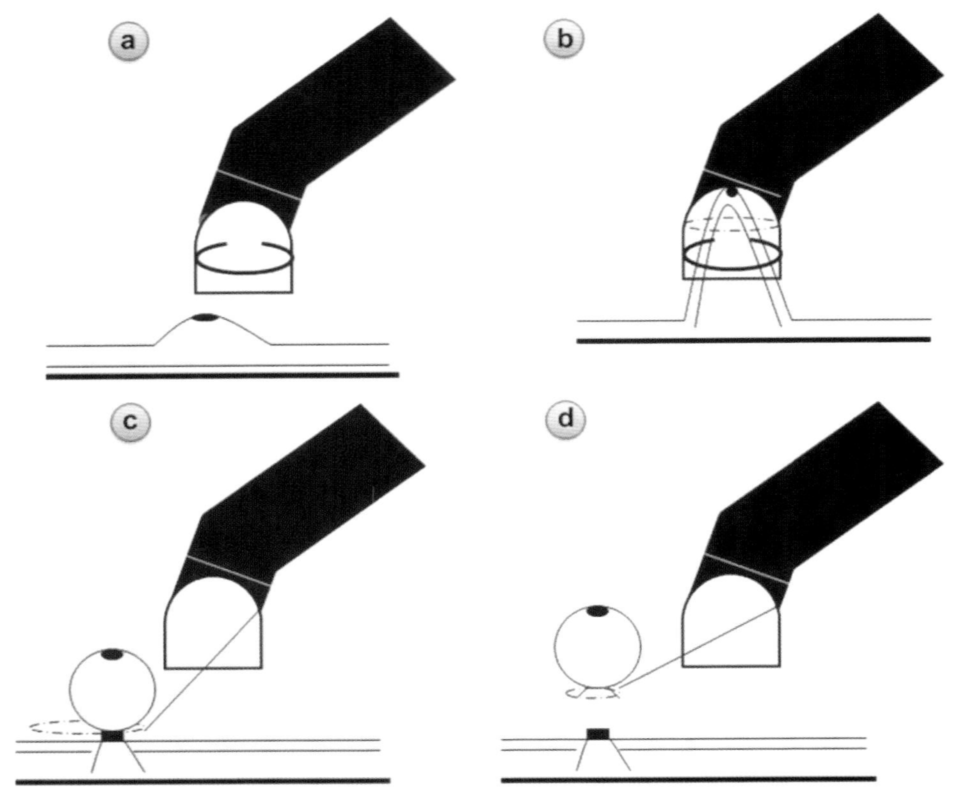

图 15.6 内镜下黏膜切除：套扎法(EMR-L)。(a)内镜头部放置套扎带。(b)将病变吸引于套扎带内。(c)将套圈放置于套扎带上方或下方。(d)电烧切除病变。

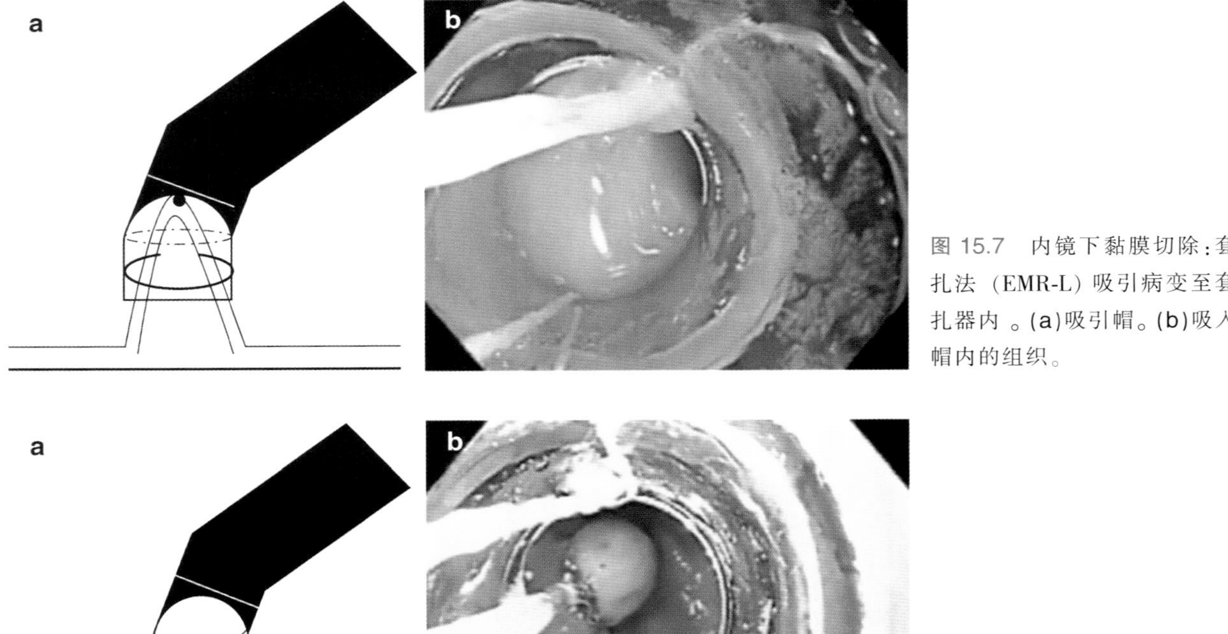

图 15.7 内镜下黏膜切除：套扎法(EMR-L)吸引病变至套扎器内 。(a)吸引帽。(b)吸入帽内的组织。

图 15.8 内镜下黏膜切除：套扎法(EMR-L)将套圈放置于套扎带上方或下方。(a)套圈。(b)套圈位于病变根部 。

射时将无法满意地分离黏膜及黏膜下层。

15.6.2 内镜黏膜下切除(ESD)

ESD 一次可切除更多组织，且操作方式与 EMR 完全不同。首先用电灼圈在切除部位周围进行烧灼标记。切缘距病变应至少 5mm，每隔 2mm 间距进行烧灼(图 15.9)。然后用透明质酸钠等溶液在病变周围进行黏膜下注射，使病变在整个操作过程中保持抬高状态(图 15.10)。通常黏膜下注射用溶液要以 0.004%靛蓝染色。使用 ESD 电切刀行环周切除以孤立病变(图 15.11)，有多种 ESD 电切刀以供选择：

- 针型刀(图 15.12)

1988 年由 Hirao 等首次应用于 ESD 中。针状刀尖的接触面较小，可进行锐性切除[20]。因此操作不当容易造成穿孔。黏膜切除通常用针型刀开始，而后换成其他刀刃以便保护胃壁，减少穿孔风险。

- IT 刀(图 15.12)

这种刀头是在针型刀刀尖上覆盖一个球状的绝缘陶瓷。这种钝性、不导热的刀头可有效减少穿孔的风险。第二代 IT 刀在球状刀头的底部有一个导热面，以便在收回刀头时更好地分离组织。

- 钩型刀(图 15.13)

刀头末端 1mm 处有一向右弯曲的弧度，适用于精确操作。

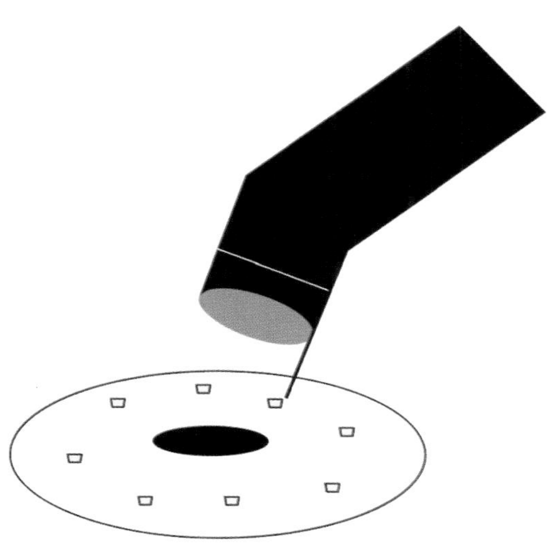

图 15.9　内镜黏膜下切除，标记预切除范围。

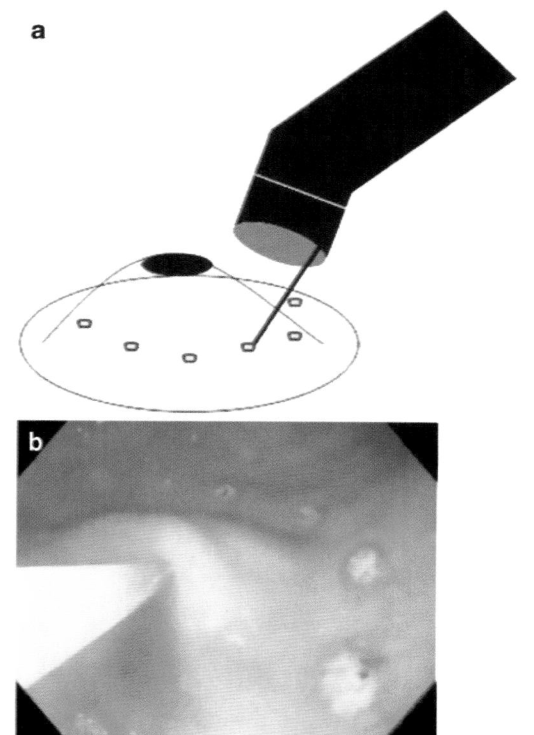

图 15.10　内镜黏膜下切除，病变环周行黏膜下注射。

- 可弯曲刀(图 15.13)

刀头由长度可调节的金属线圈组成。刀柄是一段可调节长度的质硬导管，可用于隔离组织，减少穿孔风险。

- 三角刀(图 15.13)

三角刀头导热性良好，用于切割黏膜。在所有 ESD 操作过程中都可使用。

沿病变周围环形切开后，向中央部位黏膜下

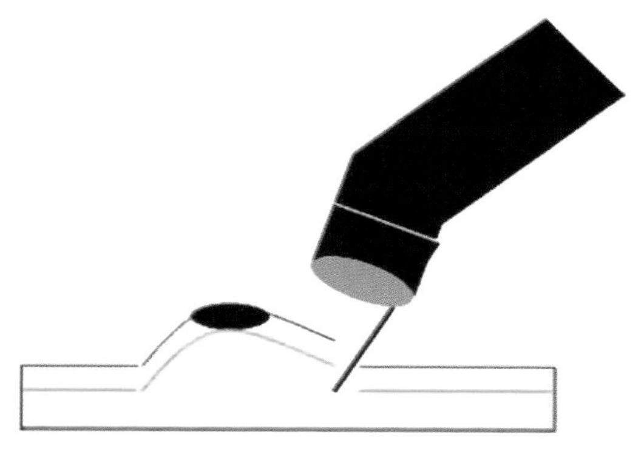

图 15.11　内镜黏膜下切除，使用针型刀切开黏膜。

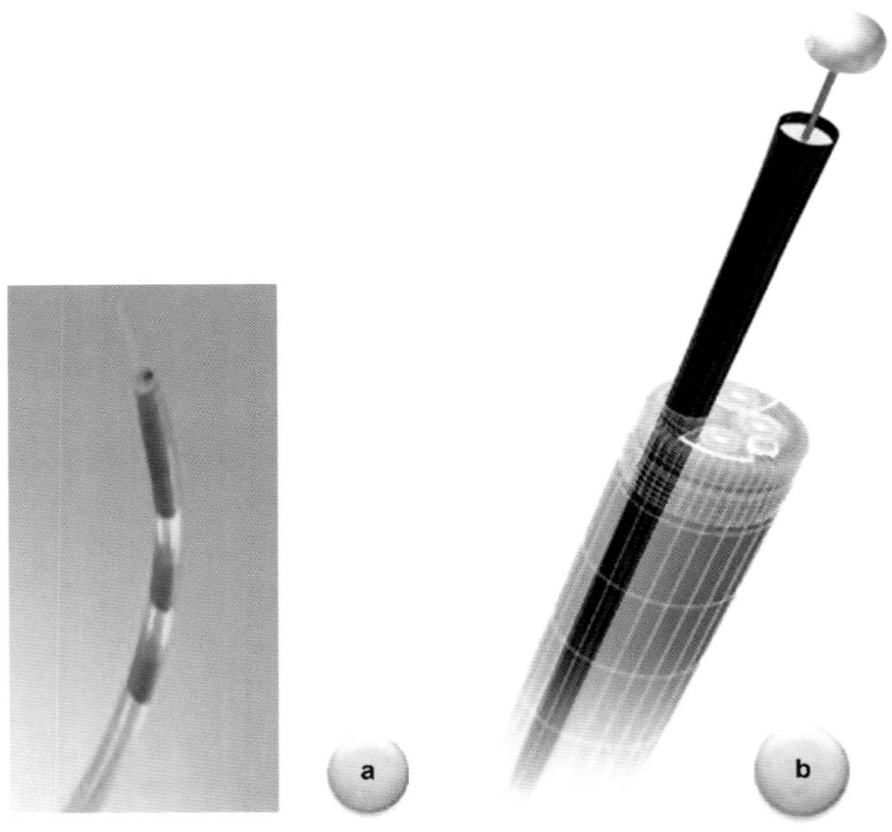

图 15.12 内镜黏膜下切除器械。(Courtesy of Olympus®)(a)针型刀。(b)隔热刀头。(With permission by Olympus American Inc, PA, USA)

注射水囊使病变充分游离。自黏膜下层面使用ESD刀切除病变(图 15.14 和图 15.15)。精确止血以避免术野模糊,同时向地表方向反向牵拉病变,利用重力作用以便显露术野。可用电凝止血钳(图 15.16)止血。镜头处常放置一透明帽以显露术野,便于在黏膜下层面内进行切除。

15.7 并发症

15.7.1 出血

EMR 和 ESD 最常见并发症是出血和穿孔。出血可分为术中及迟发性(术后 30 天内)出血。术中出血可由电灼或钳夹控制。术后迟发性出血临床表现为呕血或黑便,多发于术后 12 小时内,需行急诊内镜手术止血。根据定义的不同,早期胃癌内镜治疗术后出血概率为 1.5%~24%。Oda 等对 714 例内镜切除患者进行分析,发现只有 1 例术后行输血治疗[4]。

15.7.2 穿孔

胃壁穿孔是 EMR 及 ESD 术后最为严重的并发症,发生率分别为 1%及 3%[21]。术中穿孔可使用内镜夹夹闭。直径为 25mm 的穿孔可用内镜夹以网膜进行修补[22]。出现临床症状的气腹征患者可通过穿刺抽出空气。完成修补后需行鼻胃管减压、经验性应用抗生素、抑酸等治疗,临床严密观察。如果生命体征不稳或出现弥漫性腹膜炎,需开腹探查进行修补。Oda 等完成了 714 例内镜下治疗,仅 16 例行内镜下穿孔修补,无开腹探查[4]。

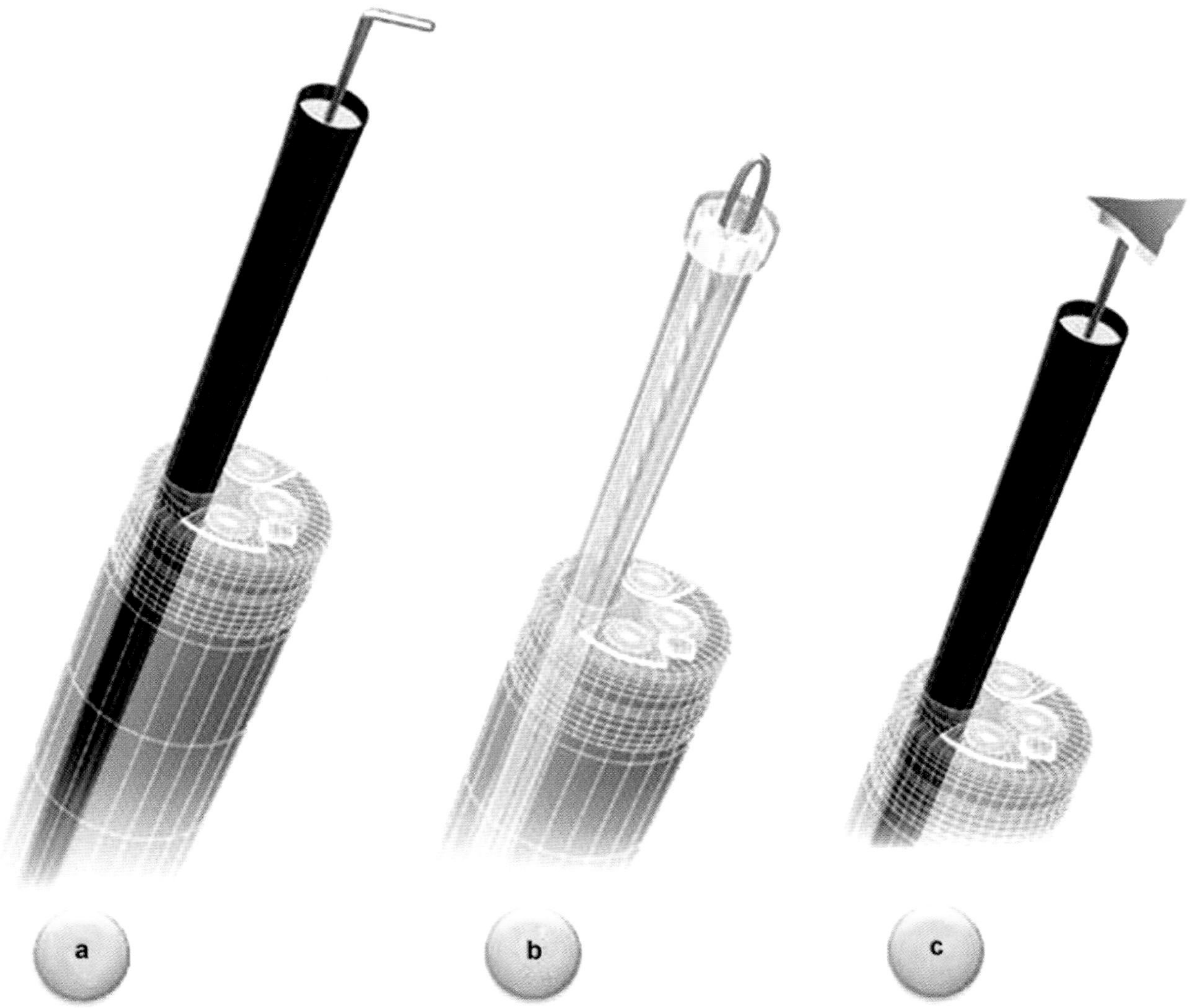

图 15.13 内镜黏膜下切除器械(Courtesy of Olympus®)。(a)钩型刀 。(b)弯型刀。(c)三角刀 。(With permission by Olympus American Inc, PA, USA)

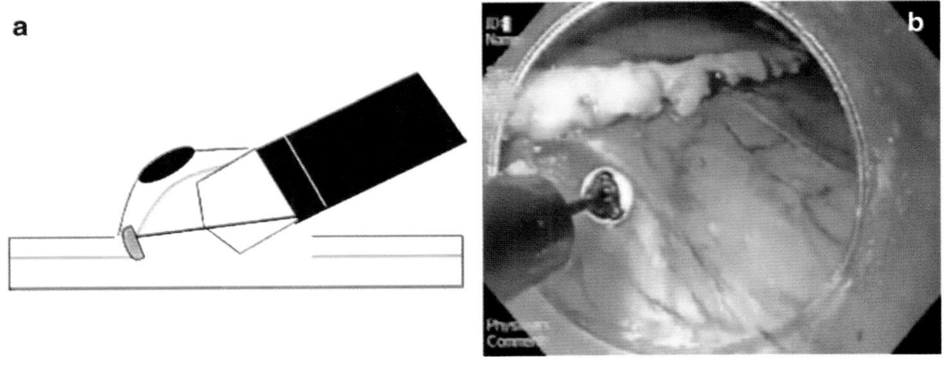

图 15.14 内镜黏膜下切除(ESD)。使用 IT 刀进行黏膜下切除。

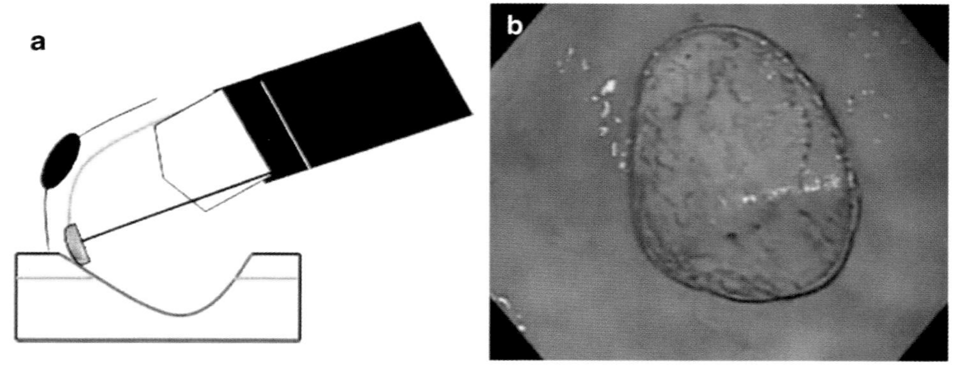

图 15.15 内镜黏膜下切除(ESD)。完整剥离并切除病变。

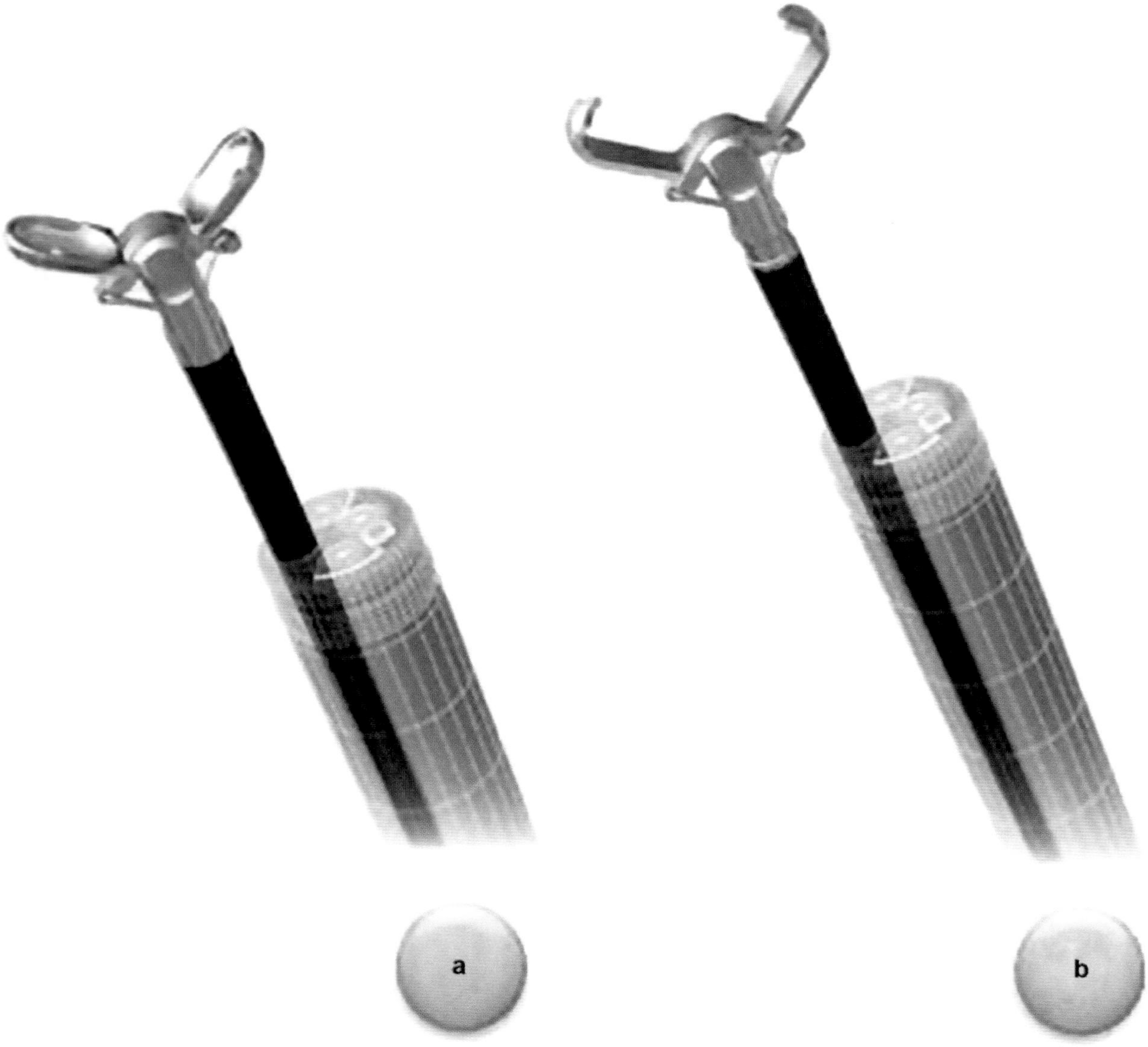

图 15.16 止血钳。(Courtesy of Olympus®)(a) 热咬止血钳。(b)热抓止血钳。(With permission by Olympus American Inc, PA, USA)

表 15.3 文献汇总:早期胃癌内镜治疗预后

预后	实验设计	参考文献
对于直径小于 2cm,分化良好,局限于黏膜层的早期胃癌,推荐内镜治疗。内镜下黏膜切除后 5 年及 10 年无病生存率可达 99%	回顾性分析 131 例分化良好、直径较小的早期胃癌,经内镜下黏膜整块切除治疗后,随访时间 18 年	Uedo 等[23]
内镜治疗(包括 EMR 及 ESD)3 年无瘤生存率和总生存率分别为 94.4%及 99.2%。ESD 具有更好的整块切除率,从而降低局部复发	多中心回顾性研究,入组早期胃癌患者 655 例,符合如下入选标准: a.高分化或中分化腺癌 b.病变局限于黏膜或浸润黏膜下层<500μm (sm1) c.合并溃疡的病变直径≤30mm	Oda 等[4]

15.8 术后管理

术后需短期加倍应用质子泵抑制剂和硫糖铝以促进切除部位愈合。早期胃癌常有多发病灶,即使在内镜切除后也可能出现异时性原发灶。因此术后复查至关重要。有两项研究表明每年复查 1 次胃镜对及时发现同时或异时性多原发灶有所获益,从而可以及时治疗以便保留胃功能[7]。

15.9 预后

2005 年 Uedo 等发表了一项研究，该研究比较了传统手术和内镜治疗对于分化较好的早期黏膜内小胃癌(<20mm)的远期疗效[23]。5 年及 10 年生存率均为 99%。该研究发表后,EMR 在日本成为分化较好的黏膜内小胃癌常规治疗的一部分(表 15.3)。

早期一些关于胃癌内镜扩大指征疗效的回顾研究也得出令人鼓舞的结论。Oda 等报道术后 3 年疾病特异性生存率为 100%,总体无复发生存率 94.4%。ESD 的无复发生存率明显高于 EMR (97.6%比 92.5%)[4]。日本已开始进行一项前瞻性Ⅱ期临床研究(JCOG 0607),该研究旨在明确扩大指征 ESD 的疗效。该研究将是首个报道 ESD 术后 5 年生存率的前瞻性研究。该研究结果可能是 ESD 能否成为早期胃癌标准治疗的决定性证据。

目前已证实 ESD 在一般状况较差的高龄胃癌患者当中安全可行[7]。既往 EMR 术后复发病变也可考虑行 ESD 治疗[7]。

15.10 结论

早期胃癌指病变局限于黏膜或黏膜下，无论有否淋巴结转移的恶性肿瘤。相比于外科手术,内镜手术(EMR 及 ESD)具有良好的治疗效果和极低的术后死亡率。严格把握内镜治疗指征是取得良好预后的关键。而 ESD 的扩大指征仍需更多远期预后证据支持。

同时必须告知患者，若术后病理提示病变浸润较深,需进行外科手术治疗。

快速参考

内镜下黏膜切除(EMR)

1. 微微张开电套圈,在病变周围点状烧灼标记范围。
2. 进行"提起切除术"和"吸引切除术(透明帽法)"(EMR-C)前,向黏膜下注射液体使病变升高。套扎吸引法可以不进行黏膜下注射。当黏膜下注射无法升高病变时,提示肿瘤浸润较深,是 EMR 的相对禁忌证。

3. 应使用能长时间形成水囊的溶液。溶液中可加入肾上腺素以减少出血。
4. 进行提起切除时，用啮齿钳提起水囊，直接切除病变。
5. 使用透明帽吸引或套扎吸引法切除病变时，将电灼套圈事先穿过并固定于吸引帽内，吸引黏膜以形成“息肉”。
6. 电灼切除“息肉”。
7. 如果无法整块切除，分块切除应在首次治疗时一次完成。

内镜黏膜下切除(ESD)

1. 以病变周围5mm为界，2mm为间距环周点状烧灼标记范围。
2. 向黏膜下注射0.004%靛蓝染色的透明质酸钠形成水囊，以在整个操作过程中抬高病变。黏膜下层蓝染后有助于术者判断切除深度。
3. 操作过程中可根据情况补充注射。
4. 可使用针型刀或三角刀切开黏膜到达黏膜下层。以前述标记为界，使用三角刀或IT刀进行环周切除。
5. 切除黏膜后可再次向黏膜下注射溶液，以便进一步分离黏膜下层。
6. 将针型刀换成IT刀，其钝性绝热刀头可减少穿孔风险。也可用其他惯用刀头代替。
7. 在黏膜下层平面进行切除，直至病变充分游离。事先将病变调整到镜头下方以利切除。
8. 使用有效设备细致止血。
9. 操作结束前如发现穿孔，可用内镜夹缝合。密切关注患者术后是否有腹膜炎征象。

(李鹏 译 钟宇新 校)

参考文献

1. Cabebe, E.C., Mehta, V.K., Fisher, G.: Gastric cancer. In: Perry, M.C., Talavera, F., Movsas, B., McKenna, R., Harris, J.E. (eds.) (2007) http://www.emedicine.com/med/TOPIC845.HTM
2. Hamashima, C., Shibuya, D., Yamazaki, H., et al.: The Japanese guidelines for gastric cancer screening. Jpn. J. Clin. Oncol. **38**, 259–267 (2008)
3. Japanese Gastric Cancer Association: Japanese classification of gastric carcinoma. Gastric Cancer **1**, 10–24 (1998). 2nd English edition
4. Oda, I., Saito, D., Tada, M., et al.: A multicenter retrospective study of endoscopic resection for early gastric cancer. Gastric Cancer **9**, 262–270 (2006)
5. Hallissey, M.T., Allum, W.H., Jewkes, A.J., et al.: Early detection of gastric cancer. BMJ **301**, 513–515 (1990)
6. Oliveira, J.F., Ferrão, H., Furtado, E., et al.: Early gastric cancer: report of 58 cases. Gastric Cancer **1**, 51–56 (1998)
7. Larghi, A., Waxman, I.: State of the art on endoscopic mucosal resection and endoscopic submucosal dissection. In: Waxman, I., Lightdale, C.J. (eds.) Gastrointest Endoscopy. Clin. N. Am. Endosurg, pp. 441-469. Saunders Philadelphia, Pennsylvania (2007)
8. Deyhle, P., Largiader, F., Penny, P.: A method for endoscopic electroresection of sessile colonic polyps. Endoscopy **5**, 38–40 (1973)
9. Takenaka, R., Kawahara, Y., Okada, H., et al.: Risk factors associated with local recurrence of early gastric cancers after endoscopic submucosal dissection. Gastrointest. Endosc. **68**(5), 887–894 (2008)
10. Larghi, A., Waxman, I.: Endoscopic mucosal resection: a treatment of neoplasia. In: Kochman, M.L., Shah, J.N. (eds.) Gastrointestinal Endoscopy. Clin. N Am. Endosc. Oncol. (2005), pp. 431–454. Saunders Philadelphia, Pennsylvania
11. Kwee, R.M., Kwee, T.C.: The accuracy of endoscopic ultrasonography in differentiating mucosal from deeper gastric cancer. Am. J. Gastroenterol. **103**, 1–9 (2008)
12. Bhandari, S., Shim, C.S., Kim, J.H., et al.: Usefulness of three-dimensional, multidetector row CT (virtual gastroscopy and multiplanar reconstruction) in the evaluation of gastric cancer: a comparison with conventional endoscopy, EUS, and histopathology. Gastrointest. Endosc. **59**(6), 619–626 (2004)
13. Yamao, T., Shirao, K., Ono, H., et al.: Risk factors for lymph node metastasis from intramucosal gastric carcinoma. Cancer **77**(4), 597–598 (1996)
14. Gotoda, T., Yanagisawa, A., Sasako, M., et al.: Incidence of lymph node metastasis from early gastric cancer: estimation with a large number of cases at two large centers. Gastric Cancer **3**, 219–225 (2000)
15. Japanese Gastric Cancer Association: Treatment guidelines for gastric cancer in Japan (in Japanese), 2nd edn. Kanehara, Tokyo (2004)
16. Ishikawa, S., Togashi, A., Inoue, M., et al.: Indications for EMR/ESD in cases of early gastric cancer: relationship

between histological type, depth of wall invasion, and lymph node metastasis. Gastric Cancer **10**, 35–38 (2007)

17. Tanaka, M., Ono, H., Hasuike, N., et al.: Endoscopic submucosal dissection of early gastric cancer. Digestion **77**(suppl 1), 23–28 (2008)
18. Tada, M., Shimada, M., Murakami, F., et al.: Development of strip-off biopsy (in Japanese with English abstract). Gastroenterol. Endosc. **26**, 833–839 (1984)
19. Fujishiro, M., Yahagi, N., Kashimura, K., et al.: Comparison of various submucosal injection solutions for maintaining mucosal elevation during endoscopic mucosal resection. Endoscopy **36**, 579–583 (2004)
20. Hirao, M., Masuda, K., Asanuma, T., et al.: Endoscopic resection of early gastric cancer and other tumors with local injection of hypertonic saline-epinephrine. Gastrointest. Endosc. **34**(3), 264–269 (1988)
21. Ida, K., Nakazawa, S., Yoshino, J., et al.: Multicentre collaborative prospective study of endoscopic treatment of early gastric cancer. Dig. Endosc. **16**, 295–302 (2004)
22. Tsunada, S., Ogata, S., Ohyama, T., et al.: Endoscopic closure of perforations caused by EMR in the stomach by application of metallic clips. Gastrointest. Endosc. **57**(7), 948–951 (2003)
23. Uedo, N., Ishii, H., Tatsuta, M., et al.: Long-term outcomes after endoscopic mucosal resection for early gastric cancer. Gastric Cancer **9**, 88–92 (2006)

第 4 篇

小肠肿瘤

第 16 章

小肠肿瘤腹腔镜治疗

Miguel Burch，Brian Carmine，Daniel Mishkin，Ronald Matteotti

M. Burch(✉)
Department of Surgery, Cedars Sinai Medical Center, 8635 W. 3rd Street, Suite 650W, Los Angeles, CA, USA
e-mail: burchm@cshs.org

B. Carmine and D. Mishkin
Department of Surgery, Boston University School of Medicine, Boston Medical Center, 715 Albany Street, Boston, MA, USA
e-mail: brian.carmine@bmc.org

R. Matteotti
Surgical Oncologist/Minimally Invasive Surgeon, 263 Osborn Street, Philadelphia, PA 19128, USA
e-mail: ronald.matteotti@gmail.com

16.1 引言

多年以来，小肠肿瘤由于缺乏明确的临床症状,因而诊断时多数已是晚期。这导致了手术的困难以及不良预后[1-3]。由于缺乏合适的检查手段,目前小肠就如同黑匣子一样，肠内情况不能容易地探知。随着新一代内镜和诊断性腹腔镜的应用,人们可以通过微创和更准确的方式检查小肠。这为患者的早期诊断和更好的预后提供了可能。

广泛应用于腹腔恶性肿瘤的微创手术较开放手术有相似的疗效。一些研究,尤其是结直肠肿瘤的研究显示,两者在生存率、复发率以及清扫淋巴结的数量上有相同的效果[4-5]。

在许多外科科室中通过腹腔镜进行小肠吻合已经成为常规和安全的手术方式。这主要归功于大型医学中心腹腔镜减重手术的例行操作,因此增加了高级腹腔镜技术的经验。在胃-空肠吻合口处发生漏的概率是最低的,许多中心报道低至 1%[6-7]。漏与梗阻在空肠-空肠吻合口罕有报道[8]。因此,利用腹腔镜进行诊断性的小肠切除及体内吻合是未来的发展方向。

16.2 流行病学

小肠肿瘤是胃肠道肿瘤中的罕见肿瘤。尽管小肠黏膜占胃肠道黏膜的 90%，但小肠肿瘤仅占肠道恶性肿瘤的不到 3%(表 16.1)。由于过去的几十年数据都来源于单一机构，使得制订确切的治疗方案非常困难，但是仍然给我们提供了危险因素及人口统计学方面的信息。

小肠肿瘤较易发生于男性。超过 50%的小肠恶性肿瘤患者在 70 岁后发病。

原发性小肠恶性肿瘤在有某些易感因素的个体中发病更为普遍。这些易感因素包括家族性腺瘤样息肉、克罗恩病或者黑色素斑-胃肠多发性息肉综合征。当发现小肠肿瘤病灶而又缺乏上述疾病诊断时,需要排除远处转移的可能。

约 10%的小肠肿瘤由于没有症状，是偶然被发现的。小肠恶性肿瘤患者表现出一些模糊的症状,如腹痛、恶心、体重减轻。

出血、贫血和明显的腹部肿块较少见。由于这些模糊的症状，许多小肠肿瘤被误诊为肠易激综合征甚至是身心疾病的躯体表现。正因如此,小肠恶性肿瘤在晚期才被确诊[1]。不同类型的小肠肿瘤

表 16.1　小肠肿瘤分布、特征及发病率

	组织学	细胞起源	分布	发病率[a]	备注
良性	平滑肌瘤	平滑肌细胞	平均分布	30%~40%	
	腺瘤	十二指肠腺体	十二指肠,近端空肠	<2%	25%为恶性
	错构瘤	间叶细胞	空肠,回肠	<2%	常有 Peutz-Jeghers 综合征
	血管瘤	脉管系统	空肠,回肠	<2%	
	脂肪瘤	脂肪细胞	平均分布	<1%	
恶性	腺癌	十二指肠腺体	十二指肠,近端空肠	40%~50%	更常见于克罗恩病,FAP 及 Peutz-Jeghers 综合征
	类癌	ECL 细胞	全胃肠道;阑尾和直肠最常见	<1%	
	淋巴瘤	淋巴结	胃(60%),小肠(30%)	<1%	
	间质瘤	Cajal 细胞	全胃肠道;胃和十二指肠最常见	2%	
	转移瘤	任何细胞	全胃肠道	>90%	

[a] 小肠原发肿瘤发病率相关数据,但超过 90%是从远处原发灶转移来的

在整个小肠有不同的分布，有助于医生们缩小分化诊断的范围(图 16.1)。

16.3 小肠恶性肿瘤

16.3.1 腺癌

腺癌是最常见的原发性小肠恶性肿瘤，占小肠恶性肿瘤的 80%~90%，占所有小肠肿瘤的 40%。这些肿瘤的 80%发生于十二指肠和近端空肠。由于肿瘤来源于肠黏膜，往往存在阻塞症状。如果肿瘤位于十二指肠壶腹周围，甚至会有阻塞性黄疸和胰腺炎。唯一的根治性治疗是手术切除。这些病变多见于长期黏膜损伤如克罗恩病和乳糜泻。这些病变的早期影像学改变常常为苹果核型病变[2]。

16.3.2 类癌

小肠类癌起源于利氏肠陷窝中的肠嗜铬细胞(图 16.2)。由于这些细胞是神经内分泌起源的，它们参与胺前体摄取和脱羧(APUD)系统，因此能够分泌具有功能活性的多肽从而导致类癌综合征。一般情况下，这些肿瘤有一个缓慢的发病过程，即使病理上是恶性的。一项尸检研究表明，尸检类癌检出率是普通人群年发病率的 2000 倍，这进一步表明类癌生长缓慢。类癌肿瘤常在晚年发病，平均发病年龄 60 岁，并且男性较多见。当症状出现时，类癌常伴随梗阻、疼痛或类癌综合征。这种综合征是由肿瘤释放的物质引起的血管、心脏、胃肠道的一系列症状。这些因素包括 5-羟色胺、组胺、激肽释放酶、缓激肽和前列腺素。该综合征通常发生在原发肿瘤转移到肝脏和肺后，因此肿瘤分泌的肽能够进入体循环。当肿瘤仍局限于小肠时，这些物质将通过门脉循环到达肝脏并进行代谢[3]。

类癌的预后取决于病变的大小，以及大小对应于原发病灶的转移潜能。小于 1cm 的肿瘤，大约有 20%的概率转移至区域淋巴结及其他部位，而 1~2cm 以及大于 2cm 的肿瘤转移率分别为 70%和 90%。这些观察结果可指导手术策略：较小的病变适合于局部切除；较大的病变常需要区域淋巴结清除，如果有转移存在则需要肝切除。若有广泛转

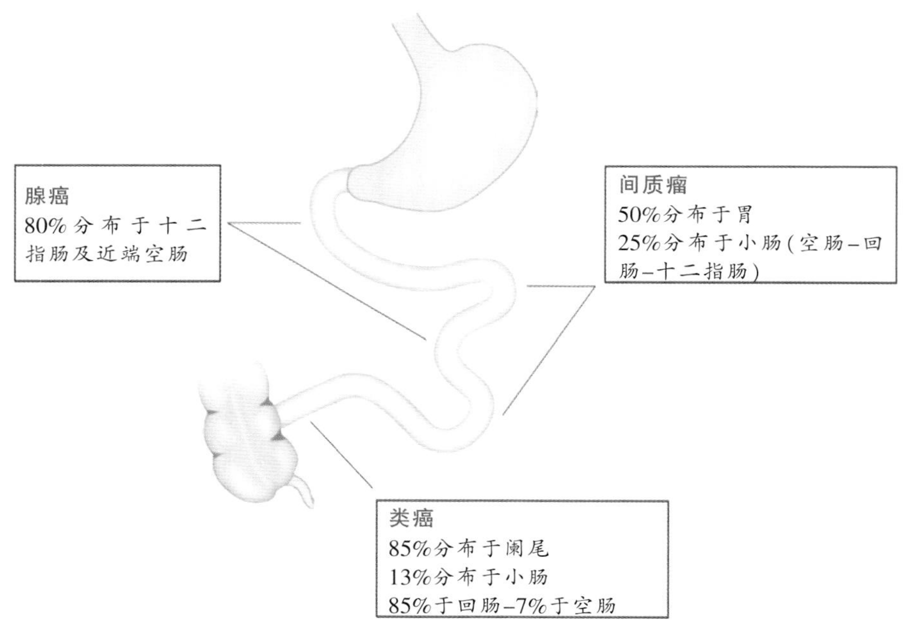

图 16.1 三种最常见小肠恶性肿瘤的相对分布。(Drawing by Hippmann GbR, Schwarzenbruck, Germany)

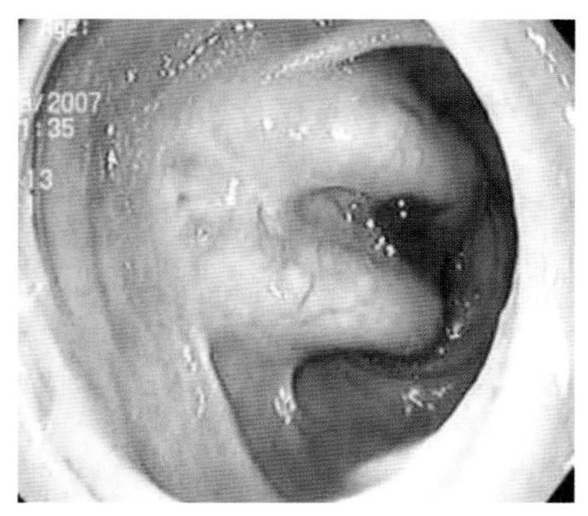

图 16.2 类癌：内镜下表现。

移，治疗目的则是缓解症状，主要采取姑息治疗。这类患者可以接受药物治疗或各种各样的消融治疗，尤其是用于控制肝脏的肿瘤负荷[9]。

16.3.3 非霍奇金淋巴瘤（NHL）

10%~15%非霍奇金淋巴瘤(NHL)表现为原发性胃肠道肿瘤。这些肿瘤中许多为黏膜相关淋巴组织(MALT)来源的低级别淋巴瘤，并与幽门螺杆菌感染密切相关。乳糜泻、HIV、EB 感染和长期的免疫抑制也是胃肠道淋巴瘤的易感因素[10]。

通常胃是胃肠道淋巴瘤最常见的部位，其次是小肠，占全部胃肠道淋巴瘤的 30%。80%的胃肠道 NHL 是 B 细胞来源，而其余的是 T 细胞来源或不确定来源。根除幽门螺旋杆菌常常能使胃部的该类肿瘤消退或治愈；然而，发生于小肠的肿瘤应切除。

这类肿瘤组织学上可分为许多亚类。最常见的亚类是弥散性大细胞淋巴瘤，其次是 B 细胞亚类如免疫增生性小肠病 (IPSID)，α 重链疾病和地中海淋巴瘤。后面这些情况常伴有严重的吸收障碍和不良预后，但清除幽门螺杆菌后，IPSID 与 MALT 来源的淋巴瘤有类似的肿瘤消退。

如果肿瘤是孤立的，这些病变的治疗方法通常是手术，但这种情况还不到 30%。辅助化疗是治疗的一个关键组成部分，NHL 是唯一有证据证明对辅助化疗有反应的原发性小肠恶性肿瘤。与大多数癌症相同，在考虑肿瘤预后时最重要的是初次诊断时疾病的分期。伯基特淋巴瘤是儿童最常见的小肠肿瘤，辅助化疗对其作用远比成人敏感，即使在成人进行有限的手术切除术后。

16.3.4 胃肠道间质瘤（GIST）

小肠间质肿瘤通常分为两类。

身体其他部位常见的软组织肿瘤：

- 脂肪瘤
- 神经鞘瘤
- 血管瘤
- 平滑肌瘤
- 平滑肌肉瘤

只存在于胃肠道中的间质肿瘤：

- 胃肠道间质瘤(GIST)

胃肠道间质瘤最常见于胃和十二指肠，但是也可发生于胃肠道的任何部位。GIST 的年发病率为每 100 万人中 20~30 例，这些数据随着人们对这一疾病的认识不断更新[11]。

最初，根据胃肠道间质瘤的组织学表现，GIST 被认为是平滑肌肿瘤，它们常常与平滑肌瘤和平滑肌肉瘤归为一组。然而，通过进一步研究人们清晰地认识到，它们不仅很少显示完整的肌肉分化的组织学特征，而且其免疫分型也不同于其他器官的平滑肌组织(包括胃肠道平滑肌瘤)。这些肿瘤广泛表达 CD117 抗原。CD117 是人们熟知的原癌基因 c-kit 膜酪氨酸激酶的一部分。这很快促使研究人员发现其来源于间质细胞，该类细胞被认为是“胃肠起搏器”，它们具有平滑肌和神经细胞的特点和功能，能够调节胃肠道蠕动[11]。

GIST 的临床行为取决于其良恶性。这很大程度上依赖于大体标本特征、组织学和分子特征。大于 5cm 以及每 50 个高倍视野有多于 5 个有丝分裂的肿瘤更可能表现为恶性行为。

GIST 首选治疗为手术切除。这些肿瘤都有所谓的“假包膜”，手术时必须注意不要分破包膜(图 16.3)。

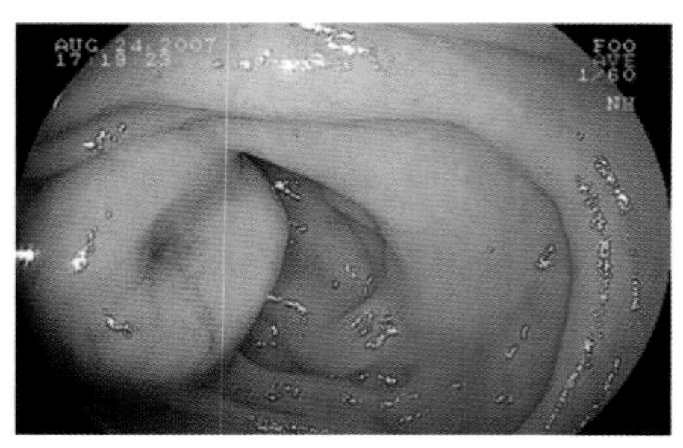

图 16.3 胃肠道间质瘤(GIST):内镜下观察。注意特征性的黏膜下表现。

值得庆幸的是,这些肿瘤虽然往往直径较大,但很少侵犯相邻结构,这个特征使它们成为腹腔镜操作的理想疾病。腹腔镜切除术是可行的,但一些中心推荐该方法仅限于病变直径小于 2cm 的疾病。然而我们的经验认为,肿瘤的大小只是决定最终切除肿瘤范围的因素而并非影响能否进行腹腔镜切除的因素[11-13]。

尽管完整的手术切除包含阴性切缘,但 5 年复发率仍维持在 50%。伊马替尼(格列卫®)是一种酪氨酸激酶抑制剂,其在治疗该类肿瘤中显示出了良好的前景。对于该药不仅作为辅助治疗模式,也作为一种新辅助化疗药物用于缩小由于位置原因不能切除的肿瘤以及治疗转移性疾病的临床试验正在进行中。

16.3.5 转移瘤

转移瘤是目前为止最常见的小肠恶性肿瘤。结肠癌和胰腺癌的直接迁移是小肠局部浸润最常见的来源。通过血行播散、腹膜种植,甚至吞咽肺或口咽原发肿瘤的微小碎片都可导致小肠转移瘤的形成。最常见的转移到小肠的肿瘤是乳腺癌和黑色素瘤,其次为肾细胞癌。对于这些肿瘤的治疗目的仅仅是处理症状,很少能够治愈。对于有出血、疼痛,特别是有梗阻症状的患者需进行切除或短路手术等姑息性治疗。对于单发转移瘤患者行切除术能否延长生存期文献报道仍存在争议,但不控制原发性疾病,转移性肿瘤进一步进展是目前为止最常见的过程[14]。

16.4 小肠良性肿瘤

小肠良性肿瘤较小肠恶性肿瘤更常见,但总体来说发病率不高。这些肿瘤通常没有症状,但当肿瘤大小足够大时能导致肠梗阻或缺血。此外,它们也可能是隐匿性胃肠道出血的原因。

16.4.1 平滑肌瘤

这是最常见的小肠良性肿瘤。它的细胞来源于小肠平滑肌细胞,几乎全是位于肠腔外。这些肿瘤高血供,一旦突入肠腔内易导致溃疡和出血。这类疾病的治疗主要是手术切除。虽然该类肿瘤没有症状,而且组织学上也很难与平滑肌肉瘤鉴别[15]。

16.4.2 小肠腺瘤

小肠腺瘤分类与结肠息肉相同,分为管型、绒毛型、管状-绒毛型(图 16.4)。一旦诊断需要进行切除。十二指肠腺瘤来源于布鲁纳腺体,该腺体是黏膜下十二指肠细胞,它们能够分泌碳酸氢盐和黏液中和胃酸。该类疾病在同时伴有幽门螺杆菌感染的患者中有较高的发病率,原因是胃酸过多引起的布鲁纳腺体增生普遍先于腺瘤的形成。大

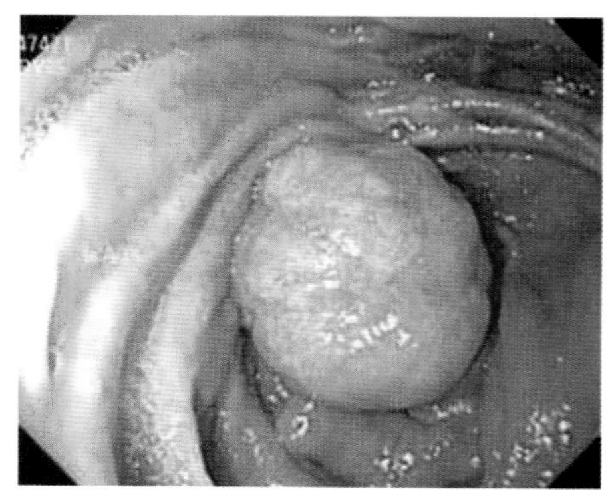

图 16.4 小肠腺瘤:息肉样变。

多数病变位于十二指肠，尤其是壶腹周围，很少有近端空肠肿瘤的报道。高达 25%的腺瘤组织学检查时已发现有腺癌。此外，文献表明，十二指肠腺瘤 10 年复发率高达 40%，这些复发瘤中 25%为恶性。由于这种模式，一些中心主张对某些选定的病例行胰十二指肠切除术。不管怎样，因为复发的高风险，所有患者必须进行密切的内镜监测[16]。

16.4.3 错构瘤

错构瘤常见于黑色素斑-胃肠多发性息肉综合征的患者中，其主要发生在空肠或回肠。这些病变恶性转化潜能极低，只有当它们引起梗阻或肠套叠时才需切除。完全去除所有的错构瘤不仅没有必要，也是不现实的，因为它们呈弥散性分布。同时发生的结肠与小肠腺癌在这类人群中有很高的发生率，因此黑色素斑-胃肠多发性息肉综合征的患者需例行内镜检查[17,18]。

16.4.4 血管瘤

血管瘤通常是单发的，先天性获得的，见于空肠和回肠。它们发病缓慢，几十年中缓慢生长，常在治疗急性或慢性胃肠道出血时发现是出血的来源。30 多岁是发病高峰。血管瘤可分为海绵状、毛细管型或混合型。治疗方案的选择包括内镜切除、放射栓塞或手术切除。

16.4.5 脂肪瘤

脂肪瘤是脂肪细胞肿瘤，它可发生于全身任何包含脂肪的组织，其中包括小肠。脂肪瘤通常无症状，往往是在因其他原因进行腹部 CT 扫描时偶然发现。梗阻或由于肠套叠导致的腹痛是最常见的症状。除非出现症状，对单发脂肪瘤的处理是进行观察，当在剖腹手术或腹腔镜检查时发现肿瘤可进行手术切除。当脂肪瘤大于 2cm 或迅速增长时应切除以排除脂肪肉瘤的可能。

16.5 诊断检查

16.5.1 内镜评价

使用标准的内镜设备观察小肠时，胃镜检查仅限于十二指肠，结肠镜检查时只能观察到回肠。

16.5.1.1 推进式小肠镜和套管

这种技术允许长度通常为 250cm 的小儿结肠镜或专门的肠镜通过口腔到达尽可能远的部位。无论有没有套管的辅助，该内镜很少能到达超过屈氏韧带 80cm 的部位。套管用于防止内镜在胃内形成环状，尽量保持力度更直接地传递到小肠。一种新的套管(Endosease Discovery，SB®)，其末端有螺旋状附属物，经过屈氏韧带时可将小肠折叠至外套管的近端部分。已经证明它能够通过螺旋耦合的内窥镜和套管使小肠打褶从而进到更加深的部位，初步数据显示，这种新产品和其使用的技术拥有良好的应用前景[19]。

16.5.1.2 胶囊内镜

自 2001 年，FDA 批准了无线胶囊内镜的使用以来，其已成为无创性观察小肠的金标准。胶囊内镜利用胃肠道的生理蠕动自然通过胃肠道从而进行图像采集和数据的无线传输。它以 2 帧/秒的频率捕获信息，并将信息存储在由硬盘和供电电池组成的数据记录器上。其后可以将其下载通过专用软件进行视频观看。这种技术通过无创性的方式可对整个小肠进行观察。

其他特殊制造的胶囊可用于特异性观察食管与结肠。虽然这些技术已经彻底变革了小肠黏膜成像，但这仅仅是一个诊断工具，目前仍没有可以用于治疗的装置。胶囊内镜也可能产生其他的问题，医生只能回顾获得的图像，但无法进行常规的视野清洗与使用任何标准的辅助工具，或是对可疑的点进行标记。这些只是与传统的内镜相比较的部分缺点。因此，治疗干预需要其他形式的内镜。目前为解决部分问题有两种系统在美国出售，分别是 Given Imaging® 和 Olympus®。这种技术未来将得到目前正在研究的推进机制的辅助，如“leg”、无线转向和潜在的干预措施如活检或标记[20]。

16.5.1.3 气囊辅助内镜

Pan- 内镜能同时实现诊断和治疗，现在在门诊使用气囊辅助内镜使其成为可能。第一个这样的系统是双气囊内镜(Fujinon®),内镜与其特定的外管上分开的气囊可以进行充气和放气。内镜本身长 200cm,外管长 135cm。一旦耦合的装置通过屈氏韧带，气囊通过依次充气和放气实现更深的嵌入深度。首先,内镜先前进,其推进组件通过给内镜气囊充气使其锚定在远端的深度。紧接着外套管前进,其气囊充气。当内镜与外管缩短时将通过牵拉作用将横贯的小肠折叠至外管上。套管气囊保持充气状态可将折叠的肠管固定住,同时内镜的气囊放气便可继续深入。虽然有内镜经口腔进入盲肠的成功案例，但是情况并非总是如此。人们渴望有这样一个 Pan- 内镜,能够从上方标记嵌入深度,随后通过逆行双气囊内镜观察小肠的全长。最近,Olympus® 发布了长度相似的单气囊系统，其外管只有一个气囊以利于锚定和折叠穿越小肠[19]。

16.5.1.4 术中肠镜

随着新内镜设备的使用，小肠成像取得了重要进展,术中肠镜的使用有所减少,尤其是用于诊断的术中肠镜。然而,当有些时候遇到其他方式无法解决的问题时,仍然需要术中肠镜。不同的插入方式包括经口插入、肠切口插入或肛门插入。行术中肠镜时需尽一切可能封闭回肠末端,减少空气导致的结肠扩张。因为结肠扩张将增加并发症的风险,延长住院时间。人们的观念已经发生了重大改变,小肠不再被认为是一个黑匣子。随着门诊内镜的广泛使用,小肠疾病的诊断明显增加。无创性胶囊内镜通过小肠时可以无线获取图像,胶囊辅助内镜可对病灶进行标记,利于日后的手术切除、取样、息肉切除、扩张狭窄、放置支架或是进行其他治疗干预措施,这些都是近年来取得的进展。通过这些新方式,我们也能到达 Roux-en-Y 重建手术后的胃及胆管区域。

16.6 术前准备

16.6.1 适应证

随着对小肠肿瘤在更早期进行诊断的能力提升,为特定患者进行微创手术的机会增加。虽然没有研究表明腹腔镜切除肿瘤的大小限制，但是对小至不可见的肿瘤的处理更加困难。

然而,当肿瘤体积开始决定切除的切口时,开腹手术可能更加适合于该类患者。此外,侵犯相邻结构的更大肿瘤可能需要整块切除，即使对于最有经验的医生来说进行腹腔镜切除也是一项困难的任务。进行诊断性腹腔镜检查排除转移性疾病的可能，取活检或调整某些结构以便于后续的开放操作是非常合理的。最初的腹腔镜探查可以确定更准确的实际切口的位置，从而改善开放手术的操作，但同时也限制了开放手术必要的切口大小。众所周知,最小化的切口能减少炎症应答,促进早期康复[21]。此外,腹膜暴露于 CO_2 也与较少的炎症反应有关[22]。

16.6.2 禁忌证

与以往不同，现在腹腔镜探查的绝对禁忌证

很少。由于大量出血或重度脱水导致的血流动力学不稳定可能是最明确的禁忌证。有文献表明,气腹对中央静脉的回流和心输出量有不良影响,主要是增加后负荷。

多次腹部手术史是相对禁忌证，这主要依赖于手术医生的水平和经验。

16.6.3 小肠肿瘤术前定位

小肠 CT 成像、胶囊内镜和双气囊内镜这三种方式使得小肠肿瘤可进行更加准确的术前定位。尽管上述技术最近都取得了进展，但它们仍有各自的局限性。CT 小肠成像最适合定位处于近端或远端小肠的较小肿瘤。由于缺乏不变的腹膜附着,小肠中段肿瘤经常被误认为是位于更远端或更接近于屈氏韧带。胶囊内镜的定位是基于映射出胶囊路径的局部三角系统。考虑到小肠的长度,其蠕动运动和患者体位的改变，这种方法对于准确定位是非常不可靠的。使用胶囊内镜进行术前定位最可靠的方法是密切关注其踪迹的时间特点。这些特征记录了胶囊进入十二指肠球部和经过回盲瓣进入结肠的时间。我们可以依据胶囊穿过小肠的时间对近端、中部及远端的肿瘤位置进行估计。

也许小肠肿瘤最可靠的术前定位工具是双气囊内镜。目前可通过该手段映射出小肠的全长。内镜操作者可以对肿瘤或者内镜能够到达的最远处进行标记,帮助外科医生在术前和(或)术中做出决定。尽管双气囊内镜的诊断准确性较高,它仍有可能遗漏一些病灶，因此不能代替术中对小肠的仔细检查。

16.6.4 肿瘤大小

肿瘤大小会影响手术决定，即是否应该进行腹腔镜手术。由于目前仪器的限制性,小的肿瘤术中定位困难。只有小肠肿瘤大于 1cm 时才可进行腹腔镜切除。所有的其他肿瘤均需进行腹腔镜探查，若术前有图像资料的肿瘤术中不可见则需改用手进行触诊。由于既往腹部手术导致粘连需要粘连松解的患者通常肠壁增厚,瘢痕形成,这可导致难以确定大于 1cm 的肿瘤。

16.6.5 术前注意事项

术前进行病史回顾和体格检查以确定是否存在腹腔镜手术禁忌证的并发症。麻醉团队术前对患者复杂的医学状况进行评估。

体格检查时需特别留意之前的腹部切口,这将影响到手术决定。每名患者均需同意当肿瘤在腹腔镜下不可辨认时使用术中推进式小肠镜和手助装置。术中推进式小肠镜由消化内科医生进行操作。

患者在术前 7 天应避免服用阿司匹林和非甾体类抗炎药。术前 1 天进流食。肠道准备不是必须的。所有患者均皮下给予 5000U 肝素,双侧气动加压袜放置于术前区域。使用一代头孢,显著的肿瘤性梗阻患者偶尔会加入甲硝唑。患者入睡后,立刻放置鼻胃管和导尿管。

16.7 手术技术

16.7.1 患者体位

患者应被置于能行头高脚低位、头低脚高位及左侧卧位和右斜卧位的手术台上。患者仰卧位,双臂交叉。主刀医生和摄像助手位于患者左侧。束带固定患者下半身至手术台。一旦患者摆好体位,置手术台于各个位置——“倾斜测试”，确保气管插管和静脉内置管的长度合适。

16.7.2 套管放置

合理设计腹腔镜切口对顺利完成腹腔镜手术至关重要。小肠和其系膜根部位于腹腔的中心。系膜的长度取决于患者自身因素,如肥胖、既往腹部手术、炎症性肠病史等。肿瘤因素如促结缔组织增生反应和浸润邻近结构也发挥着重要作用。缩短的肠系膜会增加完全检查小肠和清扫淋巴结的难度,偶尔会导致吻合张力。以上是在进行第一个切口前非常重要的注意事项。

常见的腹腔镜切口布局有4个,1个10mm的用于放置摄像头,2个12mm的用于放入闭合器,1个5mm的放置套管(图16.5)。选择腹膜切口取决于外科医生的经验和患者的既往手术史。使用气腹针插入腹部左上象限建立气腹。即使患者在病态肥胖的状况下,也被证明是安全可靠的。既往腹部有靠近左上象限切口的患者是该操作的唯一禁忌。在这种情况下,在左上象限做一个开放切口,随后通过5mm的切口进行粘连松解。如果无法进入左上象限可切换至右上象限。从肝脏上方进入通常有较少并发症,并且该部位的粘连不是很常见。

当气腹压力达到15mmHg,在脐下约2指放入10mm无刀片的可视套管。使得整个小肠可视化。另外,还需要用到3个套管,2个12mm的和1个5mm的。仅用3个套管便可行小肠切除,但是这种方式无法进行肠系膜切除和淋巴结清扫。

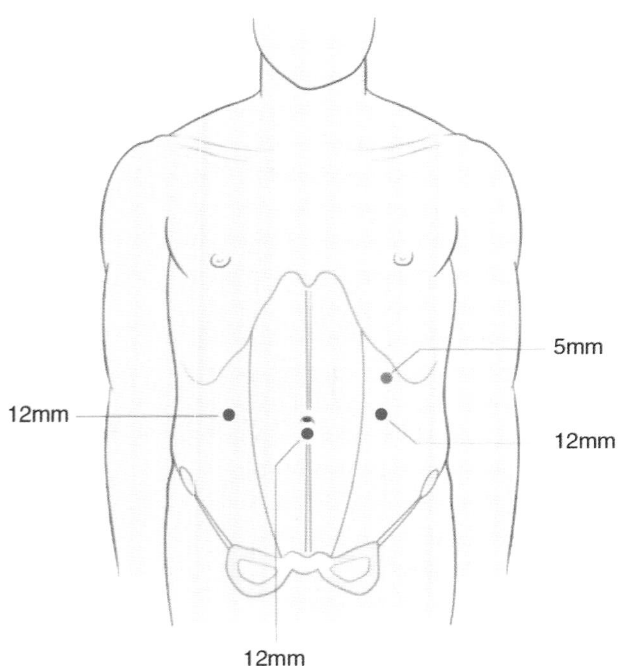

图16.5 套管的放置。(Drawing by Hippmann GbR, Schwarzenbruck, Germany)

16.7.3 诊断性腹腔镜与小肠探查

完整的腹腔镜诊断需探查所有的腹部内容物,重点观察特别留意的区域。对所有可疑的发现用长丝线进行标记以便随后评估。

探查开始时将检查台右侧降低,患者处于头低脚高位。这样能够评估横结肠系膜。便于辨认屈氏韧带。小肠从屈氏韧带到回盲连接处来回被查探两次。这样可以确保没有病变被遗漏,评价淋巴结肿大,确认被标记的部位。

第二次评估是必要的,通过触诊小肠鉴定腔内病变。这个过程中,沿着小肠滑动两个大的低压肠抓取器。这有利于鉴定管腔内病变。然而,小的病变可能被完全遗漏或者黏膜皱襞会被误认为病变。

操作过程中需密切注意不要撕裂浆膜,一旦撕裂必须马上缝合。

16.7.4 小肠解剖与横断

在确定病理情况及必要的淋巴切除程度后,保持肿瘤安全边界后切开小肠。抓取病灶附近的小肠,术者将其抬高。“不要触碰”是关键!一助从对侧插入一个45mm的切割闭合器(Endo GIA®)(图16.6)。使用装有密封吻合器的1mm高的白色钉仓可以安全横切大部分的小肠。肠壁增厚时应使用蓝色钉仓。这正是长期遭受部分肠梗阻的患者的状况。吻合器应垂直于小肠撤走。

离断小肠近端和远端,我们把注意力转向肠系膜。通常情况下,至少要装有2个45mm的切割闭合器沿肠系膜进行楔形切除。沿着肠系膜使用切割闭合器前,我们检查小肠的近端和远端及将用于吻合的肠末端的血流。如果肠系膜很短,切除线位于近端小肠,我们必须非常小心以确保

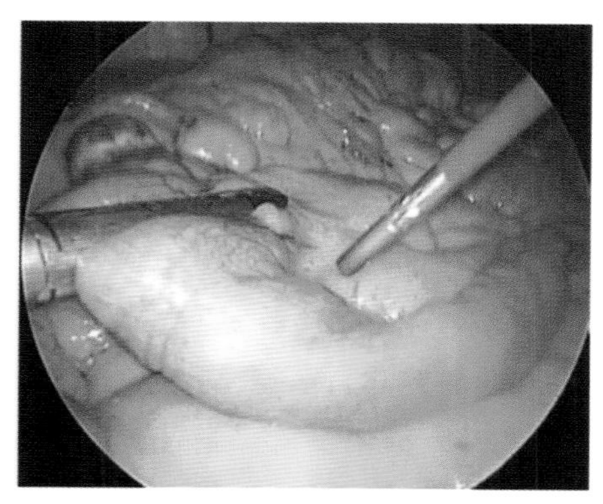

图 16.6　横断：一个 45mm 切割闭合器，白色钉仓基本足够。精确的垂直放置是关键。

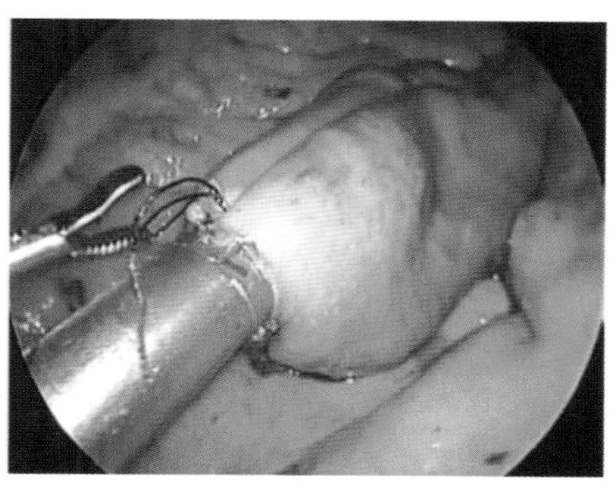

图 16.8　小肠吻合：超声刀对称打开肠管，激发切割闭合器，60mm 蓝色钉仓。

切割时不损伤肠道肌层。

另一种横断肠系膜的方法是使用超声刀而不是使用吻合器进行多点切割。该技术快速且不昂贵，但是缺点是不能够通过血流检测肠段。

样品将被放入在一个厚的不可撕裂的袋子中，袋子将放入骨盆中便于随后取回。

16.7.5 吻合术

我们进行体内吻合。将先前切割的两条切割线对齐，确保没有扭曲。在切缘近端大约 1cm 处预留缝线便于吻合器插入(图 16.7)。用 3-0 线在小肠肠系膜对侧预留缝合口。这也将为侧-端吻合提供牵引。一助通过握住缝线将目的肠段固定在原来位置，主刀医生用超声刀进行双镜下肠吻合。将载有 60mm 蓝色钉仓的切割闭合器插入，确保其在系膜小肠游离部时启动(图 16.8)。常规检查吻合线是否有出血，如果存在出血，可通过止血夹控制。另一针置于先前一针完全相反的位置。这两针将与小肠边缘外翻，能够放入另一个 60mm 的切割闭合器蓝色钉仓闭合常见的肠切开口 (图 16.9)。用 2-0 丝线缝合关闭肠系膜缺损防止内部疝产生。缝合时只缝两侧腹膜边缘，应避免深缝合影响吻合口血流(图 16.10)。

可使用上述双重吻合技术或是通过运行第二个蓝色钉仓创造更宽切口的三重吻合技术进行体内吻合。在使用三重吻合技术时，建议使用 2 个 45mm 的蓝色钉仓而非 2 个 60mm 蓝色钉仓。三重吻合技术的优点是在大的端-端吻合时能降低吻合口狭窄的发生率。根据我们的经验，只要使用单一的 60mm 的蓝色钉仓小心关闭肠切开的切口，吻合口狭窄的发生率非常低。在肠系膜缩短和断

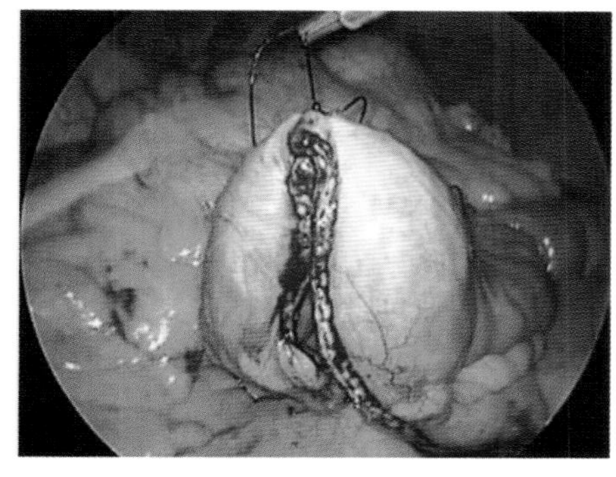

图 16.7　小肠吻合：钉合的两段对齐后在非肠系膜侧放置缝合器。

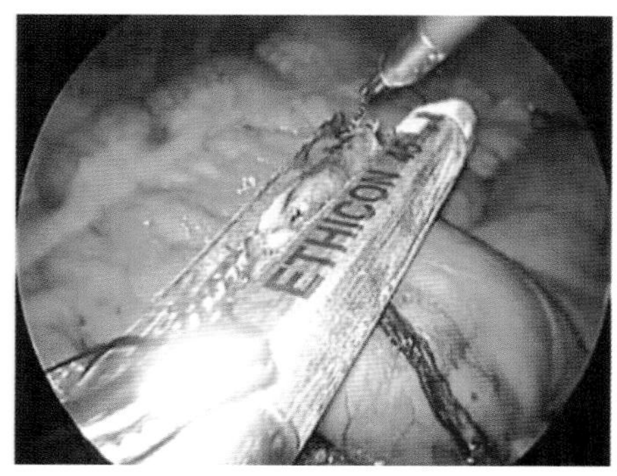

图 16.9　小肠吻合：使用切割闭合器 60mm 蓝色钉仓关闭肠管开口。

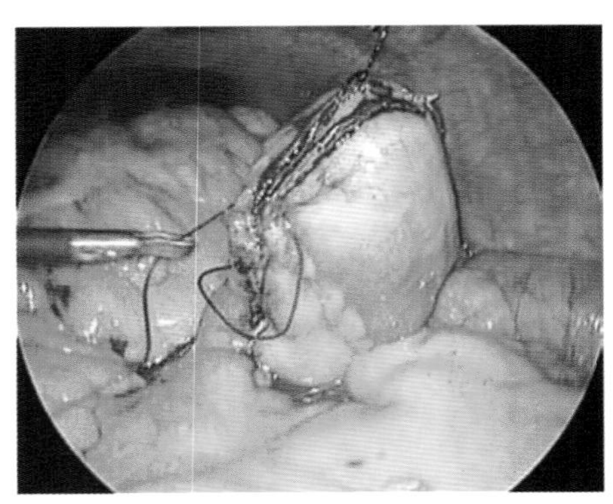

图 16.10 小肠吻合:使用 2-0 丝线关闭肠系膜缺损。

肠综合征的情况下，我们建议采用手工缝合 2 层的方式关闭肠切口保持肠道长度[8]。

16.7.6 手辅助方式

在腹腔镜诊断中有不能辨别的病变时,需要插入手辅助口。手助装置放置在腹部正中线,摄像头切换至左下象限。使用这样的设置也可以在必要时进行推进式肠镜检查。在这种情况下，应在靠近回盲瓣处通过锁定肠抓取器轻轻夹住小肠。手用于防止远端小肠充气以及指导肠镜进入肠道。

16.7.7 标本取出及伤口闭合

操作的最后一步是通过手或是预先被扩大的 12mm 孔取出装有标本的内袋。移除标本时需要耐心,不要撕破袋子导致需要重新置孔。

所有大于 10mm 的套管孔用内缝合装置关闭。用 4-0 皮下缝合线关闭皮肤切口。

16.8 术后处理及预后

除非未来康复需要，应在手术室中移除鼻胃管和导尿管。长期或者急性部分肠梗阻的患者由于恢复肠道功能较慢需要保留鼻胃管。其他患者术后第一天进流食。若无并发症,患者术后第二天开始放气。

16.9 结论

由于近来影像学内镜技术的进展以及临床应用,小肠肿瘤与过去相比能在更早期得以确定。长远来看,会使患者直接受益,同时能够将微创技术应用于早期疾病。短期并发症如伤口感染、肺炎和肠梗阻的发生显著降低。给再次手术带来困难的长期并发症如腹壁疝、腹内粘连形成发生减少。小肠肿瘤易复发,常常需要再次手术。因此微创手术在首次手术中的优势不容小觑。

快速参考

1.术前可靠的肿瘤定位是成功完成手术的关键。
2.决定进行切除前,应对关注的部位进行全面的腹腔镜诊断。
3.侵犯结构的晚期疾病极有可能转变为开放手术或至少是手动辅助方式。
4.若无法用腹腔镜进行定位,则使用手动辅助。
5.使用白色钉仓切割闭合器垂直于小肠切除肿瘤,并在每侧留有合适的距离。
6.保证肠系膜根部淋巴结全切除,不损坏远端肠道的血供。
7.通过单一的 60mm 蓝色钉仓切割闭合器的双重吻合技术进行端-端吻合。
8.检查吻合口是否有出血。若有必要可用单夹进行控制。
9.运用接近腹膜边缘的连续缝合关闭肠系膜缺损。
10.使用取回袋取出标本,避免经孔转移。所有大于 10mm 的孔必须进行闭合。

(李原 译　周健国 校)

参考文献

1. Matsuo, S., Eto, T., Tsunoda, T., et al.: Small bowel tumors: an analysis of tumor-like lesions, benign and malignant neoplasms. Eur. J. Surg. Oncol. **20**, 47–51 (1994)
2. Howe, J.R., Karnell, L.H., Menck, H.R., et al.: Adenocarcinoma of the small bowel: review of the National Cancer Data Base, 1985–1995. Cancer **86**, 2693–2706 (1999)
3. Memon, M.A., Nelson, H.: Gastrointestinal carcinoid tumors; current management strategies. Dis. Colon Rectum **40**, 1101–1118 (1997)
4. Clinical Outcomes of Surgical Therapy (COST) Study Group: A comparison of laparoscopically assisted and open colectomy for colon cancer. N. Engl. J. Med. **350**, 2050–2059 (2004)
5. Jayne, D.G., Guillou, P.J., Thorpe, H., et al.: Randomized trial of laparoscopic-assisted resection of colorectal carcinoma: 3-year results of the UK MRC CLASICC Trial Group. J. Clin. Oncol. **25**, 3061–3068 (2007)
6. Bertucci, W., Yadegar, J., Takahashi, A., et al.: Antecolic laparoscopic Roux-en-Y gastric bypass is not associated with higher complication rates. Am. Surg. **71**, 735–737 (2005)
7. Weller, W.E., Rosati, C.: Comparing outcomes of laparoscopic versus open bariatric surgery. Ann. Surg. **248**, 10–15 (2008)
8. Koppman, J.S., Li, C., Gandsas, A.: Small bowel obstruction after laparoscopic Roux-en-Y gastric bypass: a review of 9, 527 patients. J. Am. Coll. Surg. **206**, 571–584 (2008)
9. Soreide, J.A., van Heerden, J.A., Thompson, G.B., et al.: Gastrointestinal carcinoid tumors: long-term prognosis for surgically treated patients. World J. Surg. **24**, 1431–1436 (2000)
10. O'Boyle, C.J., Kerin, M.J., Feeley, K., et al.: Primary small intestinal tumours: increased incidence of lymphoma and improved survival. Ann. R. Coll. Surg. Engl. **20**, 332–334 (1998)
11. Miettinen, M., Lasota, J.: Gastrointestinal stromal tumors – definition, clinical, histological, immunohistochemical, and molecular genetic features and differential diagnosis. Virchows Arch. **438**, 1–12 (2001)
12. Fletcher, C.D., Berman, J.J., Corless, C., et al.: Diagnosis of gastrointestinal stromal tumors: a consensus approach. Hum. Pathol. **33**, 459–465 (2002)
13. Emory, T.S., Sobin, L.H., Lukes, L., et al.: Prognosis of gastrointestinal smooth muscle (stromal) tumors: dependence on anatomic site. Am. J. Surg. Pathol. **23**(1), 82–87 (1999)
14. Cunningham, J.D., Aleali, R., Aleali, M., et al.: Malignant small bowel neoplasms; histopathologic determinants of recurrence and survival. Ann. Surg. **225**, 300–306 (1997)
15. von Mehren, M.: New therapeutic strategies for soft tissue sarcomas. Curr. Treat. Options Oncol. **4**, 441–451 (2003)
16. Adeonigbagbe, O., Lee, C., Karowe, M., et al.: A Brunner's gland adenoma as a cause of anemia. J. Clin. Gastroenterol. **29**, 193–196 (1999)
17. Zangara, J., Kushner, H., Drachenberg, C., et al.: Iron deficiency anemia due to a Brunner's gland hamartoma. J. Clin. Gastroenterol. **27**, 353–356 (1998)
18. Dong, K., Li, B.: Peutz-Jeghers syndrome: case reports and update on diagnosis and treatment. Chin. J. Dig. Dis. **5**, 160–164 (2004)
19. Disario, J.A., Petersen, B.T., Tierney, W.M., et al.: Enteroscopes. Gastrointest. Endosc. **66**, 872–880 (2007)
20. Mishkin, D.S., Chuttani, R., Croffie, J., et al.: Wireless capsule endoscopy. Gastrointest. Endosc. **63**, 539–545 (2006)
21. Jesch, N.K., Vieten, G., Tschernig, T., et al.: Minilaparotomy and full laparotomy, but not laparoscopy, alter hepatic macrophage populations in a rat model. Surg. Endosc. **19**, 804–810 (2005)
22. Hanly, E.J., Aurora, A.A., Shih, S.P., et al.: Peritoneal acidosis mediates immunoprotection in laparoscopic surgery. Surgery **142**, 357–364 (2007)

第 5 篇
结直肠癌

第17章

右半结肠切除术

Antonio M. Lacy

A.M. Lacy
Department of Gastrointestinal Surgery, Hospital Clínic,
University of Barcelona, Villarroel 170,
08036 Barcelona, Spain
e-mail: alacy@clinic.ub.es

17.1 引言

在美国,结直肠癌是导致癌症患者死亡的第二常见恶性肿瘤。美国人一生中罹患结肠癌的风险大概为 1/17。SEER 项目的数据表明,在最近的 25 年里,结肠癌的发病率下降了 20%,同时结肠癌的死亡率也下降了 30%。然而,SEER 项目还提示了一个现象,那就是结直肠癌患者在美国新发癌症患者中依然占据了 10.6%,并且与 10%的恶性肿瘤患者的死亡有关[1]。在欧洲,结直肠癌是男性和女性中分别列为第三(12.8%)和第二(13.2%)常见的恶性肿瘤，并且是导致癌症患者死亡的第二常见原因,每年因结直肠癌死亡的男性和女性分别为 103 300 例(10.7%)和 100 400 例(13.4%)。

结肠癌发病率的升高可归因于长期体细胞基因随机突变的积累效应，欧盟的人口预测系统估计,到 2015 年,65 岁以上及 80 岁以上人群的结直肠癌发病率会分别上升 22%和 50%，鉴于肿瘤发病风险与年龄之间存在的密切联系，肿瘤发病率的增加会导致癌症负担的明显加重[2]。另外,最近 40 岁以下人群结直肠癌的发病率也在增加[3]。

在最近的几十年里，右半结肠癌的相对比例也在逐步增加，目前大约有一半的直肠癌起源于右半结肠[4],这个现象可部分归因于通过纤维结肠镜对左半结肠的癌前病变所实行的息肉切除术[5]。美国息肉研究是一个多中心、前瞻性的随机试验,旨在评估对发现携带有结直肠腺瘤的患者进行常规监测(定期随访)所能获得的效益。该研究发现,在高龄患者中,腺瘤性息肉在分布和特征方面有所改变。根据这个国家级的研究,60 岁以上的患者其发生高级别上皮内瘤变的风险增加[6]。此外,一项基于人群的医疗保险受益人的研究表明,65 岁及以上的患者其近端肿瘤的发生率随着年龄的增长而增加[7]。年老患者更易罹患右半结肠癌，这种现象很有可能是因为只是通过乙状结肠镜对老年人进行筛查而不是使用全程的纤维结肠镜[1]。在西班牙的一项纳入了 1522 例结直肠癌患者的研究中，近端肿瘤的发生是同时伴发腺瘤和腺癌的危险因素之一。其他的危险因素包括 TNM 分期、男性、结直肠腺瘤史及黏液性病理改变[8]。

17.2 结直肠癌相关因素

17.2.1 胆囊切除术后的结直肠癌

胆囊切除术与结直肠癌发病率之间的关系还存在争议。众所周知,胆囊切除术改变了胆汁的肠肝循环,这使得结肠黏膜暴露于持续的胆汁流中,进而使肠道菌群将初级胆汁酸代谢为次级胆汁酸，而次级胆汁酸却是一种具有致癌潜能的胆汁酸[1]。第一项涵盖了 30 多个研究的荟萃分析证实了一种相对危险度为 1.34 的阳性关系，当将位于右半结肠的病变考虑在内后，相对危险度升高为 1.88[9]。1993 年,荷兰的前瞻性队列研究在 120 000 例患者中进行了关于胆囊切除与结直肠癌之间关系的研究。经过 3 年的随访,确定了 478 例结直肠癌患者，其中男性和女性的相对危险度分别为 1.78 和 1.51[10]。最近的一项涵盖了 35 例研究的荟萃分析表明,胆囊切除与结直肠癌之间的相对危险度关系并没有以前报道的那样显著，但对于右半结肠癌,相对危险度上升至 1.86[11,12]。

17.2.2 增生性息肉

增生性息肉,我们习惯称它为癌前病变[13]。对于增生性息肉,其发生恶变的风险因素包括:息肉直径>1cm，位于右半结肠，中心含有腺瘤的息肉(混合型的增生性-腺瘤性息肉)，多于 20 个增生性息肉,结肠癌家族史[14]。增生性息肉似乎是通过最近被重新分类的(无蒂)锯齿状腺瘤而与结肠癌联系在一起的,这种腺瘤以前归类于增生性息肉。

17.2.3 锯齿状腺瘤

锯齿状腺瘤起自增生性息肉，但是由于其隐窝上皮的异常增生及细胞核的异型性又与普通的增生性息肉有所不同[15]。锯齿状腺瘤具有高度的微卫星不稳定，因此被认为是结直肠癌的癌前病变[16]。在由 Goldstein 等人牵头进行的一项回顾性研究中，91 例具有高度微卫星不稳定的结直肠癌患者都是由位于近端结肠的经结肠镜证实的增生性息肉发展而来，同时这些息肉都是由病理科医生所确诊的。重新回顾，先前被切除了的那些息肉都被重新归类于锯齿状腺瘤[17]。患有增生性息肉病或长有≥30 个息肉并广泛分布于结肠的患者（或者至少有 5 个增生性息肉分布于乙状结肠近端，并且其中至少有两个直径大于 1cm 者）通常伴发锯齿状腺瘤并且易于进展为结肠癌[18]。如果通过新的命名法将高风险的锯齿状腺瘤与传统意义上的增生性息肉区分开来，那么我们会认为那些剩下的传统意义上的增生性息肉发展为结肠癌的风险几乎可以忽略不计。

17.3 阑尾恶性肿瘤

17.3.1 组织学类型

在所有的通过阑尾切除所得到的阑尾标本中，大约有 1%(0.9%~1.4%)的标本会伴有某种类型的异型增生。这些少见的肿瘤通常很少会在术前被疑诊，并且只有大约不到一半的病例才会在外科干预中被确诊。阑尾上皮来源的肿瘤分为四种不同类型：

- 阑尾类癌
- 阑尾黏液腺癌（通常被称作黏液性囊腺癌或恶性黏液囊肿）
- 肠型腺癌
- 双细胞起源的腺样类癌

阑尾上皮来源的肿瘤中最常见的是阑尾类癌（约占 85%），其次分别是阑尾黏液腺癌(8%)、肠型腺瘤(4%)和不常见的阑尾腺样类癌(2%)。阑尾腺样类癌具有诊断意义的病理学特点为含有杯状细胞[19]。对于阑尾的原发性恶性肿瘤，一项运用SEER项目(包含 1645 份样本，1973—1998 年)基于人群的研究发现阑尾癌症的年龄调整发病率为每年每 100 万人中有 0.12 人[20]。这项 SEER 研究只包含那些“恶性”的阑尾类癌。在这项 SEER 综述中，阑尾黏液腺癌是最常见的阑尾恶性肿瘤（613 例，占 37%）。对于不同的肿瘤类型，确诊的平均年龄也有明显的差异，例如类癌患者确诊的平均年龄为 38 岁，明显较其他肿瘤类型的患者年轻。腺样类癌、黏液腺癌、肠型腺癌患者确诊的平均年龄分别为 52 岁、60 岁、62 岁。类癌的发病有性别倾向，与其他几种类型的阑尾恶性肿瘤相比，它更常见于女性患者(男女比例为 1:2.6)[20]。肿瘤组织学类型不同，其在确诊时出现局部浸润超出结肠或出现远处转移的概率也不同，黏液腺癌或印戒细胞癌出现局部浸润及远处转移的可能性明显高于其他几种类型。另外，64%的印戒细胞癌患者伴有淋巴结转移。因此，印戒细胞癌患者的预后明显较其他组织学类型的阑尾肿瘤要差。相比而言，阑尾类癌的总体预后要好得多，并且这是唯一一种在确诊时独立于年龄和病变范围对生存率有影响的组织学类型[20]。

对于阑尾恶性肿瘤，业界发表的大部分文献是病例分析。Nitecki 等人回顾了其所在机构在 1976—1992 年诊治的 94 例原发性阑尾腺癌患者的经历，发现急性阑尾炎是原发性阑尾腺癌最常见的临床表现(占 50%)。此外，有 46%的患者伴有阑尾穿孔(其中 56%的患者为肠型腺癌)。其大致的 5 年生存率为 55%，但因分期(A 期为 100%，B 期为 67%，C 期为 50%，D 期为 6%，$P<0.01$）和分级(Ⅰ级为 68%，Ⅲ级为 7%，$P<0.01$)不同而有所差异。同肠型腺癌相比，黏液性腺癌预后相对较好

($P<0.01$)[18]。来自布莱根妇女医院(波士顿,马萨诸塞州)的 Ito 等人发表一篇回顾性的病例分析,该病例分析纳入了在 1981—2001 年诊治的 36 例患有阑尾腺癌的患者。该队列患者的平均年龄为 52 岁,其中 88%的患者有急性阑尾炎的症状。18 例患者得到了有效的病灶切除(7 例为右半结肠切除,10 例为阑尾切除+二期右半结肠切除,1 例为单独阑尾切除),平均的随访时间为 55 个月,总体 5 年生存率为 46%。根治性手术后 5 年生存率为 61%,姑息性手术后 5 年生存率为 32%($P<0.05$)[21]。

17.3.2 非黏液性肿瘤

虽然回顾性研究的资料有限,但已有资料显示,对于有根治意图的原发性阑尾侵袭性、非黏液性腺癌的患者来说,与单独行阑尾切除术相比,右半结肠切除术可改善术后生存率[19,22,23]。需要强调的是,在 SEER 综述中,64%的阑尾印戒细胞癌患者出现淋巴结转移[20],在 Nitecki 的病例分析中,42 例肠型腺癌或腺样类癌患者中的 17 例出现淋巴结转移(40%)。虽然这只是一篇描述性综述,但有必要指出,阑尾非黏液性腺癌患者行右半结肠切除术后生存率要高于单独行阑尾切除术(68%比20%,$P<0.001$)[19]。Ito 等人发现一期行阑尾切除术后二期行右半结肠切除术的阑尾非黏液性腺癌的患者中,有 27%出现了盲肠残端癌或区域淋巴结转移。所有这些患者一期手术后都被证实为 T2 期或 T3 期[21]。现有的证据表明,对于那些一期单独行阑尾切除术、术后被证实为 T2 期甚至更高分期的阑尾恶性肿瘤的患者都有必要二期行右半结肠切除术。由于对于 T1 期阑尾恶性肿瘤区域淋巴结转移的发生率缺乏资料,这就迫使我们运用现有的关于结肠癌自然史的知识治疗这一部分患者。T1 期结直肠癌患者的区域淋巴结转移率高达 13%[24]。假设阑尾腺癌和结直肠癌的生物学行为是相似的,对于 T1 期阑尾恶性肿瘤的最佳治疗方式就是常规的结肠切除术。因为在很多患者中,术前对于这些疾病的诊断往往是不明确的,只有在行简单的阑尾切除术进一步行病理诊断后才能明确其组织学类型及其侵袭性。在这种情况下,因为存在未行淋巴结清扫的风险,患者最好再次行右半结肠切除术。有趣的是,在 Nitecki 等人的研究中,二期行右半结肠切除术继发性地导致了 38%的阑尾肿瘤患者的分期升级[19]。有必要指出,恰当的肿瘤分期将确定哪些患者会受益于新辅助化疗。

17.3.3 黏液性肿瘤

阑尾的黏液囊肿是一种阑尾腔内因黏液性物质积聚所致的阻塞性扩张性病变。这可能与阑尾的良性病变有关,例如阑尾潴留性囊肿、黏膜样增生、黏液性囊腺瘤,或者是阑尾黏液性囊腺癌所致的恶性结果。0.2%~0.3%的阑尾标本中可发现阑尾黏液囊肿,如果发生穿孔,则腹腔内可能会出现黏液样物质,这种黏液样物质可能为非细胞性的或是含有轻度不典型增生或重度不典型增生的细胞。阑尾黏液囊肿的临床表现通常是非特异性的,大约有 50%的患者是在手术过程中意外发现的,有 51%的患者是没有任何症状的[25]。Stocchi 等人报道称,腹痛、腹部包块、体重下降、呕吐等症状更有可能与阑尾囊腺癌有关。良性起源的黏液囊肿很少有超过 2cm 的,而囊腺瘤或囊腺癌所致的黏液囊肿往往较大,最大尺寸可达 6cm,并且有 20%的可能性会发生穿孔[26]。

17.3.4 腹膜假性黏液瘤

腹膜假性黏液瘤(PMP)是一种以胶冻状黏液性腹水和腹膜表面广泛黏液性种植为特征的疾病。Ronnett 等人分析了 109 例多发性腹膜黏液性肿瘤患者的临床特征和病理特征,继而形成了对 PMP 的病理定义[27]。

作者将 PMP 分为两种不同的疾病状态。

17.3.4.1 腹膜黏液蛋白癌病(PMCA)

PMCA 与来源于阑尾或肠道的黏液腺癌相一致，并且以含有更加丰富的黏液上皮的腹膜病变为特征，这种黏液上皮具有腺癌的结构学及细胞学特征。腹膜黏蛋白沉积症(DPAM)、混合型腹膜黏蛋白癌和腹膜黏蛋白癌病在 5 年生存率方面有明显的差异，分别为 84%、37.6%和 6.7%。该作者称，DPAM 应归类于与阑尾黏液腺瘤破裂有关的良性腹膜病变。此外，应该将具有腺癌病理特征的腹膜假性黏液瘤归类于 PMCA，因为它们具有明显不同的病理学特征和显著不良的预后[27]。

17.3.4.2 腹膜黏蛋白沉积症(DPAM)

DPAM 与来源于阑尾的黏液腺瘤相一致，由丰富的细胞外黏蛋白组成的腹膜病变为其特征，这种细胞外黏蛋白含有局灶性增生的黏液上皮细胞，但很少有异型增生的细胞或核分裂活动。

17.3.5 腹膜播散性黏液癌的治疗和腹腔镜的作用

传统意义上对腹膜播散癌的手术治疗由反复行肿瘤减灭术组成，直到无法再使患者获益为止。由于多中心第二阶段的研究，出现了一种治疗阑尾黏液性肿瘤伴腹膜种植的新方法[28-31]。目前，对于可见的病灶我们倾向于行腹膜清除术，必要时可行多次脏腹膜病灶清除术。应用肿瘤细胞减灭术和腹腔灌注化疗(丝裂霉素，温度 42°C)相结合的方法，以避免手术区域肿瘤细胞的截留和破坏小的黏液性肿瘤结节残留病灶，术后应用氟尿嘧啶 5 天疗法作为补充治疗。Sugarbaker 等人报道，对于那些患有低度侵袭性黏液肿瘤的患者，如果肿瘤细胞减灭术做得非常完全，运用这种疗法可使其 20 年生存率达 70%。尽管缺乏第三阶段的临床研究，但这种新的综合性疗法应作为阑尾上皮性肿瘤和腹膜假性黏液瘤综合征的标准疗法，并且应取代重复的减瘤手术[32]。有经验的外科医生建议对于初始行腹腔镜检查可发现的黏液囊肿应中转开腹行安全的病灶切除[25]。开腹手术的必要性在于可以避免囊肿的破裂及种植在套管位置，这样就可以保证不会将一个良性病程转变为恶性病程。此外，开腹手术可触及甚至直接看到高度怀疑是黏液性播散癌和黏液积聚的病灶。如果黏液的细胞学检测证实阑尾以外有上皮细胞存在，那么腹膜假性黏液瘤综合征或来源于阑尾的黏液性腹膜播散癌的诊断就可以明确。一些外科医生也许不同意开腹切除黏液囊肿的建议，如果实施腹腔镜手术，那就应该避免钳夹囊肿，并且应该使用腔镜取物袋[33,34]。在管理发育不良性黏液囊肿方面，有两个新的、关键的概念：一个就是维持腹膜的完整性以作为抵御癌细胞播散的第一道防线；另一个是限制性地切除病灶，以避免肿瘤细胞的滞留。因此，当一名外科医生在面对阑尾黏液腺癌或是腹膜假性黏液瘤时，除非是可以规范地联用腹腔灌注化疗，否则一般情况下应避免行完整的肿瘤细胞减灭术。肿瘤细胞减灭术的过程应该包括大、小网膜的切除，通常还会有脾脏的切除，同时尽可能切除直肠-乙状肠交界处结肠以移除盆腔腹膜。在大多数情况下，外科手术的目的是通过对腹腔黏液的取样化验以明确疾病的性质，同时应在保证切缘阴性的前提下完成阑尾切除术以及阑尾系膜的区域淋巴结清扫。值得强调的是，限制手术操作范围是有必要的，同时为了尽可能地减少肿瘤细胞的残留，应该彻底地冲洗腹腔及切口。待腹腔黏液样本的病理学和细胞学检测结果汇报后，即可确定黏液腺癌或腹膜假性黏液瘤的诊断，继而患者需到腹膜假性黏液瘤治疗中心进行后续的确切有效的治疗[25]。对于患有阑尾腺癌黏液样变的患者，行常规的右半结肠切除术更加存在争议。习惯上对于伴有或不伴有腹膜播散的阑尾上皮来源的恶性肿瘤会行右半结肠切除术。Moreno-Gonzalez 和 Sugarbaker 对 501 例患有阑尾上皮来源的恶性肿瘤且伴有腹膜播散的患者的临床资料进行了一项前瞻性分析，并且这些患者都接受了肿瘤细胞减灭手术以及围术期腹腔灌注化疗[35]。这项研究的中位随访时间为 4 年，通过单变量分析，结果显示只有手术方式（单纯阑尾切除术或右半结肠切除术）会影响患者的生存时间（$P<0.001$）。右半结肠切除术并没能显示出对已经伴有腹膜种植的黏液性阑尾肿瘤患者在生存期方面的优势。根据已获得的数据及资料，作者建议，对于伴有腹膜种植的阑尾恶性肿瘤的患者，应限制性地实施右半结肠切除术。在以下情况下应行右半结肠切除术：

- 为明确原发肿瘤或行彻底的肿瘤细胞减灭术
- 病理提示阑尾或回结肠淋巴结有转移
- 病理提示组织学类型为非黏液性肿瘤

这些建议提示，对于阑尾上皮来源的恶性肿瘤出现穿孔导致腹膜种植的患者，应实施明确的、有针对性的术中管理。手术在切除阑尾的同时应将阑尾系膜及区域淋巴结一并完整清除，同时需在术中行大体的病理诊断。如果大体病理诊断提示系膜及区域淋巴结受侵，则需进一步行术中冰冻病理诊断；若冰冻病理提示阳性，则应行根治性右半结肠切除术及淋巴结清扫。但是如果切缘阴性且无淋巴结转移，则应避免行右半结肠切除术。

17.3.6 类癌

17.3.6.1 右半结肠切除术适应证

类癌起源于神经内分泌组织，阑尾为最常见的单发部位，其次为回肠。杯状细胞类癌是阑尾类癌中一种罕见的组织学变异。腺类癌起源于一种既可分化为黏液细胞又可分化为神经内分泌细胞的多能细胞，其生物学行为具有典型的侵袭性及不确定性。在接受阑尾切除术的患者中，阑尾类癌的患病率为 0.3%~0.9%。流行病学研究显示，女性在患病率方面略占优势，男女发病的高峰年龄分别为 20~29 岁、15~19 岁[36]。在 2002 年 SEER 的综述中，杯状细胞类癌的发病年龄较晚，平均为 52 岁[20]。大多数（62%~78%）类癌病灶位于阑尾尖端，并且 54%的病例是因为急性阑尾炎而被意外发现[37,38]。评价肿瘤侵袭性的特征包括肿瘤的组织学亚型、是否累及阑尾系膜以及原发病灶的大小，其中原发病灶的大小是最重要的因素。回顾近期的文献，原发病灶的大小是影响肿瘤生物学行为的决定性因素已经得到了大家的共识。Moertel 等人描述了一项纳入 150 例阑尾类癌患者的队列研究，其中 127 例局部病灶直径小于 2cm 并且在随访期间未发生转移，14 例局部病灶直径在 2~3cm 的患者中有 3 例出现了转移，9 例局部病灶直径大于 4cm 的患者中有 4 例出现了转移。基于这些现象，作者推断，直径小于 2cm 的阑尾类癌出现远处转移的风险足够低，因此对于此类患者可行单纯阑尾切除术。Anderson 和 Wilson 在对 147 例阑尾类癌患者的研究中发现，有 2 例局部病灶大小为 1.5~2cm 的患者出现转移。因此，他们随后提出，对于局部病灶大于 1.5cm 的阑尾类癌患者应行右半结肠切除术[40]。Syracuse 等人发现，阑尾系膜的侵及与淋巴结转移及肿瘤大小关系密切。在对 2 例伴有阑尾系膜受侵的阑尾类癌患者行预防性右半结肠切除术后，术后病理报告提示区域淋巴结有转移[41]。杯状细胞类癌具有更强的侵袭性，早期即可出现腹腔内转移。在 McCusker 等人所进行的一项 SEER 回顾中发现，227 例行右半结肠切除术的杯状细胞类癌患者中，只有 17%的患者出现淋巴结转移，但让人不可思议的是，65%的患者出现了浆膜、阑尾系膜以及邻近脏器或壁腹膜的受累。基于此类资料，我们可以看出，对于出现腺类癌病灶的患者，相对淋巴结转移，浆膜和阑尾系膜的受累是判断预后更重要的指标。在这一研究中，51%的患者出现了阑尾系膜的浸润[20]。接近阑尾尖端大小 1~2cm 的具有典型类癌组织学特征的阑尾肿瘤，如果不伴有脉管及阑尾系膜的侵犯，并且肿瘤的增生程度较低，对于这种类型患者，行右半结肠切除术似乎是不合适的。虽然对于阑尾类癌行右半结肠切除术有限制性的要求，但一般情况下，其适应证为：

- 直径大于 2cm 的类癌
- 任何伴有高有丝分裂系数(>2 个细胞/mm^2)的低分化类癌
- 高 Ki67 增殖活性 (>2%的 Ki67 阳性细胞/mm^2)提示侵袭性较强的生物学行为
- 侵及脉管 (脉管受累应视为恶性生物学行为的一个特征)
- 侵及阑尾系膜
- 阑尾根部的病变且伴切缘阳性
- 杯状细胞样腺类癌

但是对于进展期的、伴有远处转移的阑尾类癌患者，目前尚缺乏证据表明行右半结肠切除能够预防进一步的远处转移。此外，对于进展期的阑尾类癌患者，同样也没有证据表明右半结肠切除术可以改善临床症状或是延长生存期[36]。嗜铬粒蛋白是神经内分泌肿瘤的一种血浆标志物，在80%~100%的神经内分泌肿瘤患者中都会有所升高，病灶为 1~2cm 或大于 2cm 的阑尾类癌患者应检测血浆嗜铬粒蛋白水平。嗜铬粒蛋白水平与肿瘤负荷关系密切，血浆水平>5000μg/L 一般提示预后较差。伴有血浆嗜铬粒蛋白水平升高的阑尾类癌患者应进一步行 CT 以及奥曲肽现象以除外转移性疾病。

阑尾类癌通常会转移到局部淋巴结，而不是肝脏。有报道显示，只有局部病变的阑尾类癌患者其 5 年生存率为 92%，伴有局部淋巴结转移的患者其 5 年生存率为 81%，出现远处转移的患者其 5 年生存率降至 31%[43]。一般来说，由于阑尾杯状细胞类癌有广泛浸润的倾向，因此其预后较差。阑尾类癌患者其异时性和同时性胃肠道肿瘤的发生率较高，因此对于这类患者应考虑行进一步的影像学检查。阑尾类癌系列如 Connor 中，有报道称33%的患者发生了同时性或异时性的结直肠癌[37]。Modlin 等人证实有 18%的阑尾类癌患者伴有其他部位的肿瘤[43]。对于初始行单纯阑尾切除而再次探查为行右半结肠切除术的患者，术前行结肠镜检查可发现有 12%的患者伴有同时性的结肠或直肠腺癌。偶然发现阑尾肿瘤的患者也应该行结肠镜检查，尤其是 60~80 岁的老年人[44]。

17.3.7 结论

由于不断有证据表明腹腔镜手术的优势，因此越来越多的阑尾切除术通过腹腔镜完成。起源于阑尾的肿瘤非常罕见，按照以往的观点，运用微创手术治疗阑尾上皮来源的肿瘤没有得到充分的评估。但是完整的阑尾切除、阑尾局部淋巴结清扫以及右半结肠切除术等这些操作过程并不复杂的手术理论上都可以在腹腔镜下完成。在不影响肿瘤预后的前提下，大家已经在对阑尾类癌和阑尾非黏液性或肠型腺癌的有效性治疗手段方面进行尝试，虽然没有获得成功。在这种情况下，我们需要多中心的研究以证实微创手术的有效性。另一方面，阑尾黏液性肿瘤特殊的生物学行为及自然史限制了腹腔镜在其诊断及根治性治疗方面的应用。肿瘤细胞减灭术及腹膜切除术由于手术时间较长、操作过程较复杂，因此似乎不适合运用腹腔镜操作。对于有经验的外科医生，腹腔镜下行黏液囊肿切除同时对游离腹水取样以行细胞学检测是可以考虑的。

17.4 右半结肠癌的治疗

17.4.1 非手术治疗

近几十年来，虽然在右半结肠癌综合性治疗方面获得了长足发展，但是手术切除实体肿瘤仍是右半结肠癌的首选治疗方式。50%被诊断为结肠癌的患者可通过单纯的手术治疗而得到根治，因为他们当中的大部分为 Ⅰ 期或是 Ⅱ 期。同时由于新型化疗药物的引进也使得进展期结直肠癌患者的预后得到了显著改善。在过去的 10 年里，由于化疗方案的改进，伴有远处转移的结直肠癌患者其平均生存率几乎翻了一倍[45-48]。虽然如此，辅助治疗或新辅助治疗的成功率仍然取决于 R0 手术对原发病灶的控制程度。手术和药物在治疗复发性结肠癌方面其效果有限，这说明初次手术在切除潜在可根治性肿瘤时存在微小误差。因此，手术质量是获得理想的临床预后的主要决定性因素，也是行复杂的腹腔内肿瘤切除时的限制性因素。

17.4.2 手术治疗

17.4.2.1 腹腔镜方法

R0 手术切除是治疗右半结肠癌的基础，它最早是由 Lubarsh 在 1888 年提出来的。也许，最近 20 年中最瞩目的进步之一就是腹腔镜手术的发展。事实上，起初腹腔镜手术是作为各种不同结肠切除术的首选方式而出现的，不管是结肠良性病变还是恶性病变。

目前已有证据表明，在结肠肿瘤治疗方面，腹腔镜辅助结肠切除术(LAC)并不亚于开腹结肠切除术(OC)。高吻合口复发率[49]所导致的肿瘤学方面的顾虑促使了一系列多中心随机试验的实施，以期证明一个假设：对于接受 LAC 或是 OC 的结肠恶性肿瘤患者，其无病生存率及整体生存率都是没有差别的。我们做了一个关于对比 LAC 和 OC 对患者预后影响的单中心随机对照试验，试验纳入了 219 例患者（其中 111 例患者接受 LAC，108 例患者接受 OC)，中位随访期为 43 个月，结果显示，对于Ⅲ期结直肠癌患者，腹腔镜手术显示出其肿瘤相关的生存优势。接受 LAC 的Ⅲ期结直肠癌患者其肿瘤复发率更低，整体的和肿瘤相关生存率更高。另外，腹腔镜手术还可以降低围术期患者病死率并且减少住院时间[50]。最近，我们已经公布了这个实验(中位随访期为 95 个月)的结果，这个结果也证实了我们最初的发现。与开腹手术组相比，腹腔镜手术组患者显示出较高的肿瘤相关生存率(P=0.02)。回归分析显示，LAC 是降低肿瘤复发(风险比为 0.47，95% CI 0.23~0.94)、减少肿瘤相关死亡(0.44，0.21~0.92)、减少其他原因死亡(0.59，0.35~0.98)的独立影响因素。这个研究证明，在结肠癌治疗方面，LAC 比 OC 更有效[51]。我们对Ⅲ期结直肠癌患者的特殊发现还没有被其他 RCT 证明。

三个主要的多中心试验：

手术治疗的临床预后(COST，2004)

英国医学研究委员会结直肠癌的常规试验与腹腔镜辅助手术(CLASSIC，2005)

结肠癌腹腔镜手术或开腹手术(COLOR，2005)

近期的一项集合分析也证实了关于早期肿瘤的这些结果[52-55]。另一篇由 Jackson 等人发表的关于肿瘤预后的荟萃分析显示，与接受常规开腹结肠切除术(OC)的结直肠癌患者相比，接受腹腔镜辅助结肠切除术(LAC)的患者在结直肠癌相关死亡率、肿瘤复发率以及淋巴结清扫数目方面并没有明显的差别。在癌症相关生存率和肿瘤复发方面，虽然腹腔镜手术和开腹手术没有显示出明显的数据方面上的差别，但腹腔镜手术组有提高生存率和降低复发率的趋势[56]。近期，COST 研究组也发表了一项中位随访时间为 7 年的长期研究的结果，他们发现对于接受腹腔镜手术或是开腹手术的患者，90%的患者的 5 年生存率是相似的，同样其无病 5 年生存率（OC 68.4%，LAC 69.2%，P=0.94）以及整体的 5 年生存率(OC 74.6%，LAC 76.4%，P=0.93)也是相似的。另外，患者总体的复发率（OC 21.8%，LAC 19.4%，P=0.25)也没有明显差别。根据这个研究的设计以及基于长期的肿瘤随访终点，对于可治愈性结肠癌，LAC 并不优于 OC。

生活质量及术后康复

不同的临床试验对结直肠癌患者的生活质量和术后康复方面的资料做了充分的分析，证实LAC和OC在患者术后疼痛、术后肠道功能恢复及住院时间方面有明显的差别。我们单中心研究显示了在术后早期LAC的优点，并且该结果已被COST研究组所证实[50,52]。腹腔镜手术患者术后肠道功能平均恢复时间比开腹手术早一天，同时腹腔镜手术患者术后经口进食(无论是流食还是固体食物）的平均时间也比开腹手术患者早一天[50,58,59]。在术后止痛方面，COLOR发现接受腹腔镜手术的患者其术后前3天对止痛的要求更低[55]。在COST研究中，接受开腹手术的患者其术后需要4天的静脉麻醉药，而腹腔镜手术组只需要3.2天（P=0.001)。接受腹腔镜手术的结直肠患者其住院时间缩短的最可能的原因就是术后静脉麻醉药物止痛时间的缩短及肠道功能的恢复。同样还是在COST研究中，腹腔镜手术组患者中位住院时间为5天，而开腹手术组为6天[57]。在术后出血量方面还未得到共识。COLOR和巴塞罗那研究显示，虽然腹腔镜手术组手术时间比开腹手术组长，但其术中出血量要比开腹手术组少。另一方面，Milsom和Hasegawa并没有在他们的对比研究中发现腹腔镜手术组和开腹手术组在出血量方面有任何的差别[59,60]。基于现有的数据，我们并没有发现OC和LAC在手术死亡率方面的差别。Abraham等人[61]发表了一篇关于腹腔镜辅助结直肠手术患者术后短期预后的荟萃分析，而国际上不同的多中心研究所得出的结果跟Abraham等人的研究结果基本一致。因此，有充分的证据支持，LAC有益于患者术后的早期恢复及生活质量的提高[62]。

经济考虑

Delaney等人分析了一项含有32 733例患者(Premier Inc.'s Perspective Rx Comparative Database)的研究队列的临床预后及经济负担，这项研究中的患者来自402家医院，其中11 044例为腹腔镜手术组，21 689例为开腹手术组。腹腔镜辅助结直肠切除术平均手术时间比开腹手术组长，总住院费用(8076美元比7678美元，P=0.0002)比开腹手术组高，但其平均住院时间及术后平均监护时间相对较短。腹腔镜手术组其输血率、院内并发症发生率及30天内再入院率也要比开腹手术组低。另一方面，开腹手术组其再次手术率略高于开腹手术组，但有意义。相比而言，腹腔镜辅助结肠切除的患者更有可能出院回家而不需要护士的看护。这是描述LAC和OC短期资源利用率的第一个国家级的研究。作者总结道，LAC的优势(包括术后院内护理支持的减少)要多于其略高的住院费用。

调查人员认为，常规使用提供恢复术后护理路径与改进腹腔镜手术技术相结合以及减少资源使用的变化，是优化这一手术方法的明确路径[63]。

多方面考虑

老年患者

正如所预期的，老年患者往往会伴有并发症，这恰恰会增加手术的风险。Yamamoto指出，80~90岁的患者接受LAC后的手术结果与60岁或更加年轻的患者基本相同[64]。此外，Sklow等人报道称，尽管LAC的手术时间要比OC长，但对于75岁以上的老年患者，接受LAC的患者其术后恢复要比接受开腹手术的患者快[65]。

病态肥胖症

在运用腹腔镜进行结肠手术的初始阶段，肥胖被认为是可以影响围术期病死率的技术性的因素之一。近年来，各种发表的文章都在评估肥胖对LAC的影响。Leroy等人对一组接受LAC的伴有或不伴有肥胖的患有憩室性疾病或结直肠癌的患者的预后进行评估，结果显示，在手术时间、病灶切除的完整性及病死率方面并没有明显的区别。并且23例接受LAC的BMI≥30kg/m^{2}的患者中没有1例中转为开腹手术[66]。Delaney等人对接受腹腔镜手术或开腹手术的 BMI≥30kg/m^2 的患者进行了研究，作者报道称，两组之间的手术时间及病死率并没有明显差别，但接受腹腔镜手术的患者其住院时间要比开腹手术的患者短 2 天，但是腹腔镜中转开腹手术的发生率为 30%[67]。因此，肥胖患者可以从 LAC 中获益并且肥胖并不能被视为腹腔镜辅助结肠切除术的禁忌证。但是这种观察结果仅对高容量的转诊中心有效，在那里专业技能可以弥补外科医生在对肥胖患者进行腹腔镜手术时遇到的技术难题。

腹腔镜结肠切除术中转开腹手术

多个团队都已对 LAC 中转 OC 进行了研究，其发生率根据外科医生的经验以及病例的选择而不同，LAC 中转 OC 率在 14%~20%。对于 LAC，其学习曲线要比 OC 长。大概需要 50 例 LAC 的操作才能达到一种熟练的程度，从而可以安全地操作腹腔镜辅助结肠切除术，并且得到可接受的肿瘤学结果。一般来说，大家会有一种顾虑，担心腹腔镜中转开腹可能与升高的病死率以及增加的住院费用有关。在 MRC CLASIC 的研究中，那些腹腔镜右半结肠切除术中转开腹手术的患者其死亡率高于直接经开腹或腹腔镜完成手术的患者(为 9% 比 5%、9%比 1%)。但是这个差别在通过分层因素调节后表现得并不明显。另一方面，腹腔镜中转开腹手术的患者的并发症发生率也高于未中转开腹手术的患者。腹腔镜辅助右半结肠切除术的中转开腹率手术为 20%(94 例患者中有 28 例)[53]。在这个研究中，术中中转开腹手术率在逐年下降，从第一年的 38%(89 例患者中有 34 例）降至第 6 年的 16%(111 例患者中有 18 例)。其他人也有报道，如果腹腔镜辅助右半结肠切除中转开腹手术不可避免，那么预后会更差[68,69]。Law 等人发现，腹腔镜中转开腹手术的患者其并发症发生率会更高(43.5% 比 12.9%，P=0.001)，且住院时间明显延长(8.5 天比 6 天，P=0.001)[70]。Casillas 等人比较了一组包含有 430 例行腹腔镜手术中的 51 例中转开腹手术的患者（中转开腹手术率为 12%）和 51 例开腹手术的患者，最终得出结论：与相似复杂程度的 OC 相比，腹腔镜中转开腹手术并没有延长不必要的手术时间，也没有增加病死率、住院时间、间接费用及意料之外的再入院率。他们主张，在不增加围术期不良风险的前提下，对于大多数有条件的病例行腹腔镜手术以使患者获益[71]。一般情况下，我们建议一旦出现技术难题应及早中转开腹手术以减少手术时间及手术器械使用所增加的费用，同时也为了避免解剖困难而带来的并发症。腹腔镜手术中转开腹手术的患者并不能体验到腹腔镜手术的益处，并且得出的结论只能跟开腹手术相比。注重手术患者的选择是非常有必要的，以便能改善患者预后。COST 试验并没有发现腹腔镜中转开腹手术的患者和单纯接受腹腔镜手术的患者在肿瘤学预后方面的差别[52]。

LAC 的禁忌证

从以往的观点来看，肿瘤穿孔或浸润到邻近结构被视为腹腔镜手术的绝对禁忌。肿瘤大于 8cm 以及 CO_2 所建立的气腹被认为可增加肿瘤播散的概率。现在腹腔镜手术的相对禁忌证为肿瘤相关并发症，例如出血、穿孔、不伴有感染性休克的肠梗阻。这些因素再合并病变的位置在打算运用腹腔镜时应具备娴熟的技能和丰富的经验。然而，随着手术技术的成熟以及外科医生培训水平的提高，在那些专业知识和腹腔镜手术发展相结合的诊疗中心已经不存在腹腔镜结肠切除手术的绝对禁忌。

结论

当前可得到的证据显示，运用腹腔镜方式治疗结直肠癌获得的肿瘤学预后与传统的开腹手术相当。鉴于已被证实的短期获益，对于有适应证的结直肠癌患者腹腔镜方式已成为一种新的手术标准。现在已形成一种共识：腹腔镜手术并不会影响肿瘤学预后。从这个角度来看,外科医生资质的认定、手术技巧的标准化以及患者预后的随访变得更加重要。微创手术有改善患者生活质量的可能性，而这种新型技术也有导致肿瘤预后恶化的风险，我们外科医生的挑战就在于在这两者之间寻找一种平衡。

17.5 腹腔镜辅助右半结肠切除术的技巧

17.5.1 手术步骤

基本的手术原则同开腹手术。

1. 手术第一步就是腹腔镜下充分评估肿瘤局部特征，并且除外可能改变手术策略的肿瘤广泛播散及转移。有些术者会在每台手术中行术中肝脏超声检查以发现术前影像学检查未能提示的肝脏转移灶。

2. 于血管根部结扎近端肠系膜血管。

3. 避免术中手法处理肿瘤：必须遵循“无触及”原则!

4. 完整切除肿瘤组织。

5. 保证肿瘤两侧足够的远、近切缘（距肿瘤4cm),肿瘤两侧切缘是由肠道供血血管决定的。

6. 送检淋巴结数目(12 个)是预测肿瘤手术质量的指标，同时也是对肿瘤进行正确分期不可或缺的一方面。

7. 最后通过手工吻合或器械吻合以重建消化道解剖结构。

17.5.2 确定肿瘤位置:术前和术中

腹腔镜操作为数不多的缺点之一就是缺乏触觉反馈。但我们打算处理右半结肠肿瘤时,如果肿瘤的位置邻近可靠的解剖学标志，例如回盲部或盲肠,那么结肠镜检查已足够判断肿瘤位置,并且非常有用。但是如果结肠镜提示肿瘤位于升结肠或结肠肝曲并且尺寸较小时，那么我们会考虑结肠镜和钡剂灌肠或者 CT 作为判断肿瘤位置的可靠手段(于黏膜下层注射 0.2mL 印度墨汁)。如果术前检查手段确实无法判断肿瘤位置，那么我们需要通过术中结肠镜(使用 CO_2 充气)以明确肿瘤具体位置。CO_2 比空气吸收得快,因此可以减轻肠管的持续扩张。

17.5.3 患者术前准备

右半结肠切除不需要术前肠道准备，通常术前禁食、禁水 12 小时(从手术前一晚开始即可)。手术开始前常规预防性使用抗凝药物及抗生素,并且在手术室(OR)放置胃管和 Foley 导尿管。

17.5.4 患者体位及手术室布置

患者取仰卧位,双上肢紧贴身体收拢。另一种可选择的体位是使用 Allen 马镫型腿架的改良截石位。在我们的诊所,术者位于患者左侧,二助手持摄像机位于患者右侧,一助位于患者右侧、术者旁边。手术器械护士位于患者右侧膝盖旁边。主显示器置于患者右肩上方以使术者和二助能够获得一个理想的手术视野。另一个显示器置于患者左肩上方供一助和器械护士观看。如果还有第三个显示器,可置于患者脚侧。患者取 Trendelenburg 卧位(垂头仰卧位),同时向左侧倾斜旋转(至少抬高 30°)(图 17.1)。

17.5.5 套管放置

通常需要 4 个套管,必要时可增加一个。我们通常使用一套含有 2 个 10mm 或 12mm 和 2 个 5mm 套管的器械,第一个 10mm 或 12mm 的套管置于脐附近以放置摄像机。我们术中使用 30°内镜,因为它在我们游离结肠肝曲时很有帮助,另一种选择是使用一个柔软的针尖。作为手术第一步,我们需

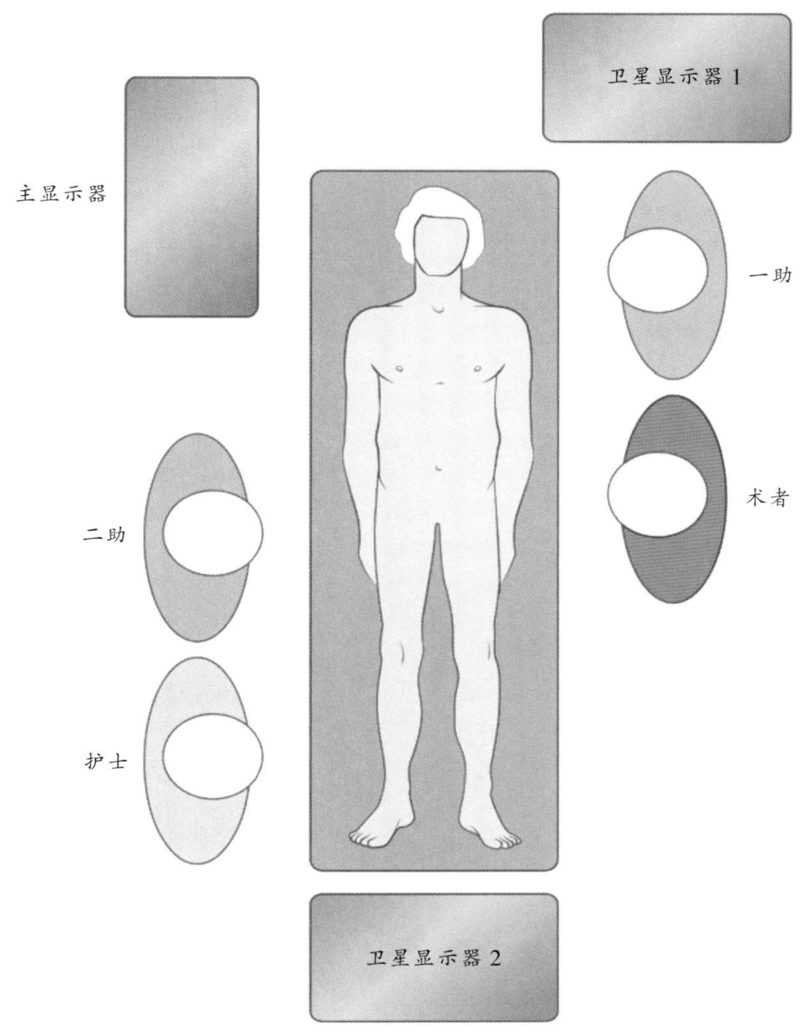

图 17.1　患者的体位及手术室布置。(Copyright by Springer)(Drawing by Hippmann GbR, Schwarzenbruck, Germany)

要行诊断性腹腔镜探查,以便在我们进一步放置剩下的套管之前除外明确的手术禁忌。剩下的套管应在直视下放置。第二个 10mm 或 12mm 的套管置于剑突且距肋缘下两指宽的腹正中线左侧。2 个 5mm 的套管置于耻骨联合以上和右侧髂嵴上。为了进一步显露，我们可以将一个 5mm 套管置于腹部的右上象限内(图 17.2)。

17.5.6 手术步骤

高效、安全的手术操作技巧是获得良好临床结果的基础。我们通过内侧入路行右半结肠切除术,并且遵循标准的手术步骤。

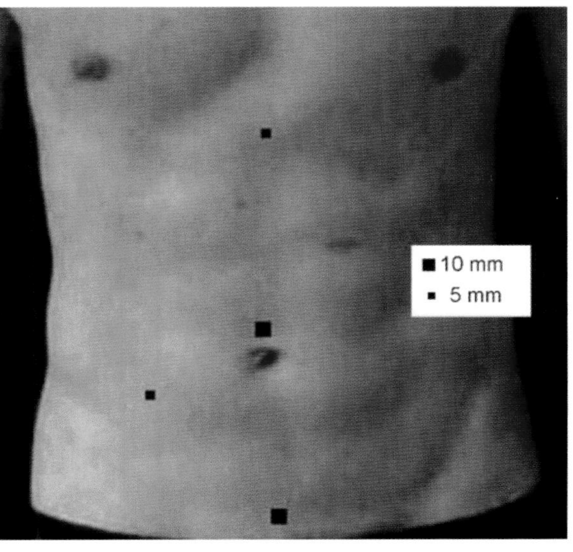

图 17.2　套管的位置。

17.5.6.1 手术区域的显露

通过三步实现手术区域的显露。第一步,患者取头低脚高、左低右高卧位;第二步,将大网膜和横结肠移至上腹部;第三步,将小肠移至左侧腹腔内。通过这种操作,获得右半结肠、右半横结肠及右半结肠系膜腹侧的理想视野。抓钳在任何情况下都不能直接夹持结肠,但可以用来夹持肠系膜或网膜褶皱(图 17.3)。

17.5.6.2 显露血管根部

右半结肠的血供来自于肠系膜上血管。回结肠动脉和右结肠动脉是肠系膜上动脉(SMA)的 2 条主要分支。这些动脉相互交通形成往往较为脆弱的边缘动脉网。这条分支发于 SMA 的右侧(图 17.4)。肠系膜上静脉(SMV)走行于 SMA 的右侧。标准的右半结肠切除术应离断回结肠血管、右结肠血管以及结肠中血管的右支和边缘支。如果行扩大右半结肠切除术,还需要从根部离断结肠中血管。无论如何都应该清楚地确认目标血管并且在根部离断,同时应游离 SMA/SMV 以保证完整的淋巴结清扫。将右结肠系膜向回盲部方向提起便可轻松显露出回结肠血管(图 17.5),这样外科医生便可用热剪刀 (hot scissors) 或电凝钩(hook

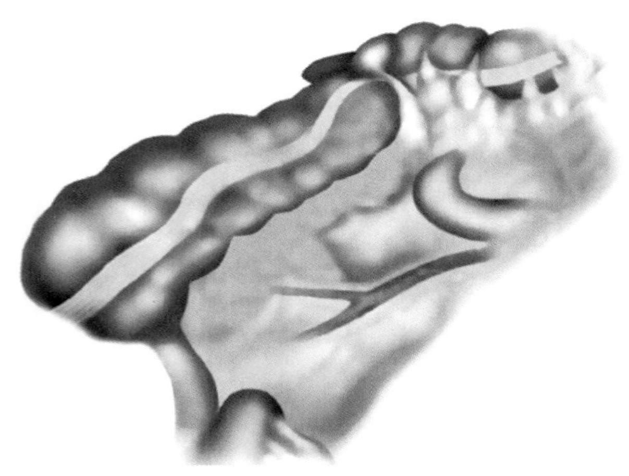

图 17.3 手术野。

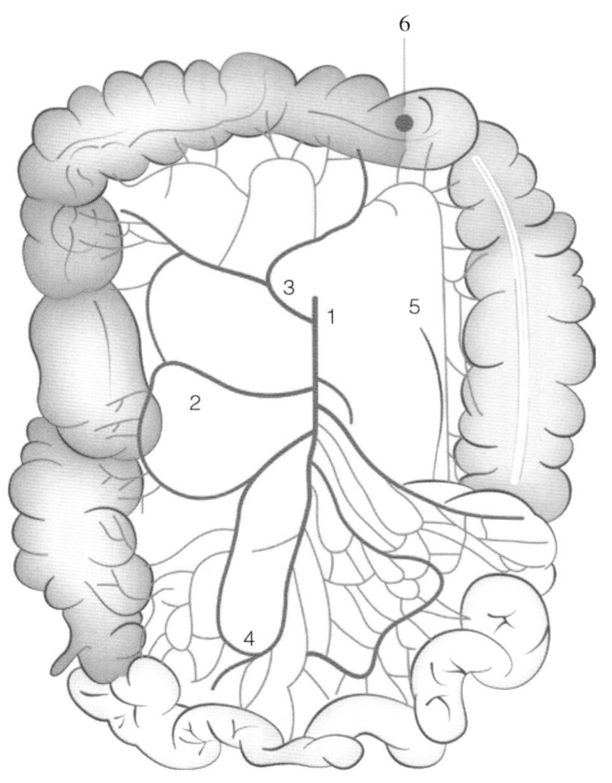

图 17.4 右半结肠切除术中涉及的肠系膜上动脉(SMA)的分支。1,肠系膜上动脉;2,结肠右动脉;3,结肠中动脉;4,回结肠动脉;5,边缘动脉;6,肠系膜上动脉和肠系膜下动脉(IMA) 之间的 Cannon-Boehm 交界点。(Drawing by Hippmann GbR, Schwarzenbruck, Germany)

cautery)在从肠系膜上血管发出回结肠血管的起始部打开被覆于回结肠血管之上的腹膜(图 17.6),然后我们需在回结肠血管下方进行游离以打通一条到达十二指肠的隧道(图 17.7)。因为腹膜后结构包括肾筋膜、十二指肠和右侧输尿管等,因此,我们在进行这一步操作时一定要小心谨慎,确保我们所游离的平面位于被覆于腹膜后结构的腹膜层之前。只要腹膜后结构表面的这一层腹膜保持完整且我们所游离的平面在十二指肠之前,我们便不需要常规显露右侧输尿管。回结肠血管的切断可以通过不同的方式实现。外科医生可以先用超声刀或血管闭合器等闭合装置或在血管根部放置一个钉仓(Endo GIA®,灰钉仓)以封闭血管近端并切断。继续沿着 SMA 的右侧在 SMV 前表面向头

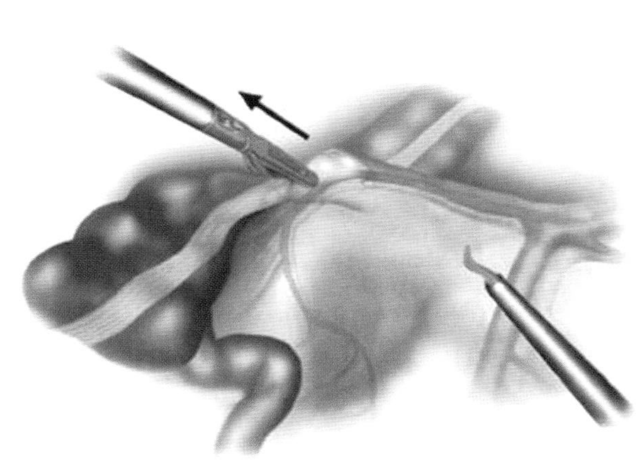

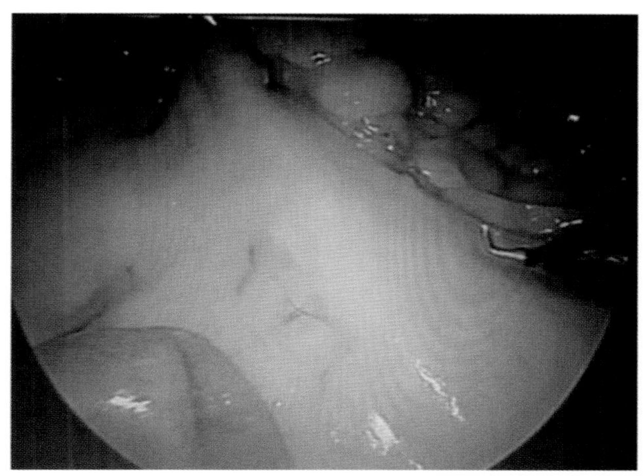

图 17.5　回结肠血管根部的显露。

侧解剖系膜。这样便可显露出右结肠血管和结肠中动脉的右支,结肠中动脉左支需保留,以保证左侧横结肠有足够的血供。将结肠系膜和回结肠根部向右上侧提起,显露其后面的无血管平面。仔细解剖至十二指肠前方以充分游离右侧横结肠。我们通过这种从中央向侧方游离的方式便将右结肠系膜跟腹膜后结构解剖开来。在这一步中,我们需要用到气腹、腹腔镜器械以及纱布。这样我们大可不必将右侧性腺血管和右侧输尿管显露出来。沿着这个平面实施完整的内侧入路术式对下一步顺利游离升结肠可起到很重要的作用。

17.5.6.3 游离升结肠

助手钳夹住升结肠系膜将其向前方牵引,术者夹起近端横结肠并将升结肠轻柔地向内下方牵引,这样使结肠肝曲获得一个张力并得到了充分的显露,以便进一步的解剖游离。再将胆囊提起至肝脏前缘以上。此时,切断肝结肠韧带并通过切断胃结肠韧带游离出近端横结肠后,便可轻松地游离出结肠肝曲(图 17.8)。然后右侧结肠继续沿着 Told 筋膜的白线旁向下游离至盲肠根部,在这个过程中一定要小心不要损伤下面的输尿管。然后,

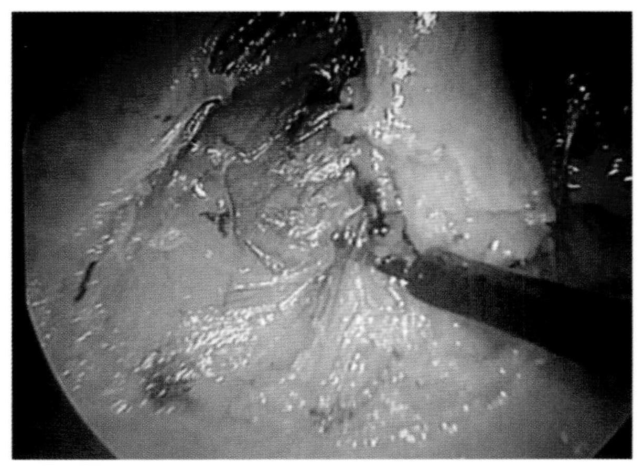

图 17.6　打开腹膜结构,到达回结肠血管根部。

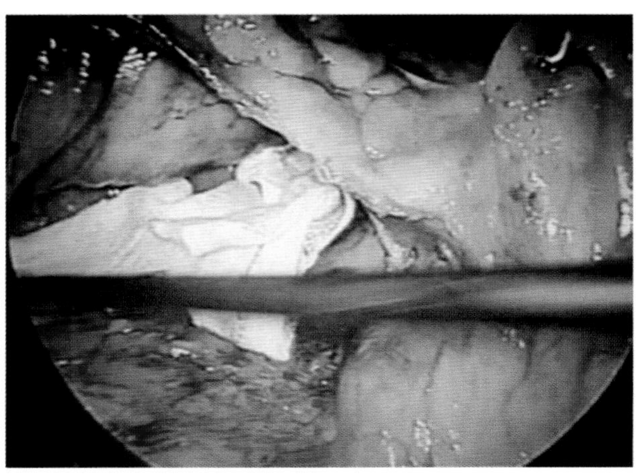

图 17.7　在回结肠血管下方至十二指肠的区域打通一条隧道。

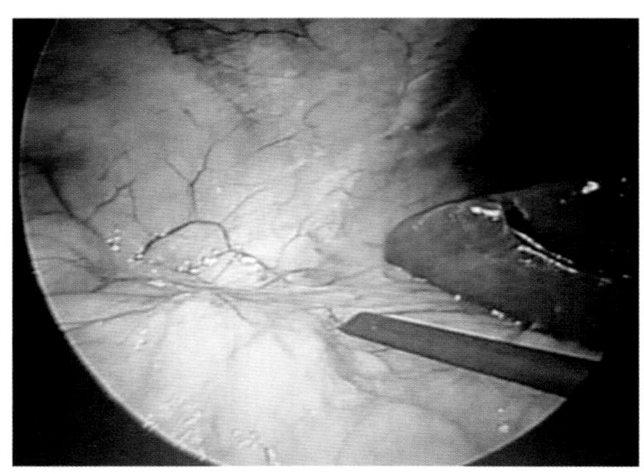

图 17.8 肝曲的游离。

我们需要确认小肠、末段回肠以及后腹膜之间汇合处的基底部。通常情况下,还剩下一层很薄的腹膜保持完整,我们需要将其切开。手术进行到这一步,回盲部和回肠系膜从侧方向内侧游离下来。此时,整段升结肠便从腹膜附件上完整地游离下来。取标本之前,将右半结肠牵拉至腹腔的左侧以确保右半结肠已被充分游离。尽可能地使回肠系膜根部保持游离状态,以便将小肠从选择的切口处取出。

17.5.6.4 切断并取出标本

右半结肠的切断和吻合是在体外完成的。在标本取出部位上有多种选择,可以是腹部右上象限(RUQ)的横切口,也可以是靠近脐部的腹正中线上的纵切口。基于美容方面的考虑(可从较小的切口中取出标本),我们习惯选择前者。但是如果患者既往有腹部手术史,那么我们会尝试通过一个陈旧的皮肤切口取出标本。做好切口进入腹腔后,我们常规放置一张伤口保护膜(3M®),并小心地将右半结肠取出。通过伤口保护膜取出标本可避免腹壁和腹膜的污染。在体外,我们通过血管闭合器将末段小肠系膜切断,然后在距回盲瓣约20cm处用一种直线切割闭合器(Endo GIA™ 45mm,蓝钉仓)切断末段回肠。在小肠断端的近段予以缝合一针以便于辨别。再用血管闭合器切断结肠系膜和大网膜,同时闭合其中的血管。然后,再用直线闭合器(Endo GIA™ 60mm,蓝钉仓)闭合横结肠并切断横结肠。此时,将标本移出手术区域,并仔细检查肠管以确定肿瘤近端和远端是否保证了足够的切缘。

17.5.6.5 重建消化道

我们在体外使用切割闭合器(Endo GIA™ 60mm,蓝钉仓)对横结肠残端和回肠残端进行功能性侧-侧吻合,激发Endo GIA™后残留的开口用TEA钉或通过连续缝合闭合(图17.9)。

然后检查吻合口处是否有出血,止血后将其还回腹腔。肠系膜缺损并不需要缝合。腹内疝导致的肠梗阻发生的概率并不高。然后用可吸收缝线采取间断缝合的方法关闭标本取出部位的腹壁切口的下两层结构。

17.5.6.6 最后检查

这是手术的最后一步,但却是非常重要的一步。重新建立气腹,再次探查腹腔。将小肠肠袢归回原位,并检查因过度操作可能导致的损伤。然后检查吻合口是否有出血或扭转。最后将大网膜覆盖于吻合口之上。手术的最后,常规检查套管部位并确切止血,而且不需要常规放置腹腔引流管。

17.6 术后管理

手术结束后拔除胃管,根据患者肠道蠕动功能恢复的程度,术后12小时后可经口进食。对于择期行腹腔镜辅助右半结肠切除术的患者,术后不必常规予以抗生素治疗。

17.7 并发症

虽然腹腔镜辅助右半结肠切除术术后并发症

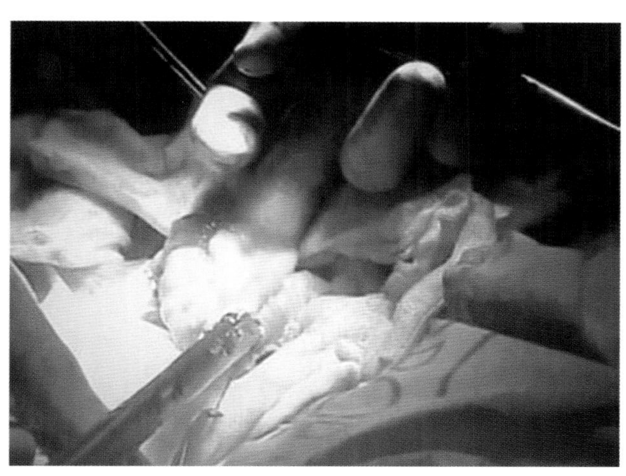

图 17.9　使用 Endo GIA™ 在体外完成小肠和结肠的侧-侧吻合。

发生率低，但外科医生需了解可能发生的并发症。根据我们的经验（至 2006 年，共 289 例），术中并发症发生率为 2.25%，包括 2 例小肠损伤，1 例套管处出血，1 例十二指肠损伤，1 例胆总管损伤和 2 例血流动力学稳定的大量失血。有 44 例（14.1%）患者出现严重的并发症：11 例（3.5%）被确认发生吻合口瘘，6 例出现肠腔出血（1.92%），5 例（1.6%）出现腹腔内脓肿形成，1 例（0.3%）出现肠梗阻，2 例（0.64%）出现腹腔内出血，1 例（0.3%）出现结肠皮肤瘘。有 9 例（2.8%）患者需要再次手术干预治疗，其中有 8 例吻合口瘘患者和 1 例弥漫性腹膜炎患者。我们观察到，最常见（13 例，占 4.1%）的并发症主要是那些可能发生感染的轻微并发症（表 17.1）。

17.8 未来展望

目前，腹腔镜手术方式的优点已被大家所熟知，并广泛接受为治疗右半结肠病变的“金标准”。当前我们努力的目标便是减少对身体伤害及手术并发症，改善手术结果、患者心理情况以及伤口的美观效果。

表 17.1　腹腔镜辅助右半结肠切除术后的并发症总结：个人经验

	患者例数（n）	百分比（%）
严重并发症		
吻合口瘘	11	3.5
肠梗阻	16	5.14
肠道内出血	6	1.92
腹腔感染	5	1.6
小肠梗阻	1	0.32
腹腔内出血	2	0.64
肺部并发症	4	1.28
结肠-皮肤瘘	1	0.32
轻微并发症		
切口感染	13	4.18
尿路感染	4	1.28
腹泻	1	0.32
手术切口血肿形成	1	0.32
发热	3	0.96

17.8.1 减少套管孔道数目

近年来，一些手术操作，例如胆囊切除术和阑尾切除术，已经运用单孔技术进行经脐手术方式。这种“新浪潮”的多个定义随后被精心命名为经脐单孔腹腔镜手术（NOTUS）、经脐内镜手术（TUES）、经脐腹腔镜辅助手术（TULA）、单孔腹腔镜-内镜手术（LESS）和单切口腹腔镜手术（SILS）。单孔内镜手术的效果和优点需要长期随访，但是在这种新式单孔内镜手术中，与微创手术相关的优点增加了。

17.8.2 减少套管孔道的尺寸或使用迷你腹腔镜

一般来说，可以使用 2mm 的套管，但是这种迷你腹腔镜器械的缺点就是降低了器械的力量和性能。

17.8.3 消除皮肤切口或无瘢痕手术

无瘢痕手术是自 20 年前发明腹腔镜以来最

伟大的手术革新。为人们所知的经自然腔道内镜手术(NOTES)打破了在过去几十年普通外科所建立的教条。通过自然腔道在空腔脏器进行有目的的穿孔以进入腹腔。在文献中可以看到对经胃、经肛、经直肠、经结肠、经阴道途径的描述。相对于标准的腹腔镜手术,NOTES潜在的优点有:更加美观(瘢痕更少),术后疼痛减少,更容易进入腹膜后隙,切口并发症发生率降低,例如切口感染或切口疝。更多的病例可以在门诊行手术,并且手术室的腹腔镜设备可以被内镜套件所替换。但是NOSCAR研究组[72]指出了NOTES的瓶颈,涉及进入腹腔的通道、缺乏安全的肠道闭合方式及脐部的不洁引起的感染。同样还有一个显著的缺点就是需要缝合和吻合器械、困难的空间定位和发展多任务平台一体化遥控技术。当然,腹腔内并发症的管理也是一个挑战。2007年4月,法国斯特拉斯堡大学医院的J. Marescaux教授通过纤维内镜成功实施了世界上第一台无瘢痕手术——经阴道胆囊切除术,也称为Operation Anubis[73]。如果希望这种新技术能有所前景,那自然腔道经脐内镜手术的发展需要RCT的支持以及腔镜设备的改进,同样也需要安全的手术器械的发展,以提供充分的保障。

快速参考

1. 显露升结肠及右结肠系膜以确认回结肠血管。
2. 仔细游离回结肠血管根部并在其根部离断回结肠血管。
3. 进行游离前须先游离十二指肠及其附着处。
4. 需在升结肠内侧、十二指肠和右侧输尿管上方的无血管平面进行游离。
5. 从侧方打开Told筋膜的右侧粘连部以完成右半结肠的游离。
6. 审慎地选择腹壁切口以便轻易地找到标本。
7. 保证结肠在没有张力的情况下到达前腹壁。
8. 将右半结肠从腹腔中取出、切断,然后行功能性侧-侧吻合。
9. 常规重建气腹且明确套管处是否出血,检查吻合口处是否存在扭转及出血。
10. 不需要常规放置腹腔引流管。

(陈晓 译 赵建军 校)

参考文献

1. Bridges, L., O'Connell, J.B., Ko, C.Y.: Colorectal cancer: epidemiology and health services research. Surg. Oncol. Clin. N. Am. **15**, 21–37 (2006)
2. Boyle, P., Ferlay, J.: Cancer incidence and mortality in Europe, 2004. Ann. Oncol. **16**, 481–488 (2005)
3. O'Connell, J.B., Maggard, M.A., Liu, J.H., et al.: Rates of colon and rectal cancers are increasing in young adults. Am. Surg. **69**, 866–872 (2003)
4. Jessup, J.M., McGinnis, L.S., Steele Jr., G.D., Menck, H.R., Winchester, D.P.: The National Cancer DataBase: report on colon cancer. Cancer **78**, 918–926 (1996)
5. Cress, R.D., Morris, C.R., Bm, W.: Cancer of the colon and rectum in California: trends in incidence by race/ethnicity, stage, and subsite. Prev. Med. **31**, 447–453 (2000)
6. O'Brien, M.J., Winawer, S.J., Zauber, A.G., et al.: The national polyp study: patient and polyp characteristics associated with high grade dysplasia in colorectal adenomas. Gastroenterology **98**(2), 371–379 (1990)
7. Cooper, G.S., Yuan, Z., Landefeld, C.S., et al.: A national population-based study of incidence of colorectal cancer and age: implications for screening older Americans. Cancer **75**(3), 775–781 (1995)
8. Pinol, V., Andreu, M., Jover, R.: Synchronous colorectal neoplasms in patients with colorectal cancer: predisposing individual and familial factors. Dis. Colon Rectum **47**, 1192–200 (2004)
9. Giovannucci, E., Colditz, G.A., Stampfer, M.J.: A meta-analysis of cholecystectomy and risk for colorectal cancer. Gastroenterology **105**(1), 130–141 (1993)
10. Goldbohm, R.A., Van den Brandt, P.A., Van't Veer, P., et al.: Cholecystectomy and colorectal cancer: evidence from a cohort study on diet and cancer. Int. J. Cancer **53**(5), 753–759 (1993)
11. Reid, F.D., Mercer, P.M., Harrison, M.: Cholecystectomy as a risk factor for colorectal cancer: a meta-analysis. Scand. J. Gastroenterol. **31**(2), 160–169 (1996)
12. Todoroki, I., Friedman, G.D., Slattery, M.L., et al.: Cholecystectomy and the risk of colon cancer. Am. J. Gastroenterol. **94**(1), 41–46 (1999)
13. Cappell, M.S.: Pathophysiology, clinical presentation, and management of colon cancer. Gastroenterol. Clin. N. Am. **37**, 1–24 (2008)
14. Jass, J.R.: Hyperplastic polyps and colorectal cancer: is there a link? Clin. Gastroenterol. Hepatol. **2**, 1–8 (2004)
15. Higuchi, T., Jass, J.R.: My approach to serrated polyps of the colorectum. J. Clin. Pathol. **57**, 682–686 (2004)

16. Thibodeau, S.N., Bren, G., Schaid, D.: Microsatellite instability in cancer of the proximal colon. Science **260**, 816–819 (1993)
17. Goldstein, N.S., Bhanot, P., Odish, E., et al.: Hyperplastic-like colon polyps that preceded microsatellite-unstable adenocarcinomas. Am. J. Clin. Pathol. **119**, 778–796 (2003)
18. Jeevaratnam, P., Cottier, D.S., Browett, P.J., et al.: Familial giant hyperplastic polyposis predisposing to colon cancer: a new hereditary bowel cancer syndrome. J. Pathol. **179**, 20–25 (1996)
19. Nitecki, S.S., Wolff, B.G., Schlinkert, R., Sarr, M.G.: The natural history of surgically treated primary adenocarcinoma of the appendix. Ann. Surg. **219**(1), 51–57 (1994)
20. McCusker, M.E., Cote, T.R., Clegg, L.X., Sobin, L.H.: Primary malignant neoplasms of the appendix: a population-based study from the surveillance, epidemiology and end-results program, 1973–1998. Cancer **94**(12), 3307–3312 (2002)
21. Ito, H., Osteen, R.T., Bleday, R., Zinner, M.J., Ashley, S.W., Whang, E.E.: Appendiceal adenocarcinoma: long-term outcomes after surgical therapy. Dis. Colon Rectum **47**(4), 474–480 (2004)
22. Cortina, R., McCormick, J., Kolm, P., Perry, R.R.: Management and prognosis of adenocarcinoma of the appendix. Dis. Colon Rectum **38**, 848–852 (1995)
23. Lenriot, J.P., Huguier, M.: Adenocarcinoma of the appendix. Am. J. Surg. **155**, 470–475 (1988)
24. Nascimbeni, R., Burgart, L.J., Nivatvongs, S., Larson, D.R.: Risk of lymph node metastasis in T1 carcinoma of the colon and rectum. Dis. Colon Rectum **45**, 200–206 (2002)
25. Dhage-Ivatury, S., Sugarbaker, P.H.: Update on the surgical approach to mucocele of the appendix. J. Am. Coll. Surg. **202**(4), 680–684 (2006)
26. Stocchi, L., Wolff, B.G., Larson, D.R., Harrington, J.R.: Surgical treatment of appendiceal mucocele. Arch. Surg. **138**, 585–590 (2003)
27. Ronnett, B.M., Zahn, C.M., Kurman, R.J., Kass, M.E., Sugarbaker, P.H., Shmookler, B.M.: Disseminated peritoneal adenomucinosis and peritoneal mucinous carcinomatosis. A clinicopathologic analysis of 109 cases with emphasis on distinguishing pathologic features, site of origin, prognosis, and relationship to "pseudomyxoma peritonei. Am. J. Surg. Pathol. **19**(12), 1390–1408 (1995)
28. Deraco, M., Baratti, D., Inglese, M.G., Allaria, B., Andreola, S., Gavazzi, C., Kusamura, S.: Peritonectomy and intraperitoneal hyperthermic perfusion: a strategy that has confirmed its efficacy in patients with pseudomyxoma peritonei. Ann. Surg. Oncol. **11**, 393–398 (2004)
29. Loungnarath, R., Causeret, S., Bossard, N., Faheez, M., Sayaq-Beaujard, A.C., Brigand, C., Gilly, F., Glehen, O.: Cytoreductive surgery with intraperitoneal chemohyperthermia for the treatment of pseudomyxoma peritonei: a prospective study. Dis. Colon Rectum **48**, 1372–1379 (2005)
30. Sugarbaker, P.H., Chang, D.: Results of treatment of 385 patients with peritoneal surface spread of appendiceal malignancy. Ann. Surg. Oncol. **6**, 727–731 (1999)
31. Witkamp, A.J., de Bree, E., Kaag, M.M., van Slooten, G.W., van Coevorden, F., Zoetmulder, F.A.: Extensive surgical cytoreduction and intraoperative hyperthermic intraperitoneal chemotherapy in patients with pseudomyxoma peritonei. Br. J. Surg. **88**, 458–463 (2001)
32. Sugarbaker, P.H.: New standard of care for appendiceal epithelial neoplasms and pseudomyxoma peritonei syndrome? Lancet Oncol. **7**, 69–76 (2006)
33. Lau, H., Yuen, W.K., Loong, F., Lee, F.: Laparoscopic resection of an appendiceal mucocele. Surg. Laparosc. Endosc. Percutan. Tech. **12**, 367–370 (2002)
34. Miraliakbari, R., Chapman, W.H.: Laparoscopic treatment of an appendiceal mucocele. J. Laparoendosc. Adv. Surg. Tech. **9**, 159–163 (1999)
35. Gonzalez-Moreno, S., Sugarbaker, P.H.: Right hemicolectomy does not confer a survival advantage in patients with mucinous carcinoma of the appendix and peritoneal seeding. Br. J. Surg. **91**, 304–311 (2004)
36. Goedel, A.C., Caplin, M.E., Winslet, M.C.: Carcinoid tumor of the appendix. Br. J. Surg. **90**, 1317–1322 (2003)
37. Connor, S.J., Hanna, G.B., Frizelle, F.A.: Appendiceal tumors: retrospective clinicopathologic analysis of appendiceal tumors from 7970 appendectomies. Dis. Colon Rectum **41**, 75–80 (1998)
38. Roggo, A., Wood, W.C., Ottinger, L.W.: Carcinoid tumors of the appendix. Ann. Surg. 217, 385–390 (1993)
39. Moertel, C.G., Weiland, L.H., Nagorney, D.M., Dockerty, M.B.: Carcinoid tumor of the appendix: treatment and prognosis. N Engl J. Med. **317**, 1699–1701 (1987)
40. Anderson, J.R., Wilson, B.G.: Carcinoid tumours of the appendix. Br. J. Surg. **72**, 545–546 (1985)
41. Syracuse, D.C., Perzin, K.H., Price, J.B., Wiedel, P.D., Mesa-Tejada, R.: Carcinoid tumors of the appendix. Mesoappendiceal extension and nodal metastases. Ann. Surg. **190**, 58–63 (1979)
42. Janson, E.T., Holmberg, L., Stridsberg, M., Eriksson, B., Theodorsson, E., Wilander, E.: Carcinoid tumors: analysis of prognostic factors and survival in 301 patients from a referral center. Ann. Oncol. **8**, 685–690 (1997)
43. Modlin, I.M., Lye, K.D., Kidd, M.: A 5-decade analysis of 13 715 carcinoid tumors. Cancer **97**, 934–959 (2003)
44. Bucher, P., Mathe, Z., Demirag, A., Morel, Ph: Appendix tumors in the era of laparoscopic appendectomy. Surg. Endosc. **18**, 1063–1066 (2004)
45. Cunningham, D., Glimelius, B.: A phase III study of irinotecan (CPT-11) versus best supportive care in patients with metastatic colorectal cancer who have failed 5-fluorouracil therapy. V301 Study Group. Semin. Oncol. **26**, 6–12 (1999)
46. De Gramont, A., Figer, A., Seymour, M., Homerin, M., Hmissi, A., Cassidy, J., et al.: Leucovorin and fluorouracil with or without oxaliplatin as first-line treatment in advanced colorectal cancer. J. Clin. Oncol. **8**, 2938–2947 (2000)
47. De Gramont, A., Tournigand, C., Andre, T., Larsen, A.K., Louvet, C.: Targeted agents for adjuvant therapy of colon cancer. Semin. Oncol. **33**(Suppl 11), S42–S45 (2006)
48. Saltz, L.B., Cox, J.V., Blanke, C., Rosen, L.S., Fehrenbacher, L., Moore, M.J., et al.: Irinotecan plus fluorouracil and leucovorin for metastatic colorectal cancer. Irinotecan Study Group. N. Engl. J. Med **343**, 905–914 (2000)
49. Alexander, R., Jaques, B., Mitchell, K.: Laparoscopic assisted colectomy and wound recurrence. Lancet **341**, 249–250 (1993)
50. Lacy, A.M., García-Valdecasas, J.C., Delgado, S., Castells, A., Taurá, P., Piqué, J.M., Visa, J.: Laparoscopic-assisted colectomy versus open colectomy for treatment of non-metastatic colon cancer: a randomised trial. Lancet **9**, 2224–2229 (2002)
51. Lacy, A.M., Delgado, S., Castells, A., Prins, H.A., Arroyp, V., Ibarzabal, A., Piqué, J.M.: The long-term results of a randomised clinical trial of laparoscopy assisted versus open surgery for colon cancer. Ann. Surg. 248(**1**), 1–7 (2008)
52. Clinical Outcomes of Surgical Therapy (COST) Study Group: A comparison of laparoscopically assisted and open colectomy for colon cancer. N Engl J. Med. **0**, 2050–2059 (2004)
53. Guillou, P.J., Quirke, P., Thorpe, H., Walker, J., Jayne, D.G., Smith, A.M.H., Heath, R.M., Brown, J., for the MRC CLASICC trial group: Short-term endpoints of conventional

versus laparoscopically assisted surgery in patients with colorectal cancer (MRC CLASSIC Trial): multicentre, randomized control trial. Lancet **365**, 1718–1726 (2005)
54. Fleshman, J., Sargent, D.J., Green, E., Anvari, M., Stryker, S.J., Beart, Jr R.W., Hellinger, M., Flanagan, Jr R., Peters, W., Nelson, H., for The Clinical Outcomes of Surgical Therapy Study Group.: Laparoscopic colectomy for cancer is not inferior to open surgery based on 5-year data from the COST Study Group Trial. Ann. Surg. 246 (4), 655–664 (2007)
55. Veldkamp, R., Kuhry, E., Hop, W.C., Jeekel, J., Kazemier, G., Bonjer, H.J., Haglind, E., Pahlman, L., Cuesta, M.A., Msika, S., Morina, M., Lacy, A.M., The COlon cancer Laparoscopic or Open Resection Study Group (COLOR): Laroscopic surgery versus open surgery for colon cancer: short-term outcomes of a randomised trial. Lancet Oncol. **6**, 477–484 (2005)
56. Jackson, T.D., Kaplan, G.G., Arena, G., et al.: Laparoscopic versus open resection for colorectal cancer: a meta-analysis of oncologic outcomes. JACS 204, 439–446 (2007).
57. Finlayson, E., Nelson, H.: Laparoscopic colectomy for cancer. Am. J. Clin. Oncol. **28**, 521–525 (2005)
58. Braga, M., Vignali, A., Gianotti, L., Zuliani, W., Radaelli, G., Gruarin, P., Dellabona, P., Di Carlo, V.: Laparoscopic versus open colorectal surgery: a randomized trial on short-term outcome. Ann. Surg. **236**, 759–767 (2002)
59. Milsom, J., Bohm, B., Hammerhofer, K.A., Fazio, V., Steiger, E., Elson, P.: A prospective randomized trial comparing laparoscopic versus conventional techniques in colorectal cancer surgery: a preliminary report. J. Am. Coll. Surg. **187**, 46–57 (1998)
60. Hasegawa, H., Kabeshima, Y., Watanabe, M., Yamamoto, S., Kitayima, M.: R andomized controlledtrial of laparoscopic versus open colectomy for advanced colorectal cancer. Surg. Endosc. **17**, 636–640 (2003)
61. Abraham, M.S., Young, J.M., Solomon, M.J.: Meta-analysis of short term outcomes after laparoscopic resection for colorectal cancer. Br. J. Surg. **91**, 1111–1124 (2004)
62. Schwenk, W., Haase, O., Neudecker, J., Muller, J.M.: Short term benefits for laparoscopic colorectal resection. Cochrane Database Syst. Rev. **20**(3), 3145 (2005)
63. Delaney, C.P., Chang, E., Senagore, A.J.: Clinical outcomes and resource utilization associated with laparoscopic and open colectomy using a large national database. Ann. Surg. **247**, 819–824 (2008)
64. Yamamoto, S., Watanabe, M., Hasegawa, H., Baba, H., Kitayima, M.: Short-term surgical outcomes of laparoscopic colonic surgery in octogenarians: a matched case-control study. Surg. Laparosc. Endosc. Percutan. Tech. **13**, 95–100 (2003)
65. Sklow, B., Read, T., Birnbaum, E., Fry, R., Fleshman, J.: Age and type of procedure influence the choice of patients for laparoscopic colectomy. Surg. Endosc. **17**, 923–929 (2003)
66. Leroy, J., Ananian, P., Rubino, F., Claudon, B., Mutter, D., Marescaux, J.: The impact of obesity on technical feasibility and postoperative outcomes of laparoscopic left colectomy. Ann. Surg. **241**(1), 69–76 (2005)
67. Delaney, C.P., Pokala, N., Senagore, A.J., Casillas, S., Kirna, R.P., Km, B., VWl, F.: Is laparoscopic colectomy applicable to patients with body mass index > 30? A case-matched comparative study with open colectomy. Dis. Colon Rectum **48**(5), 975–981 (2005)
68. Gervaz, P., Pikarsky, A., Utech, M., et al.: Converted laparoscopic colorectal surgery. Surg. Endosc. 15, 827–832 (2001)
69. Marusch, F., Gastinger, I., Schneider, C., et al.: Importance of conversion for results obtained with laparoscopic colorectal surgery. Dis. Colon Rectum **44**, 207–214 (2001)
70. Law, W., Lee, Y.M., Choi, H.K., Seto, C.L., Ho, J.: Impact of laparoscopic resection for colorectal cancer on operative outcomes and survival. Ann. Surg. 245(**1**), 1–7 (2007)
71. Casillas, S., Delaney, C.P., Senagore, A.J., Brady, K., Fazio, V.W.: Does conversion of a laparoscopic colectomy adversely affect patient outcome? Dis. Colon Rectum **47**, 1680–1685 (2004)
72. Hawes, R.: ASGE/SAGES working group on natural orifice translumenal endoscopic surgery. Gastrointest. Endosc. **63**, 199e–203 (2006). [34] Varadarajulu S, Tamhane A, Drelichman ER. Patient perception
73. Marescaux, J., Dallemagne, B., Perreta, S., Wattiez, A.: Surgery without scars. Arch. Surg. **142**(9), 823–826 (2007)

第 18 章 左半结肠和乙状结肠切除术

Joel Leroy, Ronan Cahill, Jacques Marescaux

J. Leroy, R. Cahill, and J. Marescaux (✉)
Department of Digestive and Endocrine Surgery, IRCAD-EITS Institute, University Hospital, 1 Place de L'Hopital, 67091 Strasbourg, France
e-mail: joel.leroy@ircad.fr; cahillra@gmail.com; jacques.marescaux@ircad.fr

18.1 引言

在 20 世纪 90 年代初期,腹腔镜胆囊切除术、肾上腺切除术以及其他一些腹腔镜手术被引入外科领域后,迅速得到认可并获得广泛应用,但腹腔镜结肠切除术的发展速度则比较缓慢。主要原因是由于最初的研究报道发现,结直肠癌患者腹腔镜手术后有着较高的切口种植转移发生率,从而使得人们对腹腔镜手术的肿瘤学疗效产生疑问,因而阻碍了腹腔镜结肠切除术的发展。不过,目前这种对于腹腔镜结肠切除术的疑虑已经得到消除,同时越来越多的研究证据表明,腹腔镜手术还有着更好的肿瘤学疗效优势[1]。左侧结肠癌的腹腔镜手术不仅遵从开放手术所遵循的所有肿瘤治疗原则,而且随着被更多的人接受,腹腔镜结肠癌手术已经在全世界范围内成为主流的外科手术方式,即使在肥胖患者中亦是如此[2]。

18.2 文献研究现状

在饱受 20 多年的争议后[3],目前研究已经充分证实腹腔镜结肠切除术安全、有效,并且较传统开放手术有着明确优势[4]。高质量的临床研究表明,与传统开放手术相比,腹腔镜结肠癌手术的并发症发生率更低,疼痛程度更轻,住院时间更短,能更快地恢复日常工作,并有着更好的免疫功能状态[5-13]。有一项随机对照临床研究显示,对于Ⅲ期结肠癌患者来说,与传统的开放手术相比,腹腔镜手术还能提高患者的 5 年生存率[14]。其他的多中心研究也证实,经验丰富的团队行腹腔镜结肠癌手术在手术的安全性及肿瘤学疗效两方面均优于传统的开放手术[15-17]。腹腔镜手术不仅已证实是乙状结肠癌最合适的肿瘤治疗方式,还成为该肿瘤治疗的“金标准”,而腹腔镜手术也将在结肠恶性疾病的外科治疗领域中占据更加重要的地位[18-20]。此外,很多专家团体(如 SAGES 及 ASCRS)的共识均表示将更进一步继续推进腹腔镜结肠手术的应用(表 18.1 和表 18.2)。

18.3 手术方法

顺利完成腹腔镜乙状结肠和左半结肠切除术需注意以下几方面:

- 选择合适的患者
- 高质量的腹腔镜设备
- 熟知外科解剖结构
- 遵循手术治疗的规范及原则(如“优先处理血管”)

表 18.1 CLASSIC 研究

腹腔镜辅助结直肠癌切除术随机对照研究:3 年疗效结果
英国 MRC CLASICC 试验组
Journal of Clinical Oncology 2007;25(21):3061-3068

	腹腔镜辅助手术组	开放手术组	差异(95% CI)	*P* 值
随机化比率	2	1	–	–
患者数(总数为 749)	526	268	–	–
总生存率	68.4%	66.7%	1.8%(–5.2%~8.8%)	0.55
无病生存率	66.3%	67.7%	–1.4%(–9.5%~6.7%)	0.70
局部复发率	8.6%	7.9%	–0.8%(–5.7%~4.2%)	0.76
切口/穿刺点复发率	2.5%	0.6%	–2.0%(–4.0%~0.02%)	
生活质量	两组间无明显差异			>0.1

表 18.2 结肠癌腹腔镜手术与开放手术的生存率比较

腹腔镜手术后与开放手术结肠癌的生存率:随机临床试验的长期结果 腹腔镜或开放切除结肠癌研究小组 *Lancet Oncology* 2009;10(1):44-52			
	腹腔镜手术组	开放手术组	*P* 值
患者数	258	252	0.66
中位手术时间(min)	145(102~230)	115(70~180)	<0.001
失血量(mL)	100(19~410)	175(40~500)	0.003
肿瘤大小(cm) 中位数(范围)	4.0(2.0~7.5)	4.5(2.1~8.0)	0.07
阳性切缘(占比)	10(2%)	10(2%)	0.96
标本中淋巴结清扫数量 中位数(范围)	10(3~20)	10(3~20)	0.32
早期并发症(<28 天)(占比)	111(21%)	110(20%)	0.90
早期死亡率(<28 天)(占比)	6(1%)	10(2%)	0.47
28 天内开始化疗(占比)	55(10%)	57(11%)	0.99
3 年和 5 年总生存率	81.8%和 73.8%	76.2%和 67.9%	NS
3 年和 5 年无病生存率	74.2%和 66.5%	76.2%和 67.9%	NS

NS,无显著差异

- 手术团队丰富的专业知识及经验

18.3.1 腹腔镜结肠切除术的适应证和禁忌证

只要遵循肿瘤外科治疗的原则，结肠癌腹腔镜手术安全可靠[3]。查体腹部触及巨大包块往往提示肿瘤局部晚期，或者怀疑肿瘤有穿孔，这两点仍是腹腔镜手术的绝对禁忌证，此时仍应当行传统的开放手术治疗。

18.4 手术操作

本书随书附送的光盘中及 Websurg 网站上可以浏览手术操作的详细内容[21]。

18.4.1 设备和装置

为了便于显露盆腔空间及结肠脾曲，推荐使用既可方便侧向倾斜又较陡的 Trendelenburg 位（头低脚高位）以及反 Trendelenburg 位的手术台。腹腔镜设备及显示器摆放在手术台的左侧。

18.4.2 患者体位

合适的患者体位摆放非常重要，不仅利于手术操作，还可以减少并发症的发生，比如神经和血管的受压以及臂丛神经的牵拉损伤。通常患者取仰卧的改良 Lloyd-Davis 位，双腿外展，膝部微曲。患者右上肢紧靠躯体，左上肢以 90°角外展固定。体表突出部位应当放置足够衬垫以防受压（图 18.1）。

18.4.3 术前准备

手术前，应常规放置用于胃内减压的胃管以及导尿管。常规使用加热装置以防术中患者体温过低。还应使用相应的血栓预防物品以及间歇腿部加压装置。术前应当使用一次预防性抗生素。

18.4.4 手术人员站位

手术人员除术者外，通常还包括两位助手和

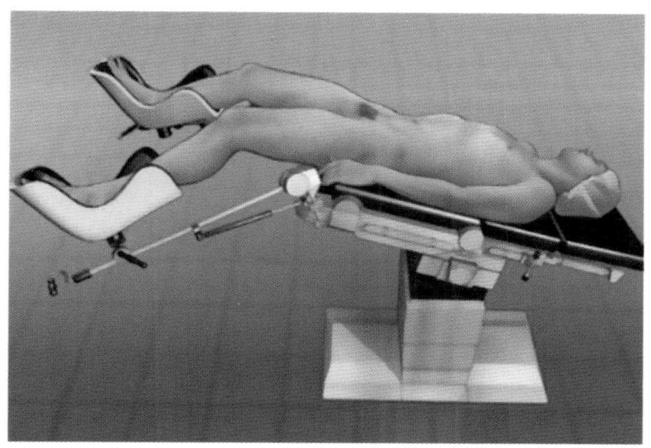

图 18.1　患者体位：患者双腿置于蹬塌上，手术开始时，手术台置于较陡的 Trendelenburg 位。（Courtesy of WeBSurg© IRCAD®）

一名擦洗护士。术者通常位于患者右侧，一助位于患者同侧肩部，二助位于患者两腿之间，擦洗护士位于手术台右侧远端。整个手术过程中，手术人员的位置通常不需调整（图 18.2）。

18.4.5 套管放置

与切口长短以及套管的大小不同，套管的数量对患者术后恢复影响较小。尽管有医生认为，在不太复杂的病例中，使用少至 3 个套管就足够进行手术了，但我们仍常规在左侧结肠手术中使用 5~6 个套管，这可以帮助术者在每台手术中都获得最佳的术野显露。在外科医生腹腔镜学习曲线初始阶段，这一点尤其重要。套管应当牢固地固定于腹壁，这样不但可以防止 CO_2 泄漏，在进行恶性肿瘤手术时还能降低癌细胞外泄的概率，减少肿瘤穿刺点种植转移的发生。

通常我们采用“开放”技术置入第一个套管（12mm），该套管常供腹腔镜镜头使用，穿刺点一般位于脐上 3~4cm 处（套管 A）。然后在腹腔镜的监视下置入另外两个操作套管，通常分别位于右侧锁骨中线平脐水平（套管 B）以及该点沿锁骨中

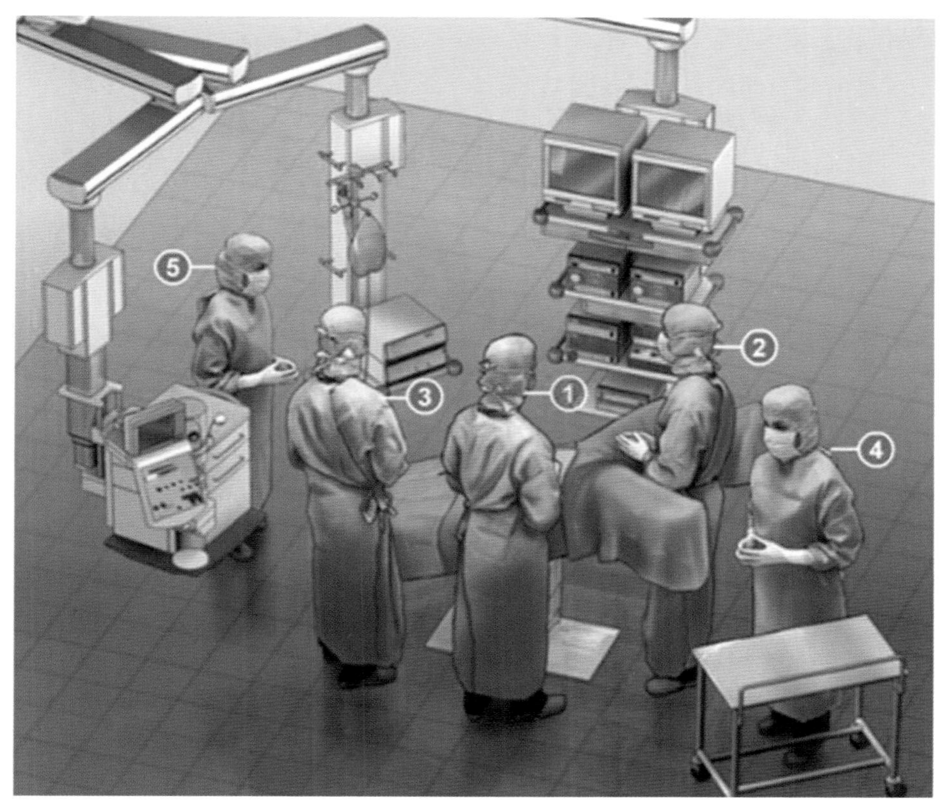

图 18.2　手术人员的站位：1，主刀医生；2，二助；3，一助；4，擦洗护士；5，麻醉师。（Courtesy of WeBSurg©IRCAD®）

线向远侧 8~10cm 处(套管 C)。套管 C 部位应当也放置直径 12mm 的套管，这样可以在进行肠管切除时使用线性缝合器，同时在整个手术过程中，该套管可用于使用：

- 剪切类器械(单极电凝、双极电凝或超声止血器械)
- 夹子和缝合器
- 吸引冲洗器械
- 无损伤抓钳

第四个套管可置于左侧锁骨中线平脐水平(套管 D)，一般直径 5mm 就足够了。在中间入路分离左侧结肠系膜时可从该套管置入无损伤抓钳用于牵拉和显露术野。在游离结肠脾曲时，还可以将该点用作主操作孔。第五个套管一般置于耻骨上方中线 8~10cm 处，用于牵拉使用。对于大多数手术来说，该点可以置入抓钳显露乙状结肠和降结肠，并在手术结束时延长该穿刺点可以取出手术标本，保持腹部美观。此外，有时候我们会在右侧锁骨中线肋缘下点置入一个 5mm 直径套管(套管 F)用于置入无损伤抓钳，这样方便手术开始时牵拉远段小肠，并在游离结肠脾曲时牵拉横结肠及大网膜(图 18.3)。

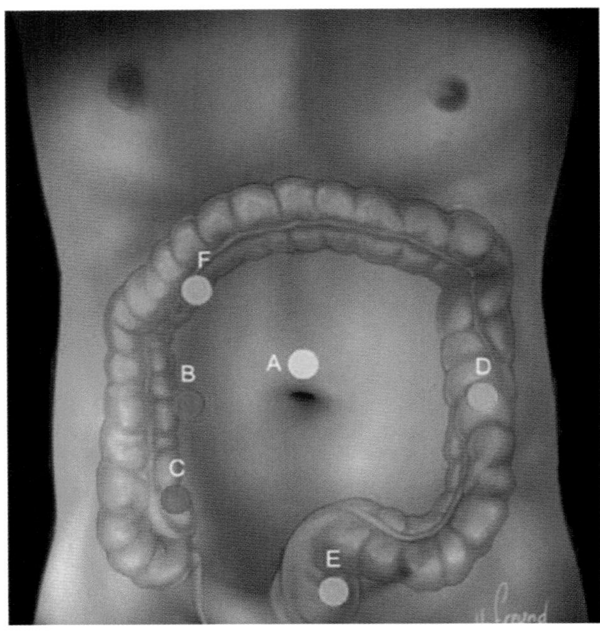

图 18.3 标准穿刺点部位：字母相对应部位详见正文。(Courtesy of WeBSurg© IRCAD®)

18.4.6 术野显露

腹腔镜手术中转开放手术最常见的原因就是显露困难，这一风险不仅存在于手术初始，而且还贯穿于整个手术过程中。由于我们选择了中间入路，因此手术时间主要取决于术野显露是否良好，这不仅影响着最初的血管离断时间，而且剩余手术的一半时间也取决于此。

术前良好的肠道准备对帮助术野显露非常重要。因此，我们常要求患者在入院前 8 天就进行严格的无纤维饮食，并在手术前一天服用 Phosphodisodic 口服液。这种方法非常有效，可以确保消化道排空并降低小肠内张力，有助于术中排列肠袢，获得良好术野显露。另外，也可换用聚乙二醇直接口服灌洗肠道，此时需要在术前 2 天服药，以免可能导致术中手术难度增加的小肠扩张。此外，还可以通过以下方法增加手术操作空间：

- 维持 12mmHg 的足够气腹压力
- 完全松弛腹壁
- 不同的手术步骤采用合适的患者体位

为了在术中获得良好的术野显露，将手术台置于 Trendelenburg 位可使得大网膜及横结肠自然位于左侧膈下区(图 18.4 和图 18.5)。此时从套管

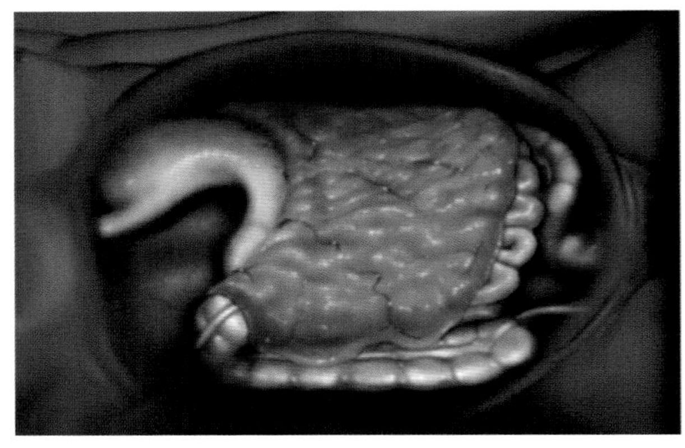
图 18.4 通过患者摆位获得术野显露：手术开始时大网膜和小肠袢遮挡乙状结肠及其系膜。(Courtesy of WeBSurg© IRCAD®)

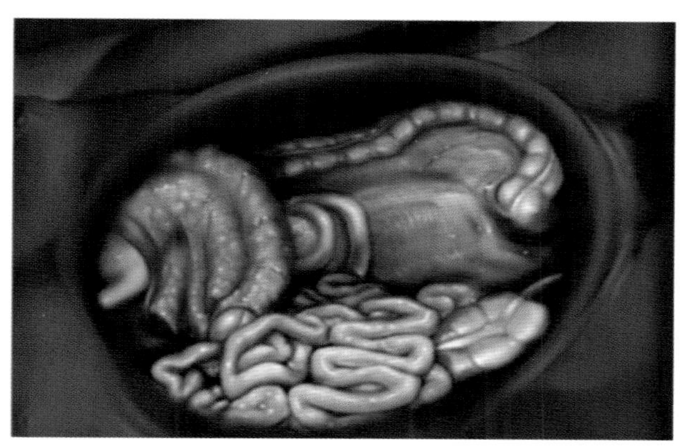

图 18.5　通过患者摆位获得术野显露：先将患者置于 Trendelenburg 体位，大网膜会缩向头侧，然后将患者倾向右侧，小肠便可置于右上象限。(Courtesy of WeBSurg© IRCAD®)

D 置入无损伤抓钳也可起到一定的帮助。然后使用无损伤腹腔镜器械将近段小肠轻柔地摆放于腹腔右上象限，并将远段小肠依靠重力摆放于右下象限盲肠区域。如果重力不够，特别是在患者腹腔内脂肪较多或肠袢扩张时，可以使用其他器械，比如通过套管 F 置入器械抓住小肠系膜根部的壁腹膜，将其牵向右侧髂窝。这样，抓钳杆就给小肠袢提供了"自固定"的牵拉力，使其远离中线位于盆腔。这种方法可以充分显露骶骨岬及腹主动脉、髂总动脉，这对于保证我们常规推荐的由内至外血管离断入路的良好视野非常重要。

在盆腔操作时，子宫可能阻碍获得良好视野。对于绝经后的患者，可以将子宫缝合固定于腹壁(图 18.6)。缝合穿刺点通常位于脐与耻骨中点处，这样可保证充分显示直肠阴道间隙。在年轻患者，可以采用相似的悬吊技术缝合圆韧带或通过耻骨上方的套管(套管 E)使用 5mm 的牵开器以达到牵拉子宫的目的。

一旦获得良好的术野显露，就可以依次进行以下的手术步骤：

- 处理血管根部
- 由内至外游离乙状结肠
- 切除目标肠段
- 取出手术标本
- 完成肠道吻合

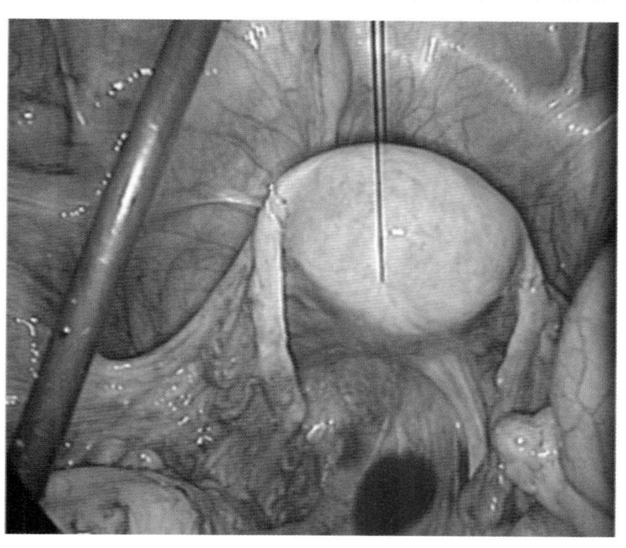

图 18.6　女性患者的术野显露：缝线悬吊牵拉子宫，从而获得良好的盆腔视野。(Courtesy of WeBSurg© IRCAD®)

额外的步骤还包括游离结肠脾曲，一般在需要进一步延长结肠以获得无张力吻合时进行此操作。

18.4.7 处理血管(由内至外)

癌症患者手术治疗时，处理血管是根治术的第一步。我们觉得这样可避免对结肠及肿瘤不必要的触碰，从而减少肿瘤细胞脱落。严格遵从血管解剖关系，方可获得彻底的淋巴结清扫，同时还需保留剩余左侧结肠及直肠的血供(图 18.7)。在切开乙状结肠系膜根部的腹膜后，应当逐步显露各支血管。由内至外的入路方法使我们能够清晰地看到交感神经丛主干及左侧输尿管，这对于避免输尿管损伤、保护泌尿生殖系功能至关重要。当然，在处理血管前，可能的话应当探查并确认肿瘤的所在部位。

我们对下述 3 个步骤进行了规范以妥善处理血管。

18.4.7.1 识别肠系膜下动脉(IMA)

实际的手术操作从切开肠系膜下动脉起始部系膜开始，这有助于识别 IMA。要准确切开 IMA 起

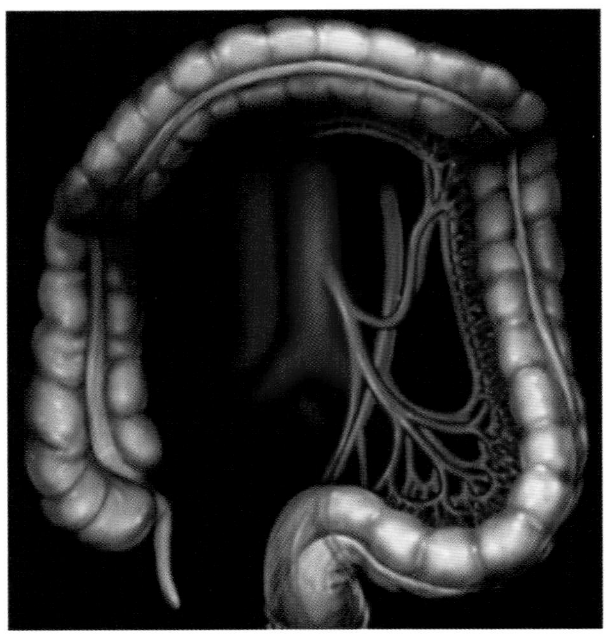

图 18.7 左侧结肠的动静脉血供：注意除肠系膜下静脉外，其余主要静脉分支均与相应动脉伴行。肠系膜下动脉直接发自腹主动脉，而肠系膜下静脉继续汇向头侧，并与脾静脉汇合。(Courtesy of WeBSurg© IRCAD®)

始部的系膜，需要通过套管 E 使用抓钳向前牵拉乙状结肠系膜，这样可以显露乙状结肠系膜根部(图 18.8)。然后在骶骨岬水平切开脏腹膜，并沿腹主动脉右前缘向上打开直至屈氏韧带（图 18.9）。气腹的压力联合乙状结肠系膜向前的牵拉可以促进组织分离，同时 CO_2 弥散力可帮助打开系膜后的无血管平面。

18.4.7.2 离断 IMA 及乙状结肠动脉支

逐步分离乙状结肠血管分支及右交感神经以显露 IMA。为保证充分清扫系膜淋巴结，IMA 的初始 2cm 应当完全分离干净，在离断动脉前应保证其骨骼化(图 18.10)。分离 IMA 起始部可能导致损伤位于 IMA 左缘的左侧交感神经干，此时应当进行极其精细的操作，保证离断的只是血管，而不包含周围组织。紧贴血管进行分离还可减少离断 IMA 时损伤输尿管的风险。常规应当显露左侧输尿管并确认其走行位置。在完整分离出 IMA 并夹闭血管后，使用线性缝合器(vascular 2.5 或 2.0 钉仓)或类似 Ligasure™(Covidine)等封闭装置切断血管。

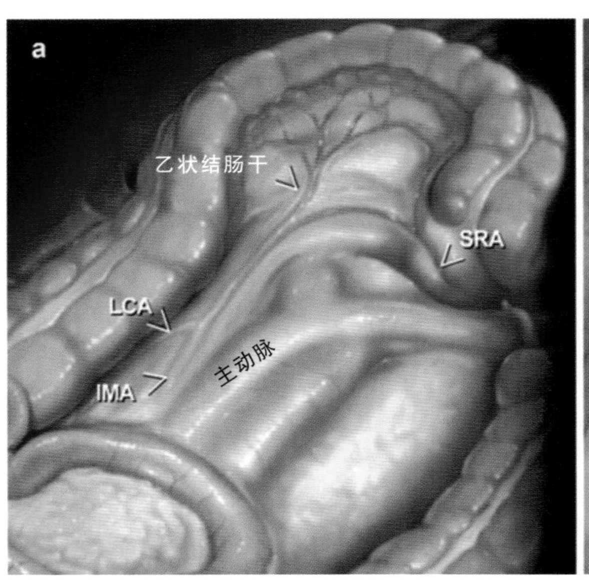

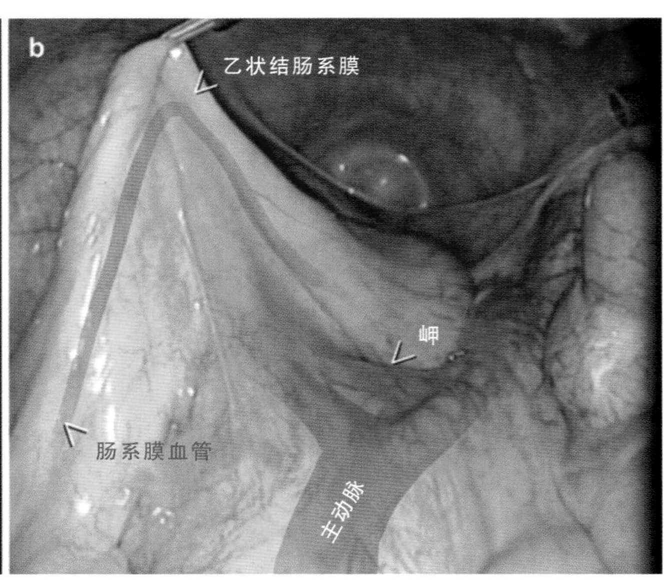

图 18.8 显露乙状结肠及其系膜：患者摆位联合器械牵拉。(a)示意图；(b)术中视野。(Courtesy of WeBSurg© IRCAD®)

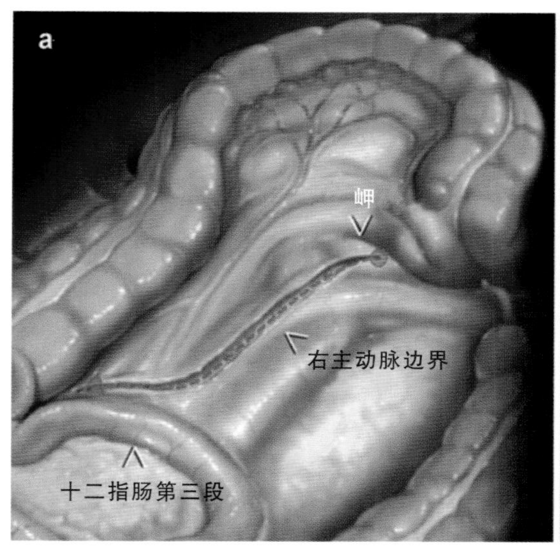

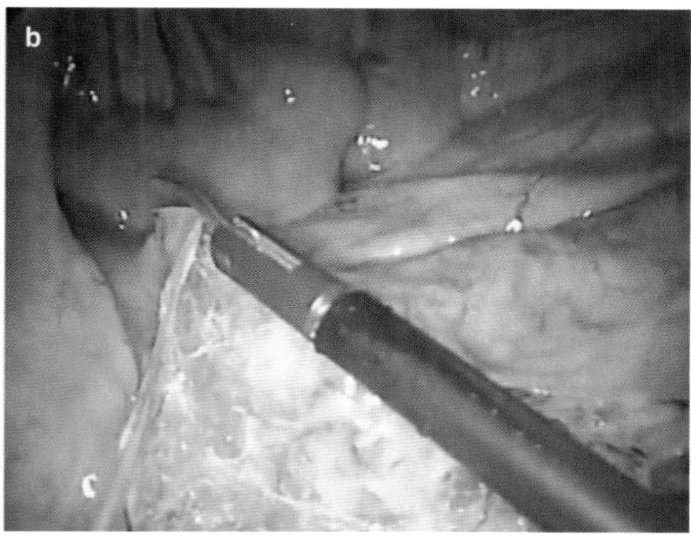

图 18.9 分离 IMA：打开后腹膜到达肠系膜下动脉根部。(a)示意图；(b)术中视野。(Courtesy of WeBSurg© IRCAD®)

18.4.7.3 识别并离断肠系膜下静脉(IMV)

在 IMA 的左侧可以辨认出 IMV，如果显露困难，也可在屈氏韧带左侧寻找 IMV。可以在胰腺下缘或左结肠静脉上缘离断 IMV。此时，使用血管夹或者 Ligasure Atlas™ 均安全可靠。

18.4.8 游离乙状结肠和降结肠

离断血管以后，可以开始游离乙状结肠。该步骤包括分离乙状结肠及其系膜与后方及侧方的粘连，以及离断直肠和乙状结肠系膜。这一步骤可以由内至外操作。当然，我们常规推荐中间入路的完整系膜分离。对于腹腔镜手术来说，采用中间入路非常合适，因为这一入路保持原有的操作空间，对结肠的触摸扰动最少。

在一项直肠乙状结肠癌腹腔镜手术的随机对照研究中，Liang 等人对比了由内至外的手术入路和传统的由外至内入路，结果发现中间入路可以缩短手术时间并降低术后炎症反应[22]。此外，除了

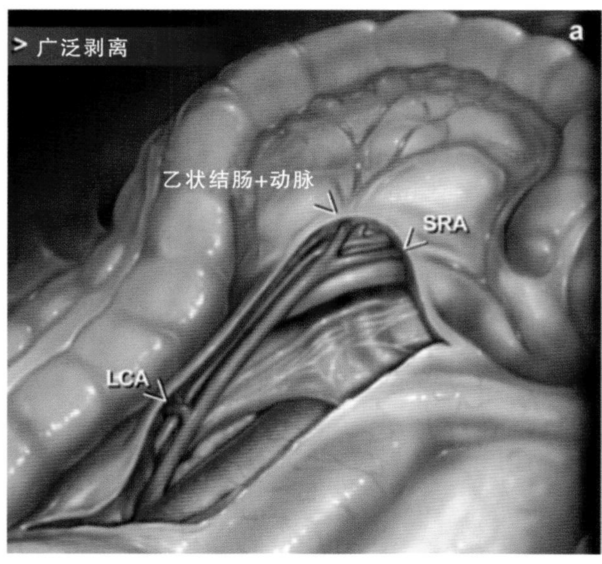

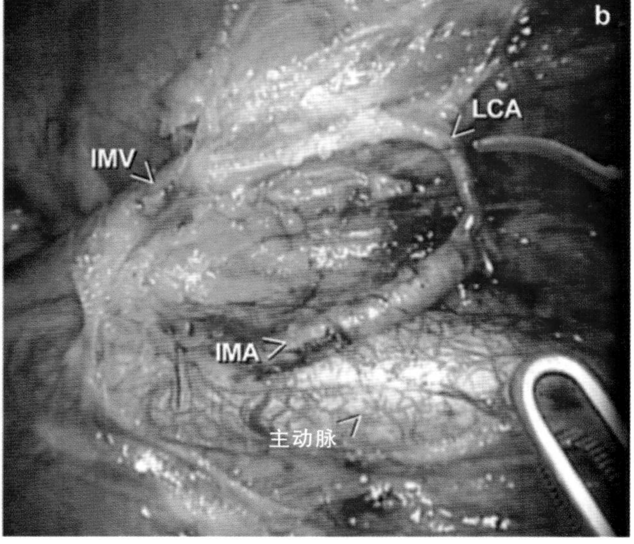

图 18.10 分离 IMA：骨骼化肠系膜下动脉的术中视野。(a)示意图；(b)术中视野。(Courtesy of WeBSurg© IRCAD®)

先离断血管以及“零接触”分离[23,24]的潜在肿瘤学优势外，我们还感到结肠与侧腹壁粘连保留时间越长，术中术野显露和组织分离越容易（表18.3）。

我们规范了以下两个步骤，以调动乙状结肠和降结肠。

18.4.8.1 系膜后间隙的显露

将乙状结肠向前牵拉（套管E）可显露系膜后方间隙，寻找Toldt线和乙状结肠系膜之间的层面。该层面没有血管且易于分离。沿此层面由内向外沿Toldt线便可完成乙状结肠系膜后方间隙的分离。

18.4.8.2 结肠外侧缘分离

至此，乙状结肠便已完全游离，此时可以离断结肠外侧缘粘连。通过套管F使用抓钳将乙状结肠袢向右上象限牵拉以牵引Toldt线。向头侧及尾侧打开腹膜反折并与内侧入路分离面汇合。在进行此操作时，应当注意避免损伤因系膜牵拉而凸起的左侧性腺血管及输尿管。在因炎症、肿瘤侵犯、粘连和（或）子宫内膜异位而导致解剖层面难以辨别时，可使用红外线输尿管支架。

18.4.9 分离近段直肠系膜

处理该区域时应当特别小心，尤其是在左侧区域，因为该处直肠系膜附着于盆腔壁层筋膜，上腹下神经和输尿管便走行其中。循着前述的无血管平面于直肠系膜后方游离，然后游离直肠侧方系膜，直至获得足够的远端切缘。

18.4.10 离断远端直肠

完全游离近段直肠后，确定远端直肠横断面并保证5cm以上的安全切缘。同时使用单极电刀、超声刀或者Ligasure™将结肠与周围脂肪组织分开。在上段直肠后方系膜内离断直肠上动脉后，使用脐带胶布带封闭远端结肠以进行直肠冲洗（该

表18.3 腹腔镜结肠切除术：由内至外入路对比由外至内入路

腹腔镜结直肠切除术由内至外入路对比由外至内入路：随机对照临床研究
台湾大学研究组
Would Journal of Surgery 2003 27(2):190–6.

	由内至外入路（n=36）	由外至内入路（n=36）	P值
术中参数			
手术时间（min）	198.0±26.0	260±32.0	<0.05
术中并发症	2（5.6%）	2（6.5%）	NS
中转率	2（5.6%）	2（6.5%）	NS
术后排气时间（h）	50.0±10.5	56.0±18.4	NS
术后疼痛（目测类比评分）	4.2±1.0	4.8±1.2	NS
切口长度（cm）	5.0±0.5	6.2±1.0	NS
术后24小时炎症标志物升高（CRP/ESR）	4.90±1.3/1.6±0.43	9.30±1.50/2.46±0.40	<0.05
术后参数			
住院时间（d）	8.5±1.5	9.0±2.0	NS
总费用（美元）	5429±121	5657±155	<0.05
术后并发症	6（17%）	7（19%）	NS
恢复工作时间（w）	4.3±0.4	4.6±1.5	NS
2年复发率	5.6%	6.5%	NS

NS，无显著差异

冲洗步骤并非常规进行),这样可能减少吻合时的肿瘤细胞种植。

通过套管 C 置入线性缝合器离断远端肠管,注意激发缝合器时应当垂直于肠管(3.5mm、45mm 蓝色钉仓)。也可使用带有关节头的缝合器,不过在闭合上段直肠时并非必需。

18.4.11 离断近端结肠

离断近端结肠需距离肿瘤至少 10cm 以上,可使用超声刀、Ligasure 或线性缝合器先切断系膜然后离断肠管。首先寻找系膜根部 IMA 的断端,在此水平向着近端结肠预切线垂直肠管逐步切断结肠系膜。通过套管 B 或 D 置入抓钳固定需吻合处的结肠,然后通过套管 C 置入线性缝合器切断结肠。

18.4.12 游离结肠脾曲

通常情况下,如果切除的乙状结肠肠段较长,则需要游离结肠脾曲方可完成吻合。游离脾曲可有数种不同方法,外科医生应当对这几种方法都非常熟悉,以备不时之需。

能通过简单的游离降结肠后方和侧方粘连即可获得足够长度的话,便不需要游离整个结肠脾曲。如果游离的结肠能够轻松到达腹腔右下象限的话,便可保证吻合口没有张力。在特定情况下需要完全游离整个结肠脾曲时,可以先从中间入路游离降结肠及左侧横结肠后方的粘连,然后再游离降结肠侧方粘连,这样就可以完成整个结肠脾曲的游离,当然先游离侧方粘连再游离后方粘连也可完成该步骤操作。中间入路游离结肠脾曲最适合腹腔镜手术操作,因为此时术者站立于患者右侧,视野充分覆盖胰腺前方和左侧横结肠系膜基底部,这一点对于肥胖患者手术操作尤其重要。有时候只游离结肠侧方粘连也可获得足够长度的肠管。此外,手术时欲获得无张力吻合,还需要离断结肠之间的粘连以及一些血管组织。

18.4.12.1 中间入路游离结肠脾曲

该步骤需要先游离降结肠和左侧横结肠后方的粘连,可沿着早先游离乙状结肠的层面,在 Toldt 线的前方继续向头侧分离。然后将横结肠向患者前方牵拉以显露胰腺下缘,进入小网膜囊后,在胰腺前方分离横结肠系膜基底部,并逐步离断横结肠及降结肠系膜与后方的粘连。之后,如前所述,离断降结肠侧方粘连。此时便完成整个结肠脾曲的游离。

18.4.12.2 外侧入路游离结肠脾曲

此方法通常用于开放手术,也可直接用于腹腔镜结肠切除手术。首先应分离降结肠与侧腹壁的粘连。通过套管 D 使用剪刀沿 Toldt 线做一下行切口,然后离断脾结肠韧带。通过套管 C 和 E 以抓钳将降结肠和结肠脾曲向右下象限牵拉,帮助显露分离的正确层面后,靠近结肠侧离断横结肠与大网膜之间的粘连,直至打开小网膜囊。然后继续分离粘连直至获得所需长度的结肠肠段。

18.4.13 取出手术标本

切口的大小、位置以及手术标本取出的方式取决于下列因素:

- 标本的体积
- 患者的体型
- 美观
- 疾病种类

切口通常位于耻骨上方区域。如前所述,在腹腔内切断结肠近端。然后将标本置入结实的标本袋中,自耻骨上方的切口取出(图 18.11)。

取出标本时应当采用双层保护措施:塑料材质的切口保护器和标本袋。切口保护器同时还可以帮助在进行腹腔内结肠直肠吻合时,防止 CO_2 逸出,并且还能缩小切口并减少肿瘤细胞种植。

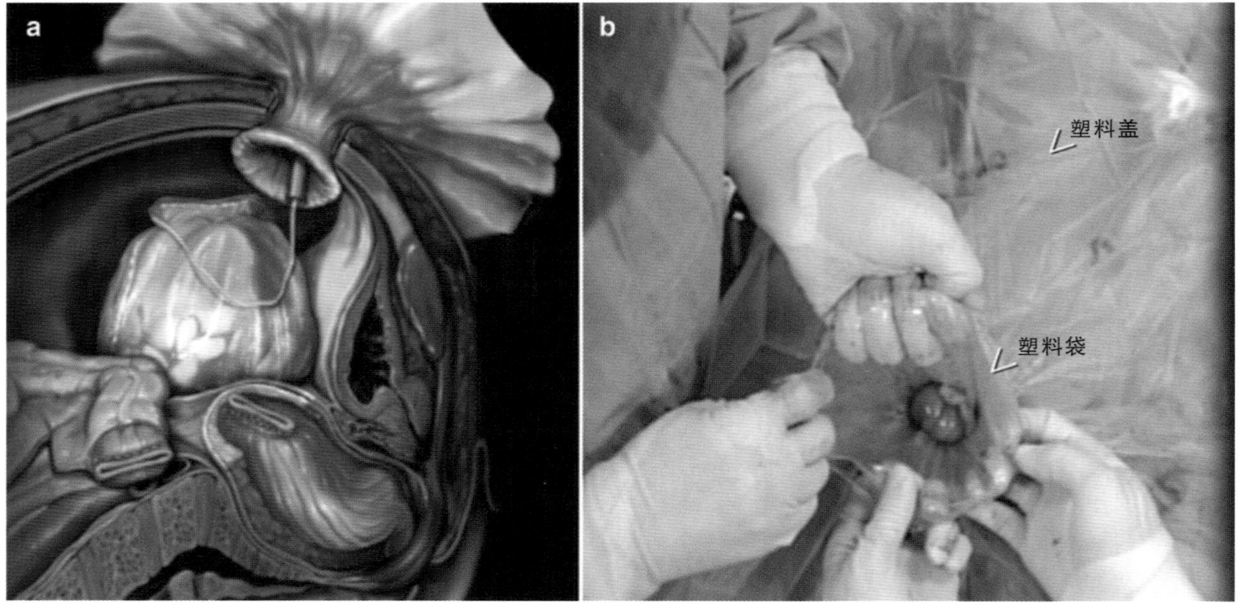

图 18.11 标本取出：使用双重切口保护取出标本。(a)示意图；(b)术中视野。(Courtesy of WeBSurg© IRCAD®)

18.4.14 完成吻合

我们通常使用圆形吻合器刺穿直肠残端完成吻合，此操作包括以下两个步骤：

- 腹腔外手术步骤
- 腹腔镜下腹腔内手术步骤

取出手术标本后，便可开始腹腔外手术操作步骤。用腹腔镜器械握持近端结肠，将其送至下腹部切口处，再以 Babcock 钳将其牵至腹腔外，并检查肠管活力，必要时需切除部分肠段。然后将吻合器抵钉座置入肠腔（至少直径 28mm），荷包缝合肠管断端后，将结肠重新置回腹腔。

将腹部切口暂时性关闭以重新建立气腹。为避免腹部切口气体外泄，可将切口保护器拧转并以大钳钳夹固定。

轻柔扩肛后，润滑圆形吻合器并将其置入直肠，然后将直肠残端置于吻合器抵钉座处。如为女性患者则需将阴道向前牵拉。

将圆形吻合器与吻合器抵钉座对合后，检查结肠有无扭曲。确保吻合处未夹杂邻近脏器组织后，激发吻合器。然后旋松吻合器并自肛门退出。

最后，通过以下方法检查有无吻合口漏：

- 检查近端和远端吻合切缘环是否完整
- 充气实验

也有作者使用直肠镜对吻合口进行检查。我们常规术后不放置引流管。

18.4.15 关闭切口

在腹腔镜下检查每个穿刺口有无出血，然后通过套管解除气腹，并在直视下拔出套管。耻骨上方的切口使用可吸收缝线分层连续缝合，并关闭所有超过 10mm 的筋膜缺损。使用钉皮器或皮内连续缝合关闭皮肤。

18.5 手术并发症和风险及其预防

腹腔镜乙状结肠切除术和开放手术乙状结肠切除术有着许多共同的并发症：

- 吻合口漏
- 脓肿形成
- 切口感染
- 切口裂开

- 出血

腹腔镜手术同样也存在和相似规模手术一样的常见并发症，比如血栓形成、肺炎及心血管意外。但也有一些并发症是腹腔镜手术所独有的，并主要源于套管的使用：

- 穿刺点出血
- 穿刺点疝
- 穿刺点肿瘤种植
- 气腹针或穿刺套管相关的腹腔脏器穿刺伤

18.5.1 腹壁出血

预防腹壁出血，首先需要仔细评估所选位置是否适合穿刺置入套管。利用腹腔镜光源透视照明可以帮助辨识腹壁下血管的走行。在套管置入的过程中可能也会损伤到一些比较小的血管，套管的填压以及气腹的压力可起到压迫止血的作用，从而掩盖了血管受损。因此，将套管内置入抓钳后再拔除套管，可以通过观察抓钳处穿刺部位有无出血，以检查有无小血管受损。

18.5.2 穿刺点疝

所有超过 10mm 的穿刺点都有发生疝的风险，建议通过开放手段或腹腔镜下使用内镜闭合装置缝合该部位的筋膜。对于肥胖患者，内镜闭合装置极有帮助。

18.5.3 穿刺点肿瘤种植

由于对穿刺点肿瘤种植以及肿瘤学切除范围不够的怀疑，腹腔镜手术用于癌症治疗曾经饱受争议[25,26]。近期发表的大规模多中心临床研究结果显示，穿刺点肿瘤种植不应再被看作腹腔镜技术所导致的并发症[22,1]，但是术中缺乏经验，不恰当的处理肿瘤而导致的结果[27]。事实上只要合理应用这项技术，在大多数临床研究中腹腔镜气腹发生穿刺点种植的概率只有 1%左右。此外，在很多报道中穿刺点种植率约为 0[3]。

18.5.4 腹腔脏器穿刺伤

为减少套管穿刺损伤的风险，我们使用开放技术置入第一枚套管。

18.5.5 输尿管损伤

在腹腔镜手术分离过程中，由于无法直接触摸辨识解剖结构，并且缺少了触觉反馈，因此可能导致相应的副损伤，尤其在输尿管走行区域更是如此。避免损伤输尿管最重要的方法就是术野显露充分，并在分离过程中遵循正确的解剖层次。如果在 Toldt 筋膜上方分离操作，就不会显露输尿管，从而避免了损伤。严重的炎症反应、纤维成形性反应、肿瘤外侵或解剖变异都可导致解剖结构改变，从而难以辨识输尿管走行。在这些情况下，术前置入红外输尿管支架就相当有用。红外线为冷光源，可以安全接触输尿管组织，并且在腹腔镜下易于直视观察。

18.6 未来展望

随着新技术的发展，腹腔镜结肠切除术将来会更加易于操作。高分辨率显示屏已经大大提高了外科医生视野的清晰度，腹腔镜器械技术帮助医生进行更加精确的操作，出血量更少。此外，套管技术的发展可减少穿刺部位缝合需求，并且还可以允许多种器械同时通过一枚套管进出腹腔。腹腔镜止血器械甚至缝合器口径的缩小同样还能继续减小套管的管径。随着肿瘤筛查水平的提高，会有越来越多的早期癌症患者被检出，腹腔镜技术也会在虽有争议的内镜手术中发挥一定作用，比如内镜黏膜下切除术（ESD）[28,29]。将来，前哨淋巴结显像技术可能会常规应用[30]，机器人装置也会大量用于结直肠癌的治疗，同时也会用于创新性的手术，如经自然腔道内镜手术(NOTES)，并毫无疑问地促进这一新型亚科的发展。最终，即使是在传统的医疗机构，医生的思维体系以及手术方式也将发生改变[30]。到那时，真正的“微创手术”而不仅仅是“微切口手术”时代才会真正到来。

18.7 结论

当前，腹腔镜乙状结肠切除术已是非常标准化的手术方式。不管是否先离断血管，开放乙状结肠切除术还大部分采用由外向内的分离顺序，而由内至外的手术入路似乎更加适合于腹腔镜手术，这也是我们比较偏好的手术入路方式。确实，按照由内至外的分离顺序进行操作更加安全，并避免触碰结肠。在学习腹腔镜乙状结肠切除术时，外科医生应到经验丰富、技巧娴熟的外科团队中接受培训，而在开放手术中练习腹腔镜手术步骤不失为一个非常好的学习策略。

快速参考

1.优质的腹腔镜设备非常重要：
- 带有3个芯片摄像头的腹腔镜设备，最好是高清摄像头
- 必须有止血设备，比如Ligasure或超声刀

2.通过下述步骤获得良好术野显露：
- 合适的患者摆位
- 术前肠道准备
- 数量足够、大小合适的套管
- 套管牢固固定于腹壁

3.遵照正确的腹腔镜结肠切除术适应证：
- T1和T2期肿瘤
- 有手术指征的T3期肿瘤

4.先处理血管并进行广泛的淋巴结清扫。

5.必须执行“零接触”准则。尽量减少接触结肠。在必需时应使用无损伤器械。请勿触碰肿瘤。

6.游离整个左侧结肠及结肠脾曲，确保达到无张力吻合。如果左侧结肠能够牵至腹腔右下象限，则可认为吻合口安全无张力。

7.为便于标本取出，应避免腹壁切口过小。

8.同时使用标本袋和切口保护器以避免污染必须保护切口和腹腔。

9.实行无张力的机械吻合。同时行充气实验或直肠镜，以检查有无吻合口漏。

10.推荐在整个手术过程中均使用聚维酮碘溶液清洗使用的器械。

(周海涛 译　赵建军 校)

参考文献

1. Martel, G., Boushey, R.P.: Laparoscopic colon surgery: past, present and future. Surg. Clin. North Am. **86**, 867–897 (2006)
2. Leroy, J., Ananian, P., Rubino, F., Claudon, B., Mutter, D., Marescaux, J.: The impact of obesity on technical feasibility and postoperative outcomes of laparoscopic left colectomy. Ann. Surg. **241**, 69–76 (2005)
3. Kohler, L., Eypash, E., Troidl, H.: Myths in management of colorectal malignancy. Br. J. Surg. **84**, 248–251 (1997)
4. Liang, Y., Li, G., Chen, P., Yu, J.: Laparoscopic versus open colorectal resection for cancer: a meta-analysis of results of randomized controlled trials on recurrence. Eur. J. Surg. Oncol. **34**, 1217–1224 (2008)
5. Franklin, M.E., Rosenthal, D., Abrego-Medina, D., Dorman, J.P., Glass, J.L., Norem, R., Diaz, A.: Prospective comparison of open vs. laparoscopic colon surgery for carcinoma. Five-year results. Dis. Colon Rectum **39**, S35–S46 (1996)
6. Hewitt, P.M., Kwok, S.P., Somers, S.S., Li, K., Leung, K.L., Lau, W.Y., Li, A.K.C.: Laparoscopic-assisted vs. open surgery for colorectal cancer: comparative study of immune effects. Dis. Colon Rectum **41**, 901–909 (1998)
7. Kockerling, F., Reymond, M.A., Schneider, C., Wittekind, C., Scheidbach, H., Konradt, J., Kohler, L., Barlehner, E., Kuthe, A., Bruch, H.P., Hohenberger, W.: Prospective multicenter study of the quality of oncologic resections in patients undergoing laparoscopic colorectal surgery for cancer. The Laparoscopic Colorectal Surgery Study Group. Dis. Colon Rectum **41**, 963–970 (1998)
8. Kwok, S.P., Lau, W.Y., Carey, P.D., Kelly, S.B., Leung, K.L., Li, A.K.: Prospective evaluation of laparoscopic-assisted large bowel excision for cancer. Ann. Surg. **223**, 170–176 (1996)
9. Milsom, J.W., Bohm, B., Hammerhofer, K.A., Fazio, V., Steiger, E., Elson, P.: A prospective, randomized trial comparing laparoscopic versus conventional techniques in colorectal cancer surgery: a preliminary report. J. Am. Coll. Surg. **187**, 46–54 (1998)
10. Nishiguchi, K., Okuda, J., Toyoda, M., Tanaka, K., Nobuhiko

Tanigawa, N.: Comparative evaluation of surgical stress of laparoscopic and open surgeries for colorectal carcinoma. Dis. Colon Rectum **44**, 223–230 (2001)

11. Read, T.E., Mutch, M.G., Chang, B.W., McNevin, M.S., Fleshman, J.W., Birnbaum, E.H., Fry, R.D., Caushaj, P.F., Kodner, I.J.: Locoregional recurrence and survival after curative resection of adenocarcinoma of the colon. J. Am. Coll. Surg. **195**, 33–40 (2002)
12. Tang, C.L., Eu, K.W., Tai, B.C., Soh, J.G., MacHin, D., Seow-Choen, F.: Randomized clinical trial of effect of open versus laparoscopically assisted colectomy on systemic immunity in patients with colorectal cancer. Br. J. Surg. **88**, 801–807 (2001)
13. Weeks, J.C., Nelson, H., Gelber, S., Sargent, D., Schroeder, G., Clinical Outcomes of Surgical Therapy (COST) Study Group: Short-term quality-of-life outcomes following laparoscopic-assisted colectomy vs open colectomy for colon cancer: a randomized trial. J. Am. Med. Assoc. **287**, 321–328 (2002)
14. Lacy, A.M., Garcia-Valdecasas, J.C., Delgado, S., Castells, A., Taura, P., Pique, J.M., Visa, J.: Laparoscopy-assisted colectomy versus open colectomy for treatment of non-metastatic colon cancer: a randomised trial. Lancet **359**, 2224–2229 (2002)
15. Lacy, A.M., Delgado, S., Garcia-Valdecasas, J.C., Castells, A., Piqué, J.M., Grande, L., Fuster, J., Targarona, E.M., Pera, M., Visa, J.: Port site metastases and recurrence after laparoscopic colectomy. A randomised trial. Surg. Endosc. **12**, 1039–1042 (1998)
16. Zmora, O., Gervaz, P., Wexner, S.D.: Trocar site recurrence in laparoscopic surgery for colorectal cancer. Myth or real concern? Surg. Endosc. **15**, 788–793 (2001)
17. Marusch, F., Gastinger, I., Schneider, C., Scheidbach, H., Konradt, J., Bruch, H.P., Köhler, L., Bärlehner, E., Köckerling, F., Laparoscopic Colorectal Surgery Study Group (LCSSG): Experience as a factor influencing the indications for laparoscopic colorectal surgery and the results. Surg. Endosc. **15**, 116–120 (2001)
18. Franklin, M.E., Kazantsev, G.B., Abrego, D., Diaz-E, J.A., Balli, J., Glass, J.L.: Laparoscopic surgery for stage III colon cancer: long-term follow-up. Surg. Endosc. **14**, 612–616 (2000)
19. Poulin, E.C., Mamazza, J., Schlachta, C.M., Gregoire, R., Roy, N.: Laparoscopic resection does not adversely affect early survival curves in patients undergoing surgery for colorectal adenocarcinoma. Ann. Surg. **229**, 487–492 (1999)
20. Veldkamp, R., Gholghesaei, M., Brunen, M., Meijer, D.W., Bonjer, H.J., Lezoche, E., Himpens, J., Jacobi, C.A., Whelan, R.L., Lacy, A.M., Morino, M., Haglind, E., Jakimowicz, J.J., Cuesta, M.A., Neugebauer, E., Anderberg, B., Guillou, P.J., Monson, J.W., Jeekel, J., Fingerhut, A., Cuschieri, A., Koeckerling, F., Fleshman, J.W., Wexner, S.D.: Laparoscopic Resection of Colonic Carcinoma EAES consensus conference Lisbon. Online publication http://www.eaes-eur.org/rescolframe.html (2002)
21. Leroy, J., Milsom, J.W., Okuda, J.: Laparoscopic sigmoidectomy for cancer. http://www. websurg.com
22. Liang, J.T., Lai, H.S., Huang, K.C., Chang, K.J., Shieh, M.J., Jeng, Y.M., Wang, S.M.: Comparison of medial-to-lateral versus traditional lateral-to-medial laparoscopic dissection sequences for resection of rectosigmoid cancers: randomized controlled clinical trial. World J. Surg. **27**(2), 190–196 (2003)
23. Turnbull, R.B., Kyle, K., Watson, F.R., Spratt, J.: Cancer of the colon: the influence of the no-touch technique on survival rates. Ann. Surg. **166**, 420–427 (1967)
24. Wiggers, T., Jeekel, J., Arends, J.W., Brinkhorst, A.P., Kluck, H.M., Luyk, C.I., Munting, J.D., Povel, J.A., Rutten, A.P., Volovics, A.: No-touch isolation technique in colon cancer: a controlled prospective trial. Br. J. Surg. **75**, 409–415 (1988)
25. Allardyce, R., Morreau, P., Bagshaw, P.: Tumor cell distribution following laparoscopic colectomy in a porcine model. Dis. Colon Rectum **39**, S47–S52 (1996)
26. Balli, J.E., Franklin, M.E., Almeida, J.A., Glass, J.L., Diaz, J.A., Reymond, M.: How to prevent port-site metastases in laparoscopic colorectal surgery. Surg. Endosc. **14**, 1034–1036 (2000)
27. Yamamoto, H.: Technology insight: endoscopic submucosal dissection of gastrointestinal neoplasms. Nat. Clin. Pract. Gastroenterol. Hepatol. **4**, 511–520 (2007)
28. Cahill, R.A., Perretta, S., Leroy, J., Dallemagne, B., Marescaux, J.: Lymphatic mapping and sentinel node biopsy in the colonic mesentery by Natural Orifice Transluminal Endoscopic Surgery. Ann. Surg. Oncol. **15**(10), 2677–2683 (2008)
29. Franklin Jr., M.E., Leyva-Alvizo, A., Abrego-Medina, D., Glass, J.L., Treviño, J., Arellano, P.P., Portillo, G.: Laparoscopically monitored colonoscopic polypectomy: an established form of endoluminal therapy for colorectal polyps. Surg. Endosc. **21**, 1650–1653 (2007)
30. Wexner, S.D., Cohen, S.M.: Port site metastases after laparoscopic colorectal surgery for cure of malignancy. Br. J. Surg. **82**, 295–298 (1995)

第 19 章
腹腔镜直肠癌手术

Rolv-Ole Lindsetmo, Conor P. Delaney

R.-O. Lindsetmo
University Hospital of North Norway, 9038 Tromso, Norway

C.P. Delaney (✉)
University Hospitals Case Medical Center and Case Western Reserve University, 11100 Euclid Avenue, Cleveland, OH 44106-5047, USA
e-mail: conor.delaney@UHhospitals.org

19.1 引言

直肠癌手术过去一直有着非常高的局部复发率,甚至超过了 30%。直至最近,随着全系膜切除成为直肠癌根治术标准这一观念被普遍接受和推广后,直肠癌术后局部复发率才显著降低。在许多医疗中心,直肠癌术后局部复发率已降低到 10%以内,同时患者生存率也明显提高[1-3]。

随着外科技术的发展,临床资料显示病种专科化、病例数量以及临床疗效之间有显著关联[4-6]。因此,在一些欧洲国家,直肠癌手术越来越集中到能够多学科综合治疗直肠癌的医疗机构,经验丰富的外科医生能够联合专业化的放疗科专家和肿瘤内科专家一起,根据循证医学指南制订了个体化治疗方案。而多学科综合治疗的理念也逐渐得到广泛接受,并保证了患者能够得到最佳治疗,获得最好疗效。

在直肠癌治疗标准化的同时,腹腔镜治疗结直肠癌的方式也迅速得到广泛接受。本章阐述了腹腔镜手术在目前直肠癌治疗中的地位,并对操作培训等相关问题进行探讨。

19.2 文献研究现状

一旦确诊患者患直肠癌后,需要做出数个决定。首先,根据疾病分期、肿瘤部位或者患者并发症决定是否适合行经肛切除。对于不适合局部治疗的病变,需要决定是否行术前治疗。最后决定是否能够行功能保全手术。

19.3 术前检查和分期

做出上述决定需要依靠完整的病史采集、仔细的体格检查以及准确的术前分期,并且还应当考虑患者其他的诊断和并发症、控制排便的能力以及既往手术史。体格检查非常重要,尤其对于低位直肠肿瘤,可以评估括约肌紧张性以及肿瘤的大小、位置和活动度。同时还应明确患者术前控制两便的能力和性功能。此外,还应当使用乙状结肠镜确定肿瘤与齿状线之间的距离。

在我们的临床工作中,患者初诊时就需要行经肛超声检查以明确 T 和 N 分期,虽然超声只有 70%~90%的准确度[7]。不过超声检查不太适合缩窄型肿瘤患者。近来,几乎所有直肠癌患者都应当行 MRI 检查以明确肿瘤环周切缘、直肠邻近结构受侵程度以及区域淋巴结状态,同时还需行胸腹部 CT 检查肝脏、肺以及其他部位的转移。尽管在文献报道中已有关于 PET 用于直肠癌检查的讨论,但除了直肠癌复发患者外,这一检查在笔者医疗机构并非常规检查手段[8]。所有行直肠癌手术患者术前均应行结肠镜检查以排除同时性结肠癌。同时术前还应当查看患者腹壁,并确定造口的备选部位。此外,术前还应告知患者所计划的手术方案、可能的并发症以及预期的术后恢复过程。

治疗方案的制订必须由专门从事结直肠癌治疗的多学科团队,根据标准化的临床和影像学检查结果,并依照国家性指南来确定。

19.4 术前治疗的选择

哪些患者需要做术前治疗?这在世界范围内都充满争论。在瑞典和挪威,几乎所有直肠癌患者都要做放疗[1,9],而在美国 NCCN 指南推荐所有的Ⅱ期和Ⅲ期患者行放化疗[10]。而其他一些国家[11-14]提倡放疗应该更加具有选择性;T3 期或淋巴结转移阳性的远段 2/3 直肠癌患者[14],或者术前影像学评估认为肿瘤距离环周切缘不足 3mm 的患者[13]。

越来越多的证据表明,上段直肠癌或者Ⅰ期直肠癌患者在接受合适的手术治疗后,可不再需要行放疗[11]。荷兰 TME 临床研究表明,Ⅰ期甚至

Ⅱ期直肠癌患者单独 TME 手术对比 TME 手术联合术前放疗两者之间的 5 年局部复发率没有差异[15]。Sauer 及其同事的研究结果表明，如果需要行放疗的话，应当在术前进行以降低局部复发率并减少并发症[16]。而更近期，EORTC 的 Bosset 等对 1011 例 T3 和 T4 期直肠癌患者进行研究，结果发现化疗的时机对患者生存率没有影响，但不管是术前还是术后进行治疗，都可以降低局部复发率[17]。因此，我们对 T3 期的远端 2/3 直肠癌患者行术前放化疗，尤其是术前 MRI 显示切缘可能受侵的患者。

19.5 患者最佳手术方案的选择

19.5.1 经肛切除和经肛内镜微创手术(TEM)

这两种损伤较小的手术方式适用于早期病变患者、需要行永久性结肠造口患者或患有严重并发症而不能耐受经腹手术患者。局部切除手术对于患者泌尿生殖功能以及直肠排便功能几乎无影响或影响很小，但近年来的研究报道提示局部切除术可能带来较高的局部复发率[18-20]，对于 T1 期病变来说可有 18%的局部复发率，而 T2 期肿瘤的局部复发率则高达 30%[19-21]。直肠癌患者直肠系膜的组织学研究结果显示，T1 期肿瘤可有 10%的淋巴结转移的可能性，而 T2 期肿瘤可达 17%~18%[22,23]。只要直肠系膜淋巴结中存在可能的微小转移，那么局部切除术后就较根治性手术有更高的局部复发率。

一般来讲，局部切除术只应当用于经仔细选择的直肠癌患者。近期来自意大利的资料显示，局部切除术联合放疗可能适用于一部分直肠癌患者[24]。目前，局部切除术联合新辅助放化疗的 RCT 研究正在进行，相信将来会进一步明确该术式在治疗中的地位。近年来的一些研究也显示，TEM 可能能够降低局部复发率[25]，但还没有将其与标准经肛切除术进行对比的随机对照研究。ACOSOG z6041 实验正在对术前放疗后行局部切除术进行研究，但这还不是直肠癌治疗的标准。

19.5.2 低位前切除术(LAR)对比腹会阴切除术(APR)

可能对于许多患者来说，最关心的问题就是是否需要永久性结肠造瘘术。尽管针对生活质量的调查显示，结肠造瘘患者与低位结肠肛管吻合患者有着相似的生活质量，但实际上大部分患者还是愿意手术后尽可能像正常人那样排便。

如果患者控制排便功能差、肿瘤距齿状线不到 1~2cm 或肿瘤侵犯括约肌或肛提肌，那么就需要行腹会阴切除术并行永久性结肠造口。许多研究显示，APR 手术较行结肠肛管吻合患者有更高的局部复发率，其原因可能是选择行 APR 患者肿瘤局部分期更晚，但也可能与肛周区域侧切缘不足有关。因此，与 TME 术后需要有着足够的环周切缘相似，人们越来越重视 APR 术后也应当有着足够的环周切缘，应当努力避免手术标本在肛提肌水平出现“锥形缩窄”。

19.5.3 切缘：直肠系膜切缘、黏膜切缘、环周切缘和近端切缘

目前的指南建议，上段直肠癌应当有 5cm 远端直肠系膜切缘，这是因为浸润的癌细胞可能在系膜内向远端扩散，因此应行部分直肠系膜切除术(PME)[26,27]。而如果肿瘤位于直肠下半段的话，则应当行全系膜切除[28]。在切除全部直肠系膜后，远端的黏膜切缘达到 2cm 即可[29]。对一些肿瘤位置极低但保留排便功能意愿强烈的患者来说，如果病理类型较好(高分化或中分化，无脉管侵犯)，那么远端黏膜切缘达到 1cm 也可满足要求。如果患者肛管较长或肿瘤距离肛管较近，此时可能没有足够距离在远端直肠周围放置吻合器，从而无

法行双吻合器吻合。在这些情况下,可以从下面分离并切除部分内括约肌,然后行手缝吻合,也可根据情况选择新建直肠储袋。在对超低位直肠癌行保留括约肌手术时,应尽可能给予术前放化疗[30,31]。

目前已有多项研究证实了充分环周切缘的重要性[13,32–34]。如环周切缘不足2mm,则有着较高的局部复发率,生存率也会更低。

近端切缘在直乙交界处上方5~10cm被认为具有肿瘤学安全性。在这一水平以上,选择既能保证吻合无张力又具有充足血供的切除范围即可。

19.5.4 局部进展期直肠肿瘤的手术治疗

对于局部进展期直肠肿瘤来说,需要行肿瘤的扩大切除,可能需要整块切除膀胱、子宫、骶骨或其他邻近脏器。显然,这一部分患者应当先行术前放化疗,但也应当考虑术前治疗对手术的影响,并且需要的话,应当邀请相关的其他外科专家共同制订最合适的治疗方案。在笔者医疗单位,术中放疗使用非常便利,因此在某些特殊患者中我们会使用该技术,尤其是在患者肿瘤侵犯了盆腔侧壁无法切除的结构,或避免高龄患者骶骨切除所引起并发症的情况下。术中放疗的疗效非常显著,对于大多数局部进展期的肿瘤可将局部复发率控制在5%以内[35]。

19.5.5 微创外科手术

大规模临床研究的结果已经消除了人们对结直肠癌微创手术可能导致肿瘤学疗效不佳的疑虑[36–42]。已有充分证据表明,结肠癌腹腔镜手术可缩短住院时间,加快术后恢复,并减少手术并发症的发生[39–43]。由于相关研究较少,并且几乎还没有能够证明腹腔镜手术与开放手术有同样肿瘤学疗效的随机对照临床研究结果,因此腹腔镜手术在直肠癌治疗中的地位尚不够明确。我国香港地区的研究表明,对于直乙交界处肿瘤,腹腔镜手术与开放手术有着同样的生存率,但该研究并未纳入低位直肠癌患者[44]。CLASICC研究纳入了低位直肠癌患者,但该研究中转开腹率较高,并且行腹腔镜前切除患者的环周切缘阳性率更高,但与传统开放手术相比,两者的3年局部复发率及生存率均无差别[36]。

除上述研究外,还有几项研究结果显示腹腔镜手术有着良好疗效[45–48]。对于经验丰富的外科医生来说,腹腔镜手术同样可获得极低的局部复发率,而这些外科医生早已超越了学习曲线时期。但将腹腔镜手术及其良好疗效进行大范围推广却并不容易,因为推广标准化的开放直肠癌手术已经非常困难,而相比较而言,腹腔镜手术的技术要求更高。

19.6 手术方法

19.6.1 术前准备

为降低手术风险,避免由于麻醉或手术时体位所导致的心肺意外、脑血管意外或骨骼肌肉的并发症,手术前应当全面、准确地了解患者的一般状况,包括患者的既往史和当前并发症以及服药情况。重度肥胖患者,尤其是男性患者,腹腔镜直肠手术将非常困难。如果患者同时还合并有骨盆深窄、肿瘤巨大,建议可直接行传统开放手术。

在进手术室前,外科医生必须了解患者的所有相关信息,如一般状况、肿瘤部位及术前分期。此外,还必须明确患者肿瘤对术前放化疗的反应、可能的切缘状况及肿瘤距齿状线的距离。将这些信息牢记于心后,术者可制订手术方案以期获得最大治愈可能,降低局部复发风险,并获得最佳的功能保全。同时术者还需考虑术后最佳恢复方案,进一步减少并发症,缩短住院时间,降低医疗费用。

19.6.2 直肠癌腹腔镜手术:不同术式

对于腹腔镜直肠癌手术来说，主要的手术操作就是在保持病变周围直肠系膜完整的同时,切除病变肠管。直肠癌腹腔镜手术可有 4 种不同术式：

- 转流性回肠造口术
- 低位前切除术
- 腹会阴切除术
- Hartman 手术

术式选择需根据直肠肿瘤的位置以及患者的个体情况决定,比如患者一般状况、肿瘤分期、吻合的安全性、肛门功能及患者的要求。

19.6.3 腹腔镜回肠造口术

对于需要行放化疗获得肿瘤降期的患者,转流性回肠造口术可有效解除患者的梗阻症状及疼痛。在行腹腔镜直肠切除术后还可保留回肠造口,这样可防止患者结直肠或结肠肛管吻合口漏导致盆腔感染,引起脓毒血症。推荐优先选择回肠造口而不是结肠造口，因为乙状结肠造口术需使用一段结肠,这将影响吻合口是否能够无张力。

除脐部的腹腔镜摄像头套管外，只需在左下象限使用两枚 5mm 套管便可轻松完成腹腔镜回肠造口术。此外,还可以选择一处套管孔进行回肠造口。造口处回肠的蠕动方向应当仔细确认,同时腹腔内任何其他病变都应当行活检。

19.6.4 腹腔镜直肠切除术

腹腔镜直肠癌手术最主要的术式是低位前切除术。根据肿瘤生长的部位及方式,选择不同的吻合方法或腹会阴切除术，有时也可行 Hartman 手术。虽然手术操作不同,但腹腔镜直肠癌手术依然遵从与开放手术同样的肿瘤治疗原则。

腹腔镜手术应当遵从标准化的操作流程。快速参考指南中所概括的手术关键步骤是如何实施腹腔镜直肠癌手术的实用指导，手术团队中的所有成员均应将这些关键步骤铭记于心。

在下面章节中，将分步详述腹腔镜低位前切除术、腹腔镜腹会阴切除术以及腹腔镜 Hartman 手术的具体步骤[49,50]。所有腹腔镜直肠手术中,手术室内的设置均相同(图 19.1)。

19.7 低位前切除术

19.7.1 患者体位和手术设备

将患者置于手术椅并牢固固定于手术台,以便术中采用陡的 Trendelenburg 位（头低脚高位）。患者双腿置于蹬塌上，会阴部应位于或低于手术台分叉处(图 19.2)。术前应置胃管和导尿管。笔者喜欢使用 5mm 的无损伤肠钳,同时肠钳还可用作盆腔牵开器。分离时可使用电剪,有时也会需要电钩，尤其在处理盆腔右下侧壁防止电流短路的时候。由于盆腔内的分离层面中没有血管,因此通常不需要使用能量平台。

风险防范：如果患者肩膀得不到手术台头侧肩托的充分保护的话，拉伸的 Trendelenburg 位可能导致臂丛神经损伤。因此,我们通常不捆绑患者肩膀或胸部,而只使用手术椅。

19.7.2 套管放置

合适的套管位置可给术者提供最好的人体工程学体位，并有助于分离直肠系膜和游离结肠脾曲(图 19.3)。首先在脐部取 10mm 切口放置摄像头,然后在右下象限放置 12mm 套管,对于乙状结肠切除来说，此套管置于右侧髂前上棘内上 2~3cm 处,但在进行低位盆腔分离时,尤其是男性患者，骨盆入口右侧缘可能会影响低位盆腔内的操作。因此，如果术中可能需要分离低位盆腔组织

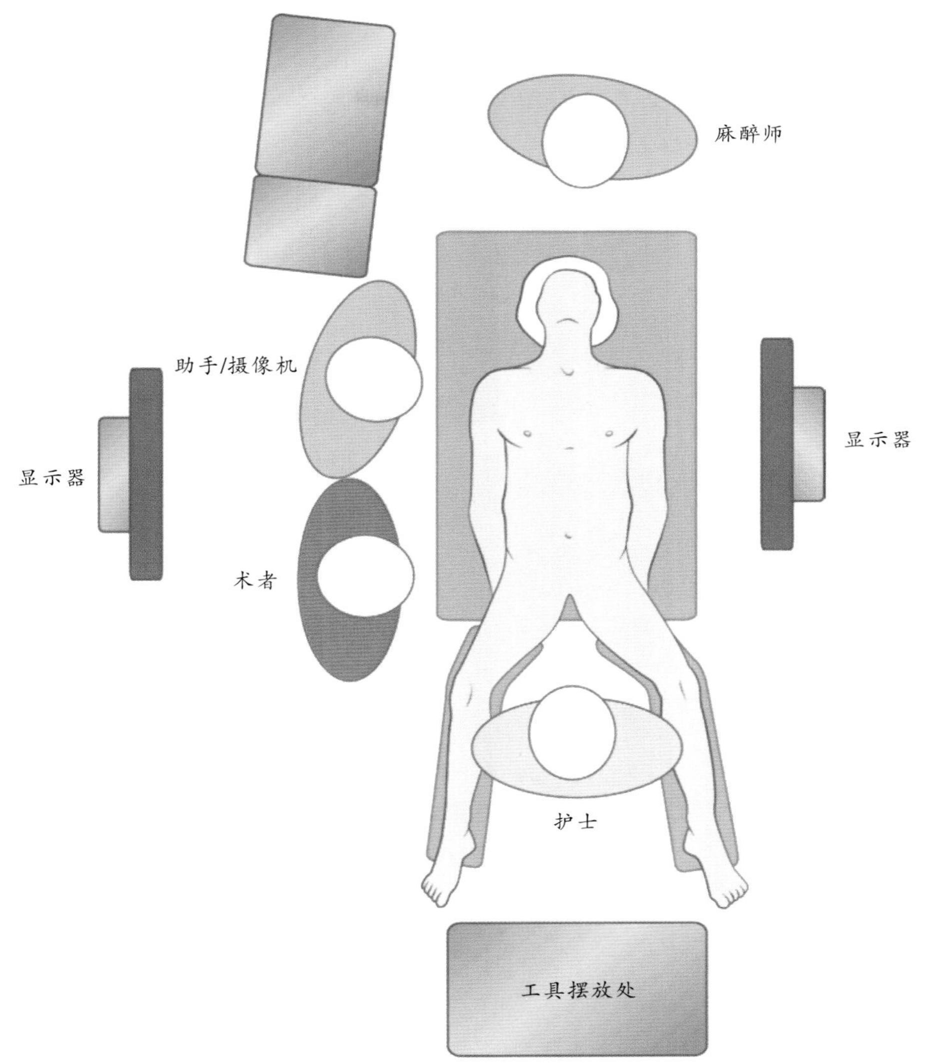

图 19.1　腹腔镜直肠手术手术室布置。(Drawing by Hippmann GbR,Schwarzenbruck, Germany)

时,该套管位置可以再向内侧靠近。如果需要行暂时性回肠造口的话,也常可选择此穿刺点。其他的 5mm 套管可置于右上象限和左下象限，有时在左上象限也可放置套管用于辅助游离结肠脾曲。对于骨盆狭窄的男性患者，如果无法从右下方的套管置入闭合器的话，可能还需要在耻骨上方放置套管以置入闭合器横断直肠。置入套管后需要探查整个腹腔，以明确有无肿瘤转移或伴发的其他疾病。

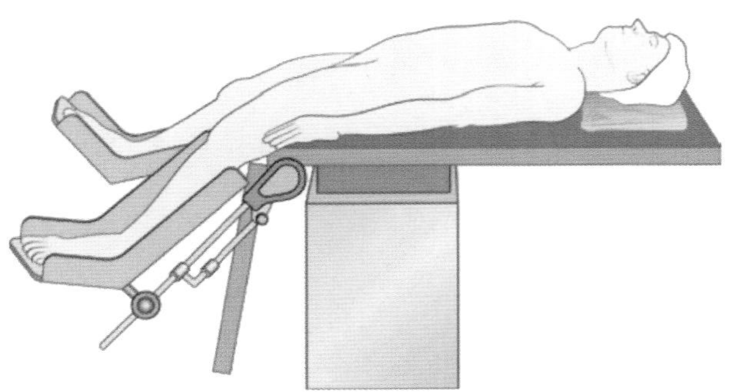

图 19.2　手术台上患者体位。(Drawing by Hippmann GbR, Schwarzenbruck,Germany)

风险防范:在右下腹放置套管过于横向。

19.7.3 术野显露

患者取右旋的 Trendelenburg 位，将大网膜置于上腹部，小肠袢轻柔上推以显露下至盆腔上至屈氏韧带之间的后腹膜。对于肥胖患者,可能还需

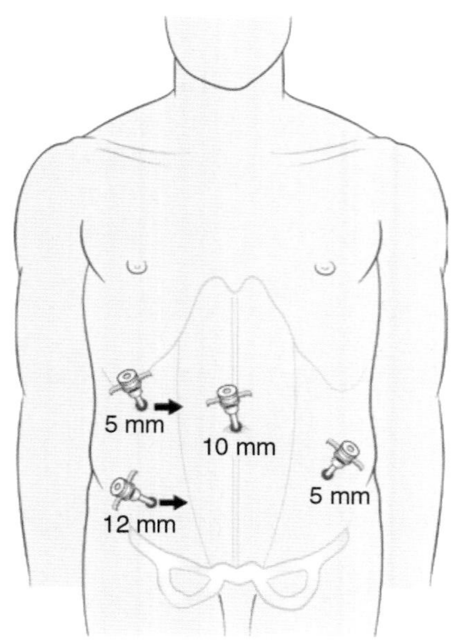

图 19.3 套管位置。与腹腔镜左侧结肠切除术相比，右侧象限套管位置更靠内侧。(Drawing by Hippmann GbR, Schwarzenbruck, Germany)

要在右上腹再置入套管，以使用 5mm 的抓钳来将小肠移出术野。然后根据术者习惯可采用由内向外或由外向内的手术入路。不过术者最好对两种入路都很熟悉。一般而言，采用由内向外的手术入路最容易寻找到 Toldt 筋膜中正确的分离层面，下文将详细叙述。

风险防范：如果不能将小肠充分移出术野的话，在置入套管或器械的时候，可能会导致套管或电设备接触小肠并引起损伤。

19.7.4 识别肠系膜下血管和左侧输尿管

将乙状结肠向前腹壁拉伸，此时可在骨盆入口水平显露出肠系膜下动脉(IMA)根部的轮廓(图 19.4)。在 IMA 根部下方切开腹膜，同时小心避免损伤腹下神经丛。在肠系膜下动脉鞘的后表面处寻找到正确的分离层面，并沿着骶前的无血管区域进入盆腔。沿此间隙分离可保证腹下神经位于分离层面的后方，输尿管位于该层面的后侧方，从而安全无损(图 19.5)。

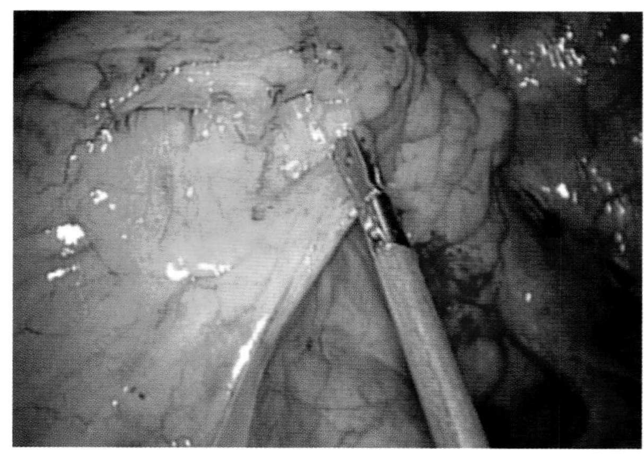

图 19.4 将乙状结肠系膜向前腹壁拉起以在骶岬水平显露肠系膜下动脉根部。

如果无法找到左侧输尿管，可能是由于在腹膜后间隙分离过深。一旦对分离的层面没有把握，那么可采用由外至内的手术入路。从远离骶骨岬的部位开始小心分离通常能够较容易地找到正确层面。如果还是确定不了左侧输尿管的走行，那么在此阶段可果断转为开放手术。

风险防范：随着患者体位转向右侧，原本水平方向的分离层面也会被抬高。在由内至外分离时，应当小心避免分离过深，或者寻找输尿管时向后方分离进左侧盆壁组织。这可能会导致出血或腹下神经丛左支受损。

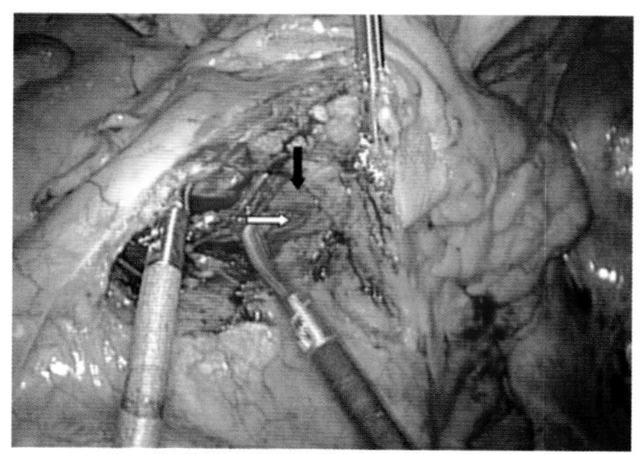

图 19.5 识别腹下神经(白色箭头)和左侧输尿管(黑色箭头)，并将其保留在分离层面后方。

19.7.5 离断肠系膜下动脉(IMA)

继续在“直肠系膜囊”的后表面分离,直至向上游离至 IMA 起始部。在将系膜根部的淋巴结进行彻底清扫并包含在整体手术标本中后，于动脉根部行高位结扎（在结肠左动脉分支上方切断血管)。这样保留了左结肠动脉的升支和降支,维持了左侧结肠侧方的血供[47]。IMA 的高位结扎同时还有助于获得结直肠吻合或结肠肛管吻合无张力。血管的离断可以使用内镜血管吻合器、血管夹或腹腔镜电机械设备完成。

风险防范:若不是将乙状结肠系膜牵向前腹壁方向,而是向下方或尾侧方向,则会使得系膜囊和腹膜后间隙之间的手术操作空间狭小,可能会加大分离 IMA 的难度,增加损伤腹下神经丛的风险。

19.7.6 离断肠系膜下静脉(IMV)并游离左侧结肠和结肠脾曲

从肠系膜下动脉根部沿肠系膜下静脉内侧缘向上切开后腹膜,直至屈氏韧带处。在此水平离断肠系膜下静脉，并确保获得充分的左侧结肠活动度(图 19.6)。由内至外仔细分离,直至左侧结肠系膜能够轻松与腹膜后组织分开。继续向外侧分离直至到达结肠与左侧腹壁粘连处。此时便可以见到结肠侧方结构，而剩余的结肠与腹膜间粘连可以使用电剪切断。用同样方法切断脾结肠韧带和胃结肠韧带，然后根据需要将结肠脾曲牵至内侧直至获得满意的无张力吻合。

风险防范:在分离过程中,保持结肠系膜及左结肠动脉完整无损非常重要，这样可避免损伤血管弓,从而降低因结肠缺血导致的吻合口漏、结肠造口裂开或坏死的风险。

19.7.7 游离并切断直肠

使用 5mm 的抓钳将子宫或膀胱向前方抬起，或者用 Keith 针穿透子宫通过缝线将其悬吊于前腹壁,从而获得良好的盆腔操作空间。

用电刀切开直肠系膜侧方腹膜，打开直肠筋膜后方的无血管疏松结缔组织区域，在此间隙中分离直至盆底。如果在肠系膜下动脉后方,紧贴直肠系膜表面分离，可以避免骶前静脉出血以及损伤腹下神经。在此过程中,牵拉及反向牵拉直肠非常重要,因为这样可以保持分离层面位于直肠系膜周围的无血管间隙内,帮助避免钻入直肠系膜内或进入侧盆壁导致直肠系膜前外侧的盆腔副交感神经受损。完成直肠系膜后方及侧方的游离后，紧贴腹膜反折处切开腹膜，并继续在 Denonvillier 筋膜前方分离(图 19.7)。分离时应当保持正确层面,小心避免阴道后方静脉系统出血或

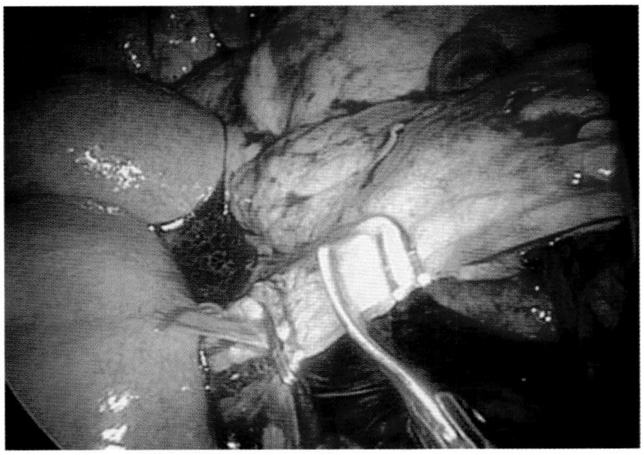

图 19.6 在屈氏韧带水平离断肠系膜下静脉。

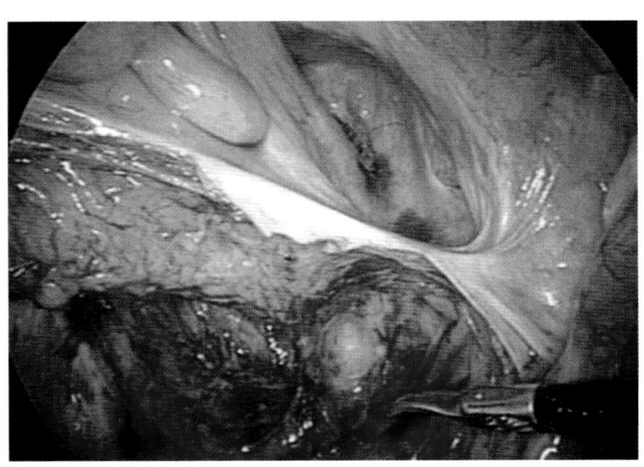

图 19.7 在分离直肠前方时,先完全游离直肠后方和侧方。

精囊腺及前列腺附件的血管出血。在整个过程中,应当注意彻底止血以减少对位于直肠系膜后外侧及前外侧神经的损伤，同时避免撕破直肠系膜。

在决定切断远端直肠前，必须再次确认肿瘤的远端切缘，此时可以术中行肛门指诊或乙状结肠镜检查。然后使用5mm分离钳或无损伤抓钳在预切处直肠系膜和直肠后壁间做一隧道。通过右下腹12mm套管置入腹腔镜线性吻合器，并将吻合器的一支臂插入直肠壁后方隧道中。在盆底处,直肠系膜会逐步变细融合进肛管内，因此不会有单独的系膜需要切断，直接切断肠管即可（图19.8)。

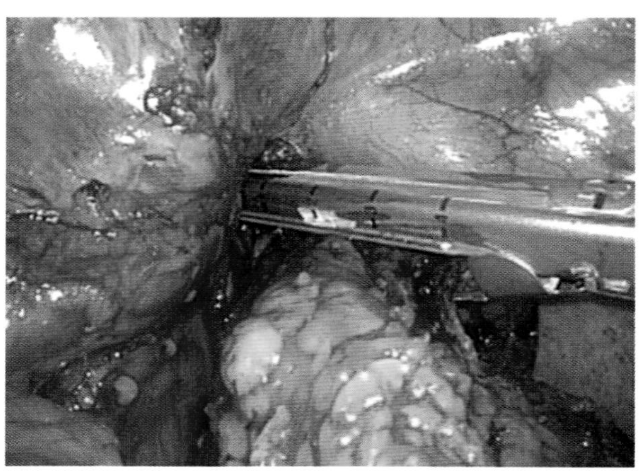

图 19.8 使用内镜吻合器横断直肠。

在切断直肠前,闭合吻合器,在预切线处夹闭肠腔。此时通常需使用两个钉仓方可完全切除肠管。小心操作,确保垂直切断直肠。然后使用电机械装置或电刀切断直肠系膜。对于使用吻合器难以横行闭合直肠的患者,可以将直肠牵向左侧,打开吻合器旋角从右侧盆底插入吻合器。如果这样还不足以完成该步骤，还可以从下方推压会阴部以使肛管上提,帮助完成此操作。最后,还可以在耻骨上方另置入一个套管帮助切断直肠。如果上述方法都失败的话,还可以采用短的Pfannenstiel切口(下腹壁横切口)置入吻合器切断直肠。另外一个方法是从下方分离并切断肠管,自肛管取出标本,并手缝吻合。

风险防范：助手必须能够牵拉或反向牵拉直肠以帮助分离直肠系膜，从而减少直肠系膜破裂或分离层面错误的风险。

19.7.8 取出手术标本

在腹壁左下象限做4~6cm切口，使用切口保护器取出标本以减少切口肿瘤种植风险。将标本置于邻近台面并切开检查远端切缘。如远端切缘不足,需要再次切除直肠残端及相应系膜组织。

风险防范:手术切口必须足够宽敞,以免挤压肿瘤处肠管,从而导致肠管破裂或穿孔。

19.7.9 完成吻合

在行结肠肛管或低位结肠直肠吻合时，可以使用线性吻合器做6cm的结肠J形储袋。与结肠成形术或直接吻合相比,J形储袋可以在直肠癌术后提高控制排便的功能[51]。对于盆腔适合容纳J形储袋并且肛管与储袋距离不太远的患者，推荐行此术式。将吻合器抵钉座置入结肠后,将肠管放回腹腔中。然后关闭腹壁切口,或者切口保护器拧转并以大钳钳夹固定,之后重建气腹并按照结肠系膜走向检查肠管以防扭转。通过肛门口置入环形吻合器,并小心推至直肠残端切除线处,最后在直视下完成吻合。

通过两种方法来确认吻合是否确切:首先,检查吻合器中近端和远端切缘环是否完整并含有全层肠壁组织;其次,于盆腔中注满水后,向直肠内充入空气行充气实验。如果自吻合口逸出气泡,那么需要重新吻合或者缝合加固吻合口，直至再次行充气实验时无气体泄漏。

风险防范：使用太大的吻合器抵针座或者自肛门置入吻合器及在直肠残端中推进吻合器时不够小心,可能导致括约肌撕裂或直肠残端穿孔。

19.7.10 解除气腹并关闭套管切口

在拔除套管前，应当通过套管排出气腹中的气体。在取出标本后，分两层缝合腹壁切口。所有超过 5mm 的套管孔均需要缝合筋膜关闭切口。术后可放置盆腔引流管，但并非必需。

风险防范：未闭合 5mm 以上的套管切口可能会增加发生穿刺点部位切口疝或 Richter 疝的风险。

19.8 经肛内括约肌游离的超低位直肠前切除术

如前所述，对于一部分病情合适并行术前放化疗的极低位直肠癌患者，1cm 的远端切缘便可认为肿瘤学安全。这就允许行部分或全部内括约肌切除，以避免行永久性结肠造口术。

按照 19.3 至 19.7 节所述完成腹腔内游离后，缝合肛门扩张线帮助分离内括约肌，同时必须避免手指或器械触碰肿瘤。一旦已游离足够的内括约肌以闭合肠管时，应立即闭合肠腔，以避免肿瘤细胞污染术野。在齿状线水平处垂直肠管分离到达肛提肌平面，然后在向盆腔分离直至与腹腔内分离层面汇合。如果不能获得 3mm 的环周切缘，术后局部复发风险将升高[32,33]。

通过会阴部将标本拖出盆腔，并在直乙交界处近端 5cm 以上切断肠管，如果从下面能够行 J 形储袋，并能够通过肛管安全置回盆腔并行手缝吻合的话，推荐直接手缝吻合结肠和肛管。

如果术前便决定行内括约肌游离并切除部分或全部内括约肌的话，本步骤可在手术开始时进行。

对于下 1/3 直肠肿瘤或行新辅助放化疗的直肠癌患者，需要行结肠肛管吻合或结直肠吻合时，通常应行转流性造口术。

19.9 腹会阴切除术

19.9.1 关闭肛门口

对于需行腹会阴切除术的患者，手术第一步就是使用 2-0 尼龙线缝合肛门口。保留较长缝线以备会阴部分离时牵拉使用。

19.9.2 患者体位、设备摆放和套管放置

患者体位、设备摆放和套管位置与腹腔镜低位前切除术相同。简单来说，患者固定在手术椅上以确保手术时能够采取比较陡的 Trendelenburg 位。患者双腿置于蹬塌上，会阴部必须置于手术台分叉处外。术前需放置胃管和导尿管。脐部取 10mm 切口置入摄像头套管。在结肠预造口处放置 5mm 或 10mm 套管使用肠钳。和低位前切除一样，右侧骨盆入口边缘可能影响盆腔底部操作，因此右下腹 12mm 套管需要置于右侧腹直肌外缘，但因注意避免损伤腹壁下血管。此套管是主操作孔，必须能够使用血管夹或电机械设备。另一个 5mm 套管置于右上象限。建立气腹后常规探查有无肿瘤转移或其他伴发疾病。

笔者喜欢使用 5mm 无损伤肠钳，同时还可以用作盆腔牵开器。分离时可使用电剪，有时也需用到电钩，特别是在处理盆腔右下侧壁时。由于盆腔分离层面中没有血管，因此通常无需使用能量平台装置。合适的套管位置有助于术者获得人体工程学体位，并有助于在正确解剖层面分离直肠系膜直至盆底。

19.9.3 术野显露

患者取右旋的 Trendelenburg 位。将大网膜置于上腹部，并小心向上移动小肠袢以显露从盆腔

上至屈氏韧带处的后腹膜。对于肥胖患者,常常还需要在右上腹再置入套管使用5mm抓钳帮助将小肠移出术野。根据术者习惯选择由内至外或由外至内的手术入路。采用由内至外的手术入路能够更加容易地找到沿着Toldt筋膜的无血管正确分离层面。

19.9.4 识别肠系膜下血管和左侧输尿管

与腹腔镜低位前切除术手术步骤相同,先将乙状结肠向前腹壁拉伸,便可在骨盆入口水平显露出肠系膜下动脉(IMA)根部的轮廓。在IMA根部下方切开腹膜,和其他手术一样,在此区域操作时需小心避免损伤腹下神经丛。在肠系膜下动脉鞘的后表面处寻找到正确的分离层面,并沿着骶前的无血管区域进入盆腔。沿此间隙分离可保证腹下神经位于分离层面的后方而不受损伤。在分离层面的后外方可以识别出跨越髂内动、静脉的左侧输尿管。

如果无法找到左侧输尿管,可能是由于在腹膜后间隙分离过深。一旦对分离的层面没有把握,那么可采用由外至内的手术入路。从远离骶骨岬的部位开始小心分离通常能够较容易地找到正确层面。如果还是确定不了左侧输尿管的走行,那么在此阶段可果断转为开放手术。

19.9.5 识别并离断肠系膜下动脉

继续在"直肠系膜囊"的后表面分离,直至向上游离至IMA起始部。在将系膜根部的淋巴结进行彻底清扫并包含在整体手术标本中后,于肠系膜下动脉根部行高位结扎(在结肠左动脉分支上方切断血管),并在其距腹主动脉起始处远端1cm处离断。行肠系膜下动脉低位结扎(在分出左结肠动脉后离断)也并不影响患者长期生存,同时可能帮助结肠造口获得更好血供,这对于同时有着严重血管粥样硬化的患者可能更为重要。血管的离断可使用内镜血管吻合器、血管夹或腹腔镜电机械设备完成。

19.9.6 游离左侧结肠

乙状结肠系膜及其与侧腹壁粘连只需要游离足够长度满足行结肠造口即可,而不需要游离结肠脾曲。

19.9.7 游离直肠

依照低位前切除术中同样步骤游离直肠。使用电刀锐性分离以保护腹下神经,并在骶前筋膜与直肠系膜固有筋膜之间的无血管区域游离以保证直肠系膜囊的完整。手术中非常重要的步骤就是在后方尾骨水平,在直肠系膜锥形收缩进盆底肌肉前,应当停止手术分离。

19.9.8 近端切断左侧结肠

在合适的水平选择切断结肠以既保证造口处肠管健康、功能良好,又避免发生造口脱垂、造口旁疝、缺血或坏死的风险。在合适部位切断结肠系膜,并使用腹腔镜线性吻合器切断结肠。应当在下方完成会阴部操作前切断近端结肠,因为一旦会阴部分离与腹腔内汇合,气腹就会消失。

19.9.9 会阴部分离和标本取出

使用电刀在缝合的肛门口周围做一个卵圆形切口,分离层面应当在肛门外括约肌和肛提肌外侧。必要时,需要一并切除耻骨直肠肌甚至尾骨,以获得足够安全切缘。在分离直肠前方层面时最需要手术技巧,应确保不损伤女性的阴道后壁或男性的尿道。不过在肿瘤侵犯时,也应当考虑行前盆脏器切除术。但这一术式更应当是在术前便已详细制订手术方案并经充分准备,而不是临时起意。从下面向上分离的方向可以通过抓钳从盆腔内推压预订切除线来引导。一旦完成会阴部的环形分离,手术标本即可通过会阴部开口取出。

19.9.10 闭合盆腔切口和套管切口,完成结肠造口

使用温盐水冲洗会阴部切口。在分层关闭会阴部切口前确保盆腔和会阴部的严格止血。所有超过 5mm 的套管切口均需要关闭筋膜。切除左下象限的套管切口,并行环形结肠造口,以便可吸收线缝合。

选择行结肠造口的腹会阴切除术还是分离并切除部分或全部内括约肌、结肠肛管吻合的低位前切除术,需要根据肿瘤学治疗原则、患者的知情同意以及术者经验来决定。如果手术医生在根治性会阴部切除以及结肠肛管吻合方面经验不够丰富的话,应当将患者转诊至有相应医疗经验的医生和医院。

19.10 腹腔镜 Hartman 手术

19.10.1 手术指征

直肠癌腹腔镜 Hartman 手术主要指征如下:

- 结直肠吻合不安全
- 患者肛门控制排便功能不良,结直肠或结肠肛管吻合后无法按意愿排便
- 伴有肛门或盆腔病变,需要行结肠造口
- 患者身体虚弱,希望避免会阴部切口并发症
- 患者的意愿

最初的手术步骤与腹腔镜低位前切除术相同,并按照前述低位前切除术手术步骤 7 切断直肠。然后从左下腹壁造口处取出标本,如果肠壁及系膜极其肥大,可能需要单独做切口取出标本。使用电刀在体外切断近端结肠和系膜。最后根据术者习惯行结肠造口术。

19.11 姑息性微创手术

治疗直肠癌的医生应当熟悉姑息性微创手术。对于肿瘤无法切除的直肠癌患者,此时已不推荐或禁忌行腹腔镜或开放性切除手术,但其他姑息性治疗手段可能对患者有所帮助。对于梗阻患者,内镜下置入直肠支架可避免行结肠造口,还能维持肠道功能,甚至还能缓解肿瘤出血症状。不过对于无法切除的下 1/3 直肠癌患者来说,应避免行内镜支架置入,因为这可能会增加盆腔疼痛,并引起肛门失禁。对于可行根治性手术切除的直肠癌患者,术前应避免置入支架,因为支架膨胀过程中可能使肿瘤破损,从而使癌细胞进入血液循环。

在无法置入肠道支架或存在肠道支架置入禁忌时,或者不适合行袢式回肠造口时,行腹腔镜结肠造口及远端皮肤黏膜造瘘术可解除直肠梗阻症状。此外,对于梗阻或半梗阻患者还可选择电灼疗法治疗,但必须考虑肿瘤穿孔至腹腔的风险。姑息性激光消融术也是一个治疗选择。对于预期生存时间较短的肿瘤扩散患者,腹腔镜转移灶梗阻部位旁路小肠吻合术或单纯转流造口术也可有所帮助。

19.12 未来展望

为了在控制术后局部复发率、提高生存率的同时,减少治疗的副作用,未来可能将对以下治疗方面进行改善。

1. 为进一步提高远期生存率,需要努力降低术者对局部复发率的影响。提高术前治疗手段可能减少术中分离盆腔或会阴部时因手术技术不佳或肿瘤局部侵犯广而导致无意中触碰肿瘤的机会。

2. 开发三维计算机程序可能帮助指导术中分离。将来手术可能通过计算机引导的、术前 MRI 和 CT 三维影像辅导的机器人来完成。

3. 改善成像技术,能够更好地选择适合行放

化疗或局部切除的患者。

4. 更好地了解肿瘤生物学（遗传芯片分析），帮助预测哪些肿瘤适合行局部切除、根治性手术、对放化疗的反应或者仅需单纯放化疗。

5. 更好地了解哪些肿瘤需行新辅助治疗。

6. 继续开发更好疗效的新型化疗药。

7. 直肠癌术后对患者生活质量有显著影响的一个因素是肠造口术。使用人工肛门括约肌设备的全肛门直肠重建对很多不适应传统造口生活方式的患者来说是非常有帮助的解决方法，患者体验及长期效果均得到改善。对于一部分合适患者，在最初行腹会阴切除时便可推荐行肛门重建。

8. 最后，许多结肠肛管吻合患者会发生吻合口漏。未来的技术将降低此并发症的发生率，或者能标准化并提高治疗吻合口漏的能力，这毫无疑问将提高直肠癌的临床疗效。

快速参考

腹腔镜低位前切除术

1. 患者体位及设备摆放位置。
2. 套管位置。
3. 术野显露。
4. 识别肠系膜下血管及左侧输尿管。
5. 离断肠系膜下动脉。
6. 离断肠系膜下静脉并游离左侧结肠和结肠脾曲。
7. 游离并切断直肠。
8. 取出标本。
9. 完成吻合。
10. 解除气腹并关闭套管切口。

腹腔镜腹会阴切除术

1. 缝合肛门口。
2. 患者体位、设备摆放位置和套管位置。
3. 术野显露。
4. 识别肠系膜下血管及左侧输尿管。
5. 离断肠系膜下动脉。
6. 游离左侧结肠。
7. 游离直肠。
8. 切断近端左侧结肠。
9. 分离会阴部并取出标本。
10. 关闭盆腔切口和套管切口；完成结肠造口。

（周海涛 译　赵建军 校）

参考文献

1. Kapiteijn, E., Matrijnen, C.A.M., Nagtegaal, I.D., et al.: Preoperative radiotherapy combined with total mesorectal excision for resectable rectal cancer. N. Engl. J. Med. **345**, 638–646 (2001)
2. Wibe, A., Moller, B., Norstein, J., et al.: A national strategic change in treatment policy for rectal cancer–implementation of total mesorectal excision as routine treatment in Norway: a national audit. Dis. Colon Rectum **45**, 857–866 (2002)
3. Cecil, T.D., Sexton, R., Moran, B.J., et al.: Total mesorectal excision results in low recurrence rates in lymph node-positive rectal cancer. Dis. Colon Rectum **47**(7), 1145–1149 (2004)
4. Borowski, D.W., Kelly, S.B., Bradburn, D.M., et al.: Impact of surgeon volume and specialization on short-term outcomes in colorectal cancer surgery. Br. J. Surg. **94**, 880–889 (2007)
5. Schrag, D., Panageas, K.S., Riedel, E., et al.: Hospital and surgeon procedure volume as predictors of outcome following rectal cancer resection. Ann. Surg. **236**(5), 583–592 (2002)
6. Rabeneck, L., Davila, J.A., Thompson, M., El-Seraq, H.B.: Surgical volume and long term survival following surgery for coorectal cancer in the Veterans Affairs Health-Care System. Am. J. Gastroenterol. **99**(4), 668–675 (2004)
7. Landmann, R.G., Wong, W.D., Hoepfl, J., et al.: limitations of early rectal cancer nodal staging may explain failure after local excision. Dis. Colon Rectum **50**(10), 1520–1525 (2007)
8. Hicks, R.J., Ware, R.E., Lau, E.W.: Cancer Imaging **6**, S52–S62 (2006)
9. Påhlman, L., Bohe, M., Cedermark, B., et al.: The Swedish rectal cancer registry. Br. J. Surg. **94**(10), 1285–1292 (2007)
10. Benson 3rd, A.B., Choti, M.A., Cohen, A.M., et al.: National Comprehensive Cancer Network NCCN Practice Guidelines for colorectal cancer. Oncology **14**(11A), 203–212 (2000)
11. Daniels, I.R., Fisher, S.E., Heald, R.J., Moran, B.J.: Accurate staging, selective therapy and optimal surgery improves outcome in rectal cancer: a review of the recent evidence. Colorectal Dis. **9**(4), 290–301 (2007)
12. Simunovic, M., Sexton, R., Rempel, E., Moran, B.J., Heald, R.J.: Optimal preoperative assessment and surgery for rectal cancer may greatly limit the need for radiotherapy. Br. J. Surg. **90**(8), 999–1003 (2003)
13. Eriksen, M.T., Wibe, A., Haffner, J., Wiig, J.N.: Norwegian Rectal Cancer Group prognostic groups in 1, 676 patients with T3 rectal cancer treated without preoperative radiotherapy. Dis. Colon Rectum **50**(2), 156–167 (2007)

14. Delaney, C.P., Brenner, A., Hammel, et al.: Pre-operative radiotherapy improves survival for patients undergoing total mesorectal excision for stage T3 low rectal cancers. Ann. Surg. **236**(2), 203–207 (2002)
15. Peeters, K., Marjinen, C.A., Nagtegaal, I.D., et al.: The TME trial after a median follow-up of 6 years. Increased local control but no survival benefit in irradiated patients with resectable rectal carcinoma. Ann. Surg. **246**, 693–701 (2007)
16. Sauer, R., Becker, H., Hohenberger, W., et al.: Preoperative versus postoperative chemoradiotherapy for rectal cancer. N. Engl. J. Med. **351**, 1731–1741 (2004)
17. Bosett, J.F., Colette, L., Calais, G., et al.: Chemotherapy with preoperative radiotherapy in rectal cancer. N. Engl. J. Med. **335**(11), 1114–1123 (2006)
18. Bentrem, D.J., Okabe, S., Wong, W.D., et al.: T1 adenocarcinoma of the rectum: transanal excision or radical surgery? Ann. Surg. **245**(2), 338–339 (2007)
19. Madbouly, K.M., Remzi, F.H., Erkek, B.A., et al.: Recurrence after transanal excision of T1 rectal cancer: should we be concerned? Dis. Colon Rectum **48**(4), 711–719 (2005)
20. Nascimbeni, R., Burgart, L.J., Nivatvongs, S., Larson, D.R.: Risk of lymph node metastasis in T1 carcinoma of the colon and rectum. Dis. Colon Rectum **45**(2), 200–206 (2002)
21. Endreseth, B.H., Myrvold, H.E., Romundstad, P., et al.: The Norwegian Rectal Cancer Group. Transanal excision vs. major surgery for T1 rectal cancer. Dis. Colon Rectum **48**(7), 1380–1388 (2005)
22. Ricciardi, R., Madoff, R.D., Rohtenberger, D.A., Baxter, N.N.: Population-based analyses of lymph node metastases in colorectal cancer. Clin. Gastroenterol. Hepatol. **4**(12), 1522–1527 (2006)
23. Fang, W.L., Chang, S.C., Lin, J.K., et al.: Metastatic potential in T1 and T2 colorectal cancer. Hepatogastroenterology **52**(66), 1688–1691 (2005)
24. Lezoche, E., Guerrieri, M., Paganini, A.M., et al.: Transanal endoscopic versus total mesorectal laparoscopic resections of T2-N0 low rectal cancers after neoadjuvant treatment: a prospective randomized trial with a 3-years minimum follow-up period. Surg. Endosc. **19**(6), 751–756 (2005)
25. Lesotho, E., Baldarelli, M., de Sanctis, A., Lezoche, G., Guerrieri, M.: Early rectal cancer: definition and management. Dig. Dis. **25**(1), 76–79 (2007)
26. Scott, N., Jackson, P., al-Jaberi, T., Dixon, M.F., Quirke, P., Finan, P.J.: Total mesorectal excision and local recurrence: a study of tumour spread in the mesorectum distal to rectal cancer. Br. J. Surg. **82**, 1031–1033 (1995)
27. Zhou, Z.G., Lei, W.Z., Yu, Y.Y., et al.: Pathological study of distal mesorectal cancer spread to determine a proper distal resection margin. World J. Gastroenterol. **11**(3), 319–322 (2005)
28. Cecil, T.D., Sexton, R., Moran, B.J., et al.: Total mesorectal excision results in low recurrence rates in lymph node-positive rectal cancer. Dis. Colon Rectum **47**, 1145–1149 (2004)
29. Andreola, S., Leo, E., Belli, F., et al.: Distal intramural spread in adenocarcinoma of the lower third of the rectum treated with total rectal resection and colo-anal anastomosis. Dis. Colon Rectum **40**, 25–29 (1997)
30. Guillem, J.G., Chessin, D.B., Shia, J., Suriawinata, A., Riedel, E., et al.: A prospective pathologic analysis using whole-mount sections of rectal cancer following preoperative combined modality therapy. Implications for sphincter preservation. Ann. Surg. **245**, 88–93 (2007)
31. Moore, H.G., Riedel, E., Minsky, B.D., et al.: Adequacy of 1-cm distal margin after restorative rectal cancer resection with sharp mesorectal excision and preoperative combined-modality therapy. Ann. Surg. Oncol. **10**(1), 80–85 (2003)
32. Nagtegaal, I.D., Marjinen, C.A., Kranenbarg, E.K., et al.: Circumferential resection margin involvement is still an important predictor of local recurrence in rectal carcinoma: not one millimetre but two millimetres is the limit. Am. J. Surg. Pathol. **26**(3), 350–357 (2002)
33. Wibe, A., Rendedal, P.R., Svensson, E., et al.: Prognostic significance of the circumferential resection margin following total mesorectal excision for rectal cancer. Br. J. Surg. **89**, 327–334 (2002)
34. Quirke, P., Durdey, P., Dixon, M.F., Williams, N.S.: Local recurrence of rectal adenocarcinoma due to inadequate surgical resection. Histopathological study of lateral tumour spread and surgical excision. Lancet **2**, 996–999 (1986)
35. Williams, C.P., Reynolds, H.L., Delaney, C.P. et al.: Clinical results of intraoperative radiation therapy for locally recurrent and advanced tumors with colorectal involvement. Am. J. Surg. **195**(3), 405–409 (2008)
36. Jayne, D.G., Guillou, P.J., Thorpe, H., Quirke, P., Copeland, J., Smith, A.M.H., Heath, R.M., Brown, J.M.: Randomized trial of laparoscopic-assisted resection of colorectal carcinoma: 3-year results of the UK MRC CLASSICC trial group. J. Clin. Oncol. **25**, 3061–3068 (2007)
37. Transatlantic Laparoscopically Assisted Vs Open Colectomy Trials Study Group: Laparoscopically assisted vs open colectomy for colon cancer. A meta-analysis. Arch. Surg. **142**, 298–303 (2007)
38. Reza, M.M., Blasco, J.A., Andradas, E., Cantero, R., Mayol, J.: Systematic review of laparoscopic *versus* open surgery for colorectal cancer. Br. J. Surg. **93**(8), 921–928 (2006)
39. COST: A comparison of laparoscopically assisted and open colectomy for colon cancer. N Engl J. Med. **350**, 2050–2059 (2004)
40. Lacy, A.M., Gracia-Valdecasas, J.C., Delgado, S., et al.: Laparoscopyassisted colectomy versus open colectomy for treatment of nonmetastatic colon cancer: a randomised trial. Lancet **359**, 2224–2229 (2002)
41. Abraham, N.S., Young, J.M., Solomon, M.J.: Meta-analysis of short-term outcomes after laparoscopic resection for colorectal cancer. Br. J. Surg. **91**(9), 111–124 (2004)
42. Tjandra, J.J., Chan, M.K.: Systematic review on the short-term outcome of laparoscopic resection for colon and rectosigmoid cancer. Colorectal Dis. **8**(5), 375–388 (2006)
43. Delaney, C.P., Kiran, R.P., Senagore, A.J., Brady, K., Fazio, V.W.: Case matched comparison of clinical and financial outcome after laparoscopic or open colectomy. Ann. Surg. **238**, 67–72 (2003)
44. Leung, K.L., Kwok, S.P., Lam, S.C., et al.: Laparoscopic resection of rectosigmoid carcinoma: prospective randomised trial. Lancet **363**(9416), 1187–1192 (2004)
45. Duluq, J.L., Wintringer, P., Stabilini, C., Mahamja, A.: Laparoscopic rectal resection with anal sphincter preservation for rectal cancer: long-term outcome. Surg. Endosc. **19**(11), 1468–1474 (2005)
46. Morinio, M., Parini, U., Giraudo, G., et al.: Laparoscopic total mesorectal excision: a consecutive series of 100 patients. Ann. Surg. **237**(3), 335–342 (2003)
47. Kim, S.H., Park, I.J., Joh, Y.G., Hahn, K.Y.: Laparoscopic resection for rectal cancer: a prospective analysis of thirty-month follow-up outcomes in 312 patients. Surg. Endosc. **20**(8), 1197–1202 (2006)
48. Bianchi, P.P., Rosati, R., Bona, S. et al.: Laparoscopic surgery in rectal cancer: a prospective analysis of patient survival and outcome. Dis. Colon Rectum **50**(12), 2047–2053 (2007)
49. Delaney, C.P., Neary, P., Heriot, A.G., Senagore, A.J.:

Operative Techniques in Laparoscopic Colorectal Surgery. Lippincott Williams & Wilkins, Philadelphia, (2006)
50. Delaney, C.P.: Low anterior resection. Operative techniques in general surgery. 2003; 5: 214–223 (eds: van Heerden, F., et al.). W. B. Saunders Co., Philadelphia
51. Fazio, V.W., Zutshi, M., Remzi, F.H., et al.: A randomized multicenter trial to compare long-term functional outcome, quality of life, and complications of surgical procedures for low rectal cancers. Ann. Surg. **246**(3), 481–488 (2007)

文献推荐

辅助治疗的作用

Bosett, J.F., et al.: Chemotherapy with preoperative radiotherapy in rectal cancer. N. Engl. J. Med. **335**(11), 1114–1123 (2006)
Kapiteijn, E., et al.: Preoperative radiotherapy combined with total mesorectal excision for resectable rectal cancer. N. Engl. J. Med. **345**, 638–646 (2001)
Peeters, K., et al.: The TME trial after a median follow-up of 6 years. Increased local control but no survival benefit in irradiated patients with resectable rectal carcinoma. Ann. Surg. **246**, 693–701 (2007)
Sauer, R., et al.: Preoperative versus postoperative chemoradiotherapy for rectal cancer. N. Engl. J. Med. **351**, 1731–1741 (2004)

直肠癌腹腔镜手术的可行性和疗效

Abraham, N.S., et al.: Meta-analysis of short-term outcomes after laparoscopic resection for colorectal cancer. Br. J. Surg. **91**(9), 111–124 (2004)
Bianchi, P.P., et al.: Laparoscopic surgery in rectal cancer: a prospective analysis of patient survival and outcome. Dis. Colon Rectum **50**(12), 2047–2053 (2007)
Delaney, C.P.: Low Anterior Sesection. Operative Techniques in General Surgery, vol. 5, pp. 214–223 (eds.: van Heerden, F., et al.). W. B. Saunders Co., Philadelphia, (2003)
Duluq, J.L., et al.: Laparoscopic rectal resection with anal sphincter preservation for rectal cancer: long-term outcome. Surg. Endosc. **19**(11), 1468–1474 (2005)
Kim, S.H., et al.: Laparoscopic resection for rectal cancer: a prospective analysis of thirty-month follow-up outcomes in 312 patients. Surg. Endosc. **20**(8), 1197–1202 (2006)
Morinio, M., et al.: Laparoscopic total mesorectal excision: a consecutive series of 100 patients. Ann. Surg. **237**(3), 335–342 (2003)
Tjandra, J.J., et al.: Systematic review on the short-term outcome of laparoscopic resection for colon and rectosigmoid cancer. Colorectal Dis. **8**(5), 375–388 (2006)

直肠癌中环周切缘、直肠系膜切缘和黏膜切缘的重要性

Andreola, S., et al.: Distal intramural spread in adenocarcinoma of the lower third of the rectum treated with total rectal resection and colo-anal anastomosis. Dis. Colon Rectum **40**, 25–29 (1997)
Guillem, J.G., et al.: A prospective pathologic analysis using whole-mount sections of rectal cancer following preoperative combined modality therapy. Implications for sphincter preservation. Ann. Surg. **245**, 88–93 (2007)
Moore, H.G., et al.: Adequacy of 1-cm distal margin after restorative rectal cancer resection with sharp mesorectal excision and preoperative combined-modality therapy. Ann. Surg. Oncol. **10**(1), 80–85 (2003)
Nagtegaal, I.D., et al.: Circumferential resection margin involvement is still an important predictor of local recurrence in rectal carcinoma: not one millimetre but two millimetres is the limit. Am. J. Surg. Pathol. **26**(3), 350–357 (2002)
Quirke, P., et al.: Local recurrence of rectal adenocarcinoma due to inadequate surgical resection.Histopathological study of lateral tumour spread and surgical excision. Lancet **2**, 996–999 (1986)
Scott, N., et al.: Total mesorectal excision and local recurrence: a study of tumour spread in the mesorectum distal to rectal cancer. Br. J. Surg. **82**, 1031–1033 (1995)
Wibe, A., et al.: Prognostic significance of the circumferential resection margin following total mesorectal excision for rectal cancer. Br. J. Surg. **89**, 327–334 (2002)
Zhou, Z.G., et al.: Pathological study of distal mesorectal cancer spread to determine a proper distal resection margin. World J. Gastroenterol. **11**(3), 319–322 (2005)

腹腔镜对比开放性直肠癌手术

Breukink, S., et al.: Laparoscopic versus open total mesorectal exicion for rectal cancer (review). The Cochrane database of systematic reviews 2006, Issue 4 Art no.: CD005200. DOI:10.1002/14651858.CD005200.pub2
Jayne, D.G., et al.: Randomized trial of laparoscopic-assisted resection of colorectal carcinoma: 3-year results of the UK MRC CLASSICC trial group. J. Clin. Oncol. **25**, 3061–3068 (2007)
Leung, K.L., et al.: Laparoscopic resection of rectosigmoid carcinoma: prospective randomised trial. Lancet **363**(9416), 1187–1192 (2004)
Reza, M.M., et al.: Systematic review of laparoscopic *versus* open surgery for colorectal cancer. Br. J. Surg. **93**(8), 921–928 (2006)

早期直肠癌的治疗

Bentrem, D.J., et al.: T1 adenocarcinoma of the rectum: transanal excision or radical surgery? Ann. Surg. **245**(2), 338–339 (2007)
Endreseth, B.H., et al.: Transanal excision vs. major surgery for T1 rectal cancer. Dis. Colon Rectum **48**(7), 1380–1388 (2005)
Lesotho, E., et al.: Early rectal cancer: definition and management. Dig. Dis. **25**(1), 76–79 (2007)
Madbouly, K.M., et al.: Recurrence after transanal excision of T1 rectal cancer: should we be concerned? Dis. Colon Rectum **48**(4), 711–719 (2005)
Nascimbeni, R., et al.: Risk of lymph node metastasis in T1 carcinoma of the colon and rectum. Dis. Colon Rectum **45**(2), 200–206 (2002)

第 6 篇

肝胆系统肿瘤

第 20 章 概况

Jonathan P. Pearl, Jeffrey L. Ponsky

J.P. Pearl and J.L. Ponsky (✉)
Department of Surgery, University Hospitals Case Medical Center and Case Western Reserve University, 11100 Euclid Avenue, Cleveland, OH 44106-5047, USA
e-mail: jonathan.pearl@med.navy.mil;
jeffrey.ponsky@UHhospitals.org

20.1 引言

胆囊癌和肝外胆管癌都是不常见的疾病，预后较差。据报道，其 5 年生存率为 5%~20%[1-4]。近年来，随着肝脏切除术和扩大淋巴结清扫术等根治性手术的开展，其生存率有所提高[2,3,5-8]。除了传统的根治性手术外，微创治疗在胆囊癌和胆管癌的诊断和缓解症状方面也占有一席之地，然而微创手术方面仍存在争议。

20.2 胆囊癌

20.2.1 胆囊癌的流行病学

胆囊癌的发病率在消化道肿瘤中排第 5 位。在美国，胆囊癌的发病率女性为 1.7/10 万、男性为 0.9/10 万[9]。该疾病高发于南美、东欧和日本[10-12]。

20.2.2 胆囊癌的临床症状

胆囊癌的症状与胆结石十分相似。几乎所有胆囊癌的患者均存在胆囊结石，但胆囊结石患者中只有不到 1%的人罹患胆囊癌[13,14]。很多患者直到局部或广泛转移时才出现症状，因此只有 25%~50%的患者能够接受治愈性手术治疗[15,16]。

20.2.3 术前检查

目前常规采用影像学检查来诊断胆囊癌。超声是最常用的筛查手段。胆囊癌常见的表现为较大的息肉(>10mm)、局部胆囊壁不规则增厚、胆囊钙化(瓷胆囊)以及局部腺病[17,18]。以上的表现并不是胆囊癌特有的，其中任何一项影像学阳性的患者中只有少于 10%的患有胆囊癌[19,20]。

超声检查怀疑胆囊癌的患者一般进一步行腹腔 CT 检查，CT 检查能够更好地评估局部侵犯和局部淋巴结情况。虽然影像学检查高度怀疑，但是只有手术活检才是确诊胆囊癌的唯一标准。

20.2.4 胆囊癌的分期

TNM 分期是评估胆囊癌较常用的分期系统，目前已更新至第 7 版。患者的生存期与 T 分期紧密相关[16,21]。T1a 期指肿瘤仅侵犯黏膜，T1b 期指肿瘤侵犯肌层。T1a 期和 T1b 期患者的 5 年生存率分别可达 99%和 95%。T2 期指肿瘤侵至浆膜下层，T3 为侵犯浆膜，二者的 5 年生存率分别为 70%和 20%。当肿瘤侵犯周围器官(T4 期)时，预后常常较差，难以长期生存。

20.2.5 手术治疗

胆囊癌可直接侵犯肝脏，也可出现淋巴结转移。为了获得最佳的长期预后，扩大胆囊切除术是 T1b~T3 期胆囊癌的标准术式[6,22-25]。当肿瘤侵犯胆囊管时，手术切除范围应包括胆囊，部分肝Ⅳ、Ⅴ段，清扫肝门部和胰头上的淋巴结并切除胆总管。对于某些 T3 期的肿瘤，以上所述的扩大胆囊全切除术还不够，应进一步性扩大右半肝切除术[15,26]。

20.2.6 术中的特殊情况

20.2.6.1 腹腔镜手术和术中意外发现胆囊癌

虽然对于大多数的胆囊癌并不推荐行腹腔镜手术，但是在腹腔镜胆囊切除术中，有 0.3%~1%的概率会意外发现胆囊癌 [27,28]。在胆囊癌患者中，有大约 10%是在腹腔镜下胆囊切除术中意外发现的[27,28]。对于原位癌和 T1a 期的病灶，腹腔镜手术能够取得良好的预后，对于某些患者，5 年生存率可达 100%[29-31]。如果病灶穿破了肌层，则不应进行腹腔镜手术。对于后续进行了肝切除和淋巴结清扫的患者，初次手术行腹腔镜胆囊切除术或是开腹胆囊切除术对于预后无明显差异[32,33]。以上手术目前也多采用腹腔镜进行,但是尚缺乏相关文献报道。

当术中意外发现了可疑的胆囊癌，术者常常面对两个选择:继续转为开腹手术,或者继续在腔镜下行胆囊切除术,并送冰冻病理检查。在这种情况下,腹腔镜手术应格外小心,避免胆汁外漏。标本应放置于不透水的袋子中取出，避免接触腹壁及套管处,防止肿瘤在套管处种植转移。

20.2.6.2 术中冰冻病理阳性的处理

术中冰冻病理证实为胆囊癌，并不意味着一定要中转开腹手术。最近的一项研究显示,延期进行根治性手术并不会给预后带来不良影响[34]。在这项研究中，良好的预后取决于在肝胆外科经验丰富的中心进行包括肝切除和淋巴结清扫的扩大胆囊切除术。

20.2.6.3 术中胆汁溢出的问题

有报道显示，胆汁溢出在腹腔镜胆囊切除术中发生的概率为20%~40%[35,36]。溢出的胆汁能够引起肿瘤细胞的播散,增加复发风险。有研究发现在初次行腹腔镜胆囊切除术中出现胆汁溢出的患者预后较差[37,38]。因此,强烈建议行腹腔镜胆囊切除术时,避免胆汁溢出,尤其是50岁以上的患者应格外注意。

20.2.6.4 穿孔处转移

胆囊癌行腹腔镜手术术后如何处理穿孔处目前尚存在争议。在胆囊癌患者中,穿孔处复发率可高达17%[39,40],虽然这与传统开腹手术伤口的复发率相当[40]。有人认为对于所有意外发现的胆囊癌患者,均应常规切除穿孔处[37],尽管没有证据表明这种方式对于T1a期病灶有效。对于需要中转开腹的患者,应常规对穿孔处进行切除[40,41]。

20.2.7 胆囊癌的腹腔镜分期

意外发现的胆囊癌只占所有病例中的一小部分。很多患者检查时,影像学即提示局部晚期。如果没有转移病灶，这些患者可能需要进行开腹根治性手术。对于晚期的胆囊癌患者,腹腔镜探查能够对疾病进行准确的分期,并筛选出没有转移灶、适合行扩大胆囊切除术的病例。

近年的研究也证实了腹腔镜探查筛选患者的意义。在两项临床研究中,有1/3的患者经腹腔镜探查发现无法根治性切除,而避免了开腹手术[42,43]。腹膜转移和肝转移是提示无法行根治性手术的最常见表现。在另外2/3进行开腹手术的患者,高达一半患者发现有淋巴结转移和局部浸润而无法根治。仅行腹腔镜探查的患者住院时间较短,术后疼痛也较轻,对于晚期胆囊癌的分期非常有价值。

20.2.8 辅助治疗

目前除了临床研究外，尚缺乏证据证明辅助治疗的有效性[44,45],最常用的姑息化疗方案也是来自于胰腺癌的治疗。在智利,胆囊癌是女性肿瘤死亡的最常见原因,有研究人认为辅助化疗对胆囊癌有效[46,47]。吉西他滨的有效率可达到30%,而顺铂、卡培他滨和吉西他滨三药联合可能效果更好[48]。大多数研究认为放疗对胆囊癌无效[47,49]。

20.2.9 未来展望

尽管关于腹腔镜治疗晚期胆囊癌的研究越来越多,但是传统手术还是治疗胆囊癌的主要手段。由于晚期胆囊癌预后较差，因此进一步改进辅助治疗十分重要。因为该疾病在美国和欧洲较少见,因此大型的化疗临床试验很有可能在南美和亚洲开展。吉西他滨的临床研究结果令人振奋,今后关于吉西他滨联合其他药物的研究很可能提示更好的预后。

20.3 肝外胆管癌

20.3.1 胆管癌的流行病学

胆管癌占所有消化道肿瘤的3%[50]。在美国,其发病率女性为 1.0/10 万、男性为 1.5/10 万[51,52]。胆管癌中有约 5%为肝内胆管癌，治疗方式与肝癌相同。超过 25%的胆管癌位于远端胆管，其治疗与胰头癌相似。剩下 70%的胆管癌位于肝门区，常常被称为 Klastskin 瘤[53]。这些肿瘤根据 TNM 进行分期。

20.3.2 肝外胆管癌的分型

肝门部胆管癌是根据 Bismuth-Corlette 系统分型(图 20.1)[54]。Bismuth Ⅰ型病灶位于胆总管分叉以下；Ⅱ型病灶为侵及分叉处，但是未侵犯左、右肝管；Ⅲ型病灶为侵犯右侧或左侧肝管；Ⅳ型为同时侵犯左、右肝管。

20.3.3 胆管癌的危险因素和症状

罹患胆管癌的危险因素包括原发性硬化性胆管炎[51]、肝吸虫感染[55]以及病毒性肝炎[56,57]。大多数患者出现黄疸症状，并进行进一步的影像学检查。

20.3.4 术前检查

胆管的侵犯程度可通过胆道检查进行评估，包括核磁胆道造影、逆行性胆管镜以及经皮经肝胆管显像。还可进一步行 CT 检查明确是否存在转移灶。

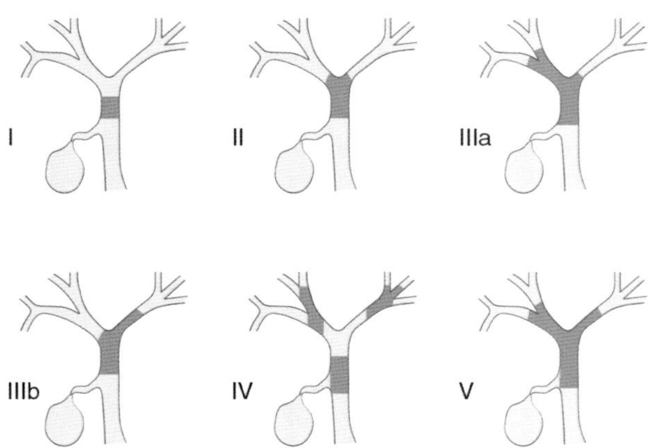

图 20.1 肝门部胆管癌的 Bismuth-Corlette 分型(图中阴影部分为肿瘤)。(Drawing by Hippmann GbR，Schwarzenbruck，Germany)

20.3.5 传统的手术治疗

胆管癌是一种缓慢生长的肿瘤，沿着胆管通过神经、神经旁或上皮下进行播散。胆管癌容易术后局部复发，因此扩大的手术切除可能会改善长期预后。在近 10 年中，越来越多的根治性手术(常常切除部分肝脏)带来了更好的预后[58-60]。目前，R0 切除（无肿瘤残存的证据）后的 5 年生存率接近 30%[61-63]。

既往在治疗胆囊癌的手术方式包括切除十二指肠上胆管、胆囊并进行胆肠吻合术[64,65]。近年的研究认为还应常规进行包括肝尾叶切除和肝门淋巴结清扫的部分肝切除术[4,66-70]。对于肝脏的手术方式尚存在争议，从常规的Ⅳ、Ⅴ段切除到包括肝叶切除或三叶切除的较大的肝切除术均有人支持。

20.3.6 胆管癌的腹腔镜分期

根治性手术的禁忌证包括肿瘤侵犯肝总动脉和门静脉。有 50%的患者在就诊时已发生了淋巴结转移[71,72]，无法进行根治性手术切除。腹膜种植和肝脏转移也是手术的禁忌证，虽然传统的影像学检查常常无法检测到这些问题，腹腔镜探查也有助于发现这些隐藏的转移灶，有研究发现近 1/3 认为能够进行根治手术的患者存在转移灶[42,73-75]。

在一项研究中，84 例拟诊肝门部胆管癌的患者进行了腹腔镜分期[73]，其中接近 25%的患者仅通过腔镜探查即发现了转移病灶。术中超声的应用进一步提高了转移灶的检出率，通过腔镜联合术中超声，有超过 40%的患者被发现不适宜行手术切除。

另外两项研究也得出了相似的不可切除率[42,75]。接近 1/3 认为可行根治性切除的患者发现了转移病灶，另外 1/3 在剖腹探查时发现局部浸润而无法行根治手术。总体来说，腹腔镜探查很大程度上减少了单纯剖腹探查的概率，应作为一种常规的分期手段。

20.3.7 胆管癌的病理

通过刷检或经胆管活检，高达50%的患者能够取得病理诊断[76,77]。数字影像分析和荧光原位杂交能够增加细胞学诊断的准确性[78]。另外，胆道超声、超声引导下细针穿刺以及胆道镜能够进一步提高诊断胆管癌的敏感性和特异性[76,79,80]。虽然检测技术不断发展，但是对于多数胆管癌患者，明确诊断仍是较为困难的。

20.3.8 内镜诊断及无法切除病灶的姑息治疗

内镜检查是诊断胆管癌的有效方式(图20.2)。大多数既往未行过胆道手术的患者，如果出现了黄疸并且胆道造影提示存在狭窄，则常常是罹患了胆管癌。胆管癌在胆道造影上最具特征性的表现是肝外胆管中一长段不规则、非对称的狭窄。

传统的手术切除是胆管癌唯一的根治性治疗方法，内镜下治疗主要是姑息性的。放置支架能够处理胆管癌引起的胆道狭窄，从而减轻黄疸和瘙痒症状、预防胆管炎、避免肝功能衰竭，并提高患者的生活质量[80,81]。对于不可切除的胆管癌，如果未行胆道引流，患者的中位生存期为3个月；行胆道引流的患者可达6个月[82,83]。可见内镜下放置胆道支架对这类患者还是十分有益的。

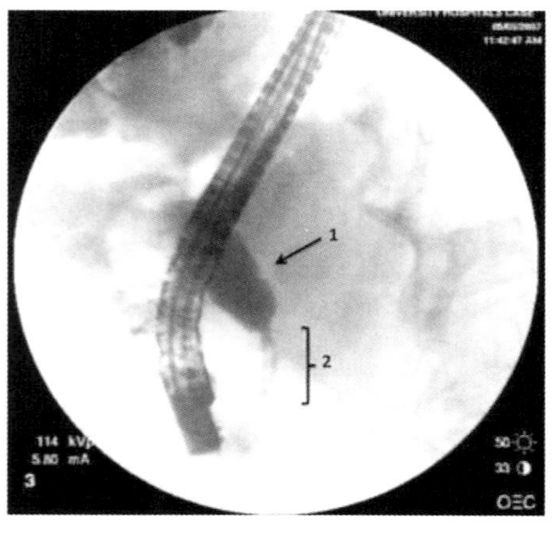

图20.2 胆管癌在ERCP中的典型表现：(1)近端肝外胆管胆管扩张，(2)远端癌性狭窄。

20.3.9 不同类型支架的优点和缺点

金属支架和塑料(聚乙烯)支架都能通过消化道内镜进行放置。塑料支架最终需要取出，并且由于支架内腔的碎片累积，每3个月需要更换一次。自膨式金属支架常常被认为是永久性，能够保持开放较长时间(长达1年)[84]。研究认为金属支架适用于预期寿命超过3个月的患者[85,86]。近年来，覆膜金属支架被应用于临床，它不仅拥有金属支架的开放率，并且在发生阻塞时可以取出或更换[87]。

20.3.10 内镜下光动力疗法

有研究显示对于不可切除的胆管癌患者，内镜下光动力疗法能够延长生存期并改善生活质量[88-89]。患者先经静脉注射一种光敏感药物，药物在肿瘤中累积后，再行胆管内的激光照射[91]。在最初德国的一项关于光动力疗法治疗不可切除胆管癌的临床试验中，与对照组的100天相比，治疗组患者的生存时间被延长到接近500天[92]。进一步的研究显示，光动力疗法能够取得与R1、R2切除相同的预后[93]。光动力疗法取得的生存延长主要可能是由于促进了胆道引流，而不是因为减轻了瘤负荷[94]。

20.3.11 辅助治疗

目前没有证据证明放疗对胆管癌有效。对于R0切除的患者，无论术前放疗还是术后辅助放疗均不能改善预后[48,95]。总体来说，胆管癌的化疗效果也差强人意，虽然有报道显示吉西他滨单药或吉西他滨联合其他药物对该病有一定疗效[96,97]。

20.3.12 未来展望

与胆囊癌相似，传统手术仍然是治疗胆管癌的主要方法。今后胆管癌患者预后的改善还有赖于化疗药物的更新和手术技术的优化。

对于不可切除的胆管癌患者，是否应用肝移植取决于新辅助治疗的改进。一项梅奥诊所的试验研究了某些选定患者在肝移植前给予放化疗的疗效，结果令人振奋[98]，但是在肝移植常规应用于不可切除的胆管癌患者前，还需要进行更大规模的临床试验。

内窥光学相干层析成像能够区分良性和恶性胆道狭窄。光学相干层析成像利用红外线的反向成像产生一个高分辨度的二维影像。通过胆道镜即可进行光学相干层析成像。这种技术能够显示出组织学特征，比如胆道上皮，相当于对胆管进行了"光学活检"。

内镜下的姑息治疗将进一步发展。内镜下射频技术能够处理胃肠道其他区域的异常增生，也可能用于处理胆管系统。改进的影像和取材技术能够进一步加强 ERCP 的诊断能力。另外，覆膜金属支架能够抑制肿瘤增长，并且进行局部化疗给药，从而延长不可切除胆管癌患者的生存期。

20.4 结论

胆囊癌和胆管癌是预后较差的罕见肿瘤。R0 切除是改善长期预后的唯一方法。近年来，越来越多的根治性手术（包括解剖性肝切除和扩大淋巴结清扫）从某种程度上进一步改善了生存期。

总体来说，微创技术在治疗胆囊癌和胆管癌中作用有限。诊断性腹腔镜探查有助于减少患者进行非根治性开腹手术的概率。另外，对于无法切除的胆管癌患者，包括支架植入和光动力疗法等微创治疗能够改善预后，提高患者的生活质量。

快速参考

1. 常规应避免在腹腔镜胆囊切除术中引起胆汁溢出，从而减少胆囊癌播散的风险。
2. T1a 期的胆囊癌可行腹腔镜胆囊切除术。
3. T1b~T4 期的胆囊癌需进行扩大胆囊切除术。
4. T1a 以上期别的胆囊癌需要切除套管孔。
5. 腹腔镜探查能够避免 1/3 的胆囊癌患者进行不必要的开腹手术。
6. 腹腔镜探查联合术中超声能够避免 40%胆管癌患者接受不必要的开腹手术。
7. 常规进行肝切除能够改善胆管癌患者的预后。
8. 对于不可切除的胆管癌患者，内镜下支架植入术能够改善预后、提高生活质量。
9. 内镜下光动力疗法能够延长不可切除胆管癌患者的生存期。
10. 自膨式金属支架适用于预期生存时间超过 3 个月的患者。

（张业繁 译　周健国 校）

参考文献

1. Piehler, J.M., Crichlow, R.W.: Primary carcinoma of the gallbladder. Arch. Surg. **112**(1k0), 26–30 (1977)
2. Wilkinson, D.S.: Carcinoma of the gall-bladder: an experience and review of the literature. Aust. N. Z. J. Surg. **65**(10), 724–727 (1995)
3. Hadjis, N.S., Blenkharn, J.I., Alexander, N., et al.: Outcome of radical surgery in hilar cholangiocarcinoma. Surgery **107**(6), 597–604 (1990)
4. Okuda, K., Kubo, Y., Okazaki, N., et al.: Clinical aspects of intrahepatic bile duct carcinoma including hilar carcinoma: a study of 57 autopsy-proven cases. Cancer **39**(1), 232–246 (1977)
5. Burke, E.C., Jarnagin, W.R., Hochwald, S.N., et al.: Hilar Cholangiocarcinoma: patterns of spread, the importance of hepatic resection for curative operation, and a presurgical clinical staging system. Ann. Surg. **228**(3), 385–394 (1998)
6. Cubertafond, P., Gainant, A., Cucchiaro, G.: Surgical treatment of 724 carcinomas of the gallbladder. Results of the French Surgical Association Survey. Ann. Surg. **219**(3), 275–280 (1994)
7. Lillemoe, K.D., Cameron, J.L.: Surgery for hilar cholangiocarcinoma: the Johns Hopkins approach. J. Hepatobiliary Pancreat. Surg. **7**(2), 115–121 (2000)
8. Madariaga, J.R., Iwatsuki, S., Todo, S., et al.: Liver resection for hilar and peripheral cholangiocarcinomas: a study of 62 cases. Ann. Surg. **227**(1), 70–79 (1998)
9. Sicklick, J.K., Choti, M.A.: Controversies in the surgical management of cholangiocarcinoma and gallbladder cancer. Semin. Oncol. **32**(6 Suppl 9), S112–S117 (2005)
10. Medina, E.: Digestive diseases in Chile: epidemiologic outlook. Rev. Med. Chil. **116**(3), 282–288 (1988)
11. Randi, G., Franceschi, S., La Vecchia, C.: Gallbladder cancer worldwide: geographical distribution and risk factors.

Int. J. Cancer **118**(7), 1591–1602 (2006)
12. Levi, F., Lucchini, F., Negri, E., La Vecchia, C.: The recent decline in gallbladder cancer mortality in Europe. Eur. J. Cancer Prev. **12**(4), 265–267 (2003)
13. Hsing, A.W., Bai, Y., Andreotti, G., et al.: Family history of gallstones and the risk of biliary tract cancer and gallstones: a population-based study in Shanghai, China. Int. J. Cancer **121**(4), 832–838 (2007)
14. Kapoor, V.K.: Cholecystectomy in patients with asymptomatic gallstones to prevent gall bladder cancer – the case against. Indian J. Gastroenterol. **25**(3), 152–154 (2006)
15. Foster, J.M., Hoshi, H., Gibbs, J.F., et al.: Gallbladder cancer: defining the indications for primary radical resection and radical re-resection. Ann. Surg. Oncol. **14**(2), 833–840 (2007)
16. Balachandran, P., Agarwal, S., Krishnani, N., et al.: Predictors of long-term survival in patients with gallbladder cancer. J. Gastrointest. Surg. **10**(6), 848–854 (2006)
17. Rooholamini, S.A., Tehrani, N.S., Razavi, M.K., et al.: Imaging of gallbladder carcinoma. Radiographics **14**(2), 291–306 (1994)
18. Archer, A., Horton, K.: Radiologic evaluation and treatment of gallbladder and biliary tree carcinoma. Cancer Treat. Res. **69**, 157–183 (1994)
19. Polverosi, R., Zambelli, C., Sbeghen, R., et al.: Ultrasonography and computerized tomography in the diagnosis of gallbladder carcinoma. Radiol. Med. (Torino) **87**(5), 643–647 (1994)
20. Akatsu, T., Aiura, K., Shimazu, M., et al.: Can endoscopic ultrasonography differentiate nonneoplastic from neoplastic gallbladder polyps? Dig. Dis. Sci. **51**(2), 416–421 (2006)
21. Fong, Y., Wagman, L., Gonen, M., et al.: Evidence-based gallbladder cancer staging: changing cancer staging by analysis of data from the National Cancer Database. Ann. Surg. **243**(6), 767–771 (2006). discussion 771-4
22. Shirai, Y., Wakai, T., Hatakeyama, K.: Radical lymph node dissection for gallbladder cancer: indications and limitations. Surg. Oncol. Clin. N. Am. **16**(1), 221–232 (2007)
23. Rodriguez Otero, J.C., Proske, A., Vallilengua, C., et al.: Gallbladder cancer: surgical results after cholecystectomy in 25 patients with lamina propria invasion and 26 patients with muscular layer invasion. J. Hepatobiliary Pancreat. Surg. **13**(6), 562–566 (2006)
24. Misra, S., Chaturvedi, A., Misra, N.C.: Gallbladder cancer. Curr. Treat Options Gastroenterol. **9**(2), 95–106 (2006)
25. Aramaki, M., Matsumoto, T., Shibata, K., et al.: Factors influencing recurrence after surgical treatment for T2 gallbladder carcinoma. Hepatogastroenterology **51**(60), 1609–1611 (2004)
26. Principe, A., Del Gaudio, M., Ercolani, G., et al.: Radical surgery for gallbladder carcinoma: possibilities of survival. Hepatogastroenterology **53**(71), 660–664 (2006)
27. Misra, M.C., Guleria, S.: Management of cancer gallbladder found as a surprise on a resected gallbladder specimen. J. Surg. Oncol. **93**(8), 690–698 (2006)
28. Shimizu, T., Arima, Y., Yokomuro, S., et al.: Incidental gallbladder cancer diagnosed during and after laparoscopic cholecystectomy. J. Nippon Med. Sch. **73**(3), 136–140 (2006)
29. Sun, C.D., Zhang, B.Y., Wu, L.Q., Lee, W.J.: Laparoscopic cholecystectomy for treatment of unexpected early-stage gallbladder cancer. J. Surg. Oncol. **91**(4), 253–257 (2005)
30. Akyurek, N., Irkorucu, O., Salman, B., et al.: Unexpected gallbladder cancer during laparoscopic cholecystectomy. J. Hepatobiliary Pancreat. Surg. **11**(5), 357–361 (2004)
31. Yeh, C.N., Jan, Y.Y., Chen, M.F.: Management of unsuspected gallbladder carcinoma discovered during or following laparoscopic cholecystectomy. Am. Surg. **70**(3), 256–258 (2004)
32. Taner, C.B., Nagorney, D.M., Donohue, J.H.: Surgical treatment of gallbladder cancer. J. Gastrointest. Surg. **8**(1), 83–89 (2004). discussion 89
33. Antonakis, P., Alexakis, N., Mylonaki, D., et al.: Incidental finding of gallbladder carcinoma detected during or after laparoscopic cholecystectomy. Eur. J. Surg. Oncol. **29**(4), 358–360 (2003)
34. Shih, S.P., Schulick, R.D., Cameron, J.L., et al.: Gallbladder cancer: the role of laparoscopy and radical resection. Ann. Surg. **245**(6), 893–901 (2007)
35. Manukyan, M.N., Demirkalem, P., Gulluoglu, B.M., et al.: Retained abdominal gallstones during laparoscopic cholecystectomy. Am. J. Surg. **189**(4), 450–452 (2005)
36. Tumer, A.R., Yuksek, Y.N., Yasti, A.C., et al.: Dropped gallstones during laparoscopic cholecystectomy: the consequences. World J. Surg. **29**(4), 437–440 (2005)
37. Steinert, R., Nestler, G., Sagynaliev, E., et al.: Laparoscopic cholecystectomy and gallbladder cancer. J. Surg. Oncol. **93**(8), 682–689 (2006)
38. Ouchi, K., Mikuni, J., Kakugawa, Y.: Laparoscopic cholecystectomy for gallbladder carcinoma: results of a Japanese survey of 498 patients. J. Hepatobiliary Pancreat. Surg. **9**(2), 256–260 (2002)
39. Giuliante, F., Ardito, F., Vellone, M., et al.: Port-sites excision for gallbladder cancer incidentally found after laparoscopic cholecystectomy. Am. J. Surg. **191**(1), 114–116 (2006)
40. Lundberg, O., Kristoffersson, A.: Wound recurrence from gallbladder cancer after open cholecystectomy. Surgery **127**(3), 296–300 (2000)
41. Wakai, T., Shirai, Y., Hatakeyama, K.: Radical second resection provides survival benefit for patients with T2 gallbladder carcinoma first discovered after laparoscopic cholecystectomy. World J. Surg. **26**(7), 867–871 (2002)
42. Goere, D., Wagholikar, G.D., Pessaux, P., et al.: Utility of staging laparoscopy in subsets of biliary cancers: laparoscopy is a powerful diagnostic tool in patients with intrahepatic and gallbladder carcinoma. Surg. Endosc. **20**(5), 721–725 (2006)
43. Agrawal, S., Sonawane, R.N., Behari, A., et al.: Laparoscopic staging in gallbladder cancer. Dig. Surg. **22**(6), 440–445 (2005)
44. Feisthammel, J., Schoppmeyer, K., Mossner, J., et al.: Irinotecan with 5-FU/FA in advanced biliary tract adenocarcinomas: a multicenter phase II trial. Am. J. Clin. Oncol. **30**(3), 319–324 (2007)
45. Sato, K., Kitajima, Y., Kohya, N., et al.: CPT-11 (SN-38) chemotherapy may be selectively applicable to biliary tract cancer with low hMLH1 expression. Anticancer Res. **27**(2), 865–872 (2007)
46. Gallardo, J.O., Rubio, B., Fodor, M., et al.: A phase II study of gemcitabine in gallbladder carcinoma. Ann. Oncol. **12**(10), 1403–1406 (2001)
47. de Aretxabala, X., Roa, I., Berrios, M., et al.: Chemoradiotherapy in gallbladder cancer. J. Surg. Oncol. **93**(8), 699–704 (2006)
48. Hong, Y.S., Lee, J., Lee, S.C., et al.: Phase II study of capecitabine and cisplatin in previously untreated advanced biliary tract cancer. Cancer Chemother. Pharmacol. **60**(3), 321–328 (2007)
49. Fuller, C.D., Thomas Jr., C.R., Wong, A., et al.: Image-guided intensity-modulated radiation therapy for gallbladder carcinoma. Radiother. Oncol. **81**(1), 65–72 (2006)
50. Jepsen, P., Vilstrup, H., Tarone, R.E., et al.: Incidence rates of intra- and extrahepatic cholangiocarcinomas in Denmark from 1978 through 2002. J. Natl. Cancer Inst. **99**(11), 895–897 (2007)
51. Fevery, J., Verslype, C., Lai, G., et al.: Incidence, diagnosis,

and therapy of cholangiocarcinoma in patients with primary sclerosing cholangitis. Dig. Dis. Sci. **52**(11), 3123–3135 (2007)
52. Welzel, T.M., McGlynn, K.A., Hsing, A.W., et al.: Impact of classification of hilar cholangiocarcinomas (Klatskin tumors) on the incidence of intra- and extrahepatic cholangiocarcinoma in the United States. J. Natl Cancer Inst. **98**(12), 873–875 (2006)
53. Nakeeb, A., Pitt, H.A., Sohn, T.A., et al.: Cholangiocarcinoma. A spectrum of intrahepatic, perihilar, and distal tumors. Ann. Surg. **224**(4), 463–473 (1996). discussion 473-5
54. Bismuth, H., Nakache, R., Diamond, T.: Management strategies in resection for hilar cholangiocarcinoma. Ann. Surg. **215**(1), 31–38 (1992)
55. Kurathong, S., Lerdverasirikul, P., Wongpaitoon, V., et al.: Opisthorchis viverrini infection and cholangiocarcinoma. A prospective, case-controlled study. Gastroenterology **89**(1), 151–156 (1985)
56. Gatselis, N.K., Tepetes, K., Loukopoulos, A., et al.: Hepatitis B virus and intrahepatic cholangiocarcinoma. Cancer Invest. **25**(1), 55–58 (2007)
57. Wiwanitkit, V.: Seroprevalence of hepatitis virus B seropositive in the patients with cholangiocarcinoma: a summary. Asian Pac. J. Cancer Prev. **6**(1), 27–28 (2005)
58. Seyama, Y., Makuuchi, M.: Current surgical treatment for bile duct cancer. World J. Gastroenterol. **13**(10), 1505–1515 (2007)
59. Uchiyama, K., Nakai, T., Tani, M., et al.: Indications for extended hepatectomy in the management of stage IV hilar cholangiocarcinoma. Arch. Surg. **138**(9), 1012–1016 (2003)
60. Neuhaus, P., Jonas, S., Settmacher, U., et al.: Surgical management of proximal bile duct cancer: extended right lobe resection increases resectability and radicality. Langenbecks Arch. Surg. **388**(3), 194–200 (2003)
61. Miyazaki, M., Kato, A., Ito, H., et al.: Combined vascular resection in operative resection for hilar cholangiocarcinoma: does it work or not? Surgery **141**(5), 581–588 (2007)
62. DeOliveira, M.L., Cunningham, S.C., Cameron, J.L., et al.: Cholangiocarcinoma: thirty-one-year experience with 564 patients at a single institution. Ann. Surg. **245**(5), 755–762 (2007)
63. Hasegawa, S., Ikai, I., Fujii, H., et al.: Surgical resection of hilar cholangiocarcinoma: analysis of survival and postoperative complications. World J. Surg. **31**(6), 1258–1265 (2007)
64. Chung, C., Bautista, N., O'Connell, T.X.: Prognosis and treatment of bile duct carcinoma. Am. Surg. **64**(10), 921–925 (1998)
65. Strasberg, S.M.: Resection of hilar cholangiocarcinoma. HPB Surg. **10**(6), 415–418 (1998)
66. Patel, T., Singh, P.: Cholangiocarcinoma: emerging approaches to a challenging cancer. Curr. Opin. Gastroenterol. **23**(3), 317–323 (2007)
67. Liu, C.L., Fan, S.T., Lo, C.M., et al.: Improved operative and survival outcomes of surgical treatment for hilar cholangiocarcinoma. Br. J. Surg. **93**(12), 1488–1494 (2006)
68. Nagino, M., Kamiya, J., Arai, T., et al.: "Anatomic" right hepatic trisectionectomy (extended right hepatectomy) with caudate lobectomy for hilar cholangiocarcinoma. Ann. Surg. **243**(1), 28–32 (2006)
69. Hawkins, W.G., DeMatteo, R.P., Cohen, M.S., et al.: Caudate hepatectomy for cancer: a single institution experience with 150 patients. J. Am. Coll. Surg. **200**(3), 345–352 (2005)
70. Nagino, M., Kamiya, J., Arai, T., et al.: One hundred consecutive hepatobiliary resections for biliary hilar malignancy: preoperative blood donation, blood loss, transfusion, and outcome. Surgery **137**(2), 148–155 (2005)
71. Murakami, Y., Uemura, K., Hayashidani, Y., et al.: Prognostic significance of lymph node metastasis and surgical margin status for distal cholangiocarcinoma. J. Surg. Oncol. **95**(3), 207–212 (2007)
72. Grobmyer, S.R., Wang, L., Gonen, M., et al.: Perihepatic lymph node assessment in patients undergoing partial hepatectomy for malignancy. Ann. Surg. **244**(2), 260–264 (2006)
73. Connor, S., Barron, E., Wigmore, S.J., et al.: The utility of laparoscopic assessment in the preoperative staging of suspected hilar cholangiocarcinoma. J. Gastrointest. Surg. **9**(4), 476–480 (2005)
74. White, R.R., Pappas, T.N.: Laparoscopic staging for hepatobiliary carcinoma. J. Gastrointest. Surg. **8**(8), 920–922 (2004)
75. Corvera, C.U., Weber, S.M., Jarnagin, W.R.: Role of laparoscopy in the evaluation of biliary tract cancer. Surg. Oncol. Clin. N. Am. **11**(4), 877–891 (2002)
76. DeWitt, J., Misra, V.L., Leblanc, J.K., et al.: EUS-guided FNA of proximal biliary strictures after negative ERCP brush cytology results. Gastrointest. Endosc. **64**(3), 325–333 (2006)
77. Boberg, K.M., Jebsen, P., Clausen, O.P., et al.: Diagnostic benefit of biliary brush cytology in cholangiocarcinoma in primary sclerosing cholangitis. J. Hepatol. **45**(4), 568–574 (2006)
78. Chahal, P., Baron, T.H.: Endoscopic palliation of cholangiocarcinoma. Curr. Opin. Gastroenterol. **22**(5), 551–560 (2006)
79. Fritscher-Ravens, A., Broering, D.C., Sriram, P.V., et al.: EUS-guided fine-needle aspiration cytodiagnosis of hilar cholangiocarcinoma: a case series. Gastrointest. Endosc. **52**(4), 534–540 (2000)
80. Savader, S.J., Prescott, C.A., Lund, G.B., Osterman, F.A.: Intraductal biliary biopsy: comparison of three techniques. J. Vasc. Interv. Radiol. **7**(5), 743–750 (1996)
81. Rumalla, A., Baron, T.H.: Evaluation and endoscopic palliation of cholangiocarcinoma. Management of cholangiocarcinoma. Dig. Dis. **17**(4), 194–200 (1999)
82. Chang, W.H., Kortan, P., Haber, G.B.: Outcome in patients with bifurcation tumors who undergo unilateral versus bilateral hepatic duct drainage. Gastrointest. Endosc. **47**(5), 354–362 (1998)
83. Farley, D.R., Weaver, A.L., Nagorney, D.M.: "Natural history" of unresected cholangiocarcinoma: patient outcome after noncurative intervention. Mayo Clin. Proc. **70**(5), 425–429 (1995)
84. Soderlund, C., Linder, S.: Covered metal versus plastic stents for malignant common bile duct stenosis: a prospective, randomized, controlled trial. Gastrointest. Endosc. **63**(7), 986–995 (2006)
85. De Palma, G.D., Pezzullo, A., Rega, M., et al.: Unilateral placement of metallic stents for malignant hilar obstruction: a prospective study. Gastrointest. Endosc. **58**(1), 50–53 (2003)
86. Cheng, J.L., Bruno, M.J., Bergman, J.J., et al.: Endoscopic palliation of patients with biliary obstruction caused by nonresectable hilar cholangiocarcinoma: efficacy of self-expandable metallic Wallstents. Gastrointest. Endosc. **56**(1), 33–39 (2002)
87. Yoon, W.J., Lee, J.K., Lee, K.H., et al.: A comparison of covered and uncovered Wallstents for the management of distal malignant biliary obstruction. Gastrointest. Endosc. **63**(7), 996–1000 (2006)
88. Prasad, G.A., Wang, K.K., Baron, T.H., et al.: Factors associated with increased survival after photodynamic therapy for cholangiocarcinoma. Clin. Gastroenterol. Hepatol. **5**(6), 743–748 (2007)
89. Ortner, M.A., Dorta, G.: Technology insight: Photodynamic therapy for cholangiocarcinoma. Nat. Clin. Pract. Gastroenterol.

Hepatol. **3**(8), 459–467 (2006)
90. Zoepf, T., Jakobs, R., Arnold, J.C., et al.: Palliation of non-resectable bile duct cancer: improved survival after photodynamic therapy. Am. J. Gastroenterol. **100**(11), 2426–2430 (2005)
91. Wiedmann, M.W., Caca, K.: General principles of photodynamic therapy (PDT) and gastrointestinal applications. Curr. Pharm. Biotechnol. **5**(4), 397–408 (2004)
92. Wiedmann, M., Berr, F., Schiefke, I., et al.: Photodynamic therapy in patients with non-resectable hilar cholangiocarcinoma: 5-year follow-up of a prospective phase II study. Gastrointest. Endosc. **60**(1), 68–75 (2004)
93. Witzigmann, H., Berr, F., Ringel, U., et al.: Surgical and palliative management and outcome in 184 patients with hilar cholangiocarcinoma: palliative photodynamic therapy plus stenting is comparable to r1/r2 resection. Ann. Surg. **244**(2), 230–239 (2006)
94. Khan, S.A., Sharif, A.W., Taylor-Robinson, S.D.: Photodynamic therapy significantly improves survival outcomes in people with non-resectable cholangiocarcinoma. Cancer Treat. Rev. **30**(3), 315–318 (2004)
95. Mazhar, D., Stebbing, J., Bower, M.: Chemotherapy for advanced cholangiocarcinoma: what is standard treatment? Future Oncol. **2**(4), 509–514 (2006)
96. Charoentum, C., Thongprasert, S., Chewaskulyong, B., Munprakan, S.: Experience with gemcitabine and cisplatin in the therapy of inoperable and metastatic cholangiocarcinoma. World J. Gastroenterol. **13**(20), 2852–2854 (2007)
97. Lee, J., Kim, T.Y., Lee, M.A., et al.: Phase II trial of gemcitabine combined with cisplatin in patients with inoperable biliary tract carcinomas. Cancer Chemother. Pharmacol. **61**(1), 47–52 (2008)
98. Heimbach, J.K., Gores, G.J., Nagorney, D.M., Rosen, C.B.: Liver transplantation for perihilar cholangiocarcinoma after aggressive neoadjuvant therapy: a new paradigm for liver and biliary malignancies? Surgery **140**(3), 331–334 (2006)

第21章 肝脏：非解剖性切除

Fumihiko Fujita, Susumu Eguchi, Yoshitsugu Tajima, Takashi kanematsu

F. Fujita(✉), S. Eguchi, Y. Tajima, and T. Kanematsu
Department of Transplantation and Digestive Surgery,
Nagasaki University Graduate School of Biomedical Science,
1-7-1 Sakamoto, Nagasaki, 852-8501, Japan
e-mail: ffujita@net.nagasaki-u.ac.jp

21.1 引言

第一例腹腔镜手术是腹腔镜胆囊切除术(LC),是于20世纪80年代中期在欧洲完成的[1,2]。然而像腹腔镜肝脏手术这样复杂的手术则是在之后多年才缓慢开展起来的。第一例腹腔镜肝切除术开展于1991年,被用来治疗1例肝良性疾病;然而,针对恶性肿瘤的手术,腹腔镜技术则进展缓慢[3,4]。直到1995年,才出现了几篇关于腹腔镜肝切除术治疗肝癌的报道[5,6]。腹腔镜下肝脏手术起初一直被限定为处理周围肝段的肿瘤[7]。目前已有研究报道成功的采用腹腔镜手术进行了解剖性肝段切除和肝移植的供体肝切除[8-11]。

肝细胞肝癌(HCC)和肝转移瘤(尤其是结直肠癌肝转移)是两种最常见的肝脏恶性肿瘤。两种肿瘤均可根据其位置进行腹腔镜肝部分切除术。尤其对于肝细胞肝癌,推荐进行解剖性肝切除术,从而减少肿瘤细胞播散入门静脉的风险,当进行腹腔镜手术时也应采用解剖性方法[12,13]。在肝切除术中,整体离断Glissonean束也能防止肿瘤细胞的播散。这种技术能够延长肝细胞肝癌患者术后的生存期[14]。另外,HCC的患者通常都有慢性肝炎、肝硬化的病史,发病率分别为74.1%和63.3%[15]。因此这样的患者可能有严重的肝硬化或者残肝功能较差,这是非解剖性肝切除可能比范围较大的解剖性肝切除更加适合的原因。HCC也可能导致肝炎病毒的复发,比如乙型肝炎和丙型肝炎。所以如果患者同时患有肝炎,那么手术切除可能会增加术后肝炎病毒复发的风险。对于这样的患者,如果只进行活检或非解剖性肝切除术的话,腹腔镜手术则更加适合,从而避免不必要的剖腹探查。

结直肠癌肝转移是肝脏手术的常见指征,目前已证明手术切除病灶能够改善患者的预后[16]。腹腔镜肝部分切除术可用于治疗肝转移灶,但是这样的术式对肿瘤的位置要求较高。Mala等人比较了结直肠癌肝转移患者进行腹腔镜肝切除术和传统肝切除术的短期预后,结果显示腹腔镜手术要优于传统手术,因为腹腔镜组的患者住院时间更少、术后疼痛也更轻[17]。

21.2 肝脏恶性肿瘤的非手术治疗

目前对于晚期和不可切除HCC患者的最佳治疗方案还在探讨中[18,19]。病灶不可切除、多发肝内转移灶以及门静脉主干癌栓的患者预后极差,大多数仅能存活几个月[20,21]。鉴于这种情况,研发更有效的化疗药物和靶向治疗药物显得十分紧迫和必要。经肝动脉栓塞(TAE)和经肝动脉化疗栓塞(TACE)是不可切除HCC患者最常用的治疗方法。另外,由于肝硬化肝功能较差的患者也可采用肝动脉灌注化疗(HAIC)[19,22,23]。单药或联合化疗常用的药物包括顺铂、5-氟尿嘧啶、表柔比星、阿霉素和丝裂霉素C[19]。在这些化疗中,5-FU和顺铂是最常用于治疗HCC的药物[24]。包括索拉非尼的一些分子靶向治疗药物还在临床研究中,其结果十分值得期待。

21.3 肝脏恶性肿瘤的微创治疗

21.3.1 微波凝固疗法(MCT)

这项技术被广泛用于治疗肝脏恶性肿瘤。在治疗过程中,先将一根单极针插入肿瘤区域,之后通过凝固引起组织坏死[25]。微波凝固疗法(MCT)适用于最大径小于2cm的HCC患者。其优势在于在治疗过程中可以多次使用[26]。MCT尤其适用于肝功能较差的患者,可以通过开腹或腹腔镜来进行操作[27,28]。Sadamori等人对开腹和腹腔镜进行MCT的患者进行了研究,研究分析了IL-6、细胞因子拮抗剂和C反应蛋白等反应手术应激严重性的因子,结果显示腹腔镜MCT适用于那些ICG(吲哚菁绿滞留实验)R15大于30%的肝功能较差的患者[26]。

21.3.2 射频消融术(RFA)

射频消融术通常是经皮进行的，可采用超声、CT 或 MRI 进行引导[29]。RFA 的特性使其非常适合治疗肝脏肿瘤，比如它易于操作、高效并且必要时可重复操作[30,31]。与 MCT 相比，其消融的范围更大。总体来说，RFA 适用于最大径小于 3cm 的肿瘤。

21.4 腹腔镜肝切除术的概述

21.4.1 术前准备

没有凝血异常及足够的肝功能是进行手术的重要前提。腹水量、总胆红素水平和吲哚菁绿(ICG)清除率实验结果都是决定手术时的重要因素。门静脉压也是一种评价肝硬化情况，决定肝脏切除体积的重要指标。

21.4.2 腹腔镜肝切除术的适应证

腹腔镜肝切除术的手术指征与开腹肝切除术相同。肿瘤位置仍然是能否成功进行腹腔镜手术的重要因素。总的来说，位于周边肝段(比如肝Ⅱ、Ⅲ和Ⅵ段)和肝表面的肿瘤由于操作容易，更适合进行腹腔镜肝部分切除术[6,11,32]。另外，对于肝右叶后方或上方的肿瘤，由于较难暴露，止血困难，其腹腔镜手术难度较大。对于这类患者，Huang 等人建议采用手辅助腹腔镜手术[33]。

21.5 腹腔镜肝脏手术的并发症

21.5.1 术中出血

术中出血是腹腔镜规则肝切除或楔形切除术中最常见的并发症。多名作者报道，出现出血情况时（尤其是在横断面肝实质时）可以立即采用 Pringle 手法压迫血管，进而减少出血量[34-36]。当肝实质出血时，可以采用纱布压迫出血点暂时止血，通常 10~15 分钟后可取出纱布。如果仍未能止血的话，可采用缝合或钳夹，同时术者应考虑是否需要中转开腹处理。

21.5.2 气体栓塞

为了获得较好的视野，通常采用二氧化碳(CO_2)(由于其具有较好的溶解性)建立气腹。然而，使用 CO_2 的腹腔镜肝脏手术增加了发生气体栓塞的风险[37-39]。虽然意外发生气体栓塞非常罕见[40-41]，但是有些作者还是推荐在切肝实质时应采用无气体腔镜技术[5,6,42]。另外，注入 CO_2 增加腹内压不仅增加了气体栓塞的风险，同时也大大减慢了门静脉血流的速度[39]。警惕空气栓塞并且细致地进行肝切除操作是十分重要的预防措施。

21.5.3 套管种植转移

套管处局部转移仍然是恶性肿瘤腹腔镜手术较有争议的问题[43-36]。临床数据显示腹腔镜手术和传统手术的创口复发率相似[35,44,47]。Lang 等人也发现腹腔镜并不增加 HCC 患者出现创口或腹膜转移的风险[48]。Vittimberga 等人报道与传统手术相比，腹腔镜手术术后患者免疫应答更好，这将降低伤口复发的风险[49]。

21.6 手术技术

21.6.1 手术室布置及患者体位

患者应仰卧位，双腿分开。术者应站于患者两腿之间，患者两边各站一名助手。患者头部方向放置两个显示器，离术者越近越合适(图 21.1)。如果肿瘤位于Ⅵ段，患者可左侧卧位以利于暴露肝右叶的后面。

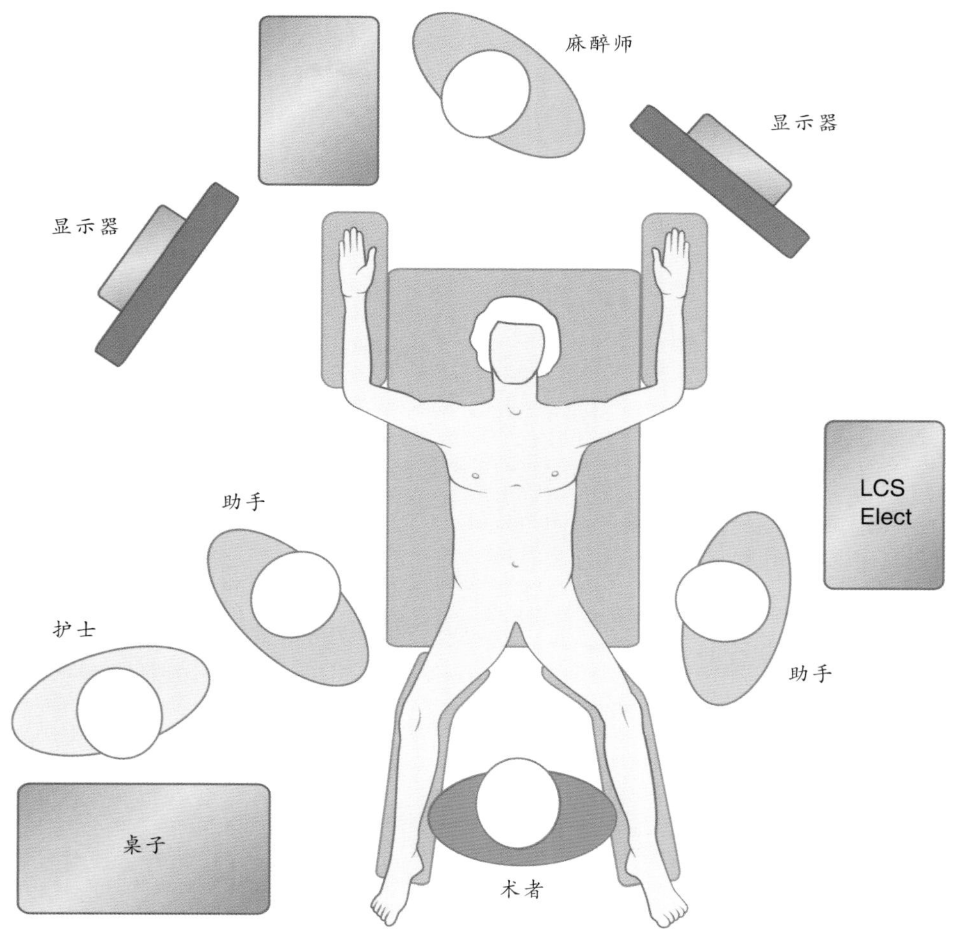

图 21.1　患者手术体位及手术室布置。(Drawing by Hippmann GbR, Schwarzenbruck, Germany)

21.6.2 套管放置

腹腔镜手术通常采用 4 个或 5 个套管。我们通常使用 2 个 5mm 和 3 个 12mm 套管，在脐上放置镜头套管(图 21.2)。使用 CO_2 建立气腹，维持腹腔压力在 8mmHg 以减少发生空气栓塞的风险。有时采用腹壁提拉技术来减低空气栓塞的风险（图 21.3)。我们习惯采用可弯曲的腹腔镜。

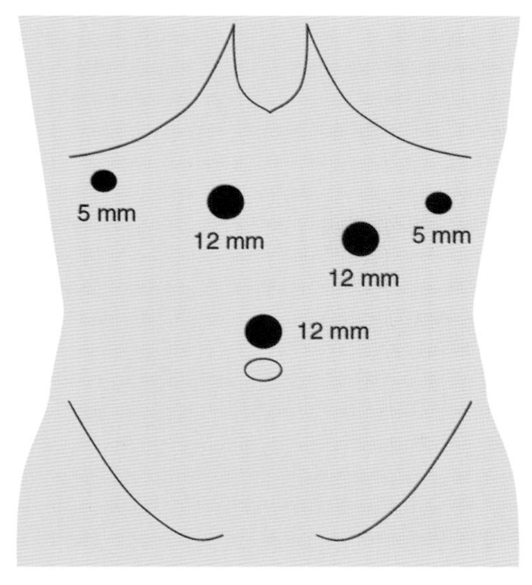

图 21.2　套管位置。

21.6.3 腹腔镜探查及切除线的确定

在术中结合直视和术中超声可以确定拟切除病灶的数目和大小。确定肿瘤与肝内管道结构的关系十分重要。对于拟进行左后肝段切除或楔形

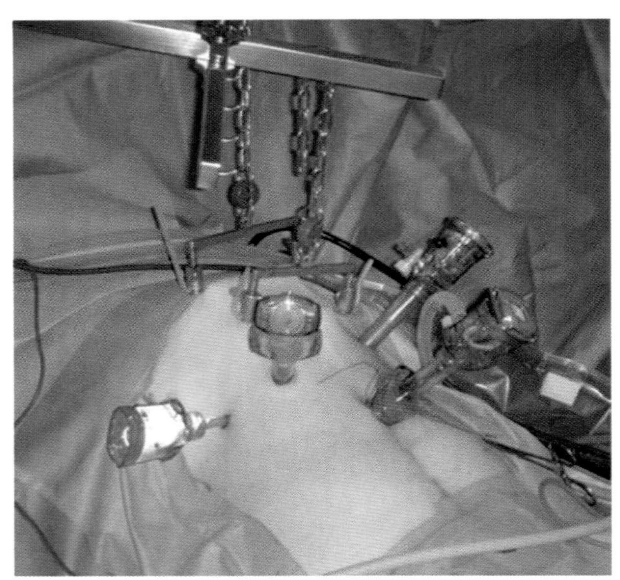

图 21.3 在切肝过程中腹壁提拉技术是气腹的一种替代，能够降低二氧化碳栓塞的风险。

切除的病例，切除前可使用术中超声在肝表面标出切除线(图 21.4)。

21.6.4 肝切除——手术步骤

手术的第一步是沿肝圆韧带分离镰状韧带至下腔静脉水平。之后在冠状韧带上打一个小孔，小孔位于切除线的延长线上。通常保留左侧三角韧带(图 21.5)。将一条烟卷式引流条放入腹腔，其一端固定于腹壁，另一端穿过冠状韧带的小孔，置于

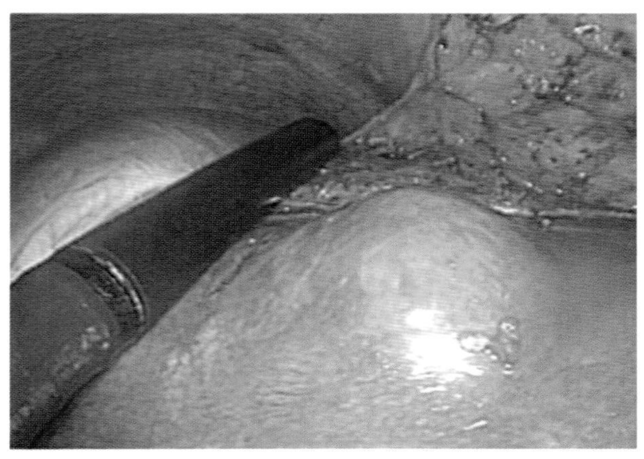

图 21.4 腹腔镜超声是目标病灶定位、确定切离线的重要影像辅助方法。

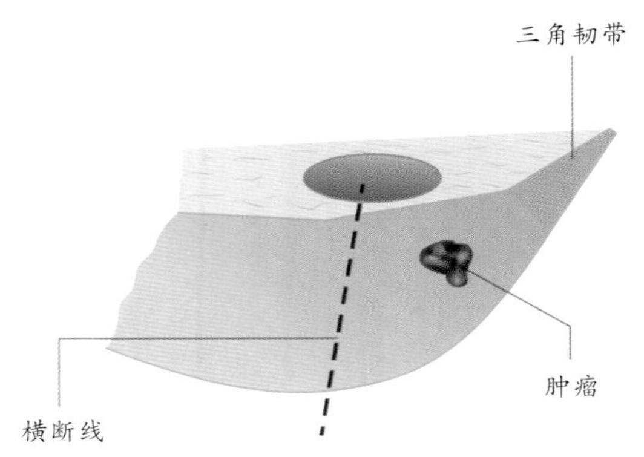

图 21.5 通过术中超声决定切离线，在切离线延长线与冠状韧带交叉处打一个孔，这样有助于进一步的显露。(Drawing by Hippmann GbR, Schwarzenbruck, Germany)

肝脏的后下方(图 21.6)。在切除肝实质的过程中，引流条能够向上提拉肝脏并暴露切面，作用显著(图 21.7 和图 21.8)。保留的左侧三角韧带能够防止引流管滑掉。

我们常规使用超声刀来断肝。超声刀是采用超声能量来切割并凝固组织，能够封闭并切断直径小于 3mm 的血管和胆管。其他较大的管路则需要进一步处理。TissueLink(无血解剖刀)是采用单极能量的装置，也可用于断肝，这种设备凝固组织及减少出血的能力非常出众[40]。射频刀的表面是持续流动的盐水，以使表面温度保持在 100℃以下，

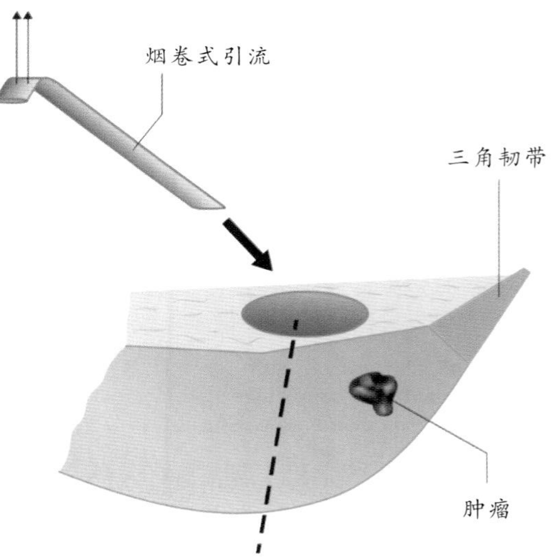

图 21.6 将引流管通过冠状韧带的切口，一端固定在腹壁。通常保留三角韧带，这样有助于防止引流管滑脱。(Drawing by Hippmann GbR, Schwarzenbruck, Germany)

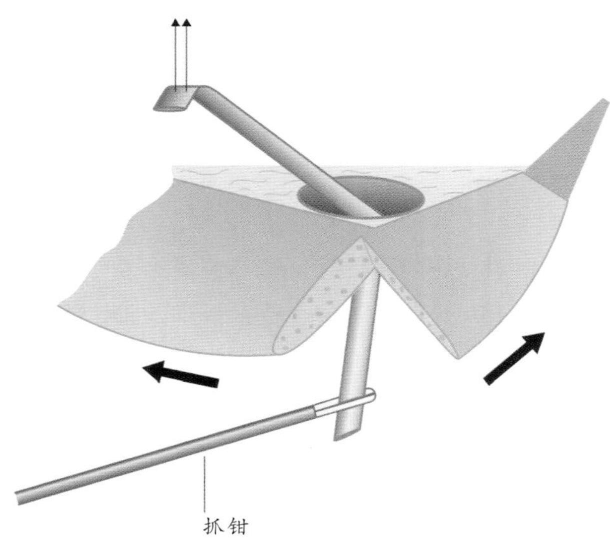

图 21.7 引流管的另一端由一把钳子牵拉,从而获得最好的显露。(Drawing by Hippmann GbR, Schwarzenbruck, Germany)

从而避免将组织烧焦[50]。持续接触处理肝组织在术中断肝时十分重要。只有使用 TissueLink 断小血管才比较安全。因为 TissueLink 在断肝过程中能够保留胆管和血管,并通过使组织中胶原挛缩来封闭这些管道结构[51](图 21.9),该功能对直径小于 3mm 的管道系统有效。更大的管道结构则需要进行钳夹后离断,与使用超声刀的操作相同。门静脉肝蒂和肝静脉主干则需要使用直线切割闭合器以及血管专用的白钉来处理。在处理肝静脉主干时,应确保其周围已没有肝实质,从而确保使用切割闭合器的安全性(图 21.10)。

21.6.5 标本的取出

将切下的标本放置于不透水的取物袋中,并由耻骨上的一个新切口中取出,整个过程注意避免取物袋破碎。取出标本后,立即关闭切口并重新建立气腹。之后进行清洗术区,检查是否存在出血或胆瘘。最后吸出冲洗的液体。

21.7 手辅助技术

手辅助腹腔镜手术能够弥补普通腹腔镜技术的一些劣势。Fong 等在 2000 年报道了采用 HALS 进行肝切除术的初步结果[36]。近年来,有更多的作者报道了 HALS 处理肝脏的优势[10,33,34,52,53]。HALS 的优势主要在于可以手工压迫,通过触摸确定切缘并进行安全的切肝[10,34]。辅助的手可以进行钝性分离,并更准确地放置切割闭合器[34]。Cushieri 等人报道 HALS 能够减少手术时间[52]。HALS 最大的优势是其优越的止血能力,因为当发生出血时,手指能够立刻压迫出血血管。HALS 在需要时更容易中转开腹,因为将手辅助的切口延长为剖腹探查切口更为便利。虽然与完全腹腔镜手术相比,HALS 需要一个 6~8cm 的更长切口,但是这个切

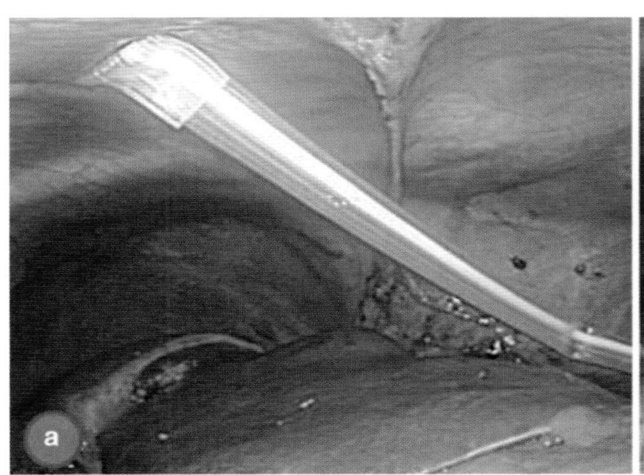

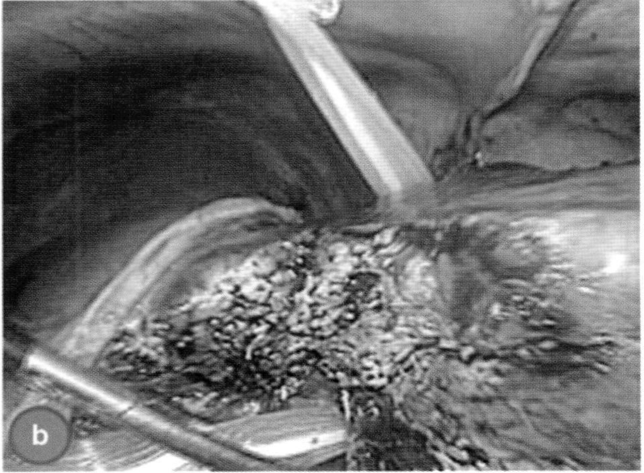

图 21.8 (a)引流管的一端固定在腹壁。(b)引流管能够更好地显露切离面,减少术中出血等风险。

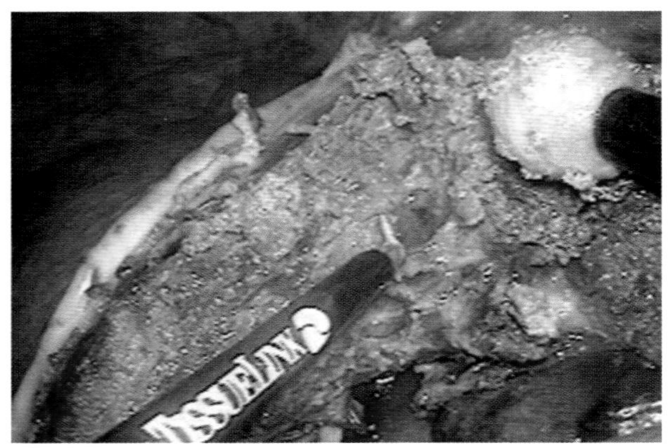

图 21.9 TissueLink™ 用于离断肝实质，其钝性力极大地减少了术中出血量。

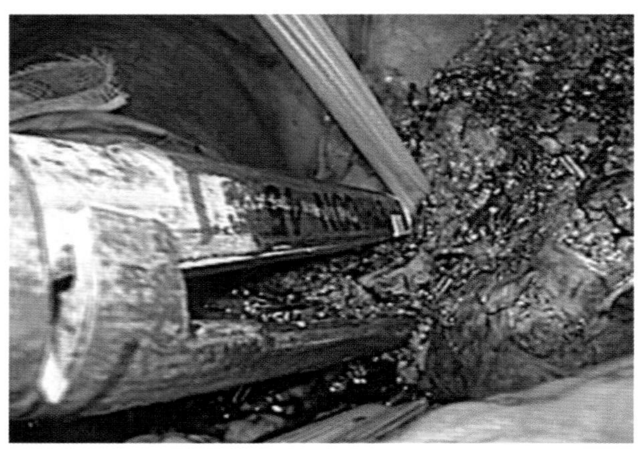

图 21.10 采用直线切割闭合器切断肝左静脉，需要明确整根静脉被游离出肝实质，盲目的切割闭合可能会引起严重的出血。

口可以直接用作取出标本。

21.8 未来展望

腹腔镜肝脏手术会成为所有肝切除手术的金标准吗？

对于可以采用楔形切除或区段切除的局部病灶，腹腔镜手术可能会代替传统的开腹手术。大多数肝胆外科医生已经接受了采用腹腔镜肝部分切除术来处理不同位置的良性肿瘤。然而，对于恶性肿瘤，很多外科医生仍然只选择对一些外周的病灶采用腹腔镜手术。对于切除范围大于楔形切除或超过一个肝段时，很多地方由于安全考虑或技术原因仍然会选择进行开腹手术。近年来，随着技术的发展，腹腔镜肝脏手术也更加安全。像 TissueLink、超声刀等一些新的设备能够减少术中的出血量。在不远的将来，随着技术的进步和专科培训后外科技巧的娴熟，可能会有更多的外科医生会选择腹腔镜手术进行更大的肝切除术。腹腔镜手术治疗恶性肿瘤应由有经验的外科专家进行，并与开腹手术一样，应遵循无瘤原则。

快速参考

1. 患者的体位和套管放置位置取决于肿瘤的部位。
2. 在能够取得较好视野的前提下，应尽量使腹内压越低越好。腹内压低于 8mmHg 能够减少气体栓塞的风险。
3. 腹腔镜下超声有助于明确肿瘤的位置并确定切除线。
4. 切割线两段的缝线有助于在切肝实质时提供张力。
5. 应选择合适的器械来切肝，适宜的器械能够明显减少术中的出血量。
6. 超声刀能够切断并闭合直径小于 3mm 的血管和胆管结构。TissueLink 能够用于切断肝实质。
7. 直径大于 3mm 的血管或胆管需要先钳夹，再进行离断。
8. 如果肝脏切面发生出血，应首选立即用纱布进行压迫。之后再进行钳夹或缝合。
9. 处理肝静脉时应获得更好的视野。在使用直线切割闭合器前，应将肝静脉周围的肝实质剥离干净。
10. 手术完毕前，应确保手术切面没有出血或胆汁溢出。

（张业繁 译　周健国 校）

参考文献

1. Dubois, F., Icard, P., Berthelot, G., et al.: Coelioscopic cholecystectomy. Preliminary report of 36 cases. Ann. Surg. **211**(1), 60–62 (1990)
2. Perissat, J., Collet, D., Belliard, R., et al.: Laparoscopic treatment for gallbladder stones and the place of intracorporeal lithotripsy. Surg. Endosc. **4**(3), 135–136 (1990)
3. Gagner, M., Rheault, M., Dubuc, J.: Laparoscopic partial hepatectomy for liver tumor. Surg. Endosc. **6**, 99 (1992)
4. Reich, H., McGlynn, F., DeCaprio, J., et al.: Laparoscopic excision of benign liver lesions. Obstet. Gynecol. **78**(5 Pt 2), 956–958 (1991)
5. Hashizume, M., Takenaka, K., Yanaga, K., et al.: Laparoscopic hepatic resection for hepatocellular carcinoma. Surg. Endosc. **9**(12), 1289–1291 (1995)
6. Kaneko, H., Takagi, S., Shiba, T.: Laparoscopic partial hepatectomy and left lateral segmentectomy: technique and results of a clinical series. Surgery **120**(3), 468–475 (1996)
7. Cherqui, D.: Laparoscopic liver resection. Br. J. Surg. **90**(6), 644–646 (2003)
8. Azagra, J.S., Goergen, M., Gilbart, E., et al.: Laparoscopic anatomical (hepatic) left lateral segmentectomy-technical aspects. Surg. Endosc. **10**(7), 758–761 (1996)
9. Cherqui, D., Soubrane, O., Husson, E., et al.: Laparoscopic living donor hepatectomy for liver transplantation in children. Lancet **359**(9304), 392–396 (2002)
10. Kurokawa, T., Inagaki, H., Sakamoto, J., et al.: Hand-assisted laparoscopic anatomical left lobectomy using hemihepatic vascular control technique. Surg. Endosc. **16**(11), 1637–1638 (2002)
11. Samama, G., Chiche, L., Brefort, J.L., et al.: Laparoscopic anatomical hepatic resection. Report of four left lobectomies for solid tumors. Surg. Endosc. **12**(1), 76–78 (1998)
12. Matsumata, T., Kanematsu, T., Takenaka, K., et al.: Lack of intrahepatic recurrence of hepatocellular carcinoma by temporary portal venous embolization with starch microspheres. Surgery **105**(2 Pt 1), 188–191 (1989)
13. Mizoe, A., Tomioka, T., Inoue, K., et al.: Systematic laparoscopic left lateral segmentectomy of the liver for hepatocellular carcinoma. J. Hepatobiliary Pancreat. Surg. **5**(2), 173–178 (1998)
14. Tsuruta, K., Okamoto, A., Toi, M., et al.: Impact of selective Glisson transection on survival of hepatocellular carcinoma. Hepatogastroenterology **49**(48), 1607–1610 (2002)
15. Ikai, I., Itai, Y., Okita, K., et al.: Report of the 15th follow-up survey of primary liver cancer. Hepatol. Res. **28**(1), 21–29 (2004)
16. Geoghegan, J.G., Scheele, J.: Treatment of colorectal liver metastases. Br. J. Surg. **86**(2), 158–169 (1999)
17. Mala, T., Edwin, B., Gladhaug, I., et al.: A comparative study of the short-term outcome following open and laparoscopic liver resection of colorectal metastases. Surg. Endosc. **16**(7), 1059–1063 (2002)
18. Han, K.H., Lee, J.T., Seong, J.: Treatment of non-resectable hepatocellular carcinoma. J. Gastroenterol. Hepatol. **17**(Suppl 3), S424–S427 (2002)
19. Park, J.Y., Ahn, S.H., Yoon, Y.J., et al.: Repetitive short-course hepatic arterial infusion chemotherapy with high-dose 5-fluorouracil and cisplatin in patients with advanced hepatocellular carcinoma. Cancer **110**(1), 129–137 (2007)
20. Fan, J., Wu, Z.Q., Tang, Z.Y., et al.: Multimodality treatment in hepatocellular carcinoma patients with tumor thrombi in portal vein. World J. Gastroenterol. **7**(1), 28–32 (2001)
21. Poon, R.T., Fan, S.T., Ng, I.O., et al.: Prognosis after hepatic resection for stage IVA hepatocellular carcinoma: a need for reclassification. Ann. Surg. **237**(3), 376–383 (2003)
22. Ueno, K., Miyazono, N., Inoue, H., et al.: Transcatheter arterial chemoembolization therapy using iodized oil for patients with unresectable hepatocellular carcinoma: evaluation of three kinds of regimens and analysis of prognostic factors. Cancer **88**(7), 1574–1581 (2000)
23. Yamamoto, T., Nagano, H., Imai, Y., et al.: Successful treatment of multiple hepatocellular carcinoma with tumor thrombi in the major portal branches by intraarterial 5-fluorouracil perfusion chemotherapy combined with subcutaneous interferon-alpha and hepatectomy. Int. J. Clin. Oncol. **12**(2), 150–154 (2007)
24. Ando, E., Tanaka, M., Yamashita, F., et al.: Hepatic arterial infusion chemotherapy for advanced hepatocellular carcinoma with portal vein tumor thrombosis: analysis of 48 cases. Cancer **95**(3), 588–595 (2002)
25. Tabuse, K.: Basic knowledge of a microwave tissue coagulator and its clinical applications. J. Hepatobiliary Pancreat. Surg. **5**(2), 165–172 (1998)
26. Sadamori, H., Yagi, T., Kanaoka, Y., et al.: The analysis of the usefulness of laparoscopic microwave coagulation therapy for hepatocellular carcinoma in patients with poor hepatic reserve by serial measurements of IL-6, cytokine antagonists, and C-reactive protein. Surg. Endosc. **17**(3), 510–514 (2003)
27. Seki, S., Sakaguchi, H., Kadoya, H., et al.: Laparoscopic microwave coagulation therapy for hepatocellular carcinoma. Endoscopy **32**(8), 591–597 (2000)
28. Yamanaka, N., Okamoto, E., Tanaka, T., et al.: Laparoscopic microwave coagulonecrotic therapy for hepatocellular carcinoma. Surg. Laparosc. Endosc. **5**(6), 444–449 (1995)
29. Mahnken, A.H., Buecker, A., Spuentrup, E., et al.: MR-guided radiofrequency ablation of hepatic malignancies at 1.5 T: initial results. J. Magn. Reson. Imaging **19**(3), 342–348 (2004)
30. Allgaier, H.P., Deibert, P., Zuber, I., et al.: Percutaneous radiofrequency interstitial thermal ablation of small hepatocellular carcinoma. Lancet **353**(9165), 1676–1677 (1999)
31. Livraghi, T., Goldberg, S.N., Lazzaroni, S., et al.: Small hepatocellular carcinoma: treatment with radio-frequency ablation versus ethanol injection. Radiology **210**(3), 655–661 (1999)
32. Gugenheim, J., Mazza, D., Katkhouda, N., et al.: Laparoscopic resection of solid liver tumours. Br. J. Surg. **83**(3), 334–335 (1996)
33. Huang, M.T., Lee, W.J., Wang, W., et al.: Hand-assisted laparoscopic hepatectomy for solid tumor in the posterior portion of the right lobe: initial experience. Ann. Surg. **238**(5), 674–679 (2003)
34. Antonetti, M.C., Killelea, B., Orlando 3rd, R.: Hand-assisted laparoscopic liver surgery. Arch. Surg. **137**(4), 407–411 (2002)
35. Cherqui, D., Husson, E., Hammoud, R., et al.: Laparoscopic liver resections: a feasibility study in 30 patients. Ann. Surg. **232**(6), 753–762 (2000)
36. Fong, Y., Jarnagin, W., Conlon, K.C., et al.: Hand-assisted laparoscopic liver resection: lessons from an initial experience. Arch. Surg. **135**(7), 854–859 (2000)
37. Moskop Jr., R.J., Lubarsky, D.A.: Carbon dioxide embolism during laparoscopic cholecystectomy. South Med. J. **87**(3), 414–415 (1994)
38. Schmandra, T.C., Mierdl, S., Bauer, H., et al.: Transoesophageal echocardiography shows high risk of gas embolism during laparoscopic hepatic resection under car-

bon dioxide pneumoperitoneum. Br. J. Surg. **89**(7), 870–876 (2002)
39. Takagi, S.: Hepatic and portal vein blood flow during carbon dioxide pneumoperitoneum for laparoscopic hepatectomy. Surg. Endosc. **12**(5), 427–431 (1998)
40. Di Carlo, I., Barbagallo, F., Toro, A., et al.: Hepatic resections using a water-cooled, high-density, monopolar device: a new technology for safer surgery. J. Gastrointest. Surg. **8**(5), 596–600 (2004)
41. Yacoub, O.F., Cardona Jr., I., Coveler, L.A., et al.: Carbon dioxide embolism during laparoscopy. Anesthesiology **57**(6), 533–535 (1982)
42. Watanabe, Y., Sato, M., Ueda, S., et al.: Laparoscopic hepatic resection: a new and safe procedure by abdominal wall lifting method. Hepatogastroenterology **44**(13), 143–147 (1997)
43. Paolucci, V., Schaeff, B., Schneider, M., et al.: Tumor seeding following laparoscopy: international survey. World J. Surg. **23**(10), 989–995 (1999)
44. Pearlstone, D.B., Feig, B.W., Mansfield, P.F.: Port site recurrences after laparoscopy for malignant disease. Semin. Surg. Oncol. **16**(4), 307–312 (1999)
45. Schaeff, B., Paolucci, V., Thomopoulos, J.: Port site recurrences after laparoscopic surgery. A review. Dig. Surg. **15**(2), 124–134 (1998)
46. Shoup, M., Brennan, M.F., Karpeh, M.S., et al.: Port site metastasis after diagnostic laparoscopy for upper gastrointestinal tract malignancies: an uncommon entity. Ann. Surg. Oncol. **9**(7), 632–636 (2002)
47. Whelan, R.L.: Laparotomy, laparoscopy, cancer, and beyond. Surg. Endosc. **15**(2), 110–115 (2001)
48. Lang, B.H., Poon, R.T., Fan, S.T., et al.: Influence of laparoscopy on postoperative recurrence and survival in patients with ruptured hepatocellular carcinoma undergoing hepatic resection. Br. J. Surg. **91**(4), 444–449 (2004)
49. Vittimberga Jr., F.J., Foley, D.P., Meyers, W.C., et al.: Laparoscopic surgery and the systemic immune response. Ann. Surg. **227**(3), 326–334 (1998)
50. Topp, S.A., McClurken, M., Lipson, D., et al.: Saline-linked surface radiofrequency ablation: factors affecting steam popping and depth of injury in the pig liver. Ann. Surg. **239**(4), 518–527 (2004)
51. Sundaram, C.P., Rehman, J., Venkatesh, R., et al.: Hemostatic laparoscopic partial nephrectomy assisted by a water-cooled, high-density, monopolar device without renal vascular control. Urology **61**(5), 906–909 (2003)
52. Cuschieri, A.: Laparoscopic hand-assisted surgery for hepatic and pancreatic disease. Surg. Endosc. **14**(11), 991–996 (2000)
53. Inagaki, H., Kurokawa, T., Nonami, T., et al.: Hand-assisted laparoscopic left lateral segmentectomy of the liver for hepatocellular carcinoma with cirrhosis. J. Hepatobiliary Pancreat. Surg. **10**(4), 295–298 (2003)

第 22 章
肝脏：解剖性切除

Bruto Randone, Ronald Matteotti, Brice Gayet

B. Randone and B. Gayet (✉)
Department of Digestive Pathology, Institut Mutualiste Montsouris, Université Paris Descartes, 42 Bd Jourdan, 75014 Paris, France
e-mail: bruto.randone@imm.fr; brice.gayet@imm.fr

R. Matteotti
Surgical Oncologist/Minimally Invasive Surgeon, 263 Osborn Street, Philadelphia, PA 19128, USA
e-mail: ronald.matteotti@gmail.com

22.1 引言

腹腔镜肝外科起步是从局限于肝脏前区和边缘的肝脏楔形切除开始的[1-3]。

之后,随着技术的进步,在一些专业化程度高的中心腹腔镜手术无论是安全性还是疗效上均可与开腹手术相媲美(表 22.1)[4-6]。

要将腹腔镜肝切除作为开腹手术确切可靠的替代方法,需要确定解剖性肝切除术的可行性。这已经由一些具备扎实肝胆外科手术技术和腹腔镜技术的中心完成[7-13]。

这些鼓舞人心的进步是外科技术伴随腹腔镜设备改进的结果。术前 CT、MRI 和术中超声对准确的诊断和肝切除术的规划有很大的帮助。麻醉和重症监护的发展也功不可没。

22.2 手术适应证

恶性肿瘤腹腔镜肝切除术适应证现在从技术上已经和开腹手术基本一致,但对于某些良性肿瘤不能因为腹腔镜的便捷性而扩大手术适应证。按照 *Louisville Statement on Laparoscopic Liver Surgery* 所述,腹腔镜肝切除最佳适应证是单发、小于 5cm、位于Ⅱ~Ⅵ段肝前叶的肿物[14]。

尽管肝后的Ⅰ、Ⅳa、Ⅶ和Ⅷ段未被作为腹腔镜肝切除较佳的适应证,我们团队对此类型的切除术也积累了丰富的经验(图 22.1)。在我们科室,大于 5cm、肝中央区、邻近肝静脉主干或下腔静脉的肿瘤,甚至多灶的肿瘤都不再是腹腔镜肝切除术的禁忌证。为保证足够的肝储备功能,我们有时采取选择性的门静脉栓塞。一般认为对于肝硬化患者,保留 40%的肝实质有足够的肝储备功能。无肝硬化的患者,保留 25%~30%肝实质即可。应该注意的是,在计算残肝

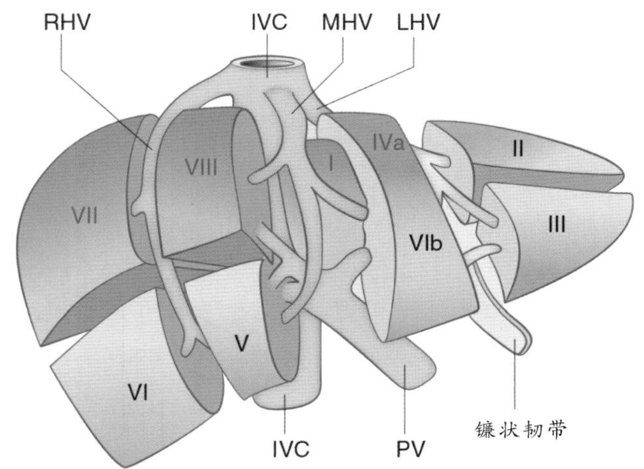

图 22.1　肝段 Couinaud 分法是解剖性肝切除术的基础,红色为肝后叶各段。RHV,肝右静脉;IVC,下腔静脉;MHV,肝中静脉;LHV,肝左静脉;PV,门静脉。

表 22.1　腹腔镜肝切除术与开腹肝切除术的比较

	年份	数量	恶性肿瘤(%)	主要肝切除术(n/%)
Sasaki 等[48]	2009	82	93	0
Buell 等[12]	2008	253	42	62/24
Cho 等[45]	2008	128	61	36/28
Chen 等[13]	2008	116	100	4/3.5
Topal 等[49]	2008	109	71	21/19
Koffron 等[17]	2007	273	37	96/35
Dagher 等[11]	2007	70	54	19/27
Cai 等[44]	2006	62	32	2/3
Vibert 等[8]	2006	89	73	38/43
Mala 等[47]	2005	53	89	0
Descottes 等[46]	2003	87	0	3/3.5

体积时，对于因化疗后肝实质出现脂肪纤维变性或窦样阻塞综合征，即所谓“黄肝”和“蓝肝”应考虑其中。

22.2.1 解剖性肝切除的主要适应证

- 原发肝恶性肿瘤
- 单发转移瘤或局限于一个肝叶的多发转移瘤
- 良性病变
- 活体供肝切除

术中出血少、切除标本切缘高阴性率和良好的术中视野仅是外科医生接受腹腔镜肝切除术直观的一些优势。

22.2.2 原发性肝脏肿瘤和肝细胞肝癌

由于供肝短缺，手术切除是肝硬化代偿的肝细胞肝癌患者的主要治疗手段。相比楔形切除术，解剖性肝切除术明确地降低了复发率和延长了生存期[15]。此外，对于肝硬化患者腹腔镜肝切除术因降低了术后腹水产生和肝功能衰竭发生率而减少了术后并发症的出现。部分原因是腹腔镜肝切除术保留了穿行腹壁双侧的门体交通静脉和减少了开腹操作对肝脏的损伤[16]。

22.2.3 肝移植中腹腔镜的作用

腹腔镜肝切除术可在肝移植前作为一个过渡手术。肝移植常作为复发后的补救手段，可能有50%的患者如此。腹腔镜肝切除术由于较开腹手术术后粘连少、并发症低，作为肝移植前肝肿瘤切除有特定的优势。

22.2.4 射频消融术与肝切除术比较

对于小于3cm的单发肝细胞肝癌射频消融术不失为肝切除术以外有效的手段。但在我们中心更青睐肝切除术，因为能获得判断肿瘤侵袭性的组织学标志，如微小脉管侵犯、卫星结节和细胞分化级别等。如出现上述组织学指标，将因肿瘤复发的结果极大影响患者的预后。

腹腔镜肝切除术和其他微创手术一样，相对于开放手术有如下优势：疼痛减轻、更美观、缩短住院时间和更快恢复正常活动。

腹腔镜肝切除术中空气栓塞不久前曾是最大的顾虑。实际并没有想象得那么可怕，因为CO_2较氮气有更好的溶解性。如还有担心，术中可放置经食道超声心动图检测，一旦出现心律不齐或血流动力学不稳立即停止充气。

22.3 微创肝切除术的不同术式

腹腔镜肝切除术的术式分为以下三大类[17]：

- 全腹腔镜手术
- 手辅助手术
- 混合法

全腹腔镜手术通过套管完成手术，最后扩大其中一套管取出标本。手辅助技术使用手助装置协助，更容易完成对解剖结构的操作，并可以从手助孔取出标本，术中一直保持气腹。而开始时使用腹腔镜游离，但最终通过小切口完成肝切除的术式我们称为混合法。

我们即便是肝大部分切除也几乎无例外地实施全腹腔镜肝切除术。如术前检查发现病变范围较广，可疑侵犯下腔静脉，我们会在手术伊始在脐部附近放置手辅助装置，这样在出现大出血时可用手压迫控制出血并中转开腹，避免在中转开腹过程中失血过多。如果术中不需要手辅助，该套管孔可在手术结束时用于取标本。

腹腔镜肝切除术按技术难易程度可分为3个级别：

- 肝活检术和小的楔形肝切除
- 左外叶各段和前叶Ⅱ、Ⅲ、Ⅳb、Ⅴ、Ⅵ各段

切除

• 半肝切除术、联合三个肝段切除术和肝后叶Ⅰ、Ⅳa、Ⅶ、Ⅷ各段切除

解剖性肝切除的基础包括根据术前增强 CT 准确评估肿瘤与肝内大血管、胆管蒂之间的关系提前设计适宜的切除平面，并在术中运用超声进一步确认。

22.4 术中超声在肝脏外科中的地位

如不了解肿瘤和肝内脉管结构主干与肿瘤的关系,切除术中会发生意外,导致大出血、胆道损伤或者切除平面经过肿瘤,切缘不净。

术中超声是肝脏外科不可分割的部分,为外科医师术中决策提供了关键的信息。可以帮助外科医师发现术前断层影像未发现的小肿瘤,还帮助辨清肿瘤和脉管结构的关系。按照 Couinaud 肝段行解剖性肝切除术,需明确肝静脉和肝蒂之间的关系,术中超声是确定切除平面的利器。术中发现的脉管瘤栓，通过多普勒探头检测动脉搏动波形可以帮助分辨是血管内瘤栓还是血管外肿瘤引起的肿瘤相关的栓子。术中超声同时也能分清血管侵犯还是血管闭塞。肿瘤侵犯主干血管通常是切除术的禁忌证。术中超声为超过 38%的手术提供了额外的信息[18]。术中超声较术前增强 MRI 有更高的肿瘤检出率,分别为 94%和 86%[19]。更有研究总结超过 50%的肝脏恶性肿瘤切除术因术中超声改变了临床治疗方案[20,21]。

22.5 恶性肿瘤的腹腔镜肝切除术

过去的 10 年中,腹腔镜肝切除术靠自身证实了是可以代替开放手术的[7,22]。

2003 年总结 11 个欧洲外科中心恶性肝肿瘤腹腔镜肝切除术的一项多中心回顾性研究[23]有一定局限性，首先样本量较小，仅有 37 例病例;另外,在肿瘤部位和术式上仅有 2 例肝大部分切除,89%的肿瘤位于肝左外叶和右前叶。10%~20%病例中转开腹。

过去 5 年中关于腹腔镜肝切除术,特别是解剖性和肝大部分切除的文献报道不断增加(表 22.2)。

我们团队 2004 年发表了第一组 46 例腹腔镜解剖性肝切除术的报道[24]。80%的病例为恶性肿瘤。当中的 26 例(56%)肝大部分切除病例在围术期和术后效果上可与其他系列解剖性切除比例低的研究组相比一致。

腹腔镜肝切除术最重要的单中心经验由芝加哥西北大学报道[17]:300 例解剖性腹腔镜肝切除术,110 例单肝段切除,63 例双肝段切除,47 例左肝切除,64 例右肝切除,包括 20 例活体肝移植手术、8 例扩大右半肝切除和 8 例尾叶切除。241 例为全腹腔镜肝切除术,32 例手辅助腹腔镜肝切除术,27 例混合性腹腔镜肝切除术。仅 1/3 的患者为恶性肿瘤,同时与 100 例开放肝切除手术行配对分析,微创手术优势在于手术时间短(99 分钟比 182 分钟)、失血少(102mL 比 325mL)、输血少(2/300 例比 8/100 例)、住院时间短(1.9 天比 5.4 天)、总体手术并发症低(9.3%比 22%)。腹腔镜组手术并发症主要是胆漏。没有出现腹水、肝功能衰竭或套管部位复发。全腹腔镜肝切除术组 6%病例由中转为手辅助。混合腹腔镜肝切除术组 7%中转为开腹手术。腹腔镜组和开腹组复发率无差异,从肿瘤学角度两种技术是等效的。

最大宗微创肝脏手术病例由 Buell 等报道[12]:489 例肝切除,其中 253 例为解剖性肝切除:72 例单肝段切除,64 例 2 肝段以上切除,42 例肝左外叶切除和 69 例肝大部分切除术。42%肝切除病例为恶性肝脏肿瘤,12%切除标本发现肝硬化。其余病例为腹腔镜射频消融术和腹腔镜探查、活检术。效果经对列研究比较与开腹手术相当。与其他病例组比较,腹腔镜肝切除组统一具有手术时间短、失血少、输血率低和住院时间短的优势。胆瘘和局

表 22.2 腹腔镜肝切除与开腹手术的对照研究

	年份	患者腹腔镜/开腹	手术时间(min)	出血量(mL)	住院时间(d)	并发症发病率(%)
Gayet 和 Castaing [29] ccs	2009	60 比 60	278 比 294	NA	10 比 11	27 比 28
Cai 等 [51] ccs	2008	31 比 31	140 比 152	503 比 588	7.5 比 7.2	0 比 16
Lee 等 [52] ccs	2007	25 比 25	220 比 195	100 比 250^s	4 比 7^s	4 比 4
Troisi 等 [53] ccs	2008	20 比 20	220 比 242	NA	7.1 比 10.4^s	20 比 45
Polignano 等 [54] ccs	2008	25 比 25	362 比 366	135 比 420^s	7.4 比 13.1^s	12 比 40^s
Aldrighetti 等 [55] ccs	2008	20 比 20	260 比 220	165 比 214^s	4.5 比 5.8^s	10 比 25
Topal 等 [49] ccs	2008	76 比 76	NA	150 比 300^s	6 比 8^s	8 比 32^s
Koffron 等 [17]	2007	273 比 100	99 比 182	102 比 325	1.9 比 5.4	9 比 22
Belli 等 [56] ccs	2007	23 比 23	148 比 125^s	260 比 377	8.2 比 12	13 比 48^s
Simillis 等 [30] ma	2007	165 比 244	NS	-123^s	-2.6^s	12 比 17
Laurent 等 [16] ccs	2003	13 比 14	267 比 182^s	620 比 720	15.3 比 17.3	36 比 50
Morino 等 [28] ccs	2003	30 比 30	148 比 142	320 比 479	6.4 比 8.7^s	7 比 7
Lesurtel 等 [25] ccs	2003	18 比 20	202 比 145^s	236 比 429^s	8 比 10	11 比 15
Farges 等 [26] ccs	2002	21 比 21	177 比 156	218 比 285	5.1 比 6.5	10 比 10
Rau 等 [50] ccs	1998	17 比 17	184 比 128^s	458 比 556	7.8 比 11.6^s	6 比 6

ccs 病例对照研究；ma 荟萃分析；^{s} 有显著差异($P<0.05$)；NA，无数据；NS，无显著差异

部复发率与开腹手术组相当。

事实上，腹腔镜肝切除术和开腹肝切除术无前瞻性对照研究，但已报道多个回顾性对照研究[16, 25-29]。所有研究一致报道腹腔镜肝切除术优点主要包括失血少、麻醉用量少和住院时间短。并发症发生率和邻近肿瘤切缘率(<1cm)两组相当。

仅有一项包括 8 个研究共 409 例的荟萃分析报道[30]，40%的病例为腹腔镜手术。两组间在输血率、手术时间、肝门阻断时间和获得足够切缘方面无显著差异。并发症发生亦无差异。腹腔镜肝切除术组在术中失血、住院时间和进食开始时间均降低。其中 3 项研究包含了长期随访、5 年无病生存期两组相当。

这些结果支持最初关于腹腔镜肝切除术在肿瘤治疗方面疗效相当的假设，考虑到微创手术本身的优点，腹腔镜较开腹手术还是有优势的。

22.6 手术方法

22.6.1 术前评估

术前有超声、CT、MRI 评估可切除性，如可疑远处转移可加 PET 扫描检查。所有影像结果应仔细分析肿瘤与肝内血管和胆管主干的关系。根据结果确定外科策略。如左、右叶肿瘤较大，必须明确肝中静脉关系，确定是否需要行扩大半肝切除术。肿瘤邻近左、右肝静脉主干，应考虑行半肝切除而非肝段切除术。

我们队邻近肝静脉或门静脉的肿瘤行供血血管的三维重建(图 22.2)。术中拟行肝切除前第一步是术中超声最终确定切除术式，尤其可再次明确肿瘤的可切除性。

22.6.2 手术室布置和设备

我们将高分辨率的摄像头 (EndoEye HD® Olympus)和 2 个显示器放置在头侧的工作台。充气设备和影像系统(Exera Ⅱ®, Olympus)放在由天花板垂下的平台上，这样更符合人体工程学。工作台上所有显示器和设备有计算机系统(Advanced Endo Alpha®)统一协调管理。摄像头放置在声控机器臂 (AESOP 3000®; Intuitive Surgical Inc，加利福尼亚州; Vicky®:Endocontrol-medical，法国)上。如上所述原因，一个具备多普勒彩色血

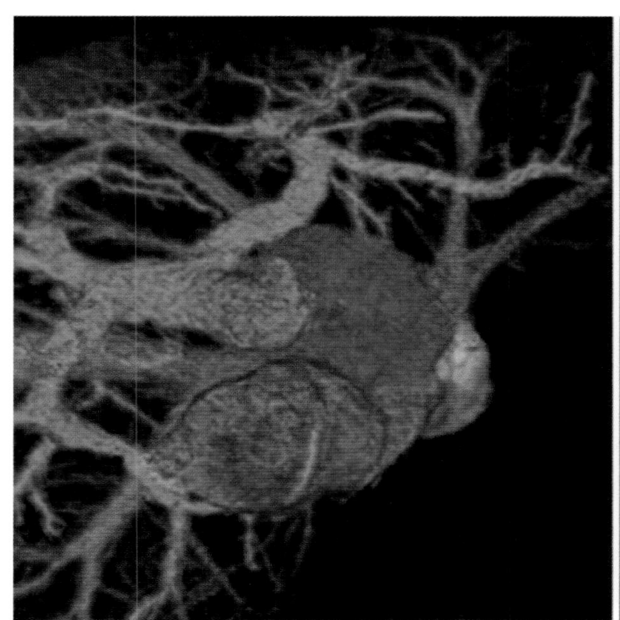

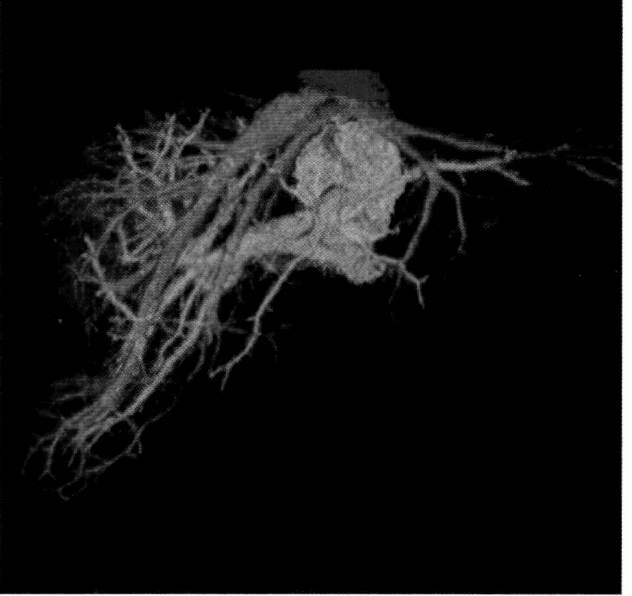

图 22.2　CT 三维血管重建。肿瘤(蓝色)位于Ⅰ段，紧邻下腔静脉前方(红色：肝静脉；绿色：肝蒂；紫色：下腔静脉)。

流功能灵活的腹腔镜超声探头也是常规使用的设备。术中超声的图像(Super Focus®, BK medical)使用画中画技术能直接显示在外科医生的显示器上。标准的腹腔镜器械和自动肝拉钩自然需要。我们发现任意一型带双极电凝的超声刀(Harmonie ACE®, Ethicon or Sonosurg®, Olympus)都是解剖和暴露的最有效的利器。双极电凝钳不仅可止血,还可以分离组织和用轻柔"钳夹法"辨认脉管结构。腹腔镜血管闭合器(Endo GIA®, Covidien)用于切断肝静脉和门静脉结构。手术室常备手助装置(Gel port® Applied Medical®, 加利福尼亚州,美国)和标本取出时保护腹壁的切口保护器(Vi-Drape, Medical Concepts Development®, 明尼苏达州,美国)(图 22.3)。

22.6.3 患者体位

患者置于仰卧低截石位(图 22.4)。手臂放在身体两侧包裹固定。躯干上部捆绑稳妥固定于手术台,确保可行头高脚低位(反 Trendelenburg 体位),肝拉钩支架放置患者右侧,摄像头自动支架手术台左侧。术者站于患者两腿之间,助手在患者左侧,器械护士在患者右侧。中心静脉压全程显示。右叶的肿瘤我们习惯用垫子垫高右上腹。

22.6.4 套管放置

腹腔镜肝切除术戳孔位置随术式和患者的解剖位置变化。我们通常放置 6 个套管。首先用 Veress 气腹针建立气腹保持腹压 12mmHg,在脐部右侧稍偏上放置第一个 12mm 套管。此套管孔用于放置镜头,镜头最好置于锁骨中线和中线之间。置入第一个套管后气压暂时提高到 20mmHg。2 个 5mm 套管分别放置于摄像头左、右作为工作通道。另一个 5mm 套管放于左肋缘下由第一助手使用。右肋缘下放置 2 个附加孔:腋前线放置一个 5mm 套管肝拉钩用,一个 12mm 套管用于使用闭合器、超声探头或镜头置入(图 22.5)。

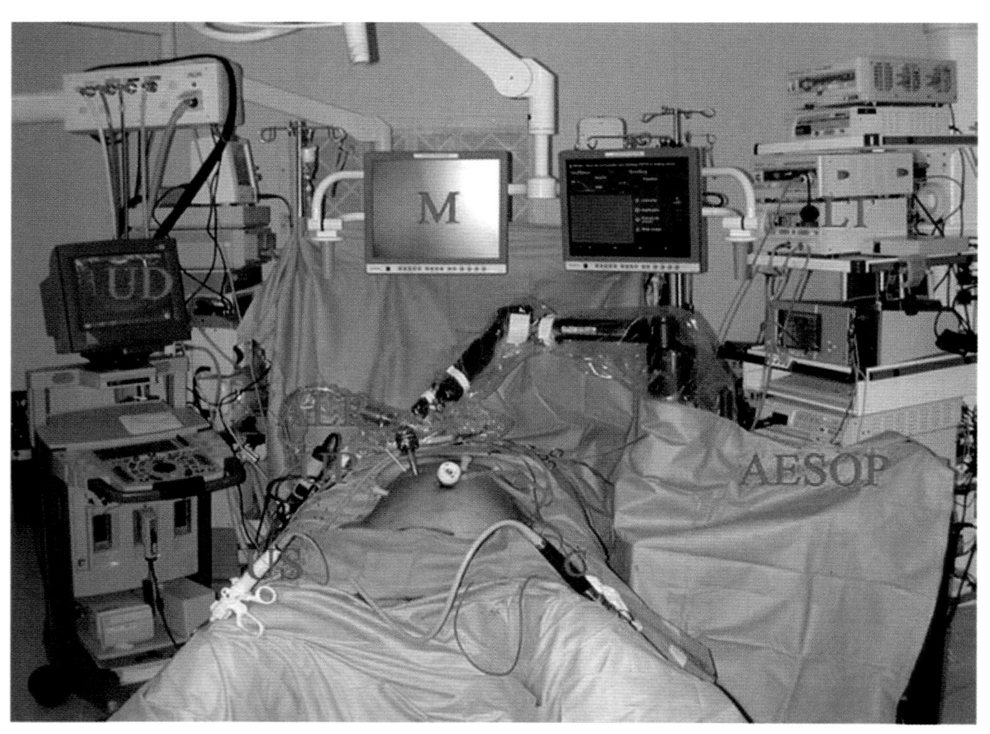

图 22.3 手术室布置和设备。M,高分辨率监视器;UD,超声仪;ALR,自动肝拉钩;AESOP,自动控制镜头架;LT,腹腔镜工作站;UP,腹腔镜超声探头;USS,超声刀。

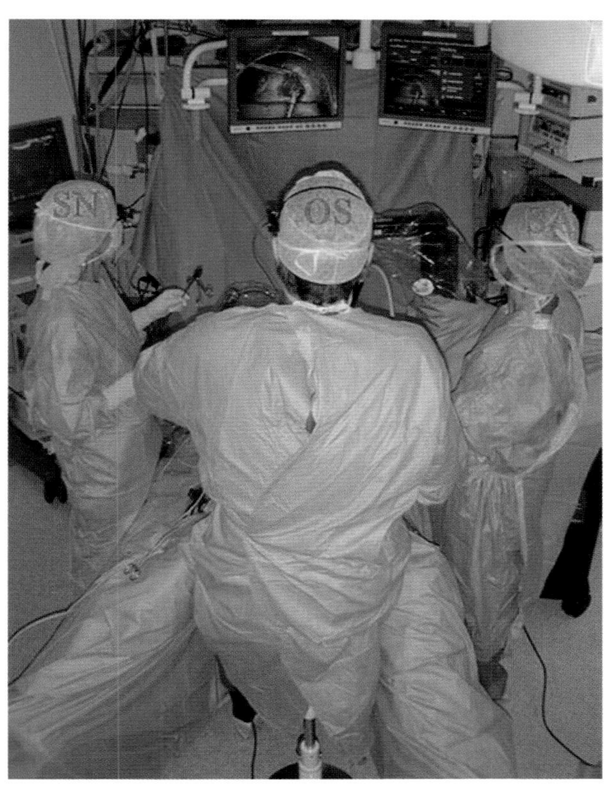

图22.4 患者体位及手术人员位置。患者仰卧、分腿头高脚低位(反Trendelenburg体位)。术者(OS)站于患者两腿之间,助手(AS)在患者左侧,器械护士(SN)在患者右侧。麻醉师(A)在患者头侧。

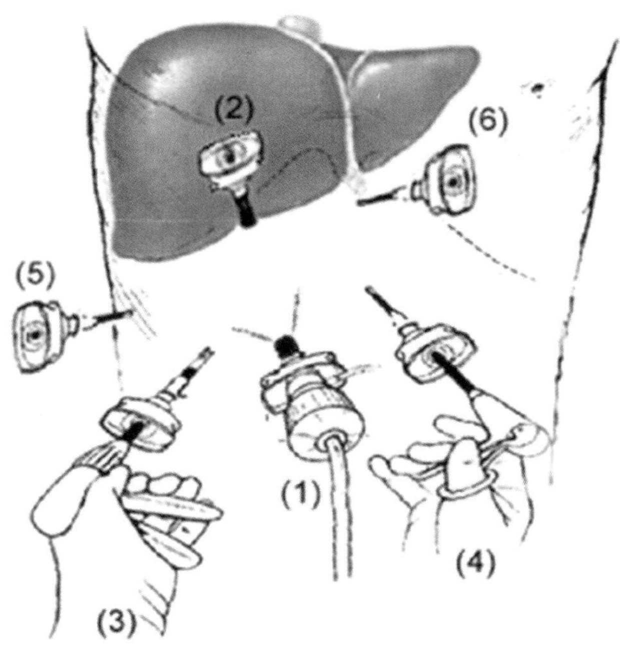

图22.5 套管的放置。使用2个12mm和4个5mm套管。

22.6.5 麻醉要点

近年来肝脏外科最重要的进步之一就是低中心静脉压麻醉的实施。通过联合运用限液、利尿、血管扩张剂和具有产生扩血管作用的麻醉剂如异氟醚等措施,将中心静脉压控制在5mmHg以下,并能保持患者血流动力学稳定。患者通常对低中心静脉压麻醉有良好的耐受。此方法较全肝血流阻断更有效地控制术中失血。一项50例的随机对照研究显示,离断肝实质时控制低中心静脉压(2~4mmHg)能显著减少术中失血和住院时间[31]。影响术中失血的真正因素是患者的循环血容量状态。由于气腹导致腹压变化的影响,中心静脉压单一指标并不能可靠地评估真正的血管内血容量。我们的观点认为,最可靠的评估低血容量状态是直视观察下腔静脉半充盈并能随胸内压节奏变化出现“呼吸”起伏。

22.7 术中超声

22.7.1 概述

所有病例手术第一步是术中超声的诊断,了解是否肿瘤远处扩散或门、腔静脉附近淋巴结受累,如达Ⅳ期则放弃手术。

术中超声有以下几个目的:

- 根据肝内血管和胆管结构明确各肝段的解剖标志
- 病灶定位
- 探查术前漏诊病灶
- 确定最终手术方案和切除范围

术中超声是肝脏外科手术决策最关键的步骤。无论是开腹或是腹腔镜手术,肝胆外科医师必须掌握术中超声技术帮助确定手术决策。

22.7.2 手术技术和主要步骤

为便于获得尤其是肝顶部术野，我们习惯先游离镰状韧带，如决定进行肝切除手术，我们推荐在移动肝脏后重复一次超声检查，以排除人工气腹的干扰。

肝段的解剖是依照肝静脉和门静脉蒂的分布确定，我们一般将探头放置于肝Ⅳ段，将传感器转动朝向心脏方向，明确肝静脉主干汇入部和下腔静脉的位置，追随各肝静脉到末梢进入两侧肝叶。探头压力不能太大，否则静脉影像就会消失。任何异常走行的肝静脉都可能和肿瘤的血管侵犯有关。向下倾斜传感器，在肝Ⅳ段基底确认门静脉主干并找到左、右分支。门静脉右支向远端走行直至分为右前支（Ⅴ段和Ⅷ段）和右后支（Ⅵ段和Ⅶ段）。肝蒂入肝后被Glisson鞘包裹，鞘周围会形成明显的高回声区，在超声下很容易辨认，右前支和右后支沿途有上、下各肝段汇入的分支。将探头在脐裂基底转向前可以看到门静脉左支，好像一个有多个树枝的树干向左、右扩展。镰状韧带右侧的分支供应Ⅳ段，镰状韧带左侧分支供应Ⅱ、Ⅲ段[32]。明确各肝段解剖标志后，传感器按矢状位方向多次“叠瓦样”扫描开始进行肝实质整体扫描探查，确认肿瘤位置和大血管关系，明确有无术前漏诊的肿瘤。如准备行右肝切除术，应注意肝Ⅷ段回流血管。肝Ⅷ段的回流静脉可能直接回流下腔静脉或在邻近肝中静脉汇入下腔静脉处的肝实质内段。

22.8 游离的肝实质的各种技术

钳夹法和超声刀切除是开腹肝脏手术最常用的两种方法。近年来出现各种使用不同能量方式的设备用于凝闭血管，包括：射频设备、Harmonic® 超声刀、Ligasure®、EnSeal® 和 TissueLink™®切割闭合器。和开腹手术一样，没有一种单一的切割肝实质的方法公认为最优，主要与各个外科医师操作经验和技术的差异有关[33]。其他切肝技术如喷射水刀或射频辅助设备，现阶段主要保留在开腹手术中。

比较不同的切肝工具应考虑以下几方面：

- 有效减少出血、闭合血管的可靠性
- 有效减少胆漏、闭合胆管的可靠性
- 游离肝实质的相对速度
- 并发症潜在可能性
- 价格

之间的比较目前仅有开腹手术中的临床随机对照试验结果[34]。

22.8.1 CUSA® 系统

超声刀（CUSA®, Radionics，伯林顿，马萨诸塞州）通过震碎肝实质，吸走后暴露出的血管和胆管，便于结扎或夹闭，我们更偏爱使用血管钛夹。

22.8.2 Harmonic Scalpel®超声刀和 Sonosurg®

超声刀（Harmonic Scalpel®，Ethicon Endo-surgery，辛辛那提市，美国；Sonosurg®，Olympus medical Systems，日本）通过剪刀式刀头激发超声，通过刀头震荡封闭小血管。55.5kHz 的频率能切开肝实质。血管封闭的原理是使蛋白质凝固，可以封闭直径 3mm 的小血管。在腹腔镜肝切除术中是最常用的设备。Sonosurg® 超声刀配备了吸引装置，可以有效地减少腹腔镜肝切除术中产生的“雾气”。超声刀对胆管封闭的可靠性还有一些争议[35,36]。根据我们的经验，Harmonic scalpel 行肝边缘切除时能有效地减少胆漏。

22.8.3 Ligasure®

Ligasure®（Valley Lab, Tyco Healthcare，博尔

德,科罗拉多州,美国)通过压迫和双极射频能量的联合作用闭合血管。可以引起血管壁胶原蛋白和弹力蛋白收缩,能可靠地闭合直径 7mm 的血管。和超声刀一样,一些文献对其闭合胆管的可靠性还有一些争议[37,38]。对有肝硬化的肝脏 CUSA® 系统功效大打折扣,而 Ligasure® 同样有效。

22.8.4 TissueLink™

TissueLink™ (TissueLink Medical, Inc,多佛,新罕布什尔州,美国)使用盐水流动到电极尖端耦合电能到肝脏表面达到凝固的作用。设备有一个可同时游离肝实质和闭合血管、胆管的尖头。目前仅有初步经验的文献报道。

22.8.5 EnSeal®

EnSeal® 血管融合系统(SurgRx Inc,红木市,加利福尼亚州)是一个有带有组织动能传递机制的高压力钳口的双极电刀设备。不同组织的阻抗能反馈显示,不同组织接受不同的能量剂量。和其他切割、闭合系统相比,EnSeal® 对血管外膜胶原的辐射热损伤更低,但压榨力最高[40]。推荐用于直径 7mm 以下的血管。

22.8.6 钉仓闭合器

血管钉仓闭合多常用于肝静脉主干的分离,但较少用于门静脉肝蒂的离断。一些外科医生,尤其是在美国,直接用钉仓分离肝实质。但在肝纤维化严重的情况下,这种方法的效果就打折扣了。如前所述,闭合器分离肝提高了术后胆瘘的风险,因为钉不能可靠地闭合小胆管。将来可能通过改进钉的制作材料克服此问题。

22.8.7 个人操作技巧

在我们中心,我们联合使用双极电刀和超声刀分离肝实质。优势手操作超声刀,另一只手操作双极电刀。肝表面近肝被膜处主要使用超声刀, 双极电刀用于补救超声刀不能凝闭的血管。到肝实质深部时,双极电刀在电凝的同时更多行轻柔的“钳夹和压榨”分离肝实质。超声刀可以在张开刀刃位置上激发进行离断肝实质。记住,Sonosurg® 超声刀单独使用时激活刀头的切割效率很低。

我们已不使用也不推荐使用超声分离, 因为同时冲洗和吸引影响视野而且常使气腹泄气。

无论哪种工具用于可靠止血时都应该保持良好的视野并辨清重要血管结构。

22.9 标本取出

切除的标本放入防水的储袋中从脐上切口或之前做的腹部切口取出。如果术中用了手辅助,可用来取出标本。我们通常用一个切口保护器防止肿瘤种植。标本取出后,我们关闭切口并重建气腹。

22.10 胆漏检查和最后注意事项

我们控制肝切面的所有出血和胆漏后,从胆囊管置入一根细管注入空气,检查有无胆漏和残肝是否有充分的胆道回流。超声探头置于肝脏表面。之前注入的空气如在整个残肝中产生弥散的高回声信号可作为胆道未被损伤的间接证据。切面上如出现气泡说明有胆漏。相比使用亚甲基蓝,我们更偏爱注入空气,因为可以重复几次也不会污染肝切面。最后一步在肝创面上喷纤维蛋白胶以减少术后胆漏和出血。引流管无需常规放置。气腹在直视下从各套管排出。所有筋膜缺损超过 5mm 的套管孔都需要闭合。皮肤用 4-0 可吸收线行皮内缝合。

22.11 肝切除分类

肝切除按切除肝段的数目大致分为以下四类：

1.肝大部切除

(1)右肝大部切除术

a. 包括 4 个肝段切除

b. Ⅴ、Ⅵ、Ⅶ和Ⅷ段

(2)左肝大部切除术

a. 包括 3 个肝段切除

b. Ⅱ、Ⅲ、Ⅳ段

(3)3 个肝段切除

a. 联合 3 个肝段切除，如Ⅳ、Ⅴ、Ⅵ段联合切除

2. 局限肝切除

包括 2 个以上肝段切除

(1)左外叶切除

(2)右后段切除

(3)肝段切除

(4)亚肝段切除

a. Ⅳ段前肝段切除

b. 肝方叶切除

3. 扩大肝切除

(1)右肝扩大切除

a. 包括 5 个肝段

b. 右半肝+部分Ⅰ段或Ⅳ段切除

(2)左肝扩大切除

a. 包括 4 个肝段

b. 左半肝+部分Ⅰ段，或Ⅴ、Ⅷ段切除

4. 超扩大肝切除

(1)右肝超扩大切除

a. 包括 6 个肝段

b. 右半肝+整个Ⅰ段或Ⅳ段切除

(2)左肝超扩大切除

a. 至少 5 个肝段，但不超过 6 个肝段

b. 左半肝+完整Ⅴ或Ⅷ段切除可能+Ⅰ段切除

22.12 腹腔镜肝切除术外科操作技术

22.12.1 半肝切除术

22.12.1.1 右肝大部切除术

患者取仰卧位。一些外科医生喜欢采用左侧卧位，但我们认为，这样改变了肝门的解剖位置，而且如果左叶术中发现病变的话处理就比较困难。因此我们倾向仰卧位，如有必要可以稍向左转。腹腔镜探查和术中超声明确病变及切除术式后第一步从脐韧带起游离镰状韧带，游离的韧带需要回收。游离时应紧贴前方腹壁游离，避免出现"垂帘"效应，影响视野。应注意完全游离肝圆韧带周围纤维粘连，避免牵拉时撕裂肝被膜。将肝圆韧带轻轻地向头侧和左侧牵拉，暴露右肝肝门。肝十二指肠韧带被切开，通过温氏孔穿过细胶带绕 2 圈后备必要时阻断肝门。尽管近年来随着外科技术和新的肝门阻断工具出现，此步骤已非必需[41]，但我们建议外科医生在学习曲线开始阶段应常规进行此安全步骤。解剖 Calot 三角，游离胆囊管切断后夹闭，游离胆囊动脉双极电凝凝闭，胆囊从胆囊床向左侧移动，如术中必要胆囊可作为牵拉物。继续向头侧及外侧游离胆总管，顺势找到通常在胆管后方穿行的肝右动脉。到达右肝肝蒂前应将相应的肝门板从肝实质游离出来。肝动脉应在胆总管右侧结扎，避免胆道缺血。必须注意辨认从肠系膜上动脉发出的右肝副动脉。辨清门静脉左支后在后、外方游离门脉右支至可置入 Endo GIA 血管闭合器。我们通常将断端加缝 5-0 Prolene 血管缝线。门脉右支过弯钳阻断前如辨认出供应尾叶向后的第一分支时尽量予以保留，但如有困难无需犹豫结扎该分支即可。有时门脉右前、右后支各自发起，我们必须知道这种解剖变异方能完全控

制入肝血流，两分支应分别结扎。结扎门脉后可看到肝中沿 Cantlie 线缺血分界线。此线从胆囊窝延至下腔静脉后方，是左、右肝的功能分界线。我们偏爱在肝实质内离断右肝管，避免因残端缺血发生胆漏。然后游离右侧冠状韧带、三角韧带和后腹膜的粘连暴露下腔静脉右侧，这时可将肝脏向内、向上牵拉，从下腔静脉右侧前部开始切肝（图 22.6），从远侧向头端方向进行，Spigelian 静脉用双极电凝控制，用大小适宜的金属夹夹闭后分离。此步骤在腹腔镜下视野更加清楚，比开腹手术更加易于完成。要游离肝右静脉就先游离 Gayet 最先描述的肝腔静脉韧带，这些纤维韧带掩盖住了肝右静脉的右方，并从右肝一直到左肝从后方包围了下腔静脉后方。里面可能包裹了回流静脉，特别是肝硬化的肝脏，因此离断前应先结扎。为方便暴露肝右静脉，我们将直到下腔静脉上前部的纤维组织完全游离，这一步既可在前入路移动肝脏时进行，也可在扩大切除到下腔静脉和肝脏后方向膈肌方向肝中、肝右静脉之间间隙时进行。肝中、肝右静脉间可置入一条胶带，用作提拉悬吊（图 22.7）。肝脏放回原位，从前方开始切除肝实质。沿 Glissonian 鞘的缺血线用 harmonic 超声刀游离肝实质，切到深部时在 harmonic 加双极刀头。很快就能游离到包裹有门脉和胆管主干的肝蒂，前后分支结扎，5-0 Prolene 线加固缝合，遇到Ⅴ、Ⅷ段肝蒂结扎、上夹或切割闭合。切除过程中肝中静脉始终保持在切除线中部，包裹于肝实质中不清楚时予术中超声明确位置。如发生大出血，我们就收紧开始放置的肝门阻断带，打 2 个夹子固定，每 15 分钟放开 5 分钟，起到暂时阻断控制出血作用。完全离断标本肝实质仅留右肝静脉时，Endo GIA 血管闭合器切断闭合（图 22.8）。如遇到肝脏体积过大，难于操作的病例可采用改良提拉法操作，此方法由 Belghiti 最先提出，即为方便切断肝实质，在肝脏后方、腔静脉前方肝中和肝右静脉之间的平面置入小儿胃管，向上、向左提拉肝脏。

22.12.1.2 左肝大部切除术

按前述方法游离镰状韧带便于术中超声探查。小网膜打开后如发现有发自胃左动脉的副肝动脉，辨清后结扎。肝蒂游离后绕胶带备用。解剖 Calot 三角并离断胆囊管和肝动脉。血流控制是在脐裂基底直接解剖的基础上进行的。我们不主张解剖胆总管前部，尤其是肝总管和胆囊管的汇合部，避免肝外胆管缺血坏死。将肝圆韧带向头端、向右牵拉暴露脐裂。将肝门板左侧部从其上界肝

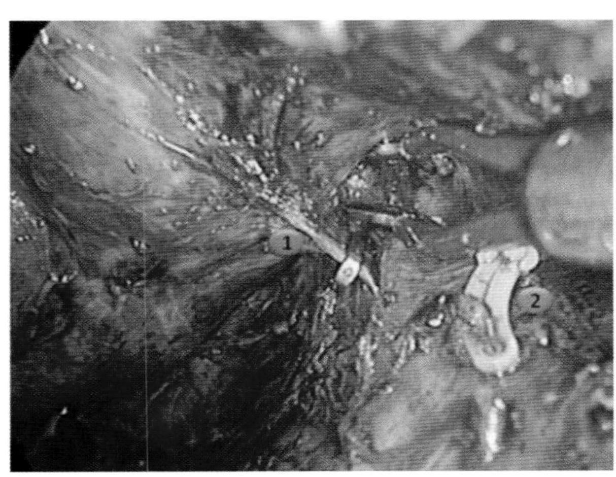

图 22.6　游离右肝。将下腔静脉右前方与肝脏分离：V 段回流的血管需要钳夹切断（2）。钳夹腔静脉后韧带（1）并切断以显露肝右静脉右侧。

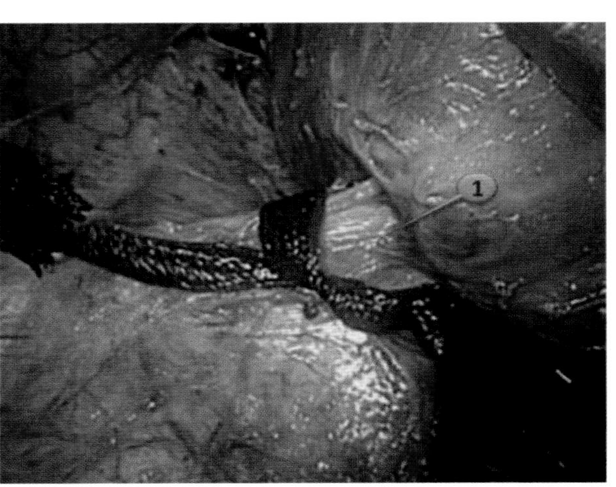

图 22.7　外侧入路控制肝右静脉。切断肝右静脉与肝左肝中共干之间的结缔组织，用牵引带环绕肝右静脉（1）。

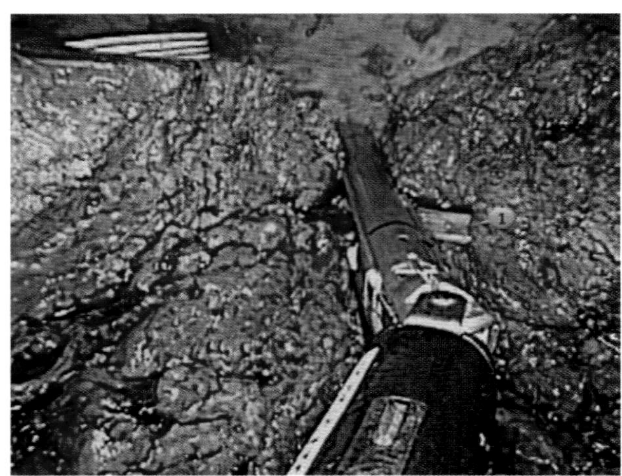

图 22.8 最后一步使用血管切割闭合器(白钉仓)切断肝右静脉。保留肝中静脉末端(1)。

实质游离后拉低。打开肝蒂左侧腹膜后立即可以发现左肝动脉,予以双重夹闭。继续向肝动脉后方解剖,暴露汇入脐裂前的门脉左支,如果不切除尾叶,必须在此部位控制门脉左支,主要原因是门脉向Ⅰ段的分支在门脉分出左支前向右走行。如果尾叶和左叶同时切除就在发出尾叶分支前结扎门脉左支。门脉左支我们一般用血管闭合器或缝合结扎离断(图 22.9)。向下牵拉左侧肝门板后在门脉左支上、右方辨清并分离左肝管,左肝管用剪刀从肝门板周围分离并分别缝合结扎固定。这时沿Glissonian 鞘自胆囊窝到下腔静脉左侧的缺血线出现,指示出切除平面。游离左侧冠状韧带和三角韧带后肝脏可以由外侧向右牵拉,暴露静脉韧带并离断(图 22.10)。此时可在汇入下腔静脉前暴露左肝静脉。超声探头置于外侧方辨清肝中静脉,用后入路方式解剖肝实质并分离其内侧部分(图 22.11)。切除平面现在已完美呈现,构成一个以胆囊窝为基底的三角形,沿 Glissonian 鞘的缺血线(Cantlie 线)在前方,肝中静脉为边界。肝实质切除从后方开始,肝中静脉充分暴露,全程在直视下进行。切除肝实质到中间时,我们将肝左叶放回正常解剖位置,改从前方继续切除直至遇到肝左静脉(图 22.12)。在肝左静脉与肝中静脉交汇前用血管闭合器 Endo GIA 切断。标本游离后置入取物袋中。

22.12.2 中肝切除术

行肝Ⅳ、Ⅴ、Ⅷ段切除时不需要移动肝脏。一些外科医生不动镰状韧带可以利用其悬吊功能。如前所述肝蒂过橡胶带备阻断肝门。

将肝门板上界从肝Ⅳ段肝实质解剖后向下牵拉。解剖肝蒂左支最便捷的方法就是将脐韧带向

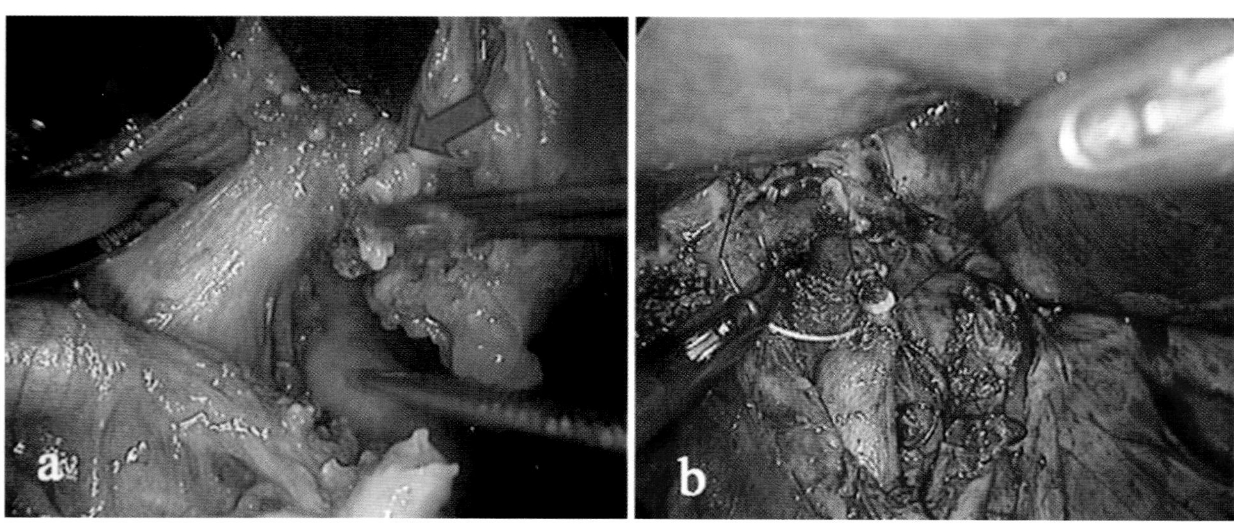

图 22.9 左半肝切除术中在切开肝实质前将门静脉左支游离出准备离断。(a)夹闭后切断(箭头)。(b)残端用不吸收缝线加固缝合。

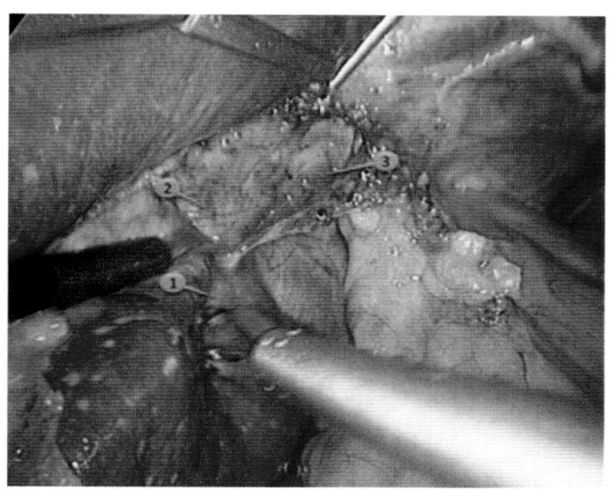

图 22.10 切开 Arantius（下腔静脉）韧带（1）到达肝左静脉（2）（主干）汇入下腔静脉（3）处。

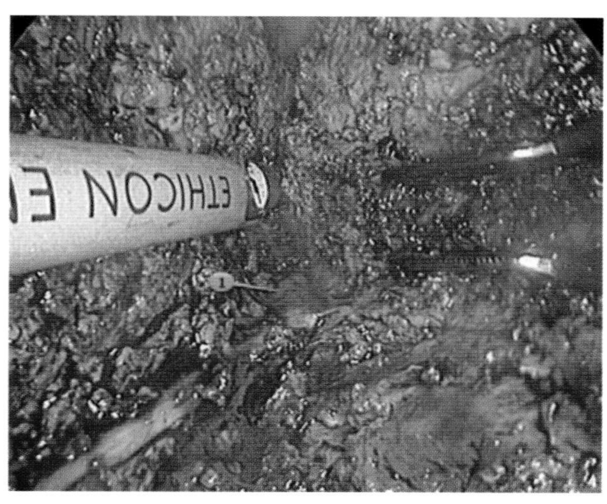

图 22.12 左半肝切除时横断肝实质，保留肝中静脉（1），切除保持在外侧进行。

右牵拉。分离出肝动脉左支后继续向远端解剖可发现旁正中分支，此分支供应Ⅳ段，可以在内侧直接找到。近、远端小心放夹后剪刀剪断。门静脉左支远端一直延伸到脐窝基底，向上（Ⅳa）、向下（Ⅳb）到肝方叶各分支夹闭后离断。Ⅳa、Ⅳb 段胆管在脐裂右方切开肝实质后切断，避免损伤肝左外叶引流胆管。

沿缺血线切开肝实质直至下腔静脉处。循下腔静脉头侧在镰状韧带右侧找到肝中静脉汇入部，游离出肝中静脉后血管闭合器闭合切断。这一步操作如将肝右叶向上、向往牵拉到右侧将会更加便捷。将肝实质继续向外、向右切开，直至遇到肝右静脉的左侧部分。到达右肝肝蒂时可看到右肝门脉主干分叉，辨清Ⅴ~Ⅷ段的右前肝蒂和Ⅵ~Ⅶ段的右后肝蒂后可以清晰、安全地离断右前肝蒂（图 22.13）。有时由于存在解剖变异可能需要额外切除右肝门脉主干分叉处肝实质，但大多数按标准肝实质切开就能找到上述结构。这些操作可

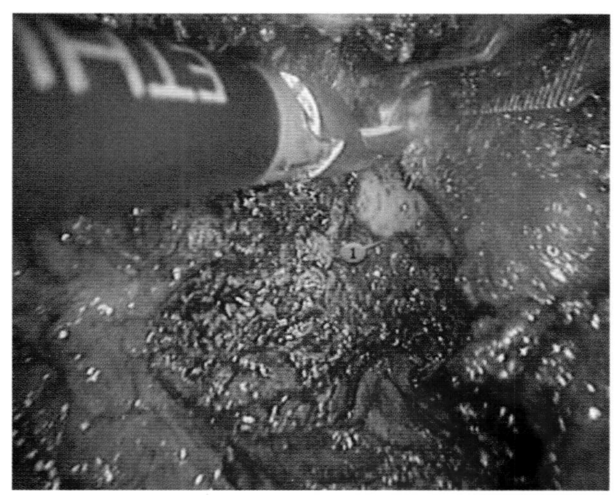

图 22.11 左半肝切除可采取后入路：辨清肝中静脉（1）汇入处和左支部分之后按头—尾方向分离。

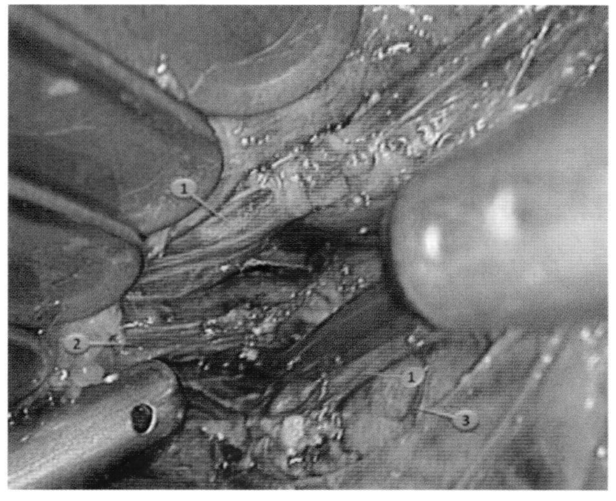

图 22.13 中肝或扩大左肝切除术。分离出门脉右支发出的右前支肝蒂并离断，同时保留了右后肝蒂。红色：右前、后肝段动脉（1）；蓝色：前（2）和后（3）肝段门静脉。

在超声引导下完成。前外肝蒂可用血管闭合器直接切断，但我们更倾向于分别结扎各血管，便于正确认清胆管。如使用血管闭合器，至少放置在离肝蒂发起部5mm以上，避免损伤回流右后肝段胆管。此时可以看到右后外肝段和右前肝段之间出现缺血线(图22.14)。右侧的切除从将右后叶和右前叶分开开始，超声检测右肝静脉并予以保留，来自Ⅴ、Ⅷ段汇入右肝静脉分支予以离断(图22.15)。由Ⅳ、Ⅴ、Ⅷ段构成的整个中肝向上、向外牵起从下方平面完成切除。特别要注意保留肝门板，以避免胆道缺血导致术后胆漏，这在此术式中并不属于少见的并发症。一旦出现胆漏，应及时置入胆道支架。

22.12.3 扩大肝切除术

22.12.3.1 扩大左肝切除术

典型的左肝切除术为Ⅴ、Ⅷ段扩大切除。

同前面肝大部切除一样，肝十二指肠韧带过橡胶带备阻断肝门血流。游离镰状韧带、左三角韧带、冠状韧带以移动肝脏。将肝门板上界从肝实质解剖后向下牵拉。游离左侧肝蒂，如左半肝切除术所描述离断左肝蒂各分支。术中超声探查沿肝右静脉前方确定切除线，当然，切除中应注意保留肝右静脉。和中肝切除一样，辨清右前-外肝蒂和右后-外肝蒂，按前面所述方法离断右前-外肝蒂，解剖肝上下腔静脉纤维组织暴露肝左和肝中静脉主干予以控制。切除过程中如遇到Ⅴ、Ⅷ直接回流肝右静脉的分支予以离断。沿肝右静脉找到其汇入下腔静脉处可看到已分离后的肝左、肝中静脉主干，血管闭合器切断闭合后完整切除标本。

22.12.3.2 扩大右肝切除术

扩大右肝切除术指典型的右半肝+Ⅳ段切除，包括或不包括Ⅰ段的切除。控制肝蒂、移动肝脏，解剖右肝肝蒂，如前右半肝切除术操作一样，但切除线沿镰状韧带走行。肝门左支走行于脐窝右边，如前中肝切除术描述方法辨清Ⅳa和Ⅳb的肝蒂后离断。之后向下腔静脉方向切离肝实质，直至肝左、肝中静脉会合汇入下腔静脉处。血管闭合器切断肝中静脉，保留肝左静脉。肝实质切开后，右肝完全分开并置于外侧。此入路方法在肝中静脉后方暴露肝右静脉，血管闭合器切断肝右静脉，标本完全游离，装入标本袋。

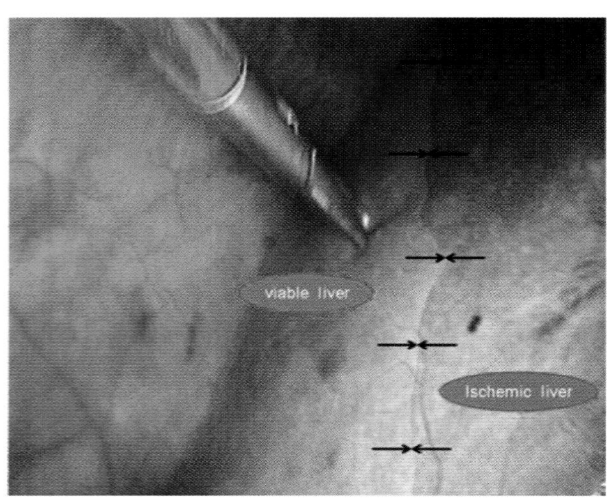

图22.14 缺血线。完全截断入肝血流后在肝脏外表可见缺血线(黑色箭头)指示横断肝实质。

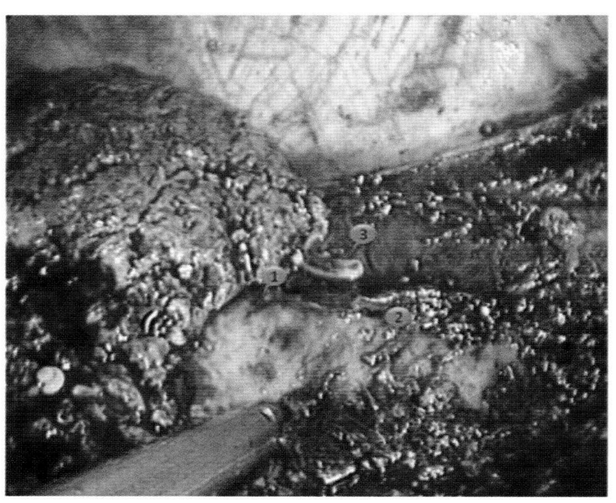

图22.15 中肝切除术。在外侧保留肝右静脉(1)，肝中静脉(2)已用血管闭合器切断，(静脉用蓝色标示)。塑料夹处(3)为离断的回流Ⅷ段直接汇入下腔静脉的变异静脉。

22.12.4 局限肝段切除术

对肝段解剖深入地理解能帮助更多地实施保留正常肝组织的肝段切除术。而且肝段切除术减少了大出血风险，较楔形切除有更高的切缘阴性率。每个肝段是一个自主的独立单元，有自己独立的胆管引流和血管流出、流入道。我们下面描述的是各个单一肝段的切除步骤，但也同样适用于联合肝段切除术。

22.12.4.1 肝Ⅰ段切除术

与开腹手术不同，腹腔镜肝切除术可以将尾叶置于前方位置，切除时暴露更佳。打开小网膜孔后分离出肝蒂。肝十二指肠韧带不再放置橡胶带，第一助手向上牵拉肝十二指肠韧带以便解剖肝门后方部分。流入尾叶的动脉和门脉予以离断。尾叶右侧部分接受来自门脉右支和主干分叉处发出分支的血供。而左侧部分只接受来自门脉左支分支的血供。动脉和胆道回流则是右侧接受肝右后段肝蒂分支，左侧接受左肝蒂主干分支[42]。将肝蒂向上、向左提拉离断右侧的脉管，向右提拉离断左侧的脉管。Ⅰ段从解剖学的观点看有独特之处，因其通过 Spigelian 静脉直接回流至下腔静脉。4 篇文献报道通常可以找到 1~9 根，平均 4 根 Spigelian 静脉[43]。将尾状叶向内侧抬起后可根据血管的直径施夹后剪断或超声刀直接离断 Spigelian 静脉。进一步的肝实质离断由下腔静脉前方向头侧方向进行(图 22.16)。通常上方回流静脉直接汇入左肝静脉或下腔静脉。如果遇到尾状叶增生还需要游离下腔静脉外侧。游离Ⅰ段时抬起肝左外叶，从左向右离断静脉韧带，离断尾状叶与肝Ⅳ、Ⅶ段相连的肝实质桥，即可切下标本。在切离Ⅰ段前界时应非常小心，避免误伤肝中和肝左静脉。如肿瘤较大，最好切离前控制肝中、肝左汇合处。现在我们大部分病例在抬起肝左外叶后可以直视肝中静脉，再离断 Arantius 韧带。此韧带是婴儿时期静脉导管发育残留物，位于腔静脉韧带切迹的一条细长纤维条索。游离完毕后再开始游离尾状叶前界肝实质可避免误伤。

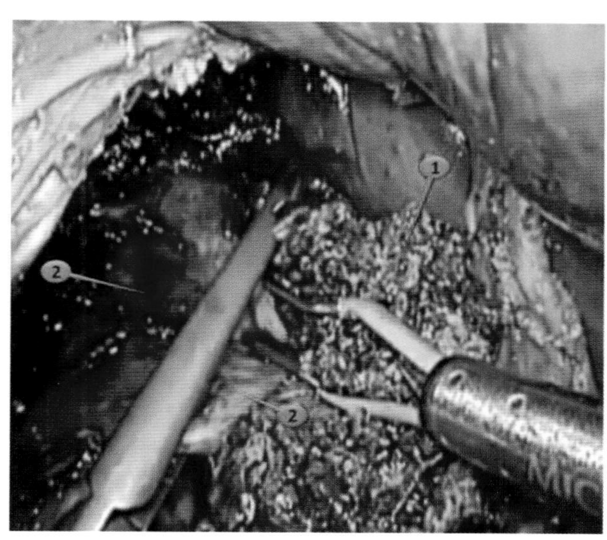

图 22.16　Ⅰ段切除。此患者肿瘤侵犯下腔静脉(1)。腹腔镜下将血管钳从外侧置于下腔静脉(2)，这样切除部分腔静脉后可以完整切除肿瘤。之后用 4–0 聚丙烯线缝合重建腔静脉。

22.12.4.2 肝Ⅱ、Ⅲ段切除

这两个肝段通常一起进行切除，即左肝外叶切除术。如果患者伴有肝硬化，也可考虑尽量保留正常肝组织，单独切除肝Ⅱ或肝Ⅲ段。需要切开左侧三角韧带。镰状韧带与肝圆韧带一同分离，一助向前右方提拉肝圆韧带有助于近端切离线的暴露，即脐裂的左侧。切离线应在镰状韧带内侧。有时在肝Ⅲ段和Ⅳ段之间脐裂前方会存在肝桥，需要切开。切断脐裂左侧的肝实质能够显露Ⅱ、Ⅲ段肝蒂，之后再其根部钳夹切断(图 22.17)。对于较大的肿瘤，有必要分离出左侧的主肝蒂。向头部进一步的分离，我们将遇到肝左静脉，这时可以通过 Endo GIA 血管钉进行切断，由于简单快捷，这种方法广受外科医生青睐。肝中静脉最终汇入肝左静脉。因此分离切断肝左静脉前应当注意避免损伤肝中静脉。至此，整个左肝外叶被完整切除。肝Ⅱ

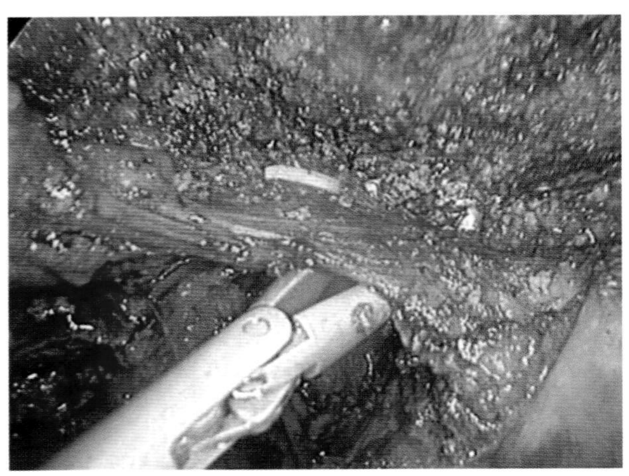

图 22.17 左肝外叶切除包括肝Ⅱ段和Ⅲ段，通向肝Ⅲ段的肝蒂被解剖显露出来。

段或Ⅲ段很少单独切除。两段之间的分界线是向头侧倾斜的，如果需要单独切除Ⅱ段，则需要保留肝左静脉，从而保证Ⅲ段的回血。

22.12.4.3 肝Ⅳ段切除

仅切除肝Ⅳ段的话，没有必要移动肝脏。在肝十二指肠韧带环绕吊带，以备 Pringle 阻断。与肝中叶或扩大右半肝切除相同，我们将韧带向左后方牵引，从脐裂处显露肝门的左侧。在这个水平可显露出左肝动脉，继而发现并分离切断其旁正中分支。在门脉左支远端的上方找到并分离旁正中分支，通常为独立一支，有时也可分为两支，供应Ⅳa 段和Ⅳb 段。此时在镰状韧带侧方将出现缺血线。内侧切离线为沿着镰状韧带内侧，从脐裂至下腔静脉。切肝过程中所有的胆管均需要进行单独结扎。随着进一步切离，我们应注意并保留肝中静脉和肝左静脉的共干。外侧切离首先要进行胆囊切除。通过术中超声明确肝中静脉，用超声刀标记其表面投影。从胆囊窝中心沿着肝中静脉左侧进行切除。其流出道直接汇入肝中静脉，应钳夹后用超声刀切断。对于所有的肝中部切除术，必须注意不要伤及肝门板，以避免胆管缺血。

通过血供和胆道引流可将肝Ⅳ段分为两部分：上方的Ⅳa 段和下方的Ⅳb 段。

22.12.4.4 肝Ⅳb 段切除

需要通过术中超声来确定切除边界，其下方和内侧边界与肝Ⅳ段相同。其上界由供应Ⅳa 段和Ⅳb 段的肝蒂分开，位于门脉左支的右上方，就在肝圆韧带进入脐裂后方。应时刻用术中超声来监测肝蒂，以免损伤Ⅳa 段的供血。

22.12.4.5 肝Ⅳa 段切除

开始时沿着镰状韧带右侧，从脐裂向肝左静脉右侧切开肝实质，有助于更好地显露以进行进一步的切除。从肝上下腔静脉前外侧和左侧冠状韧带入路，我们可以显露并控制肝中静脉和肝左静脉的共干，并根据肿瘤的位置决定进一步的切除。采用术中超声明确切除的下界，明确供给Ⅳa 段的肝蒂，保留Ⅳb 段的肝蒂(图 22.18)。结扎并切断Ⅳa 段的肝蒂，并沿水平方向向肝中静脉切离。在之前沿着镰状韧带打开肝实质后，这个切离过程比较容易。遇到肝中静脉后，向头侧下腔静脉继续切离，分支均需切断。应注意肝Ⅷ段的静脉在Ⅳa 段静脉近端直接汇入下腔静脉。内侧切离线位于切离平面之上，紧贴着镰状韧带，之前已经切开显

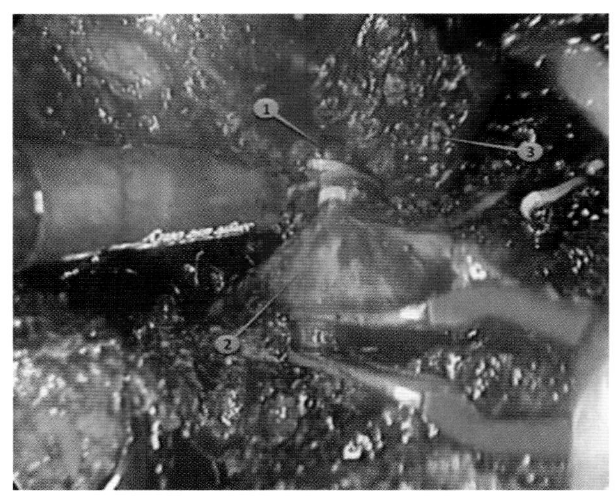

图 22.18 肝Ⅳa 段切除。(1) 分离钳夹肝Ⅳa 段的肝蒂。(2)左侧主肝蒂。(3)Ⅳa 段的内下侧。

露好了。

22.12.4.6 肝Ⅴ段切除

肝Ⅴ段切除并不需要移动肝脏，只需切断镰状韧带以利于超声探查。于胆囊三角处结扎并切断胆囊管和胆囊动脉。将胆囊切离胆囊床,则将进一步显露切除线,暴露肝段。切除的外侧界为肝右静脉，上界为走向肝Ⅴ、Ⅷ段的前外侧肝蒂的分叉。可以通过术中超声确定上述结构,并标记于肝表面。之后在胆囊窝中心线处开始切肝,由下方向头侧进行,直到先露出肝Ⅴ段的肝蒂。我们习惯将肝蒂中的管道分别结扎，以便能够明确肝段的胆管。回流入肝中及肝右静脉的血管需要钳夹后用超声剪切断。

22.12.4.7 肝Ⅵ段切除

进行肝Ⅵ段切除的患者体位需要平躺，右侧用垫子垫起,也可选择左侧卧位。肝门被阻断带,如前所述。分离右侧三角韧带、冠状韧带及右肝后侧的韧带后,右肝即可托起。同样,需要借助术中超声来确定切离线，其上缘为右后侧肝蒂向肝Ⅶ段、Ⅵ段的分叉；内侧缘为肝蒂发出Ⅵ段的起始部。将这些边界在肝表面标记后再进行切肝。用血管夹夹闭并切断通向肝Ⅵ段的肝蒂,在肝Ⅵ、Ⅶ段之间，肝右静脉近端回流Ⅵ段部位结扎并切断Ⅵ段引流的静脉血管。

22.12.4.8 肝Ⅶ段和Ⅷ段切除

由于这两个肝段位于右肝后侧，因此体位选择左侧卧位。如前所述,肝门备阻断带,以便必要时控制入肝血流。切开右三角韧带、右侧镰状韧带,充分游离右肝。沿着下腔静脉右外缘将右肝后侧进行分离,直到能够将肝脏向左侧翻起。此时可看见腔静脉后韧带,采用超声刀将其离断;如果患者伴有肝硬化,则应钳夹切断。这时原本站在两腿之间的术者可移至患者的右侧，并增加两个穿刺孔——一个位于第 11 肋间腋前线处，置镜头;另一个在第 9 肋间腋中线处。一助站在患者双腿之间,将右肝向内下方翻转,这样术者可获得理想的视野，对肝上下腔静脉及右肝的后上部分进行操作。肝右静脉的右侧进行骨骼化,其内侧需向头侧分离出肝右静脉和肝中肝左共干,直到可见膈顶。将牵引带绕过肝右静脉，以备大出血时能够阻断流出道。肝上下腔静脉的分离至能够看到肝中肝左共干为止。如果在分离后部的时候无法将牵引带绕过肝右静脉,此时则较容易进行。之后应采用术中超声明确切离线。对于肝Ⅶ段来说:内侧缘为肝右静脉的右侧，需保留肝右静脉；下缘为进入Ⅶ、Ⅵ段肝蒂的分叉。标记处切离线的体表投影后,开始切肝,直到显露出Ⅶ段的肝蒂,钳夹并切断次肝蒂。断肝过程中遇到的所有静脉均需钳夹并切断。Ⅷ段的切离线也需要借助术中超声:内侧缘为共干和肝中静脉的右侧，外侧缘为肝右静脉的左外侧,下缘为Ⅴ、Ⅷ段肝蒂的分叉。其入肝段的血流来源于右侧主肝蒂，需要钳夹并切断Ⅷ段的肝蒂。其流出道可通过分支回流入肝中和肝右静脉,必须要密切关注这两支静脉。由于肝Ⅷ段的肿瘤常常贴近内侧缘，我们建议在切肿瘤前先分离并控制肝中静脉(图 22.19)。在手术切除最后，我们通常会鼓气,因为手术经过了胸腔的下部。如果术后胸片提示出现 CO_2 气胸，我们通常只是进行观察,而不放置胸管。CO_2 气胸与普通气胸不同，因为 CO_2 高溶解性及未损伤胸腔脏器，不进行处理也可以很快恢复。

22.13 未来展望

目前，结合术前影像学检查和术中超声能够帮助我们制订肝脏的手术计划。现在已经出现三维肝脏手术系统,在术中进行实时导航,使术者能够看到肝实质内的肿瘤及其血供，使术中切肝变得更加便捷容易。作为肝脏手术的常规,这个系统很可能会得到广泛应用。

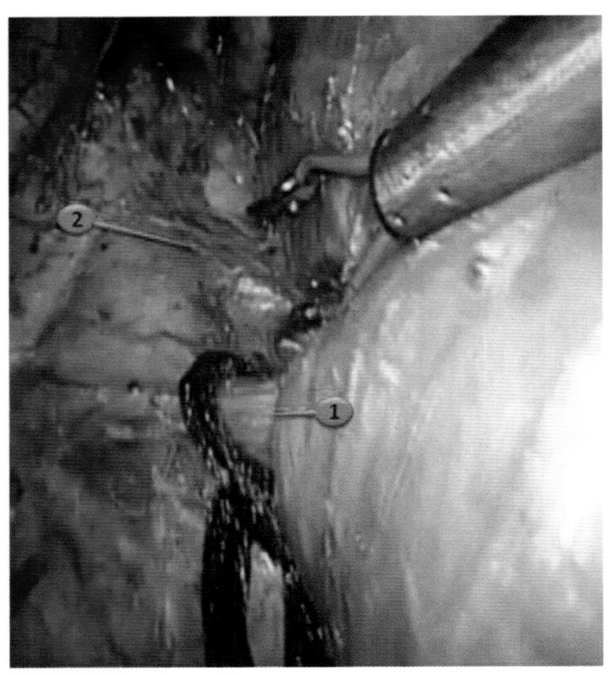

图 22.19 肝Ⅷ段切除。肿瘤位于肝Ⅷ段，邻近下腔静脉，在外侧入路断肝之前必须游离肝上下腔静脉。蓝色：游离肝右静脉(1)和共干(2)。

快速参考

1.根据术前影像学结果及治疗方案，选择合适的患者。三维重建有助于显露所有血管和胆管结构。

2.肝脏外科医生需要熟练掌握术中超声。术中超声是做出最终决定的关键：切除还是不切；切除范围。对于拟行解剖行肝切除的患者，必须常规进行术中超声。

3.患者需保持合适体位以得到良好的显露。体位需根据具体手术方式而定。一般来说平卧、低截石位适用于大多数手术。

4.穿刺孔位置取决于手术方式，通常需要布置6处穿刺孔。

5.如果进行较大的肝切除术，需常规备肝门阻断。这个措施有助于进行 Pringle 手法，避免术中出血过多。

6.游肝需要解剖分离所有的韧带，并小心将腔静脉与肝脏分离。

7.在切肝之前需要控制并切断相关的门静脉。同样也需要控制回流入下腔静脉的静脉。

8.切肝过程中应保持循环血量低水平，以减少术中出血。术中 CVP 最好保持在<5mmHg。如果观察下腔静脉平扁，则说明达到了理想的容量状态。

9.手术的最后一步为控制切缘及残肝，进行止血；通过向胆管内注射空气可以明确是否还存在胆瘘及胆道系统是否完整。将超声探头置于残肝外侧，弥漫的高回声信号提示胆道系统通畅。

10.取标本时，必须将标本置于标本袋中，并采用伤口保护措施，以避免肿瘤种植转移。

(李智宇 译　周健国 校)

参考文献

1. Samama, G., et al.: Laparoscopic anatomical hepatic resection: report of four left lobectomies for solid tumors. Surg. Endosc. **12**, 763–778 (1998)
2. Cherqui, D., Husson, E., Hammoud, R., et al.: Laparoscopic liver resections: a feseability study in 30 patients. Ann. Surg. **232**, 753–762 (2000)
3. Descottes, B., et al.: Early experience with laparoscopic approach for solid liver tumors: initial 16 cases. Ann. Surg. **232**, 641–645 (2000)
4. Huang, M., et al.: Hand-assisted laparoscopic hepatectomy for solitary tumor in the posterior portion of the right lobe: initial experience. Ann. Surg. **238**, 674–679 (2003)
5. O'Rourke, N., Shaw, I., Nathanson, L., et al.: Laparoscopic resction of hepatic colorectal metastases. HPB **6**, 230–235 (2004)
6. Laurence, J.M., Lam, V.W.T., Langcake, M.E., et al.: Laparoscopic hepatectomy, a systemic review. ANZJ Surg. **77**, 948–953 (2007)
7. Koffron, A., Geller, D.A., Gamblin, T.C., et al.: Laparoscopic liver surgery – shifting the management of liver tumors. Hepatology **44**, 1694–1700 (2006)
8. Vibert, E., Perniceni, T., Levard, H., et al.: Laparoscopic liver resection. Br. J. Surg. **93**, 67–72 (2006)
9. Soubrane, O., Cherqui, D., Scatton, O., et al.: Laparoscopic left lateral sectionectomy in living donors: safety and reproducibility of the technique in a single center. Ann. Surg. **244**, 815–820 (2006)
10. Gayet, B., Cavaliere, D., Vibert, E., et al.: Totally laparoscopic right hepatectomy. Am. J. Surg. **194**, 685–689 (2007)
11. Dagher, I., Proske, J.M., Carloni, A., et al.: Laparoscopic liver resection: results for 70 patients. Surg. Endosc. **21**,

619–624 (2007)
12. Buell, J.F., Thomas, M.T., Rudich, S., et al.: Experience with more than 500 minimally invasive hepatic procedures. Ann. Surg. **248**, 475–486 (2008)
13. Chen, H.Y., Juan, C.C., Ker, C.G.: Laparoscopic liver surgery for patients with hepatocellular carcinoma. Ann. Surg. Oncol. **15**, 800–806 (2008)
14. Buell, J.F., Cherqui, D., Geller, D. et al.: The international position on laparoscopic liver surgery: The Lousiville Statement. Ann Surg. **250**(5), 825–830 (2009)
15. Billingsley, K.G., Jarnagin, W.R., Fong, Y., et al.: Segment-oriented hepatic resection in the management of malignant neoplasms of the liver. J. Am. Coll. Surg. **187**, 471–481 (1998)
16. Laurent, A., Cherqui, D., Lesurtel, M., et al.: Laparoscopic liver resection for subcapsular hepatocellular carcinoma complicating chronic liver disease. Arch. Surg. **138**, 763–769 (2003)
17. Koffron, A.J., Auffenberg, G., Kung, R., et al.: Evaluation of 300 minimally invasive liver resections at a single institution. Less is more. Ann. Surg. **246**, 385–394 (2007)
18. Boutkan, H., Luth, W., Meyer, S., et al.: The impact of intraoperative ultrasonography of the liver on the surgical strategy of patients with gastrointestinal malignancies and hepatic metastases. Eur. J. Surg. Oncol. **18**, 342–346 (1992)
19. Sahani, D.V., Kalva, S.P., Tanabe, K.K., et al.: Intraoperative US in patients undergoing surgery for liver neoplasms: comparison with MR imaging. Radiology **232**, 810–814 (2004)
20. Cervone, A., Sardi, A., Conaway, G.L.: Intraoperative ultrasound is essential in the management of colorectal liver lesions. Am. Surg. **66**, 611–615 (2000)
21. Conlon, R., Jacobs, M., Dasgupta, D., et al.: The value of intraoperative ultrasound during hepatic resection compared with improved preoperative magnetic resonance imaging. Eur. J. Ultrasound **16**, 211–216 (2003)
22. Nguyen, K.T., Gamblin, T.C., Geller, D.A.: Laparoscopic liver resection for cancer. Future Oncol. **4**, 661–670 (2008)
23. Gigot, J.F., Glineur, D., Azagra, J.S., et al.: Laparoscopic liver resection for malignant liver tumors. Preliminary results of a multicenter European Study. Ann. Surg. **236**, 90–97 (2002)
24. Vibert, E., Kouider, A., Gayet, B.: Laparoscopic anatomic liver resection. HPB **6**, 222–229 (2004)
25. Lesurtel, M., Cherqui, D., Laurent, A., et al.: Laparoscopic versus open left lateral hepatic lobectomy: a case control study. J. Am. Coll. Surg. **196**, 236–242 (2003)
26. Farges, O., et al.: Prospective assessment of the safety and benefit of laparoscopic liver resection. J. Hepatobiliary Pancreat. Surg. **9**, 242–248 (2002)
27. Mala, T., Edwin, B., Gladhaug, I., et al.: A comparative study of the short term outcome following open and laparoscopic liver resection of colorectal liver metastases. Surg. Endosc. **16**, 1059–1063 (2002)
28. Morino, M., Morra, I., Rosso, E., et al.: Laparoscopic vs open hepatic resection: a comparative study. Surg. Endosc. **17**, 1914–1918 (2003)
29. Castaing, D., Vibert, E., Ricca, L., Azoulay, D., Adam, R., Gayet, B.: Oncologic results of laparoscopic versus open hepatectomy for colorectal liver metastases in two specialized centers. Ann. Surg. **250**(5), 849–855 (2009 Nov)
30. Simillis, C., Costantinides, V.A., Tekkis, P.P., et al.: Laparoscopic versus open hepatic resections for benign and malignant neoplasms – a meta-analysis. Surgery **14**, 203–211 (2007)
31. Wanhg, W.D., Liang, L.J., Huang, X.Q., et al.: Low central venous pressure reduces blood loss in hepatectomy. World J. Gastroenterol. **12**, 935–939 (2006)
32. Adams, R.B.: Intraoperative ultrasound of the liver: techniques for liver resection and transplantation. In: Blumgart, L.H. (ed.) Surgery of the Liver, Biliary Tract and Pancreas. Saunders Elsevier, Philadelphia, (2007)
33. Poon, R.T.: Current techniques of liver transection. HPB **9**, 166–173 (2007)
34. Lesurtel, M., Selzner, M., Petrowsky, S., et al.: How should transection of the liver be performed ? a prospective randomised study in 100 consecutive patients: comparing four different transection strategies. Ann. Surg. **242**, 814–822 (2005)
35. Schmidbauer, S., Hallfeldt, K.K., Sitzmann, G., et al.: Experience with ultrasonic scissors and blades (Ultracision) in open and laparoscopic liver resection. Ann. Surg. **235**, 27–30 (2002)
36. Kim, J., Ahmad, S.A., Lowy, A.M., et al.: Increased biliary fistulas after liver resection with the harmonic scalpel. Am. Surg. **69**, 815–819 (2003)
37. Romano, F., Franciosi, C., Caprotti, R., et al.: Hepatic surgery using the Ligasure vessel sealing system. World J. Surg. **29**, 110–112 (2005)
38. Saiura, A., Yamamoto, J., Koga, R., et al.: Usefulness of Ligasure for liver resection: analysis by randomised clinical trial. Am. J. Surg. **192**, 41–45 (2006)
39. Poon, R.T., Fan, S.T., Wong, J.: Liver resection using a saline-linked radiofrequency dissecting sealer fior transection of the liver. J. Am. Coll. Surg. **200**, 308–313 (2005)
40. Person, B., Vivas, D., Ruiz, D., et al.: Comparison of four energy-based vascular sealing and cutting instruments: a porcine model. Surg. Endosc. **22**, 534–538 (2007)
41. Scatton, O., Massault, P.P., Dousset, B., et al.: Major liver resections without clamping: a prospective reappraisal in the era of modern surgical tools. J. Am. Coll. Surg. **199**, 702–708 (2004)
42. Mizumoto, R., Suzuki, H.: Surgical anatomy of the hepatic hilum with special reference to the caudate lobe. World J. Surg. **12**, 2–10 (1988)
43. Heloury, Y., Leborgne, J., Rogez, J.M.: The caudate lobe of the liver. Surg. Radiol. **10**, 83–91 (1988)
44. Cai, X.J., et al.: Laparoscopic hepatectomy by curettage and aspiration. Experiences of 62 cases. Surg. Endosc. **20**(10), 1531–1535 (2006)
45. Cho, J.Y., et al.: Experiences of laparoscopic liver resection including lesions in the posterosuperior segments of the liver. Surg. Endosc. **22**(11), 2344–2349 (2008)
46. Descottes, B., et al.: Right hepatectomies without vascular clamping: report of 87 cases. J. Hepatobiliary Pancreat. Surg. **10**(1), 90–94 (2003)
47. Mala, T., et al.: Laparoscopic liver resection: experience of 53 procedures at a single center. J. Hepatobiliary Pancreat. Surg. **12**(4), 298–303 (2005)
48. Sasaki, A., et al.: Ten-year experience of totally laparoscopic liver resection in a single institution. Br. J. Surg. **96**(3), 274–279 (2009)
49. Topal, B., et al.: Laparoscopic versus open liver resection of hepatic neoplasms: comparative analysis of short-term results. Surg. Endosc. **22**(10), 2208–2213 (2008)
50. Rau, H.G., et al.: Laparoscopic liver resection compared with conventional partial hepatectomy – a prospective analysis. Hepatogastroenterology **45**(24), 2333–2338 (1998)
51. Cai, X.J., et al.: Clinical study of laparoscopic versus open hepatectomy for malignant liver tumors. Surg. Endosc. **22**(11), 2350–2356 (2008)
52. Lee, K.F., et al.: Laparoscopic versus open hepatectomy for

liver tumours: a case control study. Hong Kong Med. J. **13**(6), 442–448 (2007)
53. Troisi, R., et al.: The value of laparoscopic liver surgery for solid benign hepatic tumors. Surg. Endosc. **22**(1), 38–44 (2008)
54. Polignano, F.M., et al.: Laparoscopic versus open liver segmentectomy: prospective, case-matched, intention-to-treat analysis of clinical outcomes and cost effectiveness. Surg. Endosc. **22**(12), 2564–2570 (2008)
55. Aldrighetti, L., et al.: A prospective evaluation of laparoscopic versus open left lateral hepatic sectionectomy. J. Gastrointest. Surg. **12**(3), 457–462 (2008)
56. Belli, G., et al.: Laparoscopic versus open liver resection for hepatocellular carcinoma in patients with histologically proven cirrhosis: short- and middle-term results. Surg. Endosc. **21**(11), 2004–2011 (2007)

第 23 章 胆囊和肝外胆道系统肿瘤

Andrew A. Gumbs, Angel M. Rodriguez-Rivera, John P. Hoffman

A.A. Gumbs (✉) and J.P. Hoffman
Department of Surgical Oncology, Fox Chase Cancer Center,
333 Cottman Ave, C-308, Philadelphia, PA 19111, USA
e-mail: andrew.gumbs@fccc.edu; jp_hoffman@fccc.edu

A.M.Rodriguez-Rivera
Department of Surgery Mercy Catholic Medicial Center,
1500 Lansdowne Avenue, Darby, PA 19023, USA
e-mail: angelmcmc@gmail.com

23.1 引言

胆囊癌是全球及美国最常见的胆道系统肿瘤,在美国消化系统肿瘤发病率中排第六位。胆囊癌及肝外胆管癌是相对少见的恶性肿瘤,2008 年全美新发病例仅 9250 例[1],发病率约为 1.2/10 万[2]。胆囊癌预后不良,5 年生存率为 5%~10%, 确诊后中位生存时间为 3~6 个月[3-6]。在美国,约 98%的胆囊癌患者外科切除范围不足[7]。

讽刺的是,腹腔镜胆囊切除术是第一种成熟的腹腔镜手术术式,也是普及范围最广的微创外科手术。尽管腹腔镜肝切除术已开展 10 余年,大多数肿瘤中心对 1 期以上的胆囊癌会考虑使用腹腔镜切除,而这是腹腔镜胆囊切除的绝对禁忌证。尽管如此, 随着腹腔镜肝切除及胰腺切除术与经验的成熟,我们开始积极探索胆囊癌的微创外科治疗。

具体来说,我们已经针对 1b 期及以上胆囊癌开展了腹腔镜胆囊切除(联合)胆总管探查、胆总管空肠吻合及肝门淋巴结清扫。

23.2 胆囊癌的危险因素

女性胆囊癌发病率为男性的 2 倍[8],且女性高发不受地域分布、种族差异等因素的影响[8-11]。胆囊癌其他危险因素包括吸烟、绝经后和高龄。然而,最常见的危险因素为胆囊慢性炎症[10]。慢性炎症可引起黏膜不典型增生进而可能癌变[12]。感染、先天性畸形和药物可引起胆囊黏膜炎症。目前已知(但不限于)的危险因素包括:

- 伤寒沙门菌或伤寒沙门菌相关感染
- 吸烟
- 有毒化学物质暴露——橡胶、金属和木材加工行业
- 胆总管囊肿
- 先天性胆道囊性扩张
- 胆胰管异常连接
- 原发性硬化性胆管炎

胆囊癌最重要的患病危险因素是胆囊结石[13]。

23.2.1 瓷样胆囊

瓷样胆囊是由胆囊慢性炎症引起的, 因此发展为胆囊癌的风险很高。但有趣的是,不是所有的瓷样胆囊患者最终都发展为胆囊癌。瓷样胆囊患者中发展为胆囊癌的占 10%~20%[14]。与其他消化道肿瘤类似, 胆囊腺瘤性息肉可能有肿瘤发生的风险。癌变风险与息肉大小有关,大多数研究者推荐对直径大于 10mm 的息肉行胆囊切除术,而直径小于 5mm 的息肉常与假瘤相关,恶变风险较低。

23.3 意外胆囊癌

每年全美开展胆囊切除术超过 75 万台次,其中 0.3%~1%的胆囊切除标本可“意外”发现肿瘤[10]。“意外胆囊癌”指术前诊断为胆囊良性病变者行胆囊切除术后病理检查诊断为胆囊癌。然而,据估计多达 50%的意外胆囊癌患者其术前影像学检查已有胆囊癌相关征象[15]。

23.4 胆囊癌临床诊治概述

23.4.1 历史回顾

直到 20 世纪 50 年代, 单纯胆囊切除或胆囊切除联合胆囊床楔形切除才作为胆囊癌的手术治疗术式[16]。1954 年,Glenn 和 Hays 第一次提出了“根治性胆囊切除术” 作为胆囊癌的手术治疗方式,胆囊床及周围 1cm 及以上的肝组织及肝十二指肠韧带淋巴结需与胆囊癌标本行整体整块切除[17,18]。胆囊淋巴离肝引流在肝十二指肠韧带内, 前哨淋巴结包括胆囊管及胆总管周围淋巴结。第二站淋巴

引流为胰头后上方淋巴结、门静脉后方淋巴结、肝总动脉前方淋巴结[9,19,20]。

23.4.2 分期和再次切除

意外胆囊癌后是否需要再次切除取决于肿瘤病理分期。T1a 期肿瘤仅侵犯到胆囊黏膜固有层，胆囊的 R0 切除被认为已达到根治性切除的要求，行胆囊窝切除及淋巴结清扫不能改善生存预后[21]。而在 T1b、T2 及 T3 期肿瘤中推荐行再次切除以改善生存预后[10,21–25]。

由于意外胆囊癌患者多为 T1 早期或 T2 期，其通常预后较好[26](表 23.1)。然而，意外胆囊癌患者再次切除术后预后仍好于非意外胆囊癌患者[27]。T2 期肿瘤占意外胆囊癌的大多数(67%)，再次切除术后其 5 年生存率可达 61%，而仅行胆囊切除术者其 5 年生存率仅为 19% [27,28](表 23.2)。

T3 期肿瘤指肿瘤侵及浆膜和(或)肝脏及周围脏器，这些患者腹膜转移率较高。在无腹膜转移的患者中，行再次切除术及淋巴结清扫可改善生存预后。如不接受治疗，T3 期患者 5 年生存率

表 23.1　第 6 版 AJCC 分期 1 期胆囊癌回顾性生存分析结果

	年份	例数	术式	3 年生存率(%)	5 年生存率(%)
Donohue[10]	1990	6	83%行单纯胆囊切除术	100	100
Shirai[24]	1992	39	单纯胆囊切除术	100	100
Matsumoto[21]	1992	4	扩大胆囊切除术	100	100
Cubertanfond[3]	1994	20	单纯胆囊切除术	28	/
De Aratxabala[29]	1997	32	69%行单纯胆囊切除术	94	94
Takayuki[30]	2003	22	单纯胆囊切除术	100	100
Shih[31]	2007	8	单纯胆囊切除术	/	63

表 23.2　第 6 版 AJCC 分期 T2 期胆囊癌回顾性生存分析结果

	年份	例数	再次切除例数	分期	术式	手术死亡率(%)	5 年生存率(%)
Matsumoto[21]	1992	9	0	T2N0	扩大胆囊切除术	4	100
Shirai[24]	1992	35	/	T2N0	单纯胆囊切除术	/	41
Shirai[24]	1992	10	/	T2N0	扩大胆囊切除术	/	90
Fong[28]	2000	37	32	T2N0	扩大胆囊切除术	4	61
Dixon[32]	2005	7	/	T2N0	扩大胆囊切除术	2	80

表 23.3　第 6 版 AJCC 分期 T3 和(或)N1 非转移性胆囊癌回顾性生存分析结果

	年份	例数	再次切除例数	分期	手术死亡率(%)	3 年生存率(%)	5 年生存率(%)	说明
Donohue[22]	1990	17	/	T3N0 或 T1-3N1	0	50	29	仅扩大胆囊切除术
Shirai[24]	1992	20	/	T3N0 或 T1-3N1	/	/	45	所有患者均进行淋巴结清扫
Fong[28]	2000	24	/	T3N0 或 T1-3N1	4	28	28	仅扩大胆囊切除术
Fong[28]	2000	24	/	T3N0 或 T3N1	4	25	25	仅扩大胆囊切除术
Dixon[32]	2005	57	/	T3N0	2	/	63	两个时间段
Dixon[32]	2005	57	/	T3N0 或 T1-3N1	2	/	24	两个时间段
Shih[31]	2007	34	/	T3N0 或 T1-3N1	4	/	34	85%行扩大胆囊切除术

为 0~15%，差于行再次切除术者（5 年生存率为 25%~65%）[10]（表 23.3）。

23.4.3 再次手术术前检查

再次手术术前肿瘤分期尚无成熟指南可循。高分辨率断层扫描是对意外胆囊癌最常用的影像学检查手段。与其他肝脏肿瘤类似，钆增强的腹部 MRI 诊断实质内病变效率比 CT 高。

与其他肝脏肿瘤相似，钆造影磁共振在显示肝实质内病变方面优于 CT 扫描。

23.4.4 FDG-PET 检查及其局限性

因为胆囊癌具有发生转移的高度风险，一些学者建议在术前评估时行 FDG-PET 检查，以排除转移性病变。一项研究报道术前的 FDG-PET 会改变近 25%的胆囊癌患者的治疗方案[33]。对于已行胆囊切除的患者，FDG-PET 检查可以帮助发现残余病变，但是需注意到这种情况可能是早期术后改变导致的假阳性。总之，对于计划行再次切除手术的患者，FDG-PET 可帮助发现未知的转移性病变。

23.5 胆囊癌的非手术治疗

23.5.1 总论

化疗及放疗在胆囊癌治疗中的地位尚无定论。完整的手术切除仍是唯一可能获得根治中的治疗方式。由于胆囊癌发生率低，预后差，现在还没有相关的前瞻性随机研究，而回顾性分析具有局限性及选择偏倚。尽管这样，一些生存分析数据提示化疗或放化疗是有效的，有高复发风险的患者可考虑化疗或放化疗。

23.5.2 放疗

行胆囊及肝门淋巴结的整块切除进而获得足够的切缘往往是很难做到的，所以辅助放疗的意义就在于控制癌床残余病变及局部淋巴结病变。一项研究报道了 R1 切除后行辅助放疗可提高生存率。在该研究中，仅行手术治疗者生存期为 6~7 个月，而增加了外线束放疗的患者生存期可延长至 12 个月以上[34]。这项研究排除了 T1 期及 1 期局限于胆囊黏膜的胆囊癌患者，因为这些患者的预后良好，而且很少发生淋巴结转移[34,35]。术中留置金属夹可帮助放疗师更好地确定靶区。

23.5.3 化疗

目前为止，没有相关Ⅲ期临床研究能够证实辅助化疗能否获益。5-氟尿嘧啶化疗同步放疗的方案在进展期病变中有 10%~24%的反应率，该方案常作为辅助或新辅助的治疗方案[34]。近来，联合吉西他滨的方案相比于单用 5-氟尿嘧啶的方案可提高反应率。已有研究表明，吉西他滨联合 S-1 的方案具有良好的有效性及可接受的药物毒性[36]。同样，也有吉西他滨联合顺铂及卡培他滨方案的研究证实其有效性及安全性。NCCN 指南建议对于胆囊癌术后的患者，可考虑使用氟尿嘧啶类的放化疗方案（除外 T1b，N0），或者氟尿嘧啶类、吉西他滨的单药化疗方案[37]。但是能够证实标准方案及其获益的临床研究数据还非常有限。

当肿瘤较大而未能完全切除时，我们采用了新辅助治疗。尽管没有比较辅助及新辅助治疗的相关研究，但对于术中已经发现肿瘤侵犯或已有胆汁溢出的患者，采用辅助放化疗理论上是优于再次手术切除的[38]。这样的治疗策略提供了观察患者远处转移性病变发展的时间，同时可以更快地开展辅助治疗。

23.6 胆囊癌的手术治疗

胆囊癌手术治疗主要包含两个方面：

- 肝脏的部分切除
- 区域淋巴结清扫

23.6.1 肝脏切除的范围

R0 手术切缘是决定胆囊癌患者预后的一个主要因素[39]。对于没有明确证据提示存在残留病灶的胆囊癌患者，一般建议保证胆囊窝部位≥2cm 的非解剖性肝实质切除范围。对于胆囊癌患者是否需常规行半肝切除这个问题，一直存有争议。并没有明确的证据支持肝脏扩大切除对胆囊癌患者具有生存获益。显而易见的是，肝脏扩大切除带来的病死率的增加不再支持胆囊癌患者常规行肝脏扩大切除术。

23.6.2 淋巴结清扫的范围

胆囊癌淋巴结清扫通常是指门静脉、肝十二指肠韧带、胆总管周围、肝门区域的淋巴结的清扫。扩大的"根治性 N2"淋巴结清扫(腹腔干周围淋巴结、胰腺周围淋巴结、十二指肠周围淋巴结和肠系膜上血管淋巴结)并不常规推荐。在我们的医疗中心，我们常规进行肝总动脉周围淋巴结的活检化验。我们也已经开始对腹腔灌洗液进行术中冰冻切片分析，来明确疾病的进展程度。

23.6.3 胆总管切除：需要还是不需要

有观点认为胆总管切除有助于彻底的淋巴结清扫和增加病理标本中淋巴结的数目，但目前的文献并不支持此类观点。淋巴结清扫加常规的胆总管切除增加了胆囊癌患者的病死率，却没有改善患者的术后生存[40]。在再次手术过程中，胆囊管通常需要进行活检。初次手术切除的胆囊标本病理证实再次手术术中活检证实的胆囊管切缘阳性的胆囊癌患者，其病灶残存的发生率为 42%，相比而言，胆囊管切缘阴性的患者其病灶残余的发生率为 4%。因此，对于胆囊管切缘阳性的胆囊癌患者，为达到 R0 切除的目的，与胆囊管连接部位的胆总管切除和区域淋巴结清扫是必需的。

23.6.4 选择正确的手术方式

胆囊肿瘤可能会通过 3 种不同的方式确诊：术前、术中或术后。术前，先进的影像诊断设备可以发现无症状的胆囊肿瘤。术中，在进行胆囊切除术时也可发现胆囊肿瘤。但最常见的情况是在常规的胆囊切除术后，对手术标本进行组织病理学分析时意外发现胆囊肿瘤。

正如之前提到的，非意外发现胆囊癌的患者其生存率明显比意外发现胆囊癌的患者差。因此，目前对于术前怀疑患有胆囊癌的患者有两种处理方式。患者可以接受胆囊切除术并于术中进行冰冻切片分析。如果术中冰冻切片分析确诊为胆囊癌，且肿瘤侵犯深度超过 T1a 分期，则需进一步行根治性胆囊切除术。另外，根治性胆囊切除包括胆囊切除和肝Ⅳb 段及肝Ⅴ段切除。事实上，由于癌症发生率起伏不大的英国并不总是进行术中组织病理分析，我们也对这些患者进行肝十二指肠韧带淋巴结清扫。鉴于这种情况，对所有术前怀疑患有胆囊癌的患者，我们常规采取第二种处理方式。明确伴有肝内实质侵犯的胆囊癌患者需要进行肝脏扩大切除术，对于这些患者，我们需要进行肝脏体积的测算以确保保留具有足够功能的残余肝脏。

23.6.5 腹腔镜在胆囊癌治疗中的应用

虽然并不推荐对术前确诊为胆囊癌的患者进行腹腔镜手术，但是我们并没有发现明确的禁忌证，并且我们已经开始常规对胆囊癌患者进行腹腔镜手术。一些研究报道，胆汁溢出 15%~45%便可明显缩短生存期(由于腹腔内肿瘤播散)。但是在我们进行腹腔镜根治性胆囊切除术的患者中，没有一例患者出现胆汁溢出[42]。长期以来，像所有的腹腔内恶性肿瘤一样，对胆囊癌患者存在这样一种担心，即腹腔镜操作可能会导致套管孔处肿瘤复发。在过去的 10 年间，长期研究显示，与开放手术相比，腹腔镜手术并未明显增加套管孔处或手术切口处肿瘤复发的风险。我们相信，这归功于科技和手术技能的进步，以及常规使用切口保护套、密封的标本取出袋和套管在合适位置时气腹的撤除。

23.6.6 同期切除与分期再次切除

术中冰冻切片分析可能会确诊或提示胆囊癌的存在。如果胆囊肿物确实位于胆囊，术中超声有助于评估肿瘤的范围和分期。根据纽约的一个研究组报道，进行同期切除或分期再次切除，对胆囊癌患者的长期生存并没有明显差异。尽管如此，我们的团队会尽可能地进行一个 1 期临床研究[28,43]。

23.6.7 胆总管概述

如先前所讨论的，对于意外发现胆囊癌的 T1b、T2 和 T3 分期的患者，在术前检查除外远处转移之后，建议接受再次手术扩大切除治疗[44]。权威的肿瘤管理指南要求再次手术需切除胆囊床部位的肝脏，清扫淋巴结，同时需要注意胆总管的情况。达到 R0 切除目的的能力指导着手术切除的范围。目前，已无需进行常规的胆总管切除，但是对于胆囊管切缘阳性的患者，胆总管切除还是需要的。如果发现胰腺内胆总管受侵，则需要进行胰十二指肠切除术。如果发现近端胆总管受侵，并且累及到左肝管或右肝管，则需要进行同侧半肝切除。如果发现左、右肝管均受侵，则需要切除左、右肝管汇合部，并行左、右肝管-空肠吻合术，同时放置双侧的外胆道支架以便于术后近距离放射治疗。

23.7 手术步骤

23.7.1 腹腔镜根治性胆囊切除术和肝十二指肠韧带淋巴结清扫

23.7.1.1 术前评估

所有患者都需要接受一套完整的医疗评估，包括全血细胞计数(CBC)、实验室检查(chemistry profile)和肝功能检测，以确定患者的 Child 分级。所有术前怀疑患有胆囊癌的患者都需要进行开放或腹腔镜根治性胆囊切除术及淋巴结清扫。以下患者需要接受此类手术：

- 胆囊占位大小>1cm
- 胆囊占位并伴有血清肿瘤标志物 [CEA 和(或)CA19-9]升高
- 肝实质局部受侵
- 有证据显示胆囊肿物或息肉存在血流

虽然大部分患者在初诊时主要依靠右上腹超声检查，但所有患者都需要进一步接受横截面成像检查。对于肝脏肿瘤，一般推荐进行含有钆对比剂的腹部 MRI 检查，因为钆对比剂可以使肝脏实质得到强化显示。对于怀疑伴有肝脏转移或巨大肿块的患者，我们同时还会对患者进行 PET-CT 扫描。术前对肿瘤标志物(CEA 和 CA19-9)进行检测，当肿瘤标志物升高时，术后对肿瘤标志物进行检测来监测肿瘤对治疗的反应。那些在接受胆囊切除术后确诊为胆囊癌而来到我们医疗中心就诊的患者，也需要接受同样的检查及治疗流程。对于怀疑已经出现腹膜转移的胆囊癌患者，我们需要预先进行腹腔镜探查及腹腔灌洗。除了穿静脉加压靴之外，所有患者需要接受术前肝素皮下注射治疗，以预防深静脉血栓形成。在极少情况下，术前肝素治疗存在禁忌，对于这部分患者，我们会在术前对其放置下腔静脉滤器。

23.7.1.2 患者体位和手术室准备

患者放置于垫子上并调整为低截石位。下腹铺安全单,并给予所有骨性突出额外的铺单。手术开始时,患者摆放为 Trendelenburg 位(头高足低位)。术者位于患者双腿之间,一助位于患者左侧。3 台显示器分散放置于手术台近端半圆区域内。

23.7.1.3 放置套管

标准的腹腔镜胆囊切除术需要 4 个套管。第一根放于右锁骨中线和右肋缘交点下约一掌宽的位置,为摄影套管。2 个工作套管放于摄影套管左、右两侧。最后一根套管放于剑突下区域,由助手使用。所有的套管均为扩张套管(VersaStep™ System,Covidien,诺瓦克,康涅狄格州,美国)。理想条件下,由机器人控制的摄像机摆臂为术者提供稳定的图像并减少视觉疲劳(ViKY™,Endocontrol,格勒诺布尔,法国),这在行胆道重建时尤为有益(图 23.1)。

23.7.1.4 术前怀疑胆囊癌的手术切除

所有胆囊粘连均由超声刀分离(Ethicon,辛辛纳提,俄亥俄州,美国)。应特别注意不破坏肿瘤的附着物。助手使用腹腔镜肝脏牵引器将肝脏向上提起。腹腔镜胆囊切除术开始时需确认 Calot 三角的位置,在横断胆囊管及胆囊动脉前需三重夹闭以上脉管。手术中均需对肝门管道结构有良好的掌握,如有疑问,可使用术中超声明确(图 23.2)。术者应在胆囊管汇入胆总管处直接切断胆管,这是为了防止冰冻切片多处阳性导致需要重新切除胆囊管。如果胆囊管远端切缘冰冻阳性,应迅速行腹腔镜胆总管切除术:近端胆总管由超声刀横断,远端由腹腔镜 GIA 吻合器切断。在重建前将一根 5F 的儿科饲管插入胆总管中(图 23.3)。

在肝实质切除前应行全面的腹腔镜肝脏超声探查以排除同时性肝转移并明确病变程度。随后利用超声刀切断肝实质,尽量取得 3cm 正常肝组织切缘。可使用双极钳阻止术中出血(Medtronic,杰克逊维尔,佛罗里达州,美国)。最好能用超声明确肝中静脉的位置,如此可将失血减少到最少(图 23.4)。将标本放置于标本回收袋中,送病理科做冰冻检查。对于较大的标本,我们采用过类似于单孔腹腔镜技术中的过脐切口以取出标本[45]。

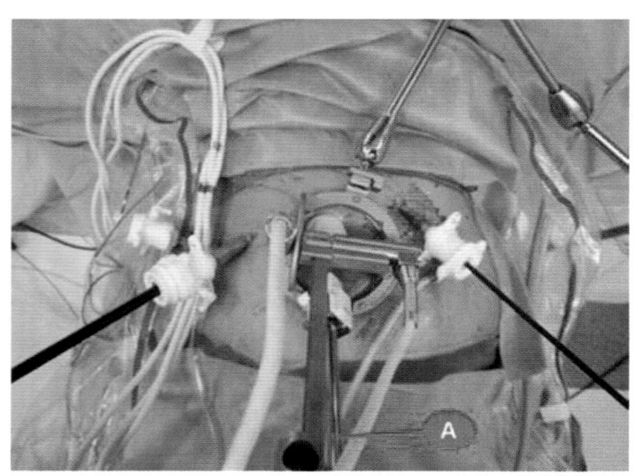

图 23.1 腹腔镜下胆囊根治性切除:套管放置,机器人控制摄像头摆臂(ViKY,Endocontrol,Grenoble,France)。

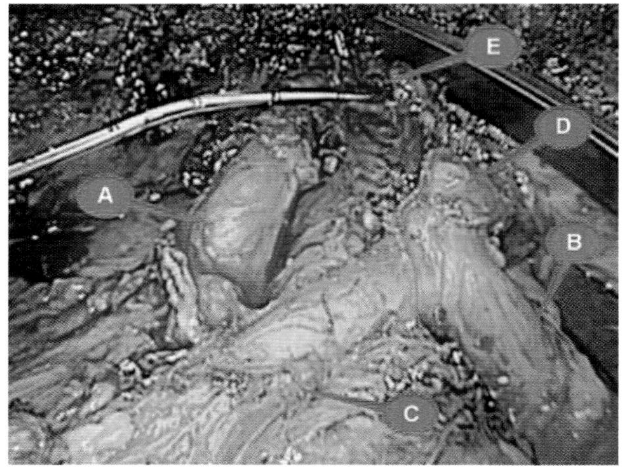

图 23.2 肝门脉管解剖。A,替换后的右肝动脉;B,肝总动脉;C,胃十二指肠动脉;D,左肝动脉;E,切断的胆总管,内有 5F 儿科支架。

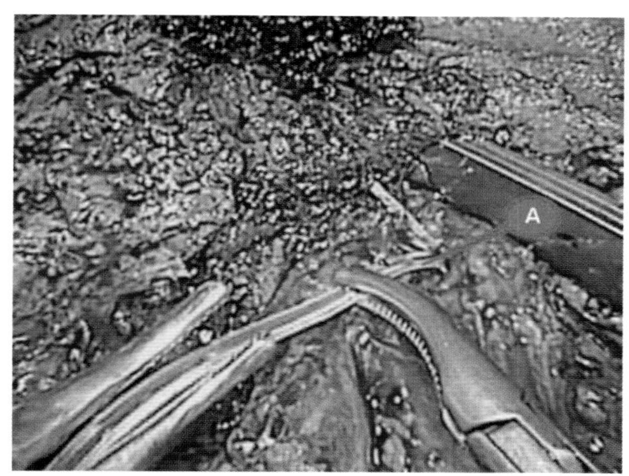

图 23.3　腹腔镜下胆囊根治性切除：胆总管离断，胆管空肠吻合前放置 5F 儿科饲管。

23.7.1.5 术后发现胆囊癌的手术切除

对于接受腹腔镜胆囊切除术的患者，仔细阅读病理切片和书写手术记录是必不可少的。尤其在胆管病理未定时更需如此。在胆管界限不清的情况下，应在腹腔镜下寻找胆管并送冰冻活检[46]。如果无法定位胆囊管，则必须行胆总管切除术。大多数情况下，手术记录应明确是否使用标本回收袋、从哪个套管孔取出标本。考虑到胆汁溢出和可能发生的套管孔处转移，我们常规切除该套管孔附近约 1cm 的皮肤和筋膜。如果手术记录未明确标本从哪个套管孔取出，则需切除所有针道附近的皮肤和筋膜。

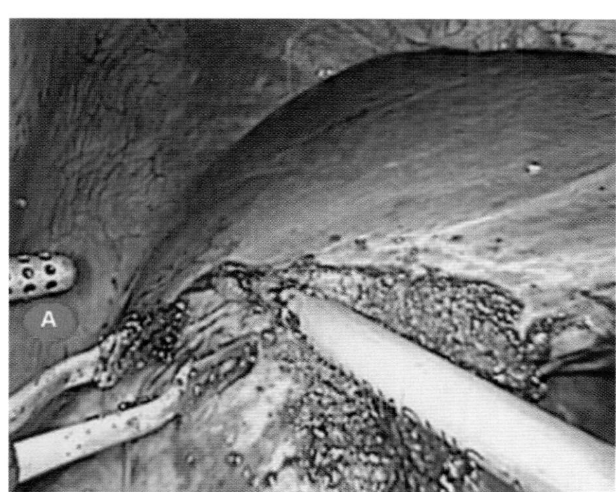

图 23.4　腹腔镜下胆囊根治性切除：肝实质切除。双极钳。

23.7.2 腹腔镜胆总管切除术和腹腔镜 Roux-en-Y 胆管空肠吻合

胆总管应在左、右胆管汇合处和胆总管汇入胰头部位之间切断。开放术式或腹腔镜均可用于 Whipple 术或左、右半肝切除和胆道重建[47-50]。我们采用腹腔镜 Roux-en-Y 胆管空肠吻合术[51]。此术式用于 Trendelenburg 位（头高脚低位）的患者，我们用腹腔镜抓手提起横结肠并确认 Treitz 韧带，并用腹腔镜 GIA 吻合器切断约 40cm 的空肠。若需切除肠系膜，可使用超声刀或一种日用腹腔镜 GIA 吻合器，白色的负荷。根据患者的解剖，Roux 段可位于结肠前或结肠后。我们在腹腔镜下利用可吸收线行连续缝合完成胆管空肠吻合术（图 23.5 和图 23.6）。<5mm 的胆管采用间断缝合重建。

在切口缘植入两排缝线之后进行空肠-空肠吻合术。用超声刀做镜向肠切开术，以便放置分隔装置。然后借助腹腔镜 GIA 分隔装置的射束（蓝载荷）进行空肠-空肠吻合术。用两排 3-0 丝线闭合其余肠切口。用水平肠衣缝合术修整外层。如果采用跨

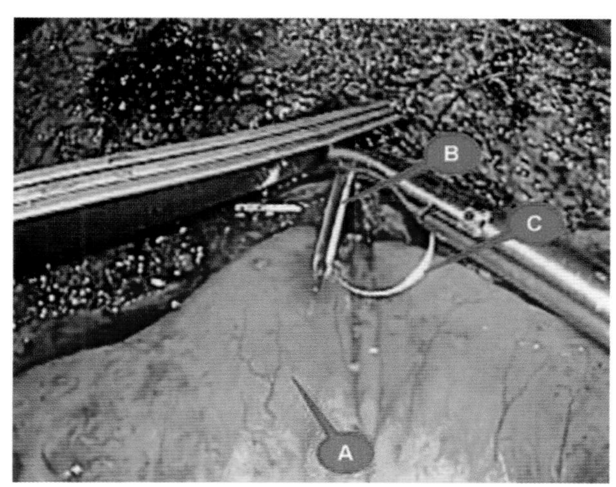

图 23.5　腹腔镜根治性胆囊切除术：胆总管空肠吻合术。A，空肠；B，用 5F 的小儿营养管的远端作为支架；C，开始胆总管空肠的前层吻合。

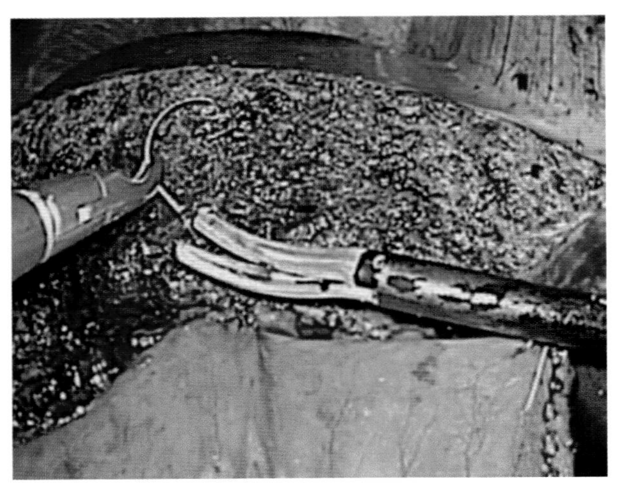

图 23.6 腹腔镜根治性胆囊切除术：胆总管空肠吻合术完成。

脐取样，也可通过取样口进行空肠-空肠吻合术。

23.8 FOX CHASE 的数据——个人经验

总共有 7 例患者在我们科室行腹腔镜根治性胆囊切除和肝十二指肠淋巴结清扫术。4 例患者最终病理为胆囊癌。另外 3 例良性病患者在瓷样胆囊的背景下合并胆囊结石。其中 1 例患者在单孔腹腔镜下行根治性胆囊切除术。最后 1 例患者为自身免疫性胆囊炎，术前 IgG4 水平正常。当术后免疫组织化学 IgG4 为阳性时可诊断自身免疫性胆囊炎[52]。在 4 例胆囊癌患者中，其中 2 例是在外院行常规腹腔镜胆囊切除术后发现的，另外 2 例则是在术前就怀疑为胆囊癌。1 例患者 1 期切除后证实为 1b 期，第 2 例患者为 2b 期。这 2 例患者在外院初次行腹腔镜胆囊切除后再次行腹腔镜切除术，1 例患者为 1b 期，另外 1 例患者为 2a 期。微创根治性胆囊切除术的平均手术时长为 209 分钟（范围为 95~360 分钟），平均出血量为 133mL（范围为 50~300mL），平均住院时长 3.7 天（范围为 3~4 天）。平均淋巴结检出个数为 3 个（范围为 1~6 个）。7 例患者均无出现术中并发症，术后 30 天无肿瘤复发及死亡病例。

对于胆囊癌患者，平均手术时长为 230 分钟（范围为 120~360 分钟），平均出血量为 115mL（范围为 50~200mL），平均住院时长为 4 天（范围为 3~5 天）。平均淋巴结检出个数为 3 个（范围为 1~7 个）。平均随访时间 7 个月（范围为 3~10 个月），目前所有患者均为无病存活状态。1 例患者在术后 60 天出现左侧胆道系统良性狭窄，在内镜下置入支架。

23.9 结论

虽然腹腔胆囊手术是全世界开展最广泛的微创手术之一，但对于超出 T1a 期的胆囊癌实施腹腔镜手术还不被广泛接纳。随着我们在腹腔镜下实施整块肝切除或 Wipple 手术经验的不断积累，对于术后诊断或术前怀疑为 T1b 期以上的胆囊癌患者，我们已经开始采取微创的手术方式。腹腔镜下治疗胆囊癌为什么还未被广泛接受的主要原因之一是胆囊癌发病率较低。传统上，胆囊癌主要在大型的癌症中心治疗，而这些地方的多数手术仍然是开放性手术。

癌症不采取腹腔镜方式的历史原因是穿刺孔肿瘤复发。我们现在知道，与传统开放性手术相比，腹腔镜手术不会增加穿刺孔及切口的肿瘤复发率。这是归功于切口保护套的采用和新技术的发展。最后一个问题是担心在肝脏手术过程中发生空气栓塞。重要的是要记住，腹腔镜操作过程中使用的气体是二氧化碳。虽然已经有氩气栓塞的报道，但是腹腔镜或许能降低空气栓塞的风险[53]。一般均是如此，但较有趣的是，我们记得介入放射科医生在操作过程中常规注射二氧化碳，却并没有不良事件发生。

关于胆囊癌的恰当手术方式存在很多争议。虽然一些医疗中心对胆囊癌提倡行扩大肝切除术，但是我们中心在实施根治性胆囊切除术时，是采用腹腔镜还是开腹的方式依靠医生舒适度。重要的是注意这一点，对于胆囊癌即使在腹腔镜下行扩大右半肝切除术也是安全的[48]。因为经常需要胆总管切除，因此在进行腹腔镜根治性胆囊切除术前需要掌握腹腔镜缝合技术，以便在体内进行胆道重建。在淋巴结清扫及肝实质离断过程中，腹腔镜双极设备的止血效果特别显著。

随着越来越多的肿瘤外科医生开始接受微创外科训练，胆囊癌微创外科的处理方式将可能获得发展。尽管我们开展的例数不多，但这种方式似乎在技术上是安全可行的。当进行胆囊癌手术时，我们的手术显示充分的淋巴结清扫——至少 3 个淋巴结——是可以实现的，并且可以达到肝实质切缘阴性。随着经验的积累，我们相信淋巴结的清扫会进一步改善。最后，要记住当遇到出血或不能达到切缘阴性或充分的淋巴结清扫时，应及时行中转开腹手术。一些开放性问题需要更大型的临床试验去充分解答。此外，需要更长时间的随访去比较腹腔镜手术与传统开腹手术的优缺点。

快速参考

1.T1a：如果切缘阴性且无胆瘘，腹腔镜手术是目前的标准治疗方式。

2.T1b 及以上：腹腔镜手术仍然存在争议。

3.切缘要求：虽然要求肝实质切缘距肿瘤的最小距离为 1cm，但应该追求的理想切缘为 3cm。

4.淋巴结清扫：清扫肝十二指肠韧带淋巴结时至少清扫 3 个淋巴结。

5.无需常规行腹腔镜胆总管切除，但以下情况需行胆总管切除：

- 胆囊管切缘阳性
- 淋巴结依附在胆总管

6.中转开腹原因：当肝实质或胆囊管切缘阳性或淋巴结清扫数目不足 3 个。

7.FOX CHASE 根治性胆囊切除术的适应证：

- 胆囊肿物大于 1cm
- 胆囊肿物伴血清肿瘤标志物升高[CEA 和(或)CA19-9]
- 肿物或息肉内可见血流
- 肝实质播散的证据

8.如果肿物位于胆囊腹膜侧，可以考虑单纯胆囊切除及冰冻病理检查。

9.胆囊癌微创手术需要先进的腹腔镜技术。

10.对于 T1a 以上的胆囊癌微创手术需要在有微创专业的癌症中心实施，并进入多学科诊治。

（李智宇　译　赵建军　校）

参考文献

1. Jemal, A., Siegel, R., Ward, E., Hao, Y., Xu, J., Murray, T., et al.: Cancer statistics. CA Cancer J. Clin. **58**, 71–96 (2008)
2. Carriaga, M.T., Henson, D.E.: Liver, gallbladder, extrahepatic bile ducts, and pancreas. Cancer **75**, 171–190 (1995)
3. Cubertafond, P., Gainant, A., Cucchiaro, G.: Surgical treatment of 724 carcinomas of the gallbladder. Results of the French Surgical Association Survey. Ann. Surg. **219**, 275–280 (1994)
4. Lazcano-Ponce, E.C., Miguel, J.F., Munoz, N., Herrero, R., Ferrecio, C., Wistuba, I.I., et al.: Epidemiology and molecular pathology of gallbladder cancer. CA Cancer J. Clin. **51**, 349–364 (2001)
5. Levy, A.D., Murakata, L.A., Rohrmann, C.A.: Gallbladder carcinoma: radiologic-pathologic correlation. Radiographics **21**, 295–314 (2001)
6. Piehler, J.M., Crichlow, R.W.: Primary carcinoma of the gallbladder. Surg. Gynecol. Obstet. **147**, 929–942 (1978)
7. Jensen, E., et al.: A critical analysis of the surgical management of early-stage gallbladder cancer in the United States. J. Gastrointest. Surg. **13**, 722–727 (2008)
8. Goodman, M.T., Yamamoto, J.: Descriptive study of gallbladder, extrahepatic bile duct, and ampullary cancers in the United States, 1997–2002. Cancer Causes Control **18**, 415–422 (2007)
9. Fahim, R.B., McDonald, J.R., Richards, J.C., et al.: Carcinoma of the gallbladder: a study of its modes of spread. Ann. Surg. **156**, 114–124 (1962)
10. Hueman, T., et al.: Evolving treatment strategies for gallbladder cancer. Ann. Surg. Oncol. **16**, 2101–2115 (2009)
11. Randi, G., Malvezzi, M., Levi, F., Ferlay, J., Negri, E., Franceschi, S., et al.: Epidemiology of biliary tract cancers: an update. Ann. Oncol. **20**(1), 146–159 (2008)
12. Albores-Saavedra, J., Alcantra-Vazquez, A., Cruz-Ortiz, H., Her-rera-Goepfert, R.: The precursor lesions of invasive gallbladder carcinoma. Hyperplasia, atypical hyperplasia and carcinoma in situ. Cancer **45**, 919–927 (1980)
13. Lowenfels, A.B., Lindstrom, C.G., Conway, M.J., Hastings, P.R.: Gallstones and risk of gallbladder cancer. J. Natl. Cancer Inst. **75**, 77–80 (1985)
14. Kwon, A.H., Inui, H., Matsui, Y., Uchida, Y., Hukui, J., Kamiyama, Y.: Laparoscopic cholecystectomy in patients with porcelain gallbladder based on the preoperative ultra-

sound findings. Hepatogastroenterology **51**, 950–953 (2004)
15. Shukla, P.J., Barreto, G., Neve, R., et al.: Can we do better than incidental gallbladder cancer? Hepatogastroenterology **54**, 2184–2185 (2007)
16. Fahim, R.B., Ferris, D.O., McDonald, J.R.: Carcinoma of the gallbladder: an appraisal of its surgical treatment. Arch. Surg. **86**, 334–341 (1963)
17. Glenn, F.: Radical cholecystectomy for carcinoma of the gallbladder. In: Glenn, F. (ed.) Atlas of Biliary Tract Surgery. The Macmillan Company, New York (1963)
18. Glenn, F., Hays, D.M.: The scope of radical surgery in the treatment of malignant tumors of the extrahepatic biliary tract. Surg. Gynecol. Obstet. **99**, 529–541 (1954)
19. Japanese Society of Biliary Surgery: Classification of Biliary Tract Carcinoma. Kanehara & Co, Tokyo (2004)
20. Shirai, Y., Yoshida, K., Tsukada, K., et al.: Identification of the regional lymphatic system of the gallbladder by vital staining. Br. J. Surg. **79**, 659–662 (1992)
21. Matsumoto, Y., Fujii, H., Aoyama, H., Yamamoto, M., Sugahara, K., Suda, K.: Surgical treatment of primary carcinoma of the gallbladder based on the histologic analysis of 48 surgical specimens. Am. J. Surg. **163**, 239–245 (1992)
22. Donohue, J.H., Nagorney, D.M., Grant, C.S., Tsushima, K., Ilstrup, D.M., Adson, M.A.: Carcinoma of the gallbladder. Does radical resection improve outcome? Arch. Surg. **125**, 237–241 (1990)
23. Foster, J.M., Hoshi, H., Gibbs, J.F., et al.: Gallbladder cancer: defining the indications for primary radical resection and radical reresection. Ann. Surg. Oncol. **14**, 833–840 (2007)
24. Shirai, Y., Yoshida, K., Tsukada, K., Muto, T., Watanabe, H.: Radical surgery for gallbladder carcinoma. Long-term results. Ann. Surg. **216**, 565–568 (1992)
25. Shukla, P.J., Barreto, G., Kakade, A., Shrikhande, S.V.: Revision surgery for gallbladder cancer: factors influencing operability and further evidence for T1b tumours. HPB (Oxford) **10**, 43–47 (2008)
26. Shirai, Y., et al.: Radical lymph node dissection for gallbladder cancer: indications and limitations. Surg. Oncol. Clin. N. Am. **16**(1), 221–232 (2007)
27. Pawlik, T.M., Gleisner, A.L., Vigano, L., Kooby, D.A., Bauer, T.W., Frilling, A., et al.: Incidence of finding residual disease for incidental gallbladder carcinoma: implications for re-resection. J. Gastrointest. Surg. **11**, 1478–1487 (2007)
28. Fong, Y., Jarnagin, W., Blumgart, L.H.: Gallbladder cancer: comparison of patients presenting initially for definitive operation with those presenting after prior noncurative intervention. Ann. Surg. **232**, 557–569 (2000)
29. De Aretxabala, X., et al.: Curative resection in potentially resectable tumours of the gallbladder. Eur. J. Surg. **163**, 419–426 (1997)
30. Takayuki, T., et al.: Completion radical surgery after cholecystectomy for accidentally undiagnosed gallbladder carcinoma. World J. Surg. **27**, 266–271 (2003)
31. Shih, S., et al.: Gallbladder cancer: the role of laparoscopy and radical resection. Ann. Surg. **245**, 893–901 (2007)
32. Dixon, E., Vollmer Jr., C.M., Sahajpal, A., Cattral, M., Grant, D., Doig, C., et al.: An aggressive surgical approach leads to improved survival in patients with gallbladder cancer: a 12-year study at a North American Center. Ann. Surg. **241**, 385–394 (2005)
33. Corvera, C.U., Blumgart, L.H., Akhurst, T., DeMatteo, R.P., D'Angelica, M., Fong, Y., et al.: 18F-fluorodeoxyglucose positron emission tomography influences management decisions in patients with biliary cancer. J. Am. Coll. Surg. **206**, 57–65 (2008)
34. Denshaw-Burke, M. et al.: Gallbladder Cancer: eMedicine Specialties: Carcinomas of the Gastrointestinal Tract. Epub (2010)
35. Todoroki, T., Kawamoto, T., Otsuka, M., Koike, N., Yoshida, S., Takada, Y., Adachi, S., Kashiwagi, H., Fukao, K., Ohara, K.: Benefits of combining radiotherapy with aggressive resection for stage IV gallbladder cancer. Hepatogastroenterology **46**(27), 1585–1591 (1999)
36. Sasaki, T., Isayama, H., Nakai, Y., Ito, Y., Kogure, H., et al.: Multicenter, phase II study of gemcitabine and S-1 combination chemotherapy in patients with advanced biliary tract cancer. Cancer Chemother. Pharmacol. **62**, 849–855 (2009)
37. Macdonald, O.K., Crane, C.H.: Palliative and postoperative radiotherapy in biliary tract cancer. Surg. Oncol. Clin. N. Am. **11**(4), 941–954 (2002)
38. Sasson, A.R., Hoffman, J.P., Ross, E., Meropol, N.J., Szarka, C.E., Freedman, G., Pinover, W., Pingpank, J.F., Eisenberg, B.L.: Trimodality therapy for advanced gallbladder cancer. Am. Surg. **67**(3), 277–283 (2001). discussion 284
39. Pawlik, T.M., Choti, M.A.: Biology dictates prognosis following resection of gallbladder carcinoma: sometimes less is more. Ann. Surg. Oncol. **16**, 787–788 (2009)
40. D'Angelica, M., Dalal, K.M., DeMatteo, R.P., Fong, Y., Blumgart, L.H., Jarnagin, W.R.: Analysis of the extent of resection for adenocarcinoma of the gallbladder. Ann. Surg. Oncol. **16**, 806–816 (2009)
41. Steinert, R., Nestler, G., Sagynaliev, E., Muller, J., Lippert, H., Reymond, M.A.: Laparoscopic cholecystectomy and gallbladder cancer. J. Surg. Oncol. **93**, 682–689 (2006)
42. Blumgart, L.H.: Surgery of the Liver, Biliary Tract and Pancreas, vol. 1. WB Saunders, Philadelphia (2006)
43. Shih, S.P., Schulick, R.D., Cameron, J.L., Lillemoe, K.D., Pitt, H.A., Choti, M.A., Campbell, K.A., Yeo, C.J., Talamini, M.A.: Gallbladder cancer: the role of laparoscopy and radical resection. Ann. Surg. **245**(6), 893–901 (2007)
44. Shukla, P., et al.: Gallbladder cancer: we need to do better! Ann. Surg. Oncol. **16**, 2084–2085 (2009)
45. Gumbs, A.A., Milone, L., Sinha, P., Chabot, J.A., Bessler, M.: VIDEO: totally transumbilical laparoscopic cholecystectomy. J. Gastrointes. Surg. **13**(3), 533–534 (2009)
46. Gumbs, A.A., Hoffman, J.P.: Laparoscopic completion radical cholecystectomy for T2 gallbladder cancer. Surg. Endosc. Online First, Epub ahead of print (2010 May 25)
47. Gumbs, A.A., Gayet, B.: Laparoscopic Duodenopancreatectomy: the posterior approach. Surg. Endosc. **22**(2), 539–540 (2008 Feb)
48. Gumbs, A.A., Gayet, B.: Totally laparoscopic extended right hepatectomy. Surg. Endosc. **22**(9), 2076–2077 (2008 Sep)
49. Gumbs, A.A., Bouhanna, P., Bar-Zakai, B., Briennon, X., Gayet, B.: Laparoscopic partial splenectomy using radiofrequency ablation. J. Laparoendosc. Adv. Surg. Tech. **18**(4), 611–613 (2008 Aug)
50. Gumbs, A.A., Bar-Zakai, B., Gayet, B.: Totally laparoscopic extended left hepatectomy. J. Gastrointest. Surg. **12**(7), 1152 (2008 July)
51. Gumbs, A.A., Hoffman, J.P.: Laparoscopic completion radical cholecystectomy for T2 gallbladder cancer. Surg. Endosc. **24**(7), 1766–1768 (2010 May 25)
52. Gumbs, A.A., Milone, L., Geha, R., Delacroix, J., Chabot, J.A.: Laparoscopic radical cholecystectomy. J. Laparoendosc. Adv. Surg. Tech. **19**(4), 519–520 (2009)
53. Gumbs, A.A., Gayet, B., Gagner, M.: Laparoscopic liver resection: when to use the laparoscopic stapler device. HPB **10**(4), 296–303 (2008)

第 7 篇

脾

第 24 章 脾：血液疾病

Eduardo M. Targarona, Carmen Balague, Manuel Trias

E.M. Targarona (✉)
Service of Surgery, Hospital de Sant Pau, Medical School of the Autonomous University of Barcelona, Barcelona, Spain
e-mail: etargarona@santpau.cat

C. Balague
Service of Surgery, Hospital de Sant Pau, Barcelona, Spain

M. Trias
Hospital de Sant Pau, Medical School of the University of Barcelona, Barcelona, Spain

24.1 引言

血液系统恶性肿瘤很少需要较大的外科干预。血液系统恶性肿瘤中,较大的外科手术通常包括脾切除、腹腔内或腹膜后肿物切除、用于分期的淋巴结切除活检。传统上认为,这些操作需要较大的切口从而可以进入腹腔,并发症往往也较多。

微创手术(MIS)在过去 20 年中得以发展,造福于患有血液系统疾病的患者。肿瘤治疗中,微创手术的优势目前已经被广泛接受。值得注意的是,需要脾切除的患者往往年龄较大且较为虚弱,因此,采用较小的手术切口具有较大的优势。

腹腔镜脾切除(LS)主要用于不合并脾大的血液系统疾病,如特发性血小板减少性紫癜(ITP)[1-3]。腹腔镜手术在腹腔内对肿物器官进行操作是一技术挑战,获得标本往往是较为困难的。脾大在一开始被视为 LS 的禁忌证。许多合并脾大的血液系统疾病传统上被视为开放脾切除的适应证,因为这种情况往往合并较高的病死率。LS 技术的改进和改善使得在腹腔镜下,利用较小的手术切口进行脾切除成为可能,这些脾大的患者可以充分从小的手术切口中获益[4-12]。然而,脾大患者的手术往往对技术水平要求较高。此外,与脾正常的患者相比,手术时间较长,中转开腹率较高(表 24.1)。

24.2 血液系统恶性肿瘤

24.2.1 分类和当前非手术治疗

近年来,医学治疗进展迅速,只有一小部分血液系统恶性肿瘤患者需要进行脾切除作为一线治疗方案。以脾切除作为治疗方案的患者分为 6 组[13-16]:

- 霍奇金淋巴瘤
- 非霍奇金淋巴瘤
- 慢性淋巴细胞白血病
- 慢性粒细胞白血病
- 骨髓纤维化
- 脾转移灶

24.2.1.1 霍奇金淋巴瘤(HL)

霍奇金淋巴瘤在欧洲国家的发病率约为每年 2.2/10 万,确诊依赖于淋巴结活检。不同的影像技术用于肿瘤的分期(Ⅰ~Ⅳ期)。传统的腹腔内手术分期逐渐被影像技术,如 CT 或者 PET 所替代。根据临床分期,目前多采用化疗联合 30~36Gy 的放疗方案。ABVD 是一种联合 4 种化疗药物的方案(阿霉素、博来霉素、长春碱、达卡巴嗪)。BEACOPP 方案(博来霉素、依托泊苷、阿霉素、环磷酰胺、长春碱=长春新碱、丙卡巴肼 、泼尼松)多用于进展期患者。以上两种是目前最为常用的化疗方案。对于复发疾病的处理主要是不同药物的组合。高剂量化疗后可以考虑进行自体干细胞移植[17]。

24.2.1.2 非霍奇金淋巴瘤(NHL)

非霍奇金淋巴瘤是一种淋巴系统肿瘤。在大多数国家的肿瘤发生率和致死率中排第五位。该病发生率在过去 30 年中提高了 80%。非霍奇金淋巴瘤主要表现为惰性疾病,主要表现为淋巴结、滤泡变异或者高侵袭性疾病。B 细胞淋巴瘤较 T 细胞型更为常见。

最常见的 B 细胞淋巴瘤类型包括:

- 弥散性大 B 细胞淋巴瘤(31%)
- 滤泡淋巴瘤(22%)

较不常见的变异主要有:

- 慢性淋巴白血病(5.5%)
- 黏膜相关淋巴组织淋巴瘤(MALT)(8%)
- 外周 T 细胞淋巴瘤(7%)
- 套细胞淋巴瘤(6.9%)
- 其他类型淋巴瘤(3%)

表 24.1 国际经验——腹腔镜脾切除治疗巨脾的报道

	年份	n	脾脏重量(g)	手术时间(min)	住院时间(d)	转开腹率(%)	并发症发生率(%)	死亡率(%)	脾脏平均重量(g)
Nicholson[5]	1998	12	>800	186*	5	0	0	0	1500
Terrossu[6]	2001	20	>500	163	5.6	4	20	0	2220
Todd[7]	2001	60	>500	172*	2.7	3.3	8.3	0	983
Kercher[8]	2001	41	>600	171*	2.3	0	9	0	–
Patel[9]	2003	27	>1000	170	5	18	55	0	2500
Mahon[10]	2003	10	>1000	94	6	60	20	0	2000
Kaban[11]	2004	39	>600	153*	5.3	3	24	5	1285
Targarona[12]	2005	56	>700	150*	5	14	26	0	1600

包括病例超过 10 例的报道，*HALS 技术

传统的治疗主要是基于疾病的自然病史，从一种观察的策略到放疗，化疗，联合放化疗。单烷基化试剂治疗和 CVP 方案（环磷酰胺、长春新碱、泼尼松）是目前低级别非霍奇金淋巴瘤的主要治疗手段。高强度的治疗通常包括 CHOP 方案（阿霉素、环磷酰胺、长春新碱、泼尼松、氟达拉滨）。一线治疗后复发的患者采用多药联合的方案。对于复发的患者，5 年生存率低于 50%。目前已经有单克隆抗体治疗的临床试验，并且在一线治疗和挽救性治疗中展现出较理想的结果。应用利妥昔单抗，一种抗 CD-20 的嵌合基因单克隆抗体和阿伦单抗，一种 CDR 接合的人 IgG 单克隆抗体，能够促进新药的发展和当前疗法的变更。上述两种药物均可以直接对抗 CD52 抗原，这种抗原表达于白血病 T 淋巴细胞、巨噬细胞和单核细胞[18-21]。

24.2.1.3 慢性粒细胞白血病（CML）

慢性粒细胞白血病是一种与费城染色体缺陷相关的血液学疾病。这种疾病的发病率为每年(1~2)/10 万，较为罕见。这种疾病较容易通过血液检测诊断，并且能够通过外周血白细胞或骨髓的基因分析确诊（Phi 染色体或 BCR-ABL 转录）。血液学、细胞基因学和分子靶标可以用于预测治疗的反应或者发现急变。由于分子和基因学基础的进展，CML 的治疗在过去 40 年中有较大的进展。治疗策略从使用羟基脲和白消安到干细胞移植，α 干扰素和近年来的分子靶向治疗，如酪氨酸酶抑制剂伊马替尼。目前对于慢性疾病的主要治疗方案一般包括伊马替尼和自体干细胞移植。对于这些治疗的选择取决于急变的临床预测或干细胞移植的个体危险因素。发展中的创新治疗手段包括其他酪氨酸酶抑制剂（达沙替尼、尼罗替尼）、免疫疫苗治疗（BCR-ABL 肽疫苗），以及免疫化学治疗联合伊马替尼和干扰素[22,23]。

24.2.1.4 骨髓纤维化

合并骨髓纤维化的髓样化生是一种慢性髓系增生性疾病，具有如下的特点：

- 贫血
- 巨脾
- 髓外肝脾造血
- 骨髓间质反应，包括纤维化
- 骨硬化
- 血管生成

这种疾病临床上根据预后因素，中位生存期为 5 年（2~12 年）。临床症状包括门脉高压、肺动脉高压和白血病改变，这类患者经常需要输血。唯一的根治性治疗是对于年轻的低危患者进行自体骨髓移植。对于症状性贫血的支持治疗包括类固醇、达那唑、EPO、萨力多胺或输血。在合并脾大的病

例中，羟基脲、白消安、干扰素或手术同样可以作为治疗手段。白血病改变与较差的预后相关。研究中的治疗主要包括 VEGF 受体抑制剂以及包含萨力多胺或依那西普的联合治疗[24,25]。

24.3 直接累及脾的恶性疾病

24.3.1 脾脏原发性肿瘤

脾脏原发性肿瘤十分少见，主要包括：

- 脾淋巴瘤
- 血管肉瘤
- 恶性纤维组织细胞瘤

局部症状十分不确切。目前采用的影像学技术只能通过间接征象诊断。手术通常用于明确诊断，目的往往是进行根治性手术。

24.3.2 脾脏继发性肿瘤

脾脏继发性肿瘤同样少见。最常见的转移到脾的原发性肿瘤主要有：

- 乳腺癌
- 肺癌
- 结肠癌
- 卵巢癌
- 恶性黑色素瘤

如果病灶局限于脾，可以采用脾切除术。原发性肿瘤应已经被完整切除或者良好控制。这种情况下，手术出于根治性目的[13-16,26]。

24.4 巴塞罗那数据——个体实验

14 年中共有 326 例患者接受腹腔镜手术。其中 94 例患者(30%)被确诊为恶性肿瘤(图 24.1 至图 24.3)。

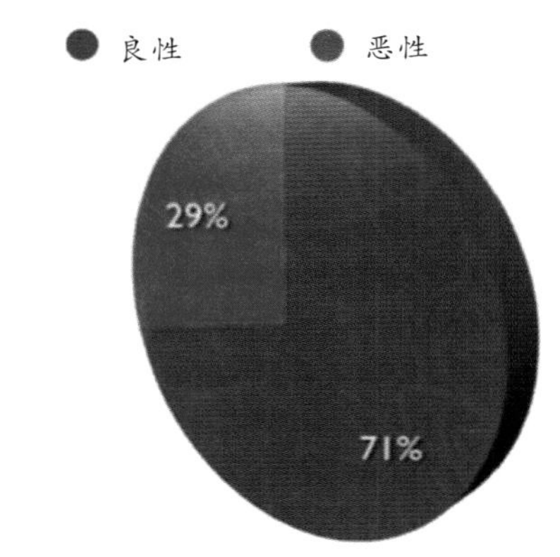

图 24.1　巴塞罗那数据(1998–2007)：恶性及良性病例的总分布。

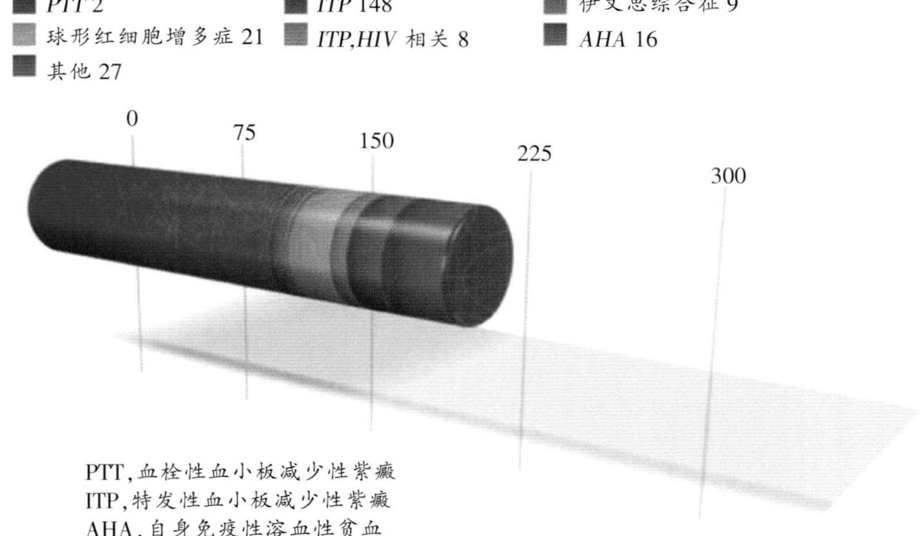

图 24.2　巴塞罗那数据(1998—2007)：良性病例病理分层后的总分布。

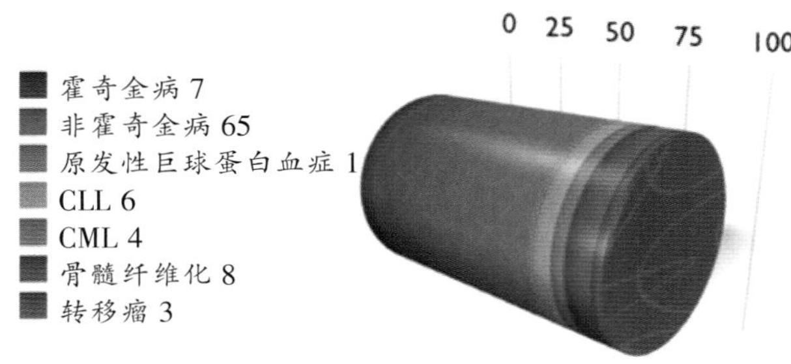

CLL,慢性淋巴细胞白血病;CML,慢性粒细胞白血病

图 24.3 巴塞罗那数据(1998-2007):恶性病例病理分层后的总分布。

24.4.1 非霍奇金淋巴瘤(NHL)

最为常见的腹腔镜手术指征为非霍奇金淋巴瘤(64/94,60%)。诊断主要是通过对于增大的外周淋巴结进行活检完成的。对于 NHL,脾极少作为原发器官,但是在超过 70%的患者中,脾脏均被累及。标准的治疗方法主要为非手术疗法。腹腔镜手术仅应用于依据外周组织难以确诊,临床诊断尚有疑问,有巨脾或血小板降低的患者。腹腔镜脾切除不能改变疾病的自然进程,但是相关的血小板减少症状在高达 75%的患者中有所改善。在我们的研究中,与因为其他原因进行脾切除的患者相比,NHL 患者年龄较大。脾增大的程度平均重量为 1200g(140~6100g)(表 24.2)。

24.4.2 原发性和继发性脾淋巴瘤

原发性脾淋巴瘤或脾边缘区淋巴瘤患者均可以从治疗性腹腔镜手术中获益。脾淋巴瘤较为罕见,大约占 NHL 患者中的 1%。

24.4.3 骨髓纤维化

在我们的研究中第二个最常见的指征是骨髓纤维化(8/94,11%),即一种无确定疗法的恶性疾病。在这一特定患者群体中,脾脏平均增大了 2700g(300~3300g)。这种病的特点包括骨髓纤维化、全血细胞减少、髓外造血、肝脾大和相关的巨脾,需要反复输血。手术往往试图缓解症状,减少输血需求,出现巨脾或者门脉高压也是手术指征。腹腔镜手术的完成率是 87%。HALS 在 50%的患者中十分必要。众所周知,腹腔镜脾切除有潜在的风险,特别是在这类患者中,术后会形成门脉血栓。

24.4.4 霍奇金病

7 例霍奇金病患者行腹腔镜手术 (7/94,7.4%)。这些患者年轻,脾的大小正常。

在少数病例中,腹腔镜用于分期。在这些患者中,腹腔镜的指征主要是临床怀疑淋巴瘤,但是没

表 24.2 巴塞罗那数据:腹腔镜手术围术期情况——恶性肿瘤分层

	霍奇金病	非霍奇金病	慢性淋巴细胞性白血病	慢性粒细胞白血病	骨髓纤维化	转移瘤
n	7	64	6	4	8	4
年龄(岁)	35(27~55)	67(34~84)	61(40~72)	50(22~50)	56(48~72)	56(25~81)
脾脏重量(g)	390(248~1158)	1200(140~6100)	1094(440~2952)	3675(3200~4500)	2700(300~3300)	577(373~640)
手术时间(min)	105(60~150)	130(85~300)	150(3200~4500)	165(150~240)	200(110~270)	132(120~180)
HALS(*n*/%)	1(14%)	28(44%)	2(33%)	3(75%)	4(50%)	0
转开腹率(*n*/%)	0	9(14%)	0	1(25%)	1(12%)	1(25%)
并发症发生率(*n*/%)	1(14%)	15(23%)	1(16%)	4(100%)	4(50%)	1(25%)
死亡率(*n*/%)	0	0	0	0	1(12%)	0

有外周疾病的证据，或者是化疗后，传统影像学手段或 PET-CT 怀疑残留病灶，需要重新分期。

24.4.5 慢性淋巴细胞白血病（CLL）

慢性淋巴细胞白血病是一种无法根治的疾病，目前认为是 NHL 的一种亚型。在 94 例患者中，6 例确诊 CLL（7%），脾中度大，约 1094g（440~2952g）。腹腔镜手术主要用于治疗血细胞减少、巨脾、进展性难治性脾大。脾切除可以改善 90%患者的血细胞减少症状。1 例患者需要 HALS，另 1 例患者转为手助腹腔镜脾切除术（HALS）。

24.4.6 华氏巨球蛋白血症

华氏巨球蛋白血症是一种罕见的疾病，40%的患者表现为脾大。LS 适用于全身治疗的难治性患者。

24.4.7 慢性粒细胞白血病（CML）

慢性粒细胞白血病很少适合行 LS。它最常见于 60~70 岁的男性。55%~70%的患者发展为脾大。脾脏通常增大至平均约 3675g （3200~4500g）（图 24.4）。如果脾大发展迅速，那么将预示着白血病急性发作。脾切除的适应证是晚期疾病，它可缓解

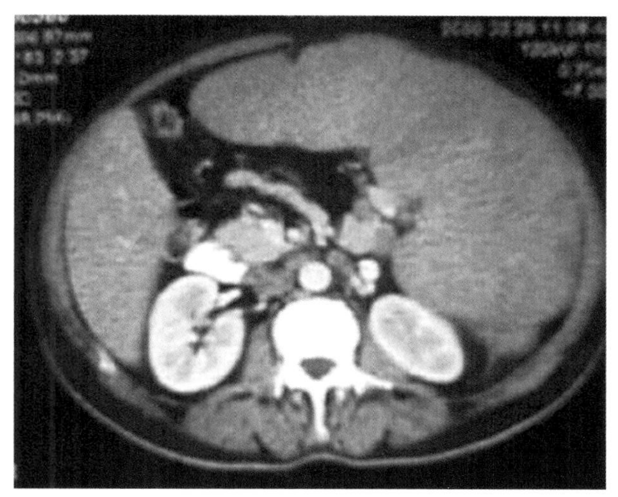

图 24.4　需行脾切除的 CML 患者的 CT 扫描。

15%患者的临床症状，但白血病急性发作的风险保持不变。这一亚组患者因相关的凝血功能障碍和血小板功能差，导致手术风险高。

24.4.8 脾脏继发性肿瘤

脾转移的发生率约为 4/94 例（4%）。转移到脾脏通常是全身疾病的标志，因此极少情况下适合手术[26]。如果脾脏是唯一的肿瘤转移部位，可以进行脾切除。脾转移最常见的原发性肿瘤是肺癌、乳腺癌和黑色素瘤。我们治疗的 4 个病例包括 4 例黑色素瘤，1 例肉瘤转移到脾脏（图 24.5）。很少见到

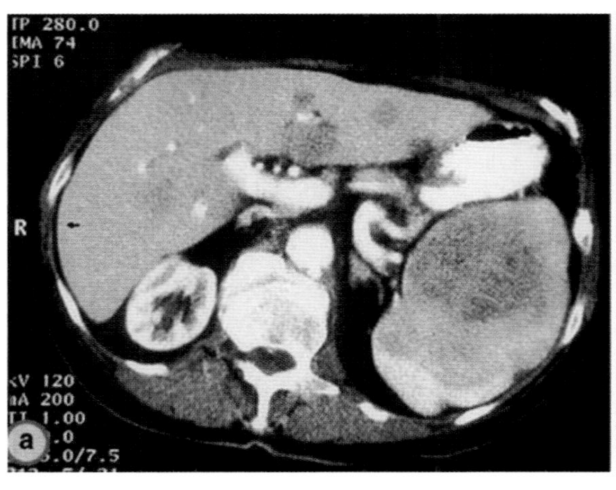

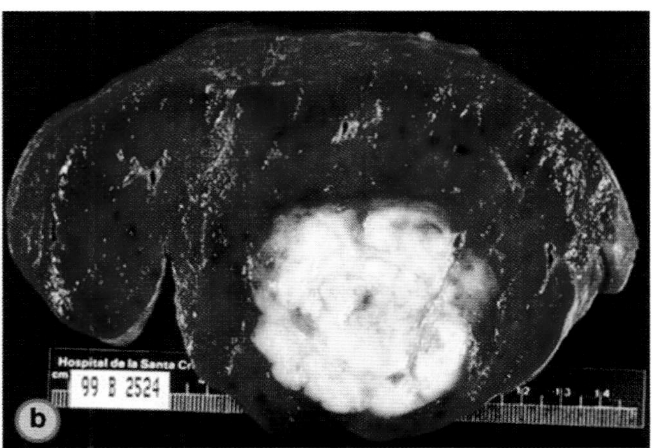

图 24.5　脾脏继发性恶性肿瘤：肉瘤脾转移。（a）CT 扫描。（b）肉眼表现。

表 24.3 巴塞罗那数据：腹腔镜手术围术期情况——比较良/恶性肿瘤，ITP 作为参考

	总体	ITP	良性	恶性
n	326	148	230	94
性别（男/女）	208/118	49/99	79/154	44/50
年龄（岁）	48(3~85)	40(12~85)	40(3~85)	64(22~84)
手术时间(min)	120(35~400)	100(45~360)	120(35~400)	150(60~300)
住院时间(d)	3(1~29)	3(2~16)	3(1~23)	4(2~29)
脾脏重量(g)	261(40~6100)	148(40~602)	179(40~3420)	1139(140~6100)
转开腹率(*n*/%)	21/6.5	5/3.4	11/4.7	12/12.8
并发症发生率(*n*/%)	63/19.3	19/12.7	34/14.6	2/2.1
死亡率(*n*/%)	2/0.6	1/0.7	1/0.4	1/1
再手术(*n*/%)	19/5.8	8/5.4	13/5.6	6/6.4
HALS(*n*/%)	44/13.5	1/0.7	8/3.5	36/38.2

ITP，特发性血小板减少性紫癜；HALS，手助腹腔镜手术

脾脏明显肿大，4 例患者均有平稳的围术期和术后结果（表 24.3）。

24.4.9 血液系统恶性肿瘤的诊断性腹腔镜检查

对增大的腹膜后肿物行诊断性腹腔镜检查及活检适用于无法进行 CT 引导的针吸活检的患者，穿刺标本不足及需要较大的组织活检标本进行免疫组化分析的情况[27,28]。我们对 46 例患者进行了腹腔镜诊断和活检。90%的情况下组织取样是足够的。9 例患者需要转为开腹活检，短期并发症发生率低至 8%（图 24.6）。

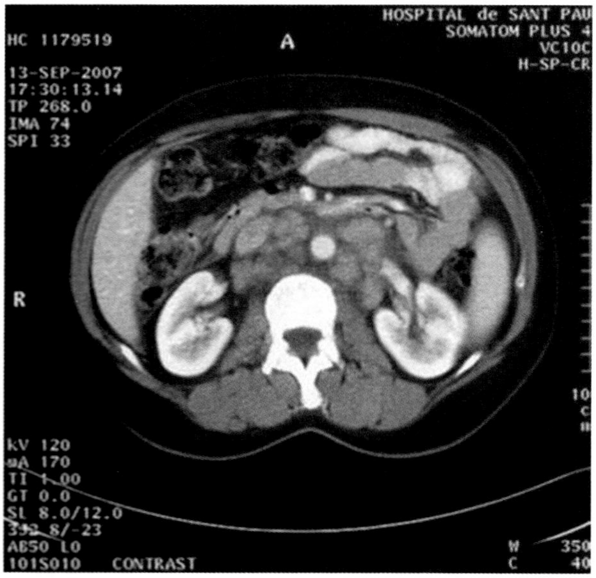

图 24.6 胰腺后淋巴瘤：诊断性腹腔镜检查及活检适应证。

24.5 脾的外科治疗

24.5.1 脾切除术的适应证

脾切除术适用于多种临床情况，但腹腔镜脾切除术主要有以下四个适应证[13-16]：

1.可疑恶性巨脾的诊断性脾切除。

当外周淋巴结活检或骨髓活检等其他诊断手段均未获得阳性结果时，可行诊断性脾切除。通常情况下，影像学检查并不能缩小鉴别诊断疾病范围。

2.治疗性脾切除，包括以下情况：

- 脾原发淋巴瘤：LS 可能有效
- 脾大继发血小板减少：LS 可减少输血次数，从而提高生活质量
- 自身免疫性血小板减少：LS 对于 CLL 的治疗亦有效

3.缓解巨脾继发症状可行姑息性脾切除。

4.对于霍奇金淋巴瘤,当无创检查无法明确分期时,可行分期脾切除明确分期或重新分期。

24.5.2 术前检查及注意事项

对于即将接受选择性 LS 的恶性肿瘤患者需要予以特殊注意。详细的体格检查可以帮助术者在术前确定患者脾脏的大小。正常情况下,肋缘下是触及不到脾脏的。中度脾大时,可于左上腹触及脾下极。对于重度脾大,当直径超过 30cm 时,脾脏可以占据整个腹腔。通过腹部查体可以评估脾脏的活动度以及腹壁的张力,这对实施腹腔镜及评估脾下极至中线的距离十分重要。这些术前检查数据将决定患者手术时的体位(仰卧、半卧或侧卧),指导手助腹腔镜设备的放置,并且决定腹腔镜手术是否可行。根据血液检查结果,并基于脾大时含血量等因素,可考虑行术前输血。需进行凝血相关检查,根据结果和患者类型可于术前输注新鲜冰冻血浆、血小板或者红细胞。所有患者应在手术前接种肺炎球菌疫苗、脑膜炎球菌疫苗或嗜血杆菌疫苗。

24.5.3 术前影像学检查

术前 CT 或超声(US)可用来评价脾脏的大小及形态。脾脏的形态可影响手术计划和手术策略。术后结果与脾脏的形态直接相关。

24.5.4 术前脾动脉栓塞(SAE)的作用

术前脾动脉栓塞不仅有助于腹腔镜脾切除,还适用于其他脾切除,主要有以下三个主要原因:

- 可栓堵远端血管分支
- 减少术中出血风险
- 缩小脾脏体积

在我们的患者中,接受 SAE 的患者术中出血概率降低 10%,同时相关的紧急输血概率也有所下降。但是 SAE 也具有一定并发症,如疼痛、出血、肝脓肿或脾脓肿。对于 LS 来说,术前 SAE 并不是常规推荐,但是对于脾最大直径超过 25cm 的患者,LS 还是具有一定作用的[29,30]。

24.5.5 LS 必要设备

腹腔镜脾切除术并不需要任何特殊设备。仅需要两个视频监控器以改善术者的舒适性及效率。我们常规需要一组套管,每组三或四个。我们通常使用 30°腹腔镜,通过借助程序及可视化步骤,腹腔镜可进行重新定位。大多数钳夹、解剖及切割工具直径为 5mm。但使用 10mm 的设备也并不少见,特别是对于巨脾而言。

在手术室里目前有施夹器、血管缝合装置、单极双极电凝等用于结扎和分离血管。超声刀也是一种很好的分离脾脏的工具。由于血管夹会影响吻合器的吻合效果,故仅用于无需用吻合器的部位。血管缝合装置在处理脾门时很有用。耐用的标本袋是腹腔镜脾切除的重要工具之一,需要经历标本取出前的脾脏破碎操作。

24.6 外科技术

24.6.1 一般注意事项

国内/国际建议术前应预防性应用抗生素。LS 需要在全身麻醉下进行。经口胃管(OGT)插入胃腔内进行减压,这将极大提高左上腹部的视野。手术完毕后取出胃管。依据手术时间应放置 Foley 导管。

24.6.2 患者体位

自首次描述 LS 以来,报道了很多技术和患者体位,所有的操作都是为了控制脾门血管。该过程最困难的部分是向中线移动脾脏。一些外科医生愿意从法国体位开始,站在患者两腿中间,如果手术需要,则移动到一侧。患者在手术台上的体位取

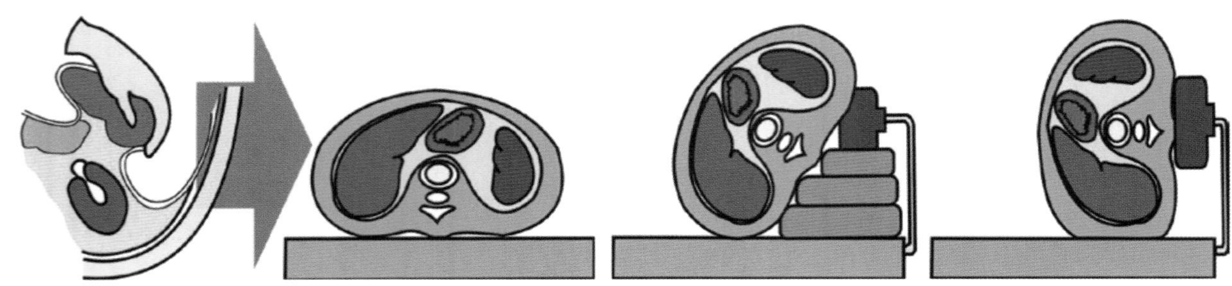

图 24.7 腹腔镜手术的渐进式外侧入路：脾脏通过侧向倾斜的重力作用而移动。

决于医生的习惯及脾脏的大小。患者可被置于低截石位，并进一步倾斜，抬高左上腹部。如果需要的话，外侧倾斜的角度可以增加到45°。目前最广为接受的体位是90°全侧卧位。我们首选90°全侧卧位是考虑到脾脏可能是正常大小或中度脾大。对于巨脾或体外测量时脾脏超过中线，仰卧位或半卧位更合适(图 24.7)。

24.6.3 前入路

按照医生的习惯，患者置于仰卧位或 Fowler 体位。一个沙垫放置左肋的下方。气腹建立后，第一个套管放置于肚脐，开始腹腔镜探查。还需要放置三个套管，一个在剑突下区，一个在上腹正中，第四个在左侧髂窝。镜头由上腹正中的套管进入腹腔。剑突下套管和脐周的套管用于抓钳和分离钳的放置。手术台向右侧倾斜，置于头高脚低位。打开小网膜囊，用超声刀或双极电凝切断胃短血管。

文献中介绍了几种解剖脾门的方法。脾血管既可以在主干控制，也可分段阻断脾实质。分离主要的脾血管后，其余的胃短血管可用超声刀切断。解剖和切除脾脏主要血管的时候应特别注意不要损伤胰腺。压住脾曲后用超声刀分离脾前方的粘连。

24.6.4 外侧入路

患者呈右侧卧位于手术台上。手术床两头分别向水平线下弯曲20°~30°，置于头高脚低位。这使患者的左髂嵴和肋缘间的窗口被最大化。3~4个套管放置于患者的左上腹部。一个12mm的套管相机端口被插入腋前线，位于患者的髂前上棘以上，用于血管内缝合器的放置和最终标本取出。对于儿童和非肥胖患者，我们将相机端口放置在肚脐边缘。在肥胖患者中，常常需要移动到左上腹部。肋下及剑突下套管用于回缩和解剖。最后，2mm或5mm的套管被放置在视野的背侧，第12肋下方，腋中线和腋后线之间。该套管用于回缩和抬起脾下极。

切除从分离结肠脾曲开始，可使用锐性分离或者超声刀。切开脾脏外侧与腹膜的组织为第二步骤。留下一些沿着脾脏的腹膜以便安全地移动脾脏。这些操作避免了直接钳夹脾脏，极大地降低了脾撕裂的风险。

脾门解剖从下极开始向头侧进行。在脾下极常常遇到脾动脉的分支，可用血管夹或超声刀切断。

移开脾下极并分离脾门血管后，我们得以轻松进入小网膜囊。脾抬起后，胃短血管和大血管蒂的张力增加。胃短血管用超声刀、血管夹或者血管钉分离。在这一解剖层次通常可以见到胰尾。这时脾血管蒂已得到充分暴露。一旦主要的动脉和静脉从胰腺上分离，它们可以用两个单独的血管钉分开(图 24.8)。

24.6.5 标本取出

在剩余的脾门及胃短血管被分离后，袖状的无血管的脾-膈韧带暂时被留在原处。这是为了保

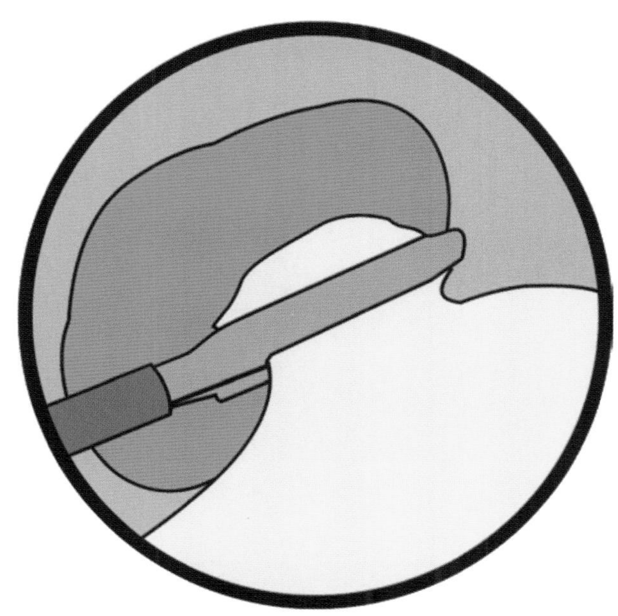

图 24.8 使用血管夹分离脾门血管蒂。

持脾在其正常的解剖位置，便于引入取物袋。取物袋被置入，打开，并放置在相对固定的脾周围。最后将脾-膈韧带切断，收紧袋口。袋子的颈部通过 12mm 的套管孔抽出。脾脏在袋内被分块然后取出。需要注意，应保证袋子不破裂，并避免溢出和随后的脾组织种植。一旦整个标本和袋子都被取出，对左上腹进行最后的腹腔镜检查，并用大量的水进行冲洗。

由于将一个较大的脾脏装入取物袋可能是有困难的，因此一个能从外面控制开口的大口取物袋对手术可能有很大的帮助(Endocatch Ⅱ™, US Surgical)。

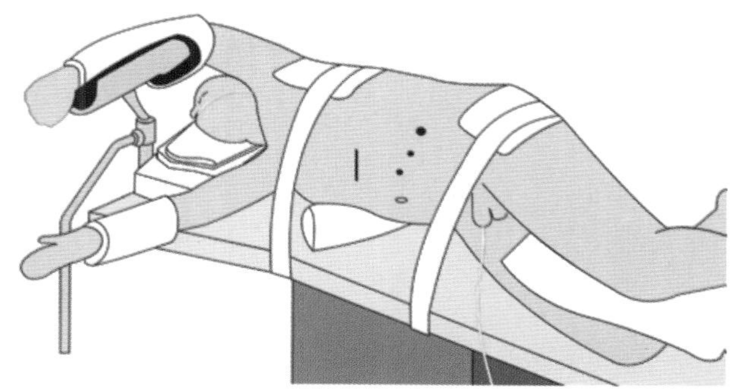

图 24.9 HALS：全侧卧位-90°患者体位。

如果需要将脾脏完整取出，那么需要延长切口。扩大放置套管的切口、Pfannenstiel 切口或肚脐是最常用的延长切口的方法。

24.6.6 手助腹腔镜脾切除术(HALS)

手助腹腔镜脾切除术的主要适应证为巨脾的患者[31]。患者体位为右侧卧位(图 24.9)。使用气腹针插入到右髂窝创建气腹，这个位置与脾脏的距离很合适。将 12mm 的镜头置于脐周区域以进行腹腔镜探查，并选择最佳的手助孔位置，通常需要 7~7.5cm 长度的切口。最常见的部位是右下腹(图 24.10)，但在巨脾的情况下，可放置在右肋下

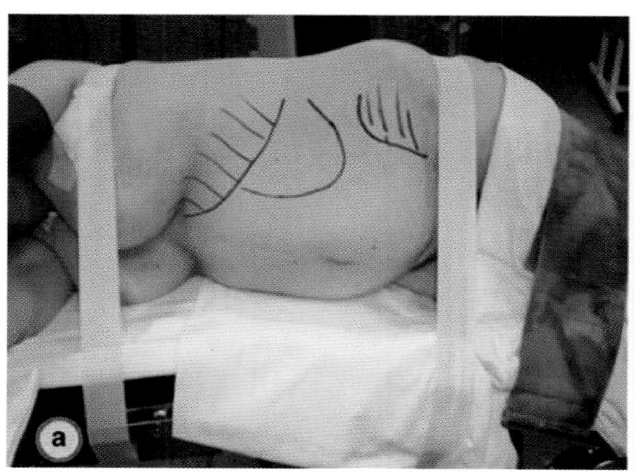

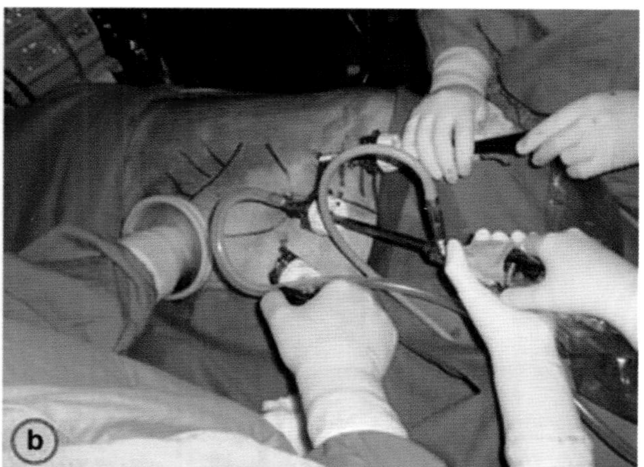

图 24.10 HALS：全侧卧位，中度巨脾。(a)患者体位；(b)套管放置。

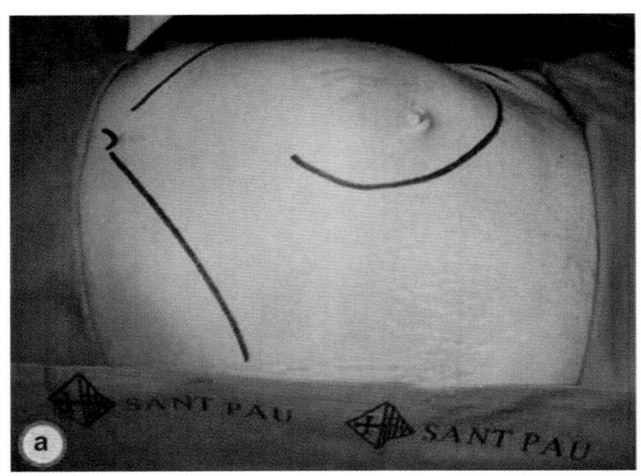

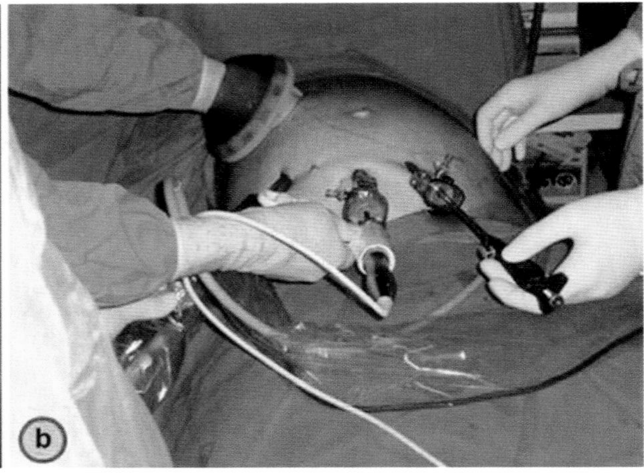

图 24.11 HALS:仰卧位,重度巨脾。(a)患者体位;(b)套管放置。

区域或右髂窝。一些设备在市面上有售(Lapdisc™, Ethicon, 美国; Omniport™, Advanced Surgical Concepts Ltd, 都柏林, 爱尔兰; Handport™, Smith Nephew,马萨诸塞州,美国)。左手插入到腹腔检查脾脏的形状和周围的解剖。第二个 12mm 的套管在置入腹腔手的指导下插入腹腔镜的外侧。所有其他的器械通过这个套管进入腹腔(图 24.11)。如果需要回缩, 可以在左侧面放置一个 5mm 的牵开器(Endoflex™, Genzyme, Tucker, 加利福尼亚州,美国)用来暴露脾脏的前面。第一步,我们切开胃-脾韧带进入胃后方。扩大小网膜囊的开口,胃短血管可用超声刀(Ultracision™, Ethicon,美国)或血管闭合器™(Valley lab,美国)切断。在胰腺上缘可以直接触及脾动脉的搏动, 用血管夹和血管闭合器阻断入脾血流。在手的协助下,我们移动脾脏,暴露脾后方,切开后腹膜的粘连。脾门及胰尾可用手钝性分离。通过这些游离,我们能够把切割闭合器放置于脾门, 无张力地激发, 并且不损伤胰尾 (图 24.12)。一旦脾门血管处理完毕,我们把脾上极后方的组织切开,脾脏就被完全游离了。在大多数情况下,脾可以完整地通过延长的切口取出。然而,对于巨脾,推荐使用无菌取物袋[Endocatch Ⅱ™, Tyco, (Norwalk,美国)]将脾脏分离取出。大块组织通过 7cm 的切口取出(图 24.13)。

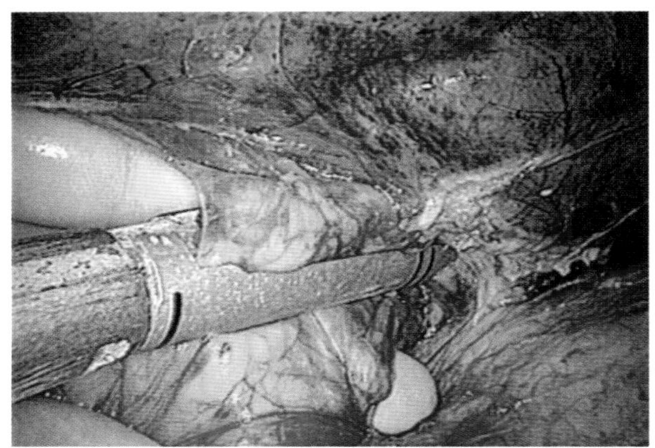

图 24.12 HALS:脾门切断;用手引导血管夹。

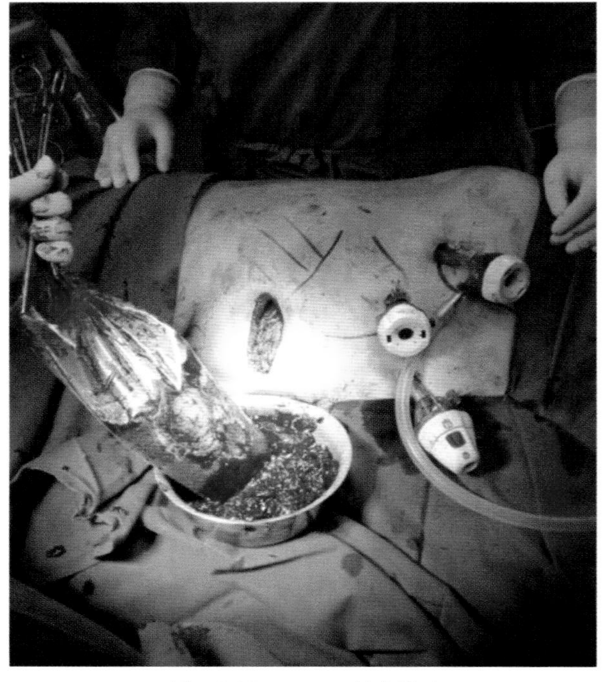

图 24.13 HALS:标本取出。

24.6.7 腹腔镜分期和淋巴结活检

法国体位中,外科医生站在患者的两腿中间。套管的放置取决于需要活检的淋巴结的位置。标准的 30°镜头的位置位于正中线,脐上 3~4cm。两侧可放置 2~3 个套管，以方便进入胰腺周围及腹主动脉区域。如果淋巴结位于髂骨周围,为了方便骨盆入路,患者应采取不同的体位。在同一个病理区域应尽量取到最受怀疑的淋巴结样本。术前 CT 扫描有助于定位病变。可以进行淋巴结活检、淋巴结站的部分切除或 Tru-cut 活检,或进行附加的腹腔冲洗液取样或肝活检。

24.7 腹腔镜脾切除术并发症

24.7.1 出血

治疗恶性肿瘤的时候，可能发生几种围术期并发症,外科医生应了解并能够处理[32]。最有可能发生的并发症是出血,出血部位通常包括以下三个区域:

- 胃短血管—小血管—不停渗出
- 脾门血管—大血管—有生命危险的出血
- 脾实质

第一种出血虽然没有生命危险，但迅速积累的出血可能影响视野,成为手术的阻碍。在大多数情况下,可以通过钳夹、电凝或超声刀止血。大血管的出血可能需要紧急中转开腹手术。为防止这种情况发生,最好的办法就是谨慎解剖脾动脉和脾静脉,以防止小的脾脏和胰腺的血管破裂。在移动脾脏之前,必须先将分离的脾动脉和脾静脉夹闭止血。这些质硬的钳夹器械可能损伤这些血管。脾实质出血的危险性较小,并且可以通过夹紧动脉、纱布加压止血或电凝止血。

24.7.2 胰尾损伤

LS 的另一种潜在的并发症是胰尾损伤。恰当解剖和在切断脾门血管时使用血管夹可以避免这种情况出现。这在恶性肿瘤引起的广泛的周围淋巴结肿大的病例中会更困难。侧卧位的 LS 手术能够更好地显露脾门,使闭合器的放置更安全。术中为了预防胰腺损伤的出现，我们会在左上腹部靠近胰尾的位置放置引流。

24.7.3 膈肌穿孔

这可能发生在游离脾上极的过程中。这种情况会导致胸腔内充满二氧化碳而使病情迅速恶化。二氧化碳充满胸腔与气胸的危害不同,它的诱因不是肺损伤。可以用两种方式来控制:术中可以在穿孔处放置抽吸导管,或术后安置临时的胸腔引流。术后胸部 X 线摄片确定全肺复张后可以拔出引流。

24.7.4 其他并发症

报道的 LS 其他并发症包括:

- 深静脉血栓形成
- 门静脉血栓形成
- 肺栓塞
- 伤口感染

最新报道发现,进行 LS 手术有较高的门静脉血栓并发症风险[33,34]。这与气腹没有明确的关系,但严密监测术后血小板增多及术前抗血小板治疗是必要的,尤其当患者有额外的危险因素时,如骨髓纤维化。

有趣的是,尤其有较多病例的 LS 报道,深部手术感染和膈下脓肿的发生率很低。

24.8 结束语

微创技术行脾切除作为一种安全的方法已逐步被外科医生接受。然而,其是一种复杂的腹腔镜手术，文献中的大多数研究因包括了良性疾病和正常脾脏，而低估了其难度。由于脾大及患者的一般条件不佳，LS 治疗脾脏恶性肿瘤是一个更大的挑战。行脾切除患者的机体的代谢紊乱的临床解剖特征可能影响 LS 的实施。恶性血液病的患者通常年长，凝血异常不常见，脾大使得手术操作及移除肿大的脾脏变得困难[13-16]。

24.8.1 脾大的挑战

正常脾脏的重量为 80~250g，而那些超过肋缘的脾脏重量超过 750~1000g。脾脏的大小可以用最长径测量，但我们更习惯用重量，因为我们不进行常规超声检查或 CT 测量。对于开放手术，超过 400~500g 的脾是脾大，有些作者认为重量超过 1000g 或 1500g 的脾是巨脾。在腹腔镜手术出现之前，开放切除脾恶性肿瘤常常伴随高并发症发生率，大量的输血，甚至是围术期死亡。我们将 327 例患者根据脾脏的重量分为三组，以分析脾脏重量对腹腔镜脾切除术的影响。LS 手术也被尝试用于脾脏重量超过 3000g 的患者，有 126 例脾脏大小为 400~3500g 的患者进行了 LS 手术，111 例完成手术。我们纳入 60 例脾脏重量大于 1000g（范围 1000~3500g）的患者，有 49 例（82%）在腹腔镜下成功完成了脾切除；其余 11 例（脾脏重量为 3500~6100g）因为操作困难转为开腹（表 24.4）。巨脾导致的腹腔残余空间减少使得 LS 不能进行[35]。目前正在进行术前确定脾脏体积和确定脾/腹腔比例的研究。这使得预测手术的复杂性及制订巨脾外科治疗的最佳手术方案成为可能[36]。

24.8.2 巨脾

巨脾伴随着高术后并发症发生率，不论是开放手术或者腹腔镜手术，手术并发症发生率为 20%~60%[32]。以往的研究中，我们证实了预测腹腔镜术后并发症发生的因素：恶性肿瘤、高龄和脾大[32]。这个结论与其他外科医生的结论相反。他们比较了腹腔镜切除大于 500g 的大脾和正常大小的脾脏患者，并发症的发生率并没有差异[7]。我们认为，对于重量<1000g 的脾脏手术不会显著增加难度，而巨脾的手术的难度会明显增加。

腹腔镜技术治疗巨脾（>3000g）仍然是有争议的[37,38]（图 24.14）。显然，这样的手术取决于外科专家团队的专业能力、脾脏的大小和患者的

表 24.4 巴塞罗那数据：腹腔镜手术围术期情况——脾脏重量分层

	总体	脾脏重量<400g	脾脏重量 400~1000g	脾脏重量>1000g
n	324	198	65	60
良性/恶性	230/94	174/12	36/30	9/51
性别（男/女）	207/117	65/133	35/30	33/27
年龄（岁）	48(3~85)	39(3~85)	53(13~84)	60(18~21)
手术时间(min)	120(35~400)	107(35~360)	120(65~400)	150(45~300)
住院时间(d)	3(1~29)	3(1~12)	4(2~18)	5(3~29)
脾脏重量(g)	261(40~6100)	170(35~179)	670(400~1000)	1793(1000~6100)
转开腹率(*n*/%)	21/6.3	7/3.5	3/4.6	11/18.2
并发症发生率(*n*/%)	63/18.9	23/11.5	19/29.1	19/31.5
死亡率(*n*/%)	20/0.6	1/0.5	0/0	1/1.7
再手术(*n*/%)	19/5.7	10/5	4/6.1	4/6.6
HALS(*n*/%)	44/13.2198	4/2	11/16.8	30/50

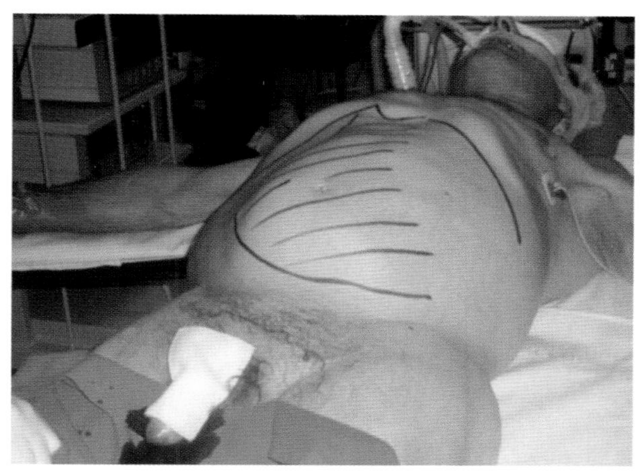

图 24.14 重度巨脾,不推荐行腹腔镜脾切除。

身体情况。

24.8.3 脾切除和恶性肿瘤

脾切除治疗恶性肿瘤目前主要限于对脾功能亢进的对症治疗,以缓解患者的疾病,或者明确诊断。霍奇金病的分期手术已经被无创方法所取代。和其他的作者的结论一样[15,16],我们发现患有恶性血液病的患者多是老年人,而且手术时间长于良性疾病的患者,尽管脾脏体积更大,但中转开腹率较低。即使缺乏前瞻性随机对照研究,但腹腔镜脾切除治疗恶性肿瘤比开放脾切除术更有优势,其输血率及并发症发生率更低。Nelson及其合作者总结了 39 例病例,发现脾切除术的并发症发生率和死亡率分别为 41%和 8%,平均住院时间为 13 天[39]。因为患者多为非霍奇金淋巴瘤,且脾脏的平均重量为 1500g,大多数脾切除手术被认为是高风险的。相似的研究发现,LS 的主要并发症发生率(18%~23%)、死亡率及住院时间更少[7,8,15,40-45]。

腹腔镜技术对于大脾切除和小器官切除是相同的,但大脾切除的精准度要求更高。尤其当脾脏已经基本游离,必须继续游离至脾上极才能完成切除的时候,可能需要更多的腹腔镜操作孔。

24.8.4 脾血管入路

全外侧入路和手辅助技术是游离至脾动脉的很重要的技术。在移动脾脏之前,我们经常尝试结扎动脉,以减少脾脏体积,促进自体输血,并降低出血的危险。全外侧入路有助于识别脾蒂。我们倾向于使用血管夹来切断脾门血管,避免术中过度出血。对于非霍奇金淋巴瘤,我们经常会在脾门遇到肿大淋巴结,这使得识别血管解剖变得更困难。在这种情况下,使用血管夹切断脾门,保留淋巴结,从而避免不必要的解剖和出血的风险。

24.8.5 术前脾栓塞术的地位

术前脾栓塞术[29,30]被认为可以减少术中出血和输血,但这种做法还没有被广泛接受。根据我们的经验,这没有显著的差异。对脾大的患者进行亚组分析,输血率为 31%,正常脾脏组为 16%。这可能是由于较多的术中失血量,但也可能因为这部分患者的术前血细胞比容值较低,导致医生更倾向于对这部分患者输血。

24.8.6 脾切除术和 HALS

当脾脏大小显著增加,LS 显然更具挑战性。在某些情况下,脾脏的体积导致没有充足的腹腔内操作空间并影响器官的抬高,因而转为开腹是不可避免的。当需要延长切口来获得器官的完整切除或将脾脏放入标本袋有困难的时候,HALS 是合理的。几个非随机的研究显示,HALS 用于脾大的脾切除有潜在的优势[7,8,40-48](表 24.5)。

我们的研究兴趣是比较 HALS 与标准的 LS 对于相同背景的患者由同一组外科医生进行手术。HALS 组的主要优点是缩短了手术时间,降低了手术出血。有趣的是,HALS 组与传统的 LS 相比,一般并发症的发生率要低。这表明 HALS 手术并没有明显增加手术创伤,而且

表 24.5 腹腔镜和手助腹腔镜脾切除:挑选的比较研究

	年份	入路	n	中位脾脏重量 (g)	手术时间 (min)	转开腹率 (%)	并发症发生率 (%)	死亡率 (%)	住院时间 (d)
Ailiwadi[40]	2002	LAP	19	740	212	37	32	16	4.5
		HALS	22	1394	161*	14	18	0	3
Rosen[42]	2002	LAP	31	1031	186	23	16	0	4.2
		HALS	14	1516*	177	7	35	0	5.4
Targarona[45]	2005	LAP	40	1576	165	18	38	0	6
		HALS	37	1785	141*	8	20	1	6
Owera[44]	2006	OPEN	13	>1000	95	–	30	7.7	10
		LAP	15	>1000	175	7	13	0	3.8
Wang[46]	2007	LAP	16	>700	195	25	13	0	–
		HALS	20	>700	141	0	0	0	–

$^{*}P<0.05$

尽管腹腔内操作更多,它仍保留了腹腔镜的优点(表 24.6)。

通过多因素分析 LS 术后并发症,我们发现恶性肿瘤和脾大显著相关[32]。减少手术创伤可伴有更快、更安全的恢复,以及更少的肺部和感染性并发症。但是,到目前为止,还没有前瞻性随机对照研究比较标准的开放与微创脾切除术。从技术的观点来看,HALS 主要优点是更轻柔的操作和暴露脾下极。HALS 还可以精确识别脾动脉,更容易从脾后方移动脾脏。进入腹腔的手可以钝性分离胰尾,有利于血管夹精确细致的布置。脾可以通过 7cm 的切口完整地或者分块取出。

表 24.6 巴塞罗那数据:腹腔镜手术围术期情况——比较脾脏重量>800g 的患者手助腹腔镜手术(HALS)和单纯腹腔镜手术

	腹腔镜手术	HALS	P
n	43	42	NS
良性/恶性	16/27	6/37	NS
性别(男/女)	14/29	22/20	NS
年龄(岁)	55±16	61±24	NS
手术时间(min)	161±57	140±66	0.01
住院时间(d)	5(2~14)	4(2~29)	NS
脾脏重量(g)	1683±1019	1768±1097	NS
转开腹率(n/%)	8/18.6	4/9.5	NS
并发症发生率(n/%)	16/37.1	8/19	NS
死亡率(n/%)	1/2.3	0/0	NS

NS,无显著差异

24.8.7 门静脉血栓形成

CT 或超声检查发现,腹腔镜脾切除术后早期门脉血栓的风险增高,这与腹腔镜手术直接相关[33,34]。长期腹内压增高显著降低了门脉血流,并可能引发这种并发症,尤其是在巨脾和高凝状态下。虽然这只在少数文献中报道,但 LS 术后出现不明原因的腹痛应考虑该并发症。

24.9 结论

脾大不是腹腔镜的禁忌证。然而,腹腔镜脾切除术需要高超的腹腔镜技术,并且只有一小部分患者需要这种手术。进行腹腔镜脾切除手术的外科医生应该知道每一种血液病的医学特点并熟悉手辅助技术。然而,腹腔镜脾切除术的真正作用,尤其在巨脾情况下,还需要更多的研究来提供依据。通过选择患者,单一切口的方法似乎是可行的,但目前的结果并不能让我们得出任何明确的结论。

快速参考

1.详细评估:

- 采用术前 CT 扫描进行脾脏解剖分析
- 注意凝血指标

2.根据脾脏体积和形状确定手术体位:俯卧、侧卧或仰卧。

3.考虑使用 Hasson 技术,避免插入第一个套管时撕裂脾脏。

4.当你认为脾脏的大小阻碍移动时,在腹腔镜探查完成之后考虑转为 HALS。

5.如果使用 HALS,将手助孔置于剑突下区或低于肋缘,因为它可以直接转换为肋下切口。

6.首先处理动脉!它很容易找到,通过夹闭或结扎可减少脾脏体积,很大程度上方便了下一步的解剖。

7.上下主操作孔置于腹部正中线附近,增加了技术难度。

8.找到胰尾,避免其损伤。肿大的脾门淋巴结可能影响它的定位。

9.减少出血可能比在开放手术中更加困难。

10.如果出现以下情况请放置引流:

- 存在术前凝血异常
- 手术操作区域渗血
- 术中损伤胰腺

(李原 译 周健国 校)

参考文献

1. Bellows, C.F., Sweeney, J.F.: Laparoscopic splenectomy: present status and future perspective. Expert Rev. Med. Devices **3**, 95–104 (2006)
2. Park, A., Targarona, E.M., Trias, M.: Laparoscopic surgery of the spleen: state of the art. Langenbecks J. Surg. **386**, 230–239 (2001)
3. Habermalz, B., Sauerland, S., Decker, G., Delaitre, B., Gigot, J.F., Leandros, E., Lechner, K., Rhodes, M., Silecchia, G., Szold, A., Targarona, E., Torelli, P., Neugebauer, E.: Laparoscopic splenectomy: the clinical practice guidelines of the European Association for Endoscopic Surgery (EAES). Surg. Endosc. **22**(4), 821–848 (2008 Apr). Epub 2008 Feb 22
4. Weiss 3rd, C.A., Kavic, S.M., Adrales, G.L., Park, A.E.: Laparoscopic splenectomy: what barriers remain? Surg. Innov. **12**, 23–29 (2005)
5. Nicholson, I.A., Falk, G.L., Mulligan, S.C.: Laparoscopically-assisted massive splenectomy. A preliminary report of the technique of early hilar devascularization. Surg. Endosc. **12**, 73–75 (1998)
6. Terrosu, G., Baccarani, U., Bresadola, V., et al.: The impact of splenic weight on laparoscopic splenectomy for splenomegaly. Surg. Endosc. **16**, 103–107 (2002)
7. Todd, B., Park, A., Walsh, R.M., et al.: Laparoscopic splenectomy in patients with normal sized spleens vs splenomegaly: does the size matter? Am. Surg. **67**, 854–858 (2001)
8. Kercher, K.W., Matthews, B.D., Walsh, R.M., Sing, R.F., Backus, C.L., Heniford, B.T.: Laparoscopic splenectomy for massive splenomegaly. Am. J. Surg. **183**, 192–196 (2002)
9. Patel, A.G., Parker, J.E., Wallwork, B., et al.: Massive splenomegaly is associated with significant morbidity after laparoscopic splenectomy. Ann. Surg. **238**, 235–240 (2003)
10. Mahon, D., Rhodes, M.: Laparoscopic splenectomy: size matters. Ann. R. Coll. Surg. Engl. **85**, 248–251 (2003)
11. Kaban, G.K., Czerniach, D.R., Cohen, R., et al.: Hand-assisted laparoscopic splenectomy in the setting of splenomegaly. Surg. Endosc. **18**, 1340–1343 (2004)
12. Targarona, E.M., Balagué, C., Trias, M.: Is the laparoscopic approach reasonable in cases of splenomegaly? Semin. Laparosc. Surg. **11**, 185–190 (2004)
13. Swartz, S.I.: Splenectomy for haematological disorders. In: Hiatt, J.R., Phillips, E.H., Morgenstern, L. (eds.) Surgical Diseases of the Spleen, pp. 131–142. Spinger Verlag, Berlin (1997)
14. Giles, F.J., Lim, S.W.: Malignant splenic lesions. In: Hiatt, J.R., Phillips, E.H., Morgenstern, L. (eds.) Surgical Diseases of the Spleen, pp. 131–142. Springer Verlag, Berlin (1997)
15. Steiner, J.P., Liass, S., Phillips, E.H.: Laparoscopic splenectomy for malignant diseases. In surgical diseases of the spleen. Probl. Gen. Surg. **19**, 48–57 (2002)
16. Heniford Todd, Walsh, M.B.: Laparoscopic splenectomy for malignant disease. In: Greene, Fl, Todd Heniford, B. (eds.) Minimally Invasive Cancer Management. Springer, NY (2001)
17. ESMO guideline task form: ESMO minimal clinical recommendation for diagnosis, treatment and follow up of Hodgkin's disease. Ann. Oncol. **16**(S1), i54–i55 (2005)
18. Multani, P., White, C.A., Grillo, A.: Non-Hodgkin lymphoma: review of conventional treatments. Curr. Pharm. Biotechnol. **2**, 279–291 (2001)
19. NCCN Clinical practice Guidelines in OncologyTM. Non-Hodgkin's Lymphoma. V.3.2007, www.nccn.org
20. Palma, M., Kokhaei, P., Lundin, J., et al.: The biology and treatment of chronic lymphocytic leukemia. Ann. Oncol. **17**(10), x144–x154 (2006)
21. Wierda, W.G.: Current and investigational therapies for patients with CLL. Hematology Am. Soc. Hematol. Educ. Program **2006**, 285–294 (2006)
22. Hehlmann, R., Hochhaus, A., Baccarani, M.: European Leukemia Net. Chronic myeloid leukaemia. Lancet **370**, 342–350 (2007)
23. Hunter, T.: Treatment for chronic myelogenous leukemia: the long road to imatinib. J. Clin. Invest. **117**, 2036–2043 (2007)

24. Dingli, D., Mesa, R.A., Tefferi, A.: Myelofibrosis with myeloid metaplasia: new developments in pathogenesis and treatment. Intern. Med. **43**, 540–547 (2004)
25. Arana-Yi, C., Quintás-Cardama, A., Giles, F., et al.: Advances in the therapy of chronic idiopathic myelofibrosis. Oncologist **11**, 929–943 (2006)
26. Comperat, E., Bardier-Dupas, A., Camparo, P., et al.: Splenic metastases: clinicopathologic presentation, differential diagnosis, and pathogenesis. Arch. Pathol. Lab. Med. **131**, 965–969 (2007)
27. Silecchia, G., Raparelli, L., Perrotta, N., et al.: Accuracy of laparoscopy in the diagnosis and staging of lymphoproliferative diseases. World J. Surg. **27**, 653–658 (2003)
28. Cunneen, S.A., Lefor, A.T.: Lymphoma staging and nodal dissection. In: Greene, Fl, Todd Heniford, B. (eds.) Minimally Invasive Cancer Management. Springer, NY (2001)
29. Iwase, K., Higaki, J., Yoon, H.E., et al.: Splenic artery embolization using contour emboli before laparoscopic or laparoscopically assisted splenectomy. Surg. Laparosc. Endosc. Percutan. Tech. **12**, 331–336 (2002)
30. Poulin, E., Thibault, C., Mamazza, J., et al.: Laparoscopic splenectomy: clinical experience and the role of preoperative splenic artery embolization. Surg. Laparosc. Endosc. **3**, 445–450 (1993)
31. Targarona, E.M., Balagué, C., Trias, M.: Hand assisted laparoscopic splenectomy. Semin. Laparosc. Surg. **8**, 126–134 (2001)
32. Targarona, E.M., Cerdan, G., Trias, M.: Complications of laparoscopic splenectomy. Probl. Gen. Surg. **19**, 72–79 (2002)
33. Ikeda, M., Sekimoto, M., Takiguchi, S., Kubota, M., et al.: High incidence of thrombosis of the portal venous system after laparoscopic splenectomy: a prospective study with contrast-enhanced CT scan. Ann. Surg. **24**, 208–216 (2005)
34. Stamou, K.M., Toutouzas, K.G., Kekis, P.B., et al.: Prospective study of the incidence and risk factors of postsplenectomy thrombosis of the portal, mesenteric, and splenic veins. Arch. Surg. **141**, 663–669 (2006)
35. Targarona, E.M., Espert, J.J., Balague, C., et al.: Splenomegaly should not be considered a contraindication for laparoscopic splenectomy. Ann. Surg. **228**, 35–39 (1998)
36. Targarona, E.M., Balague, C., Pernas, J.C., Martinez, C., Berindoague, R., Gich, I., Trias, M.: Can we predict immediate outcome after laparoscopic rectal surgery? Multivariate analysis of clinical, anatomic, and pathologic features after 3-dimensional reconstruction of the pelvic anatomy. Ann. Surg. **247**(4), 642–649 (2008 Apr)
37. Boddy, A.P., Mahon, D., Rhodes, M.: Does open surgery continue to have a role in elective splenectomy? Surg. Endosc. **20**, 1094–1098 (2006)
38. Casaccia, M., Torelli, P., Cavaliere, D., et al.: Minimal-access splenectomy: a viable alternative to laparoscopic splenectomy in massive splenomegaly. JSLS **9**, 411–414 (2005)
39. Nelson, E.W., Mone, E.C.: Splenectomy in high-risk patients with splenomegaly. Am. J. Surg. **178**, 581–586 (1999)
40. Smith, L., Luna, G., Merg, A.R., McNevin, M.S., Moore, M.R., Bax, T.W.: Laparoscopic splenectomy for treatment of splenomegaly. Am. J. Surg. **187**, 618–620 (2004)
41. Borrazzo, E.C., Daly, J.M., Morrisey, K.P., et al.: Hand-assisted laparoscopic splenectomy for giant spleens. Surg. Endosc. **17**, 918–920 (2003)
42. Ailawadi, G., Yahanda, A., Dimick, J.B., et al.: Hand-assisted laparoscopic splenectomy in patients with splenomegaly or prior upper abdominal operation. Surgery **132**, 689–694 (2002)
43. Targarona, E.M., Balague, C., Cerdan, G., et al.: Hand-assisted laparoscopic splenectomy (HALS) in cases of splenomegaly: a comparison analysis with conventional laparoscopic splenectomy. Surg. Endosc. **16**, 426–430 (2002)
44. Rosen, M., Brody, F., Walsh, R.M., Ponsky, J.: Hand-assisted laparoscopic splenectomy vs conventional laparoscopic splenectomy in cases of splenomegaly. Arch. Surg. **137**, 1348–1352 (2002)
45. Grahn, S.W., Alvarez 3rd, J., Kirkwood, K.: Trends in laparoscopic splenectomy for massive splenomegaly. Arch. Surg. **141**, 755–761 (2006)
46. Owera, A., Hamade, A.M., Bani Hani, O.I., et al.: Laparoscopic versus open splenectomy for massive splenomegaly: a comparative study. J. Laparoendosc. Adv. Surg. Tech. A **16**, 241–246 (2006)
47. Targarona, E.M., Balague, C., Berindoague, R., et al.: Laparoscopic splenectomy in massive splenomegaly. Eur. Surg. **38**, 20–26 (2006)
48. Wang, K.X., Hu, S.Y., Zhang, G.Y., Chen, B., et al.: Hand-assisted laparoscopic splenectomy for splenomegaly: a comparative study with conventional laparoscopic splenectomy. Chin. Med. J. (Engl.) **120**, 41–45 (2007)

第 8 篇

内分泌肿瘤

第 25 章
甲状腺肿瘤

Prashant Sinha, William B. Inabnet

P. Sinha
St Anthony Surgical Associates, 74 North Main Street, Florida, NY 10921, USA

W.B. Inabnet(✉)
Division of Metabolic, Endocrine and Minimally Invasive Surgery, The Mount Sinai Medical Center, 5 East 98th Street, Box 1259, New York, NY 10029, USA
e-mail: william.inabnet@mountsinai.org

25.1 引言

甲状腺肿瘤和其他手术可切除肿瘤不同的是，大部分甲状腺肿瘤患者就诊时无疼痛症状。由于甲状腺肿瘤患者生存率较高，甲状腺肿瘤的治疗方案在过去的几十年中没有多大改变。在 20 世纪之初，西奥多·科克将手术死亡率降至 5%，奠定了手术切除作为甲状腺肿瘤治疗的主要方式。从那时起，肿瘤相关存活率稳步提高。过去几十年里，积累了很多长期的前瞻性研究数据，无病生存期的提高成为整体和初始治疗选择的关键评价指标。在过去的 10 年中，随着对甲状腺肿瘤分子病理的深入了解以及手术技术的逐步发展，治疗手段逐步转变，初始治疗方式更彻底，以减少二次手术，提高无病生存率。

分化型甲状腺癌患者的长期研究显示，30 年或更长时间的整体存活率为 68%~76%，复发率为 13%~30%，30 年的因果死亡率为 5%~8%[1,2]。高剂量放射性碘治疗（RAI）和手术或二者联合是处理复发的方式。目前，RAI 仍然是重要的治疗和诊断手段；然而，随着对甲状腺癌的了解越来越深入，人们逐渐认识到很多复发或残留肿瘤对其没有反应[3,4]。随后越来越多的医生减少或避免使用 RAI，倾向于完整地去除肿瘤。甲状腺全切除和次全切除成为任何分期的分化型甲状腺癌的初始治疗方式，甲状腺癌根治术后使用低剂量 RAI 或者不使用[1,2,4–8]。最后，建议长期随访患者，并使用一些生化和影像学检查手段识别和处理甲状腺癌早期复发。

这些治疗方法的变化和甲状腺癌发病率的增加发生在同一时间。在过去的 15 年中，美国的甲状腺癌发病率增加了 1 倍。这不能仅仅归因于检查方法改进或者 1930—1950 年[9,10]出生的儿童接受了较多的放射线照射。尽管甲状腺癌发病率不断增加，死亡率却没有增加。幸运的是，大多数甲状腺癌是滤泡起源的，可手术切除，预后较好。甲状腺癌治疗的焦点集中在：

- 减少手术治疗的死亡率
- 采用更彻底的手术达到 R0 切除
- 降低复发率
- 减少肿瘤复发引起的死亡

术前和术后管理、影像学诊断、病理分析以及外科技术的发展进步在很大程度上降低了甲状腺癌的发病率、死亡率和住院时间。

25.2 甲状腺生理学

甲状腺肿瘤往往是激素敏感，甲状腺的内分泌特点提供了甲状腺癌诊断和治疗的基础。甲状腺起源的两个胚胎细胞独立发挥内分泌功能：

- 滤泡旁 C 细胞
- 滤泡细胞

滤泡旁 C 细胞由神经嵴起源，负责产生降钙素。咽外胚层形成滤泡细胞，产生甲状腺激素、甲状腺素（T4）和碘塞罗宁（T3）。降钙素和甲状腺激素与下丘脑激素相互作用，在甲状腺肿瘤的形成中起重要作用。了解这些激素的生理作用非常重要。

25.2.1 甲状腺激素——T3/T4

甲状腺激素在甲状腺滤泡内合成，通过无机碘和酪氨酸的后续碘化生成 T3 和 T4。短效 T3 通过 T4 的转化而合成，缺碘状态下 T3 相对升高。T3 通过促甲状腺激素（TSH）发挥反馈调节的重要作用。

25.2.2 促甲状腺激素（TSH）

TSH 由垂体前叶腺分泌，由促甲状腺素释放激素（TRH）和 T3 调节。下丘脑合成和分泌的 TRH 调节分泌 TSH 的基础水平。TSH 水平与甲状腺激素活性成反向变化，因而 TSH 是甲状腺激素平衡的敏感指标。它同样是合成T4(甲状腺素片)用于甲状腺抑制治疗的重要指标。TSH刺激甲状腺球蛋白的生成,激活甲状腺基质。抑制TSH是分化型甲状腺癌(DTC)患者手术后管理的重要组成部分,因为TSH可以帮助抑制甲状腺激素和腺体。虽然单独应用TSH很少能成功地治疗残留或转移性甲状腺癌,但可抑制甲状腺激素生成减少,并减缓或防止残留甲状腺转化为甲状腺癌。

25.2.3 碘和碘-131的作用

碘是甲状腺激素的一个重要组成部分,在甲状腺癌形成和诊断中发挥作用,尤其在治疗方面发挥重要作用。碘缺乏和碘过量都与特定肿瘤发生有关。甲状腺肿主要由缺碘引起,缺碘也可能引起滤泡癌,而碘过量可促进自身免疫性甲状腺炎和乳头状癌的产生。碘摄入能够暂时抑制甲状腺激素的产生(Wolff-Chaikoff效应),但该抑制机制在甲状腺癌的治疗中毫无作用。放射性碘可用于消除少量残余甲状腺组织或用于甲状腺成像。用于清除甲状腺组织的碘-131剂量为30~200mCi,通常情况下低剂量放射性碘用于成像。放射性较少的碘-123可用于甲状腺扫描。对于接受甲状腺次全切除的甲状腺癌患者,RAI通常作为辅助治疗手段,可减少死亡率,降低复发率。年龄超过45岁以及肿瘤直径> 4cm的患者属于肿瘤复发的高风险组。该组患者在甲状腺次全切除或全切除后行辅助RAI治疗可获益。在需要控制残余病变且有高复发风险的患者中,RAI仍然是治疗方案的重要组成部分。RAI可增加甲状腺球蛋白的灵敏度,而甲状腺球蛋白是疾病复发的最重要指标之一。

25.2.4 甲状腺球蛋白(Tg)

甲状腺球蛋白位于甲状腺组织的基质中,同时充当甲状腺胶体和碘的载体,并作为活性基质参与甲状腺激素合成和代谢。循环Tg水平可用于检测甲状腺癌复发或转移。但术前值对甲状腺癌并不特异,也不指示甲状腺癌的存在与否。在次全或全部甲状腺切除及碘-131治疗后,Tg是监测癌症复发的敏感指标。Tg可以单独或与RAI联用来筛查肿瘤复发或转移。当用于检测早期复发时,Tg筛查的主要局限是需要完全或近乎完全切除甲状腺组织或对甲状腺组织进行碘-131消融以达到高敏感性。由于全甲状腺切除术的比例近年来有所增加,RAI也越来越多地用于甲状腺癌的治疗,Tg扫描在监测甲状腺癌复发中起着越来越重要的作用。

25.2.5 降钙素

降钙素是滤泡旁C细胞产生的,负责抑制破骨细胞和下调血清钙。在甲状腺髓样癌(MTC)中,血清降钙素可升高1000倍。降钙素用作诊断MTC的高度特异性标记物,以及治疗后随访。即使降钙素显著升高,但由于钙调节的反调节机制,甲状腺髓样癌中低钙血症并不常见。在甲状腺结节患者中,使用降钙素筛查甲状腺髓样癌有一些争论。研究结果并不支持在所有甲状腺结节患者中使用降钙素进行筛查,除非有明确的甲状腺髓样癌家族史的患者。降钙素的作用主要是监测局部或远期复发。降钙素在甲状腺滤泡状癌或甲状腺乳头状癌的治疗中没有作用。

25.3 甲状腺病理学

25.3.1 分化型甲状腺癌(DTC)

来源于甲状腺滤泡细胞的分化型癌包括:

- 甲状腺乳头状癌(PTC)
- 甲状腺滤泡状癌(FTC)
- 甲状腺乳头状癌滤泡亚型(FvPTC)

滤泡细胞来源的肿瘤是甲状腺癌中最常见的,占新确诊病例的90%~95%。嗜酸细胞癌也属于这一组,但是嗜酸细胞癌变化较大,因而被单独分组[11-13]。

滤泡来源的肿瘤中，PTC 是最常见的，且预后最佳。PTC 常见于碘摄入充足的地区，在美国和日本约占甲状腺癌的 80%以上。

甲状腺滤泡状癌常好发于缺碘地区，预后较 PTC 略差，发病率为 10%~15%。FvPTC 比滤泡状癌预后更差，约占滤泡状癌的 3%。

25.3.2 甲状腺髓样癌(MTC)

MTC 源自滤泡旁 C 细胞，肿瘤特性和治疗与常见的甲状腺癌相差较大。MTC 相对罕见，占 DTC 发病率的 5%，占散发病例的 70%，约 30%与多发性内分泌肿瘤 2 型(MEN 2)相关。通常需要进行同侧或双侧颈淋巴结清扫。当与 MEN 2 相关联时，MTC 往往发生于双侧，男性更常见。对于携带 MEN 2 突变的家族进行规律的生化筛查可早期发现 MTC。鉴于 MTC 的侵袭性和相对低的发病率，MTC 治疗并不适合采用微创手术。

25.3.3 甲状腺未分化癌

甲状腺未分化癌的发病率为 1%。可能是由于甲状腺癌去分化而形成的未分化形式。患病风险因素包括患者年龄>60 岁、以往的放射线接触史或甲状腺癌术后。未分化癌预后很差，手术作用有限。所有未分化癌都是 T4 病变，可以进一步分成可切除 T4a 和不能切除的 T4b 病变[14]。在最近的 AJCC TNM 分期手册第七版中，细分出了可切除的完全位于甲状腺内的 T4a 和有甲状腺外浸润的 T4b 病变。

诱导再分化未分化癌方面已有一些努力尝试，以提高手术和辅助治疗的效果。甲状腺未分化癌失去了代谢和摄取碘或合成甲状腺球蛋白的能力。因此，诸如抑制 TSH 和碘摄取的辅助治疗对未分化癌无效。诱导再分化的目的在于让甲状腺癌细胞重新获得摄取碘的能力。未分化癌患者通常会入组一些临床试验。体外研究显示，一些化疗药物可能会对未分化癌有作用。

25.4 可触及甲状腺肿块的处理

可触及的甲状腺结节一般>1cm，见于 1.5%的男性和 6%的女性患者中，在 5%~10%的尸检中可发现微小甲状腺癌(<1cm)。幸运的是，临床相关的甲状腺癌的发病率为(4~16)/10 万[15]。最近美国国家癌症研究所预测甲状腺癌在 2009 年约有 37 200 个新发病例，预计有 1630 人死亡[16]。高分辨率影像技术的应用导致了不可触及甲状腺结节的检测率升高，一些人认为不可触及甲状腺结节的发现导致了甲状腺癌发病率的上升，而死亡率并没有增加。美国甲状腺协会特别工作组发布的甲状腺指南对因为成像技术提高后而发现的甲状腺结节给予了相关的处理建议[17]。

25.4.1 定义、风险因素和临床表现

临床可触及结节是指大小为 1~1.5cm，临床可触及并经超声证实，或初次就被超声发现。甲状腺结节的临床处理应该从病史采集、甲状腺物理检查及颈部淋巴结检查开始。甲状腺癌的风险因素包括：

- 头颈部或全身放射线暴露史
- 一级亲属的甲状腺恶性肿瘤家族史
- 年轻时在切尔诺贝利地区
- 结节快速增长
- 声音嘶哑

典型的物理检查结果是声带麻痹、甲状腺结节固定以及同侧颈部淋巴结肿大。

25.4.2 “热”结节和“冷”结节

实验室检查包括 TSH 检查，以鉴别有功能的“热”结节或无功能的“冷”结节。甲状腺核素

成像可以帮助鉴别功能性病变或可疑的恶性肿瘤。活动性或热结节怀疑为癌的概率比不活动或“冷”结节的概率要低。功能性结节很少发生恶变，可临床随诊，除非细胞学怀疑为癌或增长比较快速。

25.4.3 超声作用

对所有可触及结节推荐进行超声检查以明确结节存在并进一步检查可疑区域。应该在进行其他进一步检查如核素成像或侵入性检查细针穿刺前进行超声检查。提示为癌的超声特点包括：

- 边界不规则
- 实性结节或有囊变区
- 低回声区伴钙化
- 缺乏晕环
- 侵犯到邻近结构

25.4.4 细针抽吸(FNA)

对于临床关联的结节，我们推荐对其进行细针抽吸，从逻辑上它是超声检查之后的下一个检查。FNA可以在超声引导下进行，也可不用超声引导。许多医疗团队发现超声引导可以通过影像技术修正自身并提供有关恶性肿瘤的线索，以及更高的FNA产出[18-20]。

FNA技术在最近几年得到了改善，相应产出也得到了提高。细胞学分析在癌症的检测方面变得日益标准化和可靠。更复杂的细胞学及分子生物学分析方法正在探索中，以提高FNA的敏感性和特异性[21,22]。

FNA的结果可以被分为四个临床类别：

- 不充分
- 良性
- 不确定的
- 恶性

针对不同诊断类别的治疗方法是不同的。对于不充分的诊断，推荐采用重复FNA，并在超声引导下来提高产出。若多次尝试呈阴性，需要采取切除活检。对于良性病变，除非出现了功能性气道及消化道压迫症状，可以采取临床随访。恶性病变需要适宜的外科切除。不确定病变包括几个亚类。最常见的不确定病变是滤泡新生物。这些病变通过甲状腺扫描进一步评估，其中冷结节需要腺叶切除或者甲状腺全切。其他值得注意的不确定病变包括“疑似乳头状癌”或者“许特耳细胞赘生物”。这两个亚类不需要甲状腺扫描且首先需要进行外科切除。临床危险因素、细胞学分析、病变的局限性以及患者的个人喜好对初始手术方式，选择腺叶切除还是甲状腺全切起到了决定作用。

25.4.5 分子检测的作用

最近对反转录聚合酶链式反应（RT-PCR)对循环Tg的测定以及mRNA对循环TSH受体的测定进行了研究[23]。这些分子检验结合FNA获得的细胞学结果被认为可提高分化型甲状腺癌的检出率。研究结果显示，肿瘤检出的敏感度达到95%，特异度达到83%。结合分子学检验、临床发现和超声特点，临床医师可以为患者提供一个更为准确的治疗方案。这些分子技术还在被不断完善，目前尚没有形成诊断的标准；然而，随着证据的数量不断扩大，这种手段日益引人注目。加入分子诊断学可能最终有助于将治疗专注于“临床关联”的甲状腺结节上。

25.5 分化型甲状腺癌的处理

25.5.1 甲状腺乳头状癌

乳头状癌是最常见的甲状腺恶性肿瘤，占到癌症发病率的80%以上，在富碘区域可以达到90%。乳头状癌起源于滤泡细胞，其特点为细胞组成乳头，以及在 40%左右患者中会出现沙砾样小体。通常的临床表现是体检发现实性可触及的甲状腺结节。10%~20%新诊断的乳头状癌患者存在可触及的淋巴结。声音改变或者颈部疼痛预示着局部广泛的病变以及较差的预后。

甲状腺乳头状癌独有的特征包括多中心发展以及淋巴结转移,但是远处转移的趋势要低很多。局部侵犯比远处转移更常见。尸检研究显示,80%临床关联的甲状腺乳头状癌患者存在显微水平下的对侧叶受累,且 80%在同侧淋巴结还会有癌灶[24,25]。生存率研究显示,放任这些显微水平下的癌灶并不会对生存率产生负面影响。但是复发仍然是一个问题。在明尼苏达州罗契斯特进行的一项长期随访队列研究显示,低危乳头状癌患者在腺叶切除后 10 年和 20 年的复发率分别是 7%和 14%,而高危乳头状癌患者(AGES 评分大于 4 分) 的 10 年和 20 年复发率分别是 26%和 45%。在这些复发的患者中,多个研究表明双侧甲状腺全切或者次全切显著降低了局部区域复发率[5,6,8,26]。

25.5.1.1 有关早期甲状腺切除的论点

最近的文献以及趋势显示出治疗规范向更激进的外科手段变化,以降低局部-区域性复发的死亡率。淋巴结切除以及甲状腺全切似乎也会增加低危乳头状癌的发生率。

新的诊断方式包括分子标记物辅助 FNA 诊断,以及高分辨率超声引导下肿大淋巴结的活检。这些都推动了提早进行甲状腺全切及淋巴结切除的论点，替代了甲状腺全切以及仅在发现可触及结节的情况下进行颈部淋巴结清扫的旧方法。

25.5.1.2 低危与高危患者的区分

许多区分低危与高危患者的方法已被确立,它们考虑了年龄、转移、范围、组织学分级以及尺寸等因素。AMES、AGES、TNM 以及 MACIS 分类法是用来区分低危与高危患者的评分方法[7,27–30]。这些评分系统得以发展以用于指导初次手术的范围。然而,有些被划分为低危的患者同时存在临床显著的淋巴结,甚至颈外病变,需要甲状腺全切以及临床引导下的同侧颈部淋巴结清扫。

25.5.1.3 腺叶切除和甲状腺全切

现在有关>1cm 的肿瘤患者是采取腺叶切除还是甲状腺全切的争论仍在持续。从最近一项在 1500 家美国医院进行的包含 5584 例以上甲状腺癌患者的研究来看，大多数美国的外科医生采用大范围的手术方法[31,32]。该研究中,大多数患者(77.4%),无论肿瘤分期为何,均被施行了甲状腺全切术。尽管小于 1cm 的肿瘤通常情况下可以采取腺叶切除，有些人支持对所有病理证实的甲状腺乳头状癌,无论其大小,均采取甲状腺全切/次全切结合 T4 抑制以及碘-131 消融术。

支持甲状腺全切的论据包括：

- 在确定无法探明的多灶病变的概率(10%)的前提下可给予彻底的肿瘤治疗
- 可以接受的小于 1%的手术并发症概率
- 改进了碘-131 成功消除残余病灶或转移病灶的概率
- 提高 Tg 测量在疾病复发检测中的敏感度

对于肿瘤<1cm，年龄≤45 岁的低危患者,20 年死亡率低至 1%~4%。对于老年患者或者具有局部进展肿瘤的患者,20 年死亡率会升至 30%~40%。鉴于低危与高危患者的比例(9:1),新诊断的乳头状癌患者的 20 年累积生存率是 80%。

最后，目前尚有些讨论将中央颈淋巴结清扫囊括入乳头状癌治疗，以便移除显微镜水平淋巴结癌灶，而单侧颈淋巴结清扫则用于临床关联的淋巴结病变。

25.5.1.4 甲状腺乳头状癌的西奈山医院疗法

我们的惯例是对术前诊断的乳头状癌采取甲状腺全切，对于实行腺叶切除术诊断的患者，乳头状癌≥1cm的采取甲状腺全切，在临床指导下对在查体、超声或者甲状腺切除术中发现的可疑淋巴结采取切除。若全部组织均被清除，或者对侧残余组织不多于1g的情况下，认为甲状腺切除完成。

25.5.1.5 长期随访指南

指南把重点放在了疾病复发的早期检测，以便可以外科干预。复发或者转移病变发生于颈部淋巴结、手术床、纵隔或者肺部。积极的、长期的密切随访是必需的。每4~6个月复查一次，直到无病生存确立，即可改为一年一次复查。有三种常用诊断方式：

- 高分辨率颈部超声
- 高敏甲状腺球蛋白
- 放射性活性碘扫描

超声可探知大多数复发病例，是最敏感的检查方式，即使对厘米水平以下的颈部病变也是如此。这些病变涵盖了大多数复发病例，少于1/3的远处转移病则可由Tg水平和CT扫描予以确认[8]。

25.5.1.6 疾病复发的处理

当发现复发时，倾向于采用外科治疗。如果不能切除，对非碘-131高摄取肿瘤采取放射性活性碘消融或者放疗是另外的选择。对于无法探明的病灶，当TSH刺激下的Tg水平在1~10ng/mL时，可以采取TSH抑制疗法；但若Tg水平大于10ng/mL，则即便包括PET在内的影像学检查结果为阴性，建议采取放射性活性碘消融治疗。MD安德森癌症中心的论文作者还进一步建议将CT扫描作为进一步影像评估的手段，以便在Tg水平大于1ng/mL，而颈部超声和放射性活性碘扫描均为阴性的患者中进行复发病变的定位[8]。

最后，远处复发，尤其是骨及脑部的转移，其治疗可能会很困难。放射性活性碘消融可能会引发脑水肿，在出现脑转移的患者中应当避免使用；而肺部转移则可以接受局部切除或者消融治疗。

25.5.2 甲状腺滤泡状癌

25.5.2.1 病理特点

滤泡状癌并不具有乳头状的特点或是沙砾样小体。滤泡状癌的组织学结构是围绕一个充满胶原的滤泡形成球形。肿瘤细胞常形似正常滤泡细胞。滤泡状癌的鲜明特点是血管侵犯。肿瘤大小较多变，包括小的难以与滤泡腺瘤区分的具有包膜的滤泡状癌，它也被称作低侵略性滤泡状癌；与之对比还有大的，局部扩散的可以见到透过其包膜向外侵犯的肿瘤。包膜侵犯，无论是显微水平还是宏观水平，都是疾病进展的重要标志，并具有预后的价值。冰冻切片检查并非有助于诊断，因为其细胞学特点并不是很鲜明。必须对整个包膜进行永久病理学检查以获得侵犯证据。

胶原的内容可能各有不同，但较倾向于比正常细胞量要少。

除了纯粹的滤泡状癌以外，还有两种变形：

- 甲状腺乳头状癌的滤泡型（FvPTC）
- 岛状滤泡状癌

FvPTC在组织学上主要是滤泡状，但也包括一些乳头状特点的癌症，譬如沙砾样小体或者乳头结构，或者光学透明的“孤儿安妮”核等。FvPTC临床表现较滤泡状癌更像乳头状癌。

岛状滤泡状癌更具侵袭性，并可从几乎实性、缺乏胶原滤泡，以及由被毛细血管分隔的细胞组成等组织学特点予以鉴别。

25.5.2.2 临床表现及预后

临床上,滤泡状癌可经血行播散,比首先经淋巴结转移的乳头状癌更容易出现转移。相较于乳头状癌,滤泡状癌更可能出现局部侵犯的征象,譬如疼痛、发声困难以及吞咽困难。在初次诊断时,大约 25%的患者具有局部侵犯, 高达 33%的患者会出现远处转移[33]。

总体来讲, 滤泡状癌的预后要比乳头状癌稍差,大多数报道发现其 10 年生存率为 70%~90%,具体取决于出现转移的患者的混合比例。

外科治疗应当选择甲状腺全切。

与乳头状癌类似,<1cm 的微小癌灶可以不行甲状腺全切治疗。此外,临床上阳性的淋巴结在发现时应当被清除, 但没有理论支持在微小癌灶的病例中采用常规或者预防性颈淋巴结清扫。

25.5.2.3 依据细针抽吸结果的处理

滤泡状癌的早期治疗是外科治疗, 并由 FNA 或者最终的病理结果来决定。一个与乳头状癌的显著差异是滤泡状癌通过 FNA 诊断比较困难,可疑的活检结果需要腺叶切除或者甲状腺全切,以便根据最终病理结果排除恶性。滤泡状癌的诊断一旦确立, 对≥1cm 的病变施以甲状腺全切,而对<1cm 的病变来说,甲状腺全切是可选择的。通过 FNA 做出的滤泡状癌诊断可推动更广泛的术前检查以排除远处病变,包括:

- 胸部 X 线片
- CT/MRI
- 喉镜

声音变化、病变固定以及胸骨下病变要求相同的术前影像学评估。

25.5.2.4 长期随访指南

在初次手术或者甲状腺全切术后,复查和维护治疗的目标是控制 TSH 在 1ng/mL 水平以下。查体和 TSH、Tg、Tg 抗体检查最开始每 4~6 个月进行一次,后改为每年一次。与乳头状癌相似,对于缺少超声结果以及 T1~2、N0~1 的早期癌症,其在无刺激下的 TSH 水平无法被探知,TSH 刺激下的 Tg 水平需每年测定一次。如果早期癌症发现了软组织浸润或者远处转移, 或者如果发现 Tg 水平升高,那么患者将被进行每年一次的放射性活性碘扫描,直至没有摄取亲和力。滤泡状癌的术后治疗采用之前提到的乳头状癌指南,高度依赖周期性的高分辨率超声以及 Tg 水平作为筛查方法。和乳头状癌一样,复发病灶均应在需要和安全的情形下被切除。

25.5.3 甲状腺未分化癌

手术在这种类型的癌症中只起到非常有限的作用, 大多数辅助疗法在临床试验中只获得了有限的成功。有些在体外获得具有临床前景的药物是目前一些临床试验的一部分。

25.5.3.1 维 A 酸疗法的作用

维 A 酸在许多种肿瘤中表现出活性, 它可以作用于 G0/G1 期导致细胞周期中止, 并导致包括一种促进碘摄取的钠-碘共转运蛋白(NIS)在内的许多基因的再分化。临床试验的确表明 38%~50%的患者在恢复放射性活性碘的摄取能力方面出现了效果;然而,摄取的量通常还不够导致消融的发生[22]。一小部分患者的确获得了临床受益,联合疗法可能提供了更好的结果。

25.5.3.2 芳香族脂肪酸的作用

芳香族脂肪酸在非甲状腺癌的临床试验中已被使用, 体外结果显示细胞周期中止以及细胞凋亡可被诱发, 还可诱发再分化以恢复 NIS 基因的活性。结果还指出细胞对 TSH 刺激的响应也有所下降。脂肪酸,如乙酸苯酯及苯基丁酸在一些种类的癌症中显示出了化学致敏活性。对于未分化癌还需相关临床试验验证。

25.6 甲状腺癌的微创治疗

25.6.1 概述

甲状腺癌微创技术因一部分甲状腺疾病而有所发展。有关微创手术的考虑包括详细的风险/获益讨论、深思熟虑的患者选择,以及有关具体的仪器和操作挑战的用心思考。

幸运的是,10 年来积累的证据能为外科医生及患者提供指导。传统开放式甲状腺手术的相关风险在微创路径技术中更甚,尤其对于喉返神经、甲状旁腺的术中损伤,以及无法实现适宜的癌肿切除等。这些风险可以被较快的短期康复以及术后疼痛的减轻带来的潜在收益所抵消。在一些方法中,微创技术的优势可能局限于美容作用[34]。这些新技术的支持者认为新技术提高了神经、甲状旁腺或者淋巴结的可视化效果。

谨慎的患者选择对手术成功尤为关键。大多数研究发现微创入路手术只适用于 5%~20%的患者。选择过程包括对以下因素的考虑:

- FNA 获得的组织学
- 术前影像
- 患者的人口统计学特征以及喜好
- 实现癌症控制的可能性

最后,不同的技术因素以及外科医生的经验也会对手术方法的学习曲线产生显著影响。内分泌手术以及微创入路技术的经验,包括对不同种类的能量释放解剖工具的熟悉程度,会显著增强学习曲线、缩短操作时间以及提高患者的安全。

现在有几个随机临床研究支持小切口在减少术后疼痛以及促进恢复中的使用[35-38]。现在尚无已经被量化的持久的获益,也没有影响患者的实际获益,譬如返回工作的时间更早,或者花费减少等。由于筛查水平提高,甲状腺肿物检出率随之提高,对微创入路技术减少的危害的理解对小病灶的治疗作用变得日益重要。

近 10 年来,有许多种类的微创入路甲状腺手术方法出现。不同的技术被分类为:

- 开放性小切口
- 内镜入路
- 视频辅助切开

25.6.2 风险及获益

目前尚无长期资料来直接比较微创入路技术与传统入路的癌症治疗效果与生存终点。

Miccoli 等使用了甲状腺球蛋白以及放射性活性碘扫描技术证实了微创手术与传统甲状腺外科手术等效,但应注意只有 T1、低危的乳头状癌患者可以尝试,除非能够实现更长的随访时间[39]。大多数甲状腺癌治疗指南指出,病灶局限的低危患者经传统手术切除,治疗效果很好。这组患者的复发率、并发症、发生率以及死亡率很低,均接近 1%,甚至更低。幸运的是,正是这些 T1 甲状腺癌或者 FNA 结果为"不确定"的患者几乎对所有治疗手段反应都很好,因此他们是最适宜的接受微创入路技术的候选者。标本获取也给患者选择带来了巨大限制。选择标准需要:

- 将手术限制在早期癌症患者
- 更小的结节
- 较低的腺体重量以及体积,尤其是考虑将切口缩小到 15mm 时

即使选择了合适的患者,新型外科手段也并不是毫无风险。必须将总体麻醉时间纳入考虑范围,在内镜入路时麻醉可能会长达 5 小时,而传统开放式甲状腺切除使用局部麻醉只有 1.3 小时[40,41]。此外,即使是经验极为丰富的外科医生也可能遇到并发症,譬如气胸、食管及喉部的损伤,这些患者必须被妥善讨论[42]。

25.6.3 患者选择

甲状腺癌微创治疗从严格的患者选择开始。选择标准用以排除因为不完全清除带来的风险，或是重要组织的医源性损伤不能从该手术方式获益的患者。局部进展的病变或者再次手术的甲状腺床带来了入路相关的挑战，妨碍了微创入路方式的运用。显著的淋巴结病变也带来了挑战；然而，有一系列临床试验对同时进行改良淋巴结清扫进行了报道[43–45]。对于大多数甲状腺髓样癌及未分化癌，首次出现临床表现时即为较晚病变故需排除。肿瘤大小为相对禁忌证，取决于采用的手术入路及允许标本取材的切口尺寸。由于需要详细的结构分析，甲状腺不能采用分碎术。Brunaud 等 2003 年发布的一篇分析讨论了传统开放式甲状腺全切术的现代切口尺寸。他们发现，对于所有分期的甲状腺癌，经典的 6~8cm 切口可显著缩短为 4~7cm。更小的切口会给视野及取材方面带来限制。考虑到疼痛及瘢痕等不定因素，传统开放式甲状腺切除术的平均切口长度应为 5~6cm。此外，“微创”一词仅可用于≤3cm 的切口。因此，多数专家认为，微创入路除了较小的切口尺寸，还包括以下一些限制[35, 37, 42, 44, 46–50]：

- 甲状腺体积≤30mL
- 结节直径<3~4cm
- 肿瘤大小为 1~2cm

对于所述的微创技术，其适应证及筛选标准略有差异(表 25.1)。

25.6.4 微创辅助技术及设备

25.6.4.1 电凝及缝合设备

对许多内分泌外科医生来说，电凝和一些缝合设备相比，使用价值正在降低，例如超声刀或 Ligasure™ (Covidien-USA)。与传统缝合及手术刀分离技术相比，这些器械在处理血管结构以及将甲状腺从气管上游离下来的过程中效果显著。应用这些设备最大的顾虑在于安全性，尤其是在喉返神经周围应用。虽未广泛报道，热封闭和超声设备的能量范围约为 5mm。切除附近敏感结构前，需要 10~15 秒使热量耗散。

25.6.4.2 皮肤悬吊设备

早期报道的微创甲状腺切除术中已使用壁悬吊器械。悬吊器械有多重形状，包括螺旋形或平面叶形插入分离皮瓣之下。此外，也可选用经皮缝合

表 25.1 微创甲状腺切除术类型：适应证及选择标准

	MIVAT	微创技术 [a]	经胸–腋联合内镜	经颈内镜	经腋内镜
麻醉	局麻或全麻	局麻或全麻	全麻	全麻	全麻
甲状腺体积(mL)	<20~30	20~30+	<20~30	<20~31	<20~32
切口	1.5~3cm 颈部切口	2.5~4cm+颈部切口	4 个操作孔 总长为 3.4cm 位于腋下及乳晕	4 个操作孔 总长 2.1cm 位于颈部	3~4 个操作孔 总长 1.5~2cm 位于腋下
分期	Ⅰ期，良性或性质未确定	Ⅰ~Ⅲ期	Ⅰ期，良性或性质未确定	良性或性质未确定	Ⅰ期，良性或性质未确定
淋巴结清扫	中央组及侧方淋巴结	中央组	不清扫	不清扫	不清扫
手术时长(min)	45~81	70~152	120~240	120~300	120~300
参考文献	[35–39, 43–45, 48]	[41, 50–52, 56]	[42, 68, 69]	[40, 64, 72]	[47, 66, 73]

[a] 需要取出较大肿物时，微创技术可能需要扩大切口为传统开放式手术

的方法，使用滑轮或床旁护栏臂装置将皮肤向上牵引。该方式的优点为增大手术操作空间而不添加额外的操作孔或器械，也不会使充气压力过高而造成高碳酸血症。大多数外科医生发现在较低充气压力或使用改良的牵引设备的情况下，可充分游离而不影响手术，因此无需使用皮肤悬吊技术。

25.6.4.3 神经刺激器

大多数内分泌外科医生不常规使用神经刺激器；但在困难甲状腺情况下很有用，尤其是对于有喉返神经病变的患者。目前暂无微创手术中使用神经刺激器的报道，主要原因为病例复杂性较低。

25.6.4.4 局部麻醉

术前给予局部麻醉作为一项重要的辅助技术，可显著改善术后疼痛控制，还可在术中快速得到患者声音反馈，以评估喉返神经及喉上神经。最佳的疼痛管理方式为给予长效丁哌卡因和利多卡因，于颈深部、颈阔肌下表浅及手术区域直接注射。局部麻醉的优点除了节约费用、当日出院，还包括静脉镇静快速恢复、提高周转率。患者清醒状态与全麻受益同样显著。对于罕见的术后出血的情况，可在长效麻醉下快速开颈手术。

25.6.5 微创开放技术(MIT)

25.6.5.1 简介

微创开放甲状腺切除术(MIT)是不借助内镜，而采用传统开放手术更小切口甲状腺切除术，切口长度通常为2.5~4cm[41, 50–54]。Paul LoGerfo 使甲状腺手术转变为当日手术，大大提升了其技术性。目前本院超过80%的甲状腺切除术为门诊手术。两项技术创新使得当日手术成为可能：其一，大多数患者采用局部麻醉[55]；其二，颈部切口位置升高，贴近环状软骨更易显露甲状腺上极，使大多数患者切口长度缩短至2~4cm。这些改进始于20世纪80年代晚期，在90年代晚期开始常规实施，经过18年的随访，MIT已成为我院一项安全的手术标准。

25.6.5.2 风险及获益

缩短切口长度以及升高颈部切口位置的优点在于颈阔肌皮瓣分离需求和解剖创伤的减少。无论采用何种麻醉方式，减少术后疼痛和缩短住院时间都是十分重要的，绝大多数患者接受抗感染、非麻醉性药物治疗后当日出院[56]。与8~10cm长的Kocher切口相比，小切口虽然术后较明显，但随时间推移可与皮肤自然褶皱较好地融合。最近Perigli等的研究表明，患者对电视镜辅助手术的1.7cm切口和MIT手术的3.3cm切口的美观程度评分无明显差异[38]。然而MIT与传统手术、电视镜辅助技术相比，术后疼痛明显改善。根据一系列微创甲状腺切除术的观察结果，并未发现严重不良事件，如术后出血、喉返神经损伤、甲状旁腺损伤相关低钙血症的发生率升高。此外，Gagner和Inabnet发现，接受4~6cm切口开放甲状腺切除术的患者与内镜经皮入路的患者相比，二者在随访3周时间内使用止痛药的情况无显著差异。根据本院数据，永久性低钙血症、声带麻痹及因出血再次手术的发生率分别为0、0.5%和0.5%。暂时性声带轻瘫和暂时性低钙血症的发生率分别为2%和1.6%。Perigli、Ferzli和Cavicci的报道中，暂时性和永久性损伤的发生率与我院数据相似。

25.6.5.3 患者选择

MIT的患者选择与采用颈前低位切口的传统甲状腺切除术类似。术中游离上极、中极和下极血管，辨认和保护喉神经、甲状旁腺的过程与传统手术一致。高位颈部切口的重要性在于通过该入路，可较早游离上极血管。Ferzli和Cavicchi均报道了其一系列手术及MIT的局限性。Cavicchi推荐仅

Ⅰ期癌症且甲状腺体积<20mL 可经 2.5~3cm 切口进行切除，而 Ferzli 术前并未限制病变的大小。两位作者均认为该入路的优点为必要时可扩大切口长度。总体上看，Cavicchi 和 Ferzli 的患者中行 MIT 术的概率分别为 15.5%和 28%。值得注意的是，Ferzli 91%的手术通过 4cm 切口完成，并包括代表性的病理样本，但甲状腺癌全切或近全切的概率仅为 35%；而 Cavicchi 手术中该概率为 82%。我院数据显示 224 例甲状腺切除术中，甲状腺全切率为 43%。我们最近的研究对甲状腺重量而非切口长度进行报道，结果显示较大体积(63.9g)的肿瘤采用全身麻醉，较小体积(26.9g)则采用局麻；与之对应乳头状癌大小分别为 2.5cm 和 1.2cm，滤泡状癌体积为 3.6cm(仅采用局部麻醉)[56]。假设甲状腺组织的密度约为 $1g/cm^3$，这 3 例研究数据表明，甲状腺重量≤20~30g 或体积≤$30cm^3$ 可经<3cm 切口的 MIT 术切除。

若要求切口长度<3cm，以下情况不宜行 MIT 术：

- 二次手术区域
- 中央组以外淋巴结受累
- 甲状腺体积>$30cm^3$

这些系列研究中未得到长期肿瘤学结果；然而，在肿瘤完整切除方面，外科医生未受到视野或入路的影响。在 3cm 切口下，若甲状腺无法移动，则需延长切口。肿瘤完整切除应该放到第一位。

25.6.5.4 MIT 的手术技巧——Mount Sinai 入路

所需器械

甲状腺基本托盘，包括细角钳、镊子和牵引器。

电凝设备用以分离颈阔肌、带状肌和甲状腺包膜。

使用几乎无缝合的术式，使用低剖面 Ligasure Precise™(Valley Lab，博尔德，科罗拉多州)处理血管及分离甲状腺韧带。

若需要，精细夹可用于处理邻近喉神经的血管。

患者体位

患者为仰卧位，使用肩垫保持颈部伸位。

包卷双侧手臂，肩膀略微向脚的方向牵拉。

铺巾置于架子上，这样患者可有空间呼吸，在局部麻醉情况下可快速管理气道。

局部麻醉——技术

局部麻醉用药为 0.5%利多卡因和 0.25%丁哌卡因等量混合，配成 60mL 混合液。辨认 C2 和 C4 横突，触及乳突背侧下方。使用 22 号针头进针至触及 C2 横突，然后退回约 2mm。回抽以避免药物进入血管，在 C2 和 C4 水平分别注射 10mL 药物。另 10mL 用于胸锁乳突肌前缘浸润麻醉和预定切口下方表浅麻醉。对侧同样注射 30mL 药物。由于甲状腺上极较敏感且术前难以麻醉，可预留 10mL 直接注射上极。丙泊酚可辅助镇静，允许术中评估声带功能。该局部麻醉技术的术中疼痛及术后疼痛控制效果佳。我们在全身麻醉中也使用该技术。

手术操作步骤

切口邻近环状软骨，位于胸骨切迹上方 2~3cm。中线分离带状肌并牵引。使用钝性分离游离目标甲状腺分叶外侧直至显露颈动脉。辨认上极，使用双极电凝结扎(离断)血管，注意保护喉上神经外支和上甲状旁腺。上极血管分离后，从切口将甲状腺向内侧翻转，以暴露喉返神经区。该步骤与高位颈部切口的目的均为在小切口下提供足够的视野。沿食管沟追踪喉返神经至入喉点。保留下甲状旁腺，使用双极电凝离断甲状腺下动脉和甲状腺韧带。在甲状腺全切术中使用相同的步骤处理对侧甲状腺。单一缝合带状肌利于血流出，有助于早期发现手术出血。间断缝合颈阔肌，使用 Prolene™ 5-0(Ethicon©，美国)暂时缝合和黏胶关闭切口皮肤。待黏胶硬化数小时后拆除 Prolene™ 缝线。

术后管理

患者必须在恢复区观察6小时。若无技术困难、肿瘤明显侵犯喉返神经,可保证当日出院的安全性。术后前5日所有患者钙摄入量为每日4g,之后2~3周随访期内减量为每日2g。甲状腺癌患者的间断和长期随访遵循现有指南。

25.6.6 甲状腺内镜手术

25.6.6.1 内镜入路的基本原理

起初,内镜颈部入路专用于术前确定甲状旁腺腺瘤的位置[58-64]。故该入路可推广至甲状腺手术,经以下改良可避免颈部可见的瘢痕:

- 乳晕旁入路
- 锁骨下入路
- 经腋入路

下文会详细描述上述入路。内镜下的甲状旁腺切除术的优点显而易见,由于早期甲状腺癌及可疑结节的发病率升高,该方法迟早会推广至甲状腺手术。采用该入路的目的是希望可以减小手术创伤、瘢痕和切口长度,并治疗早期癌症。目前积累的经验仍较少,且随访时间不长;但已有关于其技术难点和获益的证据。

25.6.6.2 风险及获益

术前定位的小切口以及放大的图像可使术中解剖更加精细,进而减少神经或甲状旁腺的损伤。减少解剖创伤与术后疼痛的减少直接相关。

关于内镜入路优点的报道主要强调其术后切口美观的改善,但对于住院时间、减少术后疼痛和不良事件的影响仍存争议。目前暂无报道内镜入路与传统开放手术或其他微创手术相比可减少住院时间。手术操作时间为2~3小时。充气压力保持在8~10mmHg,以避免高碳酸血症。Ikeda等发表了一篇小型配对队列研究,受试者为40例FNA阳性的滤泡状癌患者。研究将20例经5cm颈部高位切口的患者与20例经内镜单侧腋下入路的患者进行比较。虽然内镜组术后早期疼痛更为显著,但3个月随访后开放切口组更显著。可能的解释为对于开放切口组的患者,术中游离了胸骨甲状肌会造成术后吞咽不适。

Ikeda的研究未讨论神经、甲状旁腺损伤以及术后出血的情况。除了1例血肿患者,Chantawibul[47]也未报道术后并发症。一些手术小组重点研究经腋下入路,多数情况下联合经乳晕入路[42, 47, 65-69]。最近,双侧经腋下和经乳晕入路在东方较受欢迎,研究表明术后并发症发生率很低,永久性神经或甲状旁腺损伤的发生率不超过1%。然而,与暂时性神经麻痹相关的声嘶的发生率高达25%,但常在术后3个月内缓解[69]。Duncan等报道了32例经单侧腋下入路的患者,术后无永久性神经损伤,但2例出现暂时性神经麻痹,1例术后出血,出血部位位于胸肌,需要微创手术再行探查。Choe等在包括110例患者的大型系列研究中,描述了1例术后食管穿孔和1例气胸的情况。经腋下和经胸入路显然会导致术后疼痛更显著,但淤斑和血肿的发生率并未显著增加。Inabnet等报道,1例接受经颈内镜入路手术的患者,经术后喉镜确认喉返神经永久性损伤。因此作者强调超声刀与喉返神经之间应保持安全距离,以避免造成永久性或暂时性的损伤[64]。

近端及远端内镜入路的优点有较大差异。近端入口位于颈部,可减少组织创伤以促进更快恢复;而远端入口会增加疼痛,但由于避免了可见瘢痕,较为美观。

25.6.6.3 肿瘤学结局

所有作者提出,经内镜甲状腺全切除术的患者与接受传统开放手术的患者队列比较,甲状腺球蛋白水平均低于1ng/mL。然而学界对于何种方式(内镜入路或开放入路)可作为完全甲状腺切除仍存争议。最近讨论较多的双侧经腋下入路可在首次手术中切除全部甲状腺。锁骨下中央入路可完成甲状腺全切除[70,71]。目前暂无长期数据,但早期随访数据表明,对于早期乳头状癌或滤泡状癌,术后超声筛查及检测甲状腺球蛋白水平可很好地控制肿瘤。遵循肿瘤学标准,这些新技术的理想适应证为:

- 性质不确定的结节
- 较小的 T1 期甲状腺癌

25.6.6.4 患者选择

目前关于患者的选择争议较少。

适应证

- 甲状腺总体积<20~30cm^3
- T1 期微腺癌,年龄<50 岁,无淋巴结受累
- 小结节,经 FNA 后性质不确定

除非能从对侧入路进行甲状腺叶切除,甲状腺再次手术是该项操作的禁忌证。美观要求较高的患者不推荐行此手术。由于本项技术还较新,仔细的术前评估和充分的知情同意是达到良好预后的必备条件。

25.6.6.5 内镜经颈部入路

Huscher 等首次描述了全内镜入路甲状腺叶切除术,手术采用 3 个操作孔,2 个 5mm,1 个 10mm,并低压充气[40]。在该描述性病例报道中,手术时长近 5 小时,3cm×2cm 的标本从 10mm 操作孔中取出。于颈阔肌下胸锁乳突肌前缘处插入 3 个腹腔镜套管:

- 颈静脉切迹处插入 5mm 套管
- 下颌角处插入 5mm 套管
- 在前两个套管连线中点,约锁骨上 4cm 处插入 10mm 套管

套管配置对应于局部甲状旁腺或甲状腺手术中的单侧开放切口。特殊的设备包括 30° 5mm 摄像头、超声刀、悬吊装置和内镜标本袋。这些器械有助于最大化可视区域和操作范围,并切除包含微腺瘤的病理标本。术中颈部带状肌被分开后显露甲状旁腺和喉返神经。血管夹用于控制甲状腺上下极血管。要注意的是,患者虽然出现了皮下气肿,但并不需要术后镇痛,术后第二天出院。

内镜经颈甲状腺切除术早期发展中遇到的困难包括高碳酸血症和由于器械不够长引起的操作空间不足。而将操作孔移到更远,减少充气的压强,以及使用悬吊装置等措施克服了上述困难并发展出了经腋切除的术式。Henry 等将改进自局部甲状旁腺切除术的经内镜外侧切除术用于切除小型、孤立、性质不明确的甲状腺结节[72],手术效果出色,但入组患者仅限于 FNA 后,结节病理性质不明且甲状腺体积小于 30mL。与 Huscher 等的手术方法不同的是,Henry 用 2.5mm 的操作孔替代了 5mm 的,用了更低的充压,并没有使用悬吊装置。在该研究中,38 例患者平均手术时间缩短到 102±27 分钟,并于术后第一天出院。

Gagner 和 Inabnet 发展了内镜经颈切除术式,使用了 1 个 10mm、2 个 3mm、1 个 5mm 的操作孔,并使用了充气的手段。该术式中包含了一个部分开放的切口用于结扎甲状腺上极,并通过 10mm 操作孔充气(压强为 10~12mmHg)。他们极大地缩短了手术时间,手术平均时间缩短到 115 分钟。该切口在充气辅助下,使用 0°摄像头尖端钝性分离下完成。甲状腺血管和包膜用超声刀分离并止血,期间将 0°摄像头更换为 30°或者 45°的摄像头以获得更好视野。在 38 例患者中,显露甲状旁腺和喉返神经是强制要求的。3 例冰冻病理提示为腺癌的患者进一步行开放式甲状腺全切术,1 例仅通过内镜部分切除了 3mm 包含乳头状癌的组织,而未行开放式甲状腺全切术。38 例患者中仅有 1 例在常规间接喉镜检查中发现永久性无症状单侧喉返神经损伤。该损伤可能是由于在分离甲状腺外侧部分时超声刀太靠近神经所致。

不同的内镜经颈切除术共同点包括:

- 基于开放式甲状腺手术经验的学习曲线
- 了解侧方入路的甲状腺相关结构
- 结节大小和病理学上严格的限制

所有作者都报道了患者术后疼痛显著减轻。然而,远期预后情况、长期的肿瘤随访数据、成本分析并没有涉及。由于切口大小的限制,内镜经颈切除术也许只适用于甲状腺腺叶切除,3cm、低度恶性的病变。

患者体位

患者取仰卧位,并用肩垫伸展颈部。

双臂紧贴身体两侧,肩膀微微向脚端牵引。

基于高碳酸血症和皮下气肿的可能性,患者行气管插管。

必要的器械

基本甲状腺手术器械,包括标准细直角钳、血管钳、拉钩,器械应备齐,必要时方便取用。

高级腔镜手术相关器械:5mm 操作孔配套器械用于分离甲状腺并夹闭血管。作者经验及大多数术者都使用了超声刀。对于所有使用电源的器械,都需要避开神经 5mm,以防止损伤。如果无法做到,则可以用低位钳夹,特别适用于夹闭甲状腺中静脉。

操作孔:Gagner 和 Inabnet 使用了标准 5mm(1)、3mm(2)和 10mm(1)操作孔。但如前文所述,3mm 操作孔可以被 5mm 操作孔取代。

切开和牵引:建议使用短柄器械。弯头和圆头的分离器械应当交替用于钳夹和分离。建议使用低剖面剪刀,常用于腔镜手术。

手术步骤

可行颈外侧或颈部正中切口。经颈外侧入路在后文有所描述;然而,完全内镜经颈正中切口可用于甲状腺全切术[70,71]。内镜经颈正中切口的手术步骤和下一节描述的视频辅助下甲状腺切除术相似。

如 Gagner 和 Inabnet 所述,正确的操作孔位置有助于分离甲状腺上极血管和暴露喉返神经。10mm 操作孔切口位于颈动脉外侧环状软骨水平。该切口是一个较小的开放切口,切口延续到颈动脉鞘并到内侧。分离甲状腺上部外侧及后侧间隙,直视下用超声刀结扎上极血管。然后放入 10mm 的套管,并用荷包缝针在皮下加固,然后充入二氧化碳,有助于进一步解剖。2 个 3mm 操作孔位于 10mm 操作孔切口内下方。在中线内侧的 3mm 操作孔下放置 1 个 5mm 操作孔,用于探入超声刀。颈部带状肌在中线上被分开,或者被牵引到内侧,但不要横断。甲状腺下动脉将作为辨认喉返神经的标志。一旦喉返神经被找到,沿着神经追踪进入环甲肌处。从而可以安全分离下极血管、甲状旁腺、甲状腺韧带。超声刀应远离神经 5mm 以上,以避免外泄能量无意中损伤喉返神经。将甲状腺拉离喉返神经,进一步分离甲状腺叶和峡部。最后标本通过 10mm 操作孔移除。

25.6.6.6 内镜下,非经颈入路

患者的美容需求促进了东亚地区发展非经颈入路技术。在韩国和日本,几个小组将内镜操作孔移到了乳晕周围及腋下,从而避免了颈部可见的瘢痕,并减少了器械间相互干扰[67, 68, 73–77]。

双腋-乳晕入路(BABA)

Choe 等描述了该方法[42],Chung 等对比了 109 例 BABA 和传统开放手术处理小于 1cm 结节[69]。该方法一共设 4 个操作孔,分别置于双侧腋下(2 个 5mm 操作孔)和双侧乳晕周围(2 个 12mm 操作孔)。

Choe 等报道了 52 例内镜下甲状腺全部切除和 53 例部分切除,手术平均时间为 165.3 分钟。该系列研究纳入了 77 例甲状腺癌,其中 1 例由包膜下侵犯转变为甲状腺癌,1 例由于早期经验不足而出现气管穿孔。术前筛选标准包括:新生物直径小于 3cm,T1 期甲状腺癌直径小于 1cm,淋巴结未侵犯,年龄小于 50 岁。同时排除了乳腺癌患者。患者

平均住院时间为 4 天，传统开放手术为 3.7 天。乳晕周围切口置入引流管并用手术文胸压迫。患者甲状腺球蛋白水平 2 个月后≤1ng/mL，全身碘-131 检查未显示残余病灶。1 例乳头状癌结节复发，通过选择性结节切除控制。1 例由于气压伤造成气胸，1 例食管损伤术后 1 周出现感染，伤口探查、住院创口护理、使用抗生素后好转。最后，作者建议一个熟练的甲状腺外科医生的学习曲线是 15 例。

Chung 报道的内镜手术右侧喉返神经损伤率大于 Choe 等的报道，25.2%比 2.5%。永久性低钙血症发生率并没有显著差异，开放式甲状腺切除为 4.5%，BABA 为 1%。Choe 等和 Chung 的患者，术后甲状腺球蛋白水平几乎都降到 1ng/mL 以下(90.4% 和 88.9% BABA)。开放手术组切口长度为 3.5~5cm，开放手术组住院时间和 BABA 组相似(3.2 天和 3.0 天)。这些积累的经验促使两位作者推广该术式用于治疗没有淋巴结侵犯的微小癌。

经腋入路

Duncan Ikeda[73]和 Chantawibul [47]使用了经腋入路[73]，成功经腋切除甲状腺单叶病变。和 BABA 相比，该术式操作孔更少，解剖分离更少。然而，甲状腺叶全切需要放置双侧腋窝操作孔。双侧经腋入路的优势是器械之间没有干扰，如前所述，这在单外侧入路是一个问题。

需要由有经验的内分泌外科医生制订经腋入路方案，切除甲状腺结节或者微小癌。经腋入路同前方和外侧入路暴露甲状腺不同，目前文献数据显示可能会出现严重并发症。文献指出由经验丰富外科医生行经腋入路手术的发病率和并发症发生率低，并可作为门诊手术实行。早期术后疼痛比经颈入路严重，但后期疼痛消失，患者对该术式更加满意。目前还没有长期随访数据，但我们推测患者肿瘤学预后不会有太大差异，只需严格患者筛选标准——甲状腺微小癌不伴淋巴结侵犯(图25.1)。

25.6.6.7 微创视频辅助甲状腺切除术

视频辅助甲状腺切除术早期很热门，其直接借助了高颈部切口开放式甲状腺切除术的技术。通过使用低位腔镜设备、内镜辅助和超声刀控制血管，切口可以缩小到 15mm。能否行该术式和下列因素相关：

- 陡峭的学习曲线
- 较小的组织解剖
- 有能力行甲状腺全切或部分切除
- 患者舒适度高
- 美容效果好

此外，大部分随机对照实验将微创甲状腺手术和开放手术对比。

Miccoli 等在 1997 年报道了一个类似的切除甲状旁腺的术式，并在 1999 年进一步发展，用于甲状腺手术。他们从中积累丰富的经验，并在 2004 年报道了超过 600 例患者[37,60,78,79]。该技术整合了内镜技术和微创技术的特点，但更像放大版的微小切口下开放式甲状腺手术。该术式使用 15mm 切口，并在颈阔肌下充入 CO_2 以提供手术空间。移除充气用的套管针后开始解剖分离。多种手术器械和 5mm 30°腹腔镜通过 15mm 切口插入，用超

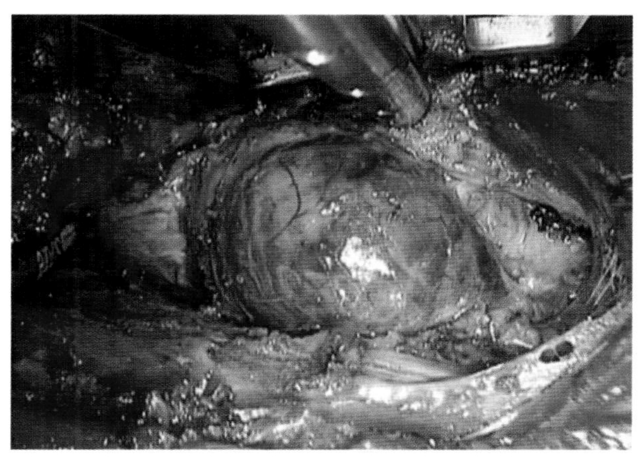

图 25.1 内镜经腋甲状腺切除术中所见甲状腺右叶。

声刀或者钳夹控制血管，喉返神经和甲状旁腺常规显露。

该技术的应用非常高效，手术时间和传统开放手术类似，而典型内镜手术需要2小时。Miccoli使用该技术出色地完成手术，平均甲状腺全切术手术时间为51.6分钟，所有患者住院一晚，有经验的内分泌医生实施手术并发症概率低：0.1%出血，1.3%神经麻痹，0.2%永久性甲状旁腺功能减退。该术式的缺点是需要第二个助手扶光纤视镜，学习曲线陡峭，无法处理大于20mL的甲状腺和大于Ⅰ期的微小癌。Miccoli基于5年的经验，将该术式用于11%的患者，其中46%成功行甲状腺全切。最常见的3种病理是滤泡状腺瘤（28.1%）、低危乳头状癌（27.4%）和多结节甲状腺肿（25.7%）。

Miccoli的成果异常出色并且手术学习曲线很陡峭，其他内分泌外科医生再现了他的成果。在意大利，Bellantone的团队在81分钟内完成了甲状腺全切术并改进了Miccoli的术式。Bellantone并没有使用充气手段，他使用颈浅丛神经阻滞局部麻醉。多位作者在随机对照研究中发现术后疼痛显著减轻[35-38]。此外，文献从患者数目、安全性、患者舒适度方面明确支持这一技术。

25.6.7 视频辅助颈外侧清扫术

Bellantone的团队将他们处理甲状腺癌经验推广到颈部淋巴结清扫的试验上。Lombardi报道了对2例患者进行的探索性研究，他使用视频辅助技术为甲状腺乳头状癌患者行颈外侧淋巴结清扫术[45]。传统颈外侧淋巴结清扫需要做一个较大的颈部横向切口，但Lombardi报道使用视频辅助技术，颈部切口仅为4cm。在该研究中，低危的甲状腺乳头状癌（T1~T2，M0，年龄 <45岁）伴有淋巴结侵犯的患者被选为手术对象，颈部做一长度小于4cm的高位切口后行甲状腺全切术。术中使用了5mm 30°的内镜以及一组改进自整形手术和耳鼻喉手术的低剖面器械。器械包括手术剪、压舌板、手术钳、板状的吸引器。组合运用双极电灼、超声刀、传统手术缝线。在以下解剖标志间的Ⅱ~Ⅴ组颈部淋巴结被切除。

- 前——胸锁乳突肌（SCM）内侧缘
- 内——颈动脉鞘
- 外——斜方肌前缘
- 后——前斜角肌和中斜角肌
- 上——二腹肌后腹
- 锁骨和锁骨下血管

在这项报道之前，Bellantone、Tanaka Ikeda和Miccoli都报道了中央组淋巴结清扫的病例[43,44,80,81]。

Lombardi等报道的使用视频辅助颈部清扫技术的病例手术结果不错，只额外增加了1小时，2例患者都没有出现低钙血症，1例患者术中辨认并控制了胸导管损伤。术后Tg水平均低于可测值，摄入了小剂量放射性碘，高分辨率超声下并没有发现病灶。探索性研究结果不错，并开拓了一条以谨慎态度来治疗恶性疾病的道路。在颈部淋巴结清扫中使用视频辅助技术有希望降低颈淋巴结改良根治术相关并发症。

25.7 未来展望

关于早期甲状腺肿瘤的治疗，目前已经有不少灵活和个性化的微创手术技术。微创淋巴结切除术的早期工作说明了这些技术也许能用于更高级别的甲状腺肿瘤。如果目前取出肿物的大小限制这个问题能被克服，那么更大的肿瘤就能通过小切口切除了。癌症监测的技术会不断进步，诊断的准确性将会使患者选择得以改善。在那之前，我们还会面临临床上不断增多的可疑结节。微创手术为担心疼痛、希望回去工作、要求美容效果的年轻患者提供了一个更加温和的选择，同时减少高级别肿瘤老年患者的手术并发症。灵活性好的小切口技术可能会成为开放式甲状腺手术的标准术式。局麻技术的使用使得住院时间缩短。最后，内镜技术和视频辅助技术为那些想要瘢痕和疼痛最小化的患者提供个性化选择。外科医生为掌握这些技术将面临学习曲线的挑战，会有更多文献以及更多有经验的内分泌外科医生分享他们的经验。

快速参考

1.微创手术患者选择标准：

- 甲状腺体积≤30mL
- 结节直径<3~4cm
- 肿瘤大小<1~2cm

2.微创手术排除标准：

- 再手术区域
- 中央组之外的淋巴结侵犯
- 甲状腺体积>30mL

3.内镜下甲状腺手术的指征：

- 甲状腺总体积<20~30mL
- T1 微小癌
- 年龄<50 岁
- 没有淋巴结侵
- 小结节，FNA 后性质无法确定

4.内镜下经颈入路：

- **操作孔位置**
  - –处理上极血管和暴露喉返神经的关键步骤
  - –1 组 4 个操作孔
  - –1 个 10mm 操作孔位于颈动脉外侧环状软骨水平
  - –2 个 3mm 操作孔，在 10mm 操作孔的内下方
  - –5mm 操作孔，位于中线，在 3mm 操作孔下方，用于超声刀
- **患者体位**
  - –仰卧位，颈部用肩垫伸展
  - –手臂塞在身体两侧
  - –肩膀略向脚端牵引
- **手术步骤**
  - –小的开放切口解剖分离甲状腺上极的外侧及后侧间隙
  - –直视下分离上极血管
  - –原切口放入 10mm 套管并荷包缝合固定
  - –中线上分离并拉开颈部束状肌。不要横断
  - –如果使用超声刀，至少离开喉返神经 5mm
  - –标本通过 10mm 操作孔移除

5.内镜下非经颈入路：

该术式还不是常规术式，大部分患者需要评估效益并评估肿瘤学状态

- **双腋–乳晕入路——BABA**
  - –1 组 4 个操作孔
    - ○ 5mm 操作孔，双腋各 1 个
    - ○ 12mm 操作孔，双侧乳晕周围各 1 个
- **经腋入路**
    - ○ 只能处理单叶病变
    - ○ “斗剑”器械干扰是一个问题

6. 小切口甲状腺切除术——MIT：

手术步骤

第一步：切开

- 在环状软骨附近，横切
- 利用天然皮肤皱褶
- 不要超过 2.5cm

第二步：甲状腺显露

- 用单极电凝横向分开颈阔肌
- 用电凝和钝性分离颈阔肌下皮瓣，向上到环状软骨，向下到锁骨
- 用电凝在中线分离颈部带状肌
- 从甲状腺表面分离肌纤维

第三步：上极解剖

- 拉钩上下牵引以显露甲状腺上极附属结构
- 避免横断或牵拉喉上神经的外支
- 用角钳从背侧分离位于气管及甲状腺之间的结缔组织，暴露其间的无血管平面
- 甲状腺将处于向上伸展的位置，该部分

甲状腺包含上极血管

- 血管应分离并分别结扎
- 此时可将甲状腺上极与结缔组织分离

第四步:上甲状旁腺

- 此时可将甲状腺上极翻出皮肤切口
- 向外侧牵拉并从背侧钝性分离以暴露颈动脉鞘
- 从外侧向上延展钝性分离切口,暴露上甲状旁腺,并从甲状腺上小心分离

第五步:暴露背侧甲状腺中部

- 向下延展钝性分离切口,暴露甲状腺外侧缘
- 用 Allis 钳钳夹甲状腺外侧缘, 并向外翻出皮肤切口
- 分别向外向内轻柔牵拉,暴露甲状腺中静脉、甲状腺下动脉、喉返神经
- 结扎并切断甲状腺中静脉,增加甲状腺活动范围;结扎位置应较高,避免损伤喉返神经
- 分离甲状腺下极的纤维结缔组织,增加甲状腺活动范围
- 背侧甲状腺中部和气管食管沟应充分暴露

第六步:分离喉返神经

- 应沿气管食管沟由右下向上仔细寻找喉返神经,直至找到其入喉点。该神经可能与甲状腺下静脉或甲状旁腺相交
- 辨认喉返神经的上端及下端并加以保护,此后可将甲状腺下动脉安全结扎,并分离甲状旁腺
- 直到神经完全显露才停用能量分离
- 应仔细分离喉返神经,并通过钳夹、缝合或按压的方式控制出血,直至神经全干暴露清晰
- 非返性喉返神经极为少见,其由外向内直至喉部肌肉

喉返神经可能与甲状腺中静脉或甲状腺下动脉相混淆,因此任何怀疑可能为喉返神经的结构均不能直接牵拉

- 通过平行分离其上和其下的组织结构,可以避开喉返神经
- 喉返神经在接近穿入肌肉时可能有分支,应妥善保护

第七步:下甲状旁腺

- 下甲状旁腺可能在第五或第六步中被发现,应小心与甲状腺分离
- 下甲状旁腺位置高度可变,也可能下降至胸腺,沿食管或气管下降,或在颈动脉下
- 如果已经可见至少 1~2 个甲状旁腺并加以保护,则辨认下甲状旁腺并无必要
- 若误操作导致甲状旁腺血管离断,可通过将甲状旁腺植入前臂或胸锁乳突肌解决

第八步:甲状腺分离

- 甲状腺可以通过离断周围结缔组织,从气管上切除。注意全程维持喉返神经可见
- 通过维持喉返神经全程可见,神经损伤基本可以避免
- 如果使用电凝、双极或超声刀,应维持距喉返神经 5mm 以上以避免热损伤
- 可向上向内牵拉甲状腺以将其离断
- 甲状腺叶切除术应去除峡部
- 重复第一步至第八步,切除另一侧叶
- 甲状腺可以整叶切除,或分两侧切除

第九步:后续处理

- 在术野 4 个象限妥善止血
- Valsalva 动作可能有助于在闭合切口前确定潜在出血点
- 最终应检查甲状旁腺完整性以及喉返神经完整性,尤其在其位置较差难以直视时

第十步:关闭伤口

- 颈部束状肌以可吸收线间断缝合 1~2 次,断端不对合,以使血液有流出渠道

- 颈阔肌以 3~4 次间断缝合关闭
- 皮肤边缘使用 5-0 Prolene 线皮下缝合，不打结
- 拉紧线端，使用皮肤黏着剂
- 待几小时内干燥后，Prolene 线应拆除，仅依靠皮肤黏合力维持。使用这种方法，瘢痕将很小

（王健　译　徐震纲　倪松　校）

参考文献

1. Mazzaferri, E.L., Jhiang, S.M.: Long-term impact of initial surgical and medical therapy on papillary and follicular thyroid cancer. Am. J. Med. **97**(5), 418–428 (1994)
2. Hay, I.D., et al.: Papillary thyroid carcinoma managed at the Mayo Clinic during six decades (1940-1999): temporal trends in initial therapy and long-term outcome in 2444 consecutively treated patients. World J. Surg. **26**(8), 879–885 (2002)
3. Schlumberger, M., et al.: Long-term results of treatment of 283 patients with lung and bone metastases from differentiated thyroid carcinoma. J. Clin. Endocrinol. Metab. **63**(4), 960–967 (1986)
4. Clark, O.H., et al.: Thyroid cancer: the case for total thyroidectomy. Eur. J. Cancer Clin. Oncol. **24**(2), 305–313 (1988)
5. DeGroot, L.J., et al.: Does the method of management of papillary thyroid carcinoma make a difference in outcome? World J. Surg. **18**(1), 123–130 (1994)
6. Grant, C.S., et al.: Local recurrence in papillary thyroid carcinoma: is extent of surgical resection important? Surgery **104**(6), 954–962 (1988)
7. Kjellman, P., et al.: Predictors of outcome in patients with papillary thyroid carcinoma. Eur. J. Surg. Oncol. **32**(3), 345–352 (2006)
8. Mittendorf, E.A., et al.: Followup of patients with papillary thyroid cancer: in search of the optimal algorithm. J. Am. Coll. Surg. **205**(2), 239–247 (2007)
9. Hodgson, N.C., Button, J., Solorzano, C.C.: Thyroid cancer: is the incidence still increasing? Ann. Surg. Oncol. **11**(12), 1093–1097 (2004)
10. Davies, L., Welch, H.G.: Increasing incidence of thyroid cancer in the United States, 1973-2002. JAMA **295**(18), 2164–2167 (2006)
11. D'Avanzo, A., et al.: Follicular thyroid carcinoma: histology and prognosis. Cancer **100**(6), 1123–1129 (2004)
12. Kushchayeva, Y., et al.: Comparison of clinical characteristics at diagnosis and during follow-up in 118 patients with Hurthle cell or follicular thyroid cancer. Am. J. Surg. **195**(4), 457–462 (2008)
13. Stojadinovic, A., et al.: Hurthle cell carcinoma: a 60-year experience. Ann. Surg. Oncol. **9**(2), 197–203 (2002)
14. Greene, F.L., American Joint Committee on Cancer., and American Cancer Society.: AJCC Staging Manual, 6th edn. Practice Guidelines in Oncology: Thyroid Carcinoma, vol. v.2.2007. 2002, xiv, 421 pp. Springer-Verlag, New York
15. United States Cancer Statistics: 1999–2003 Incidence and Mortality Web-based Report. 2007 8/23/2007]. www.cdc.gov/uscs. Accessed 23 Aug 2007
16. Thyroid Cancer Home Page - National Cancer Institute. 2007 8/23/2007]. www.cancer.gov/cancertopics/types/thyroid. Accessed 23 Aug 2007
17. Cooper, D.S., et al.: Management guidelines for patients with thyroid nodules and differentiated thyroid cancer. Thyroid **16**(2), 109–142 (2006)
18. Baskin, H.J., Duick, D.S.: The endocrinologists' view of ultrasound guidelines for fine needle aspiration. Thyroid **16**(3), 207–208 (2006)
19. Carmeci, C., et al.: Ultrasound-guided fine-needle aspiration biopsy of thyroid masses. Thyroid **8**(4), 283–289 (1998)
20. Papini, E., et al.: Risk of malignancy in nonpalpable thyroid nodules: predictive value of ultrasound and color-Doppler features. J. Clin. Endocrinol. Metab. **87**(5), 1941–1946 (2002)
21. Milas, M., et al.: The utility of peripheral thyrotropin mRNA in the diagnosis of follicular neoplasms and surveillance of thyroid cancers. Surgery **141**(2), 137–146 (2007). discussion 146
22. Wagner, K., et al.: Thyrotropin receptor/thyroglobulin messenger ribonucleic acid in peripheral blood and fine-needle aspiration cytology: diagnostic synergy for detecting thyroid cancer. J. Clin. Endocrinol. Metab. **90**(4), 1921–1924 (2005)
23. Karavitaki, N., et al.: Molecular staging using qualitative RT-PCR analysis detecting thyreoglobulin mRNA in the peripheral blood of patients with differentiated thyroid cancer after therapy. Anticancer Res. **25**(4), 3135–3142 (2005)
24. Russell, W.O., et al.: Thyroid Carcinoma. Classification, Intraglandular Dissemination, and Clinicopathological Study Based Upon Whole Organ Sections of 80 Glands. Cancer **16**, 1425–1460 (1963)
25. Noguchi, S., Noguchi, A., Murakami, N.: Papillary carcinoma of the thyroid. I. Developing pattern of metastasis. Cancer **26**(5), 1053–1060 (1970)
26. Chow, S.M., et al.: Local and regional control in patients with papillary thyroid carcinoma: specific indications of external radiotherapy and radioactive iodine according to T and N categories in AJCC 6th edition. Endocr. Relat. Cancer **13**(4), 1159–1172 (2006)
27. D'Avanzo, A., et al.: Prognostic scoring systems in patients with follicular thyroid cancer: a comparison of different staging systems in predicting the patient outcome. Thyroid **14**(6), 453–458 (2004)
28. Jukkola, A., et al.: Prognostic factors in differentiated thyroid carcinomas and their implications for current staging classifications. Endocr. Relat. Cancer **11**(3), 571–579 (2004)
29. Lo, C.Y., et al.: Optimizing the treatment of AMES high-risk papillary thyroid carcinoma. World J. Surg. **28**(11), 1103–1109 (2004)
30. Lo, C.Y., et al.: Follicular thyroid carcinoma: the role of histology and staging systems in predicting survival. Ann. Surg. **242**(5), 708–715 (2005)
31. Hundahl, S.A., et al.: Initial results from a prospective cohort study of 5583 cases of thyroid carcinoma treated in the united states during 1996. U.S. and German Thyroid Cancer Study Group. An American College of Surgeons Commission on Cancer Patient Care Evaluation study. Cancer **89**(1), 202–217 (2000)
32. Clark, O.H., Duh, Q.-Y., Kebebew, E.: Updates in Endocrine Surgery. In: Bewick C. (ed.) Facial Plastic Surgery Surgical Clinics of North America, vol. 84, xiv, 951 pp. W.B. Saunders Company, Philadelphia (2004)
33. Clark, O.H., Duh, Q.-Y., Kebebew, E.: Textbook of Endocrine

Surgery. 2nd edn, xx, 828 pp. W.B. Saunders, Philadelphia (2006)
34. Ikeda, Y., et al.: Are there significant benefits of minimally invasive endoscopic thyroidectomy? World J. Surg. **28**(11), 1075–1078 (2004)
35. Bellantone, R., et al.: Video-assisted vs conventional thyroid lobectomy: a randomized trial. Arch. Surg. **137**(3), 301–4 (2002). discussion 305
36. Hegazy, M.A., et al.: Minimally invasive video-assisted thyroidectomy for small follicular thyroid nodules. World J. Surg. **31**(9), 1743–1750 (2007)
37. Miccoli, P., et al.: Comparison between minimally invasive video-assisted thyroidectomy and conventional thyroidectomy: a prospective randomized study. Surgery **130**(6), 1039–1043 (2001)
38. Perigli, G., et al.: Clinical benefits of minimally invasive techniques in thyroid surgery. World J. Surg. **32**(1), 45–50 (2008)
39. Miccoli, P., et al.: Minimally invasive video-assisted thyroidectomy. Am. J. Surg. **181**(6), 567–570 (2001)
40. Huscher, C.S., et al.: Endoscopic right thyroid lobectomy. Surg. Endosc. **11**(8), 877 (1997)
41. Spanknebel, K., et al.: Thyroidectomy using local anesthesia: a report of 1, 025 cases over 16 years. J. Am. Coll. Surg. **201**(3), 375–385 (2005)
42. Choe, J.H., et al.: Endoscopic thyroidectomy using a new bilateral axillo-breast approach. World J. Surg. **31**(3), 601–6 (2007)
43. Bellantone, R., et al.: Central neck lymph node removal during minimally invasive video-assisted thyroidectomy for thyroid carcinoma: a feasible and safe procedure. J. Laparoendosc. Adv. Surg. Tech. A **12**(3), 181–185 (2002)
44. Ikeda, Y., et al.: Minimally invasive video-assisted thyroidectomy and lymphadenectomy for micropapillary carcinoma of the thyroid. J. Surg. Oncol. **80**(4), 218–221 (2002)
45. Lombardi, C.P., et al.: Minimally invasive video-assisted functional lateral neck dissection for metastatic papillary thyroid carcinoma. Am. J. Surg. **193**(1), 114–118 (2007)
46. Bellantone, R., et al.: Minimally invasive, totally gasless video-assisted thyroid lobectomy. Am. J. Surg. **177**(4), 342–343 (1999)
47. Chantawibul, S., Lokechareonlarp, S., Pokawatana, C.: Total video endoscopic thyroidectomy by an axillary approach. J. Laparoendosc. Adv. Surg. Tech. A **13**(5), 295–299 (2003)
48. Lombardi, C.P., et al.: Video-assisted thyroidectomy under local anesthesia. Am. J. Surg. **187**(4), 515–518 (2004)
49. Ruggieri, M., et al.: The minimally invasive open video-assisted approach in surgical thyroid diseases. BMC Surg. **5**, 9 (2005)
50. Ferzli, G.S., et al.: Minimally invasive, nonendoscopic thyroid surgery. J. Am. Coll. Surg. **192**(5), 665–668 (2001)
51. Brunaud, L., et al.: Open minimally invasive parathyroid and thyroid surgery. Ann. Chir. **131**(1), 62–67 (2006)
52. Cavicchi, O., et al.: Minimally invasive nonendoscopic thyroidectomy. Otolaryngol. Head Neck Surg. **135**(5), 744–747 (2006)
53. Dieter, R.A.: Minimally invasive nonendoscopic thyroid surgery. J. Am. Coll. Surg. **193**(5), 585 (2001)
54. Ng, W.T.: Minimally invasive surgery of the thyroid and parathyroid glands (Br J Surg 2006; 93: 1-2). Br. J. Surg. **93**(5), 641 (2006)
55. Ross, D.E.: Thyroidectomy using local anesthesia. Am. J. Surg. **80**(2), 211–215 (1950)
56. Inabnet, W.B., et al.: Safety of same day discharge in patients undergoing sutureless thyroidectomy: a comparison of local and general anesthesia. Thyroid **18**(1), 57–61 (2008)
57. Gagner, M., Inabnet 3rd, W.B.: Endoscopic thyroidectomy for solitary thyroid nodules. Thyroid **11**(2), 161–163 (2001)
58. Brunt, L.M., et al.: Experimental development of an endoscopic approach to neck exploration and parathyroidectomy. Surgery **122**(5), 893–901 (1997)
59. Gagner, M.: Endoscopic subtotal parathyroidectomy in patients with primary hyperparathyroidism. Br. J. Surg. **83**(6), 875 (1996)
60. Miccoli, P., et al.: Minimally invasive, video-assisted parathyroid surgery for primary hyperparathyroidism. J Endocrinol Invest **20**(7), 429–430 (1997)
61. Norman, J., Chheda, H.: Minimally invasive parathyroidectomy facilitated by intraoperative nuclear mapping. Surgery **122**(6), 998–1003 (1997). discussion 1003-4
62. Gagner, M., Inabnet 3rd, B.W., Biertho, L.: Endoscopic thyroidectomy for solitary nodules. Ann. Chir. **128**(10), 696–701 (2003)
63. Inabnet, W.B., Gagner, M.: Endoscopic thyroidectomy. J. Otolaryngol. **30**(1), 41–42 (2001)
64. Inabnet 3rd, W.B., Jacob, B.P., Gagner, M.: Minimally invasive endoscopic thyroidectomy by a cervical approach. Surg. Endosc. **17**(11), 1808–1811 (2003)
65. Ikeda, Y., et al.: Clinical benefits in endoscopic thyroidectomy by the axillary approach. J. Am. Coll. Surg. **196**(2), 189–195 (2003)
66. Duncan, T.D., et al.: Endoscopic transaxillary approach to the thyroid gland: our early experience. Surg. Endosc. **21**(12), 2166–2171 (2007)
67. Shimizu, K., et al.: Video-assisted neck surgery: endoscopic resection of thyroid tumors with a very minimal neck wound. J. Am. Coll. Surg. **188**(6), 697–703 (1999)
68. Shimazu, K., et al.: Endoscopic thyroid surgery through the axillo-bilateral-breast approach. Surg. Laparosc. Endosc. Percutan. Tech. **13**(3), 196–201 (2003)
69. Chung, Y.S., et al.: Endoscopic thyroidectomy for thyroid malignancies: comparison with conventional open thyroidectomy. World J. Surg. **31**(12), 2302–2306 (2007)
70. Ikeda, Y., et al.: Total endoscopic thyroidectomy: axillary or anterior chest approach. Biomed. Pharmacother. **56**(Suppl 1), 72s–78s (2002)
71. Ikeda, Y., et al.: Endoscopic total parathyroidectomy by the anterior chest approach for renal hyperparathyroidism. Surg. Endosc. **16**(2), 320–322 (2002)
72. Henry, J.F.: Minimally invasive surgery of the thyroid and parathyroid glands. Br. J. Surg. **93**(1), 1–2 (2006)
73. Ikeda, Y., et al.: Endoscopic thyroidectomy by the axillary approach. Surg. Endosc. **15**(11), 1362–1364 (2001)
74. Ohgami, M., et al.: Scarless endoscopic thyroidectomy: breast approach for better cosmesis. Surg. Laparosc. Endosc. Percutan. Tech. **10**(1), 1–4 (2000)
75. Shimizu, K.: Minimally invasive thyroid surgery. Best Pract. Res. Clin. Endocrinol. Metab. **15**(2), 123–137 (2001)
76. Shimizu, K., et al.: Video-assisted minimally invasive endoscopic thyroid surgery using a gasless neck skin lifting method–153 cases of benign thyroid tumors and applicability for large tumors. Biomed. Pharmacother. **56**(Suppl 1), 88s–91s (2002)
77. Yamashita, H., et al.: Video-assisted thyroid lobectomy through a small wound in the submandibular area. Am. J. Surg. **183**(3), 286–289 (2002)
78. Miccoli, P.: Minimally invasive surgery for thyroid and

parathyroid diseases. Surg. Endosc. **16**(1), 3–6 (2002)
79. Miccoli, P., et al.: Minimally invasive video-assisted thyroidectomy: five years of experience. J. Am. Coll. Surg. **199**(2), 243–248 (2004)
80. Kitagawa, W., et al.: Endoscopic neck surgery with lymph node dissection for papillary carcinoma of the thyroid using a totally gasless anterior neck skin lifting method. J. Am. Coll. Surg. **196**(6), 990–994 (2003)
81. Miccoli, P., et al.: Video assisted prophylactic thyroidectomy and central compartment nodes clearance in two RET gene mutation adult carriers. J. Endocrinol. Invest. **27**(6), 557–561 (2004)

第26章 甲状旁腺肿瘤

Paolo Miccoli, Gabriele Materazzi, Piero Berti

P. Miccoli(✉), G. Materazzi, and P. Berti
Department of Surgery, University of Pisa, Via Roma 67, 56100 Pisa, Italy
e-mail: pmiccoli@dc.med.unipi.it

26.1 引言

1904 年，首例无功能性甲状旁腺癌由 Quervain 报道。1933 年，首例功能性甲状旁腺癌由 Sainton 及 Mille 发表[1]。

甲状旁腺癌发病率极低，在美国，该病估计发病率约为每 10 万人中 0.015，估计患病率约为 0.005%[1]。

自 1974 年开始，高甲状旁腺素血症（HPT）的发病率逐年上升。自多通道自动分析仪发明以来，无症状人群中的 HPT 的诊断率有所上升[2]，不过相比其他造成 HPT 的良性疾病情况，甲状旁腺癌的发病率基本没有改变。然而，在进行高钙血症的生化筛查之后，甲状旁腺癌患者中轻症患者比例略有升高[2,3]。

据估计，在欧洲、美国以及日本，甲状旁腺癌导致的 HPT 占 0.017%~5.2%。多项研究显示，在原发性高甲状旁腺素血症（PHP）患者中，甲状旁腺癌的发病率约为 1%。然而，根据一项日本针对甲状旁腺疾病的全国性的调查结果，PHP 患者中甲状旁腺癌的发病率约为 5%[4]。原因尚未明确，可能是由于基因或环境因素影响导致的绝对升高，或由于轻症甲状旁腺癌患者的基数较大导致的相对升高。近期一项意大利的研究结果显示，因 HPT 而接受手术的患者中，5.2%均患有甲状旁腺癌[5]。

26.2 甲状旁腺癌的病因学以及风险因素

甲状旁腺癌的病因学目前尚未明确。其重要的风险因素之一是宫颈放疗史；然而，在有宫颈放疗史的患者中，仅仅有很少的甲状旁腺癌病例得到报道[6-9]。与此同时，9%~30%的良性 HPT 患者患有甲状旁腺癌。慢性肾衰竭伴继发性 HPT 也是甲状旁腺癌的风险因素[6,7]。

在多发性内分泌肿瘤 1 型（MEN 1）的家系以及常染色体显性家族性孤立性 HPT 的家系中曾有甲状旁腺癌病例[6]。遗传性高甲状旁腺血症-下颌肿瘤综合征（HPT-JT）与甲状旁腺癌患病率升高有关。在 HPT-JT 患者的生殖细胞系中，发现了 HRPT2 基因的失活突变现象，有证据显示这可能与散发性甲状旁腺癌的发病机制相关[10-12]。除此之外，3%的甲状旁腺癌患者的年龄小于 20 岁，这说明遗传因素可能对这种癌症有重要影响[1,6,7]。

26.3 分子生物学的发病机制

26.3.1 Cyclin D1/PRAD1

Cyclin D1，又名 PRAD1（甲状旁腺腺瘤 1）是一个位于 11 号染色体上的原癌基因，位于 11q13 条带。在 5%的甲状旁腺腺瘤中发现了 Cyclin D1 基因的染色体重排现象，包括控制甲状旁腺素基因的调节区域。除此之外，在 18%~40%的甲状旁腺腺瘤中，发现了 Cyclin D1 原癌蛋白的过表达现象[1,7,13]。

在甲状旁腺癌组织中，Cyclin D1 蛋白的过表达现象十分常见。很多作者曾报道位于 13q12~14 染色体区的等位基因删除现象，该区包含了 RB 基因和 BRCA2 基因。相关数据均支持一个结论：在 13 号染色体上存在一个与甲状旁腺癌的致癌机制紧密相关的抑癌基因[14,15]。

肿瘤组织特有的染色体改变情况显示与甲状旁腺癌致癌机制相关的原癌基因位点包括 1q、5q、9q、16p、19p 以及 Xq；而相关的抑癌基因位点包括 1p、3q、4q、13q 以及 21q[13,15,16]。值得注意的是，部分基因在甲状旁腺腺瘤组织中常丢失，然而在甲状旁腺癌中很少丢失。这一事实所支持的观点是：甲状旁腺癌更倾向于新发，而非在原有腺瘤基础上恶变[7]。

26.4 临床特征与辅助检查

甲状旁腺癌生长速度较慢，倾向于局部复发，且转移发生较晚。95%的甲状旁腺癌为分泌甲状旁腺素(PTH)的功能性肿瘤[7]。几乎全部的患者在就诊时就有症状，而这些症状主要是由于功能性肿瘤分泌过多PTH造成的，而非由于肿瘤浸润器官所致。患者性别比例为男:女=1:1。患者平均年龄为45岁。常见症状包括颈部可触肿物以及严重高钙血症的症状。在甲状旁腺癌患者中，约2/3患者的血清钙浓度>14mg/dL，与之相对，在良性HPT患者中仅有不到10%的患者血清钙浓度>14mg/dL。声音嘶哑以及复发性喉返神经麻痹较少见，然而一旦发现，则对甲状旁腺癌具有较强的指示意义[1]。甲状旁腺癌患者中，骨病的患病率远高于甲状旁腺腺瘤患者，并且≤70%的患者具有与钙吸收相关的症状，如骨质疏松及骨痛[17,18]。≤50%的患者在诊断时即同时具有肾脏及骨骼的症状[6]。与此相对，在原发性HPT患者中，同时具有肾脏相关症状及明显骨骼系统症状者极为少见[19]。

甲状旁腺癌患者中，贫血的发生较良性HPT患者更为常见(80%比10%)。其他实验室检查特征包括低磷酸盐血症、高钙尿症以及高磷酸尿症[6,7]。低镁血症、低钾血症以及高尿酸血症可见于部分病例[6]。

在功能性甲状旁腺癌中，全段甲状旁腺素(iPTH)水平升高常具有诊断意义，且升高的程度可能很极端(高于正常值上限3~10倍)[7,17]。

如果出现某些特定的临床症状，需高度怀疑甲状旁腺癌(表26.1)。

表 26.1 甲状旁腺癌的可疑临床表现[26]

高钙血症>14mg/dL
血清PTH高于2倍正常值上限
高钙血症合并颈部包块
高钙血症合并单侧声带麻痹
肾脏疾病与骨病同时发生，合并高血清PTH

26.5 组织学特征

甲状旁腺良性及恶性肿瘤的组织学区分并不明显[19]。甲状旁腺肿瘤相关的细胞类型包括主细胞、移行透明细胞以及混合细胞型，然而细胞类型并无明确预后意义。大体及镜下的浸润与恶性与否并无联系，而且与周围结构的粘连也并不能作为判定恶性的依据。一些常见的恶性肿瘤征象在甲状旁腺腺瘤中也时有出现，包括[20-22]：

- 致密纤维小梁
- 小梁样生长模式
- 核分裂象
- 包膜侵犯

包膜及血管侵犯与肿瘤复发具有最高的相关度[23]。

在一项针对286例患者的研究中，约80%的患者病理结果特征为高分化程度的甲状旁腺癌[24]。

与甲状旁腺腺瘤相比，甲状旁腺癌细胞中非整倍体DNA现象更加常见，而平均核DNA总量也较高。甲状旁腺癌患者中，非整倍体DNA现象与不良预后相关[25,27]。然而，非整倍体DNA现象在甲状旁腺腺瘤中过于常见，因此不可能用于区分甲状旁腺肿瘤的良恶性[27-29]。

总体来说，临床病史及术中病变观察和组织病理结果对于确诊甲状旁腺肿瘤同样重要。

26.6 诊断学特征

26.6.1 高分辨率超声以及彩色多普勒

高分辨率超声以及彩色多普勒颈部超声可用于探测肿瘤，测量肿瘤大小以及与周围结构关系，是强大的诊断工具。然而，超声结果的准确性高度依赖于操作者，且难以探测食管后、气管后以及纵隔区域的情况。电子计算机断层扫描(CT)、放射性核显像(铊/锝显像或甲氧异腈显像)以及 MRI 也是常用的影像学方法。

CT 扫描是探测原发肿瘤,探明其位置、大小以及转移等发展情况的最佳手段。应注意,没有一种影像学手段对于探查小肿瘤具有高于 50%的灵敏度[30-34]。

26.6.2 流式细胞学分析

应用流式细胞学分析可以确定非整倍体性、S 期(DNA 合成期)细胞分数、增殖指数等参数。然而,应用这些参数区分甲状旁腺腺瘤、甲状旁腺癌以及甲状旁腺增生的不同文献得到的结果互相冲突。在甲状旁腺癌组织中,可以发现人绒毛膜促性腺激素(hCG)α 亚基以及 β 亚基,而良性肿瘤中并无发现[19,35]。

26.6.3 静脉造影

静脉造影用于探测来自不同血管(甲状腺静脉、椎静脉、胸腺静脉、内乳静脉等)的全段甲状旁腺素水平,这一方法具有很高的灵敏度。单侧的 iPTH 浓度梯度提示单侧腺瘤或癌,而双侧浓度梯度提示弥漫性增生[35]。此方法耗时较长,但相对安全。

26.6.4 动脉血管造影

选择性或超选择性动脉造影需要操作人员有较高熟练度。若操作时将显影剂误注入甲状颈干的脊髓支或肋颈干,可能出现严重的神经系统并发症(如四肢瘫痪,严重者可致死)。非选择性动脉造影及静脉注射数字减影血管造影更为安全,但敏感性较差[35]。

简而言之,原发性高甲状旁腺素血症的诊断主要依赖于临床特征以及生化检验结果。肿瘤定位通过超声检查寻找可触性质硬肿物得以实现。术前不需要活检,同时良性以及恶性甲状旁腺肿瘤均为活检禁忌证[36]。

26.7 TNM 分期

由于美国癌症联合委员会/国际抗癌联合会(AJCC/UICC)迄今为止并未发布甲状旁腺癌的 TNM 分期系统,目前常用的是由 Shaha 和 Shah 所提出的分期系统(表 26.2)[37]。

26.8 手术治疗

26.8.1 手术的作用

手术是甲状旁腺癌唯一可能有效的治疗方法。在发生大面积局部侵犯或远处转移的可能性越小的时候行早期手术,是获得最佳预后的最重要的因素。因此,对于肿瘤的恶性本质,术前筛查和术中确认都是相当重要的。因为有报道提示甲

表 26.2 甲状旁腺癌的 TNM 分期

T	
T1	原发肿瘤直径<3cm
T2	原发肿瘤直径>3cm
T3	任何大小的原发肿瘤侵犯周围软组织
T4	中央区巨大病灶侵及气管、食管或甲状旁腺癌复发
N	
N0	无区域淋巴结转移
N1	有区域淋巴结转移
M	
M0	无远处转移
M1	有远处转移
分期	
Ⅰ期	T1N0M0
Ⅱ期	T2N0M0
Ⅲa 期	T3N0M0
Ⅲb 期	T4N0M0
Ⅲc 期	任何 T,N1,M0
Ⅳ期	任何 T,任何 N,M1

状旁腺癌可合并甲状旁腺腺瘤或增生，所以临床表现提示甲状旁腺癌的患者要确保术中完全探查所有的四个甲状旁腺[24]。

26.8.2 术中所见

甲状旁腺癌通常是固定、质硬如石、分叶的，而腺瘤较软、呈圆形或卵圆形、红棕色，由此可区分甲状腺癌与腺瘤。在大多数病例系列报道中，甲状旁腺癌的最大直径的中位值为 3.0~3.5cm，而良性腺瘤的最大直径的中位值约为 1.5cm[1]。将近50%的患者的恶性病变由致密的灰白色纤维包膜包绕，对邻近组织有过滤作用。与其他内分泌肿瘤一样，在组织病理学上对良性与恶性甲状腺肿瘤加以区分是比较困难的[1,7,35]。

包膜和血管的侵犯程度与肿瘤和转移有明确的相关性，被认为是甲状旁腺肿瘤恶性程度的单独特异性指标[35]。

26.8.3 甲状旁腺癌的手术策略

26.8.3.1 微创手术

内镜、视频辅助、放射引导以及近期出现的每一种微创性甲状旁腺切除技术，都是绝对禁忌的。传统的颈部切开手术被强烈推荐用于可疑的恶性甲状旁腺肿物的切除。

26.8.3.2 切除范围

打开中线后，如果大体病理提示恶性，应将肿瘤整体切除。切除范围包括患侧的甲状腺和峡部，以及所有局部粘连区域。应分离气管，切除肿瘤时不应损伤其被膜。

26.8.3.3 喉返神经受累

如果喉返神经受累，应将其切除，否则可能导致局部复发。

26.8.3.4 术中病理活检和冰冻切片的作用

术中不需行有或无冰冻切片的简单病理活检，因为其并不能区分良性和恶性病变，还有可能将恶性细胞播散种植到周围组织[17]。通常，外科医生可能只能通过大体的病理表现来判断病变的性质。

26.8.4 整体切除术的预后

90%行整体切除的患者能获得长期生存，局部复发率仅为 10%。反之，非完整切除的局部复发率高达 50%，疾病相关的死亡率为 46%[6,17,35]。

26.8.5 意外发现的甲状旁腺癌和手术

当术后早期基于病理结果确诊为恶性时，处理会变得比较困难。而甲状旁腺癌周围组织的组织学情况不明是一种尤其复杂的情况。如果大体病理提示甲状旁腺癌，后续病理显示病变是侵袭性的或者患者术后仍有高钙血症，是再次手术的指征。如果以上情况均未出现，但诊断是基于显微镜下的病理特点，常常不需要立即行二次手术。有这种情况的患者应密切观察，经常检测 PTH 和血钙水平[6,17]。预防性的颈部切开没有意义[34]。

26.8.6 甲状旁腺癌的复发和转移

甲状旁腺癌生长缓慢，转移发生较晚。早期转移是预后不良的因素。大多数转移往往发生在初次手术后的 2~3 年内。局部复发（30%）和颈部淋巴结转移（30%~40%）相当常见。远处转移通常累及肺部（20%~40%）[6,35]。其他部位如纵隔、骨骼、胸膜、心包和胰腺也可能受累。

甲状旁腺癌往往是惰性、无痛的，大多数患者死于代谢并发症而非疾病本身。甚至一个非常小的转移病灶就可能产生大量的 PTH，导致严重的高钙血症。对于反复发生高钙血症的患者,切除复发或残留的病灶可使病情明显缓解。再次手术之前应行病灶定位。^{201}铊-^{99m}锝扫描有助于颈部区域和纵隔的肿瘤定位。甲状旁腺的术中定位可依靠^{99m}锝-甲氧基异丁基异腈扫描,同时使用手持探针[31,32,35]。CT 扫描和 MRI 可作为超声的辅助,以评估颈部病变的进程,也能更具象地显示胸部或腹腔的远处转移。如果非侵入性的方法不能定位肿瘤,可行选择性静脉取血或动脉成像。

26.8.7 术后监测

密切的术后监测对发现骨饥饿综合征非常重要。骨饥饿综合征是由钙和磷沉积于骨所致,应以此作为手术成功的标志。应该预先考虑到可能发生的严重、持久的低钙血症,此时需要静脉使用大剂量钙剂和骨化三醇[34]。

26.9 系统性疗法

26.9.1 放疗

传统认为甲状旁腺癌对放疗不敏感,只有一些独立报道认为放疗存在长期控制的作用[35,38]。复发高危患者推荐的放疗剂量为 40~50Gy。放射野应:

- 包括肿瘤基底部
- 向上至舌骨
- 向下至锁骨
- 包括气管旁和甲状腺周围区域

放射靶区应包括所有颈部淋巴结,若有淋巴结受累,应包括纵隔上淋巴结。放疗对缓解转移病灶患者的症状有意义[9,38,39]。

26.9.2 化疗

因为甲状旁腺癌发病率很低,目前尚无有关其化疗的大型随机临床研究。使用各种化疗药物的经验仅限于的少数病例[35]。以下几种药物被证实无效[1,6,17,38]。

- 氮芥类
- 长春新碱+环磷酰胺+放线菌素 D
- 阿霉素+环磷酰胺+5-氟尿嘧啶
- 单用阿霉素

有报道显示雌激素和睾酮可达到部分和暂时的缓解[1]。一例肺部转移的患者对达卡巴嗪、5-氟尿嘧啶和环磷酰胺的治疗有反应,其 PTH 水平下降,血 Ca^{2+} 浓度正常化持续了 13 个月[1]。另一例患者对单用达卡巴嗪有反应,其血钙水平显著降低。MACC 方案(甲氨蝶呤、阿霉素、环磷酰胺和洛莫司汀)曾使一例大的纵隔占位和恶性胸膜渗液患者显著好转,并持续了 18 个月。另一例无功能癌患者对改良的 MACC 方案(用米托蒽醌替代阿霉素)有反应,疗效持续了 10.1 个月。在过去的数十年中,出现了许多具有新的作用机制和更少的副作用的新药。然而,目前尚无评估这些药物对甲状旁腺癌的效力的研究。因此,化疗对本病的意义尚未完全明确,仍需进一步调查研究[35]。

26.10 高钙血症的治疗

当临床发展到甲状旁腺癌广泛播散,外科手术不再有效时,预后通常很差[6]。此时的治疗目标在于控制高钙血症和其相关症状。治疗方法和其他原因导致的高钙血症相同,包括输注生理盐水、袢利尿剂,以及各种降钙药物如二磷酸盐、普卡霉素、降钙素和硝酸镓。最近有一种新开发的拟钙药物(NPS R568)可作为钙离子受体的变构调节剂[40,41]。其他药物如 WR-2721 和奥曲肽,已被用于一些病例的治疗[6,7]。Bradwell 等提出一种用人和牛的 PTH 肽进行免疫的抵抗高钙血症的新方法。T 细胞识别异体抗原(牛 PTH)并辅助 B 细胞产生抗自身 PTH 的抗体,抗体在 4 周后即可测得。根据 Bradwell 的描述,这种方法能快速改善症状,而且没有明显的不良反应[42]。

26.11 无功能癌

只有1.9%~5%的甲状旁腺癌是无功能的。缺乏HPT的原因可能是:

- 激素合成不足
- 激素分泌障碍或分泌减少
- 异常激素的合成

无功能癌的治疗方法与功能性癌相同,二者预后也类似,中位生存期为2年(9个月至5年)[6,7]。

26.12 结局和预后

甲状旁腺癌患者的预后差异较大。早期发现和初次手术性R0切除的患者预后最好。初次手术和首次复发的平均时间间隔约为3年,无复发生存率为30%。肿瘤一旦复发,几乎不能完全治愈。但是缓解症状的手术和(或)化疗能够延长生存期并提高生活质量。这样病例的5年总生存率约为50%,10年生存率为13%~49%[6,7,35]。

快速参考

1.整体切除,即R0切除,是强制的关键治疗步骤。

2.临床高度怀疑甲状旁腺癌时才行定位。

3.临床表现和手术时观察到的大体病理对于诊断甲状旁腺癌,与组织学发现同等重要。

4.PHP的诊断:临床与生化相结合。

5.诊断病变为癌的最重要的两点:

- 术前疑诊
- 术中识别病变的恶性特征

6.术前活检:

非必需,甚至是良性和恶性甲状旁腺肿瘤的禁忌。

7.传统认为甲状旁腺癌对放疗不敏感,化疗的使用也有限。

8.如果术前怀疑甲状旁腺癌,微创性甲状旁腺切除技术是完全禁忌。

9.切除范围:

患侧的甲状腺和峡部,所有局部粘连区域。

分离气管,避免损伤肿瘤被膜!

10.意外发现的甲状旁腺癌:

术中所见提示是癌,后续病理显示侵袭性,或者患者术后仍有高钙血症→再次开颈。

术中未见病理性特征,诊断是基于显微镜下的特点→并非必须立即再行手术。

(王健 译 徐震纲 倪松 校)

参考文献

1. Koea, J.B., Shaw, H.F.: Parathyroid cancer: biology and management. Surg. Oncol. **8**, 155–165 (1999)
2. Bilezikian, J.P., Silverberg, S.J.: Asymptomatic primary hyperparathyroidism. N Engl J. Med. **350**, 1746–1751 (2004)
3. Wermers, R.A., Khosla, S., Atkinson, E.J., Hodgson, S.F., O'Fallon, W.M., Melton III, J.: The rise and fall of primary hyperparathyroidism: a population based study in Rochester, Minnesota, 1965-1992. Ann. Intern. Med. **126**, 433–440 (1997)
4. Cordeiro, A.C., Montenegro, F.L., Kulcsar, M.A., Dellanegra, L.A., Tavares, M.R., Michaluart, P., et al.: Parathyroid carcinoma. Am. J. Surg. **175**, 52–55 (1998)
5. Dionisi, S., Minisola, S., Pepe, J., Geronimo, S.D., Paglia, F., Memeo, L.: Concurrent parathyroid adenomas and carcinoma in the setting of multiple endocrine neoplasia type 1: presentation as hypercalcemic crisis. Mayo Clin. Proc. **77**, 866–869 (2002)
6. Fraker, D.L.: Parathyroid tumors. In: DeVita Jr., V.T., Hellman, S., Rosenberg, S.A. (eds.) Cancer: Principles and Practice of Oncology, 6th edn, pp. 1763–1769. Lippincott Williams and Wilkins, Philadelphia (2001)
7. Shane, E., Bilezikian, J.P.: Parathyroid carcinoma: a review of 62 patients. Endocr. Rev. **3**, 218–226 (1982)
8. Christmas, T.J., Chapple, C.R., Noble, J.G., Milroy, E.J., Cowie, A.G.: Hyperparathyroidism after neck irradiation. Br. J. Surg. **75**, 873 (1988)
9. Chow, E., Tsang, R.W., Brierley, J.D., Filice, S.: Parathyroid carcinoma – The Princess Margret hospital experience. Int. J. Radiat. Oncol. Biol. Phys. **41**, 569–572 (1998)
10. Howell, V.M., Haven, C.J., Kahnoski, K., Khoo, S.K., Petillo, D., Chen, J., et al.: HRPT2 mutations are associated with malignancy in sporadic parathyroid tumors. J. Med. Genet. **40**, 657–663 (2003)

11. Weinstein, L.S., Simonds, W.F.: HRPT2, a marker of parathyroid cancer. N. Engl. J. Med. **349**, 1691–1692 (2003)
12. Shattuck, T.M., Valimaki, S., Obara, T., Gaz, R.D., Clark, O.H., Shoback, D., et al.: Somatic and germ-line mutations of the HRPT2 gene in sporadic parathyroid carcinoma. N Engl J. Med. **349**, 1722–1729 (2003)
13. Kytola, S., Farnebo, F., Obara, T., Isola, J., Grimelius, L., Farnebo, L.V., et al.: Patterns of chromosomal imbalances in parathyroid carcinomas. Am. J. Pathol. **157**, 579–586 (2000)
14. Cryns, V.L., Thor, A., Xu, H.J., Hu, S.X., Wierman, M.E., Vickery, A.L., et al.: Loss of the retinoblastoma tumor suppressor gene in parathyroid carcinoma. N. Engl. J. Med. **330**, 757–761 (1994)
15. Dotzenrath, C., Teh, B.T., Farnebo, F., Cupisti, K., Svensson, A., Toell, A., et al.: Allelic loss of the retinoblastoma tumor suppressor gene: a marker for aggressive parathyroid tumors? J. Clin. Endocrinol. Metab. **81**, 3194–3196 (1996)
16. Arnold, A., Kim, H.G., Gaz, R.D., Eddy, R.L., Fukushima, Y., Byers, M.G., et al.: Molecular cloning and chromosomal mapping of DNA rearranged with the parathyroid hormone gene in a parathyroid adenoma. J. Clin. Invest. **83**, 2034–2040 (1989)
17. Lafferty, F.W.: Primary hyperparathyroidism. Changing clinical spectrum, prevalence of hypertension, and discriminant analysis of laboratory tests. Arch. Intern. Med. **141**(13), 1761–1766 (1981)
18. Nikkilä, M.T., Saaristo, J.J., Koivula, T.A.: Clinical and biochemical features in primary hyperparathyroidism. Surgery **105**, 148–153 (1989)
19. Shane, E.: Clinical review 122: parathyroid carcinoma. J. Clin. Endocrinol. Metab. **86**(2), 485–493 (2001)
20. Schantz, A., Castleman, B.: Parathyroid carcinoma. A study of 70 cases. Cancer **31**(3), 600–605 (1973)
21. Levin, K.E., Galante, M., Clark, O.H.: Parathyroid carcinoma versus parathyroid adenoma in patients with profound hypercalcemia. Surgery **101**(6), 649–660 (1987)
22. Bondeson, L., Sandelin, K., Grimelius, L.: Histopathological variables and DNA cytometry in parathyroid carcinoma. Am. J. Surg. Pathol. **17**(8), 820–829 (1993)
23. Iacobone, M., Lumachi, F., Favia, G.: Up-to-date on parathyroid carcinoma: analysis of an experience of 19 cases. J. Surg. Oncol. **88**(4), 223–228 (2004)
24. Hundahl, S.A., Fleming, I.D., Fremgen, A.M., et al.: Two hundred eighty-six cases of parathyroid carcinoma treated in the U.S. between 1985–1995: a National Cancer Data Base Report. The American College of Surgeons Commission on Cancer and the American Cancer Society. Cancer **86**(3), 538–544 (1999)
25. Levin, K.E., Chew, K.L., Ljung, B.M., et al.: Deoxyribonucleic acid cytometry helps identify parathyroid carcinomas. J. Clin. Endocrinol. Metab. **67**(4), 779–784 (1988)
26. Obara, T., Fujimoto, Y.: Diagnosis and treatment of patients with parathyroid carcinoma: an update and review. World J. Surg. **15**(6), 738–744 (1991 Nov–Dec)
27. Sandelin, K., Auer, G., Bondeson, L., et al.: Prognostic factors in parathyroid cancer: a review of 95 cases. World J. Surg. **16**(4), 724–731 (1992 Jul–Aug)
28. Mallette, L.E.: DNA quantitation in the study of parathyroid lesions. A review. Am. J. Clin. Pathol. **98**(3), 305–311 (1992)
29. Obara, T., Okamoto, T., Kanbe, M., et al.: Functioning parathyroid carcinoma: clinicopathologic features and rational treatment. Semin. Surg. Oncol. **13**(2), 134–141 (1997 Mar–Apr)
30. Lumachi, F., Zucchetta, P., Varotto, S., Polistina, F., Favia, G., D'Amico, D.: Noninvasive localization procedures in ectopic hyperfunctioning parathyroid tumors. Endocr. Relat. Cancer **6**, 123–125 (1999)
31. Mariani, G., Gulec, S.A., Rubello, D., Boni, G., Puccini, M., Pelizzo, M.R., et al.: Preoperative localization and radioguided parathroid surgery. J. Nucl. Med. **44**, 1443–1458 (2003)
32. Johnston, L.B., Carroll, M.J., Britton, K.E., Lowe, D.G., Shand, W., Besser, G.M., et al.: The accuracy of parathyroid gland localization in primary hyperparathyroidism using sestamibi radionuclide imaging. J. Clin. Endocrinol. Metab. **81**, 346–352 (1996)
33. Lumachi, F., Tregnaghi, A., Zucchetta, P., Marzola, M.C., Cecchin, D., Marchesi, P., et al.: Technetium-99 m sestamibi scintigraphy and helical CT together in patients with primary hyperparathyroidism: a prospective clinical study. Br. J. Radiol. **77**, 100–103 (2004)
34. Even-Sapir, E., Keidar, Z., Sachs, J., Engel, A., Bettman, L., Gaitini, D., et al.: The new technology of combined transmission and emission tomography in evaluation of endocrine neoplasms. J. Nucl. Med. **42**, 998–1004 (2001)
35. Kvols, L.K.: Neoplasms of the diffuse endocrine system. In: Kufe, D.W., Pollock, R.E., Weichselbaum, R.R., Bast, R.C., Holland, J.F., Frei, E. (eds.) Cancer Medicine, 6th edn, pp. 1295–1299. BC Decker, Hamilton (2003)
36. Spinelli, C., Bonadio, A.G., Berti, P., Materazzi, G., Miccoli, P.: Cutaneous spreading of parathyroid carcinoma after fine needle aspiration cytology. J. Endocrinol. Invest. **23**(4), 255–257 (2000 Apr)
37. Shaha, A.R., Shah, J.P.: Parathyroid carcinoma. A diagnostic and therapeutic challenge. Cancer **86**, 378–380 (1999)
38. Clayman, G.L., Gonzalez, H.E., El-Naggar, A., Vassilopoulou-Sellin, R.: Parathyroid carcinoma: evaluation and interdisciplinary management. Cancer **100**, 900–905 (2004)
39. Munson, N.D., Foote, R.L., Northcutt, R.C., Tiegs, R.D., Fitzpatrick, L.A., Grant, C.S., et al.: Parathyroid carcinoma: is there a role for adjuvant radiation therapy? Cancer **98**, 2378–2384 (2003)
40. Collins, M.T., Skarulis, M.C., Bilezikian, J.P., Silverberg, S.J., Spiegel, A.M., Mark, S.J.: Treatment of hypercalcemia secondary to parathyroid carcinoma with a novel Calcimimetic agent. J. Clin. Endocrinol. Metab. **33**, 1083–1088 (1998)
41. Cohen, A., Silverberg, S.: Calcimimetics: therapeutic potential in hyperparathyroidism. Curr. Opin. Pharmacol. **2**, 734–739 (2003)
42. Bradwell, A.R., Harvey, T.C.: Control of hypercalcemia of parathyroid carcinoma by immunization. Lancet **353**, 370–373 (1999)

第 27 章

胰腺癌：肿瘤分期及胰体尾切除术

Vivian E. Strong, Joshua Carson, Peter J. Allen

V.E. Strong(✉)
Division of Gastric and Mixed tumors, Memorial Sloan-Kettering Cancer Center, 1275 York Avenue, New York, NY 10065, USA
e-mail: strongv@mskcc.org

J. Carson
Memorial Sloan-Kettering Cancer Center, 1275 York Avenue, New York, NY 10065, USA

P.J. Allen
Division of Hepato-Pancreato-Biliary Surgery, Memorial Sloan-Kettering Cancer Center, 1275 York Avenue, New York, NY 10065, USA
e-mail: allenp@mskcc.org

27.1 腹腔镜在胰腺癌的诊断性应用

27.1.1 腹腔镜分期

27.1.1.1 历史回顾

胰腺癌腹腔镜分期虽被认为是近年来的技术性创新，但实际上该技术的历史可以追溯至百年之前。1911 年，Bernheim 报道了首次尝试膀胱镜检查胰腺癌患者腹腔[1]。虽然是比较原始的尝试，但事实上确实是肿瘤分期的需要促进了腹腔镜技术的临床应用。伴随纤维光学技术和气腹技术的发展，以及腹腔镜手术技术的提高，腹腔镜分期迅速成为 20 世纪 80 年代欧洲胰腺癌的标准检查手段。尽管之后高分辨率影像技术的出现使无创检查成为主流，但是人们发现最先进的扫描技术在诊断胰腺癌转移方面仍显不足。于是，腹腔镜肿瘤分期重新成为关注的焦点。

27.1.1.2 腹腔镜分期的研究背景

和所有检查一样，腹腔镜在肿瘤分期中的作用和效果取决于胰腺癌分期现状。目前，所有疑似胰腺癌患者都建议进行腹部增强 CT 检查，最好采用胰腺专用扫描模式。CT 技术的快速发展使 CT 在胰腺癌分期中显示了其特有的应用价值。动态薄层 CT、螺旋 CT、多层螺旋 CT 及三维重建技术已经取代常规 CT 扫描，明显提高胰腺癌远处转移及血管浸润的检出水平。Velanovich 等和 Prokesch 等发现，尽管常规 CT 准确鉴别胰腺癌局部及远处转移的敏感性和特异性分别为 45%和 92%，但是单用多层螺旋 CT 的敏感性却可以达到 86%[2,3]。

因此，根据影像结果，胰腺癌分为三类。

1. 影像学证实远处转移。
2. 局部晚期病变，无远处转移。
3. 仅发现局部病变。

除非无法获取转移病灶病理，由于Ⅳ期病变，腹腔镜分期很少用于第一种情况。后两种情况的处理则较为复杂。

27.1.1.3 不可切除胰腺癌的腹腔镜分期

传统意义上，腹腔镜分期的目的是在正式手术开始前明确肿瘤能否切除。然而，在某些医疗中心，局部晚期病例也纳入了腹腔镜分期指征，以便对参加临床试验的无法手术病例准确分期。支持者认为，腹腔镜诊断肿瘤转移敏感性高，提高了以不可切除胰腺癌作为试验对象的临床研究的准确性，避免隐匿转移病例接受不必要的治疗和手术风险[4]。此外，对伴有严重疼痛的病例，腹腔镜探查手术还可同时完成腹腔神经丛阻断，缓解疼痛[5]。

27.1.1.4 术前影像判断为可切除胰腺癌的腹腔镜分期

腹腔镜分期主要用于术前影像判断可切除的胰腺癌病例，同时也存在诸多争议，其可用于筛选可手术切除患者，以避免不必要的开腹手术。对于准备行根治性切除的病例，术前分期是为了排除腹腔内未发现的转移灶。尽管高分辨率螺旋 CT 已经极大提高了影像学诊断转移及局部进展期疾病的敏感性，但仍有相当数量的影像判断可切除患者最终无法手术切除。这可能与扫描技术及阅片质量有关。2004 年，Shoup 等的研究显示，100 例影像学诊断局部进展期胰腺癌患者接受腹腔镜探查，37%的患者发现远处转移。腹腔镜提高了疾病诊断的准确性，帮助这些病例接受了更适合的微创治疗[4]。腹腔镜探查重新分期提高了临床研究的质量，也为患者提供了恰当的治疗，最终获得最佳的总体治疗效果。此外，还减少了单纯探查手术的一些问题，如延后其他治疗，可能的切口感染、切口疝等手术并发症，以及姑息手术带给患者的失落感。

27.1.1.5 腹腔镜分期的准确性

通过与标准术前检查比较，有利于明确腹腔镜分期的临床实用性。现代影像技术判断不可切除病变的特异性较高，例如，很少应用腹腔镜证实病灶的不可切除性。然而，以开放手术作为金标准，则CT分期的敏感性并不令人满意。假阴性取决于影像设备分辨率，即使采用高分辨率螺旋增强CT，不可切除病变术前影像检查的敏感性最多只能达到95%[6-8]。虽然联用其他辅助检查能够进一步提高敏感性，如超声内镜，但是仍有较高的假阴性率。研究显示，由于腹腔镜能够发现更多的隐匿转移或局部浸润，导致多达25%~40%术前影像评估认为可切除的病例实际上为不可切除[9-20]。对于这些不可切除病变的患者，腹腔镜重分期避免了不必要的开腹探查。值得注意的是，腹腔镜分期也有假阴性率，使得腹腔镜认为可切除的病例最终经开腹手术无法切除病变。

27.1.1.6 腹腔镜分期的有效性

通过谨慎的患者筛选，尽可能探查出不可切除病例，可以进一步扩大腹腔镜的适应证。例如，Jimenz等报道胰体或胰尾肿瘤影像学诊断隐匿转移的风险是胰头肿瘤的2倍[10]。然而，在另一项关于局部晚期胰腺癌的类似研究中，并未发现肿瘤部位与隐匿转移的相关性[4]。血清肿瘤标志物在分期中也具有一定价值，CA19-9<100U/mL的患者隐匿转移风险极低[21]。不应该低估术前谨慎选择手术适应证的价值。性价比分析显示，不进行仔细的术前评价，腹腔镜分期检查将增加手术时间和花费[10]。

27.1.1.7 适用人群

术前分期的适用人群很大程度上取决于患者就诊的医疗中心和诊疗水平。在三级医学中心，患者往往已经进行充分检查，同时又希望接受更积极的治疗方案时，对于转移风险高的远端肿瘤，更倾向于不采取术前腹腔镜检查。而在社区医学中心，患者还未做深入检查的情况下，可以更灵活地使用腹腔镜探查，避免无意义的开腹手术。

27.1.1.8 争议焦点

除了腹腔镜检查的性价比问题，对于腹腔镜用于胰腺癌分期还存有两种质疑，这两种质疑在近期研究中都缺乏可信背景。早期病例报道曾提到穿刺点肿瘤种植的风险[22]，导致很多临床医生不愿对胰腺癌患者进行腹腔镜检查。实际上，当前研究显示穿刺点肿瘤种植的比例极低，其更可能与晚期肿瘤的腹膜转移相关[23]。另一种观点认为，不可切除病例通常要进行预防性的胆道引流术，往往需要在开腹手术中才能完成。后续研究表明，内镜下放置胆道支架对于需要行干预治疗的患者是一种更有效的微创手段。

27.1.1.9 腹腔镜分期的复杂程序

前文提到许多反对胰腺癌腹腔镜检查的观点，胰腺癌腹腔镜检查标准尚未达成共识。但是，判断检查手段是否实用的基本原则还是可以帮助我们认识这一问题。最终，所有医疗中心都要关注一个问题，即腹腔镜检查是否会改变胰腺癌的诊疗流程。因此，在考虑行腹腔镜检查之前，我们应该明确两点：

1. 如果检查结果阴性，患者倾向于选择何种治疗方案？

2. 腹腔镜探查结果阳性的概率是多少？

仔细考虑上述两点，同时权衡考虑腹腔镜检查的费用，将会对不同情况下使用诊断性腹腔镜技术有一个合理评估。

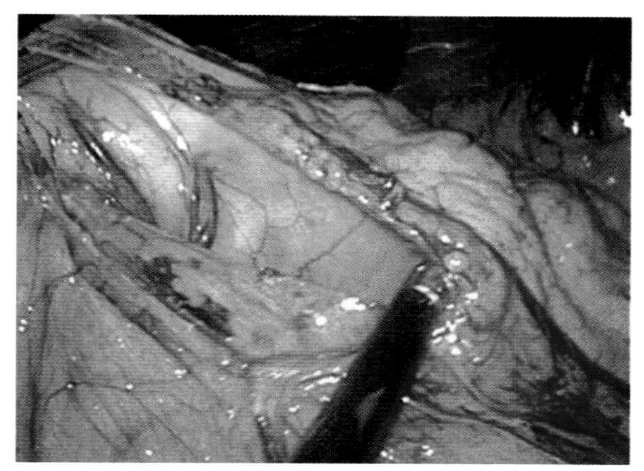

图 27.3　切断胃结肠韧带，进入网膜囊的胃壁后方间隙。

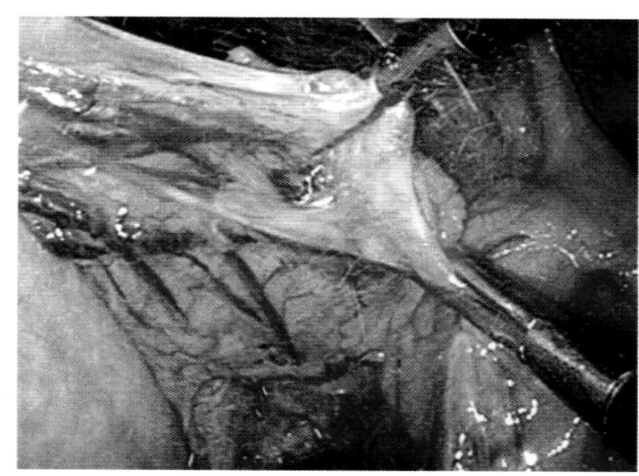

图 27.4　结扎胃短血管，充分暴露左侧网膜囊。

游离（图 27.6），使用烧灼装置，如 Sonosurg™ 或超声刀结扎所有胰周血管分支。分离至胰尾后，完整显露胰尾后方。这时从胰腺前、后方均可显露脾血管，待脾血管与胰腺实质完全分离后，使用 Endo GIA 闭合器将脾脏动脉和静脉单独或一起闭合（图 27.7）。如果准备保留脾脏，则沿脾动脉和静脉处理胰周血管，完全游离胰尾部。使用 Endo GIA 闭合器（蓝色或绿色钉仓）和 Seamguard™ 切断胰腺（图 27.8 和图 27.9）。标本置于内镜取物袋中，经稍扩大的左侧锁骨中线穿刺孔取出。术后通常不放置 Jackson-Pratt 引流（图 27.10）。

27.2.2 非常规胰腺切除手术

27.2.2.1 胰腺中段切除术

腹腔镜胰体尾切除术和腹腔镜病灶摘除术的适应证与开腹手术相似。腹腔镜胰体尾切除术适用

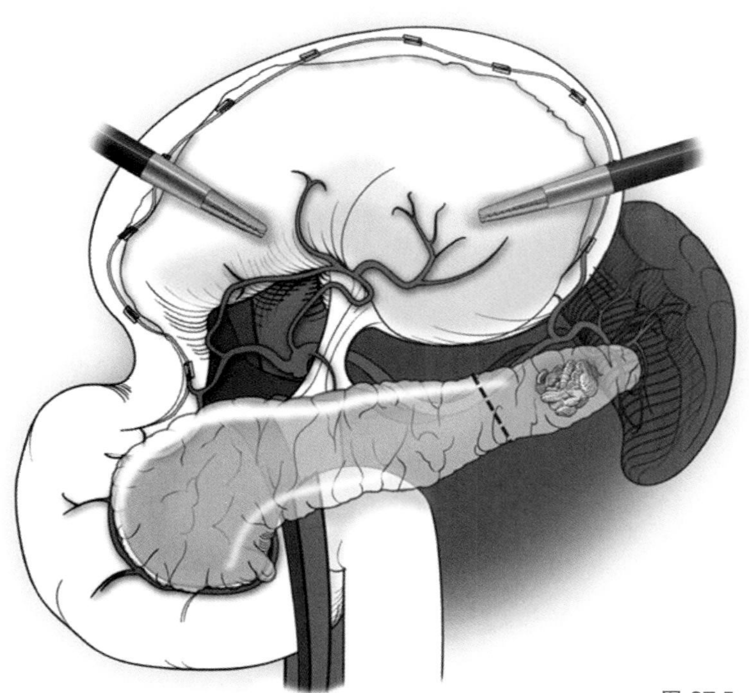

图 27.5　切断胃结肠韧带，进入网膜囊，结扎胃短血管。

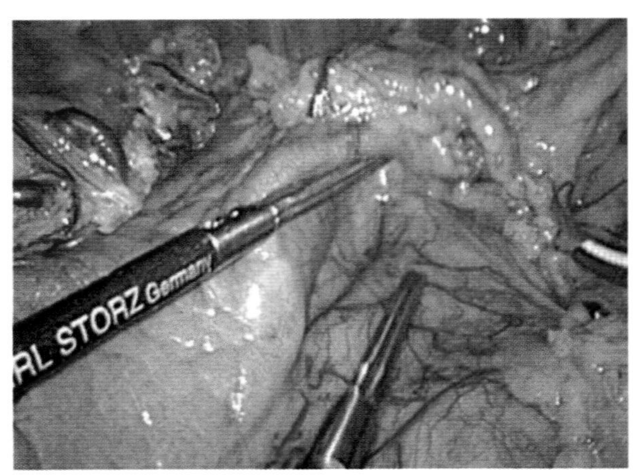

图 27.6 胰腺下缘及腹膜后结构示意图。

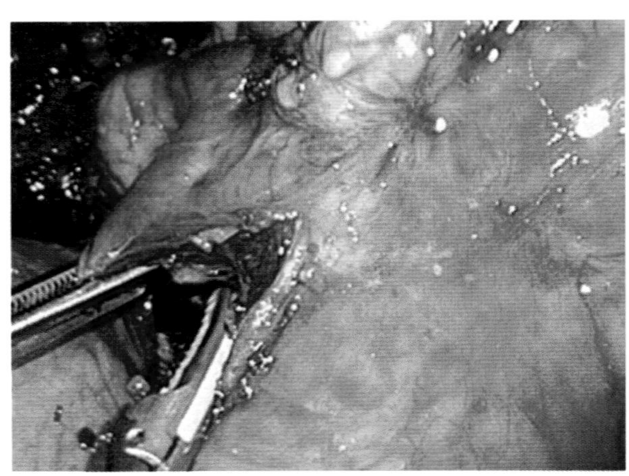

图 27.7 从胰腺上缘分离脾血管，建立闭合窗。

于胰腺远端病变。胰腺中段切除术也有报道[26-28]；保留远端胰腺必须与理论上的风险相权衡，如延长手术时间及吻合失败。如果残留胰腺可以维持良好的内外分泌功能，是否保留远端胰腺尚需大量临床证据的支持。

27.2.2.2 胰腺病变摘除术

如果技术可行，医生一般倾向于选择胰腺病变摘除术以尽可能多的保留组织，减少损伤。虽然理论上摘除手术损伤更小，但是研究显示摘除术与胰体尾切除术的并发症率相当[29-31]。当然，病灶离近端越近，摘除术的优势就越大。然而，为保证手术安全，术者必须确保病灶未侵犯胰管，且为良性或低度恶性占位(表 27.1)。

27.2.3 保脾手术

1913 年，Mayo 报道了首例胰体尾切除术，术中同时行脾脏切除术[32]。1943 年，Mallet-Guy 及

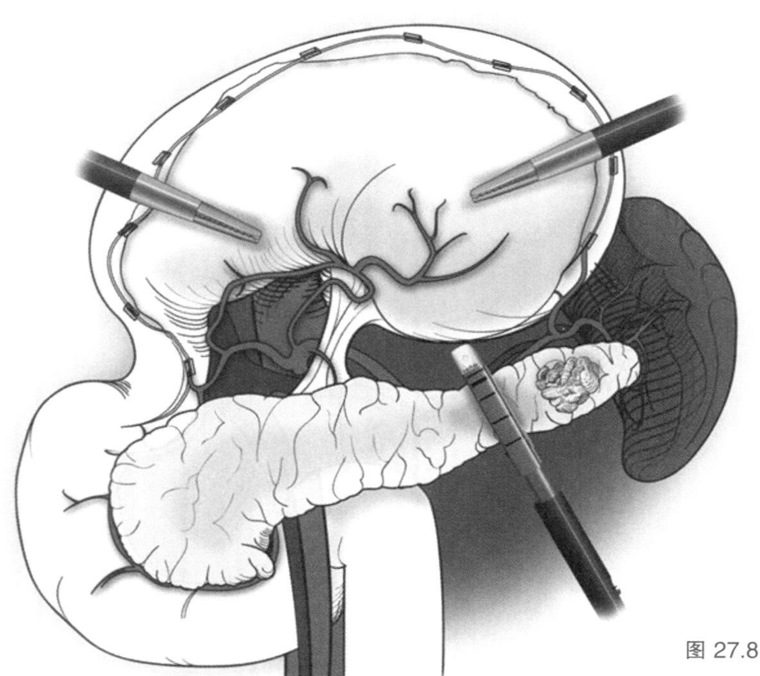

图 27.8 Endo GIA 闭合器拟离断胰腺位置。

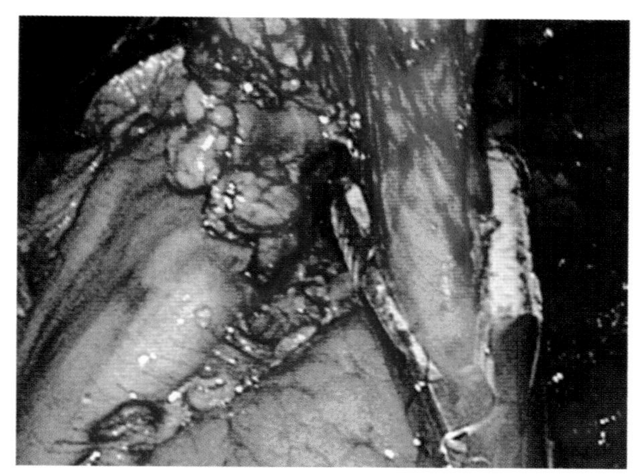

图 27.9　完全游离胰尾部,以备闭合离断。

Vachon 第一次介绍了保留脾脏的胰体尾切除术[33]。该文详述了保留脾动脉和静脉的方法,但技术过于复杂,难以实现。1988 年,Warshaw 证明切断脾动脉和静脉后,单纯依赖胃短血管保持脾脏灌注是可行的,保脾手术变得简单、容易[34,35]。20 世纪 90 年代后期,Brennan 及 Shoup 认为该法同样适用于胰腺低度恶性肿瘤的手术切除,提高围术期效果,不影响无病生存期。虽然有些学者仍提倡切除脾脏,但是脾脏切除术并不是标准肿瘤治疗的必需[36]。我所在的医学中心,除非肿瘤侵犯脾脏,否则腹腔镜胰体尾切除术都会尽量保留脾脏。文献提示,保脾失败是腹腔镜胰腺手术中转开腹的最常见原因之一。

27.2.4 特殊病理类型肿瘤的腹腔镜切除手术

27.2.4.1 神经内分泌肿瘤

神经内分泌肿瘤是腹腔镜胰腺切除手术的最常见的适应证。这类肿瘤通常不需要淋巴结扩大清扫,且在肿瘤早期多伴有临床症状,适合腹腔镜手术切除。

大量文献报道显示,腹腔镜胰岛素瘤摘除术后预后较好。这些病变大都为良性,术后症状改善明显,复发罕见(非 MEN 综合征)。若病变与胰管距离足够,由于胰瘘的风险降低,病灶摘除术要优于胰体尾切除术。然而,如果病变位于胰腺远端,证明不可行摘除术,腹腔镜下可成功切除。

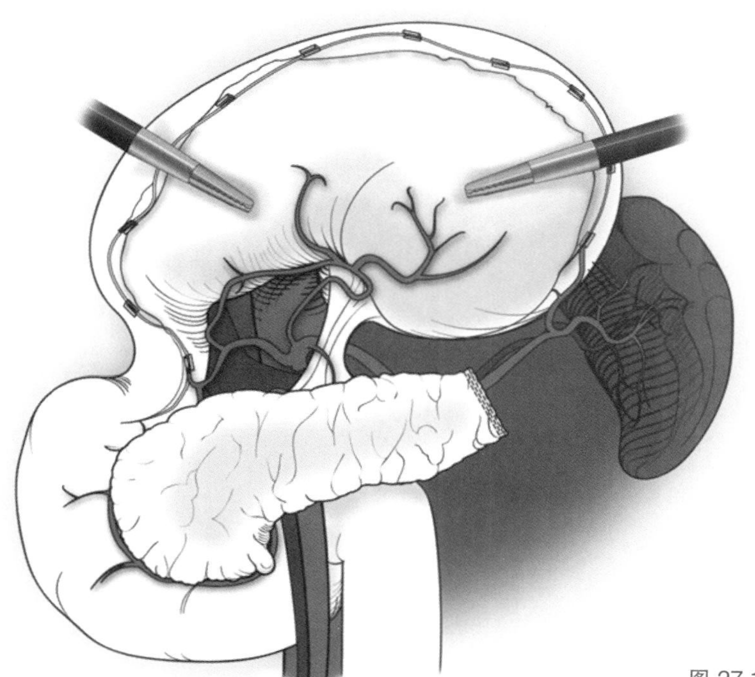

图 27.10　标本取出后术野(保留脾脏)。

表 27.1 腹腔镜胰体尾切除术和病变摘除术文献汇总(n>9):临床病理因素、适应证及术式

	患者,n(男)	年龄(岁)	诊断(n)	术式(n)	保脾胰体尾切除术,n(%)	手助腹腔镜,n(%)	估计出血量	中转开腹
Pierce 等,2007	22	56.3 ± 15	囊肿(1),胰高血糖素瘤(1),胃泌素瘤(2),胰岛素瘤(3),转移(2),黏液性肿瘤(4),无功能神经内分泌肿瘤(3),囊腺瘤(6)	腹腔镜胰体尾切除术(18),腹腔镜摘除术(4)		4	244 ± 516	1
Giger 等,2006	15		浆液性囊腺瘤(1),假性囊肿(2),神经内分泌肿瘤(11)	腹腔镜胰体尾切除术(6),腹腔镜摘除术(3)				6
Toniato 等,2006	12		胰岛素瘤(12)	腹腔镜胰体尾切除术(7),腹腔镜摘除术(4)	5			
Root 等,2005	11		神经内分泌肿瘤(7),未明确(1),囊性肿瘤(3)	腹腔镜胰体尾切除术(8),腹腔镜摘除术(3)	4(43%)	2		1
Mabrut 等,2005	122	52(8~80)	良性(87%),恶性(13%)	腹腔镜胰体尾切除术(98),腹腔镜摘除术(24)	61/98(62%)	6(5%)	<300mL	17(41%)
Ayav 等,2005	34	48(20~77)	胰岛素瘤(34)	腹腔镜胰体尾切除术(15),腹腔镜摘除术(19)	12/15(80%)	0	NA	10(29%)
Dulucq 等,2002	21(6)	58 ± 12	神经内分泌肿瘤(1),囊腺瘤(12),假乳头状瘤(1),淋巴管瘤(1),胰腺囊肿(3),腺癌(3)	腹腔镜胰体尾切除术(21)	16/21(76%)	0	162	1(5%)
Lebedyvev 等,2004	12(3)	59	神经内分泌肿瘤(2),囊腺瘤(6),腺癌(2)	腹腔镜胰体尾切除术(12)	7/12(58%)	0	NA	
Fernandez-Cruz 等,2005	13(1)	40(22~66)	散发胰岛素瘤(11),多发胰岛素瘤(2)	腹腔镜胰体尾切除术(5),腹腔镜摘除术(8)	5/5(100)	0	胰体尾切除:360;摘除术:200	3(25%) 1(8%)
Edwin 等,2004	27	56(21~81)	神经内分泌肿瘤(14),囊腺瘤(2),腺癌(4),其他(7)	腹腔镜胰体尾切除术(20),腹腔镜摘除术(7)	5/20(25%)	1(4%)	胰体尾切除术:400;摘除术:100	4(15%)

(待续)

表 27.1 （续）

	患者,n(男)	年龄(岁)	诊断(n)	术式(n)	保脾胰体尾切除术,n(%)	手助腹腔镜,n(%)	估计出血量
Shimizu 等,2004	11(6)	胰体尾切除:44~68,摘除术:51~65	神经内分泌肿瘤(4),非神经内分泌肿瘤(2),囊腺瘤(2),胰腺囊肿(3)	腹腔镜胰体尾切除术(9),腹腔镜摘除术(2)	2/9(22%)	0	胰体尾切除术:213±227;摘除术:75±35
Fernandez-Cruz 等,2004	19(2)	55(34~70)	囊腺瘤(17),交界性黏液性囊腺瘤(1)	腹腔镜胰体尾切除术(19)	11/19(58%)	0	400±210
Fabre 等,2002	13(2)	60(32~85)	神经内分泌肿瘤(1),囊性肿瘤(6),胰腺囊肿(9),腺癌(1)	腹腔镜胰体尾切除术(13)	10/13(77%)		NA
Park 和 Heniford,2002	25(9)	46(36~73)	神经内分泌肿瘤(9),囊腺瘤(6),胰腺囊肿(4),单纯囊肿(4),其他(2)	腹腔镜胰体尾切除术(23),腹腔镜摘除术(2)	12/23(52%)	2(8%)	274
Fernandez-Cruz 等,2002	18(3)	53(25~72)	神经内分泌肿瘤(10),囊性肿瘤(8)	腹腔镜胰体尾切除术(13),腹腔镜摘除术(5)	12/13(92%)	0	胰体尾切除术:515;摘除术 200
Patterson 等,2001	19(6)	53(22~83)	神经内分泌肿瘤 (7),良性囊性病变(9),腺癌(2),施万细胞瘤(1)	腹腔镜胰体尾切除术(15),腹腔镜摘除术(4)	3/15(20%)	1(5%)	200
Berends 等,2000	10(2)	42(16~72)	胰岛素瘤(10)	腹腔镜胰体尾切除术(1),腹腔镜摘除术(9)	NA	0	<100
Cuschieri 和 Jakimowicz,1998	13	49(38~66)	神经内分泌肿瘤(6),囊腺瘤(1),胰腺囊肿(7)	腹腔镜胰体尾切除术(9),腹腔镜摘除术(3),不明(1)	0	0	400
Gagner 和 Pomp 等,1997	13(6)	46.5(27~75)	神经内分泌肿瘤(9),胰腺囊肿(1),囊腺癌(1),非神经内分泌肿瘤(2)	腹腔镜胰体尾切除术(9),腹腔镜摘除术(4)	NA	0	NA

NA,无数据

在某些病例中,为排除多发肿瘤,建议行术中超声检查[37]。即使患者无 MEN 表现,多发胰腺占位也不少见,鉴于手术主要目的是解除肿瘤伴随症状,如果不能切除第二个功能性病灶,则意味着治疗失败。

腹腔镜手术同样适于治疗其他内分泌肿瘤。胃泌素瘤、VIP 肿瘤、胰高血糖素瘤及多肽瘤的腹腔镜切除均取得良好效果[37]。这些肿瘤恶性比例高,更可能发生腹腔镜中转开腹。对于可疑的低度恶性肿瘤,要遵守无瘤原则,标本置于保护性标本袋中取出。如果怀疑病变恶性风险高,如胃泌素瘤或胰高血糖素瘤,应扩大切除范围,首选胰体尾切除术,包括足够的切缘,术中冰冻病理检查确保切缘阴性。MEN 患者通常需要行扩大切除术。有时,尽管在术前及术中进行了详细的检查,仍可能会遗漏病灶,应充分告知患者及家属。

27.2.4.2 胰腺囊性病变

腹腔镜手术在胰腺囊性病变的治疗中发挥着重要作用。随着影像技术的进步,胰腺囊性病变的检出率越来越高,其治疗也愈来愈有挑战性。黏液性病变都具有恶变潜能,如导管内乳头状黏液瘤(IPMN)及黏液性囊腺瘤,但恶变所需时间并不清楚[38]。浆液性囊腺瘤为良性病变,除非体积增大产生临床症状,否则无需手术切除。虽然部分医学中心建议常规切除所有胰腺囊肿[39-41]。然而,包括我所在中心在内的一些机构则建议选择性手术切除[42-44],对于实性成分少且囊肿直径小的病变可以采取影像学观察,对于怀疑黏液性病变、>3cm 的病灶再考虑手术切除。胰管受累或怀疑恶性时建议行胰体尾切除术。文献报道,腹腔镜胰体尾切除术适合治疗上述两种情况,预后均较好[45-50]。此外,腹腔镜胰体尾切除术还成功应用于胰腺黏液性及浆液性囊肿的治疗[38,46,47,51,52]。

27.3 治疗现状

近十年,多数医学中心都已成功开展腹腔镜胰腺部分切除术。由于适合腹腔镜胰腺切除手术的病例少见,以及该手术技术要求高,多数文献都是小样本的病例报道,缺乏说服力。其中最大一宗报道为 Mabrut 等进行的多中心研究,包括 127 例患者。也是迄今为止英文文献中腹腔镜胰腺切除手术的唯一大样本研究。与其他小样本研究类似,他们认为腹腔镜胰体尾切除术在可行性、有效性和患者耐受性方面都与开腹手术相当。术后中位住院时间为 7 天,中转开腹率 14%,并发症率 31%,胰瘘率 17%,没有围术期死亡,与文献报道类似(表 27.2)。

这些研究在腹腔镜手术的有效性及安全性方面的评估可能存在负向偏倚。由于多数小样本研究都处于术者的早期学习阶段,不能代表熟练掌握该技术后的真实水平。在外科训练中,经典的开放式胰十二指肠切除术操作相对一致,学习曲线一般为 60 例[53]。同样,腹腔镜手术也存在学习曲线[54-56],这是执业医生所公认的。鉴于腹腔镜技术要求更高,目前还难以纳入外科培训项目,腹腔镜医生能够取得和开腹手术类似的学习曲线就已相当不错。因此,文献报道的手术结果和(或)机构的早期经验并不能反映该项技术手段的真正优势。

27.4 术后并发症及康复

腹腔镜胰腺手术并发症与开腹手术类似,由于切口小,无需担心手术切口并发症。如前所述,穿刺点肿瘤种植和转移是影响肿瘤外科应用腹腔镜技术的主要顾虑,但后续研究发现这种现象极为少见,多数病例在术前即已出现转移。

和其他恶性肿瘤的腹腔镜手术一样,腹腔镜提供的良好视野可以弥补缺乏肿瘤触觉反馈的不

表 27.2 腹腔镜胰体尾切除术及病灶摘除术:治疗效果

	手术时间,n(男)	并发症,胰瘘	二次手术	术后住院时间	死亡率	随访	复发
Pierce 等,2007	236 ± 60	36.4%(胰腺相关),泌尿系统感染(1),肺栓塞(1),感染(1),假性囊肿(1),胰瘘:6(27%)	4.5%	4.5 ±2	0		
Giger 等,2006	268 ± 74			8 ± 2	0		
Toniato 等,2006	170				0		
Root 等,2005	304	血肿感染(1),胰瘘:(0)	0	5	0		
Mabrut 等,2005	胰体尾切除术:200;摘除术:120	19(16%),胰瘘:17(14%)	21(17%)	7(3~67)	0	恶性:15(3~47)	3(23%)
Ayav 等,2005	156(50~420);胰体尾切除术:175;摘除术:115	<13(<38%),胰瘘:5(15%)	2(6%)	11.9(5~39)	0	26(2~87)	1(3%)
Dulucq 等,2002	154 ± 63	5(23%),胰瘘:1(5%)	2(9.5%)	10.8(6~15)	0	良性:50 恶性:19	0
Lebedyvev 等,2004	354(74~805)	6(50%)	0	NA	0	NA	NA
Fernandez-Cruz 等,2005	胰体尾切除术:240;摘除术:180	3(23%)	1(18%)	胰体尾切除术:7±4;摘除术:5	0	28(6~42)	0
Edwin 等,2004	胰体尾切除术:235;摘除术:120	≥9(≤33%),胰瘘:1(4%)	1(4%)	5.5(2~22)	2(7.4%)	NA	NA
Shimizu 等,2004	胰体尾切除术:293± 58;摘除术:185± 4	2(18%),胰瘘:2(18%)	0	NA	0	NA	NA
Fernandez-Cruz 等,2004	198± 58	6(23%),胰瘘:3(16%)	1(5%)	胰体尾:5.5±1	0	22(6~42)	0
Fabre 等,2002	280	4(30%),胰瘘:1(8%)	1(8%)	NA(5~22)	0	NA	NA
Park 和 Heniford,2002	222	4(16%),胰瘘:1(4%)	0	4.1	0	NA	NA
Fernandez-Cruz 等,2002	270	6(33%),胰瘘:5(28%)	1(6%)	5	0	NA	NA
Patterson 等,2001	264	5(26%),胰瘘:3(16%)	0	7.6(1~26)	0	NA	NA
Berends 等,2000	NA	5(50%),胰瘘:2(20%)	1(10%)	7(3~21)	0	18(3~36)	0
Cuschieri 和 Jakimowicz,1998	240~300	3(23%),胰瘘:1(8%)	0	7.1(5~10)	0	NA	NA
Gagner 和 Pomp,1997	胰体尾切除术:270;摘除术:180	5:(38%),胰瘘:NA	0	胰体尾切除术:5;摘除术:4	0	27(15~28)	3(23%)

NA,无数据

足。虽然目前数据还不全面,但是现有报道并未发现腹腔镜手术增加肿瘤的复发率。

与开腹手术相同，胰瘘是最可能影响术后康复的并发症。由于对胰瘘缺乏一个确切而统一的定义,很难比较各项研究中的胰瘘情况,以及不同手术方法间的差异。多数文献都报道了胰瘘发生率,但范围较大,荟萃分析显示平均胰瘘率为 13%[57],与开腹手术一致。

除了减轻术后疼痛，腹腔镜手术的优势在于术后快速康复,该指标经常通过住院时间来评价。数据可能会误导我们的判断。总体来看,腹腔镜胰腺切除术平均住院时间为 4~6 天，略短于开腹手术[58]。但是,这些数据没有反映出胰腺切除术后患者恢复的两极现象。胰瘘和(或)吻合口瘘都会明显延长术后恢复时间。由于两种术式并发症发生概率相当，术后消化道瘘会影响对住院时间的判断。比较总体住院时间并不能反映多数腹腔镜术后顺利恢复患者的快速康复情况。在统计上,消化道瘘患者的住院时间掩盖了多数没有并发症的腹腔镜术后患者住院时间的缩短。

快速参考

1. 患者体位:
   - 仰卧分腿位
   - 左肩胛下垫高
2. 经胃结肠韧带进入网膜囊，切断部分低位胃短血管,充分暴露胰腺。
3. 游离胰腺下缘,精细止血,避免出血影响手术视野。
4. 游离胰腺后缘,仔细止血,完整显露至胰尾部。
5. 评估胰腺病变,如无法直视,可考虑腹腔镜超声。
6. 仔细游离脾动脉和静脉。如果怀疑脾脏邻近病变,可考虑切除脾脏。
7. 联合脾切除术:
   - 游离脾动脉和静脉
   - 使用 GIA 闭合器灰色钉仓闭合脾血管

   保脾手术:
   - 分离脾动脉、静脉和胰腺
   - 仔细止血
8. 使用闭合器或电凝切断胰腺:
   - 保证切缘阴性
   - 确切止血
9. 使用内镜取物袋取出标本。
10. 如果在腹腔镜术中对肿瘤可切除性或安全性有所担心,及时中转开腹手术。

(郭春光 译　钟宇新 校)

参考文献

1. Bernheim, B.M.: IV. Organoscopy: cystoscopy of the abdominal cavity. Ann. Surg. **53**(6), 764–767 (1911 Jun)
2. Velanovich, V., Wollner, I., Ajlouni, M.: Staging laparoscopy promotes increased utilization of postoperative therapy for unresectable intra-abdominal malignancies. J. Gastrointest. Surg. **4**(5), 542–546 (2000 Sep)
3. Prokesch, R.W., Chow, L.C., Beaulieu, C.F., Nino-Murcia, M., Mindelzun, R.E., Bammer, R., et al.: Local staging of pancreatic carcinoma with multi-detector row CT: use of curved planar reformations initial experience. Radiology **225**(3), 759–765 (2002 Dec)
4. Shoup, M., Winston, C., Brennan, M.F., Bassman, D., Conlon, K.C.: Is there a role for staging laparoscopy in patients with locally advanced, unresectable pancreatic adenocarcinoma? J. Gastrointest. Surg. **8**(8), 1068–771 (2004 Dec)
5. Strong, V.E., Dalal, K.M., Malhotra, V.T., Cubert, K.H., Coit, D., Fong, Y., et al.: Initial report of laparoscopic celiac plexus block for pain relief in patients with unresectable pancreatic cancer. J. Am. Coll. Surg. **203**(1), 129–131 (2006 Jul)
6. Freeny, P.C., Traverso, L.W., Ryan, J.A.: Diagnosis and staging of pancreatic adenocarcinoma with dynamic computed tomography. Am. J. Surg. **165**(5), 600–606 (1993 May)
7. Fuhrman, G.M., Charnsangavej, C., Abbruzzese, J.L., Cleary, K.R., Martin, R.G., Fenoglio, C.J., et al.: Thin-section contrast-enhanced computed tomography accurately predicts the resectability of malignant pancreatic neoplasms. Am. J. Surg. **167**(1), 104–111 (1994 Jan)
8. Gulliver, D.J., Baker, M.E., Cheng, C.A., Meyers, W.C., Pappas, T.N.: Malignant biliary obstruction: efficacy of thin-section dynamic CT in determining resectability. AJR Am. J. Roentgenol. **159**(3), 503–507 (1992 Sep)
9. Conlon, K.C., Brennan, M.F.: Laparoscopy for staging abdominal malignancies. Adv. Surg. **34**, 331–350 (2000)
10. Jimenez, R.E., Warshaw, A.L., Rattner, D.W., Willett, C.G., McGrath, D., Fernandez-del, C.C.: Impact of laparoscopic staging in the treatment of pancreatic cancer. Arch. Surg. **135**(4), 409–414 (2000 Apr)

11. Cuschieri, A.: Laparoscopy for pancreatic cancer: does it benefit the patient? Eur. J. Surg. Oncol. **14**(1), 41–44 (1988 Feb)
12. Catheline, J.M., Turner, R., Rizk, N., Barrat, C., Champault, G.: The use of diagnostic laparoscopy supported by laparoscopic ultrasonography in the assessment of pancreatic cancer. Surg. Endosc. **13**(3), 239–245 (1999 Mar)
13. Reddy, K.R., Levi, J., Livingstone, A., Jeffers, L., Molina, E., Kligerman, S., et al.: Experience with staging laparoscopy in pancreatic malignancy. Gastrointest. Endosc. **49**(4 Pt 1), 498–503 (1999 Apr)
14. Warshaw, A.L., Tepper, J.E., Shipley, W.U.: Laparoscopy in the staging and planning of therapy for pancreatic cancer. Am. J. Surg. **151**(1), 76–80 (1986 Jan)
15. Warshaw, A.L., Gu, Z.Y., Wittenberg, J., Waltman, A.C.: Preoperative staging and assessment of resectability of pancreatic cancer. Arch. Surg. **125**(2), 230–233 (1990 Feb)
16. Fernandez-del, C.C., Rattner, D.W., Warshaw, A.L.: Further experience with laparoscopy and peritoneal cytology in the staging of pancreatic cancer. Br. J. Surg. **82**(8), 1127–1129 (1995 Aug)
17. John, T.G., Greig, J.D., Carter, D.C., Garden, O.J.: Carcinoma of the pancreatic head and periampullary region. Tumor staging with laparoscopy and laparoscopic ultrasonography. Ann. Surg. **221**(2), 156–164 (1995 Feb)
18. Nieveen van Dijkum, E.J., Romijn, M.G., Terwee, C.B., de Wit, L.T., van der Meulen, J.H., Lameris, H.S., et al.: Laparoscopic staging and subsequent palliation in patients with peripancreatic carcinoma. Ann. Surg. **237**(1), 66–73 (2003 Jan)
19. Menack, M.J., Spitz, J.D., Arregui, M.E.: Staging of pancreatic and ampullary cancers for resectability using laparoscopy with laparoscopic ultrasound. Surg. Endosc. **15**(10), 1129–1134 (2001 Oct)
20. Conlon, K.C., Dougherty, E., Klimstra, D.S., Coit, D.G., Turnbull, A.D., Brennan, M.F.: The value of minimal access surgery in the staging of patients with potentially resectable peripancreatic malignancy. Ann. Surg. **223**(2), 134–140 (1996 Feb)
21. Karachristos, A., Scarmeas, N., Hoffman, J.P.: CA 19-9 levels predict results of staging laparoscopy in pancreatic cancer. J. Gastrointest. Surg. **9**(9), 1286–1292 (2005 Dec)
22. Alexander, R.J., Jaques, B.C., Mitchell, K.G.: Laparoscopically assisted colectomy and wound recurrence. Lancet **341**(8839), 249–250 (1993 Jan 23)
23. Shoup, M., Brennan, M.F., Karpeh, M.S., Gillern, S.M., McMahon, R.L., Conlon, K.C.: Port site metastasis after diagnostic laparoscopy for upper gastrointestinal tract malignancies: an uncommon entity. Ann. Surg. Oncol. **9**(7), 632–636 (2002 Aug)
24. Siddiqui, A., Spechler, S.J., Huerta, S.: Surgical bypass versus endoscopic stenting for malignant gastroduodenal obstruction: a decision analysis. Dig. Dis. Sci. **52**(1), 276–281 (2007 Jan)
25. Soper, N.J., Brunt, L.M., Kerbl, K.: Laparoscopic general surgery. N. Engl. J. Med. **330**(6), 409–419 (1994 Feb 10)
26. Ayav, A., Bresler, L., Brunaud, L., Boissel, P.: Laparoscopic approach for solitary insulinoma: a multicentre study. Langenbecks Arch. Surg. **390**(2), 134–140 (2005 Apr)
27. Cuschieri, S.A., Jakimowicz, J.J.: Laparoscopic pancreatic resections. Semin. Laparosc. Surg. **5**(3), 168–179 (1998 Sep)
28. Orsenigo, E., Baccari, P., Bissolotti, G., Staudacher, C.: Laparoscopic central pancreatectomy. Am. J. Surg. **191**(4), 549–552 (2006 Apr)
29. Ammori, B.J., El-Dhuwaib, Y., Ballester, P., Augustine, T.: Laparoscopic distal pancreatectomy for neuroendocrine tumors of the pancreas. Hepatogastroenterology **52**(62), 620–624 (2005 Mar)
30. Edwin, B., Mala, T., Mathisen, O., Gladhaug, I., Buanes, T., Lunde, O.C., et al.: Laparoscopic resection of the pancreas: a feasibility study of the short-term outcome. Surg. Endosc. **18**(3), 407–411 (2004 Mar)
31. Fernandez-Cruz, L., Saenz, A., Astudillo, E., Martinez, I., Hoyos, S., Pantoja, J.P., et al.: Outcome of laparoscopic pancreatic surgery: endocrine and nonendocrine tumors. World J. Surg. **26**(8), 1057–1065 (2002 Aug)
32. Mayo, W.J.: I. The surgery of the pancreas: I. Injuries to the pancreas in the course of operations on the stomach. II. Injuries to the pancreas in the course of operations on the spleen. III. Resection of half the pancreas for tumor. Ann. Surg. **58**(2), 145–150 (1913 Aug)
33. Mallet-Guy, P., Vachon, A.: Pancreatites Chroniques Gauches. Masson, Paris (1943)
34. Warshaw, A.L.: Conservation of the spleen with distal pancreatectomy. Arch. Surg. **123**(5), 550–553 (1988 May)
35. Rodriguez, J.R., Madanat, M.G., Healy, B.C., Thayer, S.P., Warshaw, A.L., Fernandez-del, C.C.: Distal pancreatectomy with splenic preservation revisited. Surgery **141**(5), 619–625 (2007 May)
36. Shoup, M., Brennan, M.F., McWhite, K., Leung, D.H., Klimstra, D., Conlon, K.C.: The value of splenic preservation with distal pancreatectomy. Arch. Surg. **137**(2), 164–168 (2002 Feb)
37. Takaori, K., Matsusue, S., Fujikawa, T., Kobashi, Y., Ito, T., Matsuo, Y., et al.: Carcinoma in situ of the pancreas associated with localized fibrosis: a clue to early detection of neoplastic lesions arising from pancreatic ducts. Pancreas **17**(1), 102–105 (1998 Jul)
38. Maitra, A., Fukushima, N., Takaori, K., Hruban, R.H.: Precursors to invasive pancreatic cancer. Adv. Anat. Pathol. **12**(2), 81–91 (2005 Mar)
39. Horvath, K.D., Chabot, J.A.: An aggressive resectional approach to cystic neoplasms of the pancreas. Am. J. Surg. **178**(4), 269–274 (1999 Oct)
40. Siech, M., Tripp, K., Schmidt-Rohlfing, B., Mattfeldt, T., Widmaier, U., Gansauge, F., et al.: Cystic tumours of the pancreas: diagnostic accuracy, pathologic observations and surgical consequences. Langenbecks Arch. Surg. **383**(1), 56–61 (1998 Mar)
41. Ooi, L.L., Ho, G.H., Chew, S.P., Low, C.H., Soo, K.C.: Cystic tumours of the pancreas: a diagnostic dilemma. Aust. N. Z. J. Surg. **68**(12), 844–846 (1998 Dec)
42. Walsh, R.M., Vogt, D.P., Henderson, J.M., Zuccaro, G., Vargo, J., Dumot, J., et al.: Natural history of indeterminate pancreatic cysts. Surgery **138**(4), 665–670 (2005 Oct)
43. Spinelli, K.S., Fromwiller, T.E., Daniel, R.A., Kiely, J.M., Nakeeb, A., Komorowski, R.A., et al.: Cystic pancreatic neoplasms: observe or operate. Ann. Surg. **239**(5), 651–657 (2004 May)
44. Allen, P.J., D'Angelica, M., Gonen, M., Jaques, D.P., Coit, D.G., Jarnagin, W.R., et al.: A selective approach to the resection of cystic lesions of the pancreas: results from 539 consecutive patients. Ann. Surg. **244**(4), 572–582 (2006 Oct)
45. Fabre, J.M., Dulucq, J.L., Vacher, C., Lemoine, M.C., Wintringer, P., Nocca, D., et al.: Is laparoscopic left pancreatic resection justified? Surg. Endosc. **16**(9), 1358–1361 (2002 Sep)
46. Fernandez-Cruz, L., Martinez, I., Gilabert, R., Cesar-Borges, G., Astudillo, E., Navarro, S.: Laparoscopic distal pancreatectomy combined with preservation of the spleen for cystic neoplasms of the pancreas. J. Gastrointest. Surg. **8**(4), 493–501 (2004 May)
47. Han, H.S., Min, S.K., Lee, H.K., Kim, S.W., Park, Y.H.:

Laparoscopic distal pancreatectomy with preservation of the spleen and splenic vessels for benign pancreas neoplasm. Surg. Endosc. **19**(10), 1367–1369 (2005 Oct)

48. Khanna, A., Koniaris, L.G., Nakeeb, A., Schoeniger, L.O.: Laparoscopic spleen-preserving distal pancreatectomy. J. Gastrointest. Surg. **9**(5), 733–738 (2005 May)
Laparoscopic spleen-preserving distal pancreatectomy. J. Gastrointest. Surg. **9**(5), 733–738 (2005 May)
49. Klingler, P.J., Hinder, R.A., Menke, D.M., Smith, S.L.: Hand-assisted laparoscopic distal pancreatectomy for pancreatic cystadenoma. Surg. Laparosc. Endosc. **8**(3), 180–184 (1998 Jun)
50. Maruyama, M., Kenmochi, T., Asano, T., Saigo, K., Miyauchi, H., Miura, F., et al.: Laparoscopic distal pancreatectomy as the total biopsy of the pancreas: tool of minimally invasive surgery. J. Hepatobiliary Pancreat. Surg. **11**(4), 290–292 (2004)
51. Matsumoto, T., Kitano, S., Yoshida, T., Bandoh, T., Kakisako, K., Ninomiya, K., et al.: Laparoscopic resection of a pancreatic mucinous cystadenoma using laparosonic coagulating shears. Surg. Endosc. **13**(2), 172–173 (1999 Feb)
52. Watanabe, Y., Sato, M., Kikkawa, H., Shiozaki, T., Yoshida, M., Yamamoto, Y., et al.: Spleen-preserving laparoscopic distal pancreatectomy for cystic adenoma. Hepatogastroenterology **49**(43), 148–152 (2002 Jan)
53. Tseng, J.F., Pisters, P.W., Lee, J.E., Wang, H., Gomez, H.F., Sun, C.C., et al.: The learning curve in pancreatic surgery. Surgery **141**(4), 456–463 (2007 Apr)
54. Archer, S.B., Brown, D.W., Smith, C.D., Branum, G.D., Hunter, J.G.: Bile duct injury during laparoscopic cholecystectomy: results of a national survey. Ann. Surg. **234**(4), 549–558 (2001 Oct)
55. Bennett, C.L., Stryker, S.J., Ferreira, M.R., Adams, J., Beart Jr., R.W.: The learning curve for laparoscopic colorectal surgery. Preliminary results from a prospective analysis of 1194 laparoscopic-assisted colectomies. Arch. Surg. **132**(1), 41–44 (1997 Jan)
56. Tekkis, P.P., Senagore, A.J., Delaney, C.P., Fazio, V.W.: Evaluation of the learning curve in laparoscopic colorectal surgery: comparison of right-sided and left-sided resections. Ann. Surg. **242**(1), 83–91 (2005 Jul)
57. Ammori, B.J., Baghdadi, S.: Minimally invasive pancreatic surgery: the new frontier? Curr. Gastroenterol. Rep. **8**(2), 132–142 (2006 Apr)
58. D'Angelica, M., Are, C., Jarnagin, W., DeGregoris, G., Coit, D., Jaques, D., et al.: Initial experience with hand-assisted laparoscopic distal pancreatectomy. Surg. Endosc. **20**(1), 142–148 (2006 Jan)

第 28 章
胰腺癌：胰十二指肠切除术

Michael L. Kendrick

M.L. Kendrick
Department of Surgery, Mayo Clinic, Mayo Clinic College of Medicine, 200 First Street, SW, Rochester, MN 55905, USA
e-mail: kendrick.michael@mayo.edu

28.1 引言

胰腺癌仅占美国每年所有新发肿瘤的 3%,但却是第四位致死性癌症[1]。这一数据显示了胰腺癌的高致命性。目前我们还无法早期发现胰腺癌,因此没有有效的治疗手段。外科手术切除是理论上唯一可以治愈胰腺癌的方法。但由于局部不可切除或远处转移等原因,胰腺癌确诊时手术切除率不足 20%。影像学检查、手术技巧和围术期护理的进步改善了胰腺癌患者的筛选、手术发生率和死亡率。在手术量大的医学中心,报道的手术死亡率已低于 3%。位于胰头、胰颈及钩突部的病变往往需要行胰十二指肠切除术,也就是我们熟知的 Whipple 手术。近期胰腺癌专科治疗中心的数据显示,胰腺癌术后 5 年生存率可达 15%~30%。因此,早期发现肿瘤,联合有效的新辅助或辅助治疗对改善预后非常重要。

28.2 辅助/新辅助治疗的意义

一些临床研究表明术后辅助化疗有助于延长生存时间。新辅助治疗联合手术的初步结果显示,多学科综合治疗模式可以将 5 年生存率提高至 27%[2]。部分学者对新辅助治疗的效果存在异议,认为这种生存获益来自于选择偏倚,研究中淘汰了新辅助治疗期间疾病进展和病情恶化的病例,导致有效治疗比例升高。由于缺乏随机对照临床试验结果和公认的有效治疗模式,新辅助治疗仍然充满争议。

28.3 联合血管切除——做还是不做

一些医学中心会选择局部进展期胰腺癌病例进行联合血管切除的扩大根治术。目前数据显示,如能获得肉眼(R2)或显微镜下(R1)阴性切缘,则联合门静脉或肠系膜上静脉的扩大切除是有价值的。只要行联合血管的肿瘤根治术,不会缩短患者生存期。对局部进展期胰腺癌患者而言,联合血管切除比姑息治疗更有意义[3]。

28.4 IPMN 的重要性

早期或癌前病变诊断可能是改变胰腺导管细胞癌预后的最大机会。胰腺导管内乳头状黏液瘤(IPMN)是一种源于胰腺导管上皮的囊性肿瘤,也是胰腺导管细胞癌的癌前疾病。根据胰管受累程度,IPMN 分为三类:

- 分支胰管型 IPMN
- 主胰管型 IPMN
- 混合型 IPMN

伴有临床症状、3cm 以上瘤内含囊壁结节的分支胰管型 IPMN,恶性概率约为 15%。如果没有上述危险因素,其恶变率不足 5%,建议密切观察。然而,近 50%的主胰管型 IPMN 患者伴有浸润性胰腺癌,需要手术切除。

28.5 Whipple 手术的演变

胰十二指肠切除术是标准的以胰头的解剖学(血管、胰管、肠道)和肿瘤相关因素(淋巴引流、邻近器官)为基础的肿瘤切除术式。尽管多年来围绕该术式进行过许多改良,如保留幽门、胰腺重建(胰肠吻合或胰胃吻合)和胰管吻合(胰管黏膜吻合或套入式吻合),但这些改良并没有明显改善患者预后。选择何种方法与术者偏好有关。术后并发症发生率及死亡率的下降主要归功于患者筛选、术者经验、技术能力和术后并发症处理水平等方面的完善。影像学、内镜及介入技术的进步已能处理多数严重的术后并发症,如出血及吻合口瘘。

28.6 微创操作

28.6.1 历史回顾

1994 年，Gagner 和 Pomp 完成了首例腹腔镜胰十二指肠切除术(LPD)[4]。不同于胆囊切除术、结肠切除术或减肥手术，这一微创手术并未被迅速而广泛地接受。相反，由于手术时间长，腹腔镜技术要求高，与开腹手术相比没有任何优势，此术式的前景并不乐观[5]。为缩短手术时间，避免困难的腹腔镜消化道重建，一些学者提出混合手术模式，如腹腔镜分离联合开腹消化道重建，手助腹腔镜切除等[6,5]。最近，由于高分辨率镜头、腹腔镜器械、机器人技术及腹腔镜手术技巧的进步，LPD 再次引起了人们的兴趣。

28.6.2 存在的挑战

胰十二指肠切除术的复杂性在于：

- 胰腺位于腹膜后
- 血管、胆管及肠道交汇于胰腺
- 切除及重建均很复杂

上述因素及胰腺自身的结构特点也预示了术后潜在的并发症率及死亡率。因此，人们对微创技术应用于胰十二指肠切除一直持谨慎态度。

28.6.3 适用人群

适合行微创手术的病例筛选主要由术者的腹腔镜技术及肿瘤学经验决定。早期认为，伴梗阻性改变(胰腺质韧，胰管扩张)的非肥胖患者是最适合的人选。早期根据术者经验判断的标准如表 28.1 所示。我认为无梗阻性改变和炎症表现(胰管不扩张，胰腺质软)者，胰腺分离较为容易，但消化道重建更为困难。

表 28.1 早期经验下腹腔镜胰十二指肠切除术的推荐指征

切除及重建的适应证
体重指数(kg/m^2)<35
肿瘤较小(<5cm)
胰管扩张
肝外胆管扩张
临床怀疑胰腺固定(慢性梗阻)
无上腹部手术史
无门脉或肠系膜静脉受侵
肿瘤远离沟突

28.7 手术操作

28.7.1 患者体位及套管放置

患者取仰卧位，双腿并拢。使用 6 个套管(12mm)，无叶片，呈半圆形放置(图 28.1)。第一个套管为观察孔，置于左侧腋前线和肋缘下的交点。建立 CO_2 气腹，压力为 14mmHg，行腹腔镜探查其

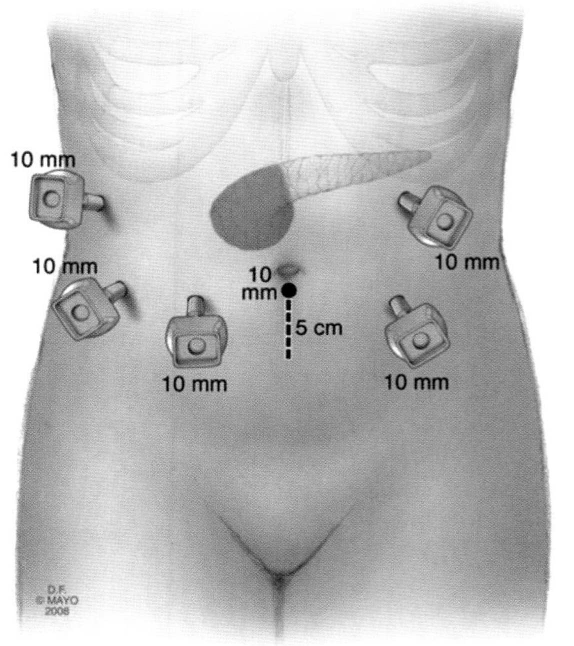

图 28.1 腹腔镜胰十二指肠切除术套管放置位置。(© Mayo Clinic, with permission)

余 5 个套管分别置于左侧锁骨中线、脐下、右侧锁骨中线、右侧腋前线(下腹)及右侧腋前线和肋缘下的交点。行彻底的诊断性腹腔镜探查所有可见的腹膜和内脏表面,使用 7.5MHz 腹腔镜超声探头检查肝脏和胰腺。

28.7.2 手术步骤

使用超声刀切开胃结肠韧带,显露网膜囊。向下分离结肠肝区,暴露 Kocher 切口(图 28.2)。在胰颈上缘可见门静脉(PV),在胰腺下缘可见肠系膜上静脉(SMV)。在胰颈后方、肠系膜上静脉及门静脉前方创建胰后隧道。结扎切断胃十二指肠动脉及胃右动脉(图 28.3)。此时,要充分显露术区,评估肿瘤有无侵犯肠系膜上静脉或门静脉前壁(图 28.4)。环绕胰颈缠绕一粗带方便显露,同时遵守不接触原则。结扎切断胃网膜右血管。使用直线切割器距幽门远端 2~3cm 切断十二指肠第一段。游离胰腺上缘胆管,远端结扎切断(图 28.5)。切除胆囊。游离十二指肠第四部及近端空肠,距屈氏韧带远端 15cm 采用直线切割闭合器切断空肠。使用 Ligasure(Tyco Healthcare Group, 都柏林,爱尔兰)结扎分离空肠系膜至胰腺钩突(图 28.6)。送空肠残端至结肠系膜上区。超声刀切断胰颈,剪刀锐性离断胰管(图 28.7a)。游离胰头及钩突,结扎切断大的血管分支(如胰十二指肠血管),与门静脉、肠系膜上动静脉完全分离(图 28.7b,c)。注意操作牵引带,

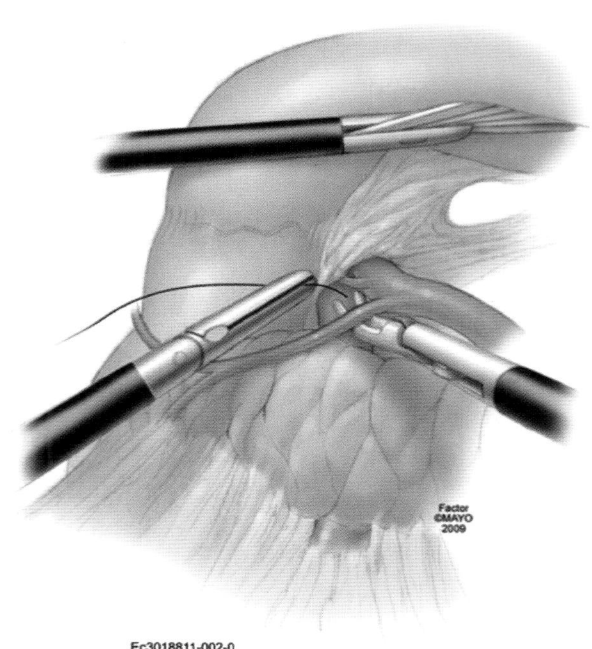

图 28.3　分离并结扎胃十二指肠动脉。(©Mayo Clinic, with permission)

遵守不接触原则, 完整切除标本旁所有淋巴组织。标本置于取物袋中,扩大脐下穿刺孔至 4~7cm 后取出标本。标本门静脉沟、腹膜后/钩突切缘用墨汁染色,切除胆管、胰颈切缘送快速冰冻病理检查。关闭标本取出孔腹膜,重新建立气腹。

28.7.3 消化道重建

- 胰管空肠吻合术,端-侧吻合
- 胆管空肠吻合术,端-侧吻合

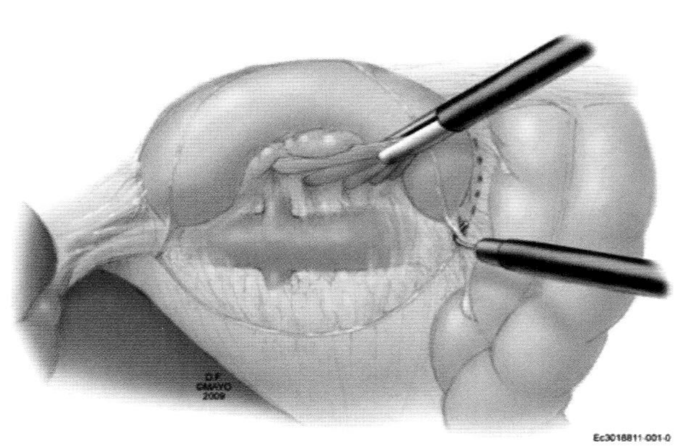

图 28.2　Kocher 手法显露十二指肠后方。

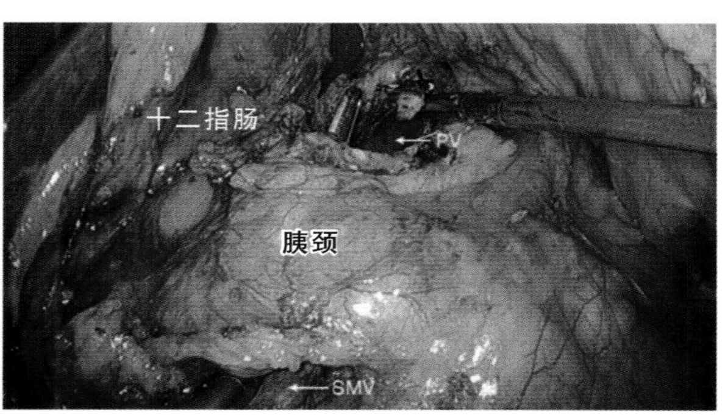

图 28.4　网状抓钳从后方穿过胰颈。(©Mayo Clinic, with permission)

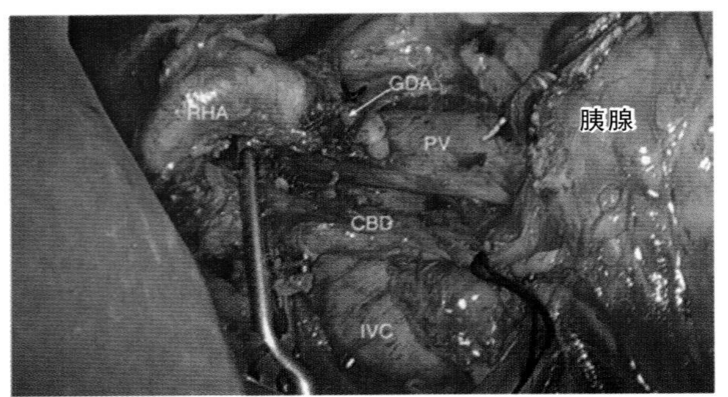

图 28.5 分离切断胆管及切断术准备。(ⓒMayo Clinic, with permission)

• 十二指肠空肠吻合术,端-侧吻合

病理确认切缘阴性后开始体内重建消化道。经肠系膜上血管后方提起空肠，盲端置入结肠系膜上区。胰腺空肠端-侧吻合,胰管内放置 8cm 硅胶管，行胰管黏膜吻合，内层使用 5-0 Vicryl 缝线,外层使用 3-0 丝线间断缝合(图 28.8a)。距远端约 10cm 行胆管空肠端-侧吻合,Vicryl 缝线连续缝合(胆管>5mm)或间断缝合(胆管≤5mm)(图 28.8b)。屈氏韧带缺损处固定空肠。距胆肠吻合远端约 40cm 行结肠前十二指肠空肠端-侧吻合术，3-0 Vicryl 缝线两层连续缝合。无需常规放置术后引流。移除套管,使用可吸收单丝线皮下缝合套管孔。重建效果图见图 28.9。

28.7.4 围术期护理

麻醉清醒后,除非有严重伴随疾病或术中血液动力学需要持续监护外,患者一般转送普通外科病房。围术期给予预防性抗生素(切皮前,术后 2 剂量),皮下注射普通肝素(切皮前,术后每天 3 次,直至出院)。术后第一天拔除胃管,但仍然禁食禁水。术后第二天起饮水,耐受良好者逐渐增加饮食。止痛治疗包括定时静脉输注酮洛酸及患者自控式镇痛泵辅助吗啡静脉注射。患者进食后停用自控式镇痛泵,按需口服止痛药。如果术后可以进食且无其他并发症表现,患者可于术后第 5 天出院。

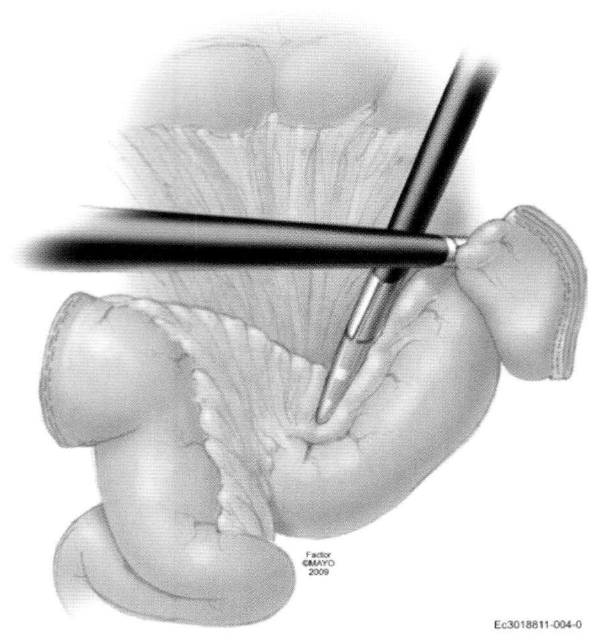

图 28.6 使用 Ligasure 横断空肠,分离空肠系膜。(ⓒMayo Clinic, with permission)

28.8 预后

即使应用最先进的技术或术式，预后评估仍受到病例数量不充足、随访时间短、术者学习曲线等因素的影响。较早的研究操作手段及诊断多样，数据分析存在选择性偏倚。混合手术模式虽然容易操作，但是难以取得类似全腔镜手术的最大获益。截至目前,仅有三项研究总结了 10 例以上的全腹腔镜胰十二指肠切除术[7,10,11],超过 5 例病例(包含混合手术,不包括中转开腹手术)的文献报道只有 9 篇[5,6,8,9,12,13](表 28.2)。

28.8.1 围术期预后

尽管其他腹腔镜手术已显示出微创手术的巨大优势，但是目前 LPD 的相关文献还不足以证明微创手术在降低术后疼痛、减少伤口并发症、缩短住院时间及快速康复等方面的优势。基于越来越多关于其他腹腔镜手术的文献报道，有理由相信

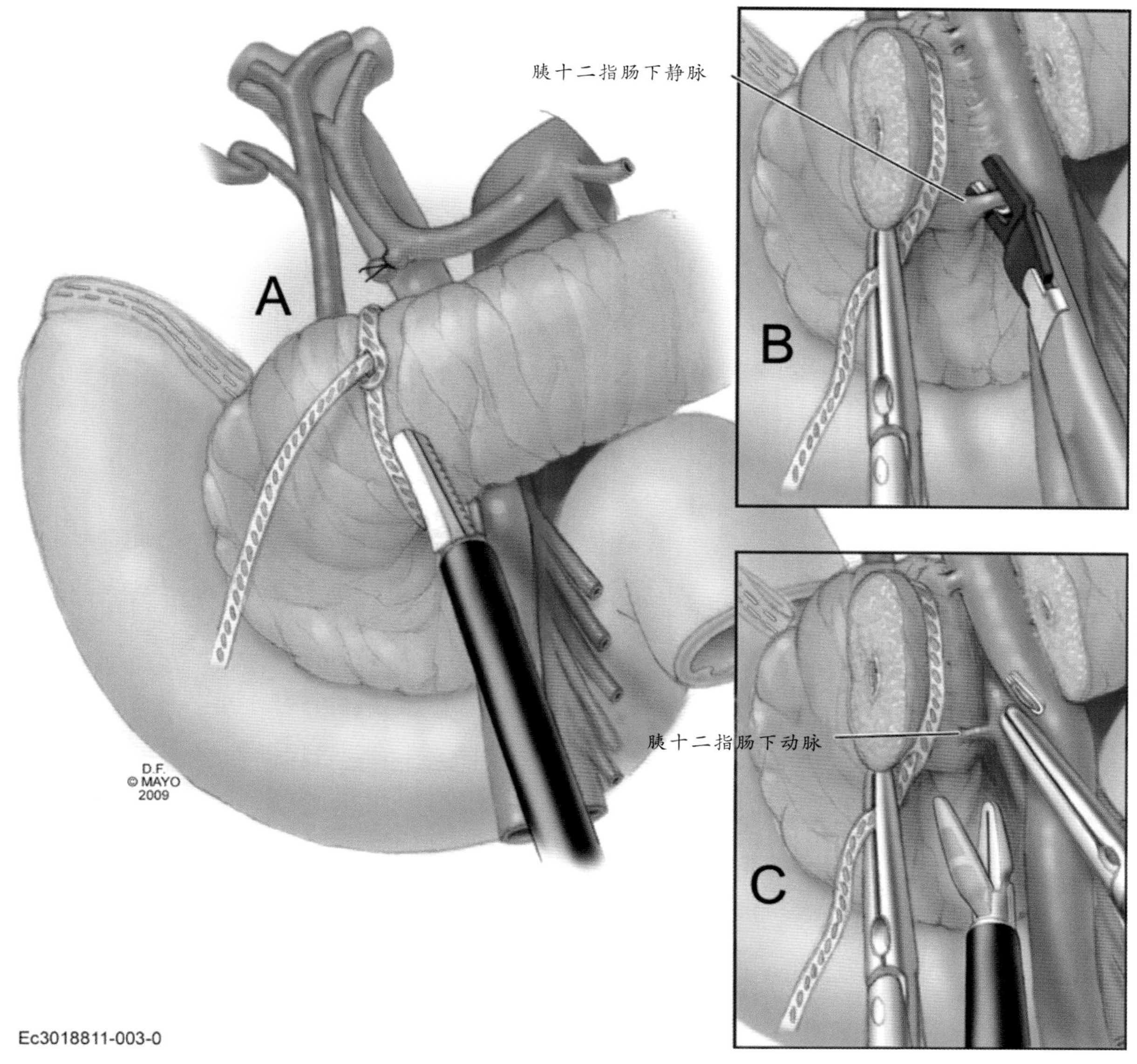

图 28.7 (A)横断胰颈。(B,C)切除胰头及钩突。(©Mayo Clinic, with permission)

实施 LPD 的患者也能获益。经证实,远端胰腺切除术可降低出血和并发症发生率,缩短住院时间[14]。对于胰十二指肠切除术,目前还没有完全腹腔镜手术和开腹手术的比较研究。最近,Cho 及其同事报道了腹腔镜辅助手术(腹腔镜游离联合开腹消化道重建)和开腹手术两种方法比较的经验。在平均手术时间、失血量、并发症发生率及住院时间方面,两组相似[6]。胰腺切除术的主要并发症是胰瘘和胃排空障碍。虽然微创手术创伤小,但能否降低上述并发症还尚未可知。LPD 的经验总结表明,即使在学习曲线阶段,腹腔镜术后并发症的发生与开腹手术相当。因此,经历学习曲线后的患者预后十分值得期待。

评价腹腔镜胰十二指肠切除术是否成功不应将手术时间和住院时间看作决定性因素。虽然这些因素对于患者来说是值得关注的,但患者更关心肿瘤的切除效果、术后恢复和相对较好的生活质量。一项评估腹腔镜胰十二指肠切除术和开腹手术患者生活质量的前瞻性研究正在进行中,试验结果将帮助我们回答这一问题。

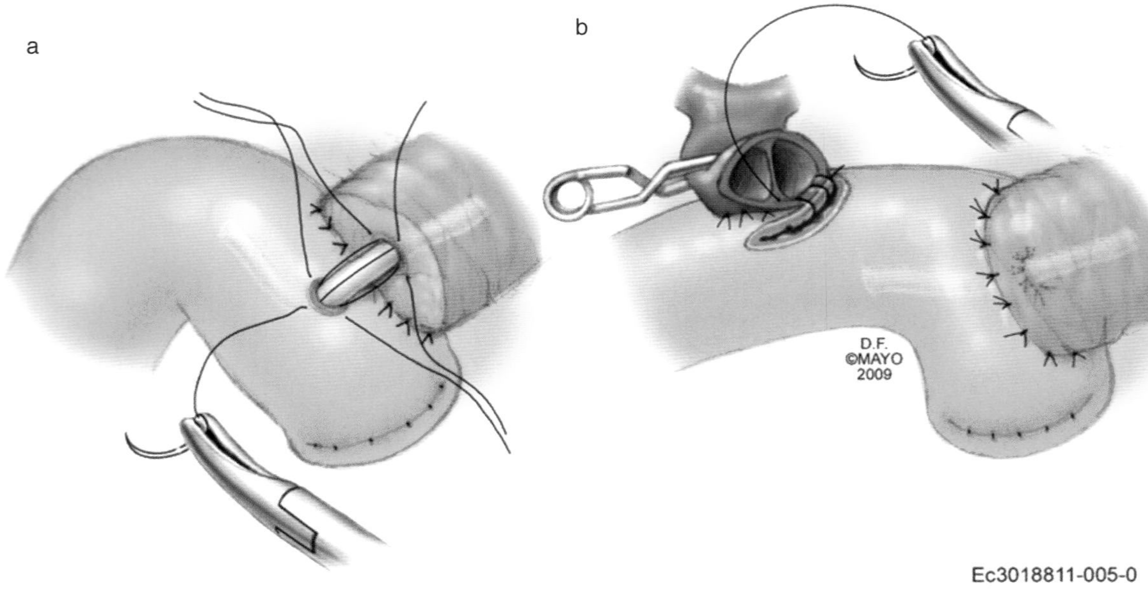

图 28.8 (a) 支架式胰管空肠端-侧吻合;(b)胆管空肠端-侧吻合。(©Mayo Clinic, with permission)

28.8.2 肿瘤学效果

技术上腹腔镜胰十二指肠切除术是可行的,但肿瘤学效果和结果尚未得到充分评估。由于样本量不足,随访时间短,还不能充分评估肿瘤学效果,如无病生存期和总生存期。Palanivelu 及其同事报道了 40 例行腹腔镜胰十二指肠切除术的恶性肿瘤病例,全组中位生存 49 个月,壶腹癌和胰腺导管腺癌 5 年生存率分别为 30.7%和 19.1%。在大样本研究的长期随访结果得出之前, 肿瘤切除范围、切缘情况和淋巴结清扫数量可以暂时作为评价指标。以此为标准,腹腔镜胰十二指肠切除术的早期效果与开腹手术相当。表 28.3 列举了一些比较腹腔镜胰十二指肠切除术和开腹手术的大宗研究结果[2,15,16]。必须认识到,虽然两组结果类似,但是腹腔镜胰十二指肠切除组病例异质性过大,直接比较研究结果并不合适。因此,我们尚需随机对照临床试验来验证腹腔镜手术的优势。但是短期开展这类研究较为困难, 原因在于掌握该技术的专家数量少,且仅限于少数医学中心。此外,还缺乏足够的病例数量满足统计的要求。

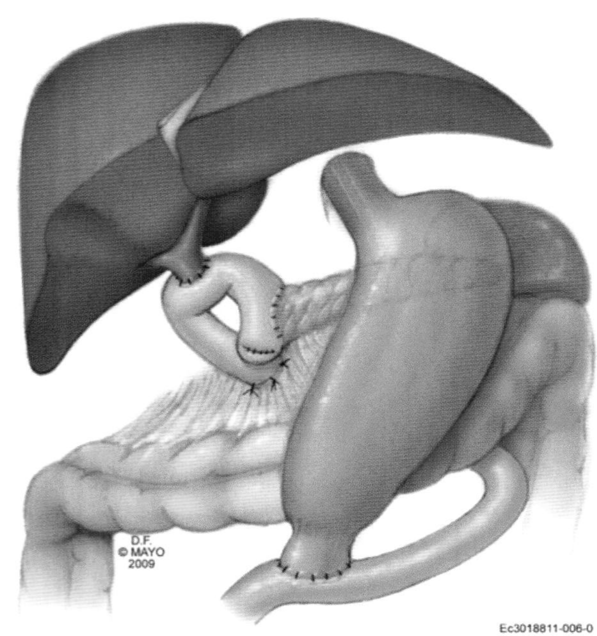

图 28.9 腹腔镜保留幽门的胰十二指肠切除术后消化道重建。(©Mayo Clinic, with permission)

28.9 未来展望

28.9.1 机器人胰十二指肠切除术

目前, 机器人胰十二指肠切除术吸引了人们

表 28.2　腹腔镜胰十二指肠切除术:病例报道>5 例

作者	年份	患者	手术入路 (n)	TLPD	手术时间 (min)	估计出血量(mL)	并发症 (%)	死亡率 (n/%)	住院时间 (d)
Kendrick[7]	2010	62	完全腹腔镜(54) 机器人辅助(8)	62	368	240	42	1(1.6)	7
Cho[6]	2009	15	腹腔镜游离,开腹重建(15)	0	338	445	27	0	16
Pugliese[8]	2008	19	中转开腹(6) 腹腔镜游离,开腹重建(7) 机器人辅助(1) 完全腹腔镜(5)	6	461	180	37	0	18
Gumbs[9]	2008	35	NR	NR	360	300	NR	0	NR
Palanivelu[10]	2007	42	完全腹腔镜(42)	42	370	65	31	1(2)	10
Dulucq[11]	2006	25	中转开腹(3) 腹腔镜游离,开腹重建(9) 完全腹腔镜(13)	13	287	107	32	1(5)	16
Lu[12]	2006	5	完全腹腔镜(5)	5	528	770	60	1	NR
Guilianotti[13]	2003	8	机器人辅助(8) 胰腺残端封闭,无吻合	8	490	NR	37	1(12.5)	NR
Gagner[5]	1997	10	中转开腹(4) 手助腹腔镜(2) 完全腹腔镜(4)	4	510	NR	50	0	22

NR,无数据

表 28.3　腹腔镜和开放胰十二指肠切除术文献荟萃

作者	腹腔镜入路			开放入路		
	Kendrick[7]	Palanivelu[10]	Dulucq[11]	Katz[2]	Sohn[16]	Schnelldorfer[15]
年份	2010	2007	2006	2009	2000	2008
患者(n)	62	42	22[a]	329	526	357
	手术数据					
手术时间(min)	368	370	287	NR	NR	353
估计出血量(mL)	240	65	107	950	750	889
	临床诊断					
浸润性癌(%)	73	95	82	100	100	100
胰腺癌(%)	50	21	50	100	100	100
	病理学数据					
平均肿瘤大小(cm)	3	2.9	2.8	3	3.1	3.2
清扫淋巴结数量(n)	15	13	18	15	NR	NR
区域淋巴结转移(%)	60	NR	NR	48	73	49
R0 切除(%)	89	100	100	84	70	77
	围术期数据					
主要并发症(%)	42	31	32	NR	31	39
死亡率,n(%)	1(1.6)	1(2)	1(8)	4(1)	12(2.3)	5(1.4)
住院时间(d)	7	10	16	12	13.7	14.7

[a] 包括 9 例腹腔镜游离,开腹消化道重建病例

NR,无数据

越来越多的注意，多家医疗中心已经开始进行有益的尝试。该技术有利于微创胰十二指肠切除术的推广，因为其分离及缝合操作与开腹手术基本一致。然而，由于缺乏触觉反馈，尤其是胰腺切除及重建过程存在明显不足，从某种程度上来说抵消了微创技术的优势。当然，同时掌握机器人及腹腔镜技术的外科医生完全可以开展对照研究，观察两种手术的技术差别。

28.9.2 培训

研究表明，在手术量大的医学中心由经验丰富的外科医生主刀，术后效果更好[17]。这一结论适用于开腹手术和腹腔镜手术。目前，许多有经验的肝胆外科医生并不具备高级的腹腔镜手术技巧。某些腹腔镜手术不需要复杂的腔镜技术和器官重建，如胆囊切除术、脾切除术、胰体尾切除术及一些肝脏手术。另一方面，其他领域的腹腔镜医生在肝胆肿瘤方面的经验也明显不足。因此，开展腹腔镜肝胆手术操作技巧方面的培训十分重要。我认为，在安全推广腹腔镜胰十二指肠切除术之前，需要修改当前肝胆专业的培训模式，将高级腹腔镜操作技术整合到肝胆外科医生的培训内容之中。

快速参考

1. 呈半圆形放置 6 个 12mm 套管，方便使用各种器械。
2. 全面探查腹腔，排除转移并判断局部可切除性。Kocher 切口显露胰颈，评估局部肿瘤浸润情况。可以考虑采用腹腔镜超声作为辅助检查手段。
3. 围绕胰颈预置一牵引带牵拉胰腺，遵守不接触原则。切断胃十二指肠动脉、十二指肠(保留幽门)及胆管。
4. 从患者左侧切断十二指肠及近端空肠。游离、切断空肠系膜至钩突，将空肠断端提至结肠系膜上区。
5. 从胰颈下缘起始，超声刀切开胰腺实质到胰管，剪刀离断胰管。
6. 沿系膜血管和门静脉分离胰头及钩突，结扎切断胰十二指肠上、下血管。
7. 标本置于取物袋中，扩大脐下切口，取出标本。
8. 胰管内放置硅胶管，行胰管空肠端-侧吻合，硅胶管可在缝合前取出，也可后期自行脱落。术者立于患者右侧完成所有吻合重建。
9. 胆管空肠端-侧吻合，使用 Vicryl 线单层连续或间断缝合。
10. 保留幽门者行十二指肠空肠端侧吻合术，使用 Vicryl 线双层连续缝合。

(郭春光 译　钟宇新 校)

参考文献

1. Jemal, A., Siegel, R., Ward, E., et al.: Cancer statistics 2008. CA Cancer J. Clin. **58**, 71–96 (2008)
2. Katz, M.H.G., Wang, H., Fleming, J.B.: Long-term survival after multidisciplinary management of resected pancreatic adenocarcinoma. Ann. Surg. Oncol. **16**, 836–847 (2009)
3. Tseng, J.F., Chandrajit, P.R., Lee, J.E., et al.: Pancreaticoduodenectomy with vascular resction: margin status and survival duration. J. Gastrointest. Surg. **8**, 935–950 (2004)
4. Gagner, M., Pomp, A.: Laparoscopic pylorus-preserving pancreaticoduodenectomy. Surg. Endosc. **8**, 408–410 (1994)
5. Gagner, M., Pomp, A.: Laparoscopic pancreatic resection: is it worthwhile? J. Gastrointest. Surg. **1**, 20–26 (1997)
6. Cho, A., Yamamoto, H., Nagata, M.: Comparison of laparoscopy-assisted and open pylorus-preserving pancreaticoduodenectomy for periampullary disease. Am. J. Surg. **198**, 445–449 (2009)
7. Kendrick, M.L., Cusati, D.: Total laparoscopic pancreaticoduodenectomy: feasibility and outcome in an early experience. Arch. Surg. **145**, 19–23 (2010)
8. Pugliese, R., Scandroglio, I., Sansonna, F.: Laparoscopic pancreaticoduodenectomy: a retrospective review of 19 cases. Surg. Laparosc. Endosc. Percutan. Tech. **18**, 13–18 (2008)
9. Gumbs, A.A., Gayet, B.: The laparoscopic duodenopancreatectomy: the posterior approach. Surg. Endosc. **22**, 539–550 (2008)
10. Palanivelu, C., Jani, K., Senthilnathan, P., et al.: Laparoscopic pancreaticoduodenectomy: technique and outcomes. J. Am.

Coll. Surg. **205**, 222–230 (2007)

11. Dulucq, J.L., Wintringer, P., Mahajna, A.: Laparoscopic pancreaticoduodenectomy for benign and malignant diseases. Surg. Endosc. **20**, 1045–1050 (2006)
12. Lu, B., Cai, X., Lu, W.: Laparoscopic pancreaticoduodenectomy to treat cancer of the ampulla of Vater. JSLS **10**, 97–100 (2006)
13. Giulianotti, P.C., Coratti, A., Angelini, M.: Robotics in general surgery. Arch. Surg. **138**, 777–784 (2003)
14. Kooby, D.A., Gillespie, T., Bentrem, D., et al.: Left-sided pancreatectomy: a multicenter comparison of laparoscopic and open approaches. Ann. Surg. **428**(3), 438–446 (2008)
15. Schnelldorfer, T., Ware, A.L., Sarr, M.G., et al.: Long-term survival after pancreaticoduodenectomy for pancreatic adenocarcinoma: is cure possible? Ann. Surg. **247**, 456–462 (2008)
16. Sohn, T.A., Yeo, C.J., Cameron, J.L., et al.: Resected adenocarcinoma of the pancreas – 616 patients: results, outcomes, and prognostic indicators. J. Gastrointest. Surg. **4**, 567–579 (2000)
17. Eppsteiner, R.W., Csikesz, N.G., McPhee, J.T., et al.: Surgeon volume impacts hospital mortality for pancreatic resection. Ann. Surg. **249**, 635–640 (2009)

第 29 章
肾上腺癌

Ronald Matteotti, Luca Milone, Daniel Canter, Michel Gagner

R. Matteotti
Surgical Oncologist/Minimally Invasive Surgeon,
263 Osborn Street, Philadelphia, PA 19128, USA
e-mail: ronald.matteotti@gmail.com

L. Milone
Department of Surgery, Staten Island University Hospital,
475 Seaview Avenue,
Staten Island, NY 10305, USA
e-mail: lucamilone@gmail.com

D. Canter
Fellow Urologic Oncology, Fox Chase Cancer Center,
Philadelphia, PA, USA
e-mail: daniel.canter@fccc.edu

M. Gagner
Department of Surgery, Florida International University,
Mount Sinai Medical Center
e-mail: gagner.michel@gmail.com

29.1 引言

肾上腺体积虽小，但是维持体内稳态的重要器官。本章回顾性介绍了肾上腺肿物的评估方法，讨论肾上腺切除术围术期管理的适应证，概述了肾上腺切除术的手术技巧。为了更好地对肾上腺肿瘤患者进行诊疗，外科医生应该熟悉肾上腺生理学、腹膜后解剖结构及肾上腺影像学。

29.2 肾上腺手术临床适应证

29.2.1 疑似恶性

偶发性肾上腺肿瘤中 85%以上为良性腺瘤[1,2]，肾上腺皮质癌(ACC)的发病率约为百万分之一[3-5]。

外科医生可以从三个方面区分肾上腺皮质癌和良性腺瘤：

- 肿物的大小
- 影像学特点
- 肿瘤生长速度

29.2.1.1 肾上腺肿物大小对手术决策的影响

影像学检查意外发现的肾上腺肿瘤中位直径为 3cm[6]。大的肿物，尤其是直径大于 6cm 时，可直接行手术切除，因为此类肿物 30%以上会被证实为癌，除非影像学检查显示有肉眼可见的脂肪组织[7]。肉眼可见的脂肪组织提示髓质脂肪瘤[8]。对于直径小于 4cm 的肿物，需进行代谢评估和密切随访，根据患者的病情决定是否行手术治疗及手术治疗的时机[9,10]。当肿瘤直径为 4~6cm 时，恶性发病率大约为 6%，对于此类患者的共识是，手术风险处于可接受水平的患者可行手术切除肿瘤[1,2,6,11,12]。根据这些指南，外科医生辨识肾上腺恶性肿瘤的敏感性为 93%，特异性为 42% [6]。

29.2.1.2 肾上腺病变的影像学评估

当影像学检查发现肾上腺大的、质地不均匀、边界不清楚的肿物时，应提高警惕。大部分肾上腺病变的体积较小、质地均匀和外形较规整[13]。小于 4cm 的肾上腺肿瘤大多激素分泌不活跃，可行密切的影像学随访来决定是否需要切除。

除了评估肿瘤大小、同质性和外形外，病变的密度也有助于确定肾上腺肿瘤的性质。腺瘤内脂肪含量较高，通过这一特点与其他病变相鉴别。CT 平扫诊断肾上腺腺瘤的特异性可达几乎 100%[14]。典型的肾上腺腺瘤平扫 CT 密度较均匀，CT 值小于 10HU[9]。但 30%的肾上腺腺瘤中脂肪含量较低，其 CT 值大于 10HU[15-17]。显示为中等密度。可通过增强 CT 进行鉴别诊断，当增强扫描延迟期 CT 值下降 40%~60%时 （冲刷效应），CT 对此类病变诊断的特异性接近 100%，此类病变应该按腺瘤进一步处理[15-18]。

MRI 是一种新的影像学诊断方法，它可以通过反相位化学位移评估肾上腺病变细胞内脂肪的含量[19]。即与同相位比较，反相位上绝大多数腺瘤信号强度有明显的下降，提示病变内脂类物质丰富[13,20]。MRI 化学位移同成像技术在评估病灶方面可能优于 CT 平扫[21,22]，但 CT 增强扫描仍是少脂肪肾上腺腺瘤的金标准[19,23-25]。CT 使用的碘造影剂有剂量依赖的信号强度变化，而由于 MR 所使用的钆造影剂并无此特性(没有冲刷效应)，因此 MR 增强扫描冲刷技术在此没有临床效用[19]（图 29.1）。

29.2.1.3 观察肾上腺病变的生长动力学

肾上腺偶发瘤恶变的概率低，在 1/1000 以内[7]。因此，对肾上腺肿物应尽量采用保守治疗。目前的建议是，在发现病变后第 6、12 以及 24 个月进行影像学随诊[2,9]。5%~9%的肾上腺肿瘤会在随访期间增大，直径至少增大 1cm[7,26]，在随访期间肿瘤增大即建议手术切除[2]。术前应告知患者该病的恶变概率低,术后病理很可能为良性[3]。

29.2.2 功能性肾上腺肿瘤

超过 11%的肾上腺肿瘤会表现出代谢活性,所以应对所有的肾上腺偶发肿瘤进行激素检测[9]。这些有活性的肾上腺肿瘤中 5.3%为皮质醇腺瘤,1%为醛固酮腺瘤,5.1%为嗜铬细胞瘤[1,2]。高代谢活性的肿瘤通常应该被切除。

29.2.3 孤立性肾上腺转移瘤

一系列回顾性研究结果显示,在既往有恶性肿瘤病史的患者中,50%的新发现肾上腺病变为转移瘤[27,28]。孤立性肾上腺转移瘤有时被切除,但需经多学科认真讨论后进行[27,29-33]。肾上腺转移瘤常见的原发肿瘤包括(图 29.2):

- 小细胞肺癌
- 肾细胞癌
- 黑素瘤
- 胃肠道癌
- 乳腺癌
- 肝细胞癌

29.2.4 库欣综合征

库欣综合征即皮质醇增多症,是由于肾上腺皮质长期分泌过量的皮质醇引起的一系列症状和体征,最常见于肾上腺肿瘤[83]。库欣病通常是由于垂体肿瘤分泌过量的促肾上腺皮质激素。通过切除肾上腺肿瘤治疗库欣综合征时,医生还应注意处理患者的 ACTH 依赖症状。20%~40%的库欣病患者,行经蝶鞍垂体腺瘤切除术失败[34,35]。即使垂体腺瘤切除术成功的患者,库欣病的复发率仍有 25%[36]。神经外科术后患者症状仍不缓解时,经多学科讨论,患者可行双侧肾上腺切除术。双侧肾上腺切除术对于控制库欣症状快速可靠,但是术前必须告知患者术后需终身使用糖皮质激素和盐皮质激素替代治疗,并有 10%~30%的机会出现 Nelson-Salassa 综合征[37-40]。该综合征的特点包括:常见视交叉神经萎缩、动眼神经障碍,少见的有因缺乏适当的糖皮质激素负反馈使垂体瘤进行增长导致的颅内压升高[40]。同时,术前必须告知患者行双侧肾上腺切除术时,可能会有肾上腺功能组织残

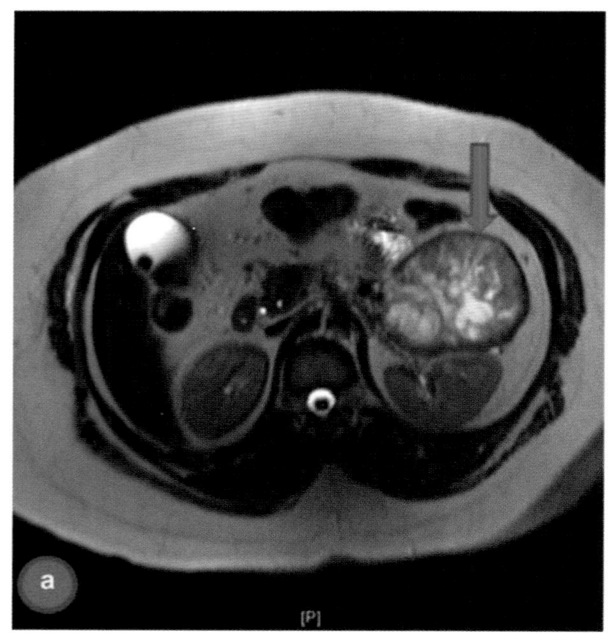

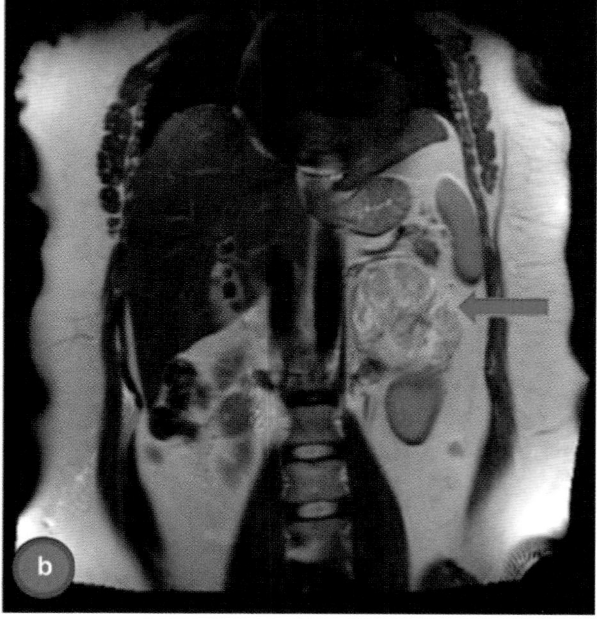

图 29.1 左侧肾上腺肿块:MRI (a)冠状物和(b)箭头指示。

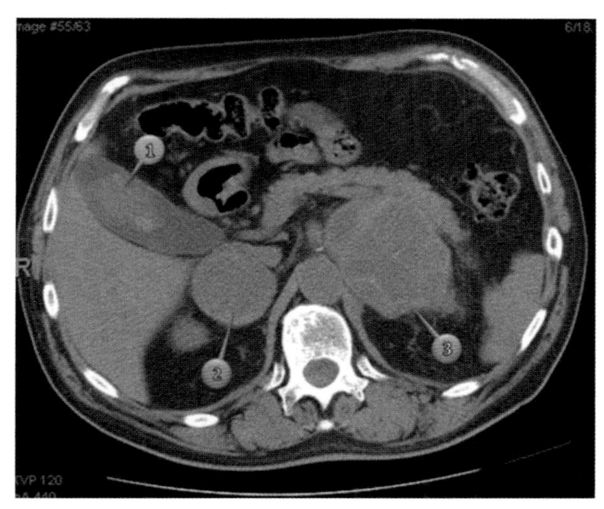

图 29.2 双侧肾上腺转移瘤。1，早期胆囊癌；2，右侧肾上腺是简单转移瘤；3，左侧肾上腺是复杂、多分叶转移瘤。

留[41]。

大约 10%的库欣综合征由异位 ACTH 综合征引起[42]。手术切除产生异位 ACTH 的病变是最佳治疗方案，但只有 10%的患者可以成功进行此手术[43]。双侧肾上腺切除术可作为一种治疗手段，但术前需对患者进行严格的选择[42]。

29.3 肾上腺偶发肿瘤的处理

29.3.1 总论

所有的肾上腺肿瘤患者均需评估其代谢状况，超过 10%的患者分泌激素[9]。所有的新发病例均需评估皮质醇及儿茶酚胺水平，此外高血压的患者还需评估其醛固酮水平[2,9]。应与内分泌专家合作进一步评估其类固醇激素水平。

29.3.2 皮质醇增多症(库欣综合征)的初步评价

5%~8%的肾上腺肿瘤患者表现出自发性皮质醇分泌过多(库欣综合征)[1,7]。在临床实践中，应注意排除应用外源性类固醇激素的患者，进一步可行以下检查：

- 隔夜小剂量地塞米松抑制试验——OST
- 深夜唾液皮质醇实验
- 24 小时尿游离皮质醇评估——UFC

这三项实验对皮质醇增多症的评估效果类似[44]，但 UFC 的敏感性较低[44-47]。

29.3.3 醛固酮增多症(Conn 综合征)的初步评价

醛固酮增多症仅在 1%的肾上腺偶发肿瘤中发生[1,48]。诊断该病需晨起抽血，测定血浆醛固酮–肾素比（ARR）。当醛固酮水平≥15ng/mL，ARR≥20 时，可考虑该诊断。有 5%的新诊断为高血压的患者诊断为醛固酮腺瘤[49]。因此，当高血压患者被发现肾上腺肿瘤时，均应检测醛固酮水平[48,50]。如果所有其他检查都不确定，则可采用肾上腺静脉取血的方法来确诊[51]。

29.3.4 儿茶酚胺增多症的初步评价

嗜铬细胞瘤占肾上腺肿瘤的 5%[2]，所有肾上腺肿瘤的患者均应排除嗜铬细胞瘤的诊断，即使那些高度怀疑为转移性肾上腺肿瘤的患者也应排除该诊断[52]。当病灶 CT 值小于 10HU，增强扫描 CT 值增加小于 10HU，延迟期病灶密度无明显下降时，该诊断可能性下降[53,54]。

嗜铬细胞瘤的诊断包括血浆游离肾上腺素及 24 小时尿肾上腺素[55,56]。虽然这两项检查的敏感性和特异性均较高，但哪种检测方法更好，目前仍存在争议。应该与内分泌科合作提高诊疗的准确性[2,57]。

29.3.5 代谢测定随访

专家建议所有无功能性肾上腺偶发肿瘤患者确诊后应进行 3~4 年的年度代谢筛查[9]。在此过程中，大约2%的患者会转化为功能性的[7]。

29.4 围术期注意事项

29.4.1 防止术后肾上腺功能低下

尽管临床上严重的肾上腺功能不全较少见，但肾上腺术后高达1/5的患者可能会出现肾上腺功能不全。库欣综合征患者对侧腺体抑制可能性很大，应该密切监测[45]。尽管临床上严重的肾上腺功能不全罕见，但它可能是灾难性的。双侧肾上腺切除术前应给予患者足够的皮质激素，因为术后Addisonian病可以危及生命[58]。

29.4.2 术前儿茶酚胺阻滞

嗜铬细胞瘤的患者术前需要严格的准备。常见的方法是术前预防性使用儿茶酚胺阻滞剂[59]。通过完善的术前准备，围术期的死亡率已经从50%下降到不足3%[60,61]。

单用α受体阻滞剂或联合使用α甲基络氨酸(儿茶酚胺合成抑制剂)，是目前最广泛推荐的术前治疗方法[59]。也有一些作者对一些症状较轻的患者使用钙离子通道阻滞剂[62]。术前应使用超声心动图评估患者是否患有儿茶酚胺心肌病[63]。为保证患者有足够血容量，使用上述药物后，应该鼓励患者积极补充水分[63]。一些单位手术前一天常规给予静脉补液[60]。

29.4.3 术后处理

儿茶酚胺阻滞会导致患者术前低血压。高儿茶酚胺血症可以抑制胰岛素释放，导致患者高血糖[61,63]。一些中心在嗜铬细胞瘤术后，患者常规入ICU病房严密监测病情变化[60]。

29.5 腹腔镜肾上腺切除术治疗恶性肿瘤

对于肾上腺恶性肿瘤行腹腔镜治疗目前尚存在争议。目前已经有腹腔镜下切除直径15cm的肾上腺肿瘤的报道[70]，但在腹腔镜下切除如此大的肿瘤仍有相当的技术性挑战。主要难度在于肿瘤的体积大、血管增加及肿瘤切除的难度。

肾上腺是恶性肿瘤的常见转移部位，表现为肾上腺体积的增大及腺体的功能丧失，为恶性肿瘤的全身表现的一部分[64,67]。一项选择性的回顾性研究显示，1838例肾上腺肿瘤患者术后病理提示6.5%为恶性，其中40.3%为转移瘤。大部分时候，恶性肿瘤的诊断来自最终的病理诊断。此外针对良、恶性肿瘤的肾上腺切除术，在手术时间、术后并发症发生率上无显著差异[66,67](表29.1)。

Marangos等报道41例转移性肾上腺肿瘤行腹腔镜肾上腺切除术。肿瘤大小为1.5~15cm，中位值为6cm。除1例中转开腹、1例切缘阳性外，作者认为无论肿瘤大小，使用腹腔镜切除转移性肾上腺肿瘤是可行的[75]。

29.6 选择最好的肾上腺外科入路

目前最好的腹腔镜肾上腺入路仍然存在争议。三种最常用的腹腔镜入路为：

- 经侧腹部入路——LTA
- 腹膜后肾上腺切除术——REA
- 经前腹腔入路——ATA

以上三种入路各有优缺点(表29.2)。

29.6.1 经侧腹部入路(LTA)

最常用的手术入路为经侧腹部入路，临床上最少应用中腹部入路。但是目前没有前瞻性随机

表 29.1 腹腔镜下肾上腺切除手术:恶性肿瘤的选择性数据

	年份	手术例数 (n)	恶性 (n)	转移性 (n)
Naya[78]	2005	126	1	-
Kercher[71]	2005	81	2	-
Palazzo[79]	2006	19	3	-
Walz[81]	2006	560	7	12
Lee[72]	2008	358	48	8
Lezoche[73]	2008	214	10	9
Meyer-Rochow[76]	2008	36	8	3
Humphrey[68]	2008	30	1	-
Berber[65]	2009	172	17	-
Kazaryan[69]	2009	242	22	16
总计		1838	119	48

研究证实二者谁更具有优势。腹膜后间隙空间狭小,REA 入路受肿瘤大小的影响较大,因此大多数肾上腺肿瘤切除术使用 LTA 入路[80]。LTA 的另一个优点是可探查整个腹部,并使用术中超声定位异位肾上腺组织。这对于治疗嗜铬细胞瘤患者尤为重要。同时,仰卧位还可同时诊断和治疗其他计划内和意料之外的疾病[73]。

29.6.2 腹膜后肾上腺切除术(REA)

REA 入路需要建立一个压力在 20~28mmHg 的腹膜后腔,因压力升高,术中出血可减少,手术时间亦缩短[65,68,69,71-74,76,78-81]。经 REA 入路的腹腔镜手术仅需要 3 个套管,而经 LTA 入路则需要 4~5 个套管。

腹膜后肾上腺切除术(REA)也可通过后侧单孔完成。Walz 等报道了他们对 5 例患者进行单孔腹腔镜腹膜后肾上腺切除(SARA)的经验。5 例患者肾上腺肿瘤的最大直径为 4cm,需要 1.5cm 切口来去除肿瘤。手术时间为 35~70 分钟,术中不需中转为普通腹腔镜手术。

29.6.3 经前腹腔入路(ATA)

由于解剖困难,许多外科医生放弃了 ATA 入路。

- 左肾上腺
  - –需下拉结肠脾曲
  - –邻近脾脏和胰尾,容易损伤这两个器官
- 右肾上腺
  - –邻近十二指肠
  - –肾上腺静脉在下腔静脉后方,难以解剖分离及控制

然而,这种方法在双侧肾上腺切除术或者任何其他腹腔内操作时不需要改变体位。

29.7 外科解剖

肾上腺是成对的器官,三角形,位于肾脏上极,在第 11 肋下的第一腰椎水平。

29.7.1 宏观标志

左肾上腺与周围重要脏器关系密切:

- 内侧——腹主动脉、左膈脚
- 后方——脾血管和胰尾
- 前方——腹膜

右侧肾上腺位于一个狭小空间,与以下器官相邻:

表 29.2 三种途径腹腔镜肾上腺肿瘤切除术:优点和缺点

经侧腹部入路 (LTA)	
优点	缺点
暴露简单	行双侧肾上腺切除时需改变体位
操作简单	粘连严重时手术困难
暴露清楚	腹腔内损伤多?
可同时对其他腹腔内疾病诊治	
腹膜后入路 (REA)	
优点	缺点
双侧肾上腺切除:体位呈 V 形时,不需要改变体位	术野较小
可能的优点:	
既往有手术史的患者	适用于直径 <5~6cm 的肿瘤
肥胖患者	
孕妇患者	
可以避免腹腔内损伤?	其他腹腔内疾病不能被诊断和治疗
	对于普通外科医生无熟悉的解剖标志
经前腹腔入路 (ATA)	
优点	缺点
双侧肾上腺切除:不需要改变体位	手术野暴露困难
适合体积较大的肿瘤	暴露困难,手术时间长
可同时诊治其他腹腔内疾病	手术时间长

- 下腔静脉
- 右肾
- 十二指肠
- 肝右叶
- 右膈脚

29.7.2 动脉供应

肾上腺从肾上腺动脉三个不同分支接受血液供应:

- 肾上腺上动脉——起自膈下动脉
- 肾上腺中动脉——起自腹主动脉
- 肾上腺下动脉——起自肾动脉

29.7.3 静脉回流

双侧肾上腺通常各由一支肾上腺静脉回流,称为肾上腺静脉。右侧肾上腺静脉汇入下腔静脉后外侧,左肾上腺静脉汇入左肾静脉,少数汇入膈下静脉。10%的患者可能会存在副右侧肾上腺静脉汇入肝下静脉或膈下静脉。作为一个解剖变异,右肾上腺可有两个主要的分支静脉(图 29.3)。

29.8 外科技术

29.8.1 经侧腹肾上腺切除术—— LTA 左侧

29.8.1.1 手术室布置及患者体位

患者采用左侧朝上的侧卧位。在患者的右侧腰部放置垫子,手术台弯曲,有利于左侧腹部过度伸展。将左上肢伸展并悬挂起来。皮肤消毒范围从

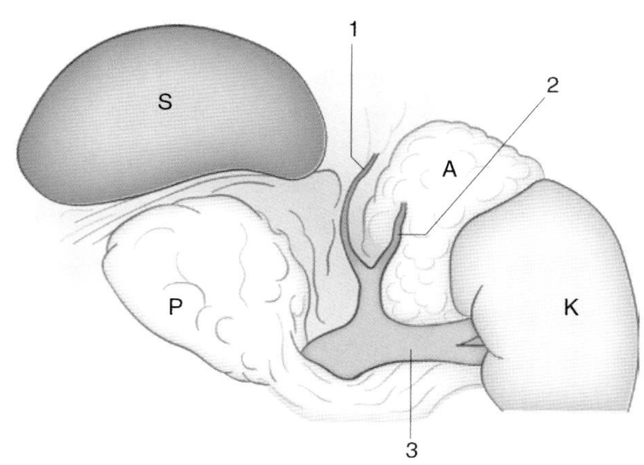

图 29.3 腹腔镜下左肾上腺切除术:暴露肾上腺血管。A,左肾上腺;P,胰腺;K,肾脏;S,脾脏;1,横膈膜静脉;2,肾上腺静脉;3,肾静脉。(Drawing by Hippmann GbR,Schwarzenbruck, Germany)

乳头水平至髂前上棘,以及从腹中线至脊柱后方。术者和助手站在病变的对侧。两台监视器放置在手术台上部患者头部的两侧(图 29.4 和图 29.5)。

29.8.1.2 套管放置

我们常使用一种开放技术进入腹腔及腋前线的左肋下区域。放置的第一个套管直径为 10mm,用于放置腹腔镜。安全放置第一个套管后,接气腹机,建立压力为 15mmHg 的气腹。然后置入直径 10mm 的 30°腹腔镜镜头,全面检查腹腔情况,主要为粘连情况、转移情况和是否存在器官异常。

如果腹腔镜下能排除局部侵犯及远处转移,可继续放置其他套管。可在腰部继续放置两个

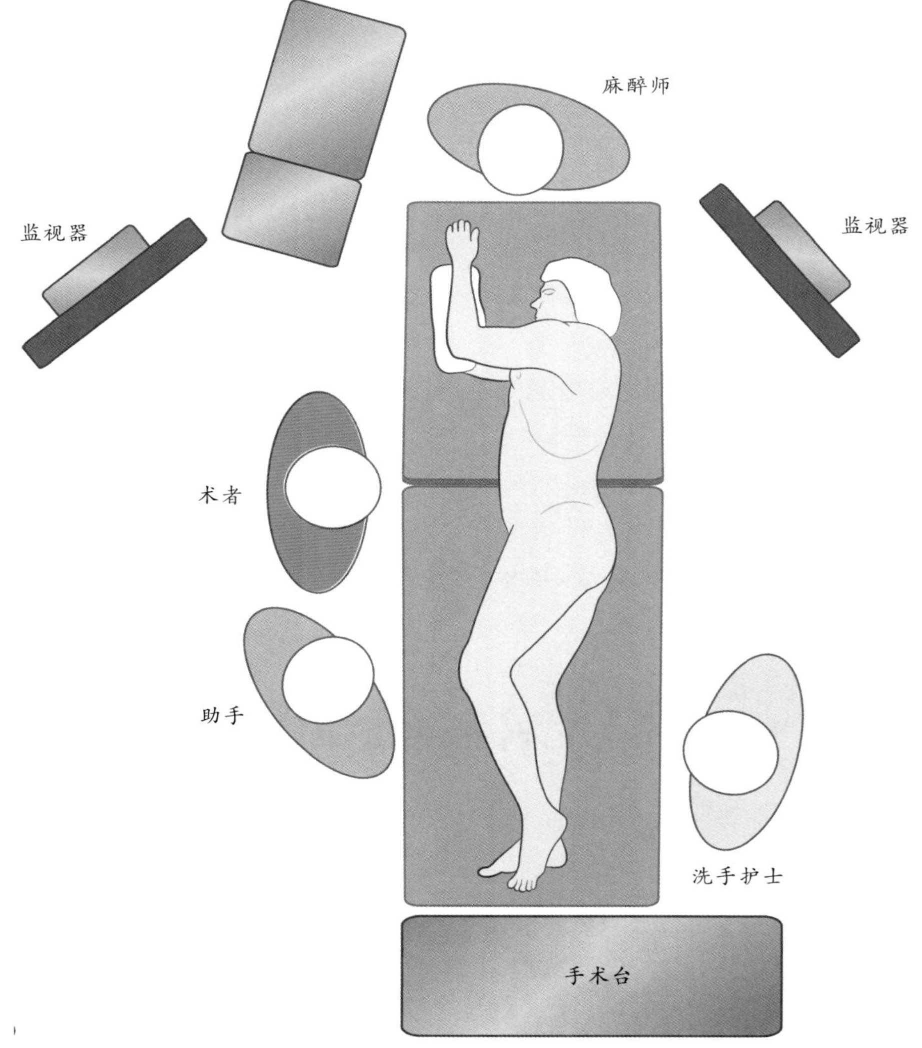

图 29.4 腹腔镜下左肾上腺切除术:手术室设置。(Drawing by Hippmann GbR, Schwarzenbruck, Germany)

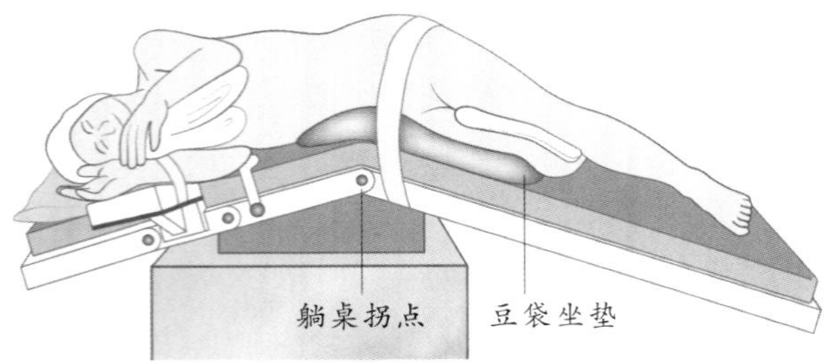

图 29.5 腹腔镜下左肾上腺切除术：患者躺位。(Drawing by Hippmann GbR, Schwarzenbruck, Germany)

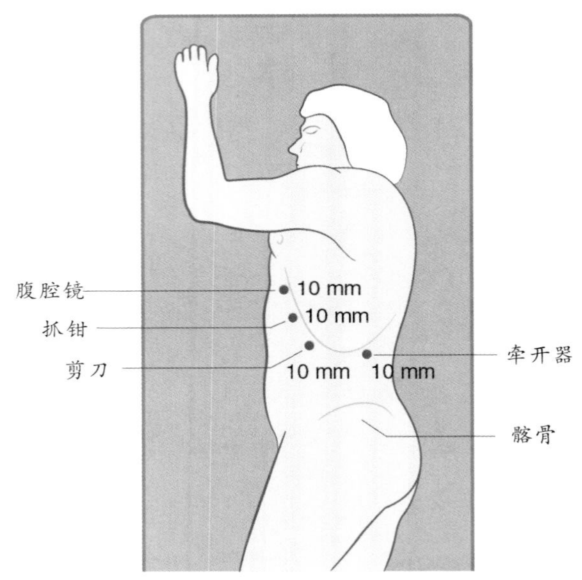

图 29.6 腹腔镜下左肾上腺切除术：套管放置。(Drawing by Hippmann GbR, Schwarzenbruck, Germany)

5mm 或 10mm 的套管，其中一个位于第 11 肋下方，第二个稍靠近腹侧，位于第一个套管的稍前方的内侧。有时候还需要第四个套管，位于腰肋结合处。镜头位于最前端的套管位置，另外两个套管作为操作通道(图 29.6)。

29.8.1.3 左肾上腺切除

右手操作腹腔镜热剪刀、超声刀或者 Ligasure™(Covidien-USA)，向内侧松解脾曲，将结肠脾曲与肾上腺下极分离，暴露脾肾韧带(图 29.7)。接着，距离脾脏 1cm 自下而上切开脾肾韧带（图 29.8)。分离至膈肌，在胃后遇到胃短血管时，停止分离。

通过以上解剖可以向内移动脾脏，并暴露腹膜后空间，为进一步操作打下基础（图 29.9)。同时在肾周脂肪中还可以见到肾上腺的侧面和前面。如果患者的脾脏体积大影响视野或操作，可置入第四个 5mm 套管用以牵引或阻挡脾脏。一些患者的肾上腺目前仍不清楚，可以使用腹腔镜下超声，这有助于肾上腺内病变定位和辨识肾上腺静脉。为了防止肾上腺包膜破裂，可以留一些脂肪在肾上腺上，通过抓取这些脂肪组织调整肾上腺位置，而不用直接抓取肾上腺腺体。抓住肾周脂肪，用电钩或 Ligasure™ 分离出肾上腺的侧面和前面(图 29.10)。

一旦肾上腺侧面部分暴露，便可分离并阻断肾上腺静脉的血流，并继续向下分离肾上腺。或者，继续向上分离肾上腺，最后处理肾上腺静脉。选择哪种途径分离肾上腺，取决于松解脾脏后术野的暴露情况及肾上腺的体积。当肾上腺体积较大时，一般大于 5cm，向上分离肾上腺可更好地暴露肾上腺静脉。当看到肾上腺静脉时，可将其分离出来，有利于放置血管夹或者封闭器械。在操作过程中，没有必要分出肾上腺静脉和肾静脉的汇合处。应该在距肾静脉 1cm 处用血管夹夹闭肾上腺静脉，然后直接用腹腔镜剪刀切断肾上腺静脉。

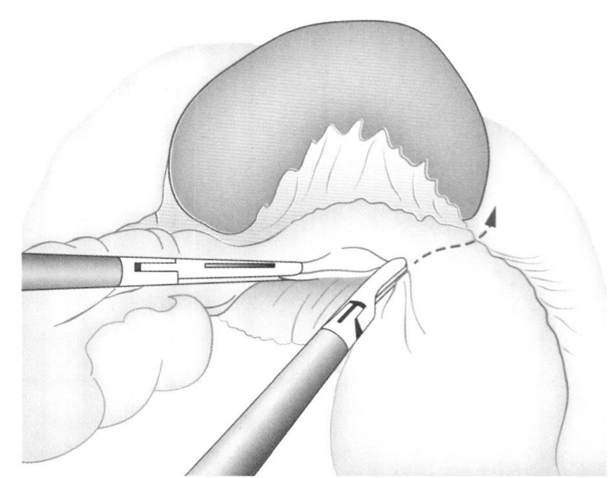

图 29.7 腹腔镜下左肾上腺切除术：脾肾韧带的分离。(Drawing by Hippmann GbR, Schwarzenbruck, Germany)

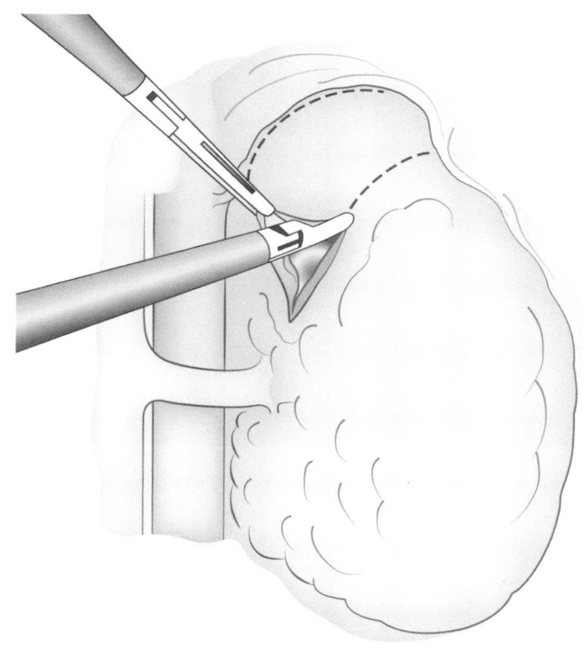

图 29.8 腹腔镜下左侧肾上腺切除术：下极-上极切开线。(Drawing by Hippmann GbR, Schwarzenbruck, Germany)

近些年来，我们开始尝试使用无血管夹技术，仅使用 Ligasure™(Covidien-USA)封闭肾上腺静脉(图 29.11)。其余部分的肾上腺切除术可以使用血管闭合器完成，我们可以使用的是 Ligasure™(Covidien-USA)。在完全止血后，将肾上腺放入标本袋内，经 10mm 套管穿刺孔，穿过腹壁肌肉，完整取出肾上腺组织。术后不常规放置引流管，但如果怀疑胰尾损伤，应毫不犹豫地留置引流管。最后用 2-0 可吸收线缝合筋膜，4-0 可吸收线皮内缝合皮肤。

29.8.2 经侧腹肾上腺切除术——LTA 右侧

29.8.2.1 患者体位及套管放置

患者取前述左侧肾上腺病变相同的体位，摆置方法同前。使用开放技术建立气腹。平行于肋缘，并在肋弓下 2cm 平行置入 10mm 套管。经套管置入 10mm 30°腹腔镜。在腹腔镜直视下插入另外三个 10mm 套管。第二个套管放置在右侧腰部，右侧第 11 肋尖的下后侧，恰好位于结肠肝曲上方。与左侧肾上腺切除术不同，右侧肾上腺切除通常没有必要松解结肠肝曲。第三个套管放置于肋下区靠近腹侧，位于上腹部和腋前线之间，位于腹直肌的侧面。最后一个套管置于第 12 肋尖，或肋弓下肋-椎体夹角处。放置套管之前，应充分分离右肾与右侧腰部的粘连，防止损伤右侧肾脏。4 个套管是必需的，因为肝右叶必须牵开(图 29.12)。

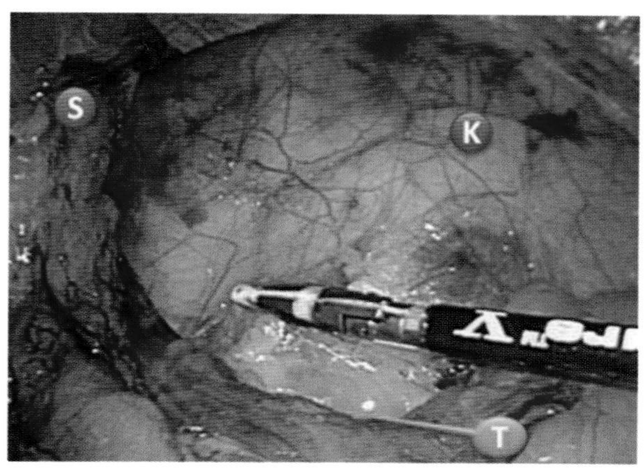

图 29.9 腹腔镜下左侧肾上腺切除术：解剖线。T，Toldt 线；S，脾脏；K，肾脏。

29.8.2.2 右肾上腺切除

向上抬起肝脏，暴露肾上腺的中部。肝拉钩应从最前端的通道置入。很多时候需要松解肝脏，以

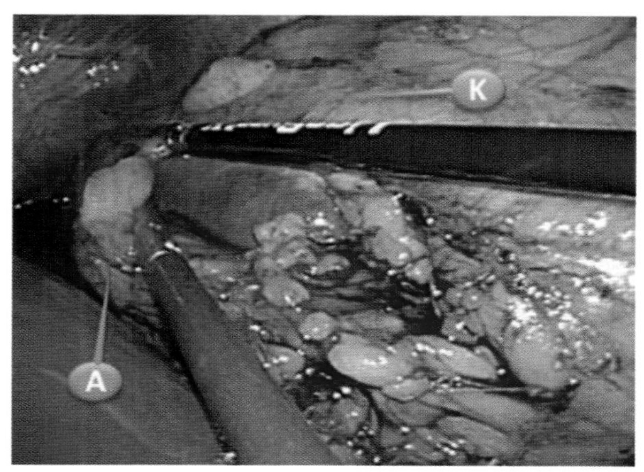

图 29.10 腹腔镜下左侧肾上腺切除术：建立左肾(K)和左肾上腺(A)间的平面。

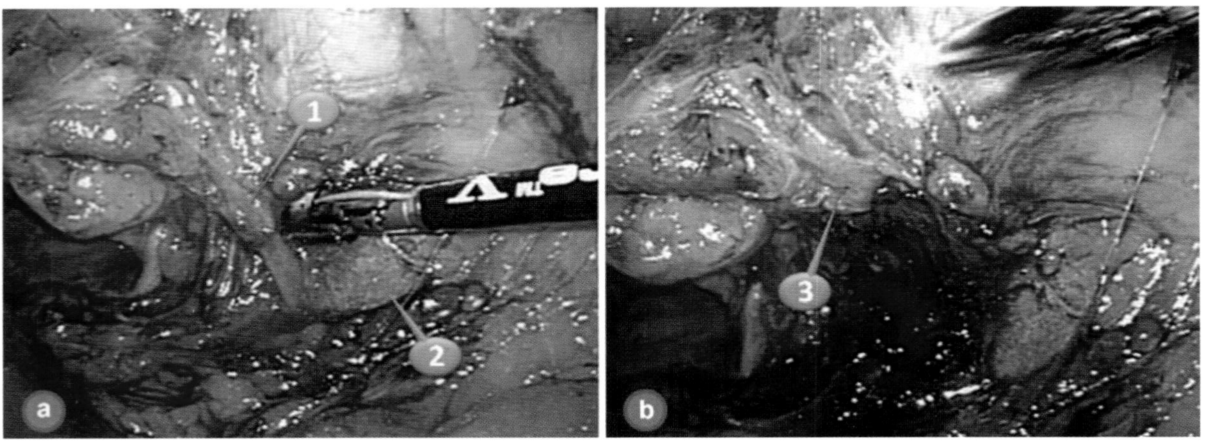

图 29.11 腹腔镜下左肾上腺切除术：切断肾上腺静脉。(a)切断前和(b)切断后，左侧肾上腺静脉(1)、左侧肾静脉(2)和切断后的左侧肾上腺静脉(3)。

充分暴露肾上腺静脉与下腔静脉的连接处。用超声刀或 Ligasure™(Covidien-USA)切断右侧肝周围的粘连及三角韧带。通过上述离断，可以有效地将肝脏推向内侧。这是解剖的关键步骤，以对右肾上腺静脉汇入下腔静脉处提供充分的显露（图 29.13）。从侧面边缘下方开始，沿下腔静脉边缘向上，切除右侧肾上腺。右侧肾上腺静脉往往比较短。如果静脉太粗，无法上血管夹或怀疑闭合装置切断不安全，我们可以使用 Endo GIA 血管钉仓切断血管。然后解剖肾上腺上极。可直接夹闭或使用 Ligasure™ 闭合从膈下分支的血管(图 29.14)。解剖至外侧结构。把腺体放入袋内，并从最前方的套管内去除。关闭腹腔镜下切口，方法同左侧切口。

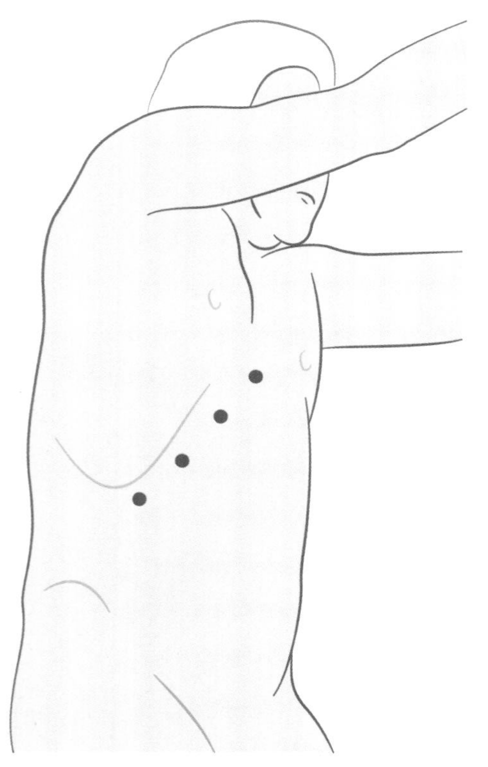

图 29.12 腹腔镜下右侧肾上腺切除术：套管放置。(Drawing by Hippmann GbR, Schwarzenbruck, Germany)

29.8.3 经前腹腔肾上腺切除术(ATA)

29.8.3.1 患者体位及套管放置

患者取仰卧位。一助站在患者右侧扶镜头，主刀位于患者左侧。我们使用开放技术建立 13mmHg 压力的气腹。第一个 10mm 套管放置于脐部，用于放置腹腔镜头。我们经常使用 10mm 的 30°腹腔镜。建立气腹后，首先探查腹腔内情况，评估可手术性。排除局部或广泛侵袭性病变后，我们继续放置其余的套管。直视下放入三个 5mm 或 10mm 的套管：一个在上腹部，一个在左肋下缘与锁骨中线交界处，最后一个放置在套管 2 和 3 之间。

29.8.3.2 肾上腺切除

手术从向上牵拉横结肠中段暴露 Treitz 韧带和辨识肠系膜下静脉(IMV)开始。患者较瘦时，通

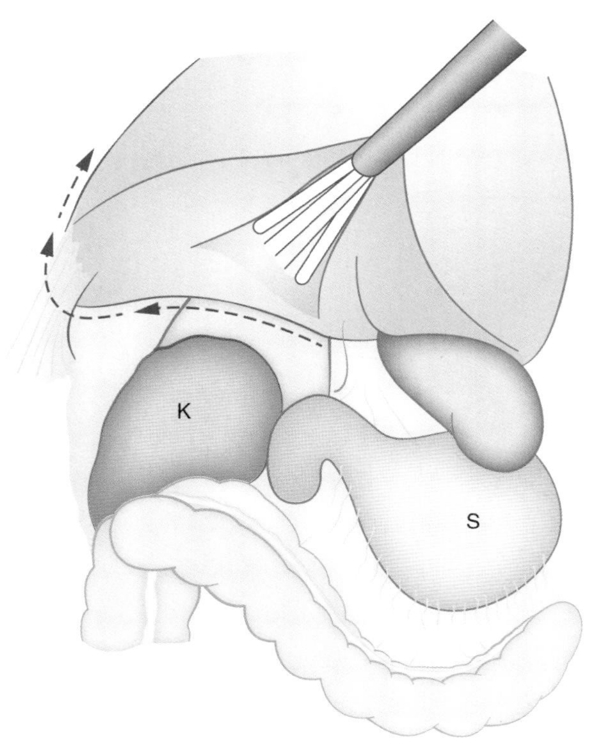

图 29.13 腹腔镜下肾上腺切除术：肝脏牵拉和解剖线。(Drawing by Hippmann GbR, Schwarzenbruck, Germany)

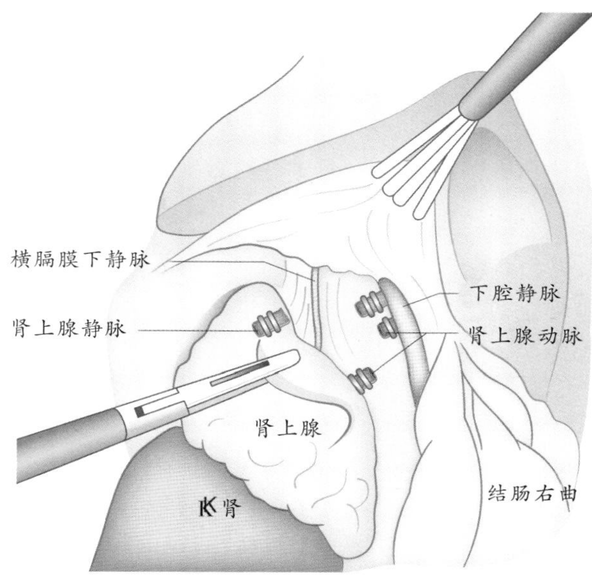

图 29.14 腹腔镜下右侧肾上腺切除术：右侧肾上腺血管解剖和控制。(Drawing by Hippmann GbR, Schwarzenbruck, Germany)

常可以透过腹膜看见左肾静脉。于 IMV 旁靠近胰腺下缘的后腹膜处开口。此方法可以清楚显露左肾静脉和左肾上腺中静脉。

然后分离肾上腺静脉，夹闭，或用 Ligasure™ 切断。可使用钝性分离结合血管封闭装置的方法从内侧向外侧游离其余肾上腺。将其放置在标本袋中，通过脐部通道取出标本。常规不用放置引流管，如果怀疑损伤到胰尾或者切除部位有缓慢弥散渗出，则放置引流管。所有的套管穿刺孔都使用可吸收线关闭筋膜层和皮肤层。

29.8.4 腹膜后肾上腺切除术(REA)

29.8.4.1 患者体位及套管放置

患者取俯卧位，腹部放置长方形支撑物，使腹壁弓起。第 12 肋尖正下方取一长约 1.5cm 的横切口，并用钝性或锐性分离至腹膜后间隙。使用手指制造一个小的空间，在第 11 肋的下方距次切口外侧 4~5cm 插入一个 5mm 套管。这个最初的套管的放置需要手指引导。采用同样的方法在第 12 肋下 3cm，距第一个切口内侧 4~5cm 处放置 10mm 套管。将这个套管放入腹膜后间隙，并头倾 45°角。使用球囊套管和可调节套筒置入最初的切口并固定该套管。建立腹膜后间隙，维持压力在 20~28mmHg。与普通的腹腔镜手术相比，该手术需要使用更高压力的气体建立腹膜后间隙及维持其内压力。当出血时可根据情况降低气体压力。当建立气腹后将一开始置于中间套管内的 10mm 30°腹腔镜移至离脊柱最近的套管中。

29.8.4.2 肾上腺切除

手术的第一步将隔膜下方的脂肪组织向下推来创建腹膜后间隙。使肾上极充分暴露，并松解肾上极。通常这两个步骤均可通过钝性分离完成，这样肾上腺就显露出来了。然后牵拉肾上极，但有时可能需要在第一条套管连线的下方再置入第四个套管。在隔膜和肾上腺中间，分离肾上腺的中部和尾部。在右侧，肾上腺动脉走行于下腔静脉后方，这些血管可以安全地通过电凝、夹闭或 Ligasure™ (Covidien-USA) 切断。提起肾上腺，可以看到下腔静脉的腹膜后部分。可清晰地看到短的肾上静脉在后外侧穿行。血管长度约 1cm，可通过 Ligasure™ 切断。游离右侧肾上腺的侧面及头部后，将右肾上腺完全切除。行左侧肾上腺切除时，应在肾上腺和左膈下血管之间，左肾上极空间内切断肾上腺的血供。切断肾上腺主要静脉与左膈下静脉之间的分支血管后，从中部、侧面、尾部完整切除整个肾上腺组织。将金褐色的肾上腺置于标本袋中，从一个套管穿刺口中取出。不常规放置引流管。切口使用可吸收线逐层缝合。

快速参考

1.术前准备是肾上腺手术成功的关键。

2.每一例肾上腺肿瘤的患者均应评估激素水平，排除功能性病变。

3.术前准备包括：

- 术前 2 周每天服用 α 受体阻滞剂及酚苄明 30~60mg
- 术前 3 天每天服用 β 受体阻滞剂 10mg，每天 3 次
- 术前 1~2 天补充水分

4.选择适合并且符合术者技术的外科手术方案：

- 侧腹部入路——LTA（最常用）
- 前腹腔入路——ATA
- 腹膜后入路——REA

5.避免损伤肾上腺包膜，时刻注意无瘤原则。

6.首先进行腹腔镜探查除外局部侵犯及远处转移，基于发现决定进一步的手术操作。

7.掌握肾上腺外科解剖是绝对必要的！

- 动脉：可以在血管夹之间离断或直接使用 Ligasure™ 切断
- 静脉：使用 Ligasure™ 通常足够封闭静脉，但右侧肾上腺静脉可能较为粗大，需要用 Endo GIA 血管钉仓闭合

注意右侧肾上腺静脉可能存在两个分支，术前应做好充分准备。

8.肉眼可见的标记点：

左肾上腺：

- 中部——腹主动脉和左侧膈肌
- 后部——脾血管和胰尾
- 前部——腹膜

右肾上腺：

- 下腔静脉
- 右肾
- 十二指肠
- 肝右叶
- 右侧膈肌

9.取出标本时总是使用不透水的标本袋防止肿瘤细胞播散。

10.不常规放置引流管，除非怀疑胰尾损伤或有不明来源的弥漫性渗出。

（毕新刚 译 马建辉 校）

参考文献

1. Young Jr., W.F.: Management approaches to adrenal incidentalomas. A view from Rochester, Minnesota. Endocrinol. Metab. Clin. North Am. **29**, 159–185 (2000). x
2. Young Jr., W.F.: The incidentally discovered adrenal mass. N Engl J. Med. **356**, 601–610 (2007)
3. Aubert, S., Wacrenier, A., Leroy, X., et al.: Weiss system revisited: a clinicopathologic and immunohistochemical study of 49 adrenocortical tumors. Am. J. Surg. Pathol. **26**, 1612–1619 (2002)
4. Fassnacht, M., Allolio, B.: Clinical management of adrenocortical carcinoma. Best Pract. Res. Clin. Endocrinol. Metab. **23**, 273–289 (2009)
5. Roman, S.: Adrenocortical carcinoma. Curr. Opin. Oncol. **18**, 36–42 (2006)
6. Mantero, F., Terzolo, M., Arnaldi, G., et al.: A survey on adrenal incidentaloma in Italy. Curr. Opin. Oncol. **85**(2), 637–644 (2000)
7. Barzon, L., Sonino, N., Fallo, F., et al.: Prevalence and natural history of adrenal incidentalomas. Eur. J. Endocrinol. **149**, 273–285 (2003)
8. Han, M., Burnett, A.L., Fishman, E.K., et al.: The natural history and treatment of adrenal myelolipoma. J. Urol. **157**, 1213–1216 (1997)
9. Grumbach, M.M., Biller, B.M.K., Braunstein, G.D., et al.: Management of the clinically inapparent adrenal mass

("Incidentaloma"). Ann. Intern. Med. **138**, 424–429 (2003)
10. Cicala, M.V., Sartorato, P., Mantero, F.: Incidentally discovered masses in hypertensive patients. Best Pract. Res. Clin. Endocrinol. Metab. **20**, 451–266 (2008)
11. Barry, M.K., van Heerden, J.A., Farley, D.R., et al.: Can adrenal incidentalomas be safely observed? World J. Surg. **22**, 599–604 (1998)
12. Thompson, G.B., Young Jr., W.F.: Adrenal incidentaloma. Curr. Opin. Oncol. **15**, 84–90 (2003)
13. Korobkin, M., Giordano, T.J., Brodeur, F.J., et al.: Adrenal adenomas: relationship between histologic lipid and CT and MR findings. Radiology **200**, 743–747 (1996)
14. Hamrahian, A.H., Ioachimescu, A.G., Remer, E.M., et al.: Clinical utility of noncontrast computed tomography attenuation value (hounsfield units) to differentiate adrenal adenomas/hyperplasias from nonadenomas: Cleveland clinic experience. J. Clin. Endocrinol. Metab. **90**, 871–877 (2005)
15. Szolar, D.H., Korobkin, M., Reittner, P., et al.: Adrenocortical carcinomas and adrenal pheochromocytomas: mass and enhancement loss evaluation at delayed contrast-enhanced CT. Radiology **234**, 479–485 (2005)
16. Korobkin, M., Brodeur, F.J., Francis, I.R., et al.: CT time-attenuation washout curves of adrenal adenomas and non-adenomas. Am. J. Roentgenol. **170**, 747–752 (1998)
17. Pena, C.S., Boland, G.W.L., Hahn, P.F., et al.: Characterization of indeterminate (lipid-poor) adrenal masses: use of washout characteristics at contrast-enhanced CT. Radiology **217**, 798–802 (2000)
18. Heinz-Peer, G., Memarsadeghi, M., Niederle, B.: Imaging of adrenal masses. Curr. Opin. Urol. **17**, 32–38 (2007)
19. Hussain, H.K., Korobkin, M.: MR imaging of the adrenal glands. Magn. Reson. Imaging Clin. N. Am. **12**, 515–544 (2004). vii
20. Namimoto, T., Yamashita, Y., Mitsuzaki, K., et al.: Adrenal masses: quantification of fat content with double-echo chemical shift in-phase and opposed-phase FLASH MR images for differentiation of adrenal adenomas. Radiology **218**, 642–646 (2001)
21. Israel, G.M., Korobkin, M., Wang, C., et al.: Comparison of unenhanced CT and chemical shift MRI in evaluating lipid-rich adrenal adenomas. Am. J. Roentgenol. **183**, 215–219 (2004)
22. Haider, M.A., Ghai, S., Jhaveri, K., et al.: Chemical shift MR imaging of hyperattenuating (>10 HU) adrenal masses: does it still have a role? Radiology **231**, 711–716 (2004)
23. Caoili, E.M., Korobkin, M., Francis, I.R., et al.: Delayed enhanced CT of lipid-poor adrenal adenomas. Am. J. Roentgenol. **175**, 1411–1415 (2000)
24. Park, B.K., Kim, C.K., Kim, B., et al.: Comparison of delayed enhanced CT and chemical shift MR for evaluating hyperattenuating incidental adrenal masses. Radiology **243**, 760–765 (2007)
25. Boland, G.W., Blake, M.A., Hahn, P.F., et al.: Incidental adrenal lesions: principles, techniques, and algorithms for imaging characterization. Radiology **249**, 756–775 (2008)
26. Libe, R., Dall'Asta, C., Barbetta, L., et al.: Long-term follow-up study of patients with adrenal incidentalomas. Eur. J. Endocrinol. **147**, 489–494 (2002)
27. Lenert, J.T., Barnett, C.C., Kudelka, A.P., et al.: Evaluation and surgical resection of adrenal masses in patients with a history of extra-adrenal malignancy. Surgery **130**, 1060–1067 (2001)
28. Frilling, A., Tecklenborg, K., Weber, F., et al.: Importance of adrenal incidentaloma in patients with a history of malignancy. Surgery **136**, 1289–1296 (2004)
29. Tanvetyanon, T., Robinson, L.A., Schell, M.J., et al.: Outcomes of adrenalectomy for isolated synchronous versus metachronous adrenal metastases in non-small-cell lung cancer: a systematic review and pooled analysis. J. Clin. Oncol. **26**, 1142–1147 (2008)
30. Mercier, O., Fadel, E., de Perrot, M., et al.: Surgical treatment of solitary adrenal metastasis from non-small cell lung cancer. J. Thorac. Cardiovasc. Surg. **130**, 136–140 (2005)
31. Collinson, F.J., Lam, T.K., Bruijn, W.M., et al.: Long-term survival and occasional regression of distant melanoma metastases after adrenal metastasectomy. Ann. Surg. Oncol. **15**, 1741–1749 (2008)
32. Mittendorf, E.A., Lim, S.J., Schacherer, C.W., et al.: Melanoma adrenal metastasis: natural history and surgical management. Am. J. Surg. **195**, 363–368 (2008). discussion 368–369
33. O'Malley, R.L., Godoy, G., Kanofsky, J.A., et al.: The necessity of adrenalectomy at the time of radical nephrectomy: a systematic review. J. Urol. **181**, 2009–2017 (2009)
34. Pivonello, R., De Martino, M.C., De Leo, M., et al.: Cushing's syndrome. Endocrinol. Metab. Clin. North Am. **37**, 135–149 (2008). ix
35. Newell-Price, J., Bertagna, X., Grossman, A.B., et al.: Cushing's syndrome. Lancet **367**, 1605–1617 (2006)
36. Patil, C.G., Prevedello, D.M., Lad, S.P., et al.: Late recurrences of Cushing's disease after initial successful transsphenoidal surgery. J. Clin. Endocrinol. Metab. **93**, 358–362 (2008)
37. Chow, J.T., Thompson, G.B., Grant, C.S., et al.: Bilateral laparoscopic adrenalectomy for corticotrophin-dependent Cushing's syndrome: a review of the Mayo clinic experience. Clin. Endocrinol. (Oxf) **68**, 513–519 (2008)
38. Vella, A., Thompson, G.B., Grant, C.S., et al.: Laparoscopic adrenalectomy for adrenocorticotropin-dependent Cushing's syndrome. J. Clin. Endocrinol. Metab. **86**, 1596–1599 (2001)
39. Lacroix, A.: Evaluation of bilateral laparoscopic adrenalectomy in adrenocorticotropic hormone-dependent Cushing's syndrome. Nat. Clin. Pract. Endocrinol. Metab. **4**, 310–311 (2008)
40. Assie, G., Bahurel, H., Coste, J., et al.: Corticotroph tumor progression after adrenalectomy in Cushing's disease: a reappraisal of Nelson's syndrome. J. Clin. Endocrinol. Metab. **92**, 172–179 (2007)
41. Kemink, L., Hermus, A., Pieters, G., et al.: Residual adrenocortical function after bilateral adrenalectomy for pituitary-dependent Cushing's syndrome. J. Clin. Endocrinol. Metab. **75**, 1211–1214 (1992)
42. Porterfield, J., Thompson, G., Young, W., et al.: Surgery for Cushing's syndrome: an historical review and recent ten-year experience. World J. Surg. **32**, 659–677 (2008)
43. Aniszewski, J.P., Young Jr., W.F., Thompson, G.B., et al.: Cushing syndrome due to ectopic adrenocorticotropic hormone secretion. World J. Surg. **25**, 934–940 (2001)
44. Elamin, M.B., Murad, M.H., Mullan, R., et al.: Accuracy of diagnostic tests for Cushing's syndrome: a systematic review and metaanalyses. J. Clin. Endocrinol. Metab. **93**, 1553–1562 (2008)
45. Tsagarakis, S., Vassiliadi, D., Thalassinos, N.: Endogenous subclinical hypercortisolism: diagnostic uncertainties and clinical implications. J. Endocrinol. Invest. **29**, 471–482 (2006)
46. Mitchell, I.C., Auchus, R.J., Juneja, K., et al.: "Subclinical Cushing's syndrome" is not subclinical: improvement after adrenalectomy in 9 patients. Surgery **142**, 900–905 (2007). discussion 905 e1
47. Nieman, L.K., Biller, B.M., Findling, J.W., et al.: The diagnosis of Cushing's syndrome: an Endocrine Society Clinical

Practice Guideline. J. Clin. Endocrinol. Metab. **93**, 1526–1540 (2008)
48. Young, W.F.: Primary aldosteronism: renaissance of a syndrome. Clin. Endocrinol. (Oxf) **66**, 607–618 (2007)
49. Rossi, G.P., Bernini, G., Caliumi, C., et al.: A prospective study of the prevalence of primary aldosteronism in 1, 125 hypertensive patients. J. Am. Coll. Cardiol. **48**, 2293–2300 (2006)
50. Mulatero, P., Stowasser, M., Loh, K.-C., et al.: Increased diagnosis of primary aldosteronism, including surgically correctable forms, in centers from five continents. J. Clin. Endocrinol. Metab. **89**, 1045–1050 (2004)
51. Young, W.F., Stanson, A.W., Thompson, G.B., et al.: Role for adrenal venous sampling in primary aldosteronism. Surgery **136**, 1227–1235 (2004)
52. Tsvetov, G., Shimon, I., Benbassat, C.: Adrenal incidentaloma: clinical characteristics and comparison between patients with and without extraadrenal malignancy. J. Endocrinol. Invest. **30**, 647–652 (2007)
53. Blake, M.A., Krishnamoorthy, S.K., Boland, G.W., et al.: Low-density pheochromocytoma on CT: a mimicker of adrenal adenoma. Am. J. Roentgenol. **181**, 1663–1668 (2003)
54. Blake, M.A., Kalra, M.K., Sweeney, A.T., et al.: Distinguishing benign from malignant adrenal masses: multi-detector row CT protocol with 10-minute delay. Radiology **238**, 578–585 (2005)
55. Pacak, K., Eisenhofer, G., Ahlman, H., et al.: Pheochromocytoma: recommendations for clinical practice from the First International Symposium. Nat. Clin. Pract. Endocrinol. Metab. **3**, 92–102 (2007). October 2005
56. Grossman, A., Pacak, K., Sawka, A., et al.: Biochemical diagnosis and localization of pheochromocytoma: can we reach a consensus? Ann. NY Acad. Sci. **1073**, 332–347 (2006)
57. Eisenhofer, G., Siegert, G., Kotzerke, J., et al.: Current progress and future challenges in the biochemical diagnosis and treatment of pheochromocytomas and paragangliomas. Horm. Metab. Res. **40**, 329–337 (2008)
58. Asari, R., Scheuba, C., Kaczirek, K., et al.: Estimated risk of pheochromocytoma recurrence after adrenal-sparing surgery in patients with multiple endocrine neoplasia type 2A. Arch. Surg. **141**, 1199–1205 (2006)
59. Pacak, K.: Preoperative management of the pheochromocytoma patient. J. Clin. Endocrinol. Metab. **92**, 4069–4079 (2007)
60. Lenders, J.W., Eisenhofer, G., Mannelli, M., et al.: Phaeochromocytoma. Lancet **366**, 665–675 (2005)
61. Pacak, K., Linehan, W., Eisenhofer, G., et al.: Recent advances in genetics, diagnosis, localization, and treatment of pheochromocytoma. Ann. Intern. Med. **134**, 315–329 (2001)
62. Ulchaker, J.C., Goldfarb, D.A., Bravo, E.L., et al.: Successful outcomes in pheochromocytoma surgery in the modern era. J. Urol. **161**, 764–767 (1999)
63. Kinney, M.A.O., Narr, B.J., Warner, M.A.: Perioperative management of pheochromocytoma. J. Cardiothorac. Vasc. Anesth. **16**, 359–369 (2002)
64. Abrams, H.L., Spiro, R., Goldstein, N.: Metastases in carcinoma; analysis of 1000 autopsied cases. Cancer **3**(1), 74–85 (1950)
65. Berber, E., et al.: Comparison of laparoscopic transabdominal lateral versus posterior retroperitoneal adrenalectomy. Surgery **146**(4), 621–625 (2009). discussion 625–626
66. Eto, M., et al.: Laparoscopic adrenalectomy for malignant tumors. Int. J. Urol. **15**(4), 295–298 (2008)
67. Greene, F.L., et al.: Minimal access cancer management. CA Cancer J. Clin. **57**(3), 130–146 (2007)
68. Humphrey, R., et al.: Laparoscopic compared with open adrenalectomy for resection of pheochromocytoma: a review of 47 cases. Can. J. Surg. **51**(4), 276–280 (2008)
69. Kazaryan, A.M., et al.: Laparoscopic adrenalectomy: Norwegian single-center experience of 242 procedures. J. Laparoendosc. Adv. Surg. Tech. A **19**(2), 181–189 (2009)
70. Kebebew, E., et al.: Results of laparoscopic adrenalectomy for suspected and unsuspected malignant adrenal neoplasms. Arch. Surg. **137**(8), 948–951 (2002). discussion 952–953
71. Kercher, K.W., et al.: Laparoscopic curative resection of pheochromocytomas. Ann. Surg. **241**(6), 919–926 (2005). discussion 926–928
72. Lee, J., et al.: Open and laparoscopic adrenalectomy: analysis of the National Surgical Quality Improvement Program. J. Am. Coll. Surg. **206**(5), 953–959 (2008). discussion 959–961
73. Lezoche, E., et al.: Flank approach versus anterior sub-mesocolic access in left laparoscopic adrenalectomy: a prospective randomized study. Surg. Endosc. **22**(11), 2373–2378 (2008)
74. Lin, Y., et al.: Experience of retroperitoneoscopic adrenalectomy in 195 patients with primary aldosteronism. Int. J. Urol. **14**(10), 910–913 (2007)
75. Marangos, I.P., et al.: Should we use laparoscopic adrenalectomy for metastases? Scandinavian multicenter study. J. Surg. Oncol. **100**(1), 43–47 (2009)
76. Meyer-Rochow, G.Y., et al.: Outcomes of minimally invasive surgery for phaeochromocytoma. ANZ J. Surg. **79**(5), 367–370 (2009)
77. Moinzadeh, A., Gill, I.S.: Laparoscopic radical adrenalectomy for malignancy in 31 patients. J. Urol. **173**(2), 519–525 (2005)
78. Naya, Y., et al.: Laparoscopic adrenalectomy in patients with large adrenal tumors. Int. J. Urol. **12**(2), 134–139 (2005)
79. Palazzo, F.F., et al.: Long-term outcome following laparoscopic adrenalectomy for large solid adrenal cortex tumors. World J. Surg. **30**(5), 893–898 (2006)
80. Rubinstein, M., et al.: Prospective, randomized comparison of transperitoneal versus retroperitoneal laparoscopic adrenalectomy. J. Urol. **174**(2), 442–445 (2005). discussion 445
81. Walz, M.K., et al.: Posterior retroperitoneoscopic adrenalectomy – results of 560 procedures in 520 patients. Surgery **140**(6), 943–948 (2006). discussion 948–950
82. Walz, M.K., Alesina, P.F.: Single access retroperitoneoscopic adrenalectomy (SARA) – one step beyond in endocrine surgery. Langenbecks Arch. Surg. **394**(3), 447–450 (2009)
83. Kutikov, A., Morgan, T.: www.urologymatch.com (2010). Accessed on 4th June

第 9 篇

妇科肿瘤

第 30 章
妇科恶性肿瘤的微创治疗

Farr Reza Nezhat, Jennifer Eun Sun Cho, Connie Liu, Gabrielle Gossner

F.R. Nezhat(✉), J.E.S. Cho, C. Liu, and G. Gossner
Department of Minimally Invasive Surgery, St. Luke's Roosevelt Hospital, 425 West 59th Street, Suite 9B, Yew York, NY 10021, USA
e-mail: fnezhat@chpnet.org

30.1 引言

早在 20 世纪 70 年代，腹腔镜就开始应用于卵巢癌患者的二次探查。然而直到 80 年代末 90 年代初，得益于腹腔镜器械的发展及理念的创新，使得腹腔镜技术应用于妇科肿瘤的诊治才具有可行性。腹腔镜在肿瘤患者中的应用益处颇多，如图像放大技术使盆腔深处、前腹壁及上腹腔转移及复发病灶更加可视化。在诸如腹膜后等手术难度大的区域，腹腔镜在提高切除可行性的同时还能减少损伤。此外，气腹的应用减少了小血管出血情况，还可缩短住院时间，加快患者恢复。诸如肠梗阻、切口感染、切口裂开及血栓-栓塞事件等术后并发症的发生率，腹腔镜手术较开腹手术有所降低。术后放化疗也可尽早施行。因术后肠粘连导致的放疗并发症也降到最低。近 10 年来，腹腔镜在妇科恶性肿瘤中的应用取得了重大进展。此章节中，我们将着重讲述腹腔镜在宫颈癌、子宫内膜癌及卵巢癌中的应用。

30.2 腹腔镜在宫颈癌治疗中的应用

宫颈癌是全球范围内最常见的妇科恶性肿瘤。仅 2008 年在美国约有 11 070 例女性确诊为宫颈癌[1]。同年因宫颈癌死亡的患者约有 4000 例。随着近年来腹腔镜的广泛应用、手术技术的提高，它已被积极应用于宫颈癌的分期及手术治疗。

30.2.1 宫颈癌腹腔镜手术的适应证

腹腔镜应用于早期及晚期宫颈癌，适应证较广。早期宫颈癌患者中，腹腔镜适用于盆腔及腹主动脉旁淋巴结切除，以及腹腔镜辅助下的经阴道广泛子宫切除或经阴道根治性宫颈切除，或直接腹腔镜下的广泛子宫切除或根治性宫颈切除术。对于晚期宫颈癌患者，腹腔镜下盆腔及腹主动脉旁淋巴结切除应用于治疗前手术分期，可有效指导进一步治疗。尽管临床应用的数据有限，但据报道腹腔镜还可应用于盆腔廓清术前盆腹腔病灶探查、卵巢悬吊以及组织间插植放射源的植入。

30.2.2 手术技巧

30.2.2.1 综述及器械介绍

术前恰当的医患沟通及书面知情同意书的签署是必要的。所有患者围术期均应预防性使用抗生素。麻醉方式一般选择全身麻醉。术中体位选择头低截石位，同时应用 Allen 脚蹬，双下肢配持续性抗血栓加压装置(图 30.1)。常规消毒铺单后，术前置入导尿管，术中持续开放尿管。如条件允许，可置入举宫器械。多种器械用于止血，包括双极、超声刀(©Ethicon Endo-Surgery，Inc)、血管束闭合系统 Ligasure™(ValleyLab)、Gyrus™(©Gyrus ACMI)或 Enseal™(Ethicon)。其他用于抓取或分离的器械还包括 Nezhat-Dorsey 吸引灌流装置(©Davol)、无损伤抓钳、腹腔镜剪刀和肠抓钳。我们推荐应用超声刀和腹腔镜剪刀来精细分离，对大血管的闭合则常使用 Ligasure[2,3](图 30.2)。

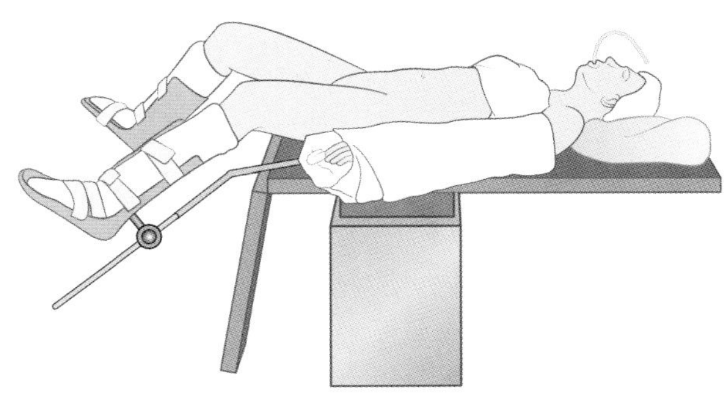

图30.1 患者体位：截石位，双下肢固定于Allen脚蹬，双上肢固定于身体两侧，约束患者确保手术安全。(Drawing by Hippmann GbR，Schwarzenbruck，Germany)

30.2.2.2 腹腔镜广泛子宫切除术

该术式可采用传统腹腔镜或达·芬奇系统支持的机器人辅助下腹腔镜手术，它包括外科医生控制台、床旁机械臂系统和成像系统(图 30.3)。

穿刺点位置选择

操作孔一般选择 4 个，可根据标准操作方式使用气腹针穿刺进入腹腔，也可采用穿刺套管直接穿入腹腔。最先于脐部置入一 5~10mm 穿刺套管(图 30.4)。通过充入二氧化碳，腹腔内气压维持在 15mmHg。在两侧下腹部髂前上棘上 2~3cm 处分别置入一 5mm 套管，腹腔镜直视下在耻骨上区置入一 10mm 套管(图 30.5)。

腹腔镜手术探查

术中探查腹盆腔，任何可疑恶性病灶均需活检，送检病理。如有子宫内膜异位病灶或严重粘连，需先行处理。准确的盆腔解剖知识是术者必需的(图 30.6)。

直肠–阴道间隙

腹腔镜下行广泛子宫切除，首先打开直肠–阴道间隙。因子宫位置前倾，可于阴道后穹隆填充湿纱布，可便于暴露合适手术操作的组织平面。使用超声刀剪开宫骶韧带之间的腹膜，仔细从阴道表面分离直肠(图 30.7)。

膀胱–阴道间隙

打开盆腔侧腹壁腹膜，使用超声刀切断子宫

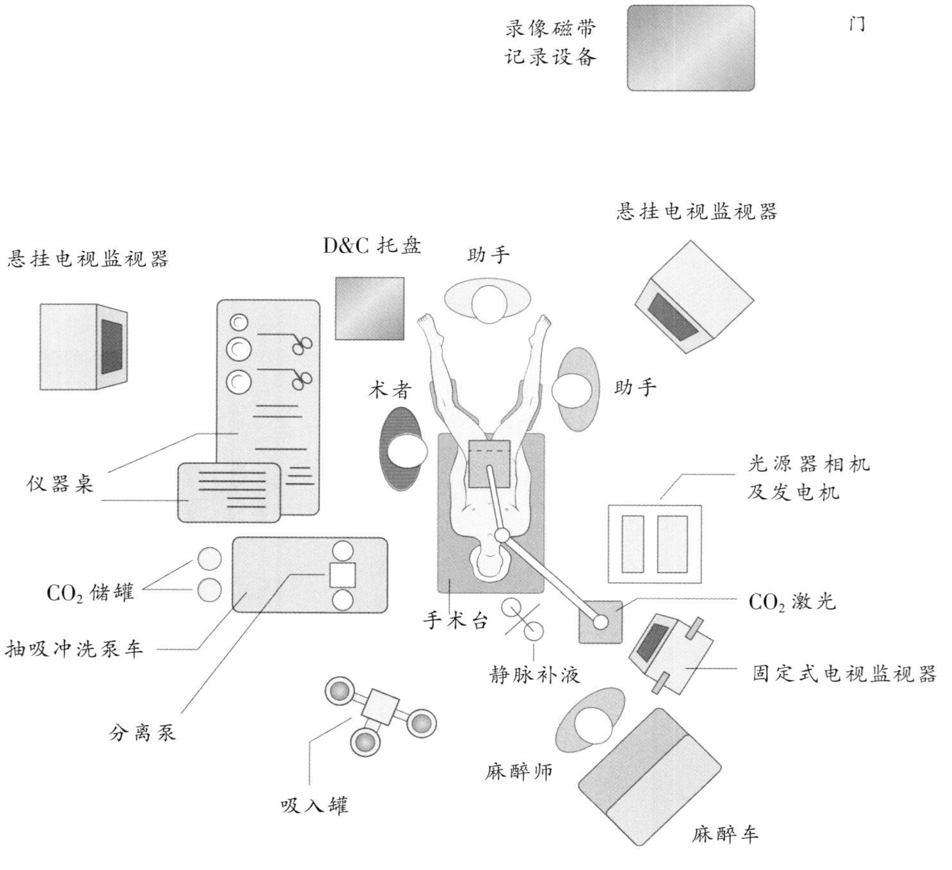

图30.2 手术室布置。(Drawing by Hippmann GbR, Schwarzenbruck, Genmany)

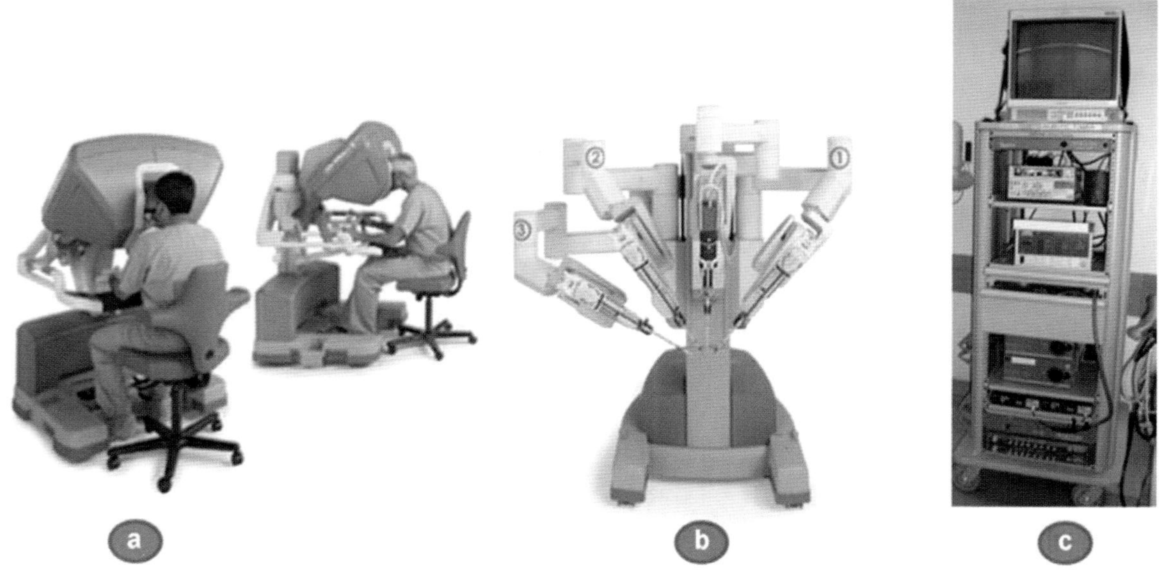

图30.3　机器人装置。(a)外科医生控制台,(b)床旁机械臂系统,(c)成像系统。

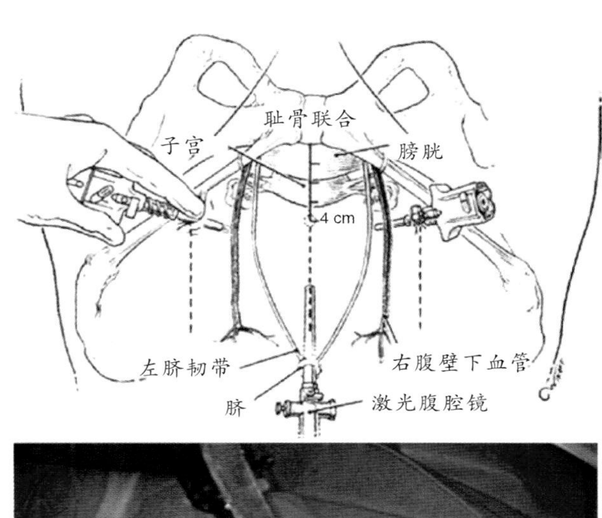

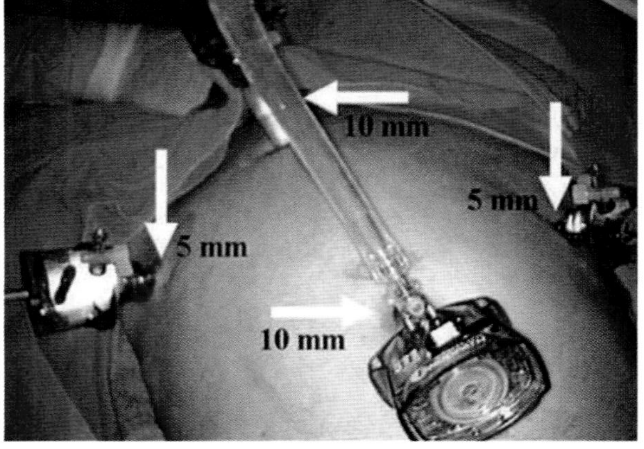

图30.5　置入穿刺套管。腹腔镜穿刺套管置入过程:经脐和耻骨上区置入直径10mm穿刺套管，在侧下腹部置入直径5mm穿刺套管。

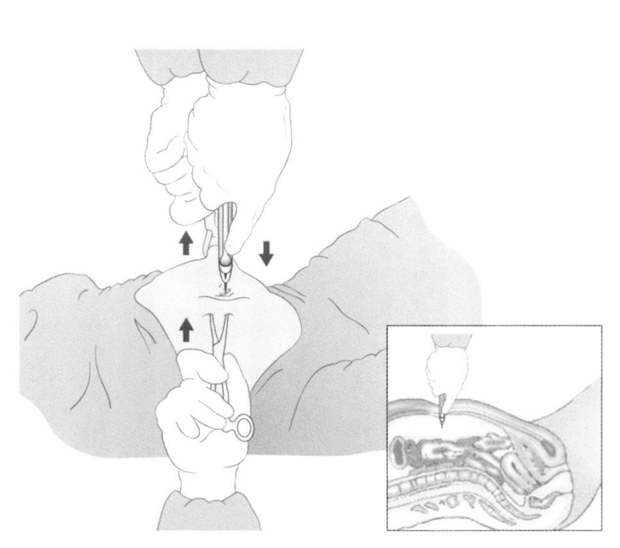

图30.4　置入穿刺套管。第一个穿刺套管置入过程:向上提起腹壁,垂直插入穿刺套管。(Drawing by Hippmann GbR, Schwarzenbruck, Germany)

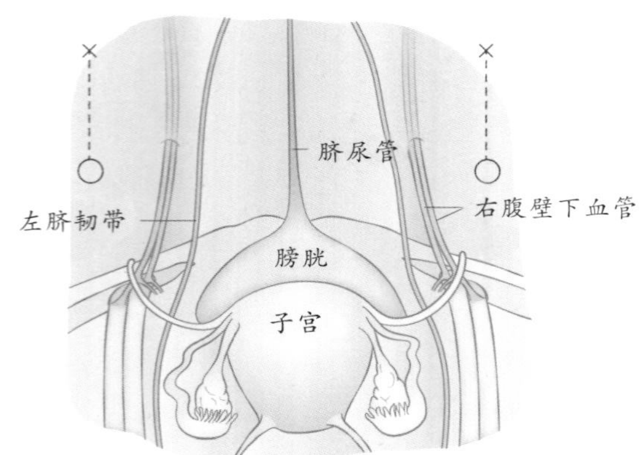

图30.6 盆腔解剖。(Drawing by Hippmann GbR, Schwarzenbruck, Germany)

圆韧带。打开子宫阔韧带前叶,锐钝性结合将膀胱从子宫下段、宫颈及阴道上段表面分离。再将纱布垫填充于阴道前穹隆,以便于分离膀胱-阴道间隙(图 30.8 和图 30.9)。

附件的处理

如需切除附件,则游离、凝闭并切断骨盆漏斗韧带。如保留附件,则需使用相应的血管闭合器械凝闭并切断卵巢固有韧带及近端输卵管。使用超声刀打开阔韧带后叶,钝性分离阴道旁间隙和直肠旁间隙。

膀胱旁间隙

使用抽吸冲洗管或抓钳牵拉髂内动脉闭锁段,

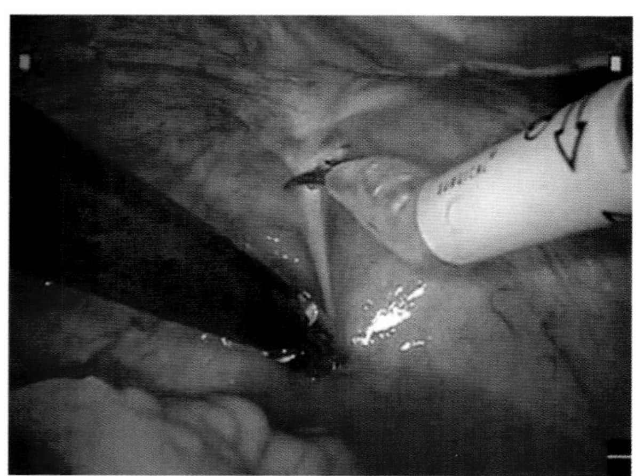

图30.7 腹腔镜下广泛全子宫切除术:打开直肠-阴道间隙。

即可分离打开膀胱旁间隙,其位于髂血管和髂内动脉闭合段、膀胱之间。沿髂血管下方继续分离,暴露闭孔神经。此时可施行淋巴结切除(图 30.10)。

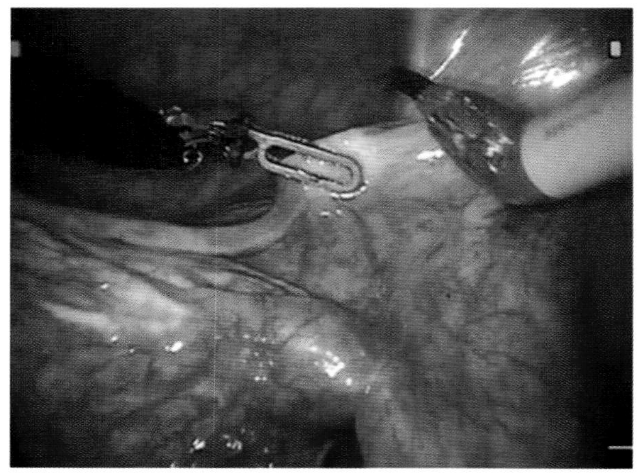

图30.8 腹腔镜下广泛全子宫切除术:打开盆壁腹膜。

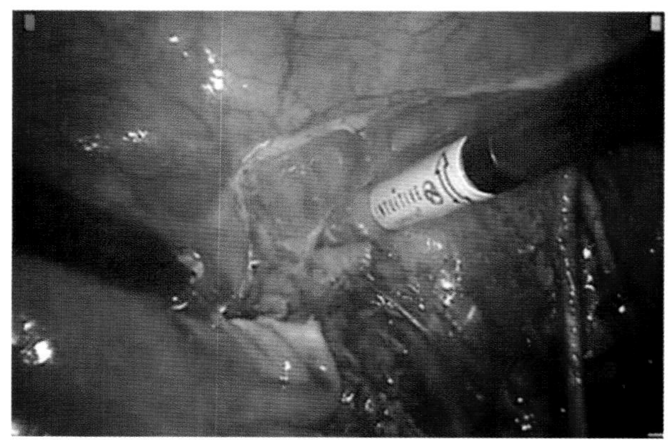

图30.9 腹腔镜下广泛全子宫切除术:打开膀胱-阴道间隙。

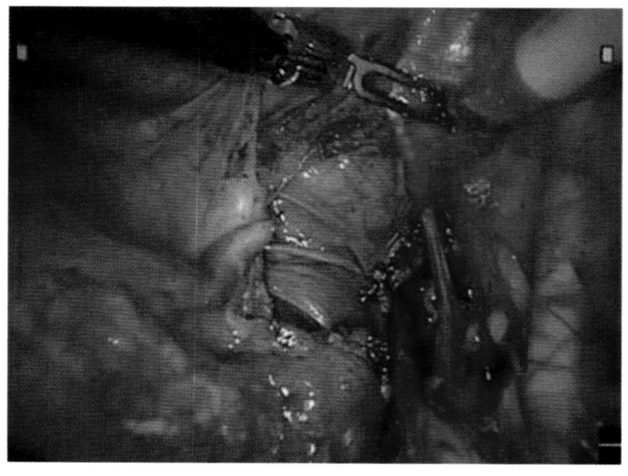

图30.10 腹腔镜下广泛全子宫切除术:游离闭孔窝。

直肠旁间隙和子宫动脉

向上牵拉髂内动脉闭锁段(即膀胱上动脉),可识别子宫动脉从髂内动脉分出的起始处。钝性分离直肠旁间隙,其界限如下:内侧——直肠、外侧——输尿管、前方——子宫动脉、后方——骶骨。

凝闭并切断子宫动脉(图 30.11)。

分离输尿管

向内侧牵拉子宫血管,识别并显露位于其下方的输尿管。使用腹腔镜剪刀弯部游离输尿管隧道直至膀胱(图 30.12)。

切下子宫,取出标本

使用超声刀、Ligasure™ 或腹腔镜切割闭合器械完整分离宫骶韧带-主韧带复合体和阴道。根据宫颈病变的大小决定宫旁切除的范围。然后完整切除子宫标本,经阴道取出(图 30.13 和图 30.14)。

缝合阴道残端

使用 0 号 Polyglactin 或 Polydiaxanone 单线八字缝合或连续缝合阴道残端,可经阴道操作或腹腔镜下操作(图 30.15)。

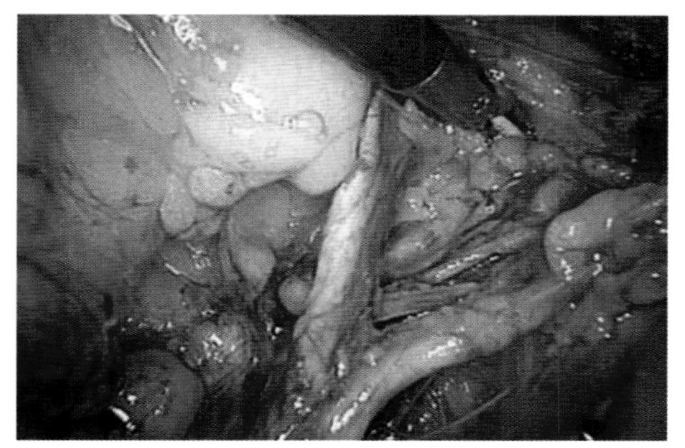

图30.11　腹腔镜下广泛全子宫切除术:离断子宫动脉。

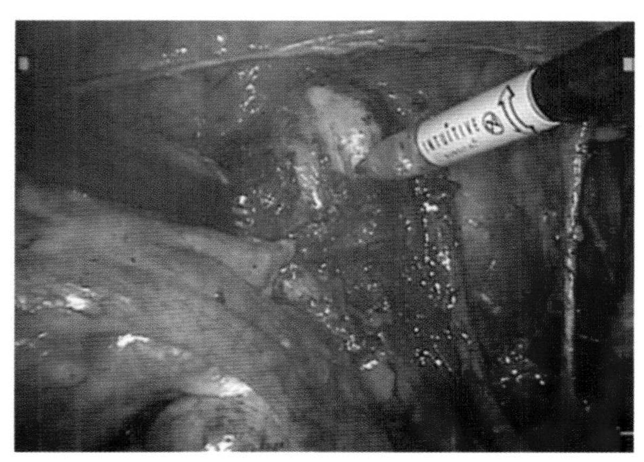

图30.13　腹腔镜下广泛全子宫切除术:切开阴道。

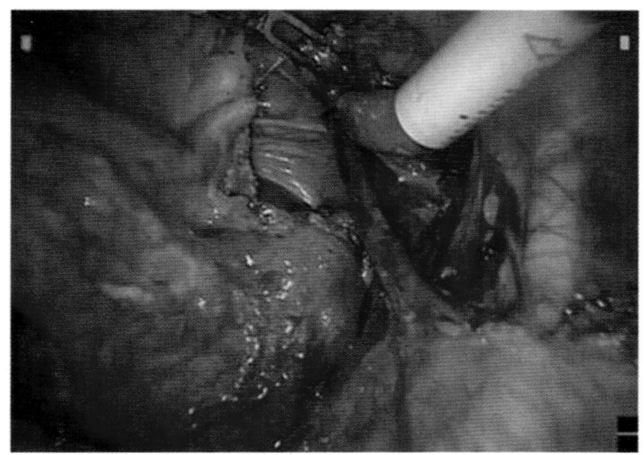

图30.12　腹腔镜下广泛全子宫切除术:游离输尿管上方组织。

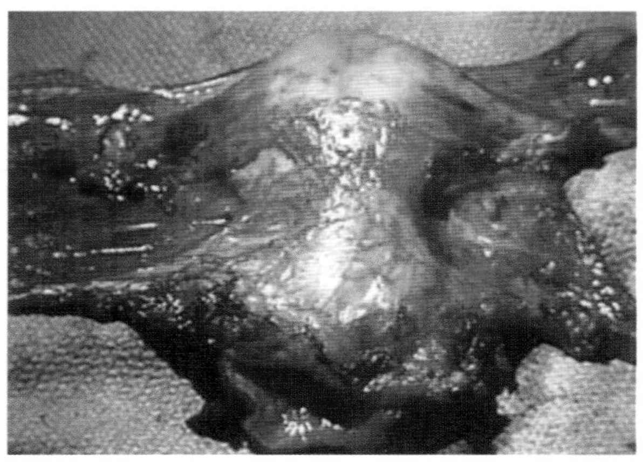

图30.14　腹腔镜下广泛全子宫切除术:手术标本(子宫、宫颈、2~3cm的阴道组织)。

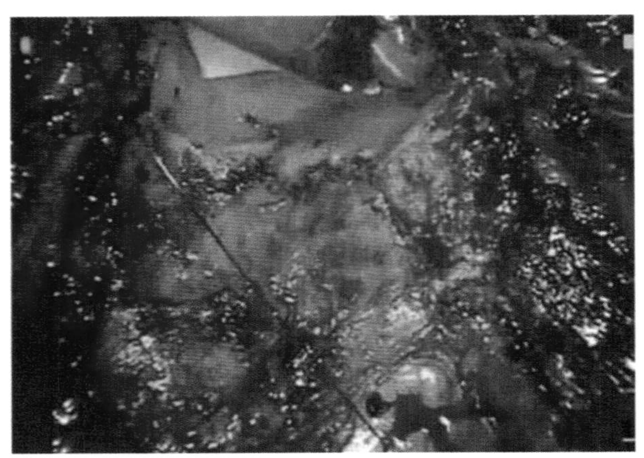

图30.15 腹腔镜下广泛全子宫切除术：缝合阴道残端。

30.2.2.3 淋巴清扫术

套管的位置

同开腹手术相似，淋巴清扫术包括盆腔及腹主动脉旁淋巴结切除。如行盆腔淋巴结清扫术，为确保术野充分，套管位置的选择十分重要，可同腹腔镜子宫切除术。如行腹主动脉旁淋巴结清扫至肠系膜下动脉水平，套管需在左中腹或右中腹部增加一 5mm 穿刺套管，与下腹部穿刺孔位置同一竖直线水平，以便牵拉肠管，尽量暴露术野，其余套管位置同前。在机器人辅助手术中，经脐置入一 10mm 穿刺套管，在其侧方四横指水平下四横指处分别置入 2 个 8mm 穿刺套管。如行腹主动脉旁淋巴结清扫，则在脐上 4~8cm 处置入 10mm 穿刺套管，8mm 穿刺套管位置铜钱。在脐正中穿刺点与一侧侧腹部穿刺点中点处可置入一 5~10mm 操作套管。还可于耻骨上区置入一辅助穿刺套管。套管之间距离应足够充分，防止邻近穿刺孔或器械互相干扰，影响操作。常用器械包括无损伤钳、电凝器械如超声刀、Ligasure™[2]。

盆腔淋巴结清扫术

- 如前所述切开盆壁腹膜，打开膀胱侧窝、直肠侧窝。
- 使用超声刀清扫淋巴结，从髂总动脉中部开始淋巴结清扫、切除髂外血管旁淋巴结，直至旋髂深静脉水平。
- 识别闭孔神经及血管，向侧盆壁牵拉髂外血管，切除髂外血管与闭孔神经之间的淋巴结。需注意保护闭孔神经及髂内静脉，其走行于髂内动脉下方。
- 切除的淋巴结可经阴道取出或者置于取物袋中由 10~12mm 套管孔中取出(图 30.16)。

腹主动脉旁淋巴结切除术

- 首先提起并切开右髂总动脉表面腹膜，沿

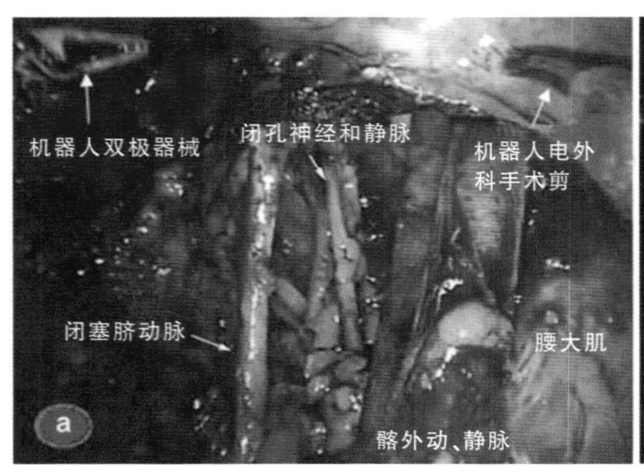

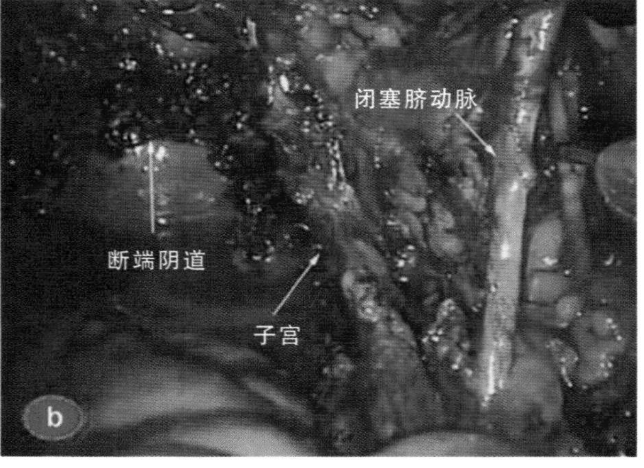

图30.16 盆腔淋巴结清扫。(a)由髂外血管、髂内血管及闭孔窝切除的淋巴结。(b)切除淋巴结前识别闭孔神经和输尿管。

着骶岬延长切口,上至肠系膜下动脉处,暴露其下方的血管。

• 锐钝性结合分离后腹膜间隙。识别右侧输尿管,仔细分离腹主动脉右旁淋巴结,需小心以免损伤其正下方的下腔静脉。

• 因腹主动脉左旁与肠系膜下动脉起始处及乙状结肠位置邻近,腹主动脉左旁淋巴结清扫难度相对较大。识别左侧输尿管,小心分离肠系膜下动脉与左髂总动脉之间的淋巴结。如有手术切除指征,还可切除肠系膜下动脉与肾血管之间的淋巴结。

• 打开骶岬前腹膜,暴露骶前淋巴结,其位于主动脉分叉处之间。将其牢固钳夹,使用超声刀切除。对小血管需电凝,以保证止血确切。

• 切除的淋巴结可经阴道取出,或者取物袋取出(图 30.17)。

腹膜后淋巴结清扫技术

患者取头低的膀胱截石位。术者站于患者左侧,显示器置于其右侧。

• 手术按标准腹腔镜探查术术式开始,如前所述。经脐置入一 5mm 或 10mm 穿刺套管,以探查腹腔有无转移灶。如无明显转移灶,则开始行淋巴结清扫术。

• 经左侧髂棘内侧 3~4cm 处切开一 15mm 穿刺孔至筋膜层平面,暂不突破腹膜。在腹腔镜可视下沿腹壁肌肉钝性分离,直至髂窝,再向内侧分离至左髂总动脉。用手指进行钝性分离,越彻底越利于随后的腹腔镜下淋巴结切除。

• 钝性分离直至新分离空间可容纳两个穿刺孔时,在第一个穿刺孔上后方置入一 10mm 套管(平腋中线),在肋骨下约 5cm 平腋前线处置入一 5mm 套管。在 15mm 穿刺点处置入一带气囊的套管,在腹腔镜引导下将气囊置入腹膜外间隙,盐水填充于气囊,将该套管固定于腹壁。经该孔置入腹腔镜,另外两个套管置入操作器械,以实施淋巴结清扫术。

• 后腹膜扩张后,腹腔受压缩。开始清扫之前,首先辨认左侧腰肌、左侧输尿管及左侧髂总动脉。使用抓钳、单极电凝剪刀、超声刀及双极凝血器械确切止血,进一步分离该腹膜外间隙。

• 分离间隙完成后,识别髂总动脉右旁淋巴结及骶前淋巴结,从下腔静脉表面将其分离切除。然后分离切除下腔静脉右旁淋巴结,注意防止下腔静脉损伤。

• 切除血管左旁淋巴结时需要足够小心,并且熟知正常解剖结构。识别肠系膜下动脉、卵巢血管及输尿管,首先切除肾血管下方淋巴结,然后切

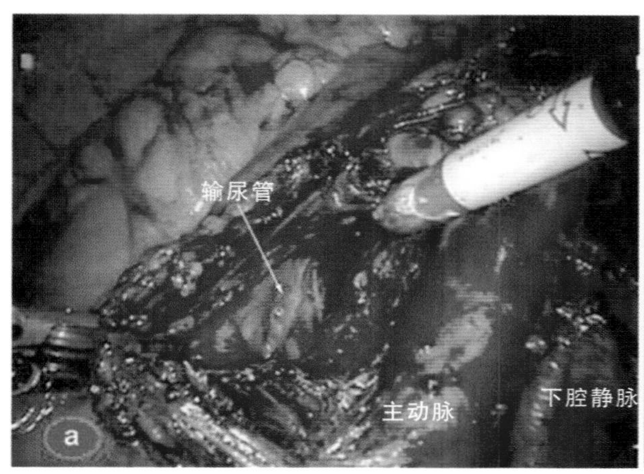

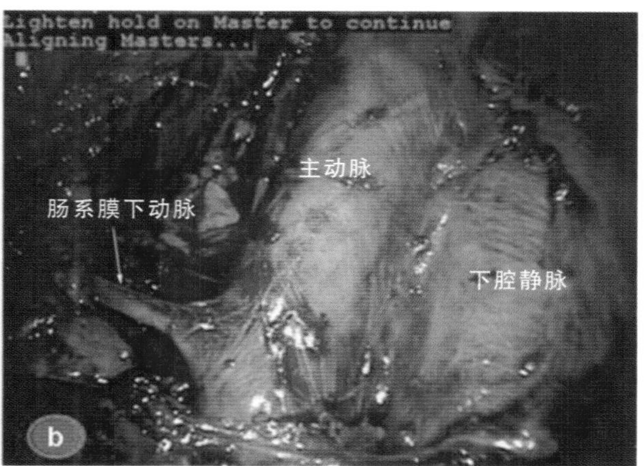

图30.17 腹主动脉旁淋巴结清扫。(a)识别输尿管,切除腹主动脉左旁淋巴结,同法切除腹主动脉右旁淋巴结。(b)淋巴结清扫后盆腔解剖:腹主动脉、肠系膜下动脉、下腔静脉。

除腔静脉及腹主动脉左侧后方的淋巴结。

• 仔细检查术野,彻底止血。使腹膜开窗,以利于引流,预防淋巴囊肿的形成。放空腹膜后腔隙内气体,缝合切口。

30.2.3 早期宫颈癌

早期宫颈癌(ⅠA2 期至ⅡA 期宫颈癌)标准治疗方式为广泛全子宫切除及盆腔和(或)腹主动脉旁淋巴结清扫术。晚期宫颈癌治疗选择放化疗。传统上的广泛全子宫切除为经腹术式。近 20~30 年来, 早期宫颈癌患者手术方式逐渐采用微创术式,包括腹腔镜各类型的全子宫切除和广泛宫颈切除术。

30.2.3.1 经阴道广泛全子宫切除

过去, 文献报道的经阴道根治性手术有以下两种不同的术式:

• Schauta-Amreich 术式——更广泛

• Schauta-Stoeckel 术式——欠广泛

两种术式中均需识别输尿管及子宫血管,子宫经由阴道切除。该术式最早由 Anton Pawlik 提出,由 Frederik Schauta 普及[2]。

Schauta-Amreich 术式

患者取膀胱截石位,术前预防性应用抗生素,常规消毒、铺单。将稀释的垂体后叶素(1 安瓿注入 60~100mL 生理盐水中)注入左侧会阴部,然后采用 Schuchardt 切口切开, 类似于一种扩大的会阴侧切口,其扩大术野至左侧直肠侧窝。使用 Kocher 钳在阴道中上 1/3 交界处钳夹阴道黏膜,再向下牵拉人为形成一个沿宫颈周围的阴道壁膨出, 做成阴道袖袋。沿膨出阴道壁周围注射垂体后叶素,以分离阴道黏膜层。在 Kocher 钳前端使用手术刀环形切开阴道黏膜。在形成的阴道袖带前后壁切开阴道共 3 个层次厚度。侧后方阴道壁,即 3~4 点方向和 8~9 点方向处阴道壁, 仅切开 1 个黏膜层厚度,以保持阴道袖带与宫旁韧带的位置关系。从其余阴道处分离阴道袖带, 使用抓钳抓住阴道袖袋折向宫颈。并向背侧大力牵拉阴道袖带,保证子宫的腹侧和周围组织可从阴道处游离。应小心识别膀胱和终末段输尿管, 其就附着于宫旁和宫颈旁的韧带内,必须小心分离。识别膀胱阴道间隙,逐渐分离直至双侧膀胱柱。打开左侧膀胱侧窝,即可游离输尿管,随后离断膀胱柱。找出子宫动脉、游离并于起始处离断。然后同法打开左侧膀胱侧窝、游离右侧输尿管、离断右侧子宫动脉。手术随后转向子宫后方,打开子宫后方腹膜,推开小肠,使用阴道牵开器下推直肠,即可识别直肠柱,于靠近直肠处切断。然后就可以离断主韧带。小心牵拉开膀胱。打开前壁腹膜,即可引导子宫娩出。分离子宫圆韧带。如需切除卵巢,离断骨盆漏斗韧带。按术者习惯关闭腹膜和阴道残端。然后修补 Schuchardt 切口,完成手术。

Schauta-Stoeckel 术式

经阴道 Schauta-Stoeckel 术式相当于次广泛子宫切除,最大区别在于其不使用 Schuchardt 切口,子宫主韧带在其中段切开。

Schauta 式子宫切除因其不能完成淋巴结清扫较少使用,但随着腹腔镜下淋巴结清扫的发展,可在一定程度上克服这一限制。腹腔镜和阴式子宫切除结合, 已逐渐演变为腹腔镜辅助阴式广泛全子宫切除及全腹腔镜广泛全子宫切除。至今最大宗病例报道为 Hertel 等发表, 其为 200 例患者完成腹腔镜辅助阴式广泛子宫切除术。平均手术时间为 333 分钟, 盆腔淋巴结平均数目为 22 个。术中并发症包括 1 例肠损伤、4 例血管损伤、7 例输尿管损伤、14 例膀胱损伤。平均随访时间为 40 个月,预计 5 年生存率为 83%[4]。腹腔镜辅助阴式广泛全子宫切除在宫颈癌的治疗中并未在全球范围普及,随着新器械的应用和新技术的发展,全腹腔镜或机器人广泛全子宫切除越来越盛行。

30.2.3.2 全腹腔镜广泛子宫切除术

Nezhat 等在 1989 年 6 月首次完成了全腹腔镜下广泛子宫切除联合盆腔及腹主动脉旁淋巴结清扫术，并于 20 世纪 90 年代初期发表了研究结果[2]。自此，许多作者开始报道腹腔镜广泛子宫切除的经验(表 30.1)。Zakashansky 等分组比较了腹腔镜和开腹术式[3]。该研究共纳入 60 例女性，30 例患者经腹腔镜完成广泛子宫切除，30 例患者行开腹手术。与开腹组对比，腹腔镜组出血量更少(200mL 比 520mL)，淋巴结切除数目更多(31 个比 21.8 个)，住院时间更短(3.8 天比 6 天)。术中及术后并发症发生率、复发率两组相近，无明显统计学差异。这些研究表明腹腔镜与开腹手术相比可获得更好的手术效果。

近来一项由 Obermair 等引领的国际多中心随机试验将腹腔镜和机器人技术与开腹手术比较[5]。一旦完成，该试验将成为第一个比较腹腔镜、机器人和开腹手术的双盲随机对照临床研究。

30.2.3.3 机器人辅助广泛全子宫切除术

与其他妇科恶性肿瘤相比，先进的机器人手术技术已更广泛用于宫颈癌。许多文献多为病例分析和病例报道。比较机器人广泛子宫切除和腹腔镜手术的最大宗研究由 Nezhat 等和 Magrina 等报道。Nezhat 等前瞻性比较了两者在早期宫颈癌患者中的应用[6]。他的研究发现机器人技术与腹腔镜技术相当。在手术时间(323 分钟比 318 分钟)、盆腔淋巴结获取数目(24.7 个比 31 个)、预计出血量(157mL 比 200mL)及住院时间(2.7 天比 3.8 天)等方面，机器人组与腹腔镜组无明显统计学差异。两组均无病例中转开腹情况，术后并发症也相差不多。

Magrina 等比较了机器人组、传统腹腔镜组及开腹组三组的情况，结论是机器人组和腹腔镜组在手术效果方面相近，均优于开腹组[7]。相较于开腹组，机器人组和腹腔镜组出血量和住院时间相近，均明显小于开腹组。机器人组、腹腔镜组、开腹组的出血量依次为 133mL、208mL、443.6mL，住院时间分别为 1.7 天、2.4 天、3.6 天。三组并发症发生率无明显统计学差异。

30.2.3.4 腹腔镜淋巴结清扫术

在宫颈癌，淋巴结转移是影响预后最重要的因素之一。早期浸润性宫颈癌患者淋巴结转移率为 7%~15%。切除并评估盆腔及腹主动脉旁淋巴结是手术的重要组成部分，且切除肿大淋巴结已发现对治疗有益。可经腹腔或腹膜后入路行淋巴结清扫，如前所述。目前许多医生行腹腔镜淋巴结清扫术，并发症发生率可以接受。

文献中第一例腹腔镜下经腹膜后盆腔淋巴结清扫是由 Dargent 和 Salvat 在 1989 年报道的[8]。Querleu 等发表了首例腹腔镜下经腹腔的盆腔淋巴结清扫术，Nezhat 等首次报道了腹腔镜下经腹腔的腹主动脉旁淋巴结清扫术[9,10]。自此，淋巴结清扫作为宫颈癌患者的手术分期方法，更为安全准确。腹腔镜不仅可提供放大的术野，气腹压力本身也可减少静脉丛出血，更有利于识别小血管，创造清晰无血的术野(表 30.2)。

近来 Tillmanns 等的一项研究总结了腹腔镜下经腹膜后淋巴结清扫术，其发现文献中共 299 例患者中腹主动脉旁淋巴结隐性转移检测率为 13%[11]。他们在门诊施行该手术，报道的平均出血量为 25mL，平均手术时间为 108 分钟。

对于晚期宫颈癌，腹腔镜淋巴结清扫的必要性尚存争议，但由于其并发症少、恢复快的优势及可能的病情评估作用，此术式值得考虑。

30.2.3.5 前哨淋巴结活检

前哨淋巴结活检的意义在于识别并评估肿瘤最可能转移的首站淋巴结，根据其状态进一步治疗，避免切除全部淋巴结出现并发症。前哨淋巴结最初通过血管造影识别。这项技术的不良反应主

表 30.1 腹腔镜下广泛全子宫切除联合盆腔淋巴结清扫，包括或不包括腹主动脉旁淋巴结清扫术的部分报道

	年份	病例数	盆腔淋巴结切除数	平均手术时间 (min)	出血量 (mL)	住院时间 (d)	并发症
Nezhat 等[9,13]	1992 1993	7	22	315	30~250	2.1	无
Sedlacek 等[14]	1994	14	16	420	334	5.5	1 例膀胱阴道瘘 1 例输尿管损伤
Ting 等[15]	1994	4	8	330~480	150~500	–	无
Ostrzenski 等[16]	1996	6	–	280	–	2.0~6.0	1 例肾积水
Kim 等[17]	1998	18	22	363	619	–	无
Hsieh 等[18]	1998	8	–	–	–	6.5	无
Spirtos 等[19]	2002	78	23.8	205	250	2.9	3 例膀胱切开 1 例输尿管阴道瘘 1 例深静脉血栓 5 例中转开腹
Lee 等[20]	2002	12	19.2	235	428	6.8	2 例输血
Lin 等[21]	2003	10	16.8	159	250	4.1	无
Obermair 等[22]	2003	55	–	210	200	5.0	3 例血管损伤 1 例神经损伤
Pomel 等[23]	2003	50	13.2	258	200	7.5	1 例膀胱损伤 1 例神经损伤 1 例疝气
Abu-Rustum 等[24]	2003	19	25.5	371	301	4.5	2 例中转开腹 1 例发热
Gil-Moreno 等[25]	2005	27	19.1	285	400	5.0	无
Ramirez 等[26]	2006	20	13	332.5	200	1	1 例膀胱切开 1 例肺栓塞 1 例纵隔气肿 1 例阴道残端裂开 1 例淋巴囊肿
Li 等[27]	2007	90	21.3	263	370	13.8	4 例血管损伤 4 例膀胱切开 29 例尿潴留 1 例输尿管阴道瘘 1 例膀胱阴道瘘 1 例肠梗阻 4 例淋巴囊肿
Magrina 等[7]	2008	31	25.9	220	208	2.4	1 例直肠损伤 1 例发热 1 例套管孔感染 1 例角膜挫伤 1 例淋巴瘘

（待续）

表 30.1 （续）

	年份	病例数	盆腔淋巴结切除数	平均手术时间(min)	出血量(mL)	住院时间(d)	并发症
Chen 等[28]	2008	295	22	162	230	10.3	5 例中转开腹(3 例出血,1 例肠损伤,1 例高碳酸血症) 5 例输尿管阴道瘘 4 例膀胱阴道瘘 3 例输尿管狭窄 9 例深静脉血栓 4 例淋巴囊肿 5 例淋巴瘘
Nezhat 等[6]	2008	30	31	318	200	3.8	2 例膀胱切开 1 例肠梗阻 2 例肺栓塞、深静脉血栓 1 例尿潴留 2 例难辨梭菌蜂窝织炎
Pellegrino 等[29]	2008	57	24	310	200	–	1 例膀胱切开 2 例输尿管狭窄 2 例阴道残端裂开 1 例中转开腹
Malzoni 等[30]	2009	127	23.5	196	55	4	1 例膀胱损伤(术中) 1 例输尿管阴道瘘 6 例发热
总计		958					总并发症:137 输尿管:51(37.2%) 瘘:14(10.2%) 血管:9(6.6%) 感染:8(5.8%) 肠道:5(3.6%) 出血:3(2.2%) 切开裂开:3(2.2%)

要为染色剂注射导致的静脉炎和过敏反应。目前常用的技术有两种。第一种通过使用异硫蓝染料使淋巴管染色识别前哨淋巴结。第二种是通过使用核素示踪剂和手持伽马检测仪使前哨淋巴结可视化来识别前哨淋巴结。两种方法相结合检测率更高。

腹腔镜下前哨淋巴结活检有许多明显的优势，包括术后恢复时间更短、恢复正常活动更快、住院时间更短、止痛药的需求更少以及肠道功能恢复加快。

至今，该技术最大宗病例由 Plante 报道，共 70 例早期宫颈癌患者接受了前哨淋巴结活检术[12]。其中 42%的患者术前应用淋巴结核素示踪和术中宫颈注射蓝染剂。其余患者仅术中于宫颈处注射蓝染剂。整体而言，前哨淋巴结检测率为 87%，蓝染组识别率为 79%，蓝染联合核素示踪法的识别率为 93%。对于肉眼所见淋巴结肿大伴转移的患者中，前哨淋巴结识别率为 56%。

妇科肿瘤协作组(GOG)206 号项目研究了淋巴

表 30.2 妇科肿瘤中腹腔镜下盆腔及腹主动脉旁淋巴结清扫术的部分病例报道

	年份	切除方式	病例数	平均盆腔淋巴结切除数	平均腹主动脉旁淋巴结切除数	并发症
Childers 等[31]	1993	电切除	29	–	–	1 例输尿管损伤 1 例膀胱切开 1 例气胸 3 例小损伤
Chu 等[32]	1997	–	67	26.7	8	1 例血管损伤
Dottino 等[33]	1999	电切除	94	11.9	3.7	1 例血管损伤 2 例小损失
Vidaurretta 等[34]	1999	电切除	84	18.5	–	1 例血管损伤 2 例淋巴囊肿
Altgassen 等[35]	2000	–	99	21~24.3	5.1~10.6	3 例血管损伤 1 例出血 1 例肠损伤 3 例小肠梗阻 1 例输尿管损伤 2 例神经挫伤 5 例小损伤
Scribner 等[36]	2001	–	103	23.2	6.8	1 例血管损伤(重要血管) 1 例深静脉血栓 2 例肺栓塞(1 例致命性) 2 例输尿管损伤 1 例膀胱损伤
Schlareth 等[37]	2002	电切除及氩离子凝固技术	67	32.1	12.1	7 例血管损伤 2 例血肿 8 例感染 1 例输尿管损伤 2 例淋巴囊肿
Holub 等[38]	2002	超声刀 电切除	27 32	17.5 13.7	–	1 例腹壁动脉损伤 1 例发热 1 例闭孔神经炎
Abu-Rustum 等[39]	2003	单极及氩离子凝固技术	114	10.3	5.3	1 例血管损伤 1 例深静脉血栓 3 例小肠损伤 1 例肠切开 1 例膀胱切开 4 例感染 1 例子宫穿孔

（待续）

表 30.2 （续）

	年份	切除方式	病例数	平均盆腔淋巴结切除数	平均腹主动脉旁淋巴结切除数	并发症
Köhler 等[40]	2004	电切除	650	18.8	10.8	19 例(2.9%)术中损伤(7 例血管损伤,3 例肠损伤) 35(5.8%)术后损伤(16 例神经激惹症,3 例有症状的淋巴囊肿,3 例乳糜瘘
Nezhat 等[41]	2005	超声刀	100	20	15	2 例血管损伤 1 例深静脉血栓 1 例轻微肠梗阻 1 例膀胱切开 1 例穿刺孔疝 1 例穿刺孔种植
Nagao 等[42]	2006	电切除	76	–	14	8 例中转开腹(3 例血管损伤,2 例肥胖,2 例腹膜撕裂无法形成气腹)
Thavaramara 等[43]	2008	电切除	31	12	1	2 例血管损伤 1 例肠切开 1 例轻微肠损伤
总计			1573			144 血管损伤/出血:36(25%) 神经损伤:19(13.2%) 肠损伤:14(9.7%) 感染:13(9.0%) 淋巴囊肿:13(9.0%) 泌尿系损伤:8(5.6%) 肺部:3(2.1%)

结定位和前哨淋巴结活检,主要目的是研究浸润性宫颈癌通过腹腔镜或开腹手术时，前哨淋巴结预测淋巴结转移的敏感性。该试验尚在进行中。

30.2.3.6 切除术

由于全球范围内宫颈癌早期筛查的普及,早期宫颈癌患者检出率增加，治疗一些宫颈癌年轻患者成为一个两难的问题。过去,这些患者常需行根治性治疗，但现在腹腔镜技术使她们有了新选择。腹腔镜辅助经阴道根治性宫颈切除、全腹腔镜或机器人根治性宫颈切除给希望保留生育功能的患者提供了更多的选择机会。

腹腔镜根治性宫颈切除术适应证如下：

- 育龄期妇女有保留生育功能要求
- 有生育能力
- FIGO Ⅰa2 期至Ⅰb1 期,病变小于 2cm
- 阴道镜下颈管内累及受限
- 淋巴结无转移
- 无脉管瘤栓

术前评估

术前评估包括肿瘤位置与大小、子宫峡部与宫颈内口距离。可通过 MRI 测量宫颈管长度和宫腔深度,以获得切除宫颈的长度。理想切缘应保证病变组织周围有 1cm 正常组织。所有患者应充分告知术后并发症,包括手术失败、不良妊娠结局、术后如果怀孕需要严密监测[2]。

如行腹腔镜联合阴式手术，首先行腹腔镜下盆腔和(或)腹主动脉评淋巴结取样,并送检冰冻病理检查。如淋巴结无转移,尚可行根治性宫颈切除。然后转为经阴道术式,切除远端宫颈、宫旁组织和上段阴道,可采用 Schauta 经阴道子宫切除方法。

手术技巧

按常规术式行腹腔镜盆腔淋巴结切除。任何可疑转移的淋巴结均需行病理检查，只有淋巴结无转移证据,才可继续手术。在宫颈旁和阴道组织注射垂体后叶素，使用电刀切开阴道黏膜 2cm 包裹宫颈。打开膀胱侧窝和阴道旁各个间隙,从宫颈和子宫下段上推膀胱。识别膀胱宫颈韧带、侧方主韧带和宫骶韧带。分离结扎子宫动脉下行支。游离整个宫颈管周围组织是十分必要的，尤其是宫颈腺癌,但应避免切开腹膜。继续向上分离直肠阴道隔。如为鳞癌,可保留子宫峡部近端宫颈组织,这将有利于术后妊娠时保证宫颈完整性。置入 Hegar 扩张器，根据肿瘤类型切除宫颈。取出宫颈标本后，使用 1-0 尼龙线行子宫峡部或上段宫颈环扎术,但应注意缝合子宫峡部时应小心,避免粘连。然后使用 1-0 薇乔线褥式缝合子宫峡部和阴道黏膜,在新宫颈侧边,可间断缝合两针,完成宫颈整形。经子宫峡部和环扎宫颈口置入一 Foley 尿管于宫腔内,以防止狭窄或粘连。膀胱内尿管应保留 5 天,阴道内填塞辅料并保留 24 小时[2]。

文献综述

腹腔镜淋巴切除联合阴式根治性宫颈切除已有多病例报道和系列研究，最新报道尚有全经腹腔镜淋巴切除联合根治性宫颈切除术的报道。最新的综述报道由 Milliken 和 Shepherd 发表，他们报道了全世界范围内在 1994—2008 年间共 790 例患者行阴式根治性宫颈切除术。其中 29 例患者复发(4%),16 例患者复发后死亡(2%)[44]。302 次妊娠结果中,有 190 例活产。27 例患者(9%)在妊娠 32 周时早产。在 Milliken 和 Shepherd 独立完成的系列研究中,158 例女性接受了阴式根治性宫颈切除术,13 例患者(8%)发生围术期并发症,4 例患者复发。88 例妊娠结果中,31 例女性共获 44 次活产。14 例女性共 19 次妊娠中在早孕时流产,9 例女性共在 12 次妊娠中行中期引产,尚有 1 例女性仍在妊娠中。Sonoda 等报道了 43 例早期宫颈癌的患者接受了阴式根治性宫颈切除联合腹腔镜淋巴切除术[45]。平均手术时间为 330 分钟,盆腔淋巴结切除数中位数为 25，中位住院时间为 3 天。14 例女性中有 11 例(79%)有生育计划,且顺利自然受孕。4 例(36%)患者接受了辅助生殖技术。4 例患者足月剖宫产,1 例女性自然流产,2 例女性人工流产。截至发表时,尚有 4 例患者仍在妊娠中。中位随访时间为 21 个月,仅 1 例复发。

近年来，有少数文献报道了全经腹腔镜淋巴切除联合根治性宫颈切除术，亦有机器人辅助根治性宫颈切除术。Chuang 等介绍了 1 例为年轻早期宫颈癌女性患者成功实施的机器人辅助根治性宫颈切除术[46]。手术时间总长 345 分钟,出血量 200mL,切除 43 个淋巴结,住院时间 2 天。到目前为止,无复发证据,患者尚未受孕。

30.2.4 晚期宫颈癌

晚期宫颈癌标准的治疗方式为同步放化疗，对Ⅳa 期患者可选择性盆腔廓清术,但该术式并发症、死亡率均较高。腹腔镜在晚期宫颈癌的应用主要为治疗前手术分期。

30.2.4.1 治疗前手术分期联合盆腔及腹主动脉旁淋巴清扫

宫颈癌采用临床分期。然而,临床查体和影像学检查假阴性率高，尤其是对淋巴结转移状态的评估，手术分期可更有助于准确评估腹腔内及后腹膜淋巴结情况。可通过切除盆腔和(或)腹主动脉旁肿大淋巴结,这有助于改善预后。PET-CT 已用于评估淋巴结受累情况，对于检测淋巴结转移的敏感性和特异性分别为 73%和 97%[47]。无论是 PET 还是 CT 在评估淋巴结转移的可靠性方面均不是有效的手段[58]。宫颈癌手术分期尚存争议,学界已争论数年。在 20 世纪 70 年代,Lagasse 等报道了一项 95 例患者在放疗前接受手术分期的研究[48]。在 18 例患者中(19%)发现髂总或腹主动脉旁淋巴结转移，而这些转移淋巴结术前并未检测到。一些研究发现经手术分期的患者预后有所提高。在 Holcomb 等的研究中纳入了 89 例患者,分为开腹手术分期后治疗组和临床分期后治疗组[49]。开腹手术分期后治疗组患者的中位生存期长于临床分期治疗组,分别为 29 个月、19 个月。这表明局部晚期宫颈癌患者可从手术分期中获益。Odunsi 等、Denschlag 等认为，对于晚期宫颈癌治疗前进行手术分期也突显益处，尤其是应用微创方式。Odunsi 等采用腹膜外入路为 51 例女性进行了手术分期[50]。51 例患者中 30 例(59%)发现淋巴结转移。患者并未因手术延误后续治疗,所有患者均根据分期手术结果,接受了同步放化疗。分期手术使得治疗更加精确且个体化。Denschlag 等亦支持治疗前行腹腔镜淋巴结切除进行手术分期，这种手术方式使并发症降至更低[51]。

30.2.4.2 腹腔镜下卵巢移位术

对于年轻患者，为使治疗对卵巢功能影响最小化,在治疗开始前施行卵巢移位术。本手术的最大宗的系列研究来自 Pahisa 等,研究共纳入 28 例 45 岁及其以下的 I b1 期宫颈癌患者[52]。术中及术后均未发现手术相关并发症,且未发现卵巢转移。12 例患者接受了术后盆腔放疗。平均随访时间为 44 个月。在接受放疗的患者中有 64%保留了卵巢,其中 93%的患者卵巢避免了放射性照射。2 例患者术后发生良性卵巢囊肿，但目前无其他长期术后不良反应。腹腔镜手术术后恢复时间短,住院时间大大缩短，这些优点在以后的治疗计划中对患者都是有益的。

30.2.4.3 盆腔廓清术前腹腔镜检查

盆腔脏器廓清是对中心型复发及极少数局部晚期宫颈癌患者的一种根治性手段，手术目的是治愈性。大约有 50%接受廓清术的患者在开腹探查时,发现腹腔或腹膜后转移,从而不适于继续行廓清术[53]。在开始廓清术前,探查腹腔内及腹膜后情况排除远处转移,腹腔镜是一种有效的手段。文献中有少数廓清术前性腹腔镜检查的病例报道,其结果不一但均较满意。Plante 和 Roy 为 11 例患者在廓清术前行腹腔镜探查，发现 3 例患者适于行廓清术,其他 8 例不适合[54]。同样,在 Köhler 等研究中,41 例患者施行了腹腔镜检查,20 例患者被认定不适于廓清术[55]。

文献中一些病例报道介绍了腹腔镜辅助的盆腔廓清术的手术经验。Ferron 等一项研究报道了 7 列患者,2 例行全盆腔廓清术,3 例行前/中盆腔廓清术,2 例行中/后盆清廓清术[56]。平均手术时间为 6.5 小时,出血量<500mL,平均住院时间为 27 天。在 14 个月的随访期内,2 例患者未复发,1 例患者局部复发,4 例患者死亡,其中 3 例发生转移。Pumtambekar 等报道了 12 例施行前盆腔廓清术的患者，中位手术时间为 1.5 小时，出血量在 100~500mL[57]。平均住院时间为 3 天,随访期为 15 个月。

30.2.4.4 腹腔镜引导组织间放射源植入

在特定患者,尤其是晚期患者中,组织间腔内治疗可代替腔内放疗。按传统方法,将组织间插植针植入时,由于术者对盆腔无法直视,导致其并发症发生率较高(5%~48%)。腹腔镜可提供直视并指导治疗管植入,因此可降低治疗相关并发症。一项前期研究纳入了15例局部晚期宫颈癌患者,结果显示腹腔镜在阴道组织间放射源植入的有效性。在Choi等的研究中,15例宫颈癌患者接受了放疗,结果显示,通过腹腔镜可引导组织间插植针的植入[58]。研究证明,这项技术是安全的,且可在腹腔镜引导下取出插植针。在Recio等的研究中,在腹腔镜引导下,共植入98根插植针[59]。6例患者中有5例在术中共发生11处盆腔腹膜和(或)膀胱穿孔,给予重新植入。近来,Engle等报道了42例女性接受组织间腔内放疗,其中28例患者接受传统组织间腔内放疗,14例患者接受腹腔镜辅助下组织间腔内放疗[60]。总的来说,腹腔镜辅助技术是安全的,但延长了手术时间,中位手术时间为177分钟,而传统组为91分钟。腹腔镜下可分离粘连,识别肿物,且有助于直视下精确放置插植针。

30.3 腹腔镜技术在子宫内膜癌中的应用

30.3.1 引言

子宫内膜癌在美国是最常见的妇科恶性肿瘤,在2008年约有40 100例患者确诊子宫内膜癌[1]。幸运的是,大多数子宫内膜癌患者是在早期确诊,可有效治疗,且大多数可通过手术治愈。传统的手术方式是经腹全子宫切除,双附件切除,腹腔冲洗液细胞学检查,选择性盆腔和腹主动脉旁淋巴结切除术。尽管该术式并发症发生率并不高,但相当一部分子宫内膜癌患者多有其他并发症,如高龄、糖尿病、高血压和肥胖。这些并发症可增加手术风险,导致围术期高并发症发生率和高死亡率。因此,对这些患者,为达到理想的手术效果和肿瘤结局,微创手术技术的施行和应用极具价值。腹腔镜在子宫内膜癌中多应用于以下三方面:

- 初次手术分期,包括全子宫切除、双附件切除、淋巴结清扫、腹腔冲洗液细胞学检查
- 全子宫切除术后未全面分期的患者
- 复发患者的评估和治疗

30.3.2 手术体位及手术技术

也许对于初次确诊妇科肿瘤的患者来说,一个成功且安全的微创术式包括两项最重要的因素,即适当的手术体位、精心的术中处理及与麻醉的配合。对于子宫内膜癌患者来说,这些因素尤为关键,因为大多数子宫内膜癌患者比较肥胖或合并病态肥胖。因此,术床最好是电动操作的,承重至少500磅(226.8kg),适合所有患者并且保证手术设施达到最大可操作性。最重要的是,术床可调整低Trendelenburg体位,保证必要时最大地暴露术野。应用Yellow架或Allen脚蹬,使患者保持截石位。合适地包裹患者上肢并固定于身体两侧,以保护肘部和腕部。使用肩托、海绵或塑胶垫保证患者处于Trendelenburg体位时不会下滑。

麻醉医师简单地介入有助于使手术并发症最小化。我们提倡所有患者在穿刺气腹针或腹腔置入穿刺器之前,置入胃管,这可减少意外的胃部损伤的发生。术中限制输液量,可减少术后水肿、循环超负荷和神经损伤的发生。对于肥胖或者需要低Trendelenburg体位的患者,控制压力的通气操作有助于减小气道压力峰值。在分期术中施行腹主动脉旁淋巴结切除时,还可减少膈摆动。

近期一项由Mariani等进行的关于子宫内膜癌患者淋巴结转移的前瞻性研究中强调,对于需行腹主动脉旁淋巴结切除的患者,充分的手术暴露非常重要[61]。在接受淋巴结清扫的281例患者

中，22%发现淋巴结转移。51%的患者淋巴结转移同时位于盆腔和腹主动脉旁淋巴结转移，33%的患者淋巴结转移仅位于盆腔，16%的患者淋巴结转移仅位于腹主动脉旁。有趣的是，腹主动脉旁淋巴结受累的患者中 77%淋巴结转移达到肠系膜下动脉的上方。这些患者中，60%同侧肠系膜下动脉水平下方的淋巴结未发现转移，71%同侧髂总血管旁淋巴结未发现转移。作者指出，对于需确切全面分期的患者，腹主动脉旁淋巴结切除的范围应达到肾血管水平。Malzoni 等亦有同样发现，46%的患者在肠系膜下动脉水平上方发现淋巴结受累，但同侧肠系膜下动脉水平下方淋巴结却未发现转移[30]。术前准备和手术技术同前所述。

30.3.3 腹腔镜手术分期

1993 年，Childers 等首次报道了 59 例 Ⅰ 期子宫内膜癌患者接受腹腔镜辅助经阴道全子宫切除联合腹腔镜下淋巴结清扫术[31]。淋巴结切除与否依照于肿瘤分级和侵犯深度等高危因素。仅 1 例患者因肥胖导致术野暴露不足需行开腹全子宫切除，而 6%的患者无法行腹腔镜淋巴结清扫术。术后并发症发生率为 5%，包括输尿管横断性损伤、膀胱切开，还有一名女性因先天性膈肌缺损出现气胸。自从第一项研究报道以来，大量文献随之阐述了腹腔镜应用于子宫内膜癌分期和治疗的可行性和安全性。

近来，相当一部分文献着眼于比较腹腔镜和开腹患者的手术疗效和肿瘤预后结局（表 30.3）。在 Nezhat 等进行的一项回顾性队列研究中，临床分期 Ⅰ 期和 Ⅱ 期子宫内膜癌的患者中，67 例接受了腹腔镜手术，127 例接受了开腹手术[62]。两组术后并发症发生率相近。接受腹腔镜手术的患者住院时间短，感染相关并发症较少。腹腔镜组和开腹组中位随访时间分别为 36.3 个月和 29.6 个月。腹腔镜组和开腹组预估的 2 年、5 年无复发生存率分别为 93%比 91.7%、88.5%比 85%。2 年、5 年总生存率两组相近，分别为 100%比 99.2%、100%比 97%。

关于比较腹腔镜和开腹治疗子宫内膜癌相关的前瞻性随机分组研究较少，尤其是在比较预后结果方面。Tozzi 等首次报道了一项关于预后结果的前瞻性随机对照试验，其共纳入 122 例子宫内膜癌女性[63]。63 例患者随机分到腹腔镜组，59 例患者分到开腹组。在评估治疗相关并发症时，发现术中相关并发症腹腔镜组明显减少，如出血量

表 30.3　子宫内膜癌：腹腔镜及开腹手术无瘤生存率的对比

	年份	无瘤生存率	
		腹腔镜组（n/%）	开腹组（n/%）
Malur 等[64]	2001	37(97.3)	37(93.3)
Langebrekke 等[65]	2002	27(100)	24(95.9)
Holub 等[66]	2002	177(93.7)	44(93.2)
Eltabbakh 等[67]	2002	100(90)	86(92)
Kuoppala 等[68]	2004	40(100)	40(95)
Tozzi 等[69]	2005	63(91.2)	59(93.8)
Zapico 等[70]	2005	31(81.6)	30(81.1)
Gil-Moreno 等[71]	2006	54(98.2)	276(87.6)
Cho 等[72]	2007	165(95.5)	144(96.5)
Kalogiannidis 等[73]	2007	69(91)	100(84)
Nezhat 等[62]	2008	67(88.5)	127(85)
Malzoni 等[74]	2009	81(91.4)	78(88.5)
总计		911(93.2)	1045(87.1)

(241.3mL 比 586.1mL,$P=0.02$),需要输血(3 例比 12 例,$P=0.037$)。相较于开腹组,腹腔镜组在肠道功能平均恢复时间(2 天比 2.3 天,$P=0.02$)、平均住院时间(7.8 天比 11.4 天)上也有明显缩短。术后长期(>7 天)并发症,如切开感染、切口裂开、疝形成等的发生率,开腹组明显升高(12%比 34%,$P=0.02$)。最重要的是,在平均随访时间为 44 个月时,中期生存分析显示,两组在总生存率和无瘤生存率方面无明显差异。

另一项近期研究由 Malzoni 等发起,其对比了 159 例临床分期Ⅰ期子宫内膜癌患者行全腹腔镜下子宫切除联合淋巴结清扫及开腹全子宫切除联合淋巴结清扫[30]。与其他对比腹腔镜辅助阴式全子宫切除和开腹手术的研究相似,相较于开腹组,全腹腔镜下子宫切除手术时间较长。然而,腹腔镜组术中平均出血量较少,术后肠道功能恢复时间短,住院时间也较短。总的来说,腹主动脉旁淋巴结切除的比例,两组相近。平均切除的盆腔淋巴结和腹主动脉旁淋巴结数目,两组差异不大。

在平均随访时间为 38.5 个月 (2~81 个月)之后,总复发率接近 10%。腹腔镜组 81 例患者中 7 例患者(8.6%)复发,开腹组 78 例患者中 9 例患者(11.5%)复发($P>0.05$)。

妇科肿瘤协作组(GOG)已完成一项Ⅲ期随机临床研究(LAP-2),其对比了临床分期Ⅰ期或Ⅱ期子宫内膜癌或子宫内膜肉瘤的患者施行腹腔镜手术和开腹手术的差异[75]。920 例患者随机分到开腹组,1696 例患者分到腹腔镜组。腹腔镜中转开腹率为 24%,主要原因为暴露不足。腹腔镜组与开腹组患者术中损伤发生率相近(9.5%比 7.6%,$P=0.11$),腹腔镜组术后不良事件发生率较低(27.5%比 36.9%,$P<0.001$),住院时间更短(平均 3 天比 4 天,$P<0.001$)。肿瘤结局相关的数据分析尚未获得。

30.3.4 机器人辅助子宫内膜癌分期术

多项前瞻性随机临床研究已证实腹腔镜组与开腹组生存分析结果相近,且有很多优势。但仍有一些因素导致腹腔镜在妇科肿瘤医生中受限,包括获取高级腹腔镜手术技巧和经验的学习曲线较长,手术对熟练的助手的依赖性强。其他患者方面的因素如肥胖、粘连、子宫大小及无法耐受低 Trendelenberg 体位等,也影响一台全面腹腔镜分期术的成功(图 30.18)。

达·芬奇机器人手术系统(Intuitive Surgical Corporation,森尼韦尔,加利福尼亚州,美国)

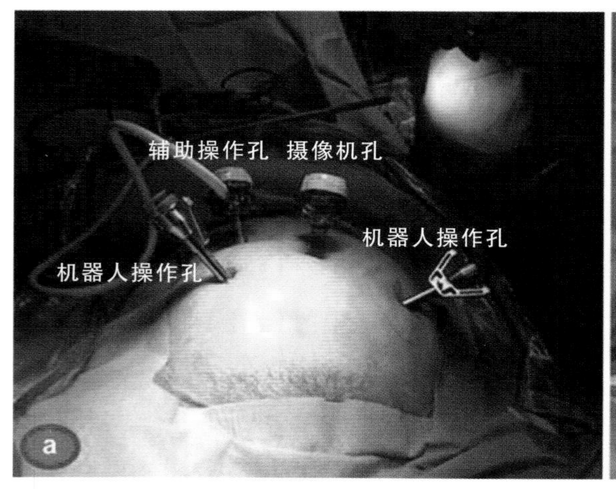

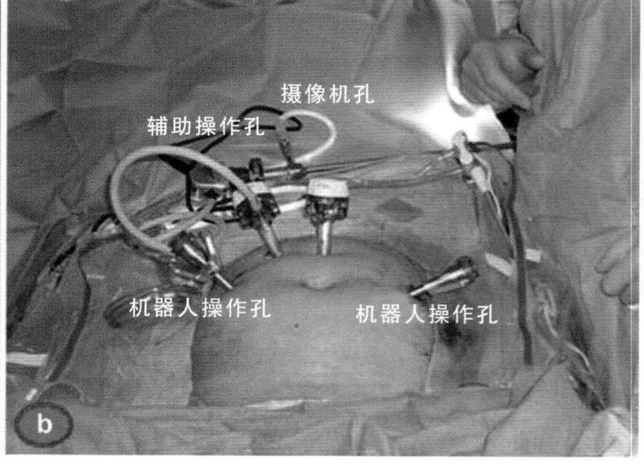

图30.18 置入穿刺套管。机器人手术穿刺套管置入过程:经脐置入直径12mm穿刺套管,脐下方旁开4cm处置入直径8mm穿刺套管。辅助操作孔:上述两个操作孔之间置入直径5mm穿刺套管,耻骨上区置入直径10mm穿刺套管。(a)穿刺套管置入标准位置。(b)腹主动脉旁淋巴结清扫术所需穿刺套管置入位置。

已被妇科肿瘤医生逐渐广泛用于肿瘤全面分期，包括子宫内膜癌、宫颈癌和早期卵巢癌的患者。近来 Mabrouk 等研究发现，参与调查的妇科肿瘤医生协会（Society of Gynecologic Oncologists）成员中，91%的医生在临床实践中施行腹腔镜手术。24%的医生在肿瘤的治疗中应用机器人辅助手术，其中 66%的医生在未来计划提高机器人系统的使用率[76]。达·芬奇机器人手术系统可被视为高级腹腔镜系统。它使术者克服了一些传统腹腔镜所导致的限制。它为术者提供更优质的视觉效果，包括针对复杂组织分离的三维成像系统、放大系统。相较于腹腔镜系统，精细的手术器械为术者提供更好的灵巧性、精确性和控制能力。机器人系统在妇科肿瘤的应用发展迅速，近来的文献报道多着眼于将其与传统腹腔镜及开腹手术相比评价，包括机器人手术系统的可行性、安全性和疗效。

Boggess 等在一项回顾性队列研究中纳入了 322 例接受子宫内膜癌全面分期手术的女性，比较 3 种不同手术方式的疗效[77]。这 3 种手术方式包括经腹全子宫切除、腹腔镜下全子宫切除和机器人辅助下全子宫切除。与其他两组相比，机器人手术组淋巴结切除数更多、出血量更少、住院时间更短。机器人手术组和腹腔镜手术组中转开腹率相近（分别为 2.9%、4.9%），术后并发症均较少。

Seamon 等组织的一项前瞻性队列研究纳入了临床分期Ⅰ期或隐性Ⅱ期的子宫内膜癌患者共 181 例，比较机器人辅助、腹腔镜及开腹全子宫切除联合淋巴结清扫术的临床结局[78]。与腹腔镜手术组相比，机器人手术组出血量较少（100mL 比 250mL，$P<0.001$），输血率较低（3%比 18%，$P=0.002$），中位住院时间较短（2 天比 3 天，$P<0.001$）。尽管机器人手术组平均体重指数较高（34 比 29，$P<0.001$），其转开腹率却较低（12%比 26%，$P=0.017$）。大部分患者转开腹的原因是暴露不佳。尽管机器人手术组手术准备时间较长，但总体手术间利用和手术时间显著减少。

值得注意的是，术者前期手术经验偏差较大。在一些研究中，术者首先有熟练的传统腹腔镜经验，继而获得机器人辅助手术技术。因此，与一些无既往传统腹腔镜手术经验而直接行机器人辅助手术的研究比较，结果可能有偏颇。

30.3.5 补充分期

对于接受全子宫切除，术后意外发现子宫内膜癌的患者，需完成补充分期术。腹腔镜被认为是补充分期手术一种有效的手段。Childers 等报道了 13 例未完整分期的子宫内膜样腺癌的患者，接受了补充分期术[79]。所有患者术中均接受了腹腔全面探查，腹腔冲洗液细胞学检查和（或）盆腔或腹主动脉旁淋巴结清扫术，2 例患者还接受双卵巢切除术。腹腔镜分期距前次手术平均间隔时间为 47 天。未发生术中并发症。平均估测术中出血量少于 50mL，平均住院时间为 1.5 天。平均切除淋巴结数目为 17.5 个。3 例患者发现有子宫外病变，其中 1 例患者为腺癌，其腹腔冲洗液细胞学阳性，另 2 例患者镜下发现盆腔淋巴结转移。

妇科肿瘤协作组（GOG）9402 号临床试验中纳入了 58 例未完整分期的患者，其中包括宫颈癌、卵巢癌、输卵管癌、原发腹膜癌，研究明确了腹腔镜补充分期的可行性[80]。这些患者均接受了腹腔镜下双侧腹主动脉旁淋巴结清扫术。手术过程依据前次手术范围不同十分个体化，如发现有可切除病变，中转开腹。最初有 95 例患者入组，其中 9 例（10%）未完整分期，17 例（20%）患者曾行开腹手术。平均住院时间明显缩短（3 天比 6 天，$P=0.4$）。接受腹腔镜手术组，6%的患者出现肠道并发症，11%的患者比术前预估出现更晚期的病变。其中子宫内膜癌组患者未行亚组分析。

这些研究结论表明，腹腔镜对于初次手术后需重新分期的患者是一项安全并有效的方法，但应考虑如出现粘连或更晚期病变时需中转开腹手术。

30.3.6 复发患者的处理

据 DiSaia 和 Creasman 报道，传统经腹手术中，Ⅰ期 G1 或 G2 患者因术中肿瘤播散所致复发率为 4%(7/150);G3 有浅表浸润的患者复发率为 14%[81]。一些研究在腹腔镜分期术后研究其复发率,与开腹组比较,两者复发情况相近。最近,Zullo 等报道了子宫内膜癌腹腔镜手术和开腹手术组的有效率和安全性[82]。腹腔镜组和开腹组在分别随访 78 个月和 79 个月后,发现两者累积复发率无差异(20%比 18.4%),死亡率也无差异(17.5% 比 15.8%)。总生产率和无瘤生存率也无显著差异。

子宫内膜癌患者出现复发后，应行个体化治疗方案。在复发病例中,超过 18%发生阴道复发,需行盆腔放疗和腔内放疗[83]。对于放疗失败后中心型盆腔复发者,可行手术切除。然而,手术并发症发生率高、死亡率高,对一些患者并不适用。替代治疗方案可考虑腹腔镜技术。Nezhat 等报道了 1 例子宫内膜癌阴道残端复发后，经腹腔镜成功行根治性阴道旁组织切除和部分阴道切除的病例。手术时间 315 分钟,预计出血量 100mL。患者术后无并发症,3 天后出院。最终病理显示为 G2 子宫内膜样腺癌,切缘未受累。术后无疾病生存时间为 12 个月。对于腹腔镜处理复发患者的有效性,尚需对大宗病例进行深入分析。

30.3.7 特殊病例

30.3.7.1 肥胖患者

国家健康与营养情况调查(NHANES)2005—2006 年度结果预测，在美国,32.7%的成人过重,34.3%的成人肥胖,还有 5.9%的成人极度肥胖[84]。肥胖可导致较高手术并发症发生率，包括手术时间延长、出血量增多、术后切口相关并发症多以及静脉血栓-栓塞发生的风险增加。子宫内膜癌患者中 68%符合肥胖标准，因此选择合适的手术方式在确保充分手术分期的同时减少并发症是十分必要的[85]。

随着技术的发展和提高,对于这些患者来说,微创手术方式的应用极为重要。在一项 Scribner 等发起的回顾性队列研究中,63.6%的肥胖患者成功接收了腹腔镜分期手术[36]。23.6%的患者中转开腹的主要原因为肥胖。Eisenhauer 等的一项回顾性分析对比了肥胖女性施行 3 种不同术式进行分期,3 种术式包括开腹手术、腹腔镜手术、开腹手术联合脂膜切除术[86]。在后两种手术组,总的淋巴结切除率均较高(P=0.002),切口并发症发生率均降低(P=0.002)。3 组中腹主动脉旁淋巴结切除中位数目无明显差异。

随着机器人手术的发展，其已被视为克服传统腹腔镜技术和肥胖患者所致限制的一种新手段。Gehrig 等在一项回顾性分析中纳入 79 例肥胖和病态肥胖等患者，比较了机器人辅助全子宫切除和腹腔镜全子宫切除[87]。机器人手术组 92%的患者完成了全面手术分期，腹腔镜组 84%的患者完成了全面手术分期。两组中转开腹率无差异。对于肥胖和病态肥胖的患者，机器人手术组手术时间相对较短（189 分钟比 215 分钟,P=0.0004),出血量较少(50mL 比 150mL,P<0.0001),住院时间更短(1.02 天比 1.27 天,P=0.0119)。在腹主动脉旁淋巴结（10.3 个比 7.03 个,P=0.01）和总淋巴结切除(31.4 个比 24 个,P=0.004)平均数目方面,两组有显著性差异。但仅考虑病态肥胖患者时,上述差异则不明显。这正如作者指出的,在肥胖患者群体中,机器人手术也许并不能克服所有的技术限制。

30.3.7.2 高龄患者

多数诊断子宫内膜癌的患者为绝经后女性。高龄患者并发症通常较多,这使得手术风险增加。因此,在高龄患者群体中,讨论腹腔镜手术的安全性极为必要。幸运的是,Scribner 等在一项回顾性分析中评估了 125 例不小于 65 岁的患有临床分期Ⅰ期的子宫内膜癌女性[88]。52/67(77.6%)的患者完成了腹腔镜手术，转开腹的原因有肥胖(10.4%)、出血(6%)、腹腔内肿物(4.5%)和粘连(1.5%)。两组盆腔、髂总血管旁、腹主动脉旁淋巴结切除数目相近。尽管腹腔镜手术组手术时间明显延长(236 分钟比 148 分钟)，因麻醉时间延长所致并发症并未增加。与开腹组比较，腹腔镜组患者住院时间更短、出血量更少、术后肠梗阻发生更少、切口相关并发症亦更少。缩短的恢复时间使得高龄患者更快生活自理，因此对提高生活质量(QoL)有利。

30.3.8 生活质量评估

Zullo 等进行了一项前瞻性随机研究，将生活质量作为主要终点，对早期子宫内膜癌患者施行腹腔镜手术和开腹手术进行对比分析[89]。生活治疗评估采用简易版健康评估量表(SF-36)意大利版。两组患者入组时生活质量基线相近。术后 1 个月、3 个月、6 个月分析生活质量，腹腔镜组相较于开腹组生活质量明显升高。尽管生活质量是主要终点，腹腔镜组患者术中出血量较少、血红蛋白下降较少、术后疼痛较轻、平均住院时间较短以及术后并发症更少。两组术中并发症发生率(7.5% 比 7.9%)以及盆腔和腹主动脉旁淋巴结切除平均数目相近。

在妇科肿瘤协作组 (GOG)LAP-2 临床试验中，评估了 782 例患者的生活治疗。采用肿瘤治疗后功能评估——一般状况(FACT-G)评估表，主要包括患者术前、术后的生理状态、情绪状态以及社会性健康状态[90]。腹腔镜手术组术后 1 个月、3 个月、6 个月生活质量较高。然而，6 个月后，两组未发现显著性差异。

30.4 腹腔镜在卵巢癌、输卵管癌和原发腹膜癌的应用

30.4.1 介绍

2008 年，美国约有 21 650 例新确诊的卵巢癌患者，约有 15 520 例患者死于卵巢癌[1]。目前，在美国，70 例女性中约有 1 例一生可有患卵巢癌风险，超过 65%的患者诊断时为晚期。尽管报道称早期卵巢癌的 5 年生存率超过 90%，晚期或远处转移的患者 5 年生存率仅接近 25%。每年确诊输卵管癌的患者在所有患恶性肿瘤的女性中的比例不足 0.2%。原发腹膜癌亦极罕见，据报道其发生率为 0.03/10 万[1]。鉴于上述两种恶性肿瘤的罕见性，鲜有报道描述其目前的统计学数据。然而，据报道其与卵巢癌生物学行为相近，治疗方式如手术、化疗也相同。因此，腹腔镜在输卵管癌和原发卵巢癌中的应用可参考卵巢癌的适应证。

根据国际妇产科联盟(FIGO)，手术分期包括：

- 全子宫切除
- 双附件切除
- 盆腔冲洗液细胞学检查
- 盆腔及腹主动脉旁淋巴结切除
- 腹膜及横膈活检
- 结肠下区大网膜切除

对于特定早期患者，已施行腹腔镜手术分期，数据显示其与开腹手术相近[91-94]。除了完整的手术分期，其他高危因素也影响预后，对于局限性病变可考虑施行保留生育功能的分期手术。

晚期卵巢癌患者中，满意手术减瘤对于良好的预后极为重要。腹腔镜应用于晚期卵巢癌患者的治疗有很多优势。首先，腹腔镜不仅可作为一种准确的诊断手段，还可作为评估病灶是否切除的分流手段。对于肿瘤难以切除达到满意减瘤术标准的患者或者因合并其他疾病无法行满意减瘤术的患者，越来越多的研究着眼于评估新辅助化疗后施行中间型肿瘤细胞减灭术的优势，而对于初治患者首次减瘤的决策提出质疑。其次，二次探查手术常用于临床试验中，通过评估临床疗效来评价化疗的有效性。第三，少数研究还报道了在全腹腔镜下肿瘤细胞减灭术的病例。

除此之外，对于需要接受进一步治疗的卵巢癌患者，为其提供较短的治疗间隔十分重要，腹腔

镜为此提供了一些显著优势。

30.4.2 手术技术

对附件肿物的传统手术方法是通过开腹手术。然而,不管术前评估恶性可能有多大,对于一名熟练的腹腔镜手术医生来说，腹腔镜下评估附件肿物是可取的。手术探查顺序同开腹手术一样,如下所述：

- 腹盆腔全面评估
- 腹腔冲洗液细胞学检查
- 根据适应证行卵巢肿物切除或卵巢切除
- 可疑病变部位活检
- 冰冻病理检查评估

附件肿物行腹腔镜探查的患者中，恶性肿瘤占 0.4%~14%[95]。

对于明显的卵巢上皮恶性肿瘤，需按上述步骤行全面分期。特定患者,如卵巢肿物局限、早期病变,且为低级别肿瘤,可考虑行保留生育功能的手术方式。一些患者还需行小肠或结肠切除,因此,应完善术前肠道准备,对于需行结肠造瘘或其他肠道手术的患者亦是如此。尽管在过去,传统治疗方式是通过开腹，技术的进步如二氧化碳激光器、等离子切割器 (PlasmaJet™, Plasma Surgical Ltd.)以及氩气电刀的应用,使得腹腔镜下行肿瘤切除成为可能(图 30.19)。

30.4.3 低度恶性潜能或交界性卵巢肿瘤

卵巢上皮肿瘤中交界性肿瘤占 10%~20%,其特征是预后较好。所有卵巢交界性肿瘤患者生存率为 92%(晚期患者)~98%(Ⅰ期患者)[96]。卵巢交界性肿瘤主要发生在绝经前女性,高发年龄为 30~50 岁,其中 50%~85%的患者为Ⅰ期。卵巢交界性肿瘤两种常见的组织学类型为浆液性和黏液性肿瘤。浆液性肿瘤 30%累及双侧卵巢,35%的患者同时发生腹膜种植[96]。Tempfer 等进行了一项汇总分析,317 例不同组织学类型的卵巢交界性肿瘤患者纳入该分析,结果发现有 30%的患者冰冻病理结果为交界性肿瘤，最终病理结果为浸润性卵巢癌[97]。这些患者中大部分为浆液性肿瘤(129 例),8 例为子宫内膜样腺癌,11 例为混合性肿瘤。为了尽可能避免患者因最终病例确诊为卵巢癌再接受二次手术,对于浆液性交界性肿瘤患者来说实施全面手术分期可提供重要的预后信息。仅 5%的恶性卵巢癌为黏液性，报道中淋巴结转移也较罕见,因此对于黏液性交界性肿瘤患者全面分期不是必需的[96,98]。然而,黏液性肿瘤中原发于阑尾的较常见,因此对其常规行阑尾切除术。在笔者所在

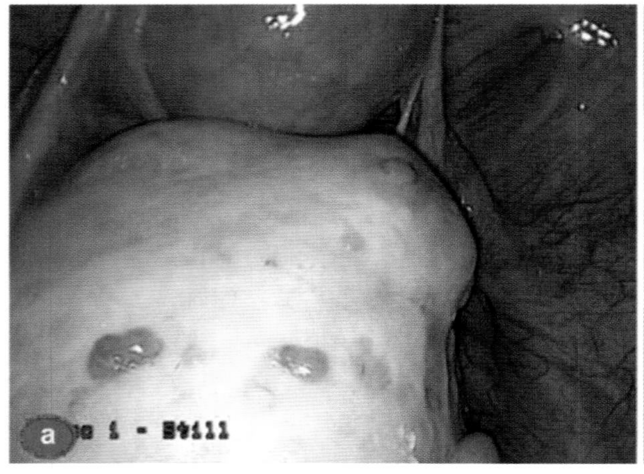

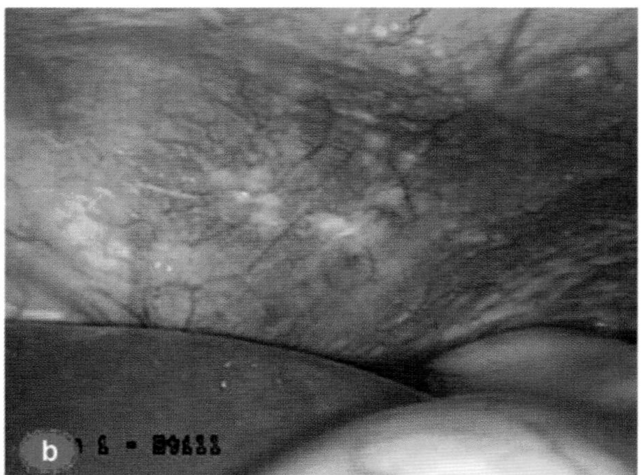

图30.19 性质不明的附件肿物。(a)卵巢表面恶性种植结节。(b)上腹腔及前腹壁种植灶。

机构，建议对于冰冻病理结果为非黏液性卵巢交界性中立的患者，常规行分期手术。

对于交界性肿瘤的治疗的另一项特殊考虑是，交界性肿瘤主要发生在育龄期女性。保留生育功能的手术方式可选择卵巢从肿物剔除到患侧附件切除。不同手术方式的复发率如下[96]。

- 附件切除术：0~20%
- 卵巢肿物剔除术：12%~58%
- 根治性手术：2.5%~5.7%

随着腹腔镜技术及器械的发展，腹腔镜下卵巢交界性肿瘤分期手术越来越普及。Reich 等在 1990 年、Nezhat 等在 1992 年第一次报道了腹腔镜下卵巢交界性肿瘤治疗的病例[99,100]。在这些报道中，手术范围包括腹腔镜下全子宫切除、双附件切除、腹膜活检、腹腔冲洗液细胞学检查和部分大网膜切除。继之，多个病例报道深入评估腹腔镜应用于卵巢交界性肿瘤的临床结局和可行性（表 30.4）。至今为止，最大宗的病例报道是由 Fauvet 等发表的，纳入了 107 例施行腹腔镜治疗的卵巢交界性肿瘤患者。平均随访时间为 27.5 个月，总生存率为 100%，仅 4 例患者出现复发[101]。Brosi 等报道了随访时间（78 个月）最长的病例，总生存率至少为 83%，其余患者失访[102]。据报道，总生存率和无进展生存率无差异。因此，至今为止，初期数据表明，腹腔镜应用于卵巢交界性肿瘤的治疗是可行且有效的。

30.4.4 早期浸润性卵巢癌

早期浸润性卵巢癌需行全面手术分期，以获得重要的预后因素来指导术后治疗。尽量避免分期不充分。传统分期手术包括全子宫切除、双附件切除、大网膜切除、腹膜活检、盆腔和腹主动脉旁淋巴结切除以及腹腔冲洗液细胞学检查。如初治时未完全分期，建议行补充手术全面分期，可通过腹腔镜或开腹术式。

Querleu 和 LeBlanc 在 1994 年首次报道了腹腔镜下早期浸润性卵巢癌分期手术的第一个病例

表 30.4 卵巢交界性肿瘤：腹腔镜术式报道

	年份	病例数	平均随访期（月）	生存例数	复发例数	并发症（例数）	转开腹例数
Darai 等[103]	1998	25	41	23[c]	3	无	7 例考虑为癌，不宜行腹腔镜手术
Seracchioli 等[104]	2001	19[b]	42	19	1	无	0
Querleu 等[105]	2003	30[c]	29	30	1	3	0
Camatte 等[96]	2004	19 4[c] 11	45	34	6	0	0
Desfeux 等[106]	2005	14 34[b]	29	47	2	–	16
Fauvet 等[101]	2005	107	27.5	103[ANED] 4[AWED]	13	无	42 例肿瘤较大考虑为癌
Romagnolo 等[107]	2006	52	44	51	7	–	0
Brosi 等[102]	2007	21 20[b]	78	35[a]	0	无	0
总计		356		346	33	3	65

[ANED]无复发生存；[AWED]带瘤生存

[a] 失访患者

[b] 保守治疗方式（子宫切除或单侧附件切除）

[c] 再分期病例，复发病例

报道，其中包括9例卵巢癌或输卵管癌患者接受再分期手术，完成后盆腔和肾血管水平下方腹主动脉旁淋巴结切除。这项病例报道中术中平均出血量<300mL，平均住院时间仅为2.8天[94]。这项研究首次阐述早期卵巢癌腹腔镜分期手术的可行性。

Nezhat等报道了平均随访时间最长的病例分析，36名浸润性卵巢癌患者接受了腹腔镜分期或再分期手术。平均随访时间为55.9个月，所报道总生存率为100%。重要的是，这项研究中涵盖了最多的初治卵巢癌行分期手术的患者[92]。少量回顾性研究比较了腹腔镜手术和开腹手术的可行性和总体结局。Chi等发起了一项病例对照研究，纳入了20例早期卵巢癌接受腹腔镜分期手术和30例接受开腹分期手术的患者[108]。两者在大网膜切除大小和淋巴结切除数目方面无差异。腹腔镜手术组出血量较少，住院时间较短，但手术时间偏长。腹腔镜手术组无转开腹的情况，亦无其他术中并发症。研究总结腹腔镜在早期卵巢癌患者分期手术中的应用是安全并有效的(表30.5)。

鉴于早期卵巢癌较少见，且其术前诊断较困难，尚无可行的随机对照试验。手术精确性的评估可选择比较腹腔镜手术组和开腹手术组分期手术期别升高率。在再分期手术中，目前文献报道，完整腹腔镜分期手术出现期别升高率为11%~19%[80]。完整开腹手术出现期别升高率为36%。妇科肿瘤协作组（GOG)9302、9402号研究阐明了在未全面分期的卵巢癌、输卵管癌、子宫内膜癌及原发腹膜癌中，腹腔镜用于再分期手术是可行的[80]。研究纳入了84例患者，其中74例为卵巢癌、输卵管癌或原发腹膜癌患者。58%的患者接受了腹腔镜全面分期手术且有图像记录证实。9例患者因缺少腹膜活检、细胞学检查或双侧淋巴结清扫，未完整分期。17例患者转为开腹手术，其中13例因粘连影响暴露，3例因并发症，1例因发现肉眼转移病灶。腹腔镜治疗相关并发症包括5处肠损伤、1处膀胱切开、1例小肠梗阻、1例静脉损伤、2例出血量较多需输血治疗。在比较腹腔镜手术组和开腹手术组时，前者出血量相对较少，住院时间更短，Quelet指数和淋巴结切除数目相近。

如Childers等指出，这些研究支持腹腔镜在早期卵巢癌治疗中应用的优势，包括对复杂区域

表30.5 早期卵巢癌及输卵管癌：腹腔镜分期手术报道

	年份	病例数	手术时间(min)	出血量(mL)	住院时间(d)	并发症(例数)	期别升高率(%)	随访(月)	目前情况
Querleu等[94]	1994	9	227	<300	2.8	1	NA	NA	NA
Pomel等[23]	1995	8	313	NA	4.75	2	12.5%	NA	8[NED]
Childers等[91]	1995	14	NA	NA	1.6	2	40%	NA	NA
Amara等[98]	2000	8	215	NA	2.5	5	33%	NA	7[NED] 1例死亡
Leblanc等[109]	2004	42	238	NA	3.1	3	19	54	4例死亡
Tozzi等[63]	2004	24	176	NA	7	1	0	46.4	36[NED]
Chi等[108]	2005	20	312	235	3.1	0	NA	NA	NA
Ghezzi等[110]	2007	15	377	NA	3	2	27	16	20[NED]
Park等[93]	2008	17	303.8	231.2	9.4	2	5.8	19	1例死亡 16[NED]
Nezhat等[92]	2009	36	229	195	2.37	5	17.6	55.9	36[NED]
总计或平均		193	265.6		3.96	23			123[NED] 6例死亡

[NED]无疾病证据；NA，无数据

如膈下、闭孔区、子宫膀胱窝和子宫直肠窝等处更佳的可视化，还有放大功能以及细微病变的探查，这在开腹手术中可能会被忽略[91]。

30.4.5 晚期卵巢癌

大部分卵巢癌一经诊断则为 FIGO Ⅲ期或Ⅳ期。主要治疗方式包括理想肿瘤细胞减灭术辅以铂类为主的联合化疗。不良预后相关的临床高危因素包括：

- FIGO Ⅳ期病情
- 残余肿瘤≥5cm
- 残余病灶≥20 处
- 腹水 1L
- 一般情况较差
- 老年患者
- 预后差的组织学类型
- 高级别肿瘤
- 术后较高的 CA-125 值

随着腹腔镜技术在妇科肿瘤中应用的普及，文献报道在晚期卵巢癌患者中腹腔镜手术有以下 3 种适应证：

- 探查评估肿瘤能否切除
- 二次探查评估
- 初治或复发患者的肿瘤细胞减灭术

30.4.5.1 评估肿瘤的切除可行性

近来，一项由 Bristow 等实施的荟萃分析中，共纳入 6885 例患者，结果发现在Ⅲ期或Ⅳ期卵巢癌患者中，影响同期生存率最重要的因素是肿瘤细胞减灭术的最大化程度。他们发现，肿瘤细胞减灭术范围每提高 10%，患者中位生存率可提高 5.5%[111]。这项数据也支持满意减瘤术的概念，即术后无肉眼可见的残留病灶。然而，根据各诊疗中心的不同、手术技术和术者减瘤决心的差异，8%~85%的患者能接受到满意减瘤术。

一些初治无法完成理想减瘤术的患者，目前提出可在新辅助化疗后行中间型肿瘤细胞减灭术。一项 Vergote 等发起的随机对照研究进一步探索了传统治疗（初治术后辅以化疗）和新辅助化疗的临床疗效[112]。这项研究纳入了 718 例经活检确认为肿瘤至少大于 2cm 的卵巢或盆腔其他部位转移灶。患者随机分组进行传统治疗或新辅助化疗后行中间型肿瘤细胞减灭术。每组内Ⅲc 期患者均占 76%，Ⅳ期患者占 24%。两组中位无进展生存时间均为 11 个月，总生存中位时间分别为 29 个月和 30 个月。然而，新辅助化疗组并发症发生率明显减少。鉴于新辅助化疗组较低的并发症发生率，因此推荐该治疗方式。

近期文献综述提示，新辅助化疗后行中间型肿瘤细胞减灭术与传统治疗方式生存率无显著差异。该治疗方式的优点在于提高满意减瘤术的比例、缩小手术范围、减少术中出血量、降低术后并发症发生率、缩短住院时间以及筛选对铂类耐药的患者。该治疗方式尚存不足之处在于目前依靠 CA-125 和 CT 扫描评估手术切除可行性具有一定限制。

较其他评估手段来说，腹腔镜诊断技术敏感性较高。Vergote 等报道了 1998 年使用腹腔镜检查评估 285 例患者是否可行满意减瘤术的系列研究。他们发现腹腔镜在评估病灶可切除性上的准确率高达 96%[113]。Fagotti 等报道了 64 例患者经腹腔镜检查后立即行开腹探查术，比较了术中所见。他们发现，腹腔镜评估无法切除的病灶在开腹情况下仍不适于满意减瘤术，其阴性预测值为 100%。实际上，87%的患者经腹腔镜检查认为可切除的患者在开腹后可行理想减瘤术[114]。总的来说，文献中报道的腹腔镜预测病灶可切除性的准确率在 80%~96%之间。近来，基于腹腔镜的评估模型被进一步研究用于提高预测病灶可切除的准确性。Fagotti 等整合了 8 项腹腔镜镜下病灶特征，用于评估术后结果。

- 卵巢肿物表现——单侧或双侧
- 大网膜饼
- 腹壁转移灶

- 膈肌受累
- 肠系膜缩短
- 肠壁浸润
- 肝转移

他们发现总预测值评分≥8分者进行次理想肿瘤细胞减灭术，其诊断的特异性为100%，阴性预测值为70%[115]。

30.4.5.2 二次腹腔镜探查术

二次探查术指卵巢癌患者在接受初次全面分期术及一线化疗完成后，临床没有肿瘤的证据，而进行的对腹盆腔全面的病理评估手术。尽管在卵巢癌的诊治中，该术式争议颇大，但可提供患者重要的预后信息，并且是评估患者是否需行辅助化疗的最准确手段。有建议称，对于卵巢癌Ⅲ期仅行欠理想减瘤术但对铂类联合化疗敏感的患者，二次腹腔镜手术探查对提高其预后有明显帮助。

Littell 等进行了一项研究，主要比较二次腹腔镜探查术和二次开腹探查[116]。这项研究纳入了70例患者，在行腹腔镜二次探查后，如未见明显病灶，则立即转行开腹探查。作者发现腹腔镜探查未见病变且细胞学阴性者，经开腹探查验证无明显病变，占91.5%。开腹探查术后常见并发症包括小肠损伤、小肠梗阻、术后发热、心肌缺血、切口蜂窝织炎、肺炎等。腹腔镜探查并发症仅见于术前阴道准备时导致阴道残端3处裂开。其他术中及术后并发症尚未提及。因此，虽然开腹二次探查在评估病情的敏感性和阴性预测值方面稍有优势，但该项研究证明其术后并发症的发生率也很高[116]。

30.4.5.3 初治晚期或复发卵巢癌的腹腔镜下肿瘤细胞减灭术

至今为止，关于晚期卵巢癌行腹腔镜下肿瘤细胞减灭术的研究较少。Amara 等首次发表了小宗病例报道，包括晚期卵巢癌和复发卵巢癌患者的腹腔镜治疗[35]。在这项研究中，3例患者接受了初治分期或肿瘤细胞减灭术：1例为Ⅰa期交界性肿瘤，1例为Ⅲc期浆液性乳头状肿瘤，1例为新辅助化疗后尚未分期患者。3例患者完成手术分期后期别分别为Ⅰa、Ⅱa和Ⅰc。最终，4例患者行中间型减瘤术后行二次手术探查。所有患者术后恢复较好，除了1例患者因复发而拒绝进一步治疗导致死亡。近来笔者报道了腹腔镜下晚期卵巢癌行初次或再次减瘤手术的经验[35]。Nezhat 等评估了32例患者，将其分为两组：一组纳入13例患者施行初次减瘤术，另一组纳入19例患者施行再次或三次减瘤术[117]。手术范围包括抽取腹水、根治性子宫切除或全子宫切除术、附件切除、盆腔和腹主动脉旁淋巴结切除、大网膜切除、阑尾切除、根治性宫颈切除、上段阴道切除、输尿管切除及输尿管膀胱再吻合术、脾切除、部分肝脏或肠切除、腹膜和膈肌病灶切除。第1组中有10例患者获得理想减瘤，第2组中有16例获得满意减瘤。第1组和第2组手术时间和出血量分别为277分钟、240mL和191分钟、126mL。所有患者未输血，亦未发现穿刺孔处转移。第1组平均住院时间为5.5天，第2组为3天。第1组中有2例患者接受了输尿管切除，1例为计划内，1例为计划外，以获得理想减瘤。2例患者的输尿管修补均于腹腔镜下完成。此外，1例患者在接受腹腔内化疗时发生了膀胱阴道瘘。在其二次探查术时，接受了膀胱阴道瘘修补术。其他并发症包括术后阴道残端出血（1例），淋巴囊肿（2例），阴道残端裂开（1例），感染（1例），锁骨下静脉血栓（1例），肠憩室穿孔（1例）。在第1组，平均随访13.7个月后，2例患者接受欠满意减瘤术后死亡，9例患者仍存活，无疾病证据，2例患者带病存活。第2组中，经过平均随访26.9个月后，6例患者死亡，10例患者无疾病存活，3例患者带病存活。这些结果十分可观，腹腔镜在治疗晚期卵巢癌的应用会逐渐扩大。为充分评估腹腔镜对晚期卵巢癌手术分期的作用，尚需更长期的研究。

腹腔镜下初治或再次肿瘤细胞减灭术还见于手辅助腹腔镜手术（HALS）。这项技术在传统腹腔镜手术中引入了手的协助，为术者提供精确的触感。HALS 术式应用于晚期卵巢癌患者首次见于脾脏孤立性转移行脾切除。Krivak 等报道了一项纳入 25 例患者的系列研究，其中 22 例患者施行 HALS 成功完成了理想减瘤术，中位住院时间为 1 天，仅 1 例患者术中发生小肠破损，立即在 HALS 下行体外肠修补术[118]。其他 3 例患者中转开腹，1 例因广泛的上腹部病变，1 例因严重粘连，还有 1 例为达到理想减瘤需行后盆腔廓清术。至今尚未报道手操作切口部位复发情况。HALS 缩短了手术时间，基本与开腹手术相近，但其出血量较少、住院时间缩短，同腹腔镜手术的患者相近。

30.4.6 腹腔镜卵巢癌手术中的不足

腹腔镜在卵巢癌治疗中的广泛应用仍受一些因素限制：存在分期不足的可能、二氧化碳气腹状态下肿瘤细胞发生腹膜种植、囊肿破裂的风险增加、操作孔部位种植。这些腹腔镜不足之处详见下文。

30.4.6.1 分期不彻底

对于术中怀疑低度恶性、冰冻病理结果不准确或诊治中心妇科肿瘤治疗能力不足的情况下，常会分期不彻底。然而，在一些冰冻病理结果确诊恶性肿瘤的情况下，需有妇科肿瘤医生完成腹腔镜下分期手术。分期不足多因为淋巴结切除受限(表 30.6)。

30.4.6.2 囊肿破裂

腹腔镜术中和开腹术中发生囊肿破裂的不良结局并不一致。总的来说，据报道，囊肿破裂发生率为 10.5%~41.8%。目前，针对囊肿破裂最大的研究是一项超过 1500 例患者的回顾性、多中心研究。Vergote 等发现囊肿或肿瘤破裂是影响无疾病生存率的独立预测因素。然而，该研究的局限性，多数患者未进行全面分期，这也将影响患者的无疾病生存率[119]。相对而言，Sjövall 等发起的一项 394 例患者的回顾性分析中位发现其生存率无差异[120]。另一项混淆预后的因素是医源性囊肿减压的应用。包括在腹腔镜中取物袋里进行肿物引流以避免囊液外泄。重要的是，研究对比肿瘤破裂发生率时并未考虑到上述人为控制破裂的方式。尽管这方面的研究受限，我们应注意术中无瘤原则，在卵巢肿物取出时避免肿瘤破裂外泄。

30.4.6.3 操作孔部位转移

文献中大量病例报道，发现操作孔部位转移多见于交界性肿瘤和早期浸润性肿瘤。一些假说包括肿瘤细胞残留、经手术器械转移、器械交换所经的穿刺部位直接转移以及“烟囱效应”。肿瘤细胞残留学说提出腹腔镜切口愈合时会出现纤维渗出，游离的肿瘤细胞即在切口的粗糙面直接种植。经器械或交换器械时发生污染的假说并不能解释许多报道中发生转移的操作孔部位并未进行器械操作，如 Veress 气腹穿刺针或镜头所在操作孔部位。“烟囱效应”是指肿瘤细胞随气体外泄时经过操作孔鞘时发生转移。然而，多项评估雾化肿瘤细胞的研究尚无明确结论。

在卵巢交界性肿瘤中，报道中仅有少数操作孔部位转移的病例，其中在 9 例病例报道中，术后

表 30.6 卵巢癌：腹腔镜及开腹手术淋巴结切除数目对比

	年份		腹腔镜组	开腹组	*P* 值
Chi 等[108]	2005	全部盆腔淋巴结(平均)	11.14	14.7	>0.05
		全部腹主动脉旁淋巴结(平均)	6.7	9.2	>0.05
		网膜饼大小(cm^3)	186	347	1.00
Park 等[93]	2008	全部盆腔淋巴结(平均)	13.7	19.3	0.052
		全部腹主动脉旁淋巴结(平均)	6.4	8.9	0.187

随访时间在6~72个月时总生存率达100%[121]。然而，卵巢浸润性肿瘤发生操作孔部位转移的病例报道占16%。一项研究发现,对于复发卵巢癌或原发腹膜癌合并腹水时行手术操作，其发现操作孔部位转移率最高(5%)。因这些转移病灶大多对化疗敏感且少见复发,所以总的预后与其影响不大。实际上，一项研究发现，是否发生操作孔部位转移,预后无明显差异。一些手术技巧可使操作孔部位转移发生最小化，如经无渗漏取物袋完整取出肿瘤,穿刺部位逐层缝合[122]。

30.5 结论

腹腔镜在妇科最早用于卵巢癌的诊断。目前腹腔镜已成为妇科肿瘤医生评估附件肿物最常用的手段。对于卵巢低度恶性潜能肿瘤,一些病例报道和病例对照研究表明,与传统开腹手术相比,腹腔镜手术总生存率相近(98%),无进展生存率也相近。对于浸润性卵巢癌,研究表明腹腔镜可作为一种可行的替代开腹的手术方式，在其保持与开腹手术相近的生存率和无疾病生存率的同时,并发症较少。对于晚期卵巢癌,目前文献中建议在特定病例中可行腹腔镜手术。随着内镜技术和器械的发展，腹腔镜在妇科肿瘤中的应用将逐渐成为替代开腹手术的可行手段。笔者团队建立了一种可行的算法来整合目前晚期卵巢癌腹腔镜治疗的适应证(图30.20)。

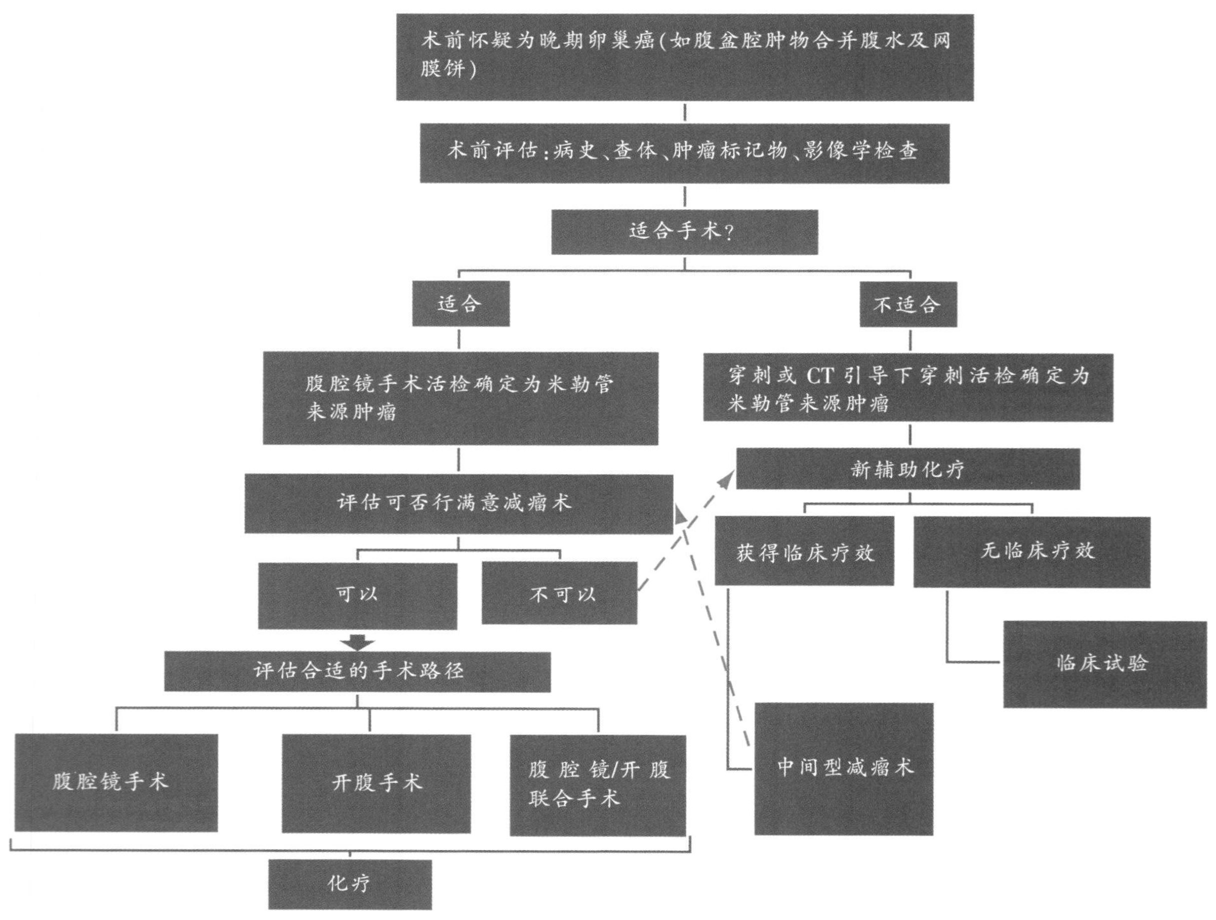

图30.20 腹腔镜下卵巢癌治疗原则。

快速参考

1.手术房间准备：大多手术房间至少准备 2 个以上显示器，分别位于患者两侧，保证术者必要时改变操作方向。

2.患者体位：采用 Allen 脚蹬的截石位。需将患者确切固定于手术台，保证低 Trendelenburg 体位时最大限度暴露盆腔。

3.腹腔镜广泛全子宫切除——套管的选择：建议置入 4 个操作套管，所有套管的位置选择不仅保证利于广泛全子宫切除操作，还便于必要的淋巴结切除操作。

4.腹腔镜广泛全子宫切除——直肠阴道间隙：使用超声刀切开两侧宫骶韧带之间的腹膜，轻轻分离将直肠推下与阴道分离。避免直肠损伤。

5.腹腔镜广泛全子宫切除——膀胱阴道间隙/打开侧盆壁：使用超声刀横断子宫圆韧带，打开阔韧带前叶。锐钝性分离下推膀胱。

6.腹腔镜广泛全子宫切除——膀胱侧窝：牵拉闭锁的髂内动脉，开始分离膀胱侧窝，注意识别以下界限：侧壁(髂血管)。内侧(闭锁的髂内动脉和膀胱)。分离至髂血管下方，直至识别闭孔神经。然后施行淋巴结清扫。

7.盆腔淋巴结清扫术：淋巴结切除范围从髂总血管中段、髂外血管直至旋髂深血管处。使用超声刀进行操作。

腹主动脉旁淋巴结清扫：切开右侧髂总动脉表面腹膜，向下切开至骶岬水平，向上切开至肠系膜下动脉水平。

右侧：识别右侧输尿管，沿腹主动脉右旁切除淋巴结。避免损伤下腔静脉。

左侧：因靠近肠系膜下动脉和乙状结肠，此处淋巴结清扫难度更大。识别左侧输尿管，在肠系膜下动脉水平和左侧髂总血管水平之间切除淋巴结。

腹主动脉分叉处：向下切口腹膜至骶岬处。牢牢抓住此处淋巴结，使用超声刀切除。

8. 腹腔镜广泛全子宫切除——直肠侧窝和子宫动脉：子宫动脉发自髂内动脉，向上牵拉闭锁的髂内动脉段后可识别子宫动脉。分离子宫动脉。打开直肠侧窝，界限如下：内侧(直肠)、侧壁(输尿管)、前壁(子宫动脉)、后壁(骶骨)。

9. 腹腔镜广泛全子宫切除——子宫：使用弯钳分离输尿管顶部，保证沿着输尿管分离，直至膀胱入口处。

10. 腹腔镜广泛全子宫切除——切开阴道、取出标本：分离宫骶韧带-主韧带复合体及阴道，切开后经阴道取出标本。

11. 腹腔镜广泛全子宫切除——阴道残端缝合：可经阴或经腹腔镜缝合阴道。使用单线八字缝合或连续缝合阴道残端。

(李萍萍 译　李斌 校)

参考文献

1. Jemal, A., Siegal, R., Ward, E., Hao, Y., Xu, J., Murray, T., Thun, M.J.: Cancer statistics 2008. CA Cancer J. Clin. **58**, 71–96 (2008)
2. Camran Nezhat, F.arr Nezhat., Ceana Nezhat, Nezhat's Operative Gynecologic Laparoscopy and Hysteroscopy. 2008: Cambridge University Press. ISBN 9780521862493
3. Zakashansky, K., Chuang, L., Gretz, H., et al.: A case-controlled study of total laparoscopic radical hysterectomy with pelvic lymphadenectomy versus radical abdominal hysterectomy in a fellowship training program. Int. J. Gynecol. Cancer **17**(5), 1075–1082 (2007)
4. Hertel, H., Kohler, C., Michels, W., et al.: Laparoscopic-assisted radical vaginal hysterectomy (LARVH): prospective evaluation of 200 patients with cervical cancer. Gynecol. Oncol. **90**, 505–511 (2003)
5. Obermair, A., Gebski, V., Frumovitz, M., et al.: A phase III randomized clinical trial comparing laparoscopic or robotic radical hysterectomy with abdominal radical hysterectomy in patients with early stage cervical cancer. J. Minim. Invasive Gynecol. **15**(5), 584–588 (2008)
6. Nezhat, F.R., Datta, M.S., Liu, C., et al.: Robotic radical hysterectomy versus total laparoscopic radical hysterectomy with pelvic lymphadenectomy for treatment of early cervical cancer. JSLS **12**(3), 227–237 (2008)

7. Magrina, J.F., Kho, R.M., Weaver, A.L., et al.: Robotic radical hysterectomy: comparison with laparoscopy and laparotomy. Gynecol. Oncol. **109**(1), 86–91 (2008)
8. Dargent, D., Salvat, J.: L'envahissement Ganglionnaire Pelvien: Place de la Pelviscopie Retroperitoneale. McGraw Hill, Medsi, Paris (1989)
9. Nezhat, C., Burell, O., Nezhat, F.R., Benigno, B.B., Welander, C.: Laparoscopic radical hysterectomy with paraaortic and pelvic lymph node dissection. Am. J. Obstet. Gynecol. **166**(3), 864–865 (1992)
10. Querleu, D., LeBlanc, E., Castelain, B.: Laparoscopic pelvic lymphadenectomy in the staging of early carcinoma of the cervix. Am. J. Obstet. Gynecol. **164**, 579–581 (1991)
11. Tillmanns, T., Lowe, M.P.: Safety, feasibility, and costs of outpatient laparoscopic extraperitoneal aortic nodal dissection for locally advanced cervical carcinoma. Gynecol. Oncol. **106**(2), 370–374 (2007)
12. Plante, M., Renaud, M.C., Tetu, B., et al.: Laparoscopic sentinel node mapping in early-stage cervical cancer. Gynecol. Oncol. **91**, 494–503 (2003)
13. Nezhat, C.R., Nezhat, F.R., Burrell, M.O., Ramirez, C.E., Welander, C., Carrodeguas, J., Nezhat, C.H.: Laparoscopic radical hysterectomy and laparoscopically assisted vaginal radical hysterectomy with pelvic and paraaortic node dissection. J. Gynecol. Surg. **9**(2), 105–120 (1993)
14. Sedlacek, T.V., Campion, M.J., Hutchins, R.A., Reich, H.: Laparoscopic radical hysterectomy: a preliminary report. J. Am. Assoc. Gynecol. Laparosc. **1**(4, Part 2), S32 (1994)
15. Ting, H.C.: Laparoscopic radical hysterectomy: a preliminary experience. J. Am. Assoc. Gynecol. Laparosc. **1**(4, Part 2), S36 (1994)
16. Ostrzenski, A.: A new laparoscopic abdominal radical hysterectomy: a pilot phase trial. Eur. J. Surg. Oncol. **22**(6), 602–606 (1996)
17. Kim, D.H., Moon, J.S.: Laparoscopic radical hysterectomy with pelvic lymphadenectomy for early, invasive cervical carcinoma. J. Am. Assoc. Gynecol. Laparosc. **5**(4), 411–417 (1998)
18. Hsieh, Y.Y., Lin, W.C., Chang, C.C., Yeh, L.S., Hsu, T.Y., Tsai, H.D.: Laparoscopic radical hysterectomy with low paraaortic, subaortic and pelvic lymphadenectomy. Results of short-term follow-up. J. Reprod. Med. **43**(6), 528–534 (1998)
19. Spirtos, N.M., Eisenkop, S.M., Schlaerth, J.B., Ballon, S.C.: Laparoscopic radical hysterectomy (type III) with aortic and pelvic lymphadenectomy in patients with stage I cervical cancer: surgical morbidity and intermediate follow-up. Am. J. Obstet. Gynecol. **187**(2), 340–348 (2002)
20. Lee, C.L., Huang, K.G.: Total laparoscopic radical hysterectomy using Lee-Huang portal and McCartney transvaginal tube. J. Am. Assoc. Gynecol. Laparosc. **9**(4), 536–540 (2002)
21. Lin, Y.S.: Preliminary results of laparoscopic modified radical hysterectomy in early invasive cervical cancer. J. Am. Assoc. Gynecol. Laparosc. **10**(1), 80–84 (2003)
22. Obermair, A., Ginbey, P., McCartney, A.J.: Feasibility and safety of total laparoscopic radical hysterectomy. J. Am. Assoc. Gynecol. Laparosc. **10**(3), 345–349 (2003)
23. Pomel, C., Provencher, D., Dauplat, J., Gauthier, P., Le Bouedec, G., Drouin, P., Audet-Lapointe, P., Dubuc-Lissoir, J.: Laparoscopic staging of early ovarian cancer. Gynecol. Oncol. **58**(3), 301–306 (1995)
24. Abu-Rustum, N.R., Gemignani, M.L., Moore, K., Sonoda, Y., Venkatraman, E., Brown, C., Poynor, E., Chi, D.S., Barakat, R.R.: Total laparoscopic radical hysterectomy with pelvic lymphadenectomy using the argon-beam coagulator: pilot data and comparison to laparotomy. Gynecol. Oncol. **91**(2), 402–409 (2003)
25. Gil-Moreno, A., Puig, O., Pérez-Benavente, M.A., Díaz, B., Vergés, R., De la Torre, J., Martínez-Palones, J.M., Xercavins, J.: Total laparoscopic radical hysterectomy (type II-III) with pelvic lymphadenectomy in early invasive cervical cancer. J. Minim. Invasive Gynecol. **12**(2), 113–120 (2005)
26. Ramirez, P.T., Slomovitz, B.M., Soliman, P.T., Coleman, R.L., Levenback, C.: Total laparoscopic radical hysterectomy and lymphadenectomy: the M. D. Anderson Cancer Center experience. Gynecol. Oncol. **102**(2), 252–255 (2006)
27. Li, G., Yan, X., Shang, H., Wang, G., Chen, L., Han, Y.: A comparison of laparoscopic radical hysterectomy and pelvic lymphadenectomy and laparotomy in the treatment of Ib-IIa cervical cancer. Gynecol. Oncol. **105**(1), 176–180 (2007)
28. Chen, Y., Xu, H., Li, Y., Wang, D., Li, J., Yuan, J., Liang, Z.: The outcome of laparoscopic radical hysterectomy and lymphadenectomy for cervical cancer: a prospective analysis of 295 patients. Ann. Surg. Oncol. **15**(10), 2847–2855 (2008)
29. Pellegrino, A., Villa, A., Fruscio, R., Signorelli, M., Meroni, M.G., Iedà, N., Vitobello, D.: Total laparoscopic radical hysterectomy and pelvic lymphadenectomy in early stage cervical cancer. Surg. Laparosc. Endosc. Percutan. Tech. **18**(5), 474–478 (2008)
30. Malzoni, M., Tinelli, R., Cosentino, F., Fusco, A., Malzoni, C.: Total laparoscopic radical hysterectomy versus abdominal radical hysterectomy with lymphadenectomy in patients with early cervical cancer: our experience. Ann. Surg. Oncol. **16**(5), 1316–1323 (2009)
31. Childers, J.M., Hatch, K.D., Tran, A.N., et al.: Laparoscopic para-aortic lymphadenectomy in gynecologic malignancies. Obstet. Gynecol. **82**(5), 741–747 (1993)
32. Chu, K.K., Chang, S.D., Chen, F.P., Soong, Y.K.: Laparoscopic surgical staging in cervical cancer – preliminary experience among Chinese. Gynecol. Oncol. **64**(1), 49–53 (1997)
33. Dottino, P.R., Tobias, D.H., Beddoe, A., Golden, A.L., Cohen, C.J.: Laparoscopic lymphadenectomy for gynecologic malignancies. Gynecol. Oncol. **73**(3), 383–388 (1999)
34. Vidaurreta, J., Bermúdez, A., di Paola, G., Sardi, J.: Laparoscopic staging in locally advanced cervical carcinoma: a new possible philosophy? Gynecol. Oncol. **75**(3), 366–371 (1999)
35. Altgassen, C., Possover, M., Krause, N., Plaul, K., Michels, W., Schneider, A.: Establishing a new technique of laparoscopic pelvic and para-aortic lymphadenectomy. Obstet. Gynecol. **95**(3), 348–352 (2000)
36. Scribner Jr., D.R., Walker, J.L., Johnson, G.A., McMeekin, S.D., Gold, M.A., Mannel, R.S.: Laparoscopic pelvic and paraaortic lymph node dissection: analysis of the first 100 cases. Gynecol. Oncol. **82**(3), 498–503 (2001)
37. Schlaerth, J.B., Spirtos, N.M., Carson, L.F., Boike, G., Adamec, T., Stonebraker, B.: Laparoscopic retroperitoneal lymphadenectomy followed by immediate laparotomy in women with cervical cancer: a gynecologic oncology group study. Gynecol. Oncol. **85**(1), 81–88 (2002)
38. Holub, Z., Jabor, A., Kliment, L., Lukac, J., Voracek, J.: Laparoscopic lymph node dissection using ultrasonically activated shears: comparison with electrosurgery. J. Laparoendosc. Adv. Surg. Tech. A **12**(3), 175–180 (2002)
39. Abu-Rustum, N.R., Chi, D.S., Sonoda, Y., DiClemente, M.J., Bekker, G., Gemignani, M., Poynor, E., Brown, C., Barakat, R.R.: Transperitoneal laparoscopic pelvic and para-aortic lymph node dissection using the argon-beam coagulator and monopolar instruments: an 8-year study and description of

technique. Gynecol. Oncol. **89**(3), 504–513 (2003)
40. Köhler, C., Klemm, P., Schau, A., Possover, M., Krause, N., Tozzi, R., Schneider, A.: Introduction of transperitoneal lymphadenectomy in a gynecologic oncology center: analysis of 650 laparoscopic pelvic and/or paraaortic transperitoneal lymphadenectomies. Gynecol. Oncol. **95**(1), 52–61 (2004)
41. Nezhat, F., Yadav, J., Rahaman, J., Gretz 3rd, H., Gardner, G.J., Cohen, C.J.: Laparoscopic lymphadenectomy for gynecologic malignancies using ultrasonically activated shears: analysis of first 100 cases. Gynecol. Oncol. **97**(3), 813–819 (2005)
42. Nagao, S., Fujiwara, K., Kagawa, R., Kozuka, Y., Oda, T., Maehata, K., Ishikawa, H., Koike, H., Kohno, I.: Feasibility of extraperitoneal laparoscopic para-aortic and common iliac lymphadenectomy. Gynecol. Oncol. **103**(2), 732–735 (2006)
43. Thavaramara, T., Sheanakul, C., Hanidhikul, P., Ratchanon, S., Wiriyasirivaj, B., Leelahakorn, S.: Results of laparoscopic pelvic and/or para-aortic lymphadenectomy in gynecologic oncology patients in Bangkok Metropolitan Administration Medical College and Vajira Hospital. J. Med. Assoc. Thai. **91**(5), 619–624 (2008)
44. Milliken, D.A., Shepherd, J.H.: Fertility preserving surgery for carcinoma of the cervix. Curr. Opin. Oncol. **20**(5), 575–580 (2008)
45. Sonoda, Y., Chi, D.S., Carter, J., Barakat, R.R., Abu-Rustum, N.R.: Initial experience with Dargent's operation: the radical vaginal trachelectomy. Gynecol. Oncol. **108**(1), 214–219 (2008)
46. Chuang, L.T., Lerner, D.L., Liu, C.S., Nezhat, F.R.: Fertility-sparing robotic-assisted radical trachelectomy and bilateral pelvic lymphadenectomy in early-stage cervical cancer. J. Minim. Invasive Gynecol. **15**(6), 767–770 (2008)
47. Magné, N., Chargari, C., Vicenzi, L., Gillion, N., Messai, T., Magné, J., Bonardel, G., Haie-Meder, C.: New trends in the evaluation and treatment of cervix cancer: the role of FDG-PET. Cancer Treat. Rev. **34**(8), 671–681 (2008)
48. Lagasse, L.D., Ballon, S.C., Berman, M.L., Watring, W.G.: Pretreatment lymphangiography and operative evaluation in carcinoma of the cervix. Am. J. Obstet. Gynecol. **134**(2), 219–224 (1979)
49. Holcomb, K., Abulafia, O., Matthews, R.P., Gabbur, N., Lee, Y.C., Buhl, A.: The impact of pretreatment staging laparotomy on survival in locally advanced cervical carcinoma. Eur. J. Gynaecol. Oncol. **20**(2), 90–93 (1999)
50. Odunsi, K.O., Lele, S., Ghamande, S., Seago, P., Driscoll, D.L.: The impact of pre-therapy extraperitoneal surgical staging on the evaluation and treatment of patients with locally advanced cervical cancer. Eur. J. Gynaecol. Oncol. **22**(5), 325–330 (2001)
51. Denschlag, D., Gabriel, B., Mueller-Lantzsch, C., Tempfer, C., Henne, K., Gitsch, G., Hasenburg, A.: Evaluation of patients after extraperitoneal lymph node dissection for cervical cancer. Gynecol. Oncol. **96**(3), 658–664 (2005)
52. Pahisa, J., Martínez-Román, S., Martínez-Zamora, M.A., et al.: Laparoscopic ovarian transposition in patients with early cervical cancer. Int. J. Gynecol. Cancer **18**(3), 584–589 (2008)
53. Iavazzo, C., Vorgias, G., Akrivos, T.: Laparoscopic pelvic exenteration: a new option in the surgical treatment of locally advanced and recurrent cervical carcinoma. Bratisl. Lek. Listy **109**(10), 467–469 (2008)
54. Plante, M., Roy, M.: Operative laparoscopy prior to a pelvic exenteration in patients with recurrent cervical cancer. Gynecol. Oncol. **69**(2), 94–99 (1998)
55. Köhler, C., Tozzi, R., Possover, M., Schneider, A.: Explorative laparoscopy prior to exenterative surgery. Gynecol. Oncol. **86**(3), 311–315 (2002)
56. Ferron, G., Querleu, D., Martel, P., Chopin, N., Soulié, M.: Laparoscopy-assisted vaginal pelvic exenteration. Gynécol. Obstét. Fertil. **34**(12), 1131–1136 (2006)
57. Puntambekar, S., Kudchadkar, R.J., Gurjar, A.M., Sathe, R.M., Chaudhari, Y.C., Agarwal, G.A., Rayate, N.V.: Laparoscopic pelvic exenteration for advanced pelvic cancers: a review of 16 cases. Gynecol. Oncol. **102**(3), 513–516 (2006)
58. Choi, J.C., Ingenito, A.C., Nanda, R.K., Smith, D.H., Wu, C.S., Chin, L.J., Schiff, P.B.: Potential decreased morbidity of interstitial brachytherapy for gynecologic malignancies using laparoscopy: A pilot study. Gynecol. Oncol. **73**(2), 210–215 (1999)
59. Recio, F.O., Piver, M.S., Hempling, R.E., Eltabbakh, G.H., Hahn, S.: Laparoscopic-assisted application of interstitial brachytherapy for locally advanced cervical carcinoma: results of a pilot study. Int. J. Radiat. Oncol. Biol. Phys. **40**(2), 411–414 (1998)
60. Engle, D.B., Bradley, K.A., Chappell, R.J., Conner, J.P., Hartenbach, E.M., Kushner, D.M.: The effect of laparoscopic guidance on gynecologic interstitial brachytherapy. J. Minim. Invasive Gynecol. **15**(5), 541–546 (2008)
61. Mariani, A., Dowdy, S.C., Cliby, W.A., Gostout, B.S., Jones, M.B., Wilson, T.O., Podratz, K.C.: Prospective assessment of lymphatic dissemination in endometrial cancer: a paradigm shift in surgical staging. Gynecol. Oncol. **109**, 11–18 (2008)
62. Nezhat, F., Yadav, J., Rahaman, J., et al.: Analysis of survival after laparoscopic management of endometrial cancer. JMIG **15**(2), 181–187 (2008)
63. Tozzi, R., Köhler, C., Ferrara, A., Schneider, A.: Laparoscopic treatment of early ovarian cancer: surgical and survival outcomes. Gynecol. Oncol. **93**(1), 199–203 (2004)
64. Malur, S., Possover, M., Michaels, W., Schneider, A.: Laparoscopic-assited vaginal versus abdominal surgery in patients with endometrial cancer-a prospective randomized trial. Gynecol. Oncol. **80**, 239–244 (2001)
65. Langebrekke, A., Istre, O., Hallquist, A., Hartgill, t, Onsrud, M.: Comparison of laparoscopy and laparotomy in patients with endometrial cancer. J. Am. Assoc. Gynecol. Laparosc. **9**, 152–157 (2002)
66. Holub, Z., Jabor, A., Bartos, P., Eim, J., Urbanek, S., Pivovarnikova, R.: Laparoscopic surgery for endometrial cancer: long-term results of a multicentric study. Eur. J. Gynaecol. Oncol. **23**, 305–310 (2002)
67. Eltabbakh, G.: Analysis of survival after laparoscopy in women with endometrial carcinoma. Cancer **95**, 1894–1901 (2002)
68. Kuoppala, T., Tomas, E., Heinonen, P.: Clinical outcome and complications of laparoscopic surgery compared with traditional surgery in women with endometrial cancer. Arch. Gynecol. Obstet. **270**, 25–30 (2004)
69. Tozzi, R., Malur, S., Koehler, C., et al.: Laparoscopy versus laparotomy in endometrial cancer: first analysis of survival of a randomized prospective study. JMIG **12**, 130–136 (2005)
70. Zapico, A., Fuentes, P., Grassa, A., Arnanz, F., Otazua, J., Cortes-Prieto, J.: Laparoscopic-assisted vaginal hysterectomy versus abdominal hysterectomy in stages I and II endometrial cancer. Operating data, follow up and survival. Gynecol. Oncol. **98**(2), 222–227 (2005)
71. Gil-Moreno, A., Díaz-Feijoo, B., Morchón, S., Xercavins, J.: Analysis of survival after laparoscopic-assisted vaginal hysterectomy compared with the conventional abdominal

approach for early-stage endometrial carcinoma: a review of the literature. JMIG **13**(1), 26–35 (2006)
72. Cho, Y.H., Kim, D.Y., Kim, J.H., Kim, Y.M., Kim, Y.T., Nam, J.H.: Laparoscopic management of early uterine cancer: 10-year experience in Asan Medical Center. Gynecol. Oncol. **106**(3), 585–590 (2007)
73. Kalogiannidis, I., et al., Laparoscopy-assisted vaginal hysterectomy compared with abdominal hysterectomy in clinical stage I endometrial cancer: safety, recurrence, and long-term outcome. Am J Obstet Gynecol, 2007. 196(3): p. 248 e1–8.
74. Malzoni, M., Tinelli, R., Cosentino, F., Perone, C., Rasile, M., Iuzzolino, D., Malzoni, C., Reich, H.: Total laparoscopic hysterectomy versus abdominal hysterectomy with lymphadenectomy for early stage endometrial cancer: A prospective randomized study. Gynecol. Oncol. **112**, 126–133 (2009)
75. Walker, J.L., Piedmonte, M., Spirtos, N., et al. Phase III trial of laparoscopy vs laparotomy for surgical resection and comprehensive surgical staging of uterine cancer: A Gynecologic Oncology Group (GOG) Study founded by NCI. In: Proceedings from the 37th Annual Meeting of the Society of Gynecologic Oncologists, Palm Springs, CA, 22–26 March 2006, Abstract 22
76. Mabrouk, M., Frumovitz, M., Greer, M., et al.: Trends in laparoscopic and robotic surgery among gynecologic oncologists: a survey update. Gynecol. Oncol. **112**(3), 501–505 (2009)
77. Boggess, J.F., Gehrig, P.A., Cantrell, L., et al.: A comparative study of 3 surgical methods for hysterectomy with staging for endometrial cancer: robotic assistance, laparoscopy, laparotomy. Am. J. Obstet. Gynecol. **199**(4), 360 (2008). e1-9
78. Seamon, L.G., Cohn, D.E., Henretta, M.S., et al.: Minimally invasive comprehensive surgical staging for endometrial cancer: robotics or laparoscopy? Gynecol. Oncol. **113**(1), 36–41 (2009)
79. Childers, J.M., Spirtos, N.M., Brainard, P., et al.: Laparoscopic staging of the patient with incompletely staged early adenocarcinoma of the endometrium. Obstet. Gynecol. **83**(4), 597–600 (1994)
80. Spirtos, N.M., Eisekop, S.M., Boike, G., et al.: Laparoscopic staging in patients with incompletely staged cancers of the uterus, ovary, fallopian tube, and primary peritoneum: a Gynecologic Oncology Group (GOG) study. Am. J. Obstet. Gynecol. **193**(5), 1645–1649 (2005)
81. DiSaia, P.J., Creasman, W.T.: Adenocarcinoma of the uterus. In: DiSaia, P.J., Creasman, W.T. (eds.) Clinical Gynecologic Oncology, 6th edn, pp 137–184. Mosby–Year Book, St. Louis (2002)
82. Zullo, F., Palomba, S., Falbo, A., Russo, T., Mocciaro, R., Tartaglia, E., Tagliaferri, P., Mastrantonio, P.: Laparoscopic surgery vs laparotomy for early stage endometrial cancer: long-term data of a randomized controlled trial. Am. J. Obstet. Gynecol. **200**(3), 296 (2009). e1-9
83. Nezhat, F., Prasad Hayes, M., Peiretti, M., Rahaman, J.: Laparoscopic radical parametrectomy and partial vaginectomy for recurrent endometrial cancer. Gynecol. Oncol. **104**(2), 494–496 (2007)

第 10 篇
泌尿系肿瘤

第31章 肾癌

Daniel J. Canter, Robert G. Uzzo

D.J. Canter and R.G. Uzzo (✉)
Fox Chase Cancer Center, 333 Cottman Avenue, H3 116, Philadelphia, PA 19111, USA
e-mail: daniel.canter@fccc.edu; r_uzzo@fccc.edu

31.1 引言

2009 年，大约有 58 000 新发肾脏恶性肿瘤病例，死亡病例接近 13 000[1]。其中一小部分为上尿路移行细胞癌，其余大部分为起源于肾小管上皮的肾细胞癌（RCC）。1/2~2/3 的患者是因其他原因行断层成像偶然发现的[2]。实际上，在过去的 20 年间，肾实质肿瘤的总体发病率较前升高。特别是小肾肿瘤（SRM，定义为直径小于 4cm 者）显著增多。虽然早期诊治增多，但并没有转化为成熟的临床益处，肾细胞癌的死亡率仍保持不变[3,4]。尽管如此，在实际工作中，也应当考虑可能存在的过度治疗。在临床上，大约 25%的小肾肿瘤具有侵袭性，但在术前难以预测肿瘤的行为[5]。此外，占所有肾脏肿瘤 15%~20%的良性肿瘤在影像学上的表现可能与肾癌相同，此类患者术前无法明确诊断[5, 6]。

31.2 化疗策略

1969 年，Robson 等建立了 RCC 的标准治疗方式——根治性肾切除术（RN）[7]。由于肾细胞癌对放疗及化疗无效，时至今日，手术切除仍然是局限性及转移性肾细胞癌治疗的基石。

事实上，两项前瞻性随机试验证实肾切除术联合干扰素免疫治疗比单纯使用干扰素可延长患者的生存期[8-10]。如今免疫治疗已很大程度上被多种新型靶向药物替代，包括多激酶抑制剂、抗血管内皮生长因子制剂和哺乳动物西罗莫司靶蛋白（mTOR）抑制剂[11]。与既往的免疫治疗相比，这些药物不仅毒副作用较低，而且显示出生存优势。例如，减瘤性肾切除术后使用多激酶抑制剂舒尼替尼较使用干扰素治疗改善了患者的生存期。舒尼替尼组的无疾病进展生存期为 11 个月，而干扰素组为 5 个月[12]。在另一项针对高危转移性肾癌患者的前瞻性随机试验中，肾切除术后使用 mTOR 抑制剂替西莫罗司较干扰素有生存优势（10.9 个月比 7.3 个月）。

31.3 肾癌手术的演变

传统上，肾脏手术入路包括经腰、肋缘下或正中切口。正如 Robson 所描述的，经典的根治性肾切除术包括去除整个肾脏、肾周脂肪、包绕的 Gerota 筋膜和肾上腺[7]。随着微创外科的发展，腹腔镜技术已经应用于肾脏手术。由于担心发生腹膜肿瘤种植，在开始阶段腹腔镜肾脏手术难以被广泛接受。而且，标本粉碎导致术后病理分期困难。如今，肾切除的标本为整体取出，切口种植的发生率也未明显增加。尽管并无比较开放及腹腔镜下根治性肾切除术（LRN）的前瞻性随机研究，但长期回顾性数据表明两种方法的肿瘤学疗效等效[14-18]（表 31.1）。今天，由于术中出血更少及恢复期更短，LRN 已经成为肾切除术的首选[14]。

31.4 肾部分切除术（PN）的作用

大约 30 年来，不论肿瘤大小、部位及浸润深度，几乎所有肾肿瘤患者均接受 RN 治疗。这一时期，部分解剖性或功能性孤立肾或者是双肾肿瘤患者，为避免术后无肾脏而接受了肾部分切除术（PN）。这些患者的肿瘤学数据完善后，研究人员发现对合适的患者，PN 的肿瘤学可靠性变得明显。实际上，在过去的 15 年间，不仅对于绝对适应证，而且对于选择性适应证，开放性 PN、保留肾单位手术已经成为标准治疗方式[19,20]。随着腔镜设备及外科医生使用腔镜舒适度的改善，腹腔镜肾部分切除术已成常规的治疗方式。目前已经有一些研究比较了开放性和经腹腔镜肾部分切除术的肿瘤预后[20-24]（表 31.2）。

31.5 腹腔镜肾癌手术的初步经验

20 世纪 90 年代早期腹腔镜开始用于泌尿系手术，最早进行的手术是为前列腺癌分期而进行的盆腔淋巴结清扫。第一例腹腔镜肾部分切除术在 1990 年由 Clayman 等完成，为直径 3cm 的嗜酸细胞腺瘤[25]。由于当时没有足够大的血管阻断夹安全地阻断肾动脉主干，每一个肾段动脉是分别游离阻断的。此外，术前进行了肾动脉栓塞，术中留置了输尿管导管。自从首次报道后，腹腔镜肾脏手术得到迅速发展。现在，在较大的医学中心，绝大部分肾切除术为腹腔镜手术。另外，对于大肾肿瘤以及肾静脉瘤栓，甚至下腔静脉瘤栓现在也使用腹腔镜手术治疗[26-28]。与腹腔镜发展相一致，断层扫描影像检查逐渐成为常规诊断工具，在过去的 20 年里，无症状小肾肿瘤的检出率明显提高[3]。由于 NSS 被广泛接受及腹腔镜器械的改进，患者可以通过 3~4 个不超过 1.2cm 的小切口接受腹腔镜(有或无机器人辅助)肾部分切除术。对于适当选择的患者，肿瘤控制率同开放手术[29]。

31.5.1 肾细胞肿瘤特征的量化

肾肿瘤手术方式的改进源于对肾肿瘤生物学行为认识的不断深入。尽管不在本章的讨论范围，SRM 的可选择治疗方式有很多[30]。简单来说，治疗的目标首先要符合下列要求：

- 肿瘤学安全性
- 肾单位保留

这些选择的确定主要基于对不同变量的主观评估。

建议患者选 PN 还是 RN 目前并无统一标准，更多的是机构或者外科医生特异的。诸如并发症、体型、对风险耐受的认知以及外科医生对特定技术的掌握程度都影响最终治疗方案的制订。另外，肿瘤本身的特点也在制订方案过程中起重要的作用。直到最近，肿瘤的特征仍然是不可测量的，文献中大部分肿瘤特点是描述性、非标准化的，例如，中央的、肾门部的和外生性的。

31.5.1.1 R.E.N.A.L. 肾脏评分系统

为了改变这一现状，近来制订了肾癌评分系统 R.E.N.A.L.[31]。这一工具可以让外科医生将具有

表 31.1 肿瘤和围期结果比较：开放性和腔镜根治性肾切除术

	年份	例数	5 年肿瘤特异生存 TNM 分期(%)				并发症 (%)	失血量 (mL)	住院天数 (d)
			T1	T2	T3	T4			
Tsui 等[15]a	2003	643	83%	57%	42%	28%	–	–	–
Permpongkosol 等[16]b	2005	121	98%比 90%	95%比 84%	NA	NA	15 比 15	289 比 309	3.8 比 7.2
Hemal 等[17]b	2007	112	NA	95.1%比 94.4%	NA	NA	12.2 比 15.5	246 比 537	3.6 比 6.6
Colombo 等[18]b	2008	116	96 比 96c	61 比 85c,d	–	–	7 比 NR	179 比 500	1.4 比 5.1
Berger 等[14]	2009	73	95%	90%	NA	NA	14	152	NR

a 用于对比的开放数据；报道的仅是腔镜数据，并未直接对比

b 单中心开放手术和腔镜手术对比（腔镜手术结果首先列出）

c 7 年的生存数据

d 无显著统计学差异

数值均为平均值

表 31.2 肿瘤学及围术期结果比较:开放性和腔镜肾部分切除术

	年份		5 年无疾病生存 TNM 分期(%)			切缘阳性(%)	并发症(%)	失血量(mL)	住院天数(d)
			T1a	T1b	T2				
Fergany 等[20]a	2000	107	97.6	95	100	–	–	–	–
Gill 等[21]b	2003	200	91 比 73c	9 比 27c	NA	3.0 比 1.0	19 比 13	125 比 250	2.0 比 5.0
Permpongkosol 等[22]b	2006	143	91.4 比 97.2	75 比 75	NA	2.4 比 1.7	7.0 比 25.9	436.9 比 427	3.3 比 5.4
Lane 和 Gill[23]	2007	56	100	–	NA	4.0	19	–	–
Gill 等[24]b	2007	1800	99.3 比 99.2d	NA	2.9 比 1.3	24.9 比 19.3	300 比 376	3.3 比 5.8	

a 用于对比的开放数据

b 单中心开放手术和腔镜手术对比(腔镜手术结果首先列出)

c 指每个分期肿瘤的百分比,不是生存数据

d pT1 期肿瘤的 3 年生存率,分期并未再详分

数值均为平均值

决定性的肿瘤特征进行标准化赋值,这些特征包括如下内容:

- 半径(Radius)
- 异质性(Exophycity)
- 与肾窦/集合系统的距离(Nearness to renal sinus/collecting system)
- 前后的位置(Anterior/posterior location)
- 与肾上下极的关系(Location in relation to the renal poles)

使用这个标准可以改善小肾肿瘤患者间的信息沟通以及在不同的治疗方式之间进行有意义的比较。

本章将对现有的可用于肾肿瘤患者的微创手术方式的适应证及相关技术进行概述。

31.6 手术选项——经腹腹腔镜根治性肾切除术

31.6.1 历史概述

腹腔镜在肾脏手术中的应用来源于普通外科的腹腔镜胆囊切除术。1990 年,Clayman 和同伴为一位 85 岁的老年女性进行了第一例腹腔镜根治性肾切除术,该患者发现右肾肿瘤,直径 3cm,CT 显示强化明显[25,32]。在这一病例中,患者接受了术前血管造影及右肾动脉主干栓塞术,同时放置了右侧输尿管导管以利于右输尿管的辨识。五支肾段动脉分别游离、钳夹及切断。标本粉碎后取出。整个手术耗时 6 小时 45 分钟,术后患者留院 6 天。如今,此类病例不需要行动脉造影或留置输尿管导管,标本会整体取出。另外,患者一般会在手术室耗时 2~3 小时,术后 2~3 天可出院。

31.6.2 手术室布置及患者体位

尽管不同机构的具体技术有所区别,但全世界范围内 LRN 的主要技术方法是一致的。通常的手术室布置方式如图 31.1a 所示。仰卧位时用手术标记笔在患者的中线做标记,利于在摆位和注气后维持定位。然后,患者取病肾在上的侧卧位。相较单纯侧卧位,我们倾向于患者采取 45°~60°角侧卧。

31.6.3 套管放置

31.6.3.1 放置镜头通道的一般考虑

使用 Veress 针或 Hasson 技术建立气腹。使用横断层面图像测量脐部至肾门的距离。这一距离

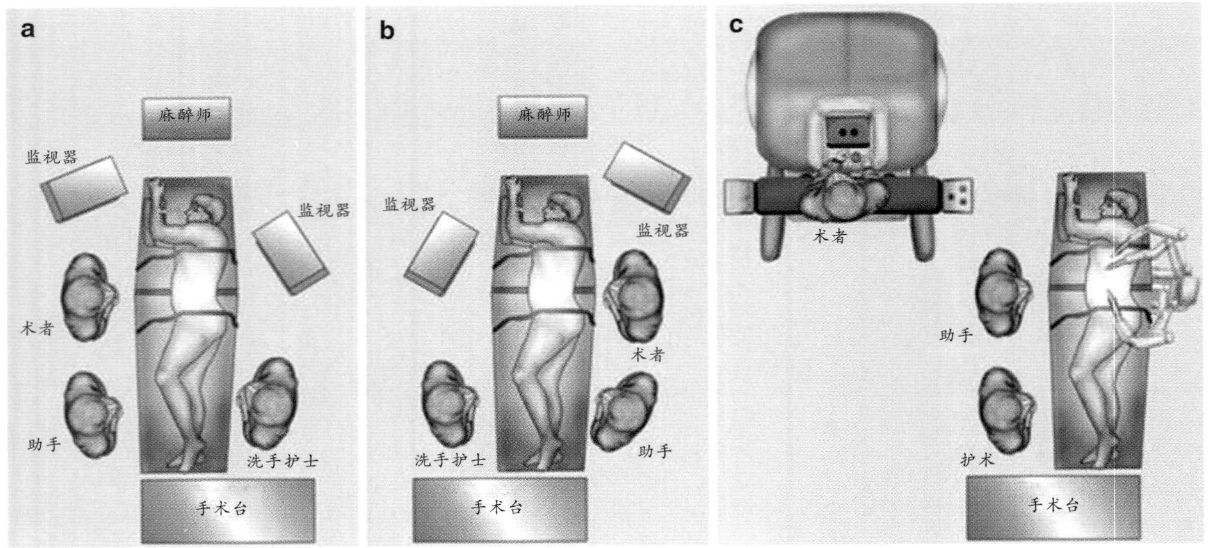

图 31.1 手术室设置(a)左侧经腹腹腔镜根治性肾切除术;(b)左侧经腹膜后腹腔镜根治性肾切除术;(c)经腹腔机器人辅助腹腔镜肾部分切除术。

帮助引导放置镜头通道。一些术者喜欢将 5mm 镜头通道置于肾门水平，另外一些倾向于稍低于肾静脉水平的位置。肾动脉常位于后方,并稍高于肾静脉，故将镜头通道放置于稍低于肾门水平常可以使用 30°腹腔镜为术者提供良好的观察肾动脉的视野。

31.6.3.2 经典的通道布局

除了镜头通道,还需建立 2 处工作通道。可根据需要建立一个 5mm 的辅助通道,向内侧牵拉结肠。一般来说,12mm 的工作通道置于脐与髂前上棘中点的上方。在此位置放置 12mm 通道的目的是为安全使用血管闭合器提供理想的几何角度。在肾切除术结束时，沿 Langer 线延长这个切口将标本整体取出。5mm 工作通道置于镜头通道的内下方。额外的辅助通道可以根据需要及术中的情况放置;应防止设备和通道互相阻碍。对于瘦的患者,内侧的通道(例如,镜头和内侧工作通道)常常被放置在中线。对于肥胖的患者,这些通道常需要放置在侧边的位置。在成功建立气腹后,套管放置在腹部曲线的上方(图 31.2)。

31.6.3.3 通道布局备选方案

一些术者喜欢将 12mm 通道放置在镜头通道下方,而非放置在上述髂前上棘上方。在这一方案中,髂前上棘上方放置一个 5mm 通道。这一策略避免了横行取物切口,最终为一个纵行切口。正中切口和下侧腹部横行切口的疝发生率类似；但一些回顾性低级别证据提示旁正中切口疝发生率稍高[33]。

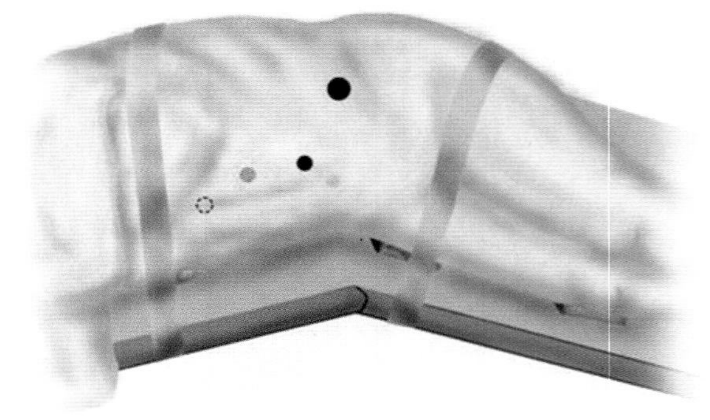

图 31.2 套管放置:左侧经腹腹腔镜根治性肾切除术。蓝色圆点,镜头通道;虚线圆圈,辅助通道;大圆点,12mm 通道;小圆点,5mm 通道。

如果12mm通道放置在内侧位置，术者必须意识到通过此通道使用血管闭合器处理肾门时的迎角不是最佳。术中进行这一步骤时必须准备好腹腔镜血管夹来处理肾动脉和肾静脉。

31.6.4 手术技术

31.6.4.1 松解结肠

建立好通道后，通过在表面或内侧切开Toldt线，游离右侧或左侧结肠。注意切开足够大的范围使结肠能够充分地垂向中线。此过程中一个关键的技术点是不要切开肾脏侧面的附着物。如果过早切断这些附着物，肾脏会过于活动，导致无法充分牵引肾脏而影响肾门血管的解剖。

31.6.4.2 后腹膜和性腺静脉的解剖

在显露肾脏过程中，理解后腹膜筋膜层次是重要的。后腹膜的中间层包绕肾脏。一些术者喜欢进入这一中间层，另外一些人则不然。除外这些个人偏好，理解这些后腹膜的解剖学形态并在相同的筋膜层内进行系统的游离起到重要的作用（图31.3）。在腹膜后游离过程中，在腹膜后脂肪内最先见到的标志之一是生殖腺静脉。沿着生殖腺静脉向其头端游离，可以安全抵达肾门。输尿管在生殖腺静脉的侧面走行。在生殖腺静脉的侧方、输尿管的内侧建立一个平面往往是最有帮助的。找到输尿管后，腰大肌上方可以形成一个组织窗，输尿管可以向上方和两侧牵拉。生殖腺静脉周围其余的附着组织应当使用热能系统游离，将生殖腺静脉留在中央。一旦完成上述步骤，可以横断生殖腺静脉。在左侧接近肾静脉及右侧接近下腔静脉时切断生殖静脉。可以使用5mm的Ligasure™横断此静脉，但一些外科医生更喜欢使用腔镜外科血管夹夹闭生殖腺静脉断端。

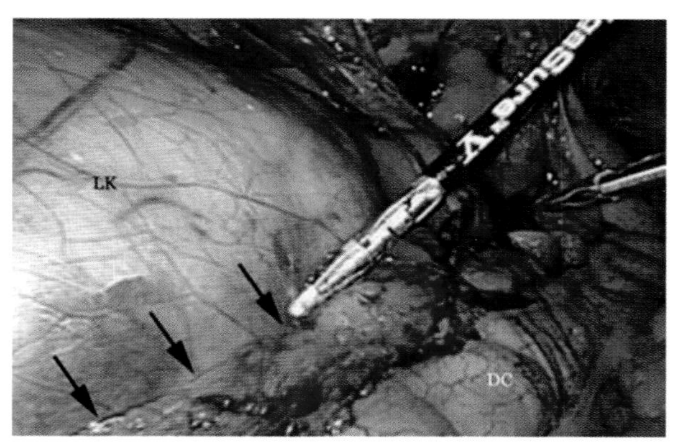

图31.3 套管放置：右侧经腹腹腔镜根治性肾切除术。蓝色圆点，镜头通道；大圆点，12mm通道；小圆点，5mm通道。

31.6.4.3 肾下极的暴露

通过向上个牵拉输尿管，能够把肾下极抬起。此方法通过向上和向内旋转肾脏，得以在肾下极、输尿管及肾门血管之间创造出一个空间。最关键的是，这一操作过程中需要外科医生用非惯用手完成有效牵引。应用小肠钳或马里兰钳侧向牵引肾脏。在解剖肾脏血管期间，需要确切并持续牵引。

31.6.4.4 肾门及肾脏血管解剖

可以联合应用吸引-冲洗器的钝性头部、腹腔镜直角钳、腹腔镜花生米和（或）Ligasure™（Covidien Plc，都柏林，爱尔兰）的头端小心地钝性分离肾血管。在这部分的手术操作过程中，重要的是持镜者要为腹腔镜术者保持适当的定位。根据肿瘤的侧别，应把下腔静脉或腹主动脉保持在从左向右的位置，通常称作"在地平线上"。

肾脏动静脉的主干需单独分离确定。肾动脉位于肾静脉的后上方。应将每支血管周围的纤维-脂肪及淋巴附属物完全游离，这样血管夹或闭合器才能放置在血管上。用于分离的器械才可以完全作用于血管上。血管可以单独或整体处理。通常建议应该将每根血管单独结扎避免形成动静脉瘘，从而导致高输出性充血性心力衰竭。新近的研究数据显示，可以将主要的血管并排钉合而不产生后遗症[34,35]。如果要分别处理血管，一定要在结扎肾静脉之前先结扎肾动脉。外科医生一定要确定所有的肾动脉均被找到并确切结扎。在所有肾动脉被结扎之前结扎肾静脉，由于血液持续进入肾脏而无法外流，会导致结扎的肾静脉的肾侧段发生膨大从而影响手术。即使不出现上述情况,肾静脉主干的结扎可使血液大量停留在肾脏，导致术后贫血。一部分外科医生喜欢应用腔镜血管夹结扎动脉和静脉，但结扎肾血管最常应用是腔镜Endo GIA闭合器血管钉仓。

31.6.4.5 处理肾静脉瘤栓

随着泌尿科医生腹腔镜技术的成熟及腹腔镜器械的改进，目前可以对肾脏巨大肿物伴或不伴肾静脉瘤栓的患者安全地施行LRN[26–28](表31.3)。尽管生存数据无法直接比较，但这些研究显示应用腹腔镜切除伴有肾静脉瘤栓的肾脏巨大肿物是可行的,且失血量最较小。

除了邻近肾门血管的操作，伴肾静脉瘤栓的LRN的操作过程与普通的LRN本质上是一样的。在肾血管被逐一确认且肾动脉确保结扎后，将可活动的腹腔镜超声探头放入腹腔，以显示肾静脉中瘤栓近心端的范围。在肾静脉瘤栓近心端结扎肾静脉。如果没有足够的长度对肾静脉进行结扎来确保肾静脉瘤栓一并切除，可以将腹腔镜De-Bakey抓紧器或血管环放置在肾静脉周围,把瘤栓向肾脏方向“嘬回”,使肾静脉瘤栓回缩来确保肾静脉暴露足够的长度用以放置闭合装置。如有必要,可以放置手助通道协助。

31.6.4.6 肾脏及肾上腺的松解

完成对肾脏的血管控制后，其余的主要工作是从周围的组织中游离肾脏。可以通过钝性分离并联合热能平台来完成。总体来说,如果术前的影像学检查未提示肿瘤侵及肾上腺,应保留肾上腺。基于不同研究的数据,部分学者推荐,当肿瘤位于肾上极且≥7cm时,肾上腺应一并切除[36]。作者所在机构的数据表明，只要在影像学上肾上腺清晰可见且肿瘤未累及,不管肿瘤的大小与位置,保留肾上腺均是安全的[37]。在保留肾上腺的过程中,可以联合应用钝性游离和诸如超声刀或Ligasure™等热能装置建立肾上腺与肾上极间的平面。

31.6.4.7 输尿管的离断

应用夹子或Ligasure™(Covidien Plc，都柏林，爱尔兰)对输尿管进行离断。手术过程中,输尿管离断的时机取决于对肾下极牵引的需要。术中早期离断输尿管可以使肾下极游离更加方便，能更好地到达肾血管。过早地离断输尿管潜在的但可能性不大的缺点是可致肾盂积水，从而妨碍肾门的解剖。

输尿管与上尿道移行细胞癌

在进行腹腔镜肾输尿管切除术治疗上尿道移行

表31.3 pT3期肿瘤的腹腔镜根治性肾切除术:对比研究

	年份	例数	5年生存TNM分期(%)		随访(月)	肿瘤大小(cm)	估计失血量(mL)	手术时间(min)	切缘阳性(n)	并发症(n)
			pT3a	pT3b						
Fergany等[20]a	2000	107	85	59	104	–	–	–	–	–
Desai等[26]b	2003	16	–	–	19.5比9.4	7.8比12.4	381.9比353.6	188.8比195.7	2/0	1/0
Steinnerd等[28]	2007	5	–	–	11.5	5.5	150	119.6	0	0
Guzzo等[27]	2009	37	–	–	14	6	200	190	NS	7

a 描述用于对比的开放数据

b 序列分为已知与未知组(诊断时未发现瘤栓)

数值均为平均值

细胞癌时，我们需进行肾脏的解剖和切除，方法同上。唯一的区别是不横切断输尿管。根据肿瘤的位置，我们有时需要游离完整的肾脏，并向远端分离并切断尿管。有时则需要重新摆放体位，通过正中低位切口于膀胱处切除远端尿管。

31.6.4.8 标本取出及伤口关闭

一旦肾脏与周围组织完全分离，直视下将气腹压力下降至大气压，进行止血。拔出 12mm 套管，稍微扩大切口，将 ENDO CATCH™ 标本收集袋(Covidien Plc)送入肾窝。然后把肾脏放入收集袋中并收紧袋口绳索。上述步骤完成后，撤除其他所有套管，扩大此用于标本取出的切口，使装入袋内的标本易于完整取出。取出肾脏后，标本取出切口筋膜重新缝合为两个层面。其余的穿刺切口根据外科医生的偏好关闭。

31.7 腹膜后腔镜根治性肾切除术

31.7.1 适应证和局限性

基于肾脏的位置，可以应用经腹膜后入路到达肾脏。腹膜后腔镜肾脏手术有明显优势，可以避免进入腹腔，对之前有腹部手术史且可能有广泛腹部粘连的患者来说特别有帮助[38]。而且，在以下情况中患者经腹膜后入路比经腹腔入路更具优势：

- 肝大
- 需要持续的腹膜透析
- 腹部造口术后
- 有经皮饲管

从另一方面来讲，很多泌尿外科医生对经腹膜后入路并不熟悉。此外，狭小的手术空间给手术带来了困难，尤其是有大量腹膜后脂肪的患者，脂肪会影响视野。最后，经腹膜后入路，尤其是有大量脂肪者，缺乏类似于经腹入路可以提供的可靠标志。解剖标志的缺乏导致学习曲线延长，对于缺乏经验的医生来说，可能会导致严重的并发症。在一项多中心研究中，有 2 例患者的下腔静脉被误以为右肾静脉主干，被术者使用闭合器横断[39]。

最初，因为手术空间受限，肾脏手术并不提倡经腹膜后入路。1992 年，Gaur 描述了应用无损伤气囊扩张后腹膜的技术[40]。这个技术使腹膜后间隙扩大至 800mL，创造了足够的空间来放置镜头及器械进行肾脏手术。尽管有了这些进步，经腹膜后入路仍然是个挑战，仅适用于腔镜技术熟练的医生[38,41,42]。

31.7.2 手术室布置及患者体位

患者取患侧向上的侧卧位。与经腹入路对比，患者取 90°侧卧位。屈曲手术台充分暴露肾脏平面，以建立较大的手术空间(图 31.1b 和 图 31.4)。

31.7.3 建立腹膜后工作空间

通过在紧邻第 11 肋或第 12 肋下缘做一个小切口，进入腹膜后腔，注气并放置套管。直视下，切开三层筋膜，使用 S 拉钩钝性拉开肌纤维，钝性打开前胸腰筋膜进入腹膜后腔。用手进行游离与触诊，将球囊扩张器放入腹膜后腔，放置于腰大肌前内方，使腹膜后腔扩大。球囊放气并放置在肾脏后方，然后进行第 2 次扩张。此操作可使肾脏移位至内侧。在扩张腹膜后腔时必须小心，避免球囊插入肾周筋膜。

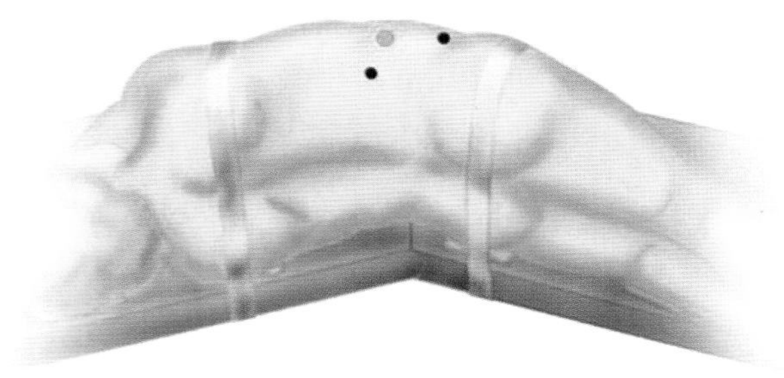

图 31.4 腹腔镜根治性左肾切除术：DC，降结肠；LK，左肾。腔镜视野正对骨盆。黑色箭头表示游离方向的后腹膜中间层的无血管组织层面。

31.7.4 套管放置

通过切口放入带有筋膜固定球囊的套管，使用外部调节气袖建立密闭空间。这个通路用于放置腹腔镜镜头。其余两个通路在可视下按标准流程及位置操作。在我们的机构中，会在髂前上棘上方和第 12 肋与腰大肌交叉点处放置一个 12mm 和一个 5mm 工作通道。重要的是，尽可能地将通道间距设到最大，以防止术中器械和镜头互相干扰而影响手术进程。

我们喜欢将 12mm 通道刚好放置在髂前上棘上方，这样就可以延长此切口取出标本。在行肾输尿管全长切除术治疗上尿路癌时，我们也喜欢用此位置的 12mm 通道来暴露输尿管。

31.7.5 游离和接近肾门血管

一旦进入腹膜后腔、建立好通道，即开始进行游离。后腹腔镜肾脏手术过程中，最重要一点便是保持准确的方向。手术过程中使用的主要解剖标志是腰大肌。持镜助手在屏幕上将腰大肌保持在从左向右的方向至关重要。通过球囊的充分扩张之后，肾脏后方应当松动。用小的肠钳或吸引冲洗器向内侧牵拉肾脏。将腰大肌保持在视野内并保持适当的方向，从头端向脚端逐渐切开腹横筋膜的中间层。如此操作，应可到达肾门血管。肾血管需分别确认，并与周围附着组织分离，这样既可以单独控制也可以整体控制。如同经腹腔肾切除术，可以用血管闭合器或血管夹处理血管。经腹膜后入路的优点在于游离过程中可以很早观察到肾动脉主干。无需牵拉肾静脉即可结扎肾动脉。离断右肾静脉之前，首先确保分离出肾静脉上方的下腔静脉，避免使用血管闭合器时损伤这一重要结构。

一旦肾门血管得以控制，可从侧面、上面及前面覆盖的腹膜中完全游离肾脏。离断输尿管，将肾脏装入标本收集袋，通过延长的 12mm 工作通道切口将肾脏完整取出。

31.8 经腹腹腔镜肾部分切除术

31.8.1 保留肾单位手术的合理性

过去的 30 多年来，肾肿瘤的肿瘤学治疗标准为根治性肾切除术，包括切除：

- 肾脏
- 肾周脂肪
- 肾周筋膜
- 同侧肾上腺
- 被覆的腹膜

仅在有绝对适应证行肾部分切除术的患者中有成熟的肿瘤学数据证实，行保留肾单位的手术并不违反肿瘤治疗原则[19,20]。最近的数据表明，不仅保留肾单位手术的肿瘤控制率等同于根治性手术，而且保留肾单位手术的患者总生存期更长[43,44]。

最近的两项研究结果显示，只要患者具备保留肾单位手术的指征，就可行保留肾单位手术，这进一步推动了这项技术的发展。Mayo 诊所的研究显示，年龄大于 65 岁接受根治性肾切除术的患者，比年龄、肿瘤相仿接受肾部分切除术的对照组患者总生存率明显下降[43]。此外，Huang 等的研究表明，接受根治性肾切除术的患者比接受肾部分切除术的患者心血管不良事件增加[44]。根据最新数据，目前的治疗标准是尽可能地行肾部分切除术，尤其是肿瘤<4cm 的患者[45]。但研究提示，肾部分切除术并没有得到广泛应用[46,47]。

31.8.2 从开放过渡到腹腔镜的肾部分切除术

肾部分切除术从开放过渡到腹腔镜比根治性肾切除术从开放过渡到腹腔镜花费了更长时

间。最初的腹腔镜肾部分切除术报道只涉及肾良性疾病[48,49]。早先由于担心腹腔内肿瘤破裂,人们不愿意开展腹腔镜肾部分切除术。此外,开发适合的腹腔镜血管阻断设备也是早期阻碍该技术发展的障碍。随着腹腔镜哈巴狗夹及Satinsky钳的发展,腹腔镜外科医生可以在一个少血术野中复制开放肾部分切除术的技术而切除小的肾肿瘤[29]。

31.8.3 外科技术

31.8.3.1 患者体位及通道布局

经腹腔的肾部分切除术开始路径与腹腔镜肾根治性切除术相同。患者保持45°~60°侧卧体位,建立气腹。一般来说,要使用4个腔镜通道。此额外的通道是腹腔镜肾部分切除术需要的辅助通道,用来放置腹腔镜Satinsky钳。此器械也可通过皮肤戳入。

31.8.3.2 肾门血管的游离和到达

肾脏是活动的,其可以牵拉到结肠的内侧。找到输尿管及生殖腺静脉,二者可作为肾门的解剖标志。与根治性肾切除术不同,必须小心游离输尿管以免损伤。找到肾门,动、静脉可以分别或整体一起游离。肾门游离的关键是创造一个适合的空间用于放置哈巴狗夹或Satinsky钳。使用吸引器套管的钝头可使游离过程变容易。根据肿瘤的大小、深度及位置情况,一些外科医生只阻断肾动脉,而不阻断肾静脉。事实上,在适当的气腹压力作用下,静脉出血通常微乎其微,至于是否阻断肾静脉,应由外科医生决定。

31.8.3.3 肿瘤的暴露及术中超声

充分游离暴露肾门以便于放置肾门血管夹,游离肾周脂肪暴露肿瘤。肿瘤表面的脂肪组织可以保留在瘤体表面或单独送病理评估。即使是肾脏小肿瘤,也有可能侵及脂肪,所以肿瘤表明脂肪需完全切除[50,51]。当肿瘤明显可见时,经其中一个通道放置腹腔镜超声探头,获得以下实时超声信息:

- 肿瘤大小
- 浸润深度
- 与邻近肾盏及肾窦之间的距离
- 肾内血管与肿瘤的位置关系或肿瘤边界
- 是否存在卫星灶
- 是否存在同时伴发肿瘤

在超声探头的引导下,应用J-hook沿肿瘤边缘电烙出切除的范围标记。把粗线及止血垫片放入腹腔,准备一旦肿瘤被切除后用于肾实质的重建。在肾门血管阻断期间,静脉输注甘露醇12.5g,使肾缺血对肾单位造成的损害最小化。

31.8.3.4 肿瘤的切除

阻断肾血管后,按照预先做的标记切入肾实质并切除肿瘤。应用吸引器套管对抗、牵引组织,暴露视野并吸走切除过程中瘤床的任何出血。应用电烧或腹腔镜剪刀锐性环形切开肾实质。充分分离周围组织,要特别注意任何离断的大血管及集合系统的损伤。应用锐性及钝性分离相结合的手术方式沿圆周将肿瘤及小部分正常的肾实质切缘一并切除[19]。一旦肿瘤完全去除,取瘤床深部组织做冰冻病理切片评估切缘情况。

31.8.3.5 肾实质的修复

应用8字缝合法缝合切除肿瘤时受损的血管。使用3-0可吸收线缝合重建集合系统。用腹腔镜氩气刀电烙肿瘤切除创面。粗线缝合肾实质。瘤床放置氧化纤维素垫片,在垫片上方进行缝合。收紧缝线并用Lapra-Ty™夹固定。根据外科医生经验决定是否放止血材料。

31.8.3.6 标本取出和伤口关闭

肾脏重建完成后,释放血管夹并观察肾脏,确保确切止血及正常的肾脏再灌注。此时,可以降低气腹压力，检查有无重要静脉出血。一旦冰冻病理确定肿瘤切缘阴性，通过5mm通道在肾脏后方放置Jackson-Pratt引流管来监测是否存在潜在的尿瘘。把肿瘤放入无渗透性Endo-catch标本袋中并从腹腔移出。去除剩余的套管，按标准模式关闭筋膜，复位表面皮肤。

31.9 腹膜后腔镜肾部分切除术

31.9.1 适应证

对于腹腔镜肾部分切除术及腹膜后腔镜暴露肾脏的技术已做过深入描述。经腹膜后入路行腔镜肾部分切除术是肾脏后外侧肿瘤的理想选择。腹膜后腔镜入路与腹膜后腔镜根治性肾切除术的入路类似。应该注意的是，腹腔镜肾部分切除术与腹膜后腔镜肾部分切除术的不同之处。

31.9.2 与经腹腔入路的技术差异

由于腹膜后腔工作空间有限，应当分别游离肾脏动静脉以准备放置腔镜下哈巴狗夹。不同于经腹腔入路应用Satinsky钳可单独阻断也可同时阻断肾动静脉，而经腹膜后入路需用腔镜哈巴狗夹分别阻断肾动静脉。在本已有限的腹膜后间隙内，Satinsky钳会占用太多的工作空间。但一些外科医生不管哪种手术入路，都更喜欢只阻断肾动脉。由于气腹的压力要高于静脉压，肾静脉可以不必阻断，在肿瘤切除过程中静脉回流血液微乎其微。肿瘤的切除与肾脏的重建方式与经腹腔入路类似。

31.10 机器人辅助的腹腔镜肾部分切除术

31.10.1 机器人路径的优势

随着达·芬奇™(Intuitive Surgical)机器人系统的引入和改良，机器人手术已经应用于外科各个领域。起初，泌尿外科医生通过前列腺切除术，逐渐熟悉了机器人手术技术。达·芬奇™系统的引入改变了前列腺外科手术领域。达·芬奇™系统的优点是三维影像改善了可视化水平，提高了复杂重建水平，而且学习曲线更短。机器人用户坐在操作控制台，可以180°旋转管关节，并可以从任何角度进行缝合。肾脏的重建在三维状态下进行，由于机器人具有灵活的腕关节，缝合要比单纯的腹腔镜技术更加容易。

随着机器人外科的出现及发展，机器人辅助的腹腔镜肾部分切除术(RALPN)技术开始变得普及。许多小样本研究显示RALPN技术上可行，且并发症并未增加[52-55](表31.4)。这些研究虽然没有进行足够长时间的随访来证实开放手术与腹腔镜手术的肿瘤学结果相当，但目前并没有证据提示此项技术比原手术方式效果差[52-54]。

表31.4 机器人辅助的腹腔镜肾部分切除术：对比研究

	年份	肿瘤数量	随访(n)	肿瘤大小(cm)	平均WIT(min)	切缘阳性(*n*)	并发症(*n*/%)
Ho等[53]a	2008	20	≥1年	3.5	21.7	0	0
Wang和Bhayani[52]	2009	40	NR	2.5	19.0	1	6/15
Benway等[54]b	2009	129	1年	NS	19.7	5	11/8.5
Scoll等[55]	2010	107	NR	2.8	25.5	5	11/11

a 肾脏后上极肿瘤，作者未行机器人手术

b 此组包含Wang和Bhayani的患者(2009)

WIT，热缺血时间

31.10.2 患者体位及套管放置

机器人辅助的腹腔镜肾部分切除术的手术步骤与单纯的腹腔镜肾部分切除术大致相同。确定中线后,患者取 45°~60°侧卧位,患侧肾脏位置向上。将患者固定在手术台上。抬高腰桥,患者屈曲(图 31.1c)。在作者的机构,放置镜头通道前要在断层扫描图像上测量脐至肾门及肾脏肿物之间的距离。根据之前测定的到脐之间的距离,把镜头通道建立在肾门水平。然后建立气腹。根据肿瘤的位置使用两个不同通道排列方式(图 31.5)。

31.10.2.1 套管放置——后侧肿瘤

对于后侧肿瘤,将镜头向更外侧放置,以利于观察肿瘤。机器人的两个机械臂通道放置在更靠近中线的位置,离开镜头通道一个手掌宽的距离。然后在中线放置两个辅助通道,离开机械臂通道,这样助手可以避免与机器人器械相互干扰。通道排列的轮廓为一个五边形。

31.10.2.2 套管放置——前侧肿瘤

对于前面及侧面的肿瘤,多用传统方式放置通道。镜头通道建立在肾门水平,更向内侧的方向,在中线侧方。机器人通道建立在镜头通道的外上方和外下方,分别离开镜头通道一个手掌宽的距离。两个辅助通道建立在镜头通道的内侧,一个高于镜头通道,而另一个低于镜头通道。这样的设置像一个以镜头通道为中心的对称 V 字图案。

31.10.3 达·芬奇 ™ 机器人的入位

当套管插入后,机器人放置在患者后方。机器人手臂围绕患者侧面展开,而机器人器械从侧卧位患者的腹侧进入。我们喜欢在机器人右侧臂使用单极剪刀,左侧臂使用双极马里兰抓钳。应用零度镜头,助手坐在患者旁边,在整个手术过程中协助在控制台操作的外科医生。

31.10.4 机器人的游离

机器人设置好后,接下来的手术方式同任何腹腔镜肾脏手术。向内侧松解被覆在表面的结肠,在下方找到输尿管,游离肾下极,向上牵拉肾脏显露肾门血管。游离肾动静脉表面的外膜,使其可以放置肾动脉和(或)肾静脉腹腔镜哈巴狗夹。完成此过程后,移除肾周脂肪,肾脏便开始松动,可以进行肿瘤切除。如之前所述,必须仔细确保肿瘤周围脂肪完整,以便进行完整的病理评估。当肾脏周围脂肪移除,肿瘤暴露后,通过 12mm 通道置入腹腔镜超声探头,进行肾脏超声检查来确定肿瘤、除

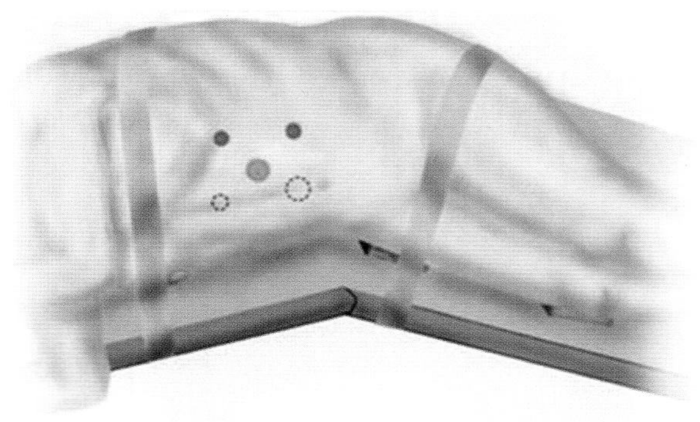
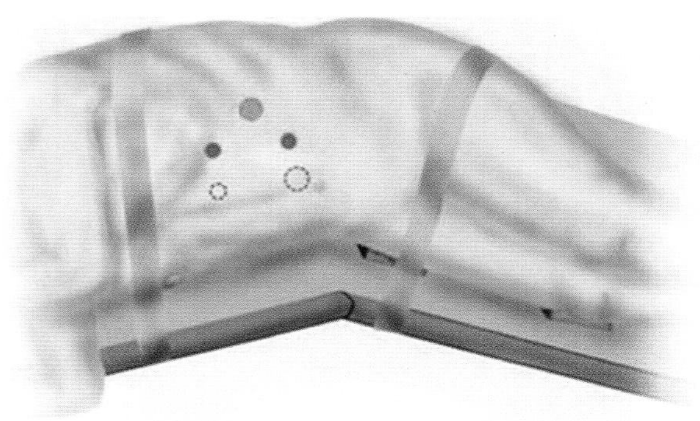

图 31.5 套管放置:左侧经腹腔机器人辅助的肾部分切除术:两个最常用的构型。蓝色圆点,镜头通道;虚线圆圈,辅助通道;大圈,12mm 通道;小圈,5mm 通道;绿圈,8mm 机器人通道。

外伴发肿瘤，并标记手术切除的范围。应用单极剪刀在肿瘤外围肾被膜表面做出环形标记。

用圆头剪刀更换单极剪刀，然后阻断肾动脉主干。总体来说，我们喜欢助手通过 12mm 通道放置腹腔镜哈巴狗夹(图 31.6)。切除肿瘤，并从切缘取活检送病理学检查。

31.10.5 肾实质的重建

将机器人器械更换为机器人持针后，开始进行肾脏重建。助手将术者需要的缝线送入腹腔。应用缝线对肾脏进行重建修复。首先，检查瘤床是否有出血和集合系统损伤。应用小针 3-0 薇乔线(Vicryl，CV-23 或 GS-22)关闭肾集合系统或缝合瘤床的出血点。同腹腔镜肾部分切除术类似，使用氩气刀电灼肾实质创面。

将 GS-22 或 V-20 针 2-0 可吸收线缝合送入腹腔，关闭肾实质切口(图 31.7)。每根缝线的尾端，器械护士钳夹一个腔镜夹子。每针均要缝过切口的两端，以确保肾被膜对合。收紧各缝线之前，在切口中间放置速即纱® (SURGICEL®，Ethicon Inc.)片。重要的是确定缝线在止血纱布上方通过，以确保活动最大张力。

一旦缝线收紧，在薇乔线线表面放置 Lapra-Ty™

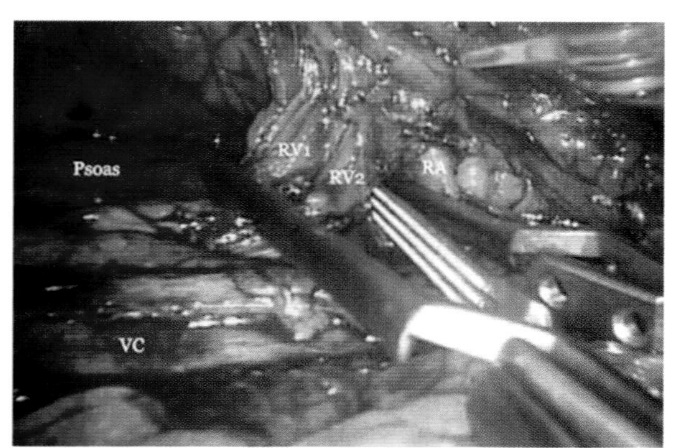

图 31.6 腹腔镜哈巴狗夹被放置在一个重复肾静脉(RV1/RV2)上。肾动脉(RA)已经夹闭。下腔静脉(VC)在屏幕上为自左到右的方向，通常被称为“在地平线上”。肾下极已被向上牵起离开腰大肌，以便于到达肾门。

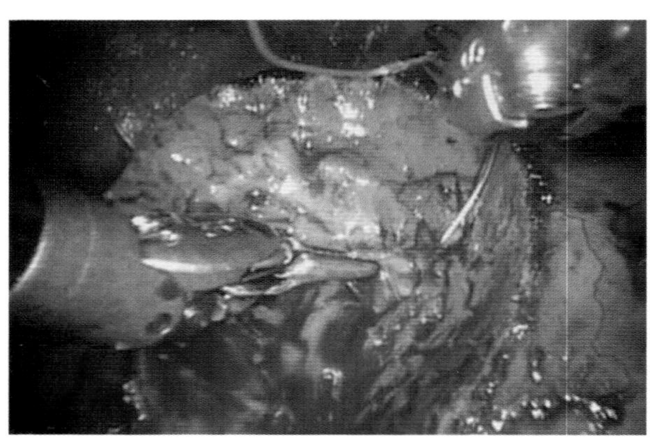

图 31.7 机器人辅助的腹腔镜肾部分切除术过程中，肿瘤切除后集合系统的关闭。机器人右机械臂准备缝合，左机械臂提起组织显露集合系统的破损口以利于缝合。

确保肾实质复位。通常此种方法需要缝合 3~4 针以关闭瘤床区域。当完成上述手术操作，松开血管夹，观察瘤床区域以确切止血。

31.10.6 标本取出和关闭

放置肾脏在其解剖位置，在肾脏旁边放置负压引流管。把肿瘤放置在 ENDO CATCH™(Covidien PLC)袋里并移出。标本从镜头通道取出。机器人移出工作位，拔除所有套管。按标准模式关闭筋膜，复位表面皮肤。

31.11 结论

腹腔镜及机器人辅助的手术已用于各种肾脏手术。目前越来越少的肾脏肿瘤手术采用开放术式。从肾功能及肿瘤学角度考虑，文献支持使用微创技术治疗肾脏肿瘤。而且，由于住院时间更短且恢复体力状态更快，患者更容易耐受微创手术。尽管如此，不能因为要使用微创技术而放弃保留肾单位手术。例如，对于无法通过腹腔镜或机器人行肾部分切除术切除的肿瘤来说，必须行开放性肾部分切除术，而这种情况下不能行腹腔镜根治性肾切除术[45]。

快速参考

1. 患者体位：
   - 侧卧位
   - 患肾应当位于上方

   腹膜后腔入路：
   - 患者应当90°侧卧位

   经腹腔入路：
   - 患者可以取45°~60°侧卧位
2. 一旦气腹建立，套管放置在适合的位置后，切开Toltd白线，向内掀开表面覆盖的结肠。此时不要游离肾脏外侧的附着物，否则在手术过程中肾脏会过于活动，增加游离肾门血管的困难！
3. 切开后腹膜的中间层，在其下方游离，找到生殖腺静脉和同侧输尿管。
4. 左肾病变：

   可以沿着生殖腺静脉表面向上游离至其汇入左肾静脉处。

   右肾病变：

   生殖腺静脉汇入下腔静脉。沿着下腔静脉前方的外膜向上游离可以找到右肾静脉主干。
5. 向上牵拉输尿管容易找到肾动脉主干。此牵拉可以伸展肾门，让术者可以从后方看到肾动脉。记住肾动脉主干通常位于肾静脉主干的后上方。
6. 如果需要，尤其是在左侧，可以结扎生殖腺静脉，以利于分离肾动脉主干。
7. 门血管的游离，可以使用闭合装置分别或整体处理肾血管。在行肾部分切除术时，肾血管可以分别或整体阻断以获得无血切割创面。
8. 肾部分切除术：

   应当使用术中超声以：
   - 可视化肿瘤
   - 测定肿瘤深度
   - 测定肿瘤周长
   - 测定肿瘤与实质内血管及集合系统的距离
9. 记住：在结扎或阻断肾静脉前，先结扎或阻断肾动脉。
10. 肾部分切除术：

    使用2-0薇乔线在氧化纤维素止血垫上方缝合重建肾脏。

（毕新刚 译 马建辉 校）

参考文献

1. Jemal, A., Siegel, R., Ward, E., Hao, Y., Xu, J., Thun, M.J.: CA: a cancer journal for clinicians. Cancer Stat. **59**, 225–249 (2009)
2. Jayson, M., Sanders, H.: Increased incidence of serendipitously discovered renal cell carcinoma. Urology **51**, 203–205 (1998)
3. Hollingsworth, J.M., Miller, D.C., Daignault, S., Hollenbeck, B.K.: Rising incidence of small renal masses: a need to reassess treatment effect. J. Natl. Cancer Inst. **98**, 1331–1334 (2006). 20 Sep 2006
4. Hock, L.M., Lynch, J., Balaji, K.C.: Increasing incidence of all stages of kidney cancer in the last 2 decades in the United States: an analysis of surveillance, epidemiology and end results program data. J. Urol. **167**, 57–60 (2002)
5. Lane, B.R., Babineau, D., Kattan, M.W., et al.: A preoperative prognostic nomogram for solid enhancing renal tumors 7 cm or less amenable to partial nephrectomy. J. Urol. **178**, 429–434 (2007)
6. Kutikov, A., Fossett, L.K., Ramchandani, P., et al.: Incidence of benign pathologic findings at partial nephrectomy for solitary renal mass presumed to be renal cell carcinoma on preoperative imaging. Urology **68**, 737–740 (2006)
7. Robson, C.J., Churchill, B.M., Anderson, W.: The results of radical nephrectomy for renal cell carcinoma. J. Urol. **101**, 297–301 (1969)
8. Flanigan, R.C., Mickisch, G., Sylvester, R., Tangen, C., Poppel, H.V., Crawford, E.D.: Cytoreductive nephrectomy in patients with metastatic renal cancer: a combined analysis. J. Urol. **171**, 1071–1076 (2004)
9. Flanigan, R.C., Salmon, S.E., Blumenstein, B.A., et al.: Nephrectomy followed by interferon alfa-2b compared with interferon alfa-2b alone for metastatic renal-cell cancer. N. Engl. J. Med. **345**, 1655–1659 (2001)
10. Mickisch, G.H.J., Garin, A., van Poppel, H., de Prijck, L., Sylvester, R.: Radical nephrectomy plus interferon-alfa-based immunotherapy compared with interferon alfa alone in metastatic renal-cell carcinoma: a randomised trial. Lancet **358**, 966–970 (2001)
11. Haas, N.B., Uzzo, R.G.: Tyrosine kinase inhibitors and antiangiogenic therapies in kidney cancer. Curr. Treat. Options Oncol. **8**, 211–226 (2007)
12. Motzer, R.J., Hutson, T.E., Tomczak, P., et al.: Sunitinib versus interferon alfa in metastatic renal-cell carcinoma. N Engl J. Med. **356**, 115–124 (2007). 11 Jan 2007
13. Hudes, G., Carducci, M., Tomczak, P., et al.: Temsirolimus,

interferon alfa, or both for advanced renal-cell carcinoma. N. Engl. J. Med. **356**, 2271–2281 (2007)
14. Berger, A., Brandina, R., Atalla, M.A., et al.: Laparoscopic radical nephrectomy for renal cell carcinoma: oncological outcomes at 10 years or more. J. Urol. **182**, 2172–2176 (2009)
15. Tsui, K.H., Shvarts, O., Smith, R.B., Figlin, R.A., De Kernion, J.B., Belldegrun, A.: Prognostic indicators for renal cell carcinoma: a multivariate analysis of 643 patients using the revised 1997 TNM staging criteria. J. Urol. **163**, 1090–1095 (2000). quiz 295
16. Permpongkosol, S., Chan, D.Y., Link, R.E., et al.: Long-term survival analysis after laparoscopic radical nephrectomy. J. Urol. **174**, 1222–1225 (2005)
17. Hemal, A.K., Kumar, A., Kumar, R., Wadhwa, P., Seth, A., Gupta, N.P.: Laparoscopic versus open radical nephrectomy for large renal tumors: a long-term prospective comparison. J. Urol. **177**, 862–866 (2007)
18. Colombo Jr., J.R., Haber, G.P., Jelovsek, J.E., Lane, B., Novick, A.C., Gill, I.S.: Seven years after laparoscopic radical nephrectomy: oncologic and renal functional outcomes. Urology **71**, 1149–1154 (2008)
19. Uzzo, R.G., Novick, A.C.: Nephron sparing surgery for renal tumors: indications, techniques and outcomes. J. Urol. **166**, 6–18 (2001)
20. Fergany, A.F., Hafez, K.S., Novick, A.C.: Long-term results of nephron sparing surgery for localized renal cell carcinoma: 10-year followup. J. Urol. **163**, 442–445 (2000)
21. Gill, I.S., Matin, S.F., Desai, M.M., et al.: Comparative analysis of laparoscopic versus open partial nephrectomy for renal tumors in 200 patients. J. Urol. **170**, 64–68 (2003)
22. Permpongkosol, S., Bagga, H.S., Romero, F.R., Sroka, M., Jarrett, T.W., Kavoussi, L.R.: Laparoscopic versus open partial nephrectomy for the treatment of pathological T1N0M0 renal cell carcinoma: a 5-year survival rate. J. Urol. **176**, 1984–1988 (2006). discussion 8–9
23. Lane, B.R., Gill, I.S.: 5-Year outcomes of laparoscopic partial nephrectomy. J. Urol. **177**, 70–74 (2007). discussion 4
24. Gill, I.S., Kavoussi, L.R., Lane, B.R., et al.: Comparison of 1,800 laparoscopic and open partial nephrectomies for single renal tumors. J. Urol. **178**, 41–46 (2007)
25. Clayman, R.V., Kavoussi, L.R., Soper, N.J., et al.: Laparoscopic nephrectomy: initial case report. J. Urol. **146**, 278–282 (1991)
26. Desai, M.M., Gill, I.S., Ramani, A.P., Matin, S.F., Kaouk, J.H., Campero, J.M.: Laparoscopic radical nephrectomy for cancer with level I renal vein involvement. J. Urol. **169**, 487–491 (2003)
27. Guzzo, T.J., Schaeffer, E.M., McNeil, B.K., Pollock, R.A., Pavlovich, C.P., Allaf, M.E.: Laparoscopic radical nephrectomy for patients with pathologic T3b renal-cell carcinoma: the Johns Hopkins experience. J. Endourol./Endourol. Soc. **23**, 63–67 (2009)
28. Steinnerd, L.E., Vardi, I.Y., Bhayani, S.B.: Laparoscopic radical nephrectomy for renal carcinoma with known level I renal vein tumor thrombus. Urology **69**, 662–665 (2007)
29. Gill, I.S., Desai, M.M., Kaouk, J.H., et al.: Laparoscopic partial nephrectomy for renal tumor: duplicating open surgical techniques. J. Urol. **167**, 469–467 (2002). discussion 75–6
30. Kunkle, D.A., Egleston, B.L., Uzzo, R.G.: Excise, ablate or observe: the small renal mass dilemma – a meta-analysis and review. J. Urol. **179**, 1227–1233 (2008). discussion 33–4
31. Kutikov, A., Uzzo, R.G.: The R.E.N.A.L. nephrometry score: a comprehensive standardized system for quantitating renal tumor size, location and depth. J. Urol. **182**, 844–853 (2009)
32. Clayman, R.V., Kavoussi, L.R., Soper, N.J., et al.: Laparoscopic nephrectomy. N. Engl. J. Med. **324**, 1370–1371 (1991). 9 May 1991
33. Bird, V.G., Au, J.K., Sandman, Y., De Los Santos, R., Ayyathurai, R., Shields, J.M.: Comparison of different extraction sites used during laparoscopic radical nephrectomy. J. Urol. **181**, 1565–1570 (2009)
34. Kouba, E., Smith, A.M., Derksen, J.E., Gunn, K., Wallen, E., Pruthi, R.S.: Efficacy and safety of en bloc ligation of renal hilum during laparoscopic nephrectomy. Urology **69**, 226–229 (2007)
35. Buse, S., Gilfrich, C., Pfitzenmaier, J., Bedke, J., Haferkamp, A., Hohenfellner, M.: En bloc stapler ligation of the renal vascular pedicle during laparoscopic nephrectomy. BJU Int. **101**, 878–882 (2008)
36. O'Malley, R.L., Godoy, G., Kanofsky, J.A., Taneja, S.S.: The necessity of adrenalectomy at the time of radical nephrectomy: a systematic review. J. Urol. **181**, 2009–2017 (2009)
37. Kutikov, A., et al., Routine adrenalectomy is unnecessary during surgery for large and/or upper pole renal tumors when the adrenal gland is radiographically normal. J Urol. Feb 18 (2011)
38. Viterbo, R., Greenberg, R.E., Al-Saleem, T., Uzzo, R.G.: Prior abdominal surgery and radiation do not complicate the retroperitoneoscopic approach to the kidney or adrenal gland. J. Urol. **174**, 446–450 (2005)
39. McAllister, M., Bhayani, S.B., Ong, A., et al.: Vena caval transection during retroperitoneoscopic nephrectomy: report of the complication and review of the literature. J. Urol. **172**, 183–185 (2004)
40. Gaur, D.D.: Laparoscopic operative retroperitoneoscopy: use of a new device. J. Urol. **148**, 1137–1139 (1992)
41. Gill, I.S., Clayman, R.V., Albala, D.M., et al.: Retroperitoneal and pelvic extraperitoneal laparoscopy: an international perspective. Urology **52**, 566–571 (1998)
42. Gill, I.S., Rassweiler, J.J.: Retroperitoneoscopic renal surgery: our approach. Urology **54**, 734–738 (1999)
43. Thompson, R.H., Boorjian, S.A., Lohse, C.M., et al.: Radical nephrectomy for pT1a renal masses may be associated with decreased overall survival compared with partial nephrectomy. J. Urol. **179**, 468–471 (2008). discussion 72–3
44. Huang, W.C., Elkin, E.B., Levey, A.S., Jang, T.L., Russo, P.: Partial nephrectomy versus radical nephrectomy in patients with small renal tumors – is there a difference in mortality and cardiovascular outcomes? J. Urol. **181**, 55–61 (2009). discussion -2
45. Campbell, S.C., Novick, A.C., Belldegrun, A., et al.: Guideline for management of the clinical T1 renal mass. J. Urol. **182**, 1271–1279 (2009)
46. Hollenbeck, B.K., Taub, D.A., Miller, D.C., Dunn, R.L., Wei, J.T.: National utilization trends of partial nephrectomy for renal cell carcinoma: a case of underutilization? Urology **67**, 254–259 (2006)
47. Thompson, R.H., Kaag, M., Vickers, A., et al.: Contemporary use of partial nephrectomy at a tertiary care center in the United States. J. Urol. **181**, 993–997 (2009)
48. Winfield, H.N., Donovan, J.F., Godet, A.S., Clayman, R.V.: Laparoscopic partial nephrectomy: initial case report for benign disease. J. Endourol./Endourol. Soc. **7**, 521–526 (1993)
49. McDougall, E.M., Clayman, R.V., Anderson, K.: Laparoscopic wedge resection of a renal tumor: initial experience. J. Laparoendosc. Surg. **3**, 577–581 (1993)
50. Ukimura, O., Haber, G.P., Remer, E.M., Gill, I.S.: Laparoscopic partial nephrectomy for incidental stage pT2 or worse tumors. Urology **68**, 976–982 (2006)
51. Turna, B., Kaouk, J.H., Frota, R., et al.: Minimally invasive nephron sparing management for renal tumors in solitary

kidneys. J. Urol. **182**, 2150–2157 (2009)
52. Wang, A.J., Bhayani, S.B.: Robotic partial nephrectomy versus laparoscopic partial nephrectomy for renal cell carcinoma: single-surgeon analysis of >100 consecutive procedures. Urology **73**, 306–310 (2009)
53. Ho, H., Schwentner, C., Neururer, R., Steiner, H., Bartsch, G., Peschel, R.: Robotic-assisted laparoscopic partial nephrectomy: surgical technique and clinical outcomes at 1 year. BJU Int. **103**, 663–668 (2009)
54. Benway, B.M., Bhayani, S.B., Rogers, C.G., et al.: Robot assisted partial nephrectomy versus laparoscopic partial nephrectomy for renal tumors: a multi-institutional analysis of perioperative outcomes. J. Urol. **182**, 866–872 (2009)
55. Scoll, B.J., Uzzo, R.G., Chen, D.Y., Boorjian, S.A., Kutikov, A., Manley, B.J., Viterbo, R.: Robot-assisted partial nephrectomy: a large single-institutional experience. Urology **75**(6), 1328–1334 (2010)

第32章 前列腺癌

Gino J. Vricella, Lee E. Ponsky

G.J. Vricella and L.E. Ponsky (✉)
Department of Urology, University Hospitals Case Medical Center, 11100 Euclid Avenue, Cleveland, OH 44106, USA
e-mail: gvricella@gmail.com; lee.ponsky@uhhospitals.org

32.1 引言

在美国，前列腺癌是最常见的男性恶性肿瘤，死亡率位列男性癌症第二位[1]。据估计，2008 年美国新诊断为前列腺癌的患者为 18.632 万，超过 2.8 万人死于前列腺癌[2]。在过去的 25 年里，前列腺癌各期患者 5 年生存率从 69%提升到 98%以上。根据最新数据，肿瘤特异性 10 年和 15 年生存率分别为 91%和 76%[2]。由于早期诊断和治疗方法的改进，患者的生存率特别是 5 年生存率取得了明显提高。血清 PSA 检测和直肠指诊筛查的普及，可以更早发现前列腺癌，这些患者大部分为临床局限期[3,4]。由于早期诊断和治疗方式的进步，仅有约 15%的前列腺癌患者死于该病。目前虽然有各种治疗手段供前列腺癌患者选择，但决定哪种方法最适合通常较为困难。医生必须客观地交代各种治疗方案的风险与获益，帮助患者合理选择治疗方式。接下来，我们回顾局限期前列腺癌的各种不同治疗手段，特别是腹腔镜根治性前列腺切除术。

32.2 非手术治疗

32.2.1 主动监测和等待观察

32.2.1.1 解释和论证

在局限期前列腺癌患者当中，病灶小、分化良好的前列腺癌往往生长缓慢。基于这些发现，许多研究人员建议对经高度选择的前列腺癌患者行主动监测或等待观察。等待观察指监测患者直到患者出现远处转移需要姑息治疗。主动监测是允许延迟实施主要治疗方法直至有证据表明肿瘤进展，例如，PSA 水平升高或者活检发现肿瘤体积增大或组织学分级升高。使用这种方法的依据是通过血清 PSA 筛查越来越多的老年男性被诊断为前列腺癌。因为低级别的前列腺癌不太可能影响老年患者的寿命，这些患者可进行监测管理，直到首次有迹象表明肿瘤进展再开始积极治疗[5]。

32.2.1.2 适应证

传统上延迟治疗一般用于预期寿命小于 10 年的患者[6]。早期资料显示这种方法对于高龄、低肿瘤负荷、低级别前列腺癌患者可能是常规治疗方法的合理替代方式[7,8]。在一项入组近 300 例主动监测病例的研究中，1/3 的患者有证据表明肿瘤进展，但是，总体而言，随访 8 年，<1%的患者死于肿瘤本身[9]。同时显示主动监测的患者 10 年生存率和质量校准寿命与接受根治性前列腺切除术或放疗的患者类似 [10]。然而对于高危患者和 GS 评分>7 分时，二者则存在差异。依据 Lu-Yao 和 Yao 基于大规模人群的研究结果，此类患者接受积极干预治疗比主动监测的 5 年总生存率和无进展生存更好[11]。在另外一项前瞻性、随机对照临床研究中，将近 700 例局限期前列腺癌患者随机分为主动监测组和根治性前列腺切除组，也得到了类似的研究结果。在这项研究中，Bill-Axelson 等人发现根治性前列腺切除降低了疾病特异死亡率、总死亡率和远处转移及局部进展风险[12]。

32.2.1.3 失败

选择主动监测的局限期前列腺癌患者治疗失败风险包括多次活检使行保留性神经手术变得困难，或者更糟的是延迟治疗导致错过治愈的机会。然而，Warlick 等人最近的研究显示延迟手术治疗并不影响肿瘤负荷小、低级别的前列腺癌患者的治愈可能性，尽管需要更长时间的随访来证实这项研究结果[13]。保守治疗对于年龄小于 65 岁的患者不是理想的选择，因为如果他们在活检时肿瘤负荷被低估（按当前的标准大约 25%的患者会发生），那么失败的风险最高[14]。普遍接受的主动监测方法目前还没有确定，不过大部分报道的临床策略是定期的血清PSA检测和直肠指诊，同时周期性重复前列腺活检，当发生生化进展(PSA进行性升高)或病理组织学进展(肿瘤的级别升高或者体积增加)时再采取更加积极的治疗[7]。

放射治疗

32.3 外照射放疗(EBRT)

32.3.1 细胞毒性机制

利用射线治疗泌尿系统肿瘤已超过一个世纪。Pasteau和Degrais在1914年首次报道使用射线治疗前列腺癌[15]。计划系统和投射系统的技术进步使得放疗成为前列腺癌的主要治疗手段之一。

32.3.2 计划策略

外照射放疗采用束状伽马射线（高能光子或X线)通过多野照射前列腺。其细胞毒性机制导致无法修复的DNA双链断裂。直到目标细胞进入有丝分裂期才能体现出辐射损伤。另外，辐射还可以诱导细胞程序性死亡或凋亡[16]。

32.3.3 成功与失败的界定

在过去的20年里，放疗技术经历了从传统常规放射治疗到三维适形放射治疗(3D CRT)再到适形调强放射治疗(IMRT)的演变。所有这些技术实际上都是使用相同的高能量X线投射到靶区，主要不同为射线投递的计划方法。传统放射治疗基于二维荧光图像设计放射野，这项技术目前在前列腺放疗中已经过时。把CT与放疗结合在一起是一项重要的技术进步，它可以勾画骨盆的解剖轮廓，实现三维容积图像重建。这些三维重建图像能够用于设计多个与靶区一致的放射野，同时使周围器官受照剂量最小化(如膀胱和直肠)。到目前为止，对前列腺癌放射治疗影响最大的技术进步是IMRT。与3D CRT技术类似，IMRT使用通过CT取得的三维图像，但是IMRT能够将照射剂量局限在复杂几何区域内。

32.3.4 并发症

没有设计良好的随机对照临床实验对比放疗和手术治疗效果。观察性资料认为在长期疾病控制方面，目前的放射治疗大致与根治性前列腺切除术类似[17]。这有点令人难以理解，因为决定放疗和手术成功或失败的终点不同[18]。评价放疗效果比较复杂，因为肿瘤细胞不是立刻被杀死，放疗并未直接杀死肿瘤细胞，其所致的致死性DNA损伤直到细胞进入下一个细胞周期时才会死亡。因此，血清PSA水平可在放疗完成后3年内逐步下降。过去广泛接受由美国肿瘤放射学会(ASTRO)制订的利用生化终点来判断外放疗疗效的方法，目前更多使用生化复发的Phoenix定义[19,20]。ASTRO定义的生化复发必须在6个月内分别连续3次检测到PSA升高，追溯肿瘤进展的时间为PSA最低点与第一次PSA升高时的中间点。这种方法经常要花费好几年的时间去确定放疗后是否发生进展。它的另一个局限是它结合回溯，如果随访时间短，会导致人为的Kaplan-Meier曲线平整和过度有利的评价[19]。Phoenix定义的生化复发是PSA最低值+2ng/mL，据说是通过绕开前面列出的局限性以改良ASTRO定义。

32.3.5 禁忌证

放疗的主要毒副作用主要为膀胱、直肠、括约肌和尿道微血管系统的损伤。大约1/3的患者在放疗期间出现剂量相关性急性放射性直肠炎和膀胱炎；这些症状持续时间短暂。约90%甚至更多的患者能自行缓解。最令人烦躁、最普遍和最不可逆的后遗症是勃起功能障碍。由阴茎海绵体神经脉管系统及阴茎海绵体的损伤引起。有报道在放疗前有正常勃起功能的患者35%~40%出现阳痿。

既往接受过经尿道前列腺切除术(TUR-P)是外照射放疗的相对禁忌证，因为它会增加尿道狭窄的风险。其他相对禁忌证包括膀胱出口梗阻症状(引起急性尿潴留的风险高达50%)和炎性肠道疾病。

接受传统的外照射放疗，临床局限期前列腺癌10年治愈率接近50%[21]。采用3D CRT或IMRT的主要原因是提高总的放射剂量，从而改善临床疗效而没有大幅度增加放疗毒性。没有随机临床实验显示3D CRT比常规外照射治疗在疾病控制方面有明显的优势；但是，在同样的放疗剂量下，3D CRT显示出更轻的毒副作用[22,23]。除外改善了治疗后的毒副作用，当照射剂量相似时，3D CRT在疾病特异性生存方面并未显示有明显的提高。但是，减少了毒副作用就意味着可以提高总的放疗剂量来改善临床疗效。许多前瞻性研究显示更高剂量的适形放疗是安全的，此剂量与生存期的提高相关[17,24,25]。Pollack等人于1993年至1998年随机分组超过300例T1~3N0前列腺癌患者，对比70Gy和78Gy放疗的疗效。中位随访60个月，无进展生存率在78Gy组为70%，70Gy组为64%，有显著差异(P=0.03)。然而，高剂量显著增加2级或以上的迟发性放射性直肠炎(78Gy组26%比70Gy组12%；P=0.001)[24]。一项来自Loma Linda和麻省总医院的多中心随机对照研究报道了392例临床分期为T1~T2的前列腺癌患者随机接受70.2Gy或79.2Gy质子联合光子束照射。5年总生存没有差异，但是高剂量治疗组的生化复发风险降低了49%(P<0.001)。同样，急性和迟发性2级直肠毒副作用在高剂量组明显多见[25]。

32.4 近距离放射治疗

32.4.1 历史概述

永久性的前列腺间质近距离放射治疗出现在20世纪60年代。最初，患者在手术室行开放性淋巴结切除术，同时经耻骨后在手指引导下直接将放射性粒子植入前列腺内[26]。因效果不理想，到20世纪80年代后期这种方法几乎被抛弃，但那时超声引导下经会阴治疗成为局限期前列腺癌的一种确定性治疗方式[27]。

32.4.2 治疗计划

现代前列腺近距离放疗使用经直肠超声探头和覆盖在会阴部的模块。开始治疗前，进行基于经直肠超声的体积分析，以评估前列腺体积，确定需要的穿刺针数以及相应的放射性粒子、同位素和同位素的剂量。

32.4.3 粒子植入

患者采用全麻或局部麻醉，穿刺针从会阴前的模块经过会阴插入前列腺，将放射性粒子植入前列腺达到适形放射剂量分布。最常用的放射性植入体是碘-125或钯-103。在植入完成后，常规行治疗后CT扫描或腹部平片来检测植入后剂量分布。

32.4.4 结局

接受粒子植入治疗的患者的结局比手术或外照射放疗更好[28]。低危和中危患者长期(10年)无生化进展生存率分别高达90%和80%，不管单独行近距离照射或者联合辅助治疗如内分泌治疗和外照射治疗[29,30]。在术后最初的3个月，近距离放疗比外照射放疗出现更多的泌尿系统症状，如尿频、尿急，但是这些症状通常可以缓解。Crook 等人最近的一项研究结果显示，484 例低风险的前列腺癌患者接受碘-125 近距离放疗，中位随访 41 个月[31]。1 年后，73.3%的患者没有明显的泌尿系统后遗症。3.4%的患者有梗阻症状，需要保留导尿或者外科手术治疗（尿道狭窄 1.7%，TUR-P 0.4%，保留导尿 2.7%）。13 例患者在 1 年后需要长期保留导尿，1%的患者仍然需要间歇清洁导尿。6.4%的患者出现中等或重度尿急，但是抗胆碱药物治疗无效者仅占 0.8%[31]。近距离放疗出现直肠炎和直肠损伤较外照射放疗少见[32]。报道严重的直肠炎<5%，直肠出血<10%，以及直肠溃疡或直肠瘘<2%[33]。 在粒子植入后勃起功能障碍发生率达 60%，较外照射放疗明显多见[34]。西地那非治疗粒子植入后引起的勃起功能障碍大多数有效[35]。

32.5 立体定向大分割放疗

早期探讨认为，通过放疗根治肿瘤被认为是剂量依赖性的；然而，超剂量并没有带来额外受益，原因目前并未明确。新的放疗技术，如 3D CRT、IMRT 和现在的大分割放疗都有很多相关目标，但放疗最终目标是提供精确的肿瘤靶区定位和安全的更高剂量照射，同时减少高剂量照射对正常组织的毒副作用。

32.5.1 定义

大剂量分割指的是使用比常规分割剂量大的射线。一些研究者最近证实 α/β 比率对于前列腺癌普遍比预先设想的要低，这意味着对分割剂量的高灵敏度[36,37]。如果这是事实，大剂量分割方案将在正常组织（如膀胱和直肠）接受迟发性毒副反应等效剂量的同时收获高的肿瘤控制率，并且与 3D CRT 相比降低了急性毒副反应。另外，缩短放射疗程在节约人力和成本方面是一个更有吸引力的选择（1 周比 6~9 周的每日治疗）。

32.5.2 技术现状

大分割放疗要求照射系统在提供高精确度的适形放疗同时，能够克服靶位的日常变化和潜在的器官运动。射波刀（CyberKnife）是一种 6MV 直线加速器，安装在电脑控制的机械臂上。在放疗照射期间，通过一对正交数字 X 线成像设备监测植入靶器官内的基准标志物的位置来完成对靶器官的日常位置变化或移动的实时校正。这些基准标志物包括放置在前列腺尖部、基底部和中部的三颗金豆（经直肠超声引导下放置）。计划 CT 扫描包含了金豆的位置信息，这些金豆与勾画等高线的器官的位置是相对固定的，用来作为参照点。这可以使射线投射精度<0.5mm ，循迹误差<1mm[38]。

32.5.3 结局

美国仅有少数几个中心掌握了这项技术来治疗前列腺癌（最初描述用来治疗颅内肿瘤），因此数据有限。最近的一项Ⅰ/Ⅱ期临床试验中，入组 40 例低风险局限期前列腺癌患者，前瞻性评估立体定向大分割放疗的可行性和毒性[39]。中位随访时间为 41 个月，5 例患者死于非前列腺相关性疾病。定期评估急性和迟发性泌尿系统和胃肠道毒性，记录 PSA 值和自述性性功能问题。2 级及以下急性泌尿系统和胃肠道毒副反应发生率分别为 48.5%和 39%；仅有 1 例患者出现急性泌尿系毒副作用，需要导尿治疗，但是通过布洛芬和坦索罗辛治疗后缓解。2 级及以下迟发性泌尿系统和胃肠道毒副反应发生率分别为 45%和 37%；没有迟发性 3 级毒副反应发生的报道。治疗后勃起功能障碍的发生率为 23%。使用 ASTRO 治疗失败的定义是，48 个月无生化复发率为 70%。这是一项有希望的研究，它证明了前列腺癌大分割放疗是可行的，泌尿系统和胃肠道毒性是可接受的，并且有合适的生化反应率。由于样本量小和随访时间短，在大分割放疗被广为接受作为治疗局限期前列腺癌的一项选择之前,仍需要进一步临床验证。

32.6 冷冻消融术

32.6.1 历史方法和发展

Gonder 和 Soanes 首先报道使用冷冻消融术治疗前列腺疾病[40]。经尿道将一根冷冻探针插入前列腺,冷冻过程中通过直肠指诊和置入狄氏筋膜的温度计进行监测。这种方法有许多并发症,其中包括尿道黏膜脱落、尿失禁和尿道直肠瘘。这些并发症的主要原因是冷冻过程缺乏精确的监测。20 世纪 80 年代经直肠超声(TRUS)出现后,冷冻消融技术得到改进,能通过超声实时动态成像引导多根冷冻针更加精确地置入前列腺。加温导尿管的使用也对预防尿道黏膜脱落及其导致的尿道狭窄有帮助[41]。尽管上述措施很大程度上改进了冷冻消融术,但持续的尿道直肠瘘和不佳的肿瘤控制结果再次使冷冻消融技术受到冷落。直到 20 世纪 90 年代末,冷冻消融术才重新作为治疗前列腺癌的一个不可轻视的治疗方法。新的气动探针变得更小,近距离治疗模板使经会阴精确穿刺布局变得更加容易。使用多重温度传感器能更好地控制冷冻区,始终放置加温导尿管来保护尿道[42]。患者选择方面也有改进,最适合的前列腺体积要求<50g。

32.6.2 方法

冷冻消融术使用极低的温度来摧毁前列腺组织。这种冷冻技术首先于 20 世纪 60 年代被 Cooper 和 Lee 报道,使用可以精确定位的细口径隔热液氮冷冻探针[43]。尽管有很多理论解释冷冻引起组织破坏的机制,被广泛接受的假设是低温直接导致了细胞的死亡[44-46]。这一过程的完成主要通过两个机制:冰球晶体引起细胞膜破裂导致的直接细胞毒性,以及血栓形成及缺血坏死造成的血管损害[45]。

32.6.3 并发症

随着第三代冷冻治疗技术的出现,并发症的发生率出现明显的下降。目前首次接受治疗的患者膀胱和直肠并发症罕见(<0.5%)[47-49]。第三代冷冻手术尿失禁发生率高达 5.5%,尿道黏膜脱落发生率高达 6.7%,5.5%的患者需要行 TURP 解决冷冻消融治疗引起的膀胱出口梗阻症状[47,49]。在并发症方面,冷冻疗法后的阳痿仍然是一重要的问题。在大多数报道中,甚至使用第三代冷冻技术,几乎所有的患者发展成为阳痿[50,51]。尽管在 Robinson 等人的一项研究中,在冷冻消融术治疗 3 年后,13%的患者恢复勃起功能,另有 34%的患者通过勃起辅助设备能够维持性活动[52]。

32.6.4 结局

冷冻治疗后,PSA 水平在 3 月内降至最低。尽管有很多研究随访冷冻治疗后的无生化复发进展生存,由于尚未明确冷冻治疗后复发的定义,所以很难确定无复发结局[51,53]。另外,研究组中有许多患者接受了新辅助内分泌治疗,进一步干扰了无生化复发的界定。在 Long 等人的一项综合分析中,中位随访 24 个月,若使用 PSA 阈值 0.5ng/mL 来定义失败(在许多外科研究序列这样定义),低危、中危和高危患者的 5 年无生化进展生存(bDFS)率分别为 60%、45%和 36%;若使用 PSA 阈值 1.0ng/mL 来定义失败,分别为 76%、71%和 45%[54]。Bahn 等人的多中心研究中,对 590 例患者平均随访 5.4 年[47]。他们使用和 Long 等人相同的风险定义报道了 7 年 bDFS 率,使用与 Long 等人相同的危险性定义分层,使用了几个不同的治疗失败定义[54]。使用 PSA 阈值 0.5ng/mL 来定义失败的话,低危、中危和高危患者的 bDFS 率分别为 61%[47]、

68%和 61%[47]。在另外一篇 Katz 和 Rewcastle 的综述中，比较不同的初次治疗方法前列腺癌患者 5 年无生化进展生存率[53]。患者被分为低危、中危和高危组。使用 ASTRO 的标准定义生化进展。该研究报道根治性前列腺切除术对于低危患者有明显的优势；然而，在中危和高危人群组，除了冷冻治疗，所有其他治疗方式的疗效下降，冷冻治疗是目前能查到的文献报道中 5 年无 PSA 进展生存率最高的。

32.7 高强度聚焦超声(HIFU)

32.7.1 方法

高强度聚焦超声(HIFU)是一种微创的方法，使用超声束治疗前列腺疾病。将探头插入直肠，一束高强度超声聚焦到前列腺。声能被前列腺组织吸收转化为热能，前列腺内温度达到 100°C 以上[55]。这种相互作用产生了凝结热、高压、空化气泡和化学性质活泼的自由基；其结果是通过凝固性坏死导致焦点区域产组织坏死灶[56]。

32.7.2 技术现状

前列腺高强度聚焦超声治疗可以在患者行脊髓或全身麻醉下，取仰卧位或截石位进行。成像和治疗探头均经直肠放置，前列腺成像并创建治疗计划。将一系列相邻目标区域映射到前列腺的每一横断面水平。一旦启动，机器会按照计划自动循环进行治疗。如果患者移动，监控设备会自动关闭机器，冷却液围绕治疗探头循环，以保护直肠壁。坏死的发生需要长达 3 个月的时间，由于使用的是非电离能源，可以重复治疗。

32.7.3 结局

HIFU 在欧洲广泛应用(其在前列腺癌中使用的研究大部分已经完成)，但是除临床试验之外，在美国无法使用。在 1995 年至 1999 年，一项欧洲大型开放标签的多中心研究包含超过 400 例前列腺癌患者接受 HIFU 治疗。288 例患者治疗后接受了再活检，87%未见肿瘤。并发症包括尿失禁 13.1%，直肠尿道瘘 1.3%。只进行了相对较短(13 个月)的随访，由于治疗方案在实验过程中进行了更改，导致解释这些结果存在一定的困难[57]。在另一项 Beerlage 等人早期的研究中，首先 111 例患者中的 49 例接受选择性使用超声束聚焦在可能存在肿瘤的前列腺区域。这一选择性治疗队列中，72%的患者重复活检存在残余癌（最有可能反映前列腺癌的多灶性），表明了保留前列腺 HIFU 的局限性。其余 62 例患者接受了整个前列腺的治疗，但重复活检肿瘤残留率仍然较高，达 32%。显著的副作用包括尿失禁 8.1%，直肠尿道瘘 2.7% 及尿道狭窄 1 例[58]。Blana 等人报道的初步研究结果中，平均随访 23 个月，无进展生存率为 70%，但没有记录反应的持久性[59]。在一项最近的研究中，Uchida 等人在 1999 年至 2006 年间使用 HIFU 治疗了 503 例 T1~3N0M0 前列腺癌患者。所有患者的 5 年 bDFR 率为 63.5%，低危、中危和高危组的 5 年 bDFR 率分别为 86.3%、64.8%和 31.3%。前列腺再活检 80.2%的结果为阴性。并发症包括尿道狭窄、阳痿、尿失禁和附睾炎，发生率分别为 16%、14%、4%和 0.8%[60]。

为了减少并发症，研究团队持续改进他们的技术保留前列腺尖部及邻近神经血管束的组织。Gelet 等人治疗了 102 例患者，保留尖部组织以提高排尿控制率（他们也推荐了给选定的患者保留邻近的神经血管束组织以保留勃起功能）。在随访 19 个月时，22.5%的患者仍有某种形式的尿失禁，无进展生存率为 66%[61]。Vallancien 等人在 HIFU 前行 TURP，尝试将术后尿潴留降至最低。在治疗的 30 例患者中，73%的患者在术后 1 年活检为阴性，尿潴留的发生率为 6.6%，低于其他研究(平均发生于 20%的患者)，只有 1 例患者发生尿失禁[62]。

这些改进对治愈率的影响尚不清楚，长期生化、疾病特异和总生存数据尚未公布。

前列腺癌的手术治疗

有三个主要的手术方式治疗前列腺癌：

- 传统开放性根治性前列腺切除术
- 腹腔镜前列腺切除术
- 机器人前列腺切除术，越来越受欢迎

32.8 开放性根治性前列腺切除术

32.8.1 历史回顾

1905 年，Hugh Hampton Young 首次报道了前列腺癌的前列腺切除术，手术经会阴入路完成[63]。Millin 在 1945 年首次报道了经耻骨后根治性前列腺切除术；尽管如此，由于尿失禁及阳痿等并发症的频发，此手术仍不普及[64]。根治性前列腺切除术获得新生并成为临床局限性前列腺癌治疗的金标准源自对于盆腔外科解剖学更深入的理解。对阴茎背深静脉复合体解剖的描述导致了手术技术的改进，使手术失血量减少。另外，Walsh 发展的解剖性、根治性前列腺切除术使得手术时的视野更为清晰，并能保留海绵体神经及外括约肌[65,66]。依靠此技术，上述两个最常见并发症的发生率显著下降[67]。

32.8.2 手术范围和通路的选择

根治性前列腺切除术包括去除整个前列腺、精囊腺及足够的外围组织，以保证获得阴性切缘。常同时行双侧盆腔淋巴结切除。历史上，根治性前列腺切除术两个主要的路径是经耻骨后和经会阴。由于熟知外科解剖学，大多数泌尿外科医生首选开放性经耻骨后路径。经会阴根治性前列腺切除术（RPP）一项主要的诟病是无法到达盆腔行盆腔淋巴结切除术。尽管如此，随着腹腔镜盆腔淋巴结清扫术的出现及熟练掌握，甚至在一些中心对其联合经会阴根治性前列腺切除术的倡导超过经耻骨后根治性前列腺切除术（RRP）[68]。另外，在 PSA 时代，根治性前列腺切除术淋巴结阳性率已显著降低，盆腔淋巴结清扫的指征已较少[69]。

32.8.3 结局

Meng 和 Carroll 通过使用统计学决策分析模型关注淋巴结阳性率的结局概率、淋巴结清扫的阳性率和冰冻病理检查的敏感性，证实当预测淋巴结阳性率<18%，行经耻骨后根治性前列腺切除术时可以不进行盆腔淋巴结清扫[69]。比较经会阴根治性前列腺切除术和经耻骨后根治性前列腺切除术的肿瘤控制和尿控，二者结果类似。对比经耻骨后根治性前列腺切除术，行经会阴根治性前列腺切除术的患者术后不适感更轻、肠功能恢复更快、恢复工作时间更快以及输血率更低。经耻骨后前列腺切除术的优点包括更低的直肠损伤率和术后大便失禁率，以及更高的性功能保留率[70]。

32.9 腹腔镜根治性前列腺切除术

32.9.1 技术的演变

1992 年，Schuessler 等人第一次报道了经腹腹腔镜根治性前列腺切除术，第一个病例序列仅有 9 例患者，5 年后又进行了追加报道[71,72]。作者总结道“对于临床局限期前列腺癌而言，腹腔镜根治性前列腺切除术并不是一个有效的替代开放性根治性前列腺切术的治疗方法”，反而会增加手术时间和技术难度[72]。1998 年和 1999 年，两个来自法国的独立小组（Montsouris 和 Creteil）报道成功地改良了手术技术，使手术时间缩短至 4 小时以下[73,74]。Rassweiler 描述了使用“Heilbronn 技术”为 100 例患者行腹腔镜根治性前列腺切除术，此技术类似于经典的解剖性根治性前列腺切除术[75]。此标准化技术的初步结果与开放性根治性前列腺切除术类似，导致了对腹腔镜根治性前列腺切除术的广泛兴趣。直到 2001 年，Bollens 等人基于最初的经腹膜腔入路的经验发展为新的方法，报道了标准化的经腹膜外腹腔镜根治性前列腺切除术技术[76]。这些作者认为经腹膜外途径与经典的开放经耻骨后途径更有可比性，可将腹腔内容物置于术野之外，可降低肠道损伤可能性，同时有助于限制术后尿漏或血肿的发生。尽管经腹膜外途径有上述理论优势，但由于工作空间更紧凑，这种方法对于手术医生具有很大的挑战性[77]。

32.9.2 适应证

和开放性根治性前列腺切除术一样，腹腔镜根治性前列腺切除术适用于预期寿命至少 10 年的临床局限期前列腺癌患者。根治性前列腺切除术没有标准年龄上限的限制。治疗决策应该不仅基于实际年龄，同时要考虑生理年龄。在确定治疗的获益时应把患者的并发症也考虑在内。

32.9.3 禁忌证

唯一的绝对禁忌证是存在严重并发症，如出血体质、严重的慢性阻塞性肺病或终末期心脏衰竭。同时，由于术中长时间采用头低脚高位，有卒中或脑动脉瘤病史也是禁忌证。

32.9.4 术前注意事项

手术前应与患者深入讨论选择行保留神经手术还是不保留神经手术。局部晚期前列腺癌患者不适用保留神经的手术，此术式最终会影响到肿瘤的控制，而足够的肿瘤控制是根治性手术的主要目标[78]。一些作者描述了前列腺手术的挑战，既往接受腹腔镜疝修补术的患者可能会增加并发症的发生率，因为此类手术会使 Retzius 空间消失，并增加前列腺切除的难度[79]。尽管如此，另有他人表示，既往留置补片造成的困难都是可以克服的[80]。

32.9.5 术前患者准备工作

常规当天入院，告知患者提前 2 小时在术前等待区域报到。除了常规的实验室和影像学检查，还要抽血查血型和筛查。微创手术的输血率显著降低，常规自体输血通常不需要。在切开皮肤切口 30 分钟前预防性使用对革兰阳性菌敏感的抗生素。在切皮前放置并激活持续加压装置(SCD)，并在整个手术过程中均使用。

32.9.6 技术步骤

32.9.6.1 患者体位

患者取截石位，手臂收拢在身体两侧，或固定于支架上。将骨突及身体受力点用泡沫垫支撑。乳头到耻骨间皮肤剃毛。无菌导尿，置入 Foley 导尿管，在手术全过程中将导尿管放在术者可以触及的地方。

32.9.6.2 气腹的建立和套管放置

使用 Veress 针或 Hassan 技术建立气腹。首先进入一个套管。进入后建立气腹，维持腹腔压力在 20cm。气腹建立后，置入的 5 个套管(2 个 12mm 和 3 个 5mm)呈倒 U 型排列(图 32.1)。

应该指出的是，有多种套管布局方式，具体取决于外科医生的偏好。以下描述是我们首选的标准经腹腹腔镜途径。第一个 12mm 套管置于脐下，用于放置腹腔镜并在手术结束时取出标本。在整个手术过程，此处放置零度镜头用于检视腹腔内部情况。在内镜直视下，接下来的两个 5mm 套管放置在髂前上棘(ASIS)一横指上方的两横指内侧。另

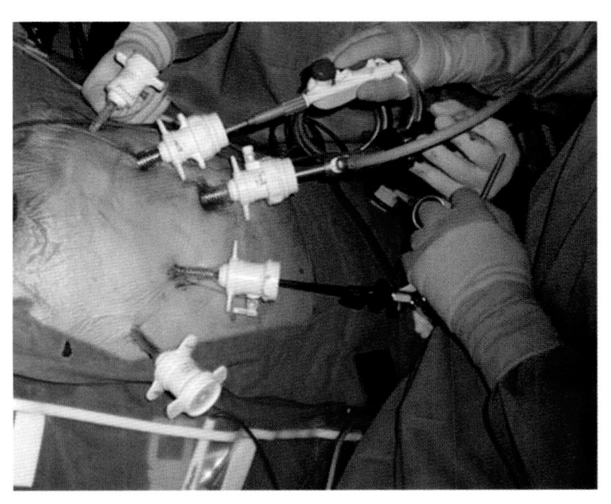

图 32.1　经腹腹腔镜前列腺切除术的套管放置。

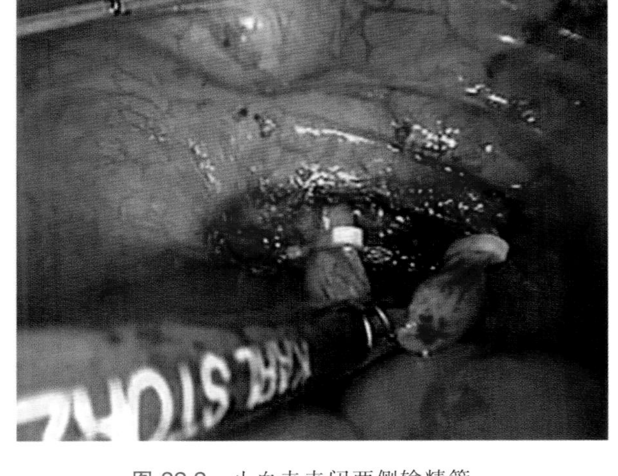

图 32.2　止血夹夹闭两侧输精管。

外两个套管分别放置于脐下套管与髂前上棘套管连线的中点，正好紧邻腹直肌的外侧缘。右侧和左侧者套管分别为 12mm 和 5mm。患者取过度头低脚高位，靠重力使肠管移向头部。这样布置套管位置可以行盆腔淋巴结清扫。

32.9.6.3 输精管和精囊腺的游离

找到膀胱后方的盲端，切开腹膜反折，首先显露的标志是在腹膜后方的输精管和双侧内环水平的半环形腹膜襞。在这些腹膜襞的最上端大约是输尿管的位置，应当避开。腹膜在中线处与输精管交汇形成襞的最下端，精囊腺就紧靠在它的侧方。使用电凝，在腹膜襞下端横行切开腹膜到达输尿管和精囊腺。将双侧输精管骨骼化，向下游离到精囊腺水平。使用夹子夹闭输精管和在其后方并行的输精管动脉并离断(图 32.2)。向上牵拉输精管，锐性结合钝性剥离，沿同侧精囊腺周围游离松解至其尖端。值得注意的是，精囊的尖端(由精囊动脉供血)紧邻神经血管束，如果要施行保留神经手术，此处应避免过度使用电凝。在此处，将两侧完全松解开的精囊腺牵向前方，浅浅切开 Denonvillier 筋膜，在前列腺后方表面和直肠间建立一个平面。见到黄色的直肠周围脂肪即证明进入了正确的平面。

32.9.6.4 膀胱的松解和 Retzius 间隙的显现

此时的注意力集中在膀胱的水平。向膀胱注入 200mL 无菌生理盐水，使用双极电凝离断脐尿管和双侧脐韧带。沿着脐正中韧带切开点至侧腹膜反折处的连线切开腹膜，将膀胱的侧面从前腹壁游离。在膀胱两侧形成无血管间隙，随后沿着膀胱前间隙向远端游离至耻骨（图 32.3)。放空膀胱，此刻膀胱已被松解。

32.9.6.5 阴茎背深静脉的解剖，显露前列腺

将前列腺保持在中央，向两边清除覆盖在盆底筋膜表面的脂肪组织，以暴露盆底筋膜。盆底筋膜的切开点在其透明区域，可以看见其深面的肛提肌位于骨盆腱弓筋膜的外侧，背深静脉复合体的外侧支在其正下方。双侧分别向前内侧切开至耻骨前列腺韧带。在中线靠近耻骨前列腺韧带处，仍有小片脂肪覆盖在前列腺表面，其内含有背浅静脉。此处用双极电凝彻底烧灼后离断。至此，前列腺前表面被暴露，用腹腔镜剪刀锐性切断耻骨前列腺韧带。在前列腺尖部 Santorini 背深静脉复合体与尿道平行，在此处使用 CT-1 针 0 号薇乔线 8 字缝扎背深

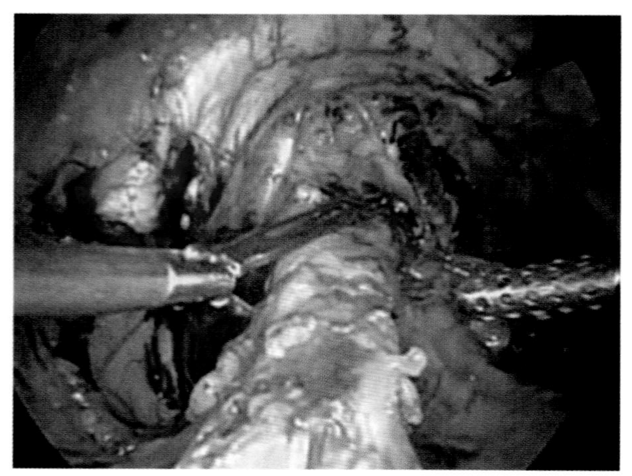

图 32.3 膀胱自前腹壁游离，Retzius 间隙产生。

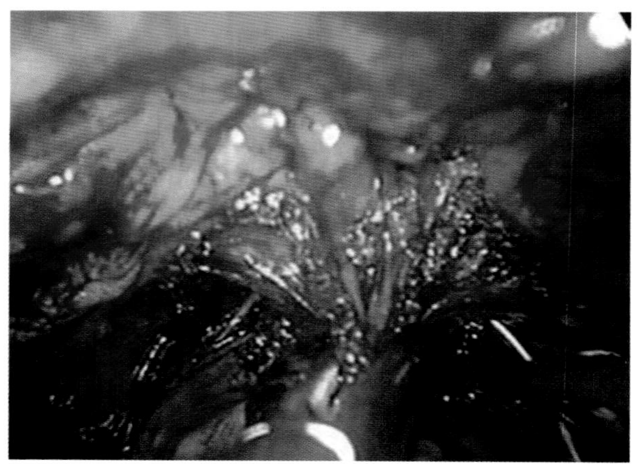

图 32.4 阴茎背深静脉复合体的结扎。

静脉复合体。暂不切断血管束(图 32.4)。

向头部牵拉膀胱，牵拉膀胱颈部前部。切开纤维筋膜后，继续游离，随后逼尿肌纤维及前列腺基底部向前方显露。小心游离，尽量保全膀胱颈部。切开膀胱前壁，确认 Foley 导尿管。排空导尿管气囊，拔出导尿管，用男性尿道探子替代。向上翘探针，以显露要被切开的尿道侧壁及后壁(图 32.5)。切开 Denonvillier 筋膜的前层，进入先前游离开的膀胱后平面。将输精管及精囊腺从此开口内递出，并送向前方。使用电凝切开膀胱和前列腺之间其余的连接组织。

32.9.6.6 双侧神经血管束的游离

接下来的操作顺序取决于选择保留神经手术与不保留神经手术。

不保留神经的手术

如果实施不保留神经的手术方法，将双侧输精管和精囊腺举向前方，牵引侧韧带。术者向前列腺尖部方向切开血管蒂和神经血管束。切开后，前列腺外侧缘和神经血管束从直肠周围脂肪分离，由此获得宽大的切缘。

保留神经的手术

如果尝试保留神经的手术方法，将双侧输精管和精囊腺举向前方，牵引侧韧带。然后，靠近前列腺外侧缘小心缓慢地锐性分离侧韧带。在尖部可以将神经血管束从尖部锐性游离。在前列腺基底部，可联合应用直角钳和腹腔镜剪刀游离。其余的与之相连的盆底筋膜可以从前列腺外侧缘锐性分离。松解神经血管束会导致出血，应当使用止血夹进行控制，以使对周围神经血管束的损伤最小化(图 32.6)。

32.9.6.7 完成游离并切除前列腺

锐性切开背深静脉复合体，用双极电凝止血，前列腺尖部切迹形成。锐性切开尿道前壁，显露之前置入的尿道探子。将尿道探子的头端从尿道切口伸出，打开尿道腔，显露尿道后壁，使用与切开

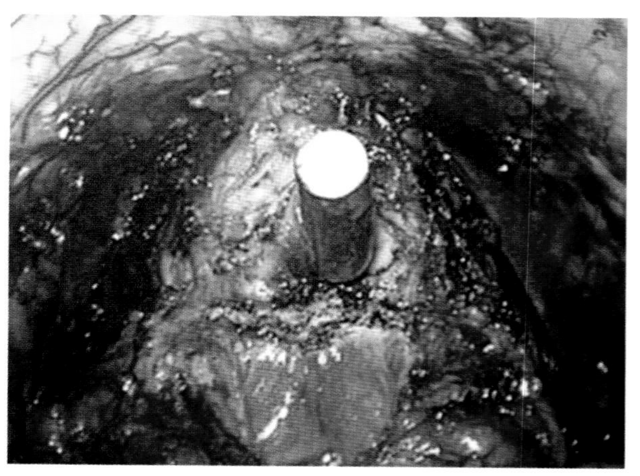

图 32.5 膀胱颈前方的分离。

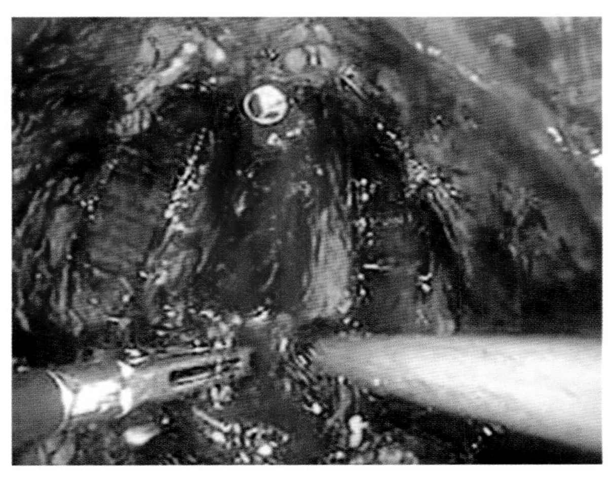

图 32.6　完成双侧神经血管束的解剖。

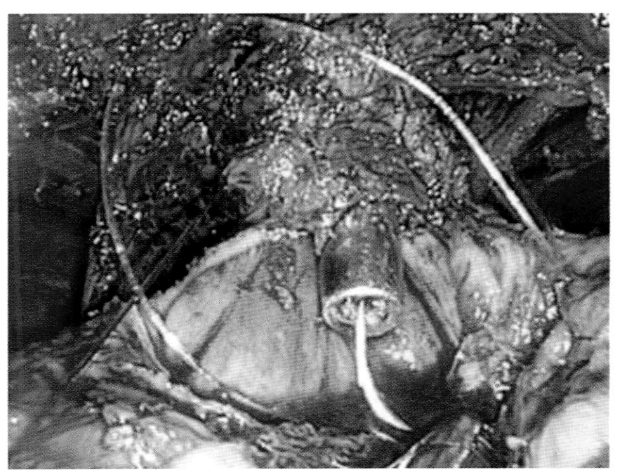

图 32.7　尿道膀胱吻合。

前壁相同的方法将其切开。助手抓住底部将前列腺向上轻拉，以最大限度显露尿道。靠近前列腺将直肠尿道肌锐性切断，从而将标本完全游离。将离断的前列腺（附带输精管和精囊腺）装入不透水的标本收集袋，并暂时放在上腹部。充分冲洗盆腔，使用止血夹或者电凝止血（仅在必要时）。如果担心直肠损伤，向直肠内插入一个 20F Foley 导尿管，盆腔内注满生理盐水。然后通过 Foley 导尿管向直肠内注入空气，同时观察盐水内有无气泡冒出。如果未见到直肠损伤的证据，则可初步判断不存在急性直肠损伤。

32.9.6.8 尿道膀胱吻合

确认膀胱颈部，同时观察双侧输尿管口是否有尿液流出。尿道膀胱断端吻合可用 UR-6 针 2-0 可吸收线连续缝合。收紧缝线，线结打在膀胱外。顶端内凹的金属探子可以帮助引导缝针进入尿道，也可以引导缝线向上滑（图 32.7）。

32.9.6.9 膀胱颈重建

如果有必要，可用另外一根 UR-6 针 2-0 可吸收线在膀胱颈前部施行膀胱颈重建。可在膀胱颈前部间断缝合二或三针重建，或经典的网球拍式缝合重建。

32.9.6.10 泄漏试验

在完成尿道膀胱吻合的前侧分前，拔出金属探子，直视下插入一个新的 Foley 导尿管。完成吻合后，向膀胱内灌注约 120mL 生理盐水测试，如果检测到泄漏，可在对应部位加缝针（图 32.8）。

32.9.6.11 标本取出及伤口闭合

扩大脐部通道，将收集袋内的标本取出。将标本取出送病理后，重新建立气腹检查任何明显出血。确切止血后，经右侧 5mm 通道将 Jackson-Pratt

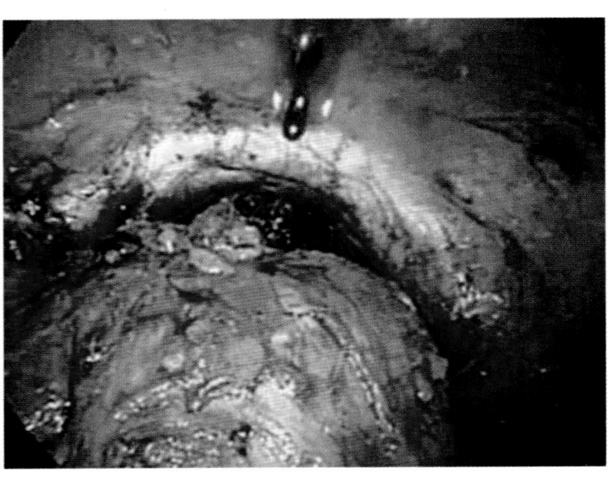

图 32.8　在完成尿道膀胱吻合后，向膀胱内灌入无菌生理盐水检查吻合口漏尿。

引流管置入盆腔，并用丝线固定好。用可吸收线关闭>5mm 通道处的筋膜。此步骤可以使用辅助闭合工具，在内镜直视下使用 Carter-Thomason 装置。所有的伤口均用生理盐水充分清洗，注射局麻药物。连续皮下缝合关闭切口皮肤。逐层闭合皮下与皮肤。Foley 导尿管接引流袋，Jackson-Pratt 引流管外接负压引流球或普通引流袋(图 32.9)。

32.9.7 术后管理

患者在术后 1 天开始清流质饮食，根据耐受情况逐渐增加饮食。初期可采用酮咯酸和吗啡控制疼痛，可以肌注后转换为口服镇痛药物。导尿管通常术后留置 7~10 天，进行膀胱造影检查，明确是否存在膀胱尿道吻合口漏。如果没有发现漏，可拔除 Foley 导尿管，并试着排尿。

32.10 机器人根治性前列腺切除术

2001 年，腹腔镜前列腺癌根治术有了另一项技术上的重大突破，基于达·芬奇外科手术系统(Intuitive Surgical，森尼韦尔市，加利福尼亚州)的机器人技术。很多人相信通过手术机器人的帮助可提高微创技术在根治性前列腺切除术中的应用[81]。

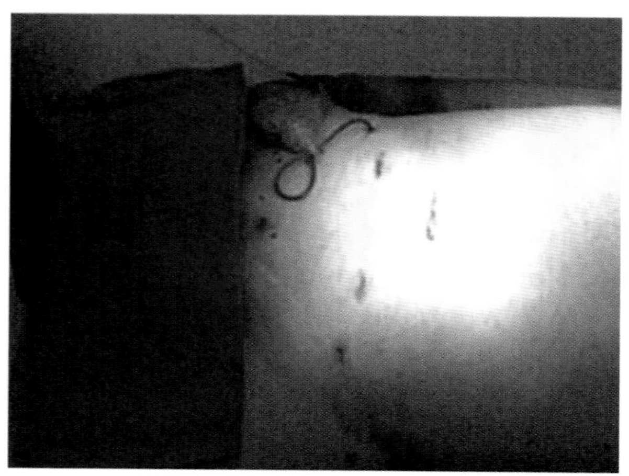

图 32.9 前列腺切除术完成，最右侧通道留置 Jackson-Pratt 引流管。

支持者指出机器人系统的主要优点包括：三维立体视觉，在执行复杂动作时非常灵活，人体工学设计使得疲劳最小化，轻松实现体内缝合，这也许是最大的优势。机器人前列腺切除术可能比标准腹腔镜手术的学习曲线短，有可能使腹腔镜初学者完成此类手术[81,82]。然而，反对者的意见主要包括组织抵抗力或触觉反馈的丧失及高昂的成本[83]。手术机器人系统巨大的资本投资，相应腹腔镜仪器都有使用次数的限制，达到使用期限必须更换，以及每年的维护和各种一次性器械成本，使很多医学中心对这一技术望而却步，限制了这种装置的广泛推广。

32.11 结局

32.11.1 腹腔镜、机器人及开放手术对照

最初腹腔镜和机器人根治性前列腺切除术的报道主要集中在可行性上，使用评价标准包括手术时间、并发症与围术期安全性。随着微创技术越来越成熟，外科医生把评价集中在了功能结局上，即控尿率、性功能保留率和肿瘤控制(切缘状况被用作无进展生存指标)。这些问题只能通过大规模的前瞻性随机研究回答。最近的一项汇总分析包含 30 项对照研究(无一例为随机对照试验)，比较腹腔镜和机器人根治性前列腺切除术与开放性经耻骨后或经会阴根治性前列腺癌手术治疗局限期前列腺癌，发现在腹腔镜和开放手术之间并发症发生率没有明显差异[84](表 32.1 和表 32.2)。

Montsouris 和 Creteil 研究组的初步经验表明，腹腔镜根治性前列腺切除术是安全的，并发症和外科医生的经验呈负相关[73,74]。与其他腹腔镜手术一样，报道的手术时间随着手术医生经验的增加而缩短[74]。因此，可以预见手术时间会进一步缩短。若干最近的研究集中在经验丰富的外科医生进行的大样本量开放性和腹腔镜根治性前列腺切除术的并发症发生率、功能结局和肿瘤控制率上。不幸

表 32.1　经腹腹腔镜根治性前列腺切除术和开放性耻骨后根治前列腺切除术：并发症及围术期结局比较

	N	直肠损伤	平均手术时间(min)	EBL (m)	失血率(%)	平均住院日(d)	平均留置导尿(d)	总并发症率(%)
腹腔镜手术								
Hoznek 等[85]	134	1.5	240	NA	3	6.1	4.8	9
Turk等[86]	125	2.4	265	185	2	8	12	14
Eden等[87]	100	1	245	313	3	4.2	NA	8
Guillonneau 等[88]	567	1.45	200	380	5.3	NA	4.2	3.6
Rassweiler 等[89]	438	0~1.4	218~288	800~1100	9.6~30.1	11~12	7	10
Tooher 等[84]a	1351	NA	288	800	2	5	7	17
开放手术								
Dillioglugil 等[90]	427	0.6	182	NA	26.6	6.2	14~21	27.8
Lepor 等[91]	1000	0.5	NA	818	9.7	2.3	NA	6.6
Augustin等[92]	1243	0.2	NA	NA	29.1	NA	15.5	19.9
Rassweiler等[89]	219	1.3	219	NA	168	16	12	15.9
Tooher等[84]a	1185	NA	168	1400	26	7	15	19

[a] 此综述包括 13 项比较经腹腹腔镜前列腺切除术和根治性耻骨后前列腺切除术的研究。此综述和 Rassweiler 数据中的患者有交叉。

NA，无数据；EBL，估计失血量

的是，这些比较得出的结论受限于可得到数据自身的性质。结论主要来自非随机对照研究，大部分使用的是历史对照。尽管如此，新近一些规模较小的前瞻性研究似乎证实了先前这些研究的结论。

32.11.2 并发症比率和程序相关的发生率

对于并发症比率和程序相关的发生率参数(如估计失血量或输血率)，有多项研究比较了经腹腹腔镜根治性前列腺切除术(TLRP)与耻骨后根治性前列腺切除术(RRP)[89, 98-102,103]。总的并发症的发生率仅有较小的差异，报道的 TLRP 和 RRP 中位发生率分别为 17%(0~25)和 19%(8~25)。总的估计失血量(EBL)TLRP 比 RRP 少，中位 EBL 分别为 800mL 和 1400mL。这种更高的出血量转化为较高的患者输血率，对比 RRP 与 TLRP，中位数分别为 26%和 2%。术后保留导尿管天数，TLRP 组(中位数=7 天)少于 RRP 组(中位数=15 天)。严重的术中并发症，如直肠、输尿管损伤，均较罕见，但对比 RRP，TLRP 更常见[84]。一个更有趣的发现来自一项日本的前瞻性研究，比较了开放性 RRP 和 TLRP 患者术前和手术 6 个月后的生活质量差异。虽然研究者发现开放性 RRP 和 TLRP 之间无显著差异，但 TLRP 组的患者比 RRP 组的患者会更积极地面对手术，更容易再次选择同类手术[104]。

32.11.3 生化进展

如前所述，根治性前列腺切除术的主要目标是治愈局限性前列腺癌。自从 Walsh 解剖性 RRP 以来，报道的开放性 RRP 后 5 年和 10 年无 PSA 进展率分别为 77%~80%和 54%~75%[105]。由于腹腔镜根治性前列腺切除术在治疗局限性前列腺癌属于相对较新的应用，还缺乏术后生化进展的长期随访数据。然而，肿瘤控制的短期数据令人鼓舞。Pavlovich 等人最近进行了一项前瞻性研究，发现腹腔镜根治性前列腺切除术后 3 年的无生化复发生存率，在 pT2N0/Nx 和 pT3N0/Nx/N1 患者分别

表 32.2 经腹腹腔镜根治性前列腺切除术和开放性耻骨后根治前列腺切除术：肿瘤学及功能性结局比较

	N	总切缘阳性	% PSA 无复发（间期）	% 尿控（随访）	%性功能（随访）
腹腔镜手术					
Hoznek等[85]	134	25	89.6 (11 个月)	86.2(12 个月)	46(12 个月)BNS
Turk等[86]	125	26.4	100(6 个月)	92(9 个月)≤1 pad	59 (12 个月)UNS 或 BNS
Eden等[87]	100	16	100(3 个月)	90(12 个月)No pad	62 (12 个月)BNS
Guillonneau等[93]	550	16.7	pT2a 92.3(36 个月) pT2b 86.3(31 个月)	82.3(12 个月)No pad	85(12 个月)BNS
Rassweiler等[89]	438	22.4	86.8 (30 个月)	95.8(18 个月)	NA
Tooher 等[84]	1351	23	84~99 (NA)	80(12 个月)No pad	41(12 个月)
开放手术					
Walsh等[94]	64	NA	NA	93(18 个月)No pads	86(18 个月)UNS 或 BNS
Han等 (Walsh 数据)[95]	2404	11	84(5 年),74(10 年), 66(15 年)	NA	
Kundu等 (Catalona数据)[67]	3477	NA	NA	93 (18 个月) No pad	76 (18 个月) BNS
Roehl 等 (Catalona数据)[96]	3478	19	80(5 年)68(10 年)	NA	
Bianco等 (Scardino数据)[97]	1746	12	82(5 年),77(10 年), 75(15 年)	95(24 个月)No pad	70(24 个月)UNS 或 BNS
Tooher等[84]a	1185	29	75~97(NA)	89(12 个月)No pad	30(12 个月)

[a] 此综述包括 13 项比较经腹腹腔镜前列腺切除术和根治性耻骨后前列腺切除术的研究。此综述和 Rassweiler 数据中的患者有交叉。

BNS,保留双侧神经；UNS,保留单侧神经；NA,无数据

为 98.2%和 78.7%(P<0.0001)，整体为 94.5%。对年龄、术前 PSA 水平、术后 Gleason 评分、分期和切缘状态的多变量分析显示，仅 Gleason 评分和分期(pT3 或任何 N1 比 pT2)可预测生化进展[106]。将肿瘤分期因素考虑在内，腹腔镜和开放性前列腺切除术切缘阳性率没有显著性差异：T2 和 T3 期疾病腹腔镜与开放途径手术的中位切缘阳性率分别为 10%和 18%、40%和 43%[84]。

德国的另一项回顾性研究，分析了三个从 1999 年到 2002 年接受根治性前列腺切除术的连续队列。队列包括在常规进行 LRP 前接受开放性 RRP 的 219 例患者，最初在 LRP 学习曲线(早)内的 219 例患者，以及接下来接受 LRP(晚)的 219 例患者（前列腺特异抗原复发定义为血清 PSA 升高达到>0.2ng/mL 的水平），共观察到的 178 例开放手术后患者中的 31 例(17.4%)和 219 例早先接受腹腔镜根治性前列腺切除术后患者中的 29 例(13.2%)发生前列腺特异抗原复发[89]。这些数据似乎表明，腹腔镜根治性前列腺切除术后肿瘤学结果与开放手术无异，但只能长期随访才能得到腹腔镜手术的长期肿瘤学数据。

32.11.4 尿失禁

根治性前列腺切除术后尿控能力难以评估，主要是由于作者关于尿控的定义不一致及获取数据的方式不同。大多数作者对术后尿控的定义为患者在手术 12 个月后不需要使用尿垫。一项比较研

究的汇总分析结果显示，有三项研究在不同的随访期 TLRP 后的尿控率为 60%~90%（中位 80%），RRP 后的尿控率为 67%~90%（中位 89%）。Jacobsen 等人最近的一项前瞻性研究发现，临床局限期前列腺癌行开腹和腹腔镜前列腺切除术后 12 个月尿失禁率类似（分别为 13%比 17%，P=0.26）[107]。另一项前瞻性研究比较了 70 例 RRP 患者和 230 例 LRP 患者，1 年尿控率无显著性差异，但接受 LRP 的患者实际上更早恢复尿控[108]。

32.11.5 性功能

性功能是前列腺癌术后另一个重要的功能指标。同尿失禁非常相似，由于缺乏统一的性功能定义、评价方法不同以及随诊方案不同，术后勃起功能障碍的客观评价显得复杂。但有一个共识，性功能恢复的评估至少要在术后 18 个月以后进行[109]。其他最终影响手术结果的因素包括术前勃起质量、患者的年龄以及外科医生是否能够保留双侧神经血管束。一些大型保留双侧神经血管束的 LRP 报道的勃起率为 58%~83%[77]。这些结果类似于那些报道的 RRP，范围从 68%到 76%[19, 67, 97]。

总之，早期的结果表明，一旦学习曲线完成，TLRP 在早期肿瘤控制、尿控和性功能方面，至少与开放性根治性前列腺切除术相当。

32.12 未来展望

腹腔镜和机器人前列腺切除术是目前前列腺癌患者的标准治疗方案，将有可能在未来几年变得更加先进。由于更好的视野、放大作用以及更少的失血量，挽救性腹腔镜或机器人前列腺切除术优于传统开放途径手术。联合辅助成像（经直肠超声与直肠 MRI）也可能协助医生辨别神经血管束和精确地确定前列腺的切缘。在治疗前列腺癌过程中肯定会更多地联合使用消融技术，例如，冷冻治疗和 HIFU。利用这些技术，治疗标准放疗后失败的患者有潜在治愈的可能，与行挽救性前列腺切除术相比，此类治疗并发症发生率可能较低。然而，在另一个方面强调了局部治疗的概念。这个概念与所有传统的前列腺癌的教学及相应治疗方式不同，因为传统上认为前列腺癌是多灶性疾病。然而，随着消融疗法的进步，伴随适当设计和研究，只对部分前列腺治疗（仅癌症存在的区域）可能有一定的作用。必须对这些方法和技术进行评价，评价要基于机构伦理委员会审查通过的治疗方案，以确保患者得到保护。只有这样，我们才能做出更小的切口，才能将器械改善得更好；总之，计算机和医学技术将继续飞速发展。正是这些进展在前列腺癌患者临床治疗实践中恰当的联合应用，将在未来带来真正的进步。

快速参考

1. 在操作开始时先从后方游离精囊腺和输精管。重要的是清楚辨识输精管，不要将其误认为输尿管。
2. 当将膀胱从前腹壁游离下来的时候，确定在正确的平面进行游离，如果进入错误平面会导致腹壁肌肉出血或在整个手术过程中有脂肪悬挂在术野中。
3. 在切开盆内筋膜后，继续切开前列腺在前列腺表面的侧韧带帮助神经血管束的下降。
4. 如果有适应证，保留神经血管束。
5. 在离断膀胱颈部前壁的时候，使用尿道探子替代导尿管可以协助膀胱颈部的辨识。
6. 应当小心切开膀胱颈部前壁，不要使膀胱前壁变薄，同时不要切入前列腺。
7. 在后方游离前列腺和直肠间的 Denonvillier 筋膜应当尽可能地远，同时小心避免直肠损伤。
8. 结扎阴茎背深静脉复合体时，尿道探子帮助辨识尿道，确保阴茎背深静脉复合体的结扎，并避免损伤尿道。

9. 游离前列腺尖部附着组织时，应小心避免神经血管束损伤。

10. 完成尿道膀胱吻合时，可使用可吸收缝线连续缝合。两根缝线尾部结扎在一起。

从膀胱颈部 6 点位置的膀胱外侧开始缝合，分别向 12 点方向做连续缝合。应当小心避开尿道括约肌。通过吻合口放置 Foley 导尿管，完成吻合，两根缝线打结。

（毕新刚 译 马建辉 校）

参考文献

1. Jemal, A., Siegel, R., Ward, E., et al.: Cancer statistics, 2007. CA Cancer J. Clin. **57**(1), 43–66 (2007)
2. American Cancer Society: Cancer Facts and Figures 2008. American Cancer Society, Atlanta (2008)
3. Catalona, W.J., Smith, D.S., Ratliff, T.L., et al.: Measurement of prostate-specific antigen in serum as a screening test for prostate cancer. N. Engl. J. Med. **324**, 1156–1161 (1991)
4. Catalona, W.J., Smith, D.S., Ratliff, T.L., et al.: Detection of organ-confined prostate cancer is increased through prostate-specific antigen-based screening. JAMA **270**, 948–954 (1993)
5. Allaf, M.E., Carter, H.B.: The results of watchful waiting for prostate cancer. AUA Update Ser. **24**, 1–7 (2005)
6. Fowler, F.J., Collins, M.M., Albertsen, P.C., et al.: Comparison of recommendations by urologists and radiation oncologists for treatment of clinically localized prostate cancer. JAMA **283**, 3217–3222 (2000)
7. Carter, H.B., Walsh, P.C., Landis, P., et al.: Expectant management of nonpalpable prostate cancer with curative intent: preliminary results. Urology **167**, 1231–1234 (2002)
8. Johansson, J.E.: Expectant management of early stage prostatic cancer: Swedish experience. J. Urol. **152**, 1753–1756 (1994)
9. Klotz, L.: Active surveillance for prostate cancer: for whom? J. Clin. Oncol. **23**, 8165–8169 (2005)
10. Choo, R., Klotz, L., Danjoux, C., et al.: Feasibility study: watchful waiting for localized low to intermediate grade prostate carcinoma with selective delayed intervention based on prostate specific antigen, histological and/or clinical progression. J. Urol. **167**, 1664–1669 (2002)
11. Lu-Yao, G.L., Yao, S.L.: Population-based study of long-term survival in patients with clinically localised prostate cancer. Lancet **349**, 906–910 (1997)
12. Bill-Axelson, A., Holmberg, L., Ruutu, M., et al.: Radical prostatectomy versus watchful waiting in early prostate cancer. N. Engl. J. Med. **352**, 1977–1984 (2005)
13. Warlick, C., Trock, B.J., Landis, P., et al.: Delayed versus immediate surgical intervention and prostate cancer outcome. J. Natl. Cancer Inst. **98**, 355–357 (2006)
14. Epstein, J.I., Chan, D.W., Sokoll, L.J., et al.: Nonpalpabe stage T1c prostate cancer: prediction of insignificant disease using free/total prostate specific antigen levels and needle biopsy findings. J. Urol. **160**, 2407–2411 (1998)
15. Pasteau, O., Degrais, P.: The radium treatment of cancer of the prostate. Arch. Roentgen Ray **18**, 396 (1914)
16. Sklar, G.: Combined antitumor effect of suramin plus irradiation in human prostate cancer cells: The role of apoptosis. J. Urol. **150**, 1526 (1993)
17. Zelefsky, M.J., Chan, H., Hunt, M., et al.: Long-term outcome of high dose intensity modulated radiation therapy for patients with clinically localized prostate cancer. J. Urol. **176**, 1415–1419 (2006)
18. Gretzer, M.B., Trock, B.J., Han, M., et al.: A critical analysis of the interpretation of biochemical failure in surgically treated patients using the American Society for Therapeutic Radiation and Oncology criteria. J. Urol. **168**(pt 1), 1419–1422 (2002)
19. Abramowitz, M.C., Li, T., Buyyounouski, M.K., et al.: The phoenix definition of biochemical failure predicts for overall survival in patients with prostate cancer. Cancer **112**, 55–60 (2007)
20. Cox, J.D.: The American Society for Therapeutic Radiation and Oncology Consensus Panel Consensus Statement Guidelines for PSA Failure Following Radiation Therapy. Int. J. Radiat. Oncol. Biol. Phys. **37**, 1035–1041 (1997)
21. Zietman, A.L., Chung, C.S., Coen, J.J., et al.: 10-year outcome for men with localized prostate cancer treated with external radiation therapy: results of a cohort study. J. Urol. **171**, 210–214 (2004)
22. Dearnaley, D.P., Khoo, V.S., Norman, A.R., et al.: Comparison of radiation side effects of conformal and conventional radiotherapy in prostate cancer: a randomised trial. Lancet **353**, 267–272 (1999)
23. Morris, D.E., Emami, B., Mauch, P.M., et al.: Evidence-based review of three dimensional conformal radiotherapy for localized prostate cancer: an ASTRO outcomes initiative. Int. J. Radiat. Oncol. Biol. Phys. **62**, 3–19 (2005)
24. Pollack, A., Zagars, G.K., Starkschall, G., et al.: Prostate cancer radiation dose response: results of the M.D. Anderson phase III randomized trial. Int. J. Radiat. Oncol. Biol. Phys. **53**, 1097–1105 (2002)
25. Zietman, A.L., DeSilvio, M.L., Slater, J.D., et al.: Comparison of conventional-dose vs. high-dose conformal radiation therapy in clinically localized adenocarcinoma of the prostate: a randomized controlled trial. JAMA **294**, 1233 (2005)
26. Sogani, P.C., Whitmore Jr., W.F., Hilaris, B.S., et al.: Experience with interstitial implantation of iodine 125 in the treatment of prostatic carcinoma. Scand. J. Urol. Nephrol. Suppl. **55**, 205 (1980)
27. Blasko, J.C., Ragde, H., Grimm, P.D.: Transperineal ultrasound-guided implantation of the prostate: morbidity and complications. Scand. J. Urol. Nephrol. Suppl. **137**, 113 (1991)
28. Quaranta, B.P., Marks, L.B., Anscher, M.S.: Comparing radical prostatectomy and brachytherapy for localized prostate cancer. Oncology **18**, 1289–1302 (2004)
29. Ciezki, J.P.: Prostate brachytherapy for localized prostate cancer. Curr. Treat. Options Oncol. **6**, 389–393 (2005)
30. Potters, L., Morgenstern Calugaru, E., et al.: 12-year outcomes following permanent prostate brachytherapy in patients with clinically localized prostate cancer. J. Urol. **173**, 1562–1566 (2005)
31. Crook, J., Fleshner, N., Roberts, C., et al.: Long-term urinary sequelae following ^{125}Iodine prostate brachytherapy. J. Urol. **179**, 141–146 (2008)
32. Litwin, M.S., Sadetsky, N., Pasta, D.J., et al.: Bowel function and bother after treatment for early stage prostate can-

cer: a longitudinal quality of life analysis from CaPSURE. J. Urol. **172**, 515–519 (2004)
33. Vicini, F.A., Kini, V.R., Edmundson, G., et al.: A comprehensive review of prostate cancer brachytherapy: defining an optimal technique. Int. J. Radiat. Oncol. Biol. Phys. **44**, 483–489 (1999)
34. Merrick, G.S., Butler, W.M., Wallner, K.E., et al.: Erectile function after prostate brachytherapy. Int. J. Radiat. Oncol. Biol. Phys. **62**, 437–447 (2005)
35. Raina, R., Agarwal, A., Goyal, K.K., et al.: Long-term potency after iodine-125 radiotherapy for prostate cancer and role of sildenafil citrate. Urology **62**, 1103–1108 (2003)
36. Bentzen, S.M., Ritter, M.A.: The α/β ratio for prostate cancer: what is it, really? Radiother. Oncol. **76**, 1–3 (2005)
37. King, C.R., Fowler, J.F.: A simple analytic derivation suggests that prostate cancer α/β ratio is low. Int. J. Radiat. Oncol. Biol. Phys. **51**, 213–214 (2001)
38. King, C.R., Lehmann, J., Adler, J.R., et al.: CyberKnife radiotherapy for localized prostate cancer: rationale and technical feasibility. Tech. Cancer Res. Treat **2**, 25–29 (2003)
39. Madsen, B.L., His, R.A., Pham, H.T., et al.: Stereotactic Hypofractionated Accurate Radiotherapy of the Prostate (SHARP), 33.5 Gy in five fractions for localized disease: first clinical trial results. Int. J. Radiat. Oncol. Biol. Phys. **67**, 1099–1105 (2007)
40. Gonder, M.J., Soanes, W.A., Shulman, S.: Cryosurgical treatment of the prostate. Invest. Urol. **3**, 372–378 (1966)
41. Onik, G.M., Cohen, J.K., Reyes, G.D., et al.: Transrectal ultrasound-guided percutaneous radical cryosurgical ablation of the prostate. Cancer **72**, 1291–1299 (1993)
42. Saliken, J.C., Donnelly, B.J., Rewcastle, J.C.: The evolution and state of modern technology for prostate cryosurgery. Urology **60**, 26–33 (2002)
43. Cooper, I.S., Lee, A.S.: Cryostatic congelation: a system for producing a limited, controlled region of cooling or freezing of biological tissue. J. Nerv. Ment. Dis. **133**, 259–263 (1961)
44. Baust, J.G., Gage, A.A.: The molecular basis of cryosurgery. BJU Int. **95**, 1187–1191 (2005)
45. Gage, A.A., Baust, J.: Mechanisms of tissue injury in cryosurgery. Cryobiology **37**, 171–186 (1998)
46. Hoffmann, N.E., Bischof, J.C.: The cryobiology of cryosurgical injury. Urology **60**, 40–49 (2002)
47. Bahn, D.K., Lee, F., Badalament, R., et al.: Targeted cryoablation of the prostate: 7-year outcomes in the primary treatment of prostate cancer. Urology **60**, 3–11 (2002)
48. Donnelly, B.J., Saliken, J.C., Ernst, D.S., et al.: Prospective trial of cryosurgical ablation of the prostate: five year results. Urology **60**, 645–649 (2002)
49. Ellis, D.S.: Cryosurgery as a primary treatment for localized prostate cancer: a community hospital experience. Urology **60**, 34–39 (2002)
50. Han, K.-R., Cohen, J.K., Miller, R.J., et al.: Treatment of organ-confined prostate cancer with third generation cryosurgery: preliminary multi-center experience. J. Urol. **170**, 1126–1130 (2003)
51. Shinohara, K.: Prostate cancer cryotherapy. Urol. Clin. North Am. **30**, 725–736 (2003)
52. Robinson, J.W., Donnelly, B.J., Saliken, J.C., et al.: Quality of life and sexuality of men with prostate cancer 3 years after cryosurgery. Urology **60**(2 suppl 1), 12–18 (2002)
53. Katz, A.E., Rewcastle, J.C.: The current and potential role of cryoablation as a primary therapy for localized prostate cancer. Curr. Oncol. Rep. **5**, 231–238 (2003)
54. Long, J.P., Bahn, D., Lee, F., et al.: Five-year retrospective, multi-institutional pooled analysis of cancer-related outcomes after cryosurgical ablation of the prostate. Urology **57**(3), 518–523 (2001)
55. Madersbacher, S., Padevilla, M., Vingers, L., et al.: Effect of high-intensity focused ultrasound on human prostate cancer in vivo. Cancer Res. **55**, 3346–3351 (1995)
56. Chapelon, J.Y., Ribault, M., Vernier, F., et al.: Treatment of localized prostate cancer with transrectal high intensity focused ultrasound. Eur. J. Ultrasound **9**, 31–38 (1999)
57. Thuroff, S., Chaussy, C., Vallancien, G., et al.: High-intensity focused ultrasound and localized prostate cancer: efficacy results from the European multicentric study. J. Endourol. **17**, 673–677 (2003)
58. Beerlage, H.P., Thuroff, S., Debruyne, F.M., et al.: Transrectal high-intensity focused ultrasound using the Ablatherm device in the treatment of localized prostate carcinoma. Urology **54**, 273–277 (1999)
59. Blana, A., Walter, B., Rogenhofer, S., et al.: High-intensity focused ultrasound for the treatment of localized prostate cancer: 5-year experience. Urology **63**, 297–300 (2004)
60. Uchida, T., Nitta, M., Hongo, S., et al.: High-intensity focused ultrasound for the treatment in 503 patients with localized prostate cancer. Urology **70**(3 Supp 1), 2 (2007)
61. Gelet, A., Chapelon, J.Y., Bouvier, R., et al.: Transrectal high intensity focused ultrasound for the treatment of localized prostate cancer: factors influencing the outcome. Eur. Urol. **40**, 124–129 (2001)
62. Vallancien, G., Prapotnich, D., Cathelineau, X., et al.: Transrectal focused ultrasound combined with transurethral resection of the prostate for the treatment of localized prostate cancer: feasibility study. Urology **171**, 2265–2267 (2004)
63. Young, H.H.: The early diagnosis and radical cure of carcinoma of the prostate. Johns Hopkins Hosp. Bull. **16**, 315–321 (1905)
64. Millin, T.: Retropubic prostatectomy: a new extra vesical technique. Lancet **2**, 693–696 (1945)
65. Walsh, P.C., Donker, P.J.: Impotence following radical prostatectomy: insight into etiology and prevention. J. Urol. **128**, 492–497 (1982)
66. Walsh, P.C.: The discovery of the cavernous nerves and development of nerve-sparing radical prostatectomy. J. Urol. **177**, 1632–1635 (2007)
67. Kundu, S.D., Roehl, K.A., Eggener, S.E., et al.: Potency, continence and complications in 3, 477 consecutive radical retropubic prostatectomies. J. Urol. **172**, 2227–2231 (2004)
68. Teichman, J.M., Reddy, P.K., Hulbert, J.C.: Laparoscopic pelvic lymph node dissection, laparoscopically assisted seminal vesicle mobilization, and total perineal prostatectomy versus radical retropubic prostatectomy for prostate cancer. Urology **45**, 823 (1995)
69. Meng, M.V., Carroll, P.R.: When is pelvic lymph node dissection necessary before radical prostatectomy? A decision analysis. J. Urol. **164**, 1235 (2000)
70. Janoff, D.M., Parra, R.O.: Contemporary appraisal of radical perineal prostatectomy. J. Urol. **173**, 1863–1870 (2005)
71. Schuessler, W.W., Kavoussi, L.R., Clayman, R.V.: Laparoscopic radical prostatectomy: initial case report [abstr 130]. J. Urol. Suppl. **147**, 246A (1992)
72. Schuessler, W.W., Schulam, P.G., Clayman, R.V., et al.: Laparoscopic radical prostatectomy: initial short-term experience. Urology **50**, 854–857 (1997)
73. Abbou, C.C., Salomon, L., Hoznek, A., et al.: Laparoscopic radical prostatectomy: preliminary results. Urology **55**, 630–634 (2000)
74. Guillonneau, B., Cathelineau, X., Baret, E., et al.: Laparoscopic

radical prostatectomy: technical and early oncological assessment of 40 operations. Eur. Urol. **36**, 14 (1999)
75. Rassweiler, J., Sentker, L., Seeman, O., et al.: Heilbronn laparoscopic radical prostatectomy: technique and results after 100 cases. Eur. Urol. **40**, 54 (2001)
76. Bollens, R., Vanden, B.M., Rhoumeguere, T.H., et al.: Extraperitoneal laparoscopic radical prostatectomy: results after 50 cases. Eur. Urol. **40**, 65 (2001)
77. Trabulsi, E.J., Guillonneau, B.: Laparoscopic radical prostatectomy. J. Urol. **173**, 1072–1079 (2005)
78. Shah, O., Robbins, D.A., Melamed, J., et al.: The New York University nerve sparing algorithm decreases the rate of positive surgical margins following radical retropubic prostatectomy. J. Urol. **169**, 2147–2152 (2003)
79. Hsia, M., Ponsky, L., Rosenblatt, S., et al.: Laparoscopic inguinal hernia repair complicates future pelvic oncologic surgery. Ann. Surg. **240**, 922 (2004)
80. Stolzenburg, J.U., Anderson, C., Rabenalt, R., et al.: Endoscopic extraperitoneal radical prostatectomy in patients with prostate cancer and previous laparoscopic inguinal mesh placement for hernia repair. World J. Urol. **23**, 295–299 (2005)
81. Menon, M., Shrivastava, A., Tewari, A., et al.: Laparoscopic and robot assisted radical prostatectomy: establishment of a structured program and preliminary analysis of outcomes. J. Urol. **168**, 945–949 (2002)
82. Aherling, T.E., Skarecky, D., Lee, D., et al.: Successful transfer of open surgical skills to a laparoscopic environment using a robotic interface: initial experience with laparoscopic radical prostatectomy. J. Urol. **170**, 1738 (2003)
83. Guillonneau, B.: What robotics in urology?A current point of view. Eur. Urol. **43**, 103 (2003)
84. Tooher, R., Swindle, P., Woo, H., et al.: Laparoscopic radical prostatectomy for localized prostate cancer: a systematic review of comparative studies. J. Urol. **175**, 2011–2017 (2006)
85. Hoznek, A., Salomon, L., Olsson, L.E., et al.: Laparoscopic radical prostatectomy The Creteil experience. Eur. Urol. **40**, 38 (2001)
86. Turk, I., Deger, S., Winkelmann, B., et al.: Laparoscopic radical prostatectomy. Technical aspects and experience with 125 cases. Eur. Urol. **40**, 46 (2001)
87. Eden, C.G., Cahill, D., Vass, J.A., et al.: Laparoscopic radical prostatectomy: the initial UK series. BJU Int. **90**, 876 (2002)
88. Guillonneau, B., Rozet, F., Cathelineau, X., et al.: Perioperative complications of laparoscopic radical prostatectomy: the Montsouris 3-year experience. J. Urol. **167**, 51–56 (2002)
89. Rassweiler, J., Seemann, O., Schulze, M., et al.: Laparoscopic versus open radical prostatectomy a comparative study at a single institution. J. Urol. **169**, 1689 (2003)
90. Dillioglugil, O., Leibman, N.S., Kattan, M.W., et al.: Risk factors for complications and morbidity after radical retropubic prostatectomy. J. Urol. **157**(5), 1760–1767 (1997)
91. Lepor, H., Neder, A.M., Ferrandino, M.N.: Intraoperative and postoperative complications of radical retropubic prostatectomy in a consecutive series of 1, 000 cases. J. Urol. **166**(5), 1729–1733 (2001)
92. Augustin, H., Pummer, K., Daghofer, F., et al.: Patient self-reporting questionnaire on urological morbidity and bother after radical prostatectomy. Eur. Urol. **42**, 112–117 (2002)
93. Guillonneau, B., Cathelineau, X., Doublet, J.D., et al.: Laparoscopic radical prostatectomy: assessment after 550 procedures. Crit. Rev. Oncol. Hematol. **43**, 123 (2002)
94. Walsh, P.C., Marschke, P., Ricker, D., et al.: Patient-reported urinary continence and sexual function after anatomic radical prostatectomy. Urology **55**, 58–61 (2000)
95. Han, M., Partin, A.W., Pound, C.R., et al.: Long-term biochemical disease-free and cancer-specific survival following anatomic radical retropubic prostatectomy. The 15-year Johns Hopkins experience. Urol. Clin. North Am. **28**, 555–565 (2001)
96. Roehl, K.A., Han, M., Ramos, C.G., et al.: Cancer progression and survival rates following anatomical radical retropubic prostatectomy in 3, 478 consecutive patients: long-term results. J. Urol. **172**, 910–914 (2004)
97. Bianco Jr., F.J., Scardino, P.T., Eastham, J.A.: Radical prostatectomy: long-term cancer control and recovery of sexual and urinary function ("trifecta"). Urology **66**, 83–94 (2005)
98. Bhayani, S.B., Pavlovich, C.P., Hsu, T.S., et al.: Prospective comparison of short-term convalescence laparoscopic radical prostatectomy versus open radical retropubic prostatectomy. Urology **61**, 612 (2003)
99. Bickert, D., Frickel, D.: Laparoscopic radical prostatectomy. AORN J. **75**, 762 (2002)
100. Brown, J.A., Garlitz, C., Gomella, L.G., et al.: Perioperative morbidity of laparoscopic radical prostatectomy compared with open radical retropubic prostatectomy. Urol. Oncol. **22**, 102 (2004)
101. Egawa, S., Kuruma, H., Suyama, K., et al.: Delayed recovery of urinary continence after laparoscopic radical prostatectomy. Int. J. Urol. **10**, 207 (2003)
102. Martorana, G., Manferrari, F., Bertaccini, A., et al.: Laparoscopic radical prostatectomy oncological evaluation in the early phase of the learning curve comparing to retropubic approach. Arch. Ital. Urol. Androl. **76**, 1 (2004)
103. Salomon, L., Anastasiadis, A.G., Levrel, O., et al.: Location of positive surgical margins after retropubic, perineal, and laparoscopic radical prostatectomy for organ-confined prostate cancer. Urology **61**, 386 (2003)
104. Hara, I., Kawabata, G., Miyake, H., et al.: Comparison of quality of life following laparoscopic and open prostatectomy for prostate cancer. J. Urol. **169**, 2045 (2003)
105. Pound, C.R., Partin, A.W., Epstein, J.I., et al.: Prostate-specific antigen after anatomic radical retropubic prostatectomy Patterns of recurrence and cancer control. Urol. Clin. North Am. **24**, 395 (1997)
106. Pavlovich, C.P., Trock, B.J., Sulman, A., et al.: 3-year actuarial biochemical recurrence-free survival following laparoscopic radical prostatectomy: experience from a tertiary referral center in the united states. J. Urol. **179**, 917–922 (2008)
107. Jacobsen, N.-E.B., Moore, K.N., Estey, E., et al.: Open versus laparoscopic radical prostatectomy: a prospective comparison of postoperative urinary incontinence rates. J. Urol. **177**, 615–619 (2007)
108. Anastasiadis, A.G., Salomon, L., Katz, R., et al.: Radical retropubic versus laparoscopic prostatectomy: a prospective comparison of functional outcome. Urology **62**, 292 (2003)
109. Litwin, M.S., Melmed, G.Y., Nakazon, T.: Life after radical prostatectomy: a longitudinal study. J. Urol. **166**, 587 (2001)

第 33 章 膀胱癌

Kevin P. Asher, David S. Wang

K.P. Asher and D.S. Wang(✉)
Department of Urology, Boston University School of Medicine,
720 Harrison Avenue, Suite 606, Boston, MA 02118, USA
e-mail: davids.wang@bmc.org

33.1 引言

浸润性膀胱癌对泌尿外科医生来说仍然是一个挑战。在过去的 20 年中,在阐述尿路上皮癌的分子及基因病理学方面取得了重大进步。现在我们对肿瘤抑癌基因(如 p53)和癌基因(如 RAS)在此类潜在致死性疾病进展中的作用有所了解。对浅表性膀胱肿瘤的腔内治疗已经取得重大突破。但对无远处转移的膀胱浸润性尿路上皮癌的标准治疗仍然是根治性膀胱切除+盆腔淋巴结清扫+尿流改道术。泌尿外科腹腔镜的临床经验证实,泌尿系肿瘤的微创治疗大大降低了复发率,同时根治性膀胱切除可以有效地控制疾病局部的进展及复发,这与手术并发症和死亡率密切相关。最近,腹腔镜及机器人对于根治性膀胱切除术探索的初步结果令人鼓舞。本章主要阐述根治性膀胱切除术的腹腔镜及机器人技术,并总结当今世界范围的相关临床经验。

33.2 根治性膀胱切除术的替代治疗

对于肌层浸润性膀胱癌患者,除根治性全膀胱切术外还有很多替代治疗,这些治疗多用于并发症较多且不能耐受或不愿接受尿流改道术的患者。

33.2.1 放射治疗

1917 年,放射治疗作为主要的外科辅助治疗手段开始应用于膀胱癌[1]。外照射放疗完全缓解率约为 50%。此反应率取决于与肿瘤分期相关的几个预后因素[2]。最近内照射放疗在特定人群中的疗效也得到肯定[3]。

33.2.2 经尿道膀胱电切术(TUR-B)

为达到局部控制且保留膀胱的目的,作为肌层浸润性膀胱癌的替代治疗,经尿道膀胱肿瘤电切及膀胱部分切除术被广泛应用。大量研究肯定了“根治性”膀胱肿瘤电切术在特定患者中的疗效[4-7]。在此过程中,通过膀胱镜完全切除肿瘤处的膀胱壁全层及邻近膀胱周围脂肪,以达到无瘤残存。同样,膀胱部分切除术对于初发的、单发的、位于膀胱顶壁的、无原位癌且膀胱功能正常的膀胱尿路上皮癌患者也是一种选择。虽然上述治疗能达到局部控制,但复发率较高,30%~50%的患者最终仍要行根治性膀胱切除术。

33.2.3 综合治疗

肌层浸润性膀胱癌的保守治疗方法较多。经尿道膀胱肿瘤电切联合全身化疗对于 T2 患者能达到长期控制的效果[8]。多种治疗方案如联合 TUR-B、新辅助化疗、辅助化疗、外放射治疗等被研究报道。结合这些方法,患者 3~5 年生存率由 37%提高至 81%[9]。

33.3 根治性膀胱切除术

33.3.1 总论

对于无明显并发症及预期寿命长的患者,根治性膀胱切除+盆腔淋巴结清扫术可使疾病的局部控制达到最佳效果。根治性膀胱切除术适用于侵入肌层或侵透肌层但无远处转移证据的浸润性尿路上皮癌患者。对于高危非肌层浸润性膀胱癌伴原位癌的患者,也应行根治性膀胱全切术。对于内镜下治疗及膀胱灌注治疗不能控制或内镜下手术不能切除的浅表肿瘤(Ta、T1)患者,也应行根治性膀胱切除术。对于体重指数(BMI)正常、无腹部手术史、肺功能检测正常、无邻近组织肿瘤侵犯证据、影像学检查无淋巴结转移的患者,可行腹腔镜或机器人辅助根治性膀胱切除术。

总之，膀胱癌的手术治疗包括以下两个主要部分：

- 切除——根治性膀胱切除术
- 重建——可控或非可控的尿路改道术

33.4 腹腔镜根治性膀胱切除术

33.4.1 适应证

大体来讲，腹腔镜下根治性膀胱切除术+尿流改道术更适合于非肥胖且无腹部手术史、放疗史或化疗史的患者。肥胖的膀胱肿瘤或有较大淋巴结转移的患者并不是腹腔镜手术的最佳适用人群。

表 33.1 列举了腹腔镜下根治性膀胱切除术的适应证及禁忌证。

33.4.2 患者术前准备

术前肠造口专业护士都要访视患者并为尿流改道进行标记。应用聚乙二醇溶液和以新霉素为基础的抗生素行肠道准备。手术前应用第二代头孢抗生素。在手术室及病房期间，应用间歇加压装置直至患者可自行活动。围术期加用肝素皮下注射以防止静脉血栓形成。

33.4.3 患者体位

麻醉后，患者取低截石位，胳膊妥善固定于身体两侧，需注意处理静脉输液及血压监测等处。之后通过固定带将患者固定于手术床。

33.4.4 手术室布置

术者站在患者左侧，助手站在患者右侧，监视器平主刀医生视野，放置于患者足侧与手术台左侧。

33.4.5 套管放置

患者取头高脚低位，在脐部用气腹针建立人工气腹，保持气腹压力 15mmHg。在该处穿刺放置 12mm 套管，套管放置应用五点穿刺法。放置第一个套管后，检查腹腔内有无血管或肠道损伤，以及有无肉眼可见的转移灶。在腹腔镜观察下其余 4 个套管位置以半圆的形式放置在下腹部（图 33.1）。

33.5 腹腔镜根治性膀胱切除术的手术步骤

33.5.1 切开后腹膜

分离乙状结肠与腹壁的粘连后将乙状结肠牵

表 33.1 腹腔镜下根治性膀胱癌切除术的适应证及禁忌证

适应证		●可耐受手术风险的膀胱肌层浸润性尿路上皮癌患者
		●高危非肌层浸润性膀胱癌合并原位癌患者
		●复发难治的非肌层浸润性膀胱癌患者
禁忌证	绝对	●已知的远处内脏转移或骨转移且生存期较短的患者
	相对	●病态肥胖
		●膀胱肿瘤体积巨大
		●有影像学证据支持的大体积盆腔淋巴结转移
		●盆腔放疗史
		●范围较大的腹部或盆腔手术史
		●新辅助化疗史

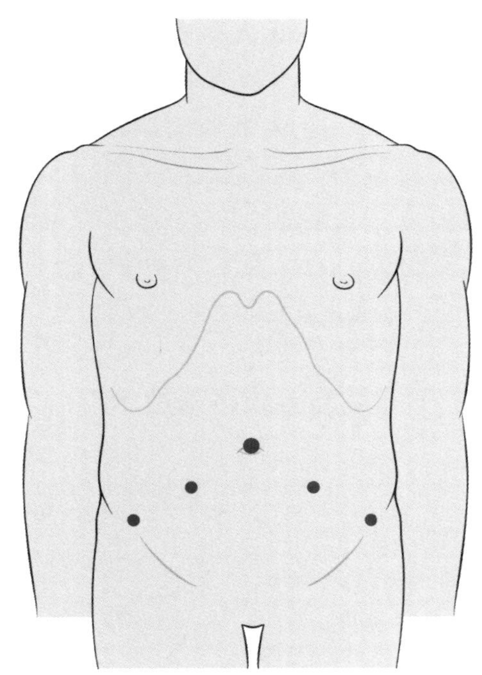

图 33.1 腹腔镜根治性膀胱切除术的通道设置：应用五点穿刺法，一支 12mm 镜头由脐置入，其余 4 个通道以半圆的形式置于下腹部。(Drawing by Hippmann GbR, Schwarzenbruck, Germany)

向头侧。在道格拉斯陷凹以上 2cm 处的直肠膀胱袋中线处切开腹膜(图 33.2)。继续向外侧切开。暴露血管及精囊。水平切开狄氏筋膜后可分离出直肠与后面前列腺之间的间隙(图 33.3)。仔细分离，避免损伤直肠。

33.5.2 游离和离断输尿管

在横跨右侧髂血管处找到右侧输尿管。游离至近膀胱壁部位将其离断并结扎，保护周围重要组织。留取输尿管的远端切缘行冰冻切片检查，以确保无肿瘤组织残存。尽可能完全游离输尿管，在其远端缝线标记。相同方法游离及离断左侧输尿管，应用不同颜色的缝线标记以分辨左侧输尿管。

33.5.3 前腹膜切开

在前腹壁切口，从左向右打开腹膜，切断脐韧带和脐尿管。进而将膀胱前壁从腹壁游离，分离出 Retzius 空间。切断耻骨前列腺韧带，然后打开盆底筋膜，推挤肛提肌纤维推至两侧。然后放置支架管，CT-1 号针 0 号薇乔线缝扎阴茎背深静脉复合体。

33.5.4 闭合血管蒂

助手将膀胱拉向左侧，暴露右外侧血管蒂。然

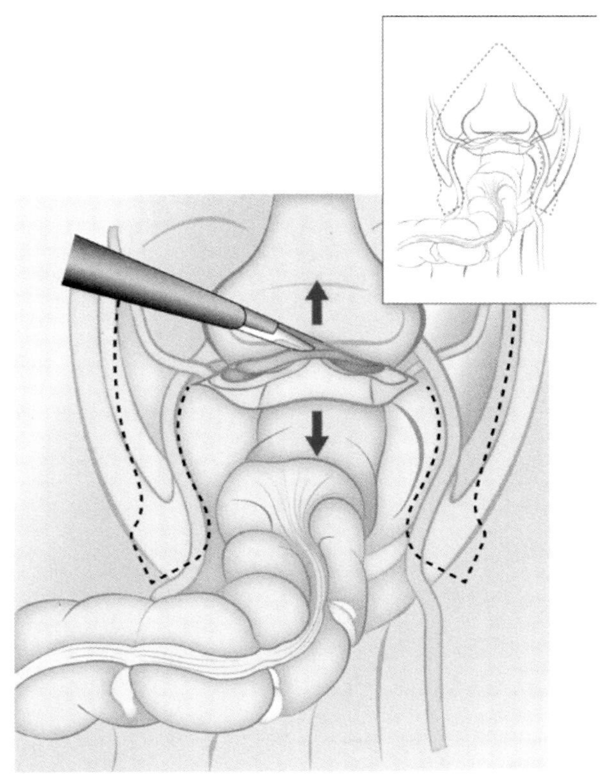

图 33.2 初始腹膜切口在直肠膀胱袋正中深部，道格拉斯陷凹上方 2cm。(Drawing by Hippmann GbR, Schwarzenbruck, Germany)

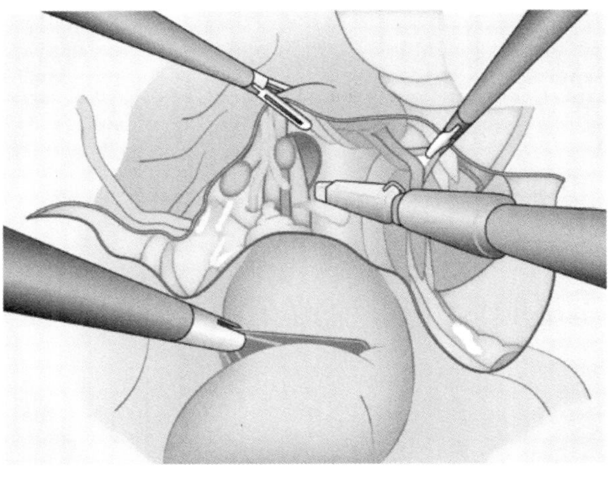

图 33.3 直肠前与前列腺后的 Denovillier 筋膜间隙。(Drawing by Hippmann GbR, Schwarzenbruck, Germany)

后用腔镜闭合器将血管蒂予以闭合。也可使用夹子或超声刀。相同的方式处理左侧血管蒂。

33.5.5 前列腺尖部切开

此步骤中最后连接部位是前列腺尖。现在阴茎背深静脉复合体已被切断，在背深静脉复合体与尿道之间建立出一个平面。随后缝合或用闭合器封闭尿道近端以防止尿液泄漏或溢出。离断尿道，标本完全游离。尿道断端取活检送冰冻病理检查。将标本放入腹腔镜标本袋，稍后取出。

33.5.6 盆腔淋巴结清扫

有相当多的证据表明，对浸润性膀胱癌患者行彻底的盆腔淋巴结清扫不仅可以明确分期，也可以延长患者的生存时间 [10,11]。膀胱切除术完成后，患者采取右侧高 30°位，与 30° Trendelenburg 体位相结合。

盆腔淋巴结清扫的界限是：

- 腹股沟环远端内侧
- 生殖股神经外侧
- 闭孔神经后侧
- 膀胱周围
- 腹主动脉分叉处

在脐上位置放置镜头孔位有利于更高层面的淋巴结清扫，如主动脉分叉 2~3cm 以上的淋巴结处。

淋巴结紧密地与周围组织相连。操作应避免直接进入淋巴组织，使术中肿瘤播散的风险降到最低。一旦淋巴结被分离下来，将来放置在腹腔镜标本袋，以减少操作过程中与其他组织的接触。

33.6 腹腔镜尿流改道

33.6.1 介绍

自 1992 年 Kozminski 和 Partamanian 首次报道了腹腔镜回肠膀胱尿流改道术，腹腔镜下实施尿流改道技术一直稳步发展和创新[12]。研究的初始阶段，在膀胱癌根治术中使用微创技术来完成尿流改道，一直被认为是最困难的。近年来随着新技术的发展，如腔镜辅助或迷你剖腹技术，使得腹腔镜尿流改道更加可行。此外，新型腹腔镜仪器使外科医生可以完成更复杂的操作步骤。

33.6.2 不同类型的尿路重建术

和开放手术一样，腹腔镜尿路重建的方法一般有两种：

- 非可控尿流改道
  - –回肠膀胱术
  - –皮肤输尿管造口术
  - –膀胱造口术[13-16]
- 可控尿流改道
  - –回肠新膀胱
  - –Mainz Ⅱ乙状结肠袋
  - –各种自制的开口装置

不论开放或腹腔镜手术，最简单、最常用的方法是非可控尿流改道中的回肠膀胱术。可控尿囊利用阑尾作为导尿通道。每种改道方式的适应证与开放手术相同。选择何种方式取决于患者及外科医生的多种因素。最好的长期结果应是为患者做出决定的推动力，腹腔镜技术的难点不应该限制可控性尿流改道术的施行。

33.6.3 总结

对于外科医生而言，另一个决策点在于全程利用腹腔镜完成手术还是仅使用腹腔镜辅助手术。在完全性腹腔镜手术中，所有的游离、切开、缝合都是在体内完成。腹腔镜辅助技术包括微小腹腔镜切口与将肠管和输尿管游离到体外，输尿管–肠管吻合以及肠管的连续性均在腹腔外通过常规技术完成。1992 年，Kosminski 和 Partamaniam 通过扩展穿刺通道的方法完成回肠膀胱的重建[12]。Gell 等完成了完全性腹腔镜根治性膀胱切除术与回肠重建术[17]。

我们所描述的回肠膀胱的基本步骤，也是最常见的操作技巧。

33.7 腹腔镜回肠膀胱尿路重建

腹腔镜根治性膀胱切除术和盆腔扩大淋巴切除术如上所述。从本质上讲,此处所介绍的重建是通过一个微创切口重建。左侧输尿管通过缝线标记由乙状结肠肠系膜后间隙通过。必须充分游离左输尿管，以确保足够的长度使吻合后不会有过大的张力。

33.7.1 手术步骤

33.7.1.1 选择小肠袢建立管道

接下来,从右侧腹部的一个通道取出小肠。如果通道位置不佳,我们可以做一个 5cm 切口。把小肠从腹部取出,检查血管弓,保证血供充分。然后在回盲部近侧 15~20cm 选择一段 15~20cm 长的回肠。用 GIA 闭合器蓝色钉仓游离这段肠管。游离后的肠管从其余肠管后方通过。

33.7.1.2 恢复肠道的连续性

使用标准的 55mm GIA 闭合器蓝色钉仓沿肠系膜对侧缘恢复肠道连续性。用 55mm TA™ 吻合器关闭切开的肠管。我们不常规缝合钉合缘。肠系膜窗使用丝线连续缝合关闭。

33.7.1.3 准备和移植输尿管

将缝合在输尿管上的缝线穿出之前所选择的腹部通道,然后靠近游离肠管。从输尿管开口向近端纵行剖开 1cm。分别置入单 J 输尿管支架管达肾盂。用 4–0 薇乔线连续缝合,将输尿管远端吻合于游离肠管的近端。支架的远端通过游离肠管至末端穿出。

33.7.1.4 造口建造

尿路造口位置通常选择右下腹。用 2–0 薇乔线将回肠段固定在腹直肌筋膜。作为最后一步,我们翻转黏膜成为一个蔷薇花蕾样造口。

33.7.1.5 引流和闭合伤口

骨盆常规放置 10 号 Jackson-Pratt 引流管。和常规开腹手术一样关闭迷你剖腹切口。使用常规技术直视下关闭大于 10mm 通道切口，或使用诸如 Carter-Thompson 装置的辅助器械关闭。我们使用 4–0 可吸收缝线行皮内缝合关闭伤口。

33.8 腹腔镜根治性膀胱切除的结果

腹腔镜根治性膀胱切除术和尿流改道术反映了专业技术发展的制高点，即分离和重建泌尿专业技术方面的发展以及精密腹腔镜设备的革新。腹腔镜膀胱切除术需要熟练的腹腔镜技术。近年来,来自世界各地的许多小样本研究表明,这种技术是可行的(表 33.2)。最近已报道了第一个肿瘤学中期数据。

Simnoto 等人报道了 10 例复发性 T1 期高级别或 T2 期接受腹腔镜根治性膀胱切除术的男性膀胱癌患者随访 30 个月后的肿瘤学结果[22]。这些患者切缘阴性,没有局部复发及种植转移。其中 4 例患者在 31 个月内死于转移性膀胱癌。6 例接受原位小肠新膀胱尿流改道,2 例接受皮肤输尿管造口术,2 例接受输尿管乙状结肠造口术。没有报道围术期并发症。针对此数据一些泌尿专家有些担忧，因为低风险的患者肿瘤转移的比例要高于开放手术。

Haber 和 Gill 报道了腹腔镜根治性膀胱切除术后的 5 年经验和患者术后生存情况[23]。共 37 例患者入组,平均随访 31 个月。2 例切缘阳性,7 例淋巴结转移。淋巴结清扫平均获得淋巴结 14 枚。2 例死于肿瘤转移。5 年总生存率和肿瘤特异性生存

表 33.2 腹腔镜根治性膀胱切除术:世界范围的结果

	年份	病例数 (*n*)	方法	手术时间 (h)	失血量 (mL)	住院天数 (d)	肠道功能恢复时间(d)	并发症 (*n*)
Abdel-hakim[18]	2002	14	体外新膀胱	8.3	NR	NR	3	无
Gill[17]	2002	3	体内新膀胱[2]	9.5	300	8.5	2~4	出血
			体外印第安那囊[1]					十二指肠溃疡[1]
Turk[18]	2001	5	体内 Mainz 囊	7.4	250	10	2	无
Denever[19]	1999	10	改良的输尿管乙状结肠吻合术	3.6	2.2U	10~13	NR	一些严重的并发症,1 例死于失血
Gupta[20]	2002	5	体内回肠膀胱术	7.5	360	7	3	小肠梗阻[1]
Puppo[21]	1995	5	体内回肠膀胱术	7.2	NR	10.6	2~4	无

h,小时;NR,未报道

率分别为 63%和 92%。该研究中报道 6 例严重并发症需要再次干预,这反映了此技术的难度。这些并发症, 如尿外渗和小肠梗阻, 均与尿流改道有关。在研究开始阶段,所有的尿流改道均在体内完成, 尿流改道出现的大部分并发症归因于器械缝合的困难。随着术者经验的积累,尿流改道可在体外完成。此研究结果是目前关于腹腔镜根治性膀胱切除术及尿流改道术随访最长的报道, 表明在肿瘤生存方面,疗效等同于开放手术。

有 1 例机器人辅助腹腔镜根治性膀胱切除术联合体外回肠新膀胱术后通道穿刺点复发的报道[24]。该例患者为 52 岁男性,pT3 期高级别膀胱尿路上皮癌,术后 10 个月在一个腹腔镜套管穿刺点处出现可触及的结节。此患者之前手术过程顺利,用标本袋取出标本。此并发症在腹腔镜膀胱切除术中的意义尚不清楚。

33.9 机器人辅助的腹腔镜根治性膀胱切除术

近年来已经在机器人辅助的腹腔镜根治性前列腺切除术方面积累了大量经验[25]。机器人辅助技术的发展使得外科医生腹腔及盆腔腔镜手术学习曲线缩短,尤其需要大量体内缝合手术。随着机器人前列腺切除术经验的积累, 研究人员将此技术应用到机器人辅助的腹腔镜膀胱切除术上[26-31]。基本步骤同标准的腹腔镜技术类似。

所有的患者均采用体外的尿流改道术。平均手术时间为 6.2 小时,平均失血量约 313mL。20 例患者中的 19 例 5 天内出院。6 例出现并发症,其中 2 例再次手术 (1 例因为术后出血,1 例因为网膜疝)。此研究表明机器人腹腔镜根治性膀胱切除术是可行的, 在围术期的出血控制及缩短住院时间上存在优势。

Pruthi 和 Wallen 最近报道了关于机器人辅助腹腔镜根治性膀胱切除术的最大宗研究。在研究中,10 例患者进行了尿路改道+回肠膀胱术,10 例患者进行了原位新膀胱手术。所有改道手术均在体外完成。平均手术时间为 6.2 小时,平均出血量为 313mL。20 例患者中的 19 例在术后 5 天内出院。6 例出现了并发症,其中 2 例再次进行手术治疗,1 例为出血,另 1 例为切口疝。该研究显示机器人辅助腹腔镜根治性膀胱切除术是一种可行的手术方式,并能够明显改善术中出血及住院时间。

目前, 尚无长期的肿瘤学及功能方面的随访数据。因此,这种创新仍在发展的早期阶段,并且在与患者沟通时还应强调此技术尚无长期的随访结果(表 33.3)。

表 33.3　机器人根治性膀胱切除术：世界范围的结果

	年份	*n*	技术	手术时间(h)	失血量(mL)	住院天数(d)	肠道功能恢复时间(d)	并发症
Beecken[28]	2003	1	体内新膀胱	8.5	200	NR	NR	无
Balaji[29]	2004	3	体内回肠膀胱	11.5	250	7.3	NR	[1]功能性肠梗阻，保守治疗治愈
Sala[30]	2006	1	体内新膀胱	12	100	5	NR	无
Rhee 和 Theodorescu[31]	2006	30	体外回肠膀胱	10.6	479	11	NR	NR
Guru 和 Mohler[32]	2007	20	体外回肠膀胱[17] 新膀胱[2] 未列出[1]	7.3	555	7	4	2 严重(1 例死于小肠梗阻)
Menon[33]	2003	14	体外回肠新膀胱	膀胱切除 2.3 新膀胱 2.7	<150	NR	NR	NR
Pruthi[26]	2007	20	机器人体外改道 回肠膀胱[10] 新膀胱[10]	6.1	313	4~5	2.1	6(2 例需要手术干预)

NR，未报道

33.10 结论

根治性膀胱切除术联合淋巴结清扫术仍是大多数肌层浸润性膀胱癌患者的标准治疗方法，膀胱镜及机器人在此类手术中也有良好的疗效。尽管缺乏长期的肿瘤学数据，但大量的数据表明，这种技术是安全可行的，短期结果等同于开放手术。在未来 10 年，腹腔镜及机器人很可能会更广泛地应用于膀胱癌的治疗。

快速参考

1.选择合适的病例，术前准确标记手术部位。

2.将患者置于截石位。

3.在下腹部呈半圆形放置 5 个套管，包括一个 12mm 镜头通道。

4.切除术：

每个病例均应严格按照下述手速步骤进行：

- 后腹膜后切开
  - –分离输精管和精囊，分离出直肠前壁和前列腺后壁间的空间
  - –避免任何直肠损伤
- 找出并切断输尿管
  - –分离输尿管达膀胱水平并夹闭
  - –用缝线标记双侧输尿管
  - –保护输尿管周围组织
  - –断端组织送冰冻病理检查
- 前腹膜切开
  - –在双侧闭锁的脐韧带中间的上方，包括脐尿管
  - –游离膀胱前壁，使其从腹壁分离
  - –游离出 Retzius 空间
  - –向两侧推肛提肌，严格保护肛提肌
  - –确切结扎阴茎背深静脉复合体
- 确切处理血管蒂
  - –向两侧牵拉膀胱暴露其对侧血管蒂
  - –使用血管闭合器白色钉仓夹确切夹闭血

管蒂
- 尖部游离
  - –横断背深静脉复合体
  - –分离出静脉复合体与尿道之间平面
  - –闭合尿道近端防止漏尿
  - –切断输尿管
  - –尿道残端取组织送冰冻病理检查
- 扩大盆腔淋巴结清扫术
  - –注意所有重要的解剖标记
    - ○腹股沟管内环远端
    - ○生殖股神经侧面
    - ○闭孔神经后方
    - ○膀胱周围
    - ○主动脉分叉上方

5. 将膀胱和淋巴结放置于防渗漏标本取出袋里。

6.重建：
- 通过腹部迷你切口重建
- 将左侧输尿管经乙状结肠后方穿至右侧
- 保留足够的输尿管长度，保证输尿管回肠吻合口无张力
- 经一右侧腹壁通道取出回肠膀胱的末端
- 选择一段15~20cm长的肠管，评估其血运，并用闭合器分离该段肠管
- 使用常规技术恢复肠道连续性并关闭肠系膜开口
- 经之前选择的通道穿出输尿管
- 自输尿管远端向近端纵行切开1cm并置入支架管
- 用4–0薇乔线连续缝合，将输尿管吻合在肠段近端，将支架管穿出肠段远端
- 将回肠膀胱经造瘘口穿出右侧下腹部，并将外露的肠段外翻成蔷薇花蕾样造口，并将肠段固定在腹壁

7.移除标本。

8.在盆腔放置10号Jackson-Pratt引流管。

9.使用标准技术关闭迷你剖腹切口所有切口和10mm通道。

10.可吸收线连续皮内缝合伤口。

（毕新刚 译 马建辉 校）

参考文献

1. Young, H.H., Frontz, W.A.: Some new methods in the treatment of carcinoma of the lower genitourinary tract with radium. J. Urol. **1**, 505–541 (1917)
2. Shipley, W.U., Rose, M.A.: Bladder cancer. The selection of patient for treatment by full –dose irradiation. Cancer **55**, 2278–2284 (1985)
3. Wijnmaalen, A., Koper, P.C., Jansen, P.P., et al.: Muscle invasive bladder cancer treated by transurethral resection, followed by external beam radiation and interstitial iridium-192. Int. J. Radiat. Oncol. Biol. Phys. **39**, 1043–1052 (1997)
4. Barnes, R.W., Dick, A.L., Hadley, H.L., et al.: Survival following transurethral resection of bladder carcinoma. Cancer Res. **37**, 2895–2898 (1977)
5. Herr, H.W.: Conservative management of muscle-infiltrating bladder cancer: prospective experience. J. Urol. **138**, 1162–1163 (1987)
6. Henry, K., Miller, J., Mori, M., et al.: Comparison of transurethral resection to radical therapies for stage B bladder tumors. J. Urol. **140**, 964–967 (1988)
7. Solsona, E., Iborra, I., Ricos, J.V., et al.: Feasibility of transurethral resection for muscle-infiltrating carcinoma of the bladder: prospective study. J. Urol. **147**, 1513–1555 (1992)
8. Hall, R.R., Newling, D.W.W., Ramsden, P.D., Richards, B., Robinson, M.R.G., Smith, P.H.: Treatment of invasive bladder cancer by local resection and high-dose methotrexate. Br. J. Urol. **56**, 558–672 (1984)
9. Wein, A., Kavoussi, L., Novick, A., Partin, A., Peters, C. (eds.): Campbell-Walsh Urology, p 2475. Elsevier, Philapelphia (2006)
10. Herr, H.W., Bochner, B.H., Dalbagni, G., Donat, S.M., Reuter, V.E., Bajorin, D.F.: Impact of the number of lymph nodes reteived on outcome in patients with muscle invasive bladder cancer. J. Urol. **167**(3), 1295–1298 (2002)
11. Konety, B.R., Joslyn, S.A., O'donnell, M.A.: Extent of pelvic lymphadenectomy and its impact on outcome in patients diagnosed with bladder cancer: analysis of data from the Surveillance, Epidemiology and End Results Program data base. J. Urol. **169**(3), 946–950 (2003)
12. Kozminski, M., Partamian, K.O.: Case report of laparoscopic ileal loop conduit. J. Endourol. **6**, 147–150 (1992)
13. Abraham, H.M., Rahman, N.U., Meng, M.V., Stoller, M.L.: Pure laparoscopic ileovesicostomy. J. Urol. **170**(2 Pt 1), 517–518 (2003)
14. Hsu, T.H., et al.: Laparoscopic ileovesicostomy. J. Urol. **168**(1), 180–181 (2002)
15. Loisides, P., Grasso, M., Lui, P.: Laproscopic cutaenous ureterostomy: technique for palliative upper urinary tract drainage. J. Endourol. **9**(4), 315–317 (1995)
16. Puppo, P., et al.: Videoendoscopic cutaneous ureterostomy

for palliative urinary diversion in advanced pelvic cancer. Eur. Urol. **28**(4), 328–333 (1995)
17. Gill, I.S., Fergany, A., Klein, E.A., et al.: Laparoscopic radical cystoprostatectomy with ileal conduit performed completely intracorporeally: the initial 2 cases. Urology **56**(1), 26–29 (2000). 29-30
18. Abdel-Hakim, A.M., Bassiouny, F., Abdel Azim, M.S., et al.: Laparoscopic radical cystectomy with orthotopic neobladder. J. Endourol. **16**, 377–381 (2002)
19. Turk, I., Deger, S., Winkelmann, B., Sconberger, B., Loening, S.A.: Laparoscopic radical cystectomy with continent urinary diversion (rectal sigmoid pouch) performed completely intracorporeally: the initial 5 cases. J. Urol. **165**, 1863–1866 (2001)
20. Gupta, N.P., Gill, I.S., Fergancy, A., Nabi, G.: Laparoscopic radical cystectomy with intracorporeal ileal conduit diversion: 5 cases with 2 year follow-up. BJU Int. **90**, 391–396 (2002)
21. Puppo, P., Perachino, M., et al.: Laparoscopically assisted transvaginal radical cystectomy. Eur. Urol. **27**, 80–84 (1995)
22. Simonato, A., Gregori, A., et al.: Laparoscopic radical cystoprostatectomy: our experience in a consecutive series of 10 patients with a 3 year follow up. Eur. Urol. **47**, 785–792 (2005)
23. Haber, G.P., Gill, I.S.: Laparoscopic radical cystectomy for cancer: oncological outcomes at up to 5 years. BJU Int. **100**, 137–142 (2007)
24. El-tabey, N.A., Shoma, A.M.: Port-site metastases after robot-assisted laparoscopic radical cystectomy. Urology **66**, 1110 (2005)
25. Ficarra, V., Cavalleri, S., Novara, G., Aragona, M., Artibani, W.: Evidence from robot-assisted laparoscopic radical prostatectomy: a systematic review. Eur. Urol. **51**, 45 (2007)
26. Pruthi, R., Wallen, E.: Robotic assisted laparoscopic radical cystoprostatectomy: operative and pathological outcomes. J. Urol. **178**, 814–818 (2007)
27. Hemal, A.K., Abol-Enein, H., Tewari, A., Shrivastava, A., Shoma, A.M., Ghonheim, M.A., et al.: Robotic radical cystectomy and urinary diversion in the management of bladder cancer. Urol. Clin. North Am. **31**, 719 (2004)
28. Beecken, W.D., et al.: Robotic-assisted laparoscopic radical cystectomy and intra-abdominal formation of an orthotopic ileal neobladder. Eur. Urol. **44**, 337 (2003)
29. Balaji, K.C., Yohanss, P., McBride, C.L., Oleynikov, D., Hemstreet, G.P.: Feasibility of robot-assisted totally intracorporeal laparoscopic ileal conduit urinary diversion: initial results of a single institutional pilot study. Urology **63**, 51 (2004)
30. Sala, L.G., Matsunaga, G.S., Corica, F.A., Ornstein, D.K.: Robotic-asssted laparoscopic radical cystoprostatectomy and totally intracorporeal ileal neobladder. J. Endourol. **20**, 233 (2006)
31. Rhee, J.J., Lebeau, S., Smolkin, M., Theodorescu, D.: Radical cystectomy with ileal conduit diversion: early prospective evaluation of the impact of robotic assistance. BJU Int. **98**, 1059 (2006)
32. Guru, K., Kim, H., Piacente, P., Mohler, J.: Robot-assisted radical cystectomy and pelvic lymph hode dissection: initial experience at Roswell Park Cancer Institute. Urology **69**(3), 469–474 (2007)
33. Menon, M., et al.: Nerve-sparing robot-assisted radical cystoprostatectomy and urinary diversion. BJU Int. **92**, 232–236 (2003)

第 11 篇

儿科肿瘤

第 34 章 儿科肿瘤的微创治疗

Arjun Khosla, Todd A.Ponsky, Steven S. Rothenberg

A. Khosla
Division of Pediatric Surgery, Rainbow Babies and Children's Hospital, University Hospitals, School of Medicine, Case Western Reserve University, 11100 Euclid Avenue, Cleveland, OH 44106, USA

T.A. Ponsky (✉)
Division of Pediatric Surgery, Rainbow Babies and Children's Hospital, University Hospitals, School of Medicine, Case Western Reserve University, 11100 Euclid Avenue, Cleveland, OH 44106, USA
e-mail: todd.ponsky@uhhospitals.org

S.S. Rothenberg
Department of Pediatrics, Rocky Mountain Hospital for Children, Rocky Mountain Pediatric Surgery, 1601 East 19th Avenue, Suite 5500, Denver, CO 80218, USA
e-mail: steverberg@aol.com

34.1 引言

微创手术已经成为儿科实体肿瘤治疗中越来越重要的组成部分。Stephen Gans 和 George Berci 研究了腔镜在儿科肿瘤中的应用，并协助设计了第一套儿科腔镜设备。他们认为，当简单的检查无法明确病情时，则有必要进行腔镜探查，因为这一操作可以避免无谓的开腹手术，或帮助制订手术计划[1-3]。20 世纪 70 年代和 80 年代，Bradley Rodgers 和 Frederick Ryckman 报道了应用胸腔镜对儿童进行胸腔情况的评估和活检[4,5]。除了这些研究外，在 80 年代末期之前，鲜有评估儿科微创手术治疗的报道。

如今，微创手术在肿瘤疾病的探查、诊断、分期、姑息治疗、切除和监控中变得非常重要。20 世纪 90 年代，儿科专用腔镜技术的发展使得微创手术在儿科手术中被广泛应用。已有大量的研究报道了其在儿科实体肿瘤的评估和诊断中的应用[6-11]。随着使用经验的积累和技术的进步，人们制订了严格筛选合适病例的标准。微创技术在儿科实体肿瘤治疗中被广泛应用[12-17]。

在过去的几十年中，微创手术经验的积累已经使得腹腔镜和胸腔镜成为了儿科实体肿瘤诊断和治疗的常用模式之一。微创手术已经成为一种对胸腔或腹腔可疑肿物进行诊断性活检的有效手段，也可应用于恶性肿瘤患者治疗后复发或转移的诊断。腹腔镜和胸腔镜技术也已被广泛应用于各个部位恶性肿瘤的治疗性切除中[9]：

- 肺脏——胸腔镜切除肺组织和纵隔转移淋巴结
- 肾上腺——腹腔镜切除肾上腺神经母细胞瘤
- 肾脏——腹腔镜切除肾母细胞瘤
- 性腺组织——腹腔镜切除生殖细胞肿瘤

1996 年，美国国家癌症研究所(NCI)资助了多项研究，评价微创手术在各种成人及儿童恶性肿瘤治疗中的疗效以及对患者生活质量的影响。NCI 还资助了儿童癌症组(CCG)和儿科肿瘤学组(POG)中的外科医生主导的随机对照研究，其目的是评价微创手术在癌症患儿中的作用。但是这些研究却在 1998 年因为入组病例数过少而关闭了。人们回顾了这些研究失败的原因，发现并不是因为患者倾向于选择开放手术，而是因为外科医生更愿意选择开放手术，原因在于微创手术经验的缺乏。2003 年，一项包括 74 例儿科肿瘤患者的前瞻性研究显示，微创手术在约 25%的接受手术治疗的患者中被应用[10]。

34.2 儿科肿瘤微创手术的优势

微创手术的优势，包括缩短住院时间，尽早开始术后辅助治疗，减轻疼痛，切口美观，以及尽早恢复日常活动等，要归功于很多因素。微创手术被证实可以维持 T 细胞的迟发超敏反应，保持 B 和 T 淋巴细胞的增值率，减少肿瘤细胞的复制，增加单核细胞的细胞毒性和肿瘤细胞的凋亡。这些影响累积到一起后可以造成[6]：

- 正常免疫功能更快地恢复
- 降低应激反应
- 提高抵抗癌症细胞扩散的能力

许多研究显示，由于这些技术导致组织创伤小，且建立气腹的气体对代谢造成的影响，使得参与宿主免疫反应的单核细胞、巨噬细胞、多形核白细胞(PMN)和淋巴细胞所受到的干扰比较小[5]。许多临床对照研究表明，建立气腹的手术可以造成较低的循环细胞因子水平，从而更好地维持患者的细胞介导免疫反应能力。此外，人们还研究了使用 CO_2 建立气腹对腹腔和远处器官的影响。研究发现肺内巨噬细胞的活性降低，白细胞减少，以及白细胞吞噬的活性降低。这些现象被认为是由 CO_2 气腹造成血液酸性化引起的。目前，CO_2 在恶性肿瘤患者中的影响仍存在着争议。有些人提出，

CO_2 虽然干扰了对清除肿瘤细胞的宿主防御系统，但同时干扰了肿瘤本身，但是这些研究都没有定论。CO_2 对儿科肿瘤细胞的影响目前还知之甚少。Schmidt 研究了几个儿科肿瘤的体外细胞系，发现 CO_2 可能是有益的。当把神经母细胞瘤细胞、肝母细胞瘤细胞、肝癌细胞和淋巴瘤细胞暴露在 CO_2 下时，与空气或氦气对比，肿瘤的增值率减少了 4 天。目前还不太清楚 CO_2 是否干扰了儿科肿瘤细胞原癌基因的激活或抑癌基因的失活。Iwanaka 进行了 CO_2 气腹对神经母细胞瘤影响的体内研究，发现同开腹手术相比，患者的生存时间、复发率和远处转移率没有显著差异[5]。作者还认为，CO_2 气腹腹腔镜和非气腹腹腔镜在穿刺口复发率上是相似的。目前，还没有临床研究证实，采用微创手术治疗儿科肿瘤，会对肿瘤的生物学行为造成改变。还需要进行进一步的研究去证实，长期生存率和复发率是否和微创手术对免疫功能带来的益处相关。

34.3 腹腔与盆腔肿瘤

34.3.1 微创手术的指征与总体原则

腹腔镜技术在儿科肿瘤中的应用包括：

- 确立诊断
- 确定分期
- 获取组织学活检
- 评估转移或复发
- 切除肿瘤

腹腔镜活检技术已经被广泛应用于多种腹腔和腹膜后肿瘤，包括神经母细胞瘤、肾母细胞瘤、肝母细胞瘤、横纹肌肉瘤、畸胎瘤、淋巴瘤和其他肿瘤(图 34.1)。文献报道中，对于各种恶性肿瘤的腹腔镜活检准确率高达 100%，而中转开腹的概率通常很低[5]。很多外科医生表示出对穿刺通道转移的担心，但文献报道其发生率也很低。Spurbeck 和 Iwanaka 的报道中没有出现穿刺通道复发的情况；

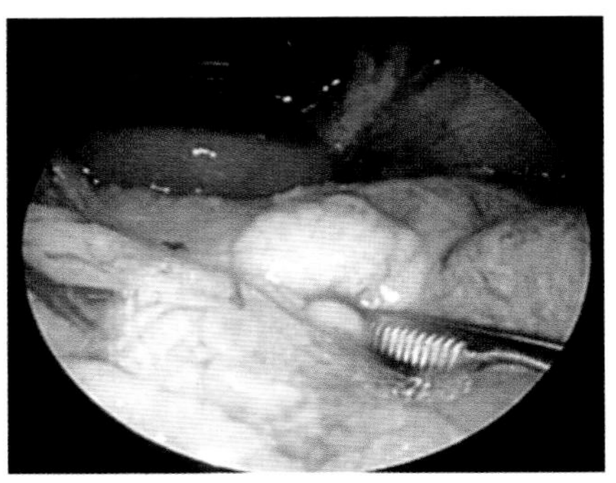

图 34.1 腹腔镜远端胰腺切除术：胰腺尾部的腺瘤。

但其随访时间或许还不够长，因此无法得出最终的结论[6,13]。遵循外科基本原则，尽量将肿瘤标本通过套管或使用内镜标本取出袋取出可以避免该情况的发生(图 34.2 和图 34.3)。

文献已经报道了腹腔镜肝脏肿瘤切除手术和其动物模型的发展[18-20]。腹腔镜荧光显像技术已经被用于研究肝母细胞瘤的转移扩散[21]。日本的研究甚至提出可以用腹腔镜来切除恶性肿瘤。但在大部分研究中，腹腔镜切除肿瘤的可行性仍受到限制。总的来说，较大、较致密的纤维性肿瘤仍不太适合使用腹腔镜切除。报道中较多提到的使用腹腔镜切除的肿瘤为神经母细胞瘤，还包括一些胰腺肿瘤、肾母细胞瘤和其他一些罕见肿瘤。Iwanaka 推荐采用腹腔镜切除的恶性肿瘤包括神经母细胞瘤和卵巢肿瘤[13]。因为这些肿瘤通常发现较早，体积较小(小于 5cm)，包膜较完整，所以比较适合采用微创手术治疗。采用微创手术治疗的患者不仅住院时间较短，术后营养支持的时间较短，术后化疗的时间间隔也可缩短。同时作者对微创肿瘤切

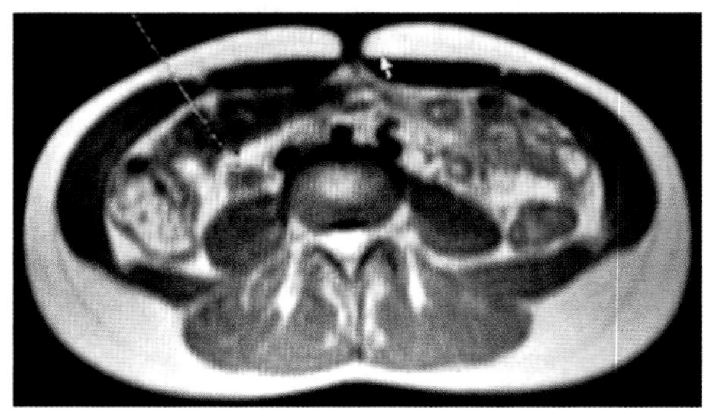

图 34.2 CT 扫描显示化疗后的腹腔 Burkits 淋巴瘤。

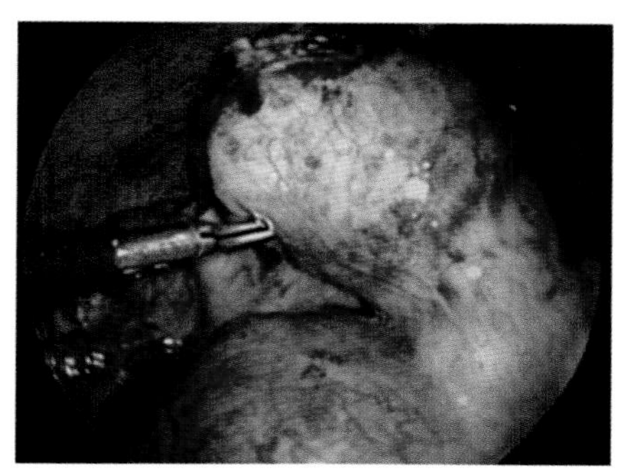

图 34.3　化疗后的腹腔 Burkits 淋巴瘤的完整切除。

除的优势也进行了一些讨论，他认为这一技术的顺利开展需要许多条件的保证，例如，与开腹手术不同的术前准备程序和术后管理措施。Komuro 认为腹腔镜切除肿瘤的大小不应超过 5cm，而其他学者建议切除的神经母细胞瘤应小于 2cm[22]。文献也有报道采用微创技术进行腹腔镜切除骨外尤文肉瘤的病例[23]。Solomon 等报道了采用阴道镜诊断和切除横纹肌肉瘤（RMS）的病例[24]。Stankovic 等报道了一例采用微创技术治疗女性宫颈横纹肌肉瘤[25]。常见的采用微创技术治疗肿瘤的方法将在下文进行讨论。

34.4 儿科患者特殊的腹腔内恶性肿瘤

34.4.1 肾母细胞瘤

微创技术已经越来越多地被应用到儿科实体肿瘤的诊断和治疗之中，包括肾母细胞瘤。

34.4.1.1 肾切除术——总论

一般来说，根治性肾切除术通常需要切除送检部分区域淋巴结，但不需要彻底清扫区域淋巴结。儿童的腹腔镜肾切除术也已在很多文献中报道[26]，而微创技术也越来越多地应用于包括输尿管和肾脏在内的泌尿系肿瘤[27]。事实上，采用完整标本切除的腹腔镜肾切除术已经成为成人患者中一种常规、有效的治疗选择，适用于 T1~T3aN0M0、≤10~12cm 的肿瘤[28]。这项研究表明，腹腔镜根治性肾切除与开腹手术相比，可以保证安全的切缘阴性切除，同时两者的手术时间也类似。腹腔镜手术的优势体现在明显减少的术中出血量和更快的出院时间。Duarte 等研究了儿科化疗后单侧肾母细胞瘤应用腹腔镜行肾切除术的病例，发现这项技术是安全可行的[29]。

34.4.1.2 外科技术

患者处于 30°侧仰卧位。套管的位置位于脐下、剑突附近、髂窝以及肋缘下腋前线处。一旦进入腹腔，应先探查有无肝脏转移、血管侵犯以及腹腔内播散。腹腔镜肾切除术对于肿瘤的大小并没有特别的限制。儿科患者接受微创治疗的回顾性研究表明，化疗后肿瘤在 CT 上的直径只要不超过患者身高的 10%，就是一种可行的标准[29]。另一项重要的注意事项是，微创手术中，术者无法触诊探查对侧的肾脏情况；但是，国际儿科肿瘤学协会（SIOP）的指南推荐，仅在影像学提示肿瘤双侧生长时，才有必要进行对侧肾脏的探查。

34.4.2 神经母细胞瘤

和许多其他儿科实体肿瘤一样，神经母细胞瘤的治疗有很多种方式，包括手术、化疗、放疗，以及骨髓或干细胞移植。在治疗开始之前，患者应先进行尿儿茶酚胺代谢产物的基线测定，因为该数值可以作为一项监测治疗有效或肿瘤复发的标志物。手术是神经母细胞瘤治疗的重要手段之一，用于疾病的评估、诊断和治疗。手术的目的是尽可能地完成肿瘤切除，同时还包括肿瘤的分期和活检。此外，患者可能还需要进行第二次手术，以评估并切除残存的肿瘤。患神经母细胞瘤的儿童如果伴有脊髓压迫的症状，如麻痹、感觉异常或尿失禁，应该立即接受治疗。这种情况下的治疗应该包括椎板切开术、放疗或者化疗。

34.4.2.1 神经母细胞瘤的活检

疑似神经母细胞瘤的活检应在化疗开始前进行,而这通常可以通过腹腔镜完成。影像学引导的细针穿刺也是一种有效的活检方法,可以避免开腹进行活检[30]。这一技术主要的不足之处在于,虽然它可以提供组织学诊断,但是由于提供的组织量不够,因此无法进行进一步的组织学或细胞学分析,而这对于判断预后是非常重要的。腹腔镜下楔形活检术在这种情况下就非常合适了,因为它可以提供足够的组织量来进行分析,同时比开腹的活检术创伤小。对于腹腔镜楔形活检术是否是最佳的方法仍有争议。在做楔形活检时,会用到一些加热的手术设备,例如电刀、超声刀(Ethicon,俄亥俄州辛辛那提市)或Ligasure™(Covidien,康涅狄格州)。有充分的证据证明,经加热的活检标本会影响组织学分析[31]。

34.4.2.2 神经母细胞瘤的切除

目前,由CCG和POG合作进行的一项临床试验正在进行中,以评价采用微创手术切除神经母细胞瘤的效果。化疗可以提高肿瘤的可切除性,因此在化疗初期诱导之后,再进行原发肿瘤的切除。因为神经母细胞瘤的浸润性,所以它们通常不适合采用腹腔镜切除。但是,对于腹腔镜肾上腺切除术的研究却发现,对于肿瘤较小、较局限、包膜完整的肾上腺肿瘤,腹腔镜手术是安全且有效的[32-39]。此外,肾上腺切除术适合用腹腔镜完成的另一项原因是,对于开腹手术而言,肾上腺体积太小,而手术相关的并发症发生率太高。因此,如果考虑进行微创切除,患者应完成全面的术前检查,评估肿瘤的范围,以及对于患者身高而言的相对大小。手术医生进行微创手术的经验也非常重要。虽然有经腹入路和经腹膜后入路两种方式可供选择,但侧方经腹入路手术通常能提供更好的手术操作空间和显露视野,因此更多医生主张采用这一方式。

34.4.2.3 外科技术

经腹腔入路的腹腔镜肾上腺切除术需要将患者置于45°的侧卧位。需要切除双侧病变的患儿则需要置于仰卧位。脐下放置一个5mm或10mm的套管,置入30°或45°的镜头,另外放置2个3.5mm或5mm的套管,一个置于髂嵴上方的髂窝中,另一个置于脐和胸骨剑突在腹中线上的中点。对于双侧病变,须放置一个额外的套管于另一侧髂窝。此外,5mm的手术设备,如超声刀或Ligasure™,更有利于分离组织,进行腹膜后解剖。下腔静脉或肾血管等大血管应采用钝性分离。对于左侧的病变,术中可能会涉及结肠、脾脏和胰腺尾部。对于右侧病变,应将肝脏向上挡开,将腹膜后组织连同腺体一并切除。肾上腺血管需要夹闭并离断。然后将手术标本置入一个内镜下标本袋中,经某一个套管取出。额外的淋巴结清扫术或淋巴结切除术,尤其是主动脉旁和肾周淋巴结清扫术,可同时进行。这是国际神经母细胞瘤分期系统(INSS)对于腹膜神经母细胞瘤精确分期的最低要求[40]。微创手术已经在以下方面显示出优势:缩短了术后进食的时间,缩短了术后化疗开始的时间,缩短了住院时间,以及减少了术中预计的出血量[39]。

微创手术在神经母细胞瘤治疗中的另一项应用是将内镜和立体定向放疗手术联合,用于治疗嗅神经母细胞瘤,并显示出了明显的优势[41]。除了采用微创手术的方法来评估和治疗神经母细胞瘤之外,还有一些试验性的技术被应用于临床,以改善高危患者的预后,以及减少所有患者的治疗副作用。例如,放射性标记的间碘苄胍(MIBG)可以精确地对神经母细胞瘤细胞进行靶向治疗,而避免周围组织受到毒性反应。

34.4.3 肝母细胞瘤

34.4.3.1 肝母细胞瘤的活检

对儿科患者肝占位的诊治依赖于组织学的早期诊断。对于这些患者，细针穿刺或腹腔镜活检是获得组织的可选方法。在腹腔镜方法下，通过使用带有针芯的针来进行穿刺，获得组织，可以通过灼烧进针点来进行止血。通常需要进行 2 点或 3 点的活检。有些专家建议采用肝脏边缘楔形活检的方法，但肿瘤外缘的组织可能并不能代表肿瘤的全貌，因此这需要同穿刺活检配合进行。楔形活检的方法仍有争议。大部分专家反对采用加热灼烧切除活检的方法，因为这将破坏肿瘤细胞的组织结构，降解肿瘤的 RNA[31]。

34.4.3.2 活检——技术

通常肿瘤的活检需要在脐周放置一个 5mm 的套管，并放入 1 个 5mm 的 30°腹腔镜。另一个套管置于肿瘤的对侧。穿刺针可以通过第三个切口放入，如果未使用套管，也可以用它来替换第二个套管中的电刀。

34.4.4 骶尾骨畸胎瘤

骶尾骨畸胎瘤(SCT)是新生儿中最常见的实体肿瘤。大部分此类肿瘤可以通过后矢状位入路彻底切除，而不需要进入腹腔。然而，很多人报道了应用腹腔镜技术来治疗骶尾骨畸胎瘤的病例(图 34.4)。Lukish 等报道了在后矢状位入路切除肿瘤前先采用腹腔镜离断骶正中动脉的方法，以减少血管丰富的肿瘤切除过程中的出血量[42]。

采用微创手术的方法治疗骶尾骨畸胎瘤，不仅有利于结扎离断这一动脉，而且能让骶前区域的显露更加容易，其功能性结果在很多文献中已经得到了证实[42,43]。对于血管丰富的肿瘤，主动脉

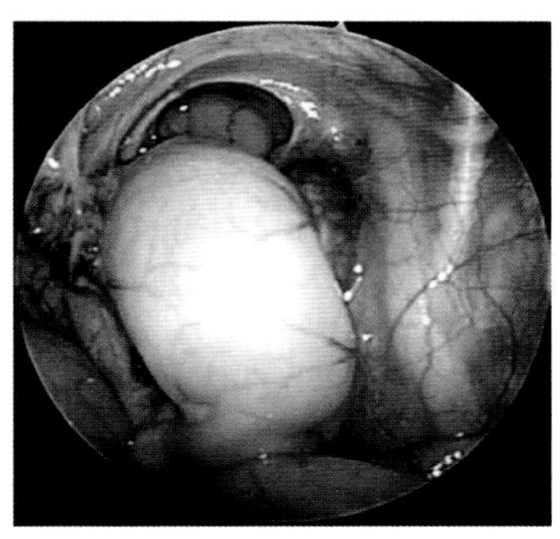

图 34.4 腹腔中的骶尾骨畸胎瘤。

的远端控制可以在出血时暂时阻断血管。腹腔镜的另一个作用是有助于主要位于骶前或盆腔的骶尾骨畸胎瘤的切除。这一手术方式更加安全而有效，因为能够更好地显露肿瘤和周围的结构[43,44]。

34.4.5 卵巢肿物

34.4.5.1 卵巢肿物处理的指征

腹腔镜已经被广泛应用于儿童、青少年和成年患者卵巢肿物的处理[45-47]。目前，儿童肿瘤组(COG)对卵巢肿瘤的手术分期和处理原则是[45]：

- 完整切除肿瘤，而不破坏肿瘤
- 如果没有粘连，尽量保留输卵管
- 检查并触诊网膜，切除所有异常的区域
- 检查并触诊髂血管周围和主动脉周围淋巴结，对异常区域进行活检

在肿瘤的组织学性质(良性或恶性)还未确定的情况下，采用微创手术方法进行肿瘤切除是否合适仍然存在争议。而且，术前的诊断并不能很可靠地判断病变是良性还是恶性，因此所有的卵巢肿瘤都被推荐按照恶性肿瘤来处理。如果病变主要以实性成分为主，或存在血清肿瘤标志物升高，有必要采用开腹手术来处理。如果血清肿瘤标志物在正常范围内，并且病变以囊性成分为主，那么可以采用微创技术来进行处理，但必须遵循肿瘤手术的原则，尽量避免肿瘤播散。高达 57%的卵巢

恶性肿瘤中含有囊性成分。

34.4.5.2 卵巢囊肿的腹腔镜处理

腹腔镜微创技术的一种方法就是将病变从周围附着组织中分离下来，置于一个标本袋中，从脐周的通道中取出。这可以避免病变的播散。然后将囊肿切开，吸走其中的液体，将病变（连同标本袋）送病理检查。另一种技术被运用于处理较大的囊肿。采用一个下腹部 5cm 横向切口显露囊肿，然后进行腹腔冲洗。找到肿物，置于切口下方。将 Dermabond™ 胶（Ethicon，Johnson &Johnson，新泽西州，美国）涂抹于囊壁上（约 3cm×3cm）及一个无菌的超声袋上。然后将超声袋直接固定在囊壁上。将 BioGlue™ 胶（Cryolife Inc.，肯纳索，乔治亚州）注射进肿物或超声袋中，使其凝固。用一根气腹针给囊肿减压，避免其破裂播散，然后将卵巢提出腹腔，进行囊肿剔除术或卵巢切除术。常规的大网膜、腹水、淋巴结、对侧卵巢及腹膜探查可以随后在腹腔镜下完成[45]。这一操作可以明显缩短手术切除的时间，同时避免囊液对腹腔的污染。微创技术的局限之处在于无法很好地进行腹膜后淋巴结的触诊。然而，根据儿童体型和身体习性，较小的切口也可以完成探查，5cm 的横切口为网膜、髂血管旁淋巴结、腹主动脉旁淋巴结的探查提供了足够的空间，并可对异常区域进行活检。

34.5 儿科患者的特殊胸部肿瘤

34.5.1 电视辅助胸腔镜——总论

随着内镜技术的发展，胸腔镜已经成为开胸手术的一种重要替代方式，广泛应用于儿童或成人胸部肿瘤的诊断和治疗。电视辅助胸腔镜手术（VATS），包括分期和切除，已经被应用于脊柱肿瘤、肺实质肿瘤、胸膜肿瘤、纵隔肿瘤的治疗和淋巴结的评估[48]。在儿科肿瘤的诊断、分期和治疗中，VATS 也拥有一席之地[49]。从 20 世纪 90 年代起，学者们就提出采用创伤较小的保留胸肌的开胸术和 VATS 具有很多益处，包括减少术后疼痛，缩短恢复时间，减少术后感染的发生率，提前进行术后放化疗，以及预防因切断肌肉而引起的肌肉萎缩和纤维化等[50,51]。这些技术同时还能缩短胸腔引流管的留置时间和患者住院时间，降低并发症发生率和死亡率，以及较低的中转开胸手术概率。即使在认为肿瘤太大，需要中转开胸的病例中，最初的微创操作也可以进行组织活检，并帮助选择最佳的手术入路。Rothenberg 等已经报道了在婴幼儿患者中进行胸腔镜纵隔肿物切除术及 VATS 肺叶切除术的安全性和有效性[52,53]。Koizumi 等的报道也证实了对 6 岁以下的儿童进行 VATS 手术的有效性[54]。

34.5.2 肺肿瘤

34.5.2.1 活检与转移灶切除术的指征

虽然儿童可发生肺原发肿瘤，但临床上最常见的是肺转移病灶的活检与切除。这些肿瘤的切除活检通常既可以诊断又可以治疗（图 34.5）。Kayton 研究了儿科患者肺转移瘤的病理结果，将这些肺转移瘤分成 3 个不同的组别[55]：

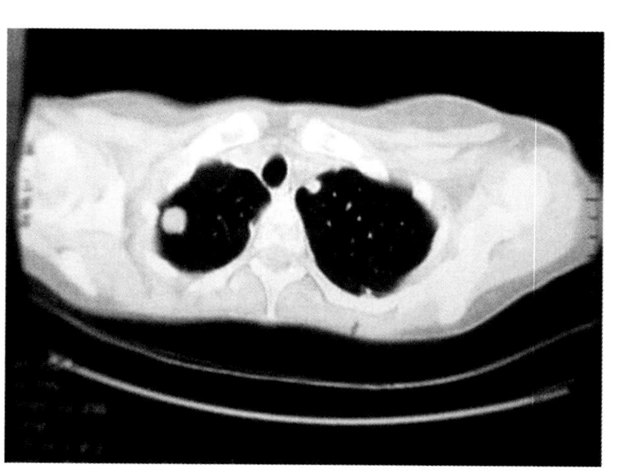

图 34.5 骨肉瘤肺转移患者的 CT 影像。

1. 转移瘤切除术影响患者的生存：

- 肾上腺皮质癌
- 骨肉瘤

2. 转移瘤切除术有争议，因为肿瘤对放疗敏感：

- 肾母细胞瘤
- 尤文肉瘤

3. 除了特殊情况，转移瘤切除术很少进行：

- 神经母细胞瘤
- 分化好的甲状腺癌
- 横纹肌肉瘤

胸腔镜的一点优势就是可以对免疫功能低下的儿童进行肺部新发病灶的切除。接受过化疗的儿童通常会出现肺部真菌感染。不幸的是，要区别这些病变是感染、转移还是新的肺原发肿瘤，是非常困难的。胸腔镜提供了一种微创的方法来进行诊断，解决了这一问题。

34.5.2.2 厘米以下肺部病灶

不幸的是，对于小于 1cm 的不位于肺周边的病灶，很难在胸腔镜下进行定位。目前针对此类患者可以采用几项技术。有的医生采用术中超声的方法来确定病变，但这依赖于术者的水平[56]。也有医生采用影像学辅助的方法来进行病灶的术前定位。例如，可以依赖 CT 对病灶进行定位，在肿瘤中置入一根定位钢丝，这与乳腺活检时的技术类似。此外，也可以术前在 CT 引导下，在覆盖病灶的脏层胸膜上注射亚甲蓝标记[57,58]。最后，对于某些肿瘤，粗针穿刺活检已经足够了，CT 引导穿刺活检是一种很好的方法。

34.5.2.3 骨肉瘤的肺转移瘤切除术

最近一个争论的话题是胸腔镜在骨肉瘤肺转移瘤切除术中的作用。这一争论的起因是一些研究报道证实了骨转移瘤患者行双肺转移瘤切除术的临床获益[59]。然而在这些研究中，这些既可见又可触及的病灶是通过开胸手术切除的。但是这一技术的局限性在于，只有那些可见的病灶才能被切除。微创手术的倡导者也承认，切除那些可通过触诊发现的小病灶的益处未知[50]。这些医生推荐定期进行 CT 检查，如果发现新的病灶，可重复进行 VATS，他们认为重复进行 VATS 是比进行双侧开胸术更好的一种选择(图 34.6)。

34.5.2.4 外科技术——胸腔镜活检

对危重患儿肺部病变的胸腔镜活检可以在气管插管下安全地进行[23]。对于成人或较大儿童，标准的方法是为内镜放置 1 个 5mm 的套管，为抓钳放置 1 个 5mm 的套管，为腔内闭合器放置 1 个 12mm 的套管。但是对于较小的儿童，可供腔内闭合器操作的空间有限，所以可以采用另外一种方法，即采用套扎的方法来进行肺部小病变的活检。活检组织被套扎环从肺上切除下来，然后通过套管取出。这一技术已经被证明安全有效[60]。最近，该作者采用单孔法改进了这一技术，所用的是单孔腹腔镜器械。也有人推荐使用能量平台，可以将肺组织凝固并闭合[61]。肺切除术也可以用同样的方法进行。先用能量平台系统将肺游离，支气管和大血管被夹闭离断，被切除的肺叶从扩大的套管孔中

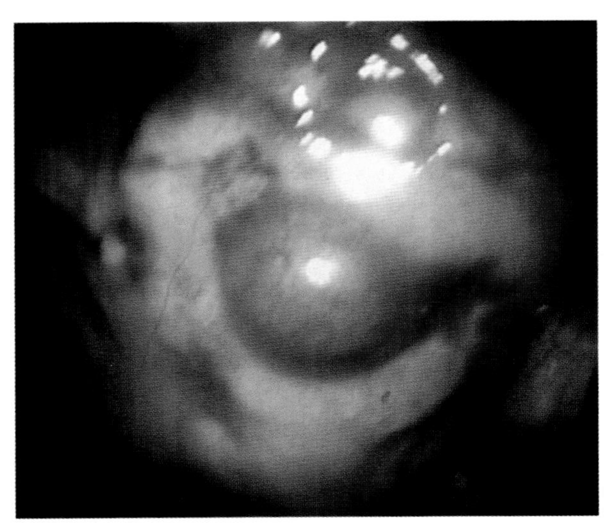

图 34.6　骨肉瘤肺转移病灶的胸腔镜下切除。

被取出。大量的研究证实了采用胸腔镜对儿科肿瘤进行诊断和治疗的可行性[48,51,62-64]。

34.5.3 纵隔肿瘤

胸腔镜经常被应用于纵隔肿物的诊断和治疗。前纵隔肿物，如淋巴瘤等，可以通过胸腔镜进行活检(图 34.7)。但是，对于前纵隔肿瘤压迫的患者，应尽量避免采用全麻的方法。

34.5.3.1 神经母细胞瘤

胸腔神经母细胞瘤通常表现为后纵隔肿物。胸腔镜已经被应用于此类肿瘤的活检和切除。对于明显不可切除的患者，VATS 活检被证实是纵隔肿物评估和诊断的安全而有效的方法[65](图 34.8)。胸腔镜下神经母细胞瘤切除术同开胸手术相比，具有相同的局部复发率和无病生存率，而住院时间会缩短[66]。虽然胸腔镜下神经母细胞瘤切除术已经作为成年患者的首选治疗方案，但人们对其应用于儿童还存在一定的顾虑，因为儿童患者中肿瘤的恶性度较高，且体积较大。研究表明，恶性度高并非胸腔镜肿瘤切除的禁忌证[66,67]。胸腔神经母细胞瘤通常比起源于膈肌以下的神经母细胞瘤恶性度低，因此预后较好。肿瘤复发的概率与开胸手术相近，而肿瘤的大小并不阻碍胸腔镜的使用。虽然套管的切口需要适当延长来取出肿瘤，但可以将切口控制在能取出标本的最低程度，同时不需要进行长时间的胸骨牵拉扩张。事实上，一项对儿科肿瘤外科及微创治疗专家的调查显示，胸腔镜下神经母细胞瘤切除术已经成为了微创技术在治疗儿科恶性肿瘤中最好的一个典范[68]。几项研究都发现，采用胸腔镜手术的患者同开胸手术相比，生存率没有差别，而微创技术取得的成功要归功于其能提供非常好的视野。Petty 等发现，VATS 组患者能更快地恢复，更早地重返学校[17,67,68]。

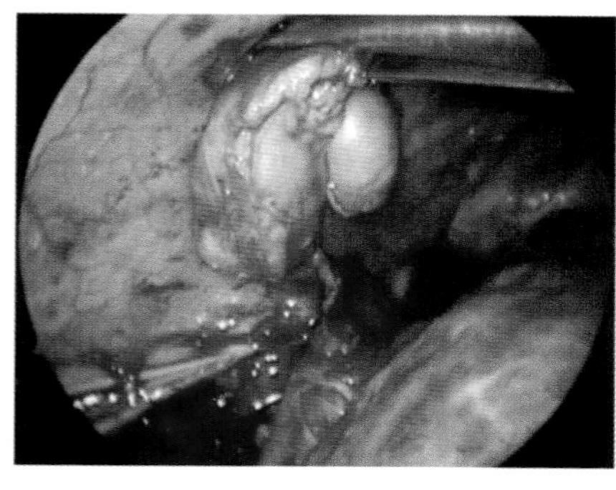

图 34.7 前纵隔淋巴结：霍奇金病。

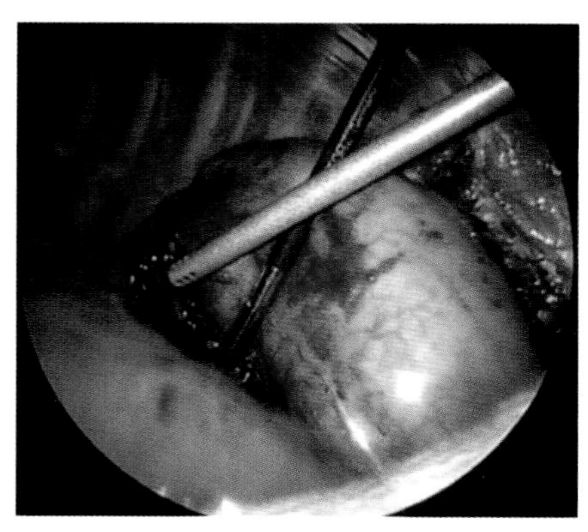

图 34.8 胸腔镜下切除胸腔神经节细胞瘤。

胸腔神经母细胞瘤适合在胸腔镜下治疗的一个重要的原因，是切缘阴性的完整切除，可能其不是提高患者生存率的必要条件。这一特殊肿瘤的预后更多地取决于肿瘤的病理特征和 n-myc 原癌基因的表达。

34.5.3.2 活检与切除技术

如前所述，采用单肺通气、支气管堵塞或正压通气的方法，让患侧肺塌陷。患者处于侧卧位，适当旋转以更好地显露纵隔。使用 3 或 4 只 5mm 的套管。采用钝性分离与电切相结合的方法进行分离，待肿瘤游离后，将其置入腔镜下标本袋中，通过一个扩大的孔道取出。

34.6 未来展望

因为大多数儿科外科医生并不认同采用腹腔镜和胸腔镜来处理儿科肿瘤，所以在未来要想让其获得广泛接受是有一定困难的。然而，很多医生也在讨论对特定患者,如何采取更新、更微创的方法进行治疗。射波刀的使用已经在某些成年肿瘤患者中得到了认可[69]。射波刀在某些成年患者肾脏肿物切除中的应用,已经使人们看到了其在肾母细胞瘤中应用的前景。其他可能适合应用的肿瘤包括肝母细胞瘤、神经母细胞瘤,甚至是淋巴瘤等前纵隔肿瘤。

另一项令人鼓舞的趋势是单孔腔镜手术。随着新的套管、器械和内镜的应用,手术医生已经开始通过单孔腔镜进行复杂的手术。采用这一技术进行肿瘤活检是完全可行的。事实上,有作者最近已经完成了对一例儿科患者可疑肺肿物的单孔胸腔镜活检术,未出现并发症。

34.7 结论

小儿外科作为一个独立的专业仍处于发展初期。专业技术和诊治原则仍在不断发展中。微创手术在成人中的应用要领先于其在儿童中的应用数十年。这很大程度上是因为缺少合适的器械。随着针对较小患者而做出的技术调整,微创手术已经在儿科患者中取得了发展。任何新的技术都会遇到保守与冒险的问题,尤其是在处理儿科肿瘤患者时。但是,随着更多研究的进行,微创手术在儿科肿瘤中的安全性和有效性逐渐显现。这一技术有望在将来被广泛接受,成为标准治疗方案之一。

快速参考

1. **确定流程目标:**
   - 是诊断吗?
   - 是治疗吗?
2. **胸科流程:**
   - 让患者的体位能最大限度地显露病灶
     - –俯卧位:对后纵隔肿瘤
     - –仰卧位:对前部肿瘤
   - 尽可能采用单肺通气,以协助显露
   - 对于小于 1cm,不靠近胸膜的肺实质内病变(转移灶),可考虑行 CT 引导定位
3. **肺转移瘤切除术的指征:**
   - 转移瘤切除术影响患者的生存率
     - –肾上腺皮质癌
     - –骨肉瘤
   - 转移瘤切除术有争议,因为肿瘤对放疗敏感
     - –肾母细胞瘤
     - –尤文肉瘤
   - 除了特殊情况,转移瘤切除术很少进行
     - –神经母细胞瘤
     - –分化好的甲状腺癌
     - –横纹肌肉瘤
4. **腹部流程:**
   - 适当调整患者体位,帮助更好地显露肿瘤
   - 对于肾或肾上腺肿物患者,采用侧卧位
5. 卵巢肿瘤:如果术前检查无法判断良性或恶性,按照恶性肿瘤处理的原则对其进行处理。
6. 始终遵循基本肿瘤外科原则。
7. 如果肿瘤可能为恶性,将标本置入内镜下标本袋中取出。直接将标本从套管孔中取出可能导致切口种植。
8. 如果术后可能进行放射治疗,在手术切除过程中可放置标记物,标记手术区域。
9. 不要因为技术而进行妥协。如果你不能确定,请中转为开腹或开胸。
10. 成年肿瘤患者的多学科治疗原则同样适用于儿科肿瘤患者。

(徐泉 译 钟宇新 校)

参考文献

1. Gans, S.L.: A new look at pediatric endoscopy. Postgrad. Med. **61**(4), 91–100 (1977)
2. Gans, S.L., Berci, G.: Advances in endoscopy of infants and children. J. Pediatr. Surg. **6**(2), 199–233 (1971)
3. Gans, S.L., Berci, G.: Peritoneoscopy in infants and children. J. Pediatr. Surg. **8**(3), 399–405 (1973)
4. Ryckman, F.C., Rodgers, B.M.: Thoracoscopy for intrathoracic neoplasia in children. J. Pediatr. Surg. **17**(5), 521–524 (1982)
5. Rodgers, B.M., et al.: Thoracoscopy for intrathoracic tumors. Ann. Thorac. Surg. **31**(5), 414–420 (1981)
6. Spurbeck, W.W., et al.: Minimally invasive surgery in pediatric cancer patients. Ann. Surg. Oncol. **11**(3), 340–343 (2004)
7. Guye, E., et al.: Thoracoscopy and solid tumors in children: a multicenter study. J. Laparoendosc. Adv. Surg. Tech. A **17**(6), 825–829 (2007)
8. Sartorelli, K.H., Partrick, D., Meagher Jr., D.P.: Port-site recurrence after thoracoscopic resection of pulmonary metastasis owing to osteogenic sarcoma. J. Pediatr. Surg. **31**(10), 1443–1444 (1996)
9. Cribbs, R.K., et al.: Minimally invasive surgery and childhood cancer. Surg. Oncol. **16**(3), 221–228 (2007)
10. Metzelder, M.L., et al.: Role of diagnostic and ablative minimally invasive surgery for pediatric malignancies. Cancer **109**(11), 2343–2348 (2007)
11. Holcomb 3rd, G.W., et al.: Minimally invasive surgery in children with cancer. Cancer **76**(1), 121–128 (1995)
12. Esposito, C., et al.: Thoracoscopic surgery in the management of pediatric malignancies: a multicentric survey of the Italian society of videosurgery in infancy. Surg. Endosc. **21**(10), 1772–1775 (2007)
13. Iwanaka, T., et al.: Endosurgical procedures for pediatric solid tumors. Pediatr. Surg. Int. **20**(1), 39–42 (2004)
14. Sailhamer, E., et al.: Minimally invasive surgery for pediatric solid neoplasms. Am. Surg. **69**(7), 566–568 (2003)
15. Leclair, M.D., et al.: Minimally-invasive surgery in cancer children. Bull. Cancer **94**(12), 1087–1090 (2007)
16. Leclair, M.D., et al.: Laparoscopic resection of abdominal neuroblastoma. Ann. Surg. Oncol. **15**(1), 117–124 (2008)
17. Lacreuse, I., et al.: Thoracoscopic resection of neurogenic tumors in children. J. Pediatr. Surg. **42**(10), 1725–1728 (2007)
18. Dutta, S., et al.: Laparoscopic resection of a benign liver tumor in a child. J. Pediatr. Surg. **42**(6), 1141–1145 (2007)
19. Till, H., et al.: Tumor model for laparoscopy in pediatric oncology: subperitoneal inoculation of human hepatoblastoma cells in nude rats. Eur. J. Pediatr. Surg. **16**(4), 231–234 (2006)
20. Yeung, C.K., et al.: Atypical laparoscopic resection of a liver tumor in a 4-year-old girl. J. Laparoendosc. Adv. Surg. Tech. A **16**(3), 325–327 (2006)
21. Till, H., et al.: Laparoscopic fluorescence diagnosis of peritoneal metastases from human hepatoblastoma in nude rats. J. Pediatr. Surg. **41**(8), 1357–1360 (2006)
22. Komuro, H., Makino, S., Tahara, K.: Laparoscopic resection of an adrenal neuroblastoma detected by mass screening that grew in size during the observation period. Surg. Endosc. **14**(3), 297 (2000)
23. Perer, E., et al.: Laparoscopic removal of extraosseous Ewing's sarcoma of the kidney in a pediatric patient. J. Laparoendosc. Adv. Surg. Tech. A **16**(1), 74–76 (2006)
24. Solomon, L.A., Zurawin, R.K., Edwards, C.L.: Vaginoscopic resection for rhabdomyosarcoma of the vagina: a case report and review of the literature. J. Pediatr. Adolesc. Gynecol. **16**(3), 139–142 (2003)
25. Stankovic, Z.B., et al.: Minimal invasive treatment of cervical rhabdomyosarcoma in an adolescent girl. J. BUON **12**(1), 121–123 (2007)
26. Harrell, W.B., Snow, B.W.: Minimally invasive pediatric nephrectomy. Curr. Opin. Urol. **15**(4), 277–281 (2005)
27. Tolley, D.A., Esposito, M.P.: Laparoscopic and renal sparing approaches to tumours of the ureter and kidney. Surg. Oncol. **11**(1–2), 47–54 (2002)
28. Gill, I.S., et al.: Laparoscopic radical nephrectomy in 100 patients: a single center experience from the United States. Cancer **92**(7), 1843–1855 (2001)
29. Duarte, R.J., et al.: Further experience with laparoscopic nephrectomy for Wilms' tumour after chemotherapy. BJU Int. **98**(1), 155–159 (2006)
30. Ganick, D.J., et al.: Clinical utility of fine needle aspiration in the diagnosis and management of neuroblastoma. Med. Pediatr. Oncol. **16**(2), 101–106 (1988)
31. Ridaura-Sanz, C., Asz-Sigall, J.: Histopathological changes in liver biopsy specimens obtained with ultrasonic scalpel. Histopathology **54**(2), 266–268 (2009)
32. Romano, P., et al.: Adrenal masses in children: the role of minimally invasive surgery. Surg. Laparosc. Endosc. Percutan. Tech. **17**(6), 504–507 (2007)
33. Kadamba, P., Habib, Z., Rossi, L.: Experience with laparoscopic adrenalectomy in children. J. Pediatr. Surg. **39**(5), 764–767 (2004)
34. Nassrallah, R.A., et al.: Retroperitoneal minimally invasive endoscopic adrenalectomy in children. Saudi Med. J. **24**(Suppl), S11–S14 (2003)
35. Bentas, W., et al.: Laparoscopic transperitoneal adrenalectomy using a remote-controlled robotic surgical system. J. Endourol. **16**(6), 373–376 (2002)
36. Saad, D.F., et al.: Laparoscopic adrenalectomy for neuroblastoma in children: a report of 6 cases. J. Pediatr. Surg. **40**(12), 1948–1950 (2005)
37. Castilho, L.N., et al.: Laparoscopic adrenal surgery in children. J. Urol. **168**(1), 221–224 (2002)
38. Iwanaka, T., et al.: Surgical treatment for abdominal neuroblastoma in the laparoscopic era. Surg. Endosc. **15**(7), 751–754 (2001)
39. Miller, K.A., et al.: Experience with laparoscopic adrenalectomy in pediatric patients. J. Pediatr. Surg. **37**(7), 979–982 (2002). discussion 979–982
40. Iwanaka, T., et al.: Challenges of laparoscopic resection of abdominal neuroblastoma with lymphadenectomy. A preliminary report. Surg. Endosc. **15**(5), 489–492 (2001)
41. Walch, C., et al.: The minimally invasive approach to olfactory neuroblastoma: combined endoscopic and stereotactic treatment. Laryngoscope **110**(4), 635–640 (2000)
42. Lukish, J.R., Powell, D.M.: Laparoscopic ligation of the median sacral artery before resection of a sacrococcygeal teratoma. J. Pediatr. Surg. **39**(8), 1288–1290 (2004)
43. Bax, N.M., van der Zee, D.C.: The laparoscopic approach to sacrococcygeal teratomas. Surg. Endosc. **18**(1), 128–130 (2004)
44. Chan, K.W., et al.: Minimal invasive surgery in pediatric solid tumors. J. Laparoendosc. Adv. Surg. Tech. A **17**(6), 817–820 (2007)
45. Ehrlich, P.F., et al.: Excision of large cystic ovarian tumors: combining minimal invasive surgery techniques and cancer surgery–the best of both worlds. J. Pediatr. Surg. **42**(5), 890–

893 (2007)
46. Cowles, R.A., Gewanter, R.M., Kandel, J.J.: Ovarian repositioning in pediatric cancer patients: flexible techniques accommodate pelvic radiation fields. Pediatr. Blood Cancer **49**(3), 339–341 (2007)
47. Davidoff, A.M., et al.: Laparoscopic oophorectomy in children. J. Laparoendosc. Surg. **6**(Suppl 1), S115–S119 (1996)
48. Al-Sayyad, M.J., Crawford, A.H., Wolf, R.K.: Video-assisted thoracoscopic surgery: the Cincinnati experience. Clin. Orthop. Relat. Res. **434**, 61–70 (2005)
49. Gilbert, J.C., et al.: Video-assisted thoracic surgery (VATS) for children with pulmonary metastases from osteosarcoma. Ann. Surg. Oncol. **3**(6), 539–542 (1996)
50. Smith, T.J., et al.: Thoracoscopic surgery in childhood cancer. J. Pediatr. Hematol. Oncol. **24**(6), 429–435 (2002)
51. Mattioli, G., et al.: Lung resection in pediatric patients. Pediatr. Surg. Int. **13**(1), 10–13 (1998)
52. Ponsky, T.A., Rothenberg, S.S.: Minimally invasive surgery in infants less than 5 kg: experience of 649 cases. Surg. Endosc. **22**(10), 2214–2219 (2008)
53. Rothenberg, S.S., Chang, J.H., Bealer, J.F.: Experience with minimally invasive surgery in infants. Am. J. Surg. **176**(6), 654–658 (1998)
54. Koizumi, K., et al.: Thoracoscopic surgery in children. J. Nippon Med. Sch. **72**(1), 34–42 (2005)
55. Kayton, M.L.: Pulmonary metastasectomy in pediatric patients. Thorac. Surg. Clin. **16**(2), 167–183 (2006). vi
56. Santambrogio, R., et al.: Intraoperative ultrasound during thoracoscopic procedures for solitary pulmonary nodules. Ann. Thorac. Surg. **68**(1), 218–222 (1999)
57. Waldhausen, J.H., Tapper, D., Sawin, R.S.: Minimally invasive surgery and clinical decision-making for pediatric malignancy. Surg. Endosc. **14**(3), 250–253 (2000)
58. Partrick, D.A., et al.: Successful thoracoscopic lung biopsy in children utilizing preoperative CT-guided localization. J. Pediatr. Surg. **37**(7), 970–973 (2002). discussion 970–973
59. Saenz, N.C., et al.: The application of minimal access procedures in infants, children, and young adults with pediatric malignancies. J. Laparoendosc. Adv. Surg. Tech. A **7**(5), 289–294 (1997)
60. Ponsky, T.A., Rothenberg, S.S.: Thoracoscopic lung biopsy in infants and children with endoloops allows smaller trocar sites and discreet biopsies. J. Laparoendosc. Adv. Surg. Tech. A **18**(1), 120–122 (2008)
61. Georgeson, K.: Minimally invasive surgery in neonates. Semin. Neonatol. **8**(3), 243–248 (2003)
62. Lima, M., et al.: Thoracoscopic management of suspected thoraco-pulmonary malignant diseases in pediatric age. Pediatr. Med. Chir. **26**(2), 132–135 (2004)
63. Cury, E.K., et al.: Thoracoscopic esophagectomy in children. J. Pediatr. Surg. **36**(9), E17 (2001)
64. Rodgers, B.M.: Thoracoscopic procedures in children. Semin. Pediatr. Surg. **2**(3), 182–189 (1993)
65. Partrick, D.A., Rothenberg, S.S.: Thoracoscopic resection of mediastinal masses in infants and children: an evaluation of technique and results. J. Pediatr. Surg. **36**(8), 1165–1167 (2001)
66. Iwanaka, T., Kawashima, H., Uchida, H.: The laparoscopic approach of neuroblastoma. Semin. Pediatr. Surg. **16**(4), 259–265 (2007)
67. Petty, J.K., et al.: Resection of neurogenic tumors in children: is thoracoscopy superior to thoracotomy? J. Am. Coll. Surg. **203**(5), 699–703 (2006)
68. DeCou, J.M., et al.: Primary thoracoscopic gross total resection of neuroblastoma. J. Laparoendosc. Adv. Surg. Tech. A **15**(5), 470–473 (2005)
69. Ponsky, L.E., et al.: Initial evaluation of Cyberknife technology for extracorporeal renal tissue ablation. Urology **61**(3), 498–501 (2003)

第 12 篇

肺和纵隔肿瘤

第 35 章 胸腔内恶性肿瘤的微创治疗

Philip A. Linden

P.A. Linden
Department of Thoracic Surgery, Case Medical Center,
University Hospitals, Cleveland, OH 44106, USA
e-mail: philip.linden@uhhospitals.org

35.1 历史回顾

自 1933 年 Evarts Graham 首次将单级全肺切除术用于治疗肺癌以来，胸外科医生就不断追求降低手术治疗的创伤[1]。20 世纪 40 年代，由 Churchill 推广的肺叶切除术治疗肺癌逐渐被业界接受，并最终取代全肺切除术成为可切除肺癌的标准治疗方案。肺癌研究小组通过随机试验的方法将肺叶切除术与范围更小的切除手术（肺段切除术及楔形切除术）进行对比，发现由后者治疗的患者中肺癌的局部复发率明显升高，由此明确肺叶作为肺癌手术的切除单位[2]。近年来，在减少肺癌手术创伤性方面，胸外科医生所关注的重点已不再是肺实质切除的大小，而是手术切口对患者造成的生理伤害。后侧位胸廓切开术可使患者术后早期的用力肺活量降低 35%。近来，多项倾向匹配分析结果提示，与胸廓切开术和传统的肺叶切除术相比，电视辅助胸腔镜下肺叶切除术具有更少的并发症（表 35.1）。一项即将发表的针对美国国家胸外科学会数据库中肺叶切除术患者的倾向匹配分析研究也得到类似的结果。电视辅助胸腔镜技术最初用于简单肺楔形切除术和胸膜手术，

表 35.1　患者并发症的倾向匹配研究[胸廓切开的肺叶切除术（THOR）与电视辅助胸腔镜下肺叶切除术（VATS）的对比]

并发症	THOR *n*=284	VATS *n*=284	*P* 值
心房颤动，*n*(%)	61(21)	37(13)	0.01
肺不张，*n*(%)	34(12)	15(5)	0.006
长期漏气，*n*(%)	55(19)	37(13)	0.05
出血，*n*(%)	3(1)	3(3)	
输血，*n*(%)	36(13)	11(4)	0.002
伤口感染，*n*(%)	3(1)	1(0.4)	0.62
肺炎，*n*(%)	27(10)	14(5)	0.05
脓胸，*n*(%)	2(0.8)	2(0.8)	
支气管胸膜瘘，*n*(%)	3(1)	1(0.4)	0.62
败血症，*n*(%)	6(2)	1(0.4)	0.12
肾衰竭，*n*(%)	15(5)	4(1.4)	0.02
脑血管意外，*n*(%)	3(1)	2(1)	1.0
心肌梗死，*n*(%)	0(0)	1(0.4)	0.5
室性心动过速，*n*(%)	2(0.8)	2(0.8)	
深静脉血栓，*n*(%)	2(0.8)	0(0)	0.5
肺栓塞，*n*(%)	3(1)	1(0.4)	0.62
中位胸引管保留时间	4(3.6)	3(2.4)	0.0001[a]
中位住院时间	5(4.7)	4(3.6)	0.0001[a]
死亡，*n*(%)	15(5)	8(3)	0.2
无并发症患者，*n*(%)	144(51)	196(69)	0.0001

来源：Villamizar NR et al. Thoracoscopic lobectomy is associated with lower morbidity compared with thoracotomy. J Thoracic and Cardiovasc Surg 2009;138:419－425（reprint with permission）

[a]Wilcoxon 符号等级检定

旨在减少患者术后不适及提高患者术后恢复速度。“VATS”可以简单翻译为电视辅助胸外科手术,但对其更精确的理解是一种无肋骨撑开或分离、无明显肌肉分离合并小手术切口(长度约 6cm)的微创手术方式。一部分人已经用胸腔镜下肺叶切除术取代严格意义上的电视辅助胸腔镜下肺叶切除术，后者用于描述任何需借助电视系统的肺叶切除术且常伴有肋骨撑开。在本章中,电视辅助胸腔镜下肺叶切除术(即 VATS)专指无肋骨撑开、分离且无肌肉明显分离的手术方式。近年来,一系列无创手术器械已被开发用以减小肋骨和肋下神经受压(图 35.1)。

35.2 肺脏

35.2.1 VATS 肺叶解剖性切除——右肺

35.2.1.1 右肺上叶切除术(RUL)

患者采取左侧卧位，通过调整手术台曲折度以使肋骨间的操作空间达到最大。通常选择在腋前线前方第 7 肋间隙的位置做一 10mm 的切口。虽然 5mm 的切口足以容纳 5mm 摄像机,但 10mm 切口能提供术中可能需要的摄像机旁附加器械。检查半侧胸腔除外肺癌转移后,接着在腋前线第 4 肋间做一 4~6cm 的主切口，然后利用自固定牵引器游离皮下组织。值得注意的是,为了减少患者术后不适,整个手术无肋骨撑开、分离且去除。另一附加 10mm 切口选在肩胛骨尖部的第 8 肋间隙和第 9 肋间隙之间(图 35.2)。此低位切口为在胸腔内进行内镜下吻合提供了足够大的空间。而一部分外科医生选择在腋中线做一 2~3cm 切口以取代上述低位切口,其不仅可以放置摄像机,而且能通过切割闭合器。

利用扇形拉钩将右肺上叶向前方牵引，然后分离隆突下及气管旁的淋巴结，同时将上叶支气管的前后段游离。如手术需要的话,淋巴结及楔形切除的结节送冰冻病理。接下来将肺叶向后牵引,解剖肺门。覆盖肺门上的胸膜将被切开,肺上静脉的解剖分离将从上叶静脉与中叶静脉之间开始。切开右主肺动脉上的疏松组织，将上叶静脉从主肺动脉及前行肺动脉上游离。利用弯曲钝头夹钳从后方游离上叶肺静脉，注意防止损伤前行的肺动脉及任意深静脉分支。如游离充分的话,从后切口进入的内镜下切割闭合器可能直接绕过上叶肺静脉。或者利用内引导管(宽端带有内镜下切割闭合器的红色橡胶管)引导其穿过该静脉的后端(图 35.3 和图 35.4),接着游离静脉(图 35.5)。若分离

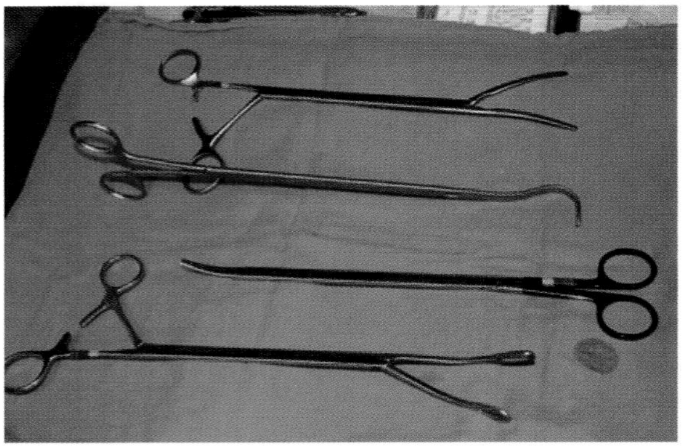

图 35.1 VATS 手术器械。利用滑动机制,这些器械穿过开放性硬性金属外鞘以减小对肋骨及肋间神经的压迫。从上到下:VATS 肺加压器械,哈肯器械,VATS 剪,VATS 环形内镜下夹持器。

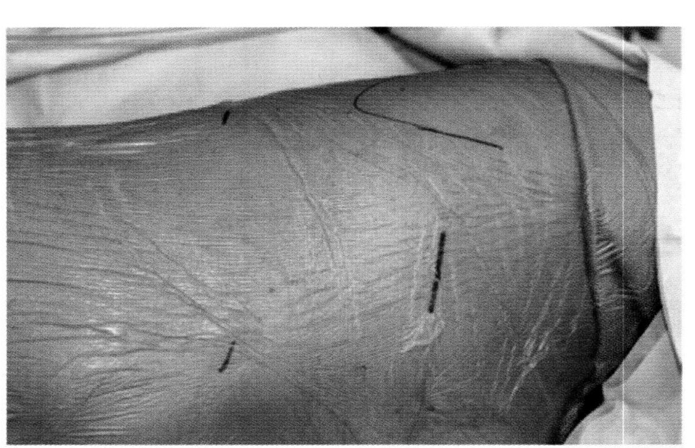

图 35.2 标准 VATS 肺叶切除切口。所见的是患者的右侧躯体，头位于图的右侧。记号笔勾勒出的是肩胛骨尖的轮廓,其前方是手术操作切口,其下方是摄像机通过的切口。同时可以看到肩胛骨尖下后方的切口。

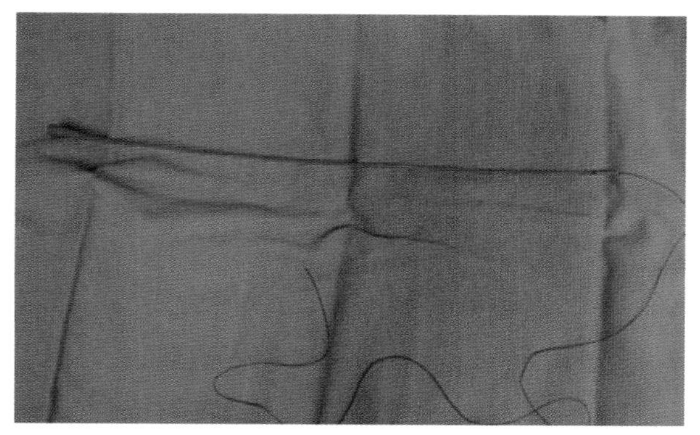

图 35.3　内引导管。该器械主要由一直径 8F 红色橡胶管组成。0 号缝合线穿过橡胶管远端的孔后打结固定。

与解剖血管过程中出现出血，需立刻用海绵填塞止血。

接下来需要利用钝头弯剪分离主肺动脉，把肺动脉前支固定在右肺上叶，再从上方和后方将肺动脉前支从支气管分离。与处理肺上叶静脉相似的方式，利用从后切口通过的切割闭合器处理肺上叶动脉。

再往后的处理主要围绕前行肺动脉，识别并分离肺中叶动脉以及一些通往上叶后段的前行动脉分支(也可称之为回旋支)(图 35.6)。少数情况下，这些分支并不存在或者直接汇入肺下叶上段。分离肺小裂有助于更好地达到其所在位置，利用从后切口置入的血管切割闭合器将其分离。分离肺大、小裂的过程中需注意保护前行肺动脉及肺中叶动脉分支。将右上叶后段的前行动脉成功游离后，可见到肺上叶支气管。接下来分离支气管的基底部，将清扫的所有淋巴结送检。利用儿科支气

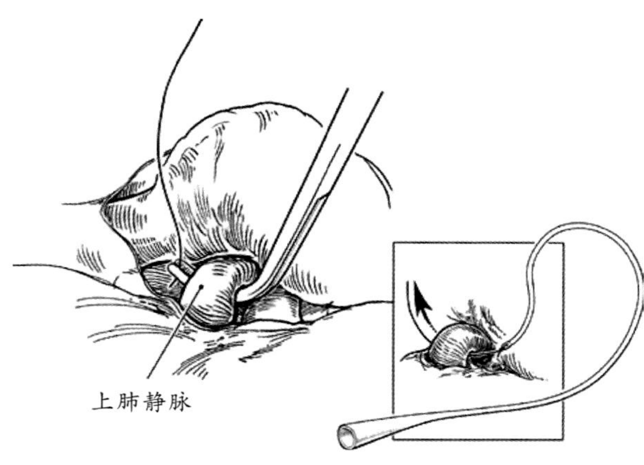

图 35.4　内引导管由细到粗引导内切割闭合器穿过肺血管，可减少对组织及血管的创伤。如需逆转内引导管的方向，0 号缝合线也可反向穿过血管固定在内引导管上。

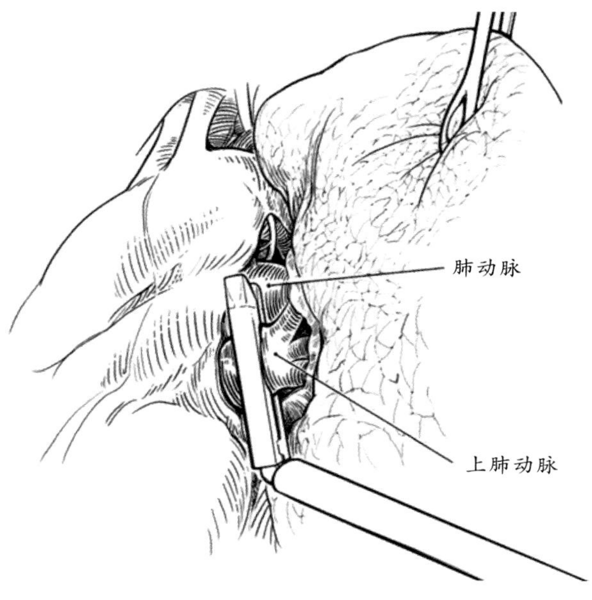

图 35.5　左上肺静脉的分离。已经将左上肺静脉从左主肺动脉游离，并通过下后方的切口置入切割闭合器将其固定。

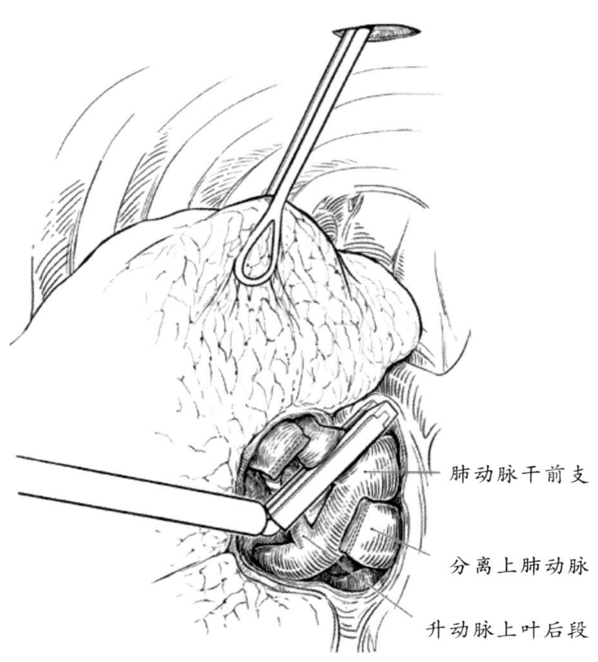

图 35.6　右前动脉干的分离。利用从下后切口置入的切割闭合器将右肺上叶的前动脉干固定并分离。

管镜能实现实时气管内膜可视化，这可发挥巨大作用，因为厚组织切割闭合器往往只能夹闭上叶支气管的基部。如果对切割闭合器的夹闭位置有所怀疑，可通过中下叶的充气以确保肺叶支气管的开放。与此同时，用切割闭合器将支气管与肺大裂的残留物分离，需分离所有可见的支气管动脉，并用一个内镜袋（“囊”）将标本收集并移除。标本边缘送冰冻以确保肺癌切除的完整性，同时用电刀烧灼将残余的肺内韧带熔解。28F直胸引管从摄像机切口置入并从胸廓顶部后方穿过。直视下将肺中下叶再膨胀以保证肺中叶未受到扭曲。剩下两个切口用2-0的薇乔缝线将深层（两层）和皮下层缝合。

35.2.1.2 右肺中叶切除术(RML)

此手术切口与右肺上叶切除手术切口大致相同，稍有不同的是位置通常选在第5肋间，长度更小并稍靠后方。组织的分离从上肺静脉开始，接着识别中叶静脉并利用血管切割闭合器将其离断。不过5%~10%的患者肺中叶静脉将汇入肺下静脉。利用电刀和锐性分离肺小裂，逐渐暴露肺中叶动脉（偶尔会有2条），同时利用从后切口置入的血管切割闭合器将其游离。组成中叶的支气管沿肺中叶动脉向深处及中间分布，离断动脉后可见固定好的中叶支气管。接下来，从后切口及前操作切口置入的切割闭合器，将肺上、下叶固定。最后放置直引流管，将肺再膨胀后缝合切口。

35.2.1.3 右肺下叶切除术(RLL)

在腋前线与腋中线之间的第5肋间做一个6cm切口，检查半侧胸廓除外肺癌转移后，切除隆突下及右侧气管旁淋巴结。除外第二组淋巴结病后，将肺下叶向前翻转，暴露肺下韧带，利用电刀将其离断后。接着见到的是肺下静脉，同样将其离断。后胸膜反折被切开直至中段支气管。在保证肺中叶静脉不汇入肺下叶静脉的基础上，利用钝头角钳固定该静脉，并用血管切割闭合器将其分离（图35.7）。接着将肺下叶向后牵拉，逐渐游离静脉至深处可暴露支气管中间部和下叶支气管。建议从肺裂分离肺动脉后再考虑分离下叶支气管。然后利用电刀分离肺裂（因靠近肺动脉，不建议锐性分离），再将肺下叶还原至其解剖位置。接着分离肺下叶上部动脉、基底干动脉及中叶动脉：上部动脉及基底干动脉利用从后切口或前切口置入的血管切割闭合器分离。解剖至动脉深处后，下叶支气管便可显露出来，然后利用血管切割闭合器将附在下叶支气管肺大裂分离，这将有助于下叶支气管的暴露。彻底清扫肺下叶的淋巴结后，肺下叶支气管可作为整个单位切除。如按此操作，在钳夹支气管后就可将肺部再膨胀，而不需要等到离断后。如过程中出现中叶支气管损伤的情况，需分开处理上段支气管及基底干支气管。分离支气管后，利用从前切口置入的切割闭合器处理肺裂的后部，并将标本置入标本袋后送检。由于右肺下叶是最

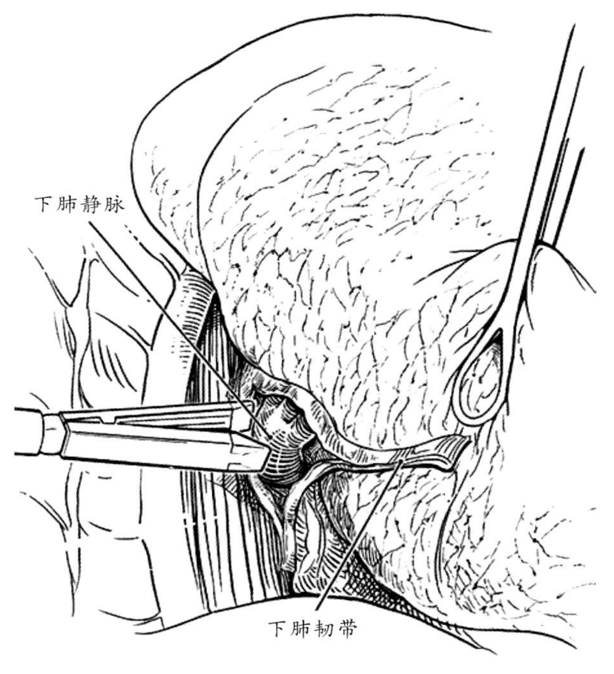

图35.7 分离右下肺静脉。利用电刀分离下肺韧带暴露静脉后，将其分离。接着将肺下叶上抬后，利用从后切口或前切口置入的血管切割闭合器将右下肺静脉夹闭。

大的肺叶，有时需将切口适当扩大以便移除标本。最后，可在胸尖位置放置带有基底孔的单胸腔引流管。

35.2.2 VATS 肺叶解剖性切除——左肺

35.2.2.1 左肺上叶切除术（LUL）

患者取右侧卧位，摄像机从腋后线第 7 肋间的 10mm 的切口置入。主操作口选在肺动脉干与肺上动脉上方的第 4 肋间，长度为 4~6cm。另一个 10mm 的切口选在第 8~9 肋间，肩胛骨的后方，肺下缘与纵隔交界处。将肺向后方固定，通常所有的操作都将通过这几个切口完成。利用锐性分离及电刀切除 5 级（肺动脉干）及 6 级（主动脉旁）淋巴结并送冰冻病理。如果淋巴结转移阳性，可行术前新辅助放化疗。手术的分离从肺上动脉开始，紧贴着静脉的上缘，利用钝性及锐性分离将静脉从肺动脉干上游离。接着在分离上肺静脉的下缘时，可见下肺静脉。此时，可考虑在静脉的上下缘使用一钝性角型分离器。从上端分离静脉时，由于可以在直视肺动脉下进行，所以比较安全。将内引流器从下而上置入后，利用血管切割闭合器将静脉夹闭（图 35.8）。将淋巴结切除后，可见到支气管位于静脉的后方，肺动脉干的下方，舌支的前方。如果可能的话，在处理上肺支气管前，可锐性分离肺动脉分支的部分前支。从后切口置入的“内引导”红色橡胶导管和血管切割闭合器对处理精细动脉分支与大分支有很大帮助，而后锐性分离上叶支气管。肺动脉的舌支位于支气管的后方，需要预先处理支气管的上、下部分。利用钝性角钳将肺向前牵引同时环绕支气管，过程中注意避免损失肺动脉舌支。利用内引导器引导血管切割闭合器的尖端环绕支气管，单独留下舌支之后处理，过程中注意避免左肺动脉干被吻合器环绕。夹闭动脉后，在分离支气管之前，主要先将下肺再膨胀（或者通过儿科可视化支气管镜观察）。分离好支气管后，小心处理肺动脉舌支及剩余的上叶动脉分支，注意将这些动脉保留在肺下叶的上部。接着从后切口或前切口置入的切割闭合器分离肺裂。将肺上叶向后固定，切割闭合器放置于前方，这有利于避免对下叶支气管动脉前支（上段动脉）造成损伤。处理完肺裂之后，将肺叶至于袋中取出。最后利用电刀烧灼处理下端的韧带，放置单腔胸腔引流管。

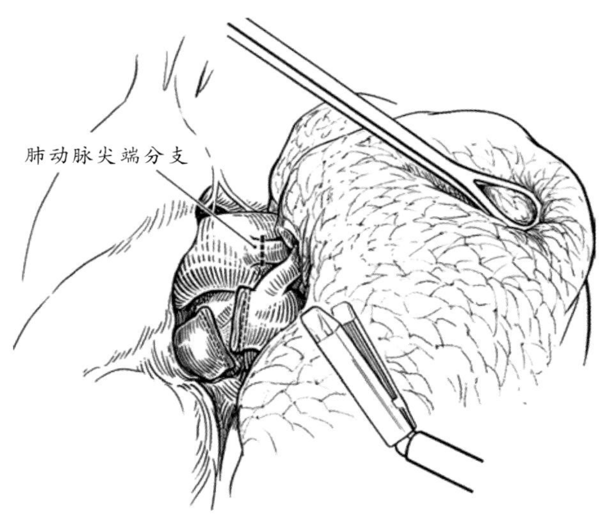

图 35.8　分离左上肺动脉尖端分支。肺上静脉分离完成后，左肺上叶动脉的尖端分支（第一支）的分离通常可以在分离右侧部分左肺静脉之前进行。常常选择向上方成角的血管切割闭合器，从后切口及下切口置入，将血管分离。

35.2.2.2 左肺下叶切除术（LLL）

患者体位及切口位置与左肺上叶切除术一节中所描述的相同，但主切口一般位于第 5 肋间。用电刀切断下肺韧带，切开胸膜反折后将下肺静脉游离。检查上肺静脉后予保留。通过主切口或后切口伸入血管切割闭合器，将下肺静脉切断。因为下叶支气管从上方牵拉下叶，故从下叶支气管下方将其分离，分离时注意不要损伤肺动脉分支。另一种可供选择的方法是从斜裂分离下叶动脉的分支。使用电刀从斜裂前方开始分离。通常最先遇到者为舌叶末支，沿其解剖肺动脉直至找到并切断基底干动脉。通过下前切口伸入血管切割闭合器切断基底干。分离并切断下叶上段动脉。使用切割闭合器切断斜裂余下部分，并用标本袋取出标本。

35.2.3 非解剖性切除——肺楔形切除术

肺楔形切除术——楔形切除肿瘤及其周边小片正常肺组织的技术通常被用于：

- 切除活检
- 肿瘤肺转移的根治性切除
- 高危肺癌患者的局限性切除

与肺叶切除术相比，肺楔形切除术局部复发率较前者高 3 倍，并可能导致远期生存期的缩短[2]。总的来讲，大于 3cm 的病变或大于 5cm 确定为肿瘤的病变，应优先采用肺叶切除术。肺楔形切除术后局部复发率尚不清楚。Sawabata 等人基于少量患者的经验，建议切割闭合器切除后切缘大于 2cm 或大于肿瘤最大径；在保留至少 2cm 切缘的 7 例患者中，切缘均为阴性[3]。随着 CT 技术的普及，越来越多的肿瘤在其体积尚小时被发现。部分学者认为局限性切除（肺楔形切除术或肺段切除术）更适用于此类小病变。CALGB 140503 正在招募肿瘤小于 2cm 的患者，并将患者随机分入肺叶切除术组和局限性切除组。

目前尚无数据支持对于获得阴性切缘的患者使用辅助性外照射放疗，无论切缘距肿瘤距离多近。一项基于多中心的 ACASOG 临床试验正在评价肺楔形切除术联合植入近距离放疗粒子对于局部复发的影响。

35.2.3.1 肺楔形切除术的手术技术

肺楔形切除术通常使用 3 个 10mm 切口。摄像机观察口通常在第 7 肋间，依肿瘤位置置于腋前线与腋后线之间。后切口位于肩胛角下；对于尖段或尖后段病变，前切口可置于腋中线第 3 肋间；对于较低的病变，前切口可置于第 4~6 肋间。因为后肋肋间隙较窄，手指较难伸入，故通常通过前切口触诊肿瘤。触诊之后，根据肿瘤情况选择手术路径，保证切缘与肿瘤距离等于肿瘤最大径。

如果肿瘤紧邻胸膜，可将一把挤压钳置于切割闭合器预期路径旁，随后用常规组织切割闭合器切割，并用标本袋取出标本。注意应避免钳夹较软或较小病变，以免钳夹后难以定位。如果病变紧邻肺裂，第一把切割闭合器的较优路径应为通过肺裂指向肿瘤深面。应保持切割闭合器和肿瘤之间存在安全距离，理想的临床切缘距肿瘤距离等于肿瘤最大径。直接将切割闭合器边缘紧贴较硬肿瘤时，安全切缘较小；当切割闭合器闭合时，肿瘤自然与切缘分离。无论切缘距肿瘤距离大于或小于肿瘤最大径，均应将切缘送检冰冻病理。

35.2.3.2 单切口肺楔形切除术——“UNIVATS”

对于位于周边的、直视可见的较小(2cm)肿瘤，可采用单个切口的改良技术——“UNIVATS”。单切口肺楔形切除术通常在腋中线前方取 2cm 切口，并由此伸入摄像机镜头。该切口应距肿瘤 10cm 以上。如果病变直视下清晰可见，则将切口扩大至 3cm。通过该切口使用一弯头长圈钳夹持肺组织，通过同一切口伸入带关节切割闭合器，首先指离病变，再弯回肺脏（图 35.9）。通过次续切割，可完成楔形切除。最后通过标本袋取出标本。UNIVATS 技术对计划为肺叶切除的手术并不实用，并需要额外切口；但对于良性病变、转移病变或肺间质病变的活检有较大帮助。

35.2.4 肺段切除术

对于边缘性肺功能储备的患者或肿瘤较小（小于 3cm）的患者，肺段切除术可作为一种局部复发率较肺楔形切除术低的选择。肺段切除术因其对肺段支气管和动脉的解剖性游离、切除单个或多个肺段而非整个肺叶而得名。临床上常见的肺段切除术包括下叶上段切除、下叶基底各段切除、舌段切除、保留舌段的左上肺叶切除术。

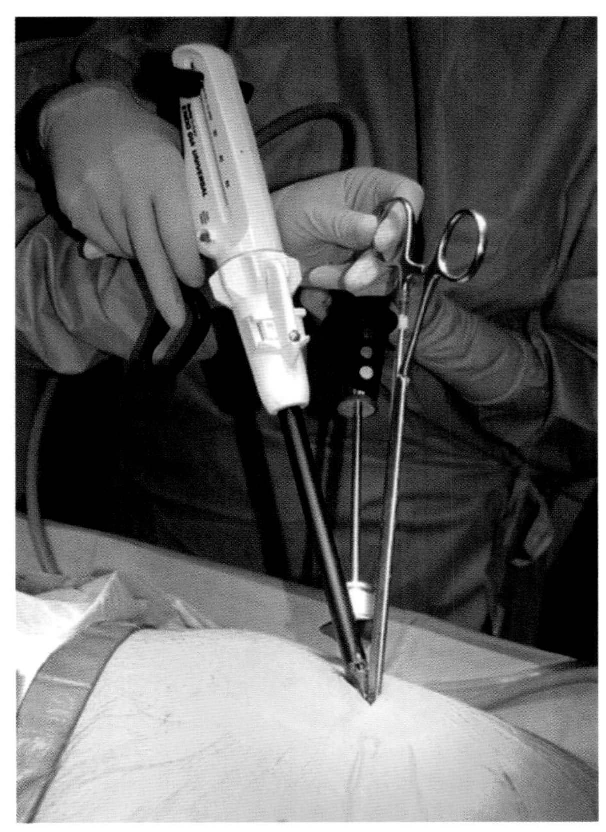

图 35.9　“UNIVATS”技术。肺楔形切除所需的 3 件器械均通过单个 3cm 切口进入。

35.2.4.1 下叶上段切除术

下叶上段切除术共需 3 个切口，其中主观察切口与后切口的位置与 VATS 肺叶切除术相同，而操作切口位置更靠后且更小。在下肺静脉后侧辨认上段静脉，在下肺静脉近端仔细分离并找到该段动脉。结合使用钝性分离与锐性分离，游离并使用血管切割闭合器切断上段静脉。从斜裂后方解剖通常可显露肺段动脉。斜裂较宽时，可以较容易发现动脉主干，并循其找到肺段动脉。使用血管切割闭合器切断肺段动脉。在已经切断的动脉后方可找到肺段支气管。使用厚组织切割闭合器切断肺实质。

35.2.4.2 下叶基底段切除术

所需切口与 VATS 肺叶切除术相同。使用电刀切断下肺韧带，从近端游离下肺静脉，辨认并保留上段静脉。用切割闭合器切断基底各段静脉。

对于右肺基底段，继续解剖斜裂直至解剖出肺动脉，辨认并切开肺动脉鞘。若可较易解剖出动脉各面，则提示进入了正确层次。基底干动脉较为粗大，可与上段动脉鉴别。使用血管切割闭合器切断基底干。在切断基底干前，推荐辨认中叶动脉并确保其位于切缘近端。部分患者中叶动脉开口与下叶上段动脉相对。继续向深处解剖可发现支气管与肺动脉分支模式相同。必须保留中叶支气管。使用 3.5mm 切割闭合器切断基底段支气管。继续解剖位于中叶前下方的斜裂，可从已切断的支气管下伸入钝头弯钳辅助，弯钳从中叶支气管下方指向肺门。也可放入腹腔镜牵引器，以引导 4.8mm 切割闭合器通过。向后牵拉基底段，并使用厚组织切割闭合器切断上段与基底段间残余。

对于左肺基底段切除术，切口与 VATS 下叶切除术相同。可从下肺静脉开始分离，在上段静脉与下肺静脉汇合点前游离上段静脉。使用血管切割闭合器切断基底段静脉。笔者倾向于继续分离斜裂前部，保留舌段动脉，分离并切断基底干动脉。基底段支气管在动脉深面，检查并保留上段支气管，使用切割闭合器切断基底段支气管。最后完成上段与基底段之前的肺实质切断。

35.2.5 VATS 保留舌段的左上肺叶切除术

解剖分离的起始步骤与 VATS 左上肺叶切除术相同，游离上肺静脉并保留舌段分支，上叶分支使用血管切割闭合器切断。分离肺动脉主干，解剖其最初 1~2 支分支并用血管切割闭合器切断。在静脉深面解剖游离上叶支气管。通过双腔气管插管插入一根儿科电视支气管镜，有助于保证舌段支气管不被损伤。因为舌段支气管可能紧邻上叶支气管，故需从后方仔细分离上叶支气管。使用 3.5mm 切割闭合器切断上叶支气管。额外的上叶分支此时会暴露，予以切断。当分离至下叶上段动脉时应停止，并保护上段动脉。钳夹压缩上叶与舌段之间的肺实质并用厚组织切割闭合器切断。

35.2.6 VATS 舌段切除

VATS 舌段切除术通常从斜裂前方的分离开始，结合使用钝性分离与电刀烧灼，直至发现肺动脉的分支(通常是舌段动脉)。在分离出舌段动脉后，笔者倾向于继续解剖分离上肺动脉，确认并切断舌段静脉。在切断舌段动静脉后，可以较易辨别并切断上叶支气管（同时使用儿科电视支气管镜可以保证切断正确的支气管）。小心避免损伤支气管后的舌段动脉，使用血管切割闭合器切断舌段动脉。使用厚组织切割闭合器切断肺实质。

35.3 肺癌：新疗法

35.3.1 射频消融术(RFA)

射频消融术通过高频电流下离子震荡摩擦生热来摧毁局部肿瘤。电发生器产生的射频能量通过插入肿瘤中的电极针传导到置于患者下肢的电极片上。射频能量可使电极针周围的组织升温，在高于60℃时可使局部组织坏死。电极针可在CT引导下经皮穿刺置入肿瘤组织，也可在术中使用。目前主要有3个生产商提供射频电极（Boston Scientific、RITA 和 Valley Lab)，产品设计略有不同。

射频消融术最初用于肝脏肿瘤，最近开始被应用于肺部原发和继发肿瘤。一项原创研究检查射频消融后切除的肿瘤发现，大部分肿瘤仍含有存活瘤细胞，肿瘤完全坏死多见于较小(<2cm)的肿瘤[4]。另一项在18例不可手术切除的肺部肿瘤患者身上开展的早期研究显示，气胸发生率高达54%，并有1例中心性肿瘤患者死于严重咯血[5]。因中心性病变常伴有致命性的咯血，大部分中心将该类患者列为禁忌。但布莱根妇女医院最近一项术中射频消融的研究指出部分中心性肿瘤的患者在将肿瘤从重要结构游离后可安全地使用RFA治疗[5]。

目前一项针对肺癌的大型RFA长期研究纳入了153例患者共189个原发或转移肿瘤灶[7]。30天死亡率为3.9%，总气胸发生率为28%，胸腔引流置入率仅为10%；非小细胞肺癌的2年和5年生存率分别为57%和27%。肿瘤直径小于3cm组与大于3cm组在2年和5年复发率上有显著差异：前者2年和5年复发率分别为64%和47%，而后者2年与5年复发率均为25%。小于3cm组的较高的复发率被多个研究证实。因此，RFA可以在部分患者中实现控制肿瘤生长，可能与部分患者长期生存有关，但并非全无风险。

35.3.2 立体定向放射治疗

外照射放疗作为无法耐受手术的局限性肺癌的另一种选择已有较长的历史。外照射放疗的局限包括对周围正常肺组织的损伤，周围重要器官如脊柱、气管及主支气管、心脏、食管也会限制放疗的剂量。外照射放疗效果有限，患者5年生存率小于20%，近半数患者有局部肿瘤进展[8]。为了提高放疗疗效、减少对周围肺组织的损伤，立体定向放射治疗成为目前推荐的放疗手段。立体定向放射治疗结合了基于CT的三维定制与多个独立粒子束来提高对靶病灶的定位，并减少对重要结构的损伤。此外，包括屏气、腹部按压减少膈肌位移、呼吸追踪及门控等多项技术也被用来减少呼吸循环内对胸廓内结构的损伤。立体定向放射治疗系统(Accuray，森尼韦尔市，加利福尼亚州)可能是目前最精密的立体定向放疗系统。在该系统中，直线加速器放射源被固定在机械臂上，每一束射线的放射均通过一件穿在患者身上的背心控制，并被调节为与呼吸周期一致。该系统要求经皮下或经支气管镜将基准标志物置于肿瘤周边。标准方法为采用每次20Gy的剂量，共3个治疗周期，此方案的生物有效剂量（BED）估计为180Gy，远高于

1.8Gy 40 周期的常规分割外照射放疗的生物有效剂量(70~80Gy)。位于叶支气管 2cm 内的肿瘤一般作为该治疗的禁忌，因为有较高概率发生叶支气管软化和塌陷。在最近一项使用该剂量方案的研究中，局部治疗失败率为 21%[9]。

一项在日本开展的、目前最大规模的研究纳入了 254 例接受立体定向放射治疗的Ⅰ期非小细胞肺癌患者[10]。在中位随访 38 个月后，接受 BED<100Gy 方案放疗患者的局部复发率为 43%，而接受 BED>100Gy 方案放疗患者的仅为 8.4%。若包括肺实质及局部淋巴结，较高剂量组的局部复发率为 17.7%，接近肺楔形切除术的 5 年局部复发率。该研究最引人注目的统计结果或许为：接受了 BED>100Gy 放疗的可接受手术切除患者的 5 年生存率为 71%。目前一项 RTOG 方案 0618 正在招募可接受手术切除的Ⅰ期非小细胞肺癌患者。在该方案中，如果 CT 随访发现了肿瘤的增大，合并 PET 或者活检结果阳性，患者将接受手术切除。遗憾的是，该方案只设计了 2 年的计划。

35.4 胸膜

35.4.1 文献综述

约半数的癌症患者会出现恶性胸腔积液，导致呼吸困难与咳嗽。恶性胸腔积液常见的病因为非小细胞肺癌和乳腺癌，但几乎所有恶性病变均可导致胸廓与肺组织间潜在腔隙中液体的积聚。恶性胸腔积液的治疗目标包括对胸水的充分引流、人工粘连肺组织与胸壁以消除胸膜腔。胸腔穿刺对于诊断胸腔积液的性质很有帮助，恶性胸腔积液一般有较高的总蛋白和 LDH，革兰染色无微生物，pH 值一般大于 7.2。细胞学的检查可能会发现癌细胞。胸腔积液引流后患者症状的改善提示应当采取措施防止液体的再积聚。大量胸腔引流后肺复张提示患者应当接受胸膜粘连术。如果存在支气管主干闭塞或显著的实质病变影响肺的正常功能，则积液引流后患者呼吸状况可能仍无改善。Shaw 和 Agarwal 等人发表的一篇纳入 36 个随机对照试验、1499 例病例的系统综述证明，采用胸膜硬化剂对于防止积液复发优于单纯引流。滑石粉作为胸膜硬化剂，效果优于博来霉素或四环素。胸腔镜置入滑石粉在防止复发上优于床旁通过胸管置入[11]。

治疗恶性胸腔积液的另一个选择为放置长期留置引流管。Pleur-X 导管(Denver Biomedical)是一种带有气囊和多个侧孔的软管，可放入胸膜腔并穿过皮下通道引出体外。气囊可置于皮下，防止细菌感染并固定导管。体力差、肺癌肺内淋巴播散、对侧肺有明显病变的患者在接受单侧胸膜粘连术后可能出现严重呼吸窘迫，该类患者最好接受 Pleur-X 导管置入。若患者肺脏被肿瘤固定无法复张，则显然不适用于胸膜粘连术，但却可能从 Pleur-X 导管置入中获益。通常每周通过导管引流数次。导管的置入可诱发胸膜慢性炎症反应并最终导致胸膜腔的融合，此时可将导管拔除。

35.4.2 胸膜粘连术——操作

通常滑石粉胸膜粘连术及 Pleur-X 导管置入都是在全麻单肺通气下完成。术前应行支气管镜检查以除外肿瘤导致的支气管闭塞。患者通常取侧卧位，于腋前线第 6 或第 7 肋间隙做一 10mm 的切口。引出胸腔积液并检查整个胸膜腔，必要时取肿瘤结节或炎性改变胸膜病理，然后检查肺表面。如果肺部被肿瘤明显固定，则可放置 Pleur-X 导管。直视下正压通气可帮助术者观察肺复张情况并决定是否可以采用胸膜粘连术。观察并记录肺复张情况后再次使肺萎陷。将滑石粉(最多可至 5g)广泛地喷洒在胸膜腔。方法为：将滑石粉置于 Luken 管中，连接 4L/min 的管道氧，通过弯头 Yankauer 吸头吹送至胸膜腔。此后在胸腔后方放置一根 28F 胸管，接负压吸引 48 小时。当胸管引流量降至小于

100mL/24h,预示治疗效果良好。若引流量仍较大,可于床旁通过胸管再次吹入滑石粉。

如果正压通气后肺未复张,则考虑放置 Pleur-X 导管。另外取一切口送入导管并放置于胸膜腔。覆盖导管的切口需进行三层缝合:肌肉层、皮下层和皮内层。胸腔镜下的滑石粉胸膜粘连术或 Pluer-X 置管术均可在镇静联合局麻下进行,但术中显露会受到限制。

35.5 纵隔

35.5.1 心包

35.5.1.1 文献综述

恶性的心包渗出可通过观察、置管引流、心包球囊扩张引流以及切除部分心包(心包窗)进行处理。尽管部分情况下置管引流和心包球囊扩张引流可成功处理渗出,但是通常单次引流后渗出会复发。针对复发渗出的两种常见的手术心包引流方法为:剑突下切开形成心包窗,液体引流至前腹膜间隙和胸腔镜心包窗引流至胸膜腔。最近的荟萃分析总结了关于这两种方式的支持和反对的观点,得出的结论为尽管具有稍高的创伤性,胸腔镜心包窗能更长时间防止渗出的再积聚,而在胸部导管引流时间、住院时间和死亡率上没有差别[12]。胸腔镜方法允许我们对于胸膜腔进行评估,同时可以治疗恶性的胸膜渗出。胸腔镜方法的不足包括需要单肺通气以及在切除心包前需要更长的时间定位。

如果在诱导过程中发现存在心包填塞,需要立即切除和引流。如果有临床或者超声心动图的证据提示心包填塞,通常最好在麻醉前进行经皮心包引流。

35.5.1.2 心包窗——操作

VATS 心包窗是通过侧卧位下进行 2~3 次切开完成的。第一个切口是在肩胛骨尖端下方的 5mm 的切口(摄像孔)。患者向后旋转。在第 5 肋间隙的锁骨中线的 5mm 切口是用来抓住心包。在肩胛骨尖端下方 2~3 个肋间隙的 5mm 切口是用来牵拉肺以及用长电刀切割心包。术前心包液引流能够帮助术者从第 5 肋间隙的切口抓住心包,电刀用来切除心包形成一个直径至少 3cm 的心包窗。最好不要切除大块的心包,尤其是在右侧,以防止心脏疝出以及随后的扭转和骤停。心包的小腔可用钝弯的塑料吸引装置或钝弯的环形钳子破坏。没有必要在心包留下引流器。胸部引流管应该放置在胸膜腔,第 2 天通常可以拔除。

35.5.2 胸腺

35.5.2.1 文献综述

任何胸腺瘤手术的目标是完全切除所有的胸腺组织。非胸腺瘤的重症肌无力是胸腺切除最常见的指征,这些患者中 30%可能是有胸腺瘤的[13]。其他一些患者可能有胸腺瘤,但是没有重症肌无力。无论是哪一种情况,完全切除胸腺组织是重要的。

现在有许多不同的技术切除胸腺组织,但是同时切除的包膜外纵隔和颈部脂肪的量是不同的。传统的胸腺切除术是完全的胸骨切开、钝性移除,以及电刀切除胸腺的下部(两侧延伸至心包)、胸腺主体和两侧胸腺上角,胸腺上角通常会在无名动脉的前方延伸至颈部。如果肿瘤侵犯邻近的组织,则采取整块切除所有肿瘤侵犯的组织并保留至少一侧的膈神经。有 3 种微创的方法作为选择代替完全胸骨切开。部分胸骨切开可能会从胸骨上切迹向下至第 4 肋间隙。尽管这样的切开方式可降低手术风险及再次主动脉瓣手术时的出血风险,这样做的优势在胸腺切除术中是不明确的,而且胸腺下部的暴露是有限的。另外两种方法是经颈部和电视辅助的胸腺切除术。Kaiser 及其同事建议重症肌无力患者行经颈扩大胸腺切除术，他们报道 3 年和 6 年的完全稳定缓解率分别为 43% 和 45%[14]。尽管没有前瞻性随机试验来比较开放手术和微创手术，一些回顾性文章对这些不同的方法进行了评估。Sonnet 等比较了非胸腺瘤肌无力的 6 种不同的手术方法，得出结论为经颈胸腺切除术和电视辅助胸腺切除术相对其他较为保守的方法更为优越[15]。Maggi 等在一篇胸腺瘤重症肌无力患者的回顾性综述中比较了电视辅助下胸腺切除术和额外颈部切口的经胸骨扩大胸腺切除术。两种方法在疾病复发率和完全稳定缓解率上并没有差别[16]。一项非随机前瞻性研究评估了 VATS 切除和中央胸骨切开术在治疗 Masaoka Ⅱ期的胸腺瘤上的表现，VATS 组出血更少，但是手术时间、胸部导管引流时间及住院时间没有差别。所有患者在 3 年时没有复发，尽管 3 年对这个疾病而言并不算很长时间[17]。

35.5.2.2 VATS 胸腺切除术——操作

尽管单侧 VATS 方法已被提出，但这里仍完整给出双侧方法的细节。

患者仰卧位，相对手术台垫高几英寸。双臂伸向两侧或者弯曲举过头顶置于垫子上。手术台倾斜 30°。在大约第 7 肋间腋前线切开 10mm 切口(摄像孔)。两个分开的 5mm 切口在女性位于乳房皱褶下，在男性位于大致相当的位置。这些大约在第 4 肋间隙腋中线和第 5 肋间隙腋线前 2cm。更加美观的方法为 3 个小切口位于乳房皱褶下从锁骨中线至腋中线。对于没有胸腺瘤的患者，这些小的切口就能够切除样本(图 35.10)。膈神经需要在整个过程中予以注意。在左侧用超声刀进行分离，从心包下面和后面、膈神经的前方开始。胸腺和邻近的纵隔脂肪组织被抓住并从心包上剥离。在膈神经周围运用电刀或超声刀进行操作时必须要小心。随着切除向胸廓入口推进，注意分辨无名静脉，并且分离胸腺周围组织时从无名静脉开始，同时需小心夹住流入无名静脉的胸腺静脉。分离左侧的胸腺上角时在该静脉前需耐心仔细地进行分离。胸腺组织和胸骨间也需要分离。一些手术者发现用二氧化碳给胸腔充气可帮助前面的分离。分离通常可能越过中线。需置入一个小口径的胸腔引流器，在右侧几乎相同的位置上造一个切口。右侧的剥离开始于膈神经的前方，将胸腺旁组织从心包上去除。分离在上腔静脉的前方向头侧进行。向下拉胸腺前上角。在前方，胸腺与胸骨分离。样本被放置在一个小袋子里，通过 10mm 的摄像切口取出。右侧放置一个小的 Blake 引流器。如果术后胸片显示没有明显气胸，没有气体泄露，在恢复室可以去除这个引流器。通常患者第二天即可出院。

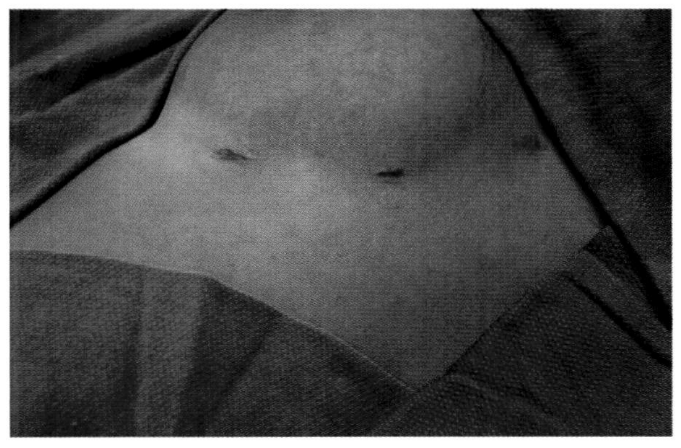

图 35.10　乳房下胸腺手术孔。这些切口隐藏在乳房皱褶下和腋部，非常美观。3~5mm 的切口。两个操作切口和一个摄像切口可以在手术过程中互换。

35.5.3 淋巴组织

35.5.3.1 纵隔淋巴结清扫

纵隔淋巴结清扫一般用与 VATS 肺叶切除相同的切口，在这章前面已提过。两侧采取的技术不同。纵隔淋巴结包括：

- 2-上气管旁淋巴结，通常在胸部不可及
- 4-气管旁

- 5–主肺动脉窗
- 6–主动脉弓旁
- 7–隆突下
- 8–食道旁
- 9–下肺韧带

右侧淋巴结清扫

隆突下淋巴结分离

患者向前倾斜，摄像机移动到后下切口，在下叶上段和上叶后段连接处抓住肺，向前牵拉。通过前操作切口，一个钝弯的器械（儿科吸引器）可用来破坏胸膜反折。右上肺支气管开口的对侧为右主支气管的内侧。在奇静脉的下方向头侧进行钝性分离，可发现隆突下淋巴结。如果分离困难，摄像机和牵拉器械同时从前下孔进入，另外的器械可从后面的孔插入辅助分离。

右侧气管旁淋巴结分离

患者保持 90°。通过后下切口，运用长的抓取器械从下面和后方牵开肺的尖端。通过前方的操作切口，将覆盖气管的胸膜向下切开至奇静脉和上腔静脉的连接处。此时注意保护迷走神经，所有的淋巴结可从右侧气管旁位置予以清扫。

其他纵隔淋巴结：9 组（下肺韧带）常规切开下肺韧带后可及。8 组（食管旁）淋巴结由肺脏向前牵拉可及。

左侧淋巴结清扫

5 组（主肺动脉窗）和 6 组（主动脉弓）淋巴结通过标准的左侧前 VATS 操作切口可以很方便地清除。将左肺动脉近端分支切除，这两组淋巴结通常可以暴露。隆突下淋巴结（7 组）在左侧相对右侧更难及，但当肺向前牵拉时也可及。主支气管通过其靠近主动脉的后方可以识别，向门部分离可及隆突下淋巴结。尽管日本的一些中心发现了在分开动脉韧带后到达气管的方法，左侧气管旁淋巴结通常在左侧是不可及的。

快速参考

胸腔镜肺叶切除术

1. 完整的术前工作包括：
   - 胸部 CT w/wo 对比
   - PET-CT
   - 肺功能测试
   - 如果需要的话，行心脏准备
2. 在实际切开前进行诊断性的胸腔镜以排除转移性疾病。
3. 避免肋骨分开、肋骨移除和肋骨播散。
4. 所有解剖分离遵循相同的顺序：
   - 解剖分离静脉
   - 解剖分离动脉
   - 解剖分离支气管
5. 右肺上叶切除术（RUL）：
   - 患者体位

     左侧卧位，调整手术台扩大肋间隙
   - 套管放置：

     –10mm 套管置于第 7 肋间隙，腋前线的前方

     –4~6cm 的切口位于第 4 肋间隙，腋前线

     –10mm 套管位于第 8 或第 9 肋间隙，肩胛骨尖端的后下方（用作闭合器的置入）
   - 手术步骤

     –通过切口将上叶拉向前方，清扫隆突下和气管旁淋巴结。这种方法也能暴露支气管

     –将肺叶向后牵拉分离门部
   - 静脉分离

     –在上叶静脉和中叶静脉间开始分离上肺静脉

     –避免损伤肺动脉或深静脉分支

     –通过后切口运用闭合器切断静脉
   - 动脉分离

     –运用锐性分离，避免使用电凝

     –将动脉前支置于右上叶

 –识别并保护中叶动脉
 –通过后切口运用闭合器切断动脉
- 支气管分离
 –先分离基底，清扫样本上的所有淋巴结
 –在用吻合器前使肺通气，以确保只分开了上叶支气管
 –所有可见的支气管动脉应该予以夹闭
- 最终的步骤
 –一个不透的样本回收袋是必需的
 –在支气管断端取冰冻标本
 –消解肺下韧带
 –放置一根 28F 胸管就足够了，胸管通过摄像孔置入，往后面放置
 –关闭前在直视下使下叶和中叶充气，以确保中叶没有扭转

6. 右肺中叶切除术(RML)：
- 入路孔位于第 5 肋间隙，更小，略微靠后
- 手术步骤
 –静脉分离
  ○ 5%~10%的中叶静脉流入下肺静脉
 –动脉分离
  ○ 先分离小肺裂使得中叶动脉可及
 –支气管分离
  ○ 中叶支气管在动脉的深面内侧
  ○ 完成肺裂中的工作，置入单个胸部导管

7. 右肺下叶切除术(RLL)：
- 入路孔位于第 5 肋间隙，长 6cm，腋中线至腋前线，覆盖肺裂
- 手术步骤
 –排除 N2 淋巴结疾病
 –通过后孔将下叶向上牵拉，消解下肺韧带
 –静脉分离
  ○ 识别下肺静脉
  ○ 在切断前确定中肺静脉并不汇入下肺静脉
 –动脉分离
  ○ 通过肺裂分离肺动脉
  ○ 分别切断上段动脉和基底动脉干
 –支气管分离
  ○ 在分离肺动脉后，切断下叶支气管
  ○ 在确认中叶充气正常后，下叶支气管可以被当作一个整体单元进行处理
  ○ 右下叶是最大的肺叶，可能需要扩大切口将标本移出

8. 左肺上叶切除术(LUL)：
- 套管与进行右肺切除术时的摆放呈镜像关系
- 入路孔位于第 4 肋间隙
- 所有的分离操作通过入路切口完成
- 手术步骤
 –进行 5/6 组淋巴结的清扫，并送冰冻病理。如果冰冻组织+，考虑终止操作，建议患者做新辅助治疗
 –从上方分离是最安全的，因为这样肺动脉是可视的
 –“endoleader”红橡胶管可帮助血管的分离
 –确认没有围绕左主支气管

9. 左肺下叶切除术(LLL)：
- 入路孔位于第 5 肋间隙
- 手术步骤
 –静脉分离
  ○ 识别并保护上肺静脉
  ○ 通过后孔用闭合器切断下肺静脉
 –动脉分离
  ○ 沿着最远端的舌支到肺动脉，找到并切断基底动脉干

楔形切除术

1. 运用 3 个 10mm 的孔。
2. 病变超过 3cm 不应该用楔形切除术，否则增加三倍局部复发的风险。
3. 获取至少 2cm 或跟病灶直径相当的边缘
- 孔的位置。

–摄像孔:第7肋间隙腋后线和腋前线之间

–后孔:肩胛骨尖端的下部

–前孔:位置高在腋窝下

- 尖端或尖端后方的病灶在第3肋间隙
- 更低的病灶在第4肋间隙

5. 通过前孔接触肿瘤。
6. 如果肿瘤靠近肺裂,先对病灶深面的边缘使用闭合器。
7. 总是要取冰冻切片!

淋巴结清扫

- 右侧淋巴结清扫

  –隆突下淋巴结分离

  - 将患者前倾,摄像机从后下孔进入
  - 从下叶上段与上叶后段连接处抓住肺组织,向前牵拉
  - 钝性破坏胸膜反折
  - 向上分离快要至奇静脉下方时运用钝性分离,隆突下淋巴结就在奇静脉下

  –气管旁淋巴结分离

  - 使患者保持90°
  - 向后下方牵拉肺尖
  - 将覆盖气管及向下覆盖奇静脉和上腔静脉连接处的胸膜切开
  - 移除淋巴结
  - 不要损伤迷走神经

- 左侧淋巴结清扫

  –当分离左肺动脉近端分支时,第5和第6组淋巴结很容易暴露

  –第7组淋巴结在肺组织向前牵拉的时候可及

  –识别主支气管,向肺门部分离使得隆突下淋巴结可及

  –左侧气管旁淋巴结在进行左侧的操作时通常不可及

(郭威 李仁达 杨震林 王攀 译 高树庚 李宁 校)

参考文献

1. Graham, E., Singer, J.: Successful removal of an entire lung for carcinoma of the bronchus. JAMA **101**, 1371 (1933)
2. Ginsberg, R., Rubinstein, L.: Randomized trial of lobectomy versus limited resection for T1N0 non-small cell lung cancer. Ann. Thorac. Surg. **60**, 615–623 (1995)
3. Sawabata, N., Ohta, M., Matsumura, A., et al.: Optimal distance of malignant negative margin in excision of nonsmall cell lung cancer; A mutlicenter prospective study. Ann. Thorac. Surg. **77**, 415–420 (2004)
4. Yang, S., Askin, F., et al.: Radiofrequency ablation of primary and metastatic lung tumors: analysis of an ablate and resect study. Presented at the American Association of Thoracic Surgery 82nd annual meeting, Washington DC, 2002
5. Herrera, L., Feranndo, H., Perry, Y., et al.: Radiofrequency ablation of pulmonary malignant tumors in nonsurgical candidates. J Thorac. Card. Surg. **125**, 929–937 (2003)
6. Linden, P., Wee, J., Jaklitsch, M., Colson, Y.: Extending indications of radiofrequency ablation of lung tumors through an intraoperative approach. Ann. Thorac. Surg. **85**, 420–423 (2008)
7. Simon, C., Dupuy, D., DiPetrillo, T., et al.: Pulmonary radiofrequency ablation: long-term safety and efficacy in 153 patients. Radiology **243**, 268–275 (2007)
8. Zierhut, D., Betttscheider, C., Schubert, K., et al.: Radiation therapy of stage I and II non-small cell lung cancer. Lung Cancer **34**, S39–S43 (2001)
9. McGarry, R., Papiez, L., Williams, M., et al.: Stereotactic body radiation therapy of early-stage non-smallcell lung carcinoma: phase I study. Int. J. Radiat. Oncol. Biol. Phys. **63**(4), 1010–1015 (2005)
10. Onishi, H., Shirato, H., Nagata, Y.: Hypofractionated stereotactic radiotherapy for stage I non small cell lung cancer: updated results of 257 patients in a Japanese multi-institutional study. J. Thorac. Oncol. **2**, S94–S100 (2007)
11. Shaw P, Agarwal R.: Pleurodesis for malignant pleural effusions. Cochrane Database Syst. Rev. (1), (2004), CD002916. doi:10.1002/14651858.CD002916
12. O'Brien, P., Kucharczuk, J., Marshall, M., et al.: Comparative study of subxyphoid versus video-assisted thoracoscopic pericardial window. Ann. Thorac. Surg. **80**, 2013–2019 (2005)
13. Okumura, M., Shiono, M., Minami, M., et al.: Clinical and pathological aspects of thymic epithelial tumors. Gen. Thorac. Cardiovasc. Surg. **56**, 10–16 (2008)
14. Shrager, J., Nathan, D., Kaiser, L., et al.: Outcomes after 151 extended transcervical thymetomies for myasthenia gravis. Ann. Thorac. Surg. **82**, 1863–1869 (2006)
15. Sonnet, J., Jaretzki, A.: Thymectomy for nonthymomatous myasthenia gravis: a critical analysis. Ann. NY Acad. Sci. **1132**, 315–328 (2008)
16. Maggi, L., Andreeta, F., Antozzi, C., Mantegazza, R., et al.: Thymoma-associated myasthenia gravis: outcome, clinical and pathological correlations in 197 patients on a 20 year experience. J. Neuroimmunol. **15**, 237–244 (2008)
17. Cheng, Y., Kao, E., Chou, S.: Videothoracoscopic resection of stage II thymoma: prospective comparison of the results between thoracoscopy and open methods. Chest **128**, 3010–3012 (2005)

缩略语

5-FU　5-氟尿嘧啶
ABVD　阿霉素、博来霉素、长春碱、达卡巴嗪
ACGME　美国医学研究生教育认证委员会
ACS　美国外科医师学会
ACTH　促肾上腺皮质激素
ADEPT　邓迪高级内镜技能测试仪
AESOP　内镜自动定位系统
AGES　年龄、肿瘤分级、侵犯范围、大小
AHPBA　美国肝胆胰学会
AJCC/UICC　美国癌症联合委员会/国际抗癌联合会
AMES　年龄、转移、侵犯范围、大小
ANED　无复发生存
APDS　外科培训指导学会
APR　腹会阴切除术
APUD　胺前体摄取和脱羧
ARR　血浆醛固酮-肾素比
ASCRS　美国结直肠外科医师学会
ASGE　美国胃肠道内镜学会
ASIS　髂前上棘
ASMBS　美国代谢和肥胖外科学会
ASTRO　美国肿瘤放射学会
ATA　经前腹腔入路
AWD　带瘤生存
BABA　双侧腋窝-乳晕入路
bDFS　无生化进展生存
BEACOPP　博来霉素、依托泊苷、阿霉素、环磷酰胺、长春新碱、丙卡巴肼、泼尼松
BED　生物有效剂量
BMI　身高体重指数
BNS　双侧神经保留
CA　糖类抗原
CBC　全血细胞计数
CCD　电荷耦合器件
CCG　儿童癌症组
CEA　癌胚抗原
CEM　共聚焦显微内镜
CHOP　环磷酰胺、阿霉素、长春新碱、泼尼松
CLASICC　英国医学研究委员会结直肠癌的常规试验与腹腔镜辅助手术
CLL　慢性淋巴细胞白血病
CML　慢性粒细胞白血病
COG　儿童肿瘤组
COLOR　结肠癌腹腔镜手术或开腹手术
COST　外科治疗的临床效果
CRP　C反应蛋白
CT　计算机断层扫描
CVP　环磷酰胺、长春新碱、泼尼松
DOF　自由度
DPAM　腹膜黏蛋白沉积症
DTC　分化型甲状腺癌
DTH　迟发型超敏反应
EBL　估计失血量
EBRT　外照射放疗
EMR　内镜下黏膜切除
EPO　促红细胞生成素
ERCP　内镜逆行胆胰管造影
ESD　内镜黏膜下切除
EUS　超声内镜
FACT-G　功能评估表
FAP　家族性腺瘤性息肉病
FC　专科医师委员会
FDA　美国食品与药品监督管理局

FDG 氟脱氧葡萄糖

FDG-PET 氟脱氧葡萄糖正电子发射断层扫描

FIGO 国际妇产科联盟

FLS 腹腔镜外科学基础

FNA 细针抽吸

FTC 甲状腺滤泡状癌

FU 氟尿嘧啶

FvPTC 甲状腺乳头状癌滤泡亚型

GI 胃肠道

GIST 胃肠道间质瘤

GMCSF 粒细胞-巨噬细胞集落刺激因子

GOALS 全球腹腔镜技能手术评估

GOG 妇科肿瘤协作组

GOO 胃流出道梗阻

HAIC 肝动脉灌注化疗

HALS 手助腹腔镜手术

HCC 肝细胞肝癌

hCG 人绒毛膜促性腺激素

HD 高清

HDTV 高清电视

HGD 高度不典型增生

HIFU 高强度聚焦超声

HL 霍奇金淋巴瘤

HLA-DR 人白细胞抗原 DR

HMD 头戴式显示器

HPT 高甲状旁腺素血症

HPT-JT 高甲状旁腺素血症-下颌肿瘤综合征

ICSAD 帝国学院外科评价设备

IGS 影像引导手术

IL 白介素

IMA 肠系膜下动脉

IMRT 适形调强放射治疗

IMV 肠系膜下静脉

INSS 国际神经母细胞瘤分期系统

IPMN 导管内乳头状黏液瘤

IPSID 免疫增生性小肠病

iPTH 全段甲状旁腺素

IRB 机构审查委员会

ITP 特发性血小板减少性紫癜

IVC 下腔静脉

JGCA 日本胃癌协会

JSES 日本内镜外科学会

LAC 腹腔镜辅助结肠切除术

LACR 腹腔镜结肠切除术

LADG 腹腔镜辅助远端胃切除术

LAK 淋巴因子激活的杀伤细胞

LAR 低位前切除术

LATG 腹腔镜辅助全胃切除术

LC 腹腔镜胆囊切除术

LCS 内镜超声凝固剪

LED 发光二极管

LESS 单孔腹腔镜-内镜手术

LLL 左肺下叶切除术

LPD 腹腔镜胰十二指肠切除术

LPS 脂多糖

LRN 腹腔镜下根治性肾切除术

LS 腹腔镜脾切除

LTA 经侧腹部入路

LTE 腹腔镜经膈食管切除术

LUL 左肺上叶切除术

MAC-1 膜激活复合物 1

MACC 甲氨蝶呤、阿霉素、环磷酰胺、洛莫司汀

MACIS 转移、年龄、手术切除完整度、侵袭、原发灶大小

MALT 黏膜相关淋巴组织

MC 乳腺癌细胞

MCT 微波凝固疗法

MEMS 微机电系统

MEN 多发性内分泌肿瘤

MEN 1 多发性内分泌肿瘤 1 型

MEN 2 多发性内分泌肿瘤 2 型

MHC-Ⅱ Ⅱ类主要组织相容性分子

MIBG 间碘苄胍

MIE 微创食管切除术

MIS　微创手术

MISTELS　McGill 腹腔镜技能无生命训练和评价系统

MIT　微创开放技术

MMP　基质金属蛋白

MRI　磁共振成像

MTC　甲状腺髓样癌

mTOR　哺乳动物西罗莫司靶蛋白

MVP　马里兰虚拟患者

NCCN　美国国家综合癌症网络

NCI　美国国家癌症研究所

NET　神经内分泌肿瘤

NHANES　国家健康与营养情况调查

NHL　非霍奇金淋巴瘤

NIS　钠-碘共转运蛋白

NK　自然杀伤

NK-LGL　NK-大颗粒淋巴细胞

NOSCAR　经自然腔道手术评估与研究协会

NOTES　经自然腔道内镜手术

NOTUS　经脐单孔腹腔镜手术

NS　无意义

NSQUIP　国家手术质量改进计划

NSS　保留肾单位手术

OC　开腹结肠切除术

OGT　经口胃管

OSATS　外科技术通用量表

PACE　老年癌症患者的术前评估

PDS　聚二恶烷酮缝线

PDT　光动力治疗

PECAM1　血小板内皮细胞黏附分子 1

PEG　经皮内镜胃切除术

PET　正电子发射断层摄影

PHP　原发性高甲状旁腺素血症

PlGF　胎盘生长因子

PMCA　腹膜黏液蛋白癌病

PME　部分直肠系膜切除术

PMN　多形核白细胞

PMP　腹膜假性黏液瘤

PN　肾部分切除术

POD　术后(天)

PRAD1　甲状旁腺腺瘤 1

PSA　前列腺特异性抗原

PTC　甲状腺乳头状癌

PTH　甲状旁腺激素

PV　门静脉

RAI　放射性碘治疗

RALPN　机器人辅助的腹腔镜肾部分切除术

RAS　大鼠肉瘤

RCC　肾细胞癌

RCT　随机对照研究

REA　腹膜后肾上腺切除术

RFA　射频消融术

RLL　右肺下叶切除术

RML　右肺中叶切除术

RMS　横纹肌肉瘤

RN　根治性肾切除术

RPP　经会阴根治性前列腺切除术

RRP　耻骨后根治性前列腺切除术

RT-PCR　反转录聚合酶链式反应

RUL　右肺上叶切除术

RUQ　右上象限

SAE　脾动脉栓塞

SAGES　美国胃肠道和内镜外科医师协会

SARA　单孔腹腔镜腹膜后肾上腺切除术

SCM　胸锁乳突肌

SCT　骶尾骨畸胎瘤

SCUE　单通道内镜

SD　标清

SEER　流行病监督及最终结果数据库

SEMS　自扩张金属支架

SILS　单切口腹腔镜手术

SIOP　国际儿科肿瘤学协会

SMA　肠系膜上动脉

SMV　肠系膜上静脉

SPLS 单孔腹腔镜手术

SRM 小肾肿瘤

SSAT 消化道外科学会

TACE 经肝动脉化疗栓塞

TAE 经肝动脉栓塞

TEM 经肛内镜显微手术

TG 经胃

TLRP 经腹腹腔镜前列腺切除术

TME 全直肠系膜切除术

TNF-α 肿瘤坏死因子α

TNM 肿瘤、淋巴结、远处转移

TRH 促甲状腺激素释放激素

TRUS 经直肠超声

TSH 促甲状腺激素

TUES 经脐内镜手术

TULA 经脐腹腔镜辅助手术

TUR-B 经尿道膀胱电切术

TUR-P 经尿道前列腺切除术

US 超声

VATS 电视(视频)辅助胸腔镜手术

VCAM 可溶性血管细胞黏附分子

VEGF 血管内皮生长因子

索 引

E

F

G

H

J

K

L

M

N

P

Q

R

S

T

W

X

Y

Z

其他